U0376839

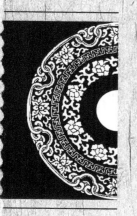

一九八二國家中醫古籍整理出版規劃
中醫古籍整理叢書重刊

諸病源候論校注

主　編　丁光迪

副主編　倪和憲

編　者　丁光迪　倪和憲　吳考槃　王旭東
　　　　徐光丕　劉　輝　孫世發　張　季

審　定　郭靄春　何　任　萬友生　鄧鐵濤

人民衛生出版社

圖書在版編目（CIP）數據

諸病源候論校注/丁光迪主編. —北京：人民衛生
出版社，2013
（中醫古籍整理叢書重刊）
ISBN 978-7-117-17118-2

Ⅰ.①諸… Ⅱ.①丁… Ⅲ.①《諸病源候總論》—注
釋 Ⅳ.①R228

中國版本圖書館 CIP 數據核字（2013）第 055542 號

人衛社官網	www. pmph. com	出版物查詢，在綫購書
人衛醫學網	www. ipmph. com	醫學考試輔導，醫學數
		據庫服務，醫學教育資
		源，大衆健康資訊

版權所有，侵權必究！

諸病源候論校注

主　　編：丁光迪
出版發行：人民衛生出版社（中繼綫 010-59780011）
地　　址：北京市朝陽區潘家園南里 19 號
郵　　編：100021
E - mail：pmph @ pmph. com
購書熱綫：010-59787592　010-59787584　010-65264830
印　　刷：北京虎彩文化傳播有限公司
經　　銷：新華書店
開　　本：850×1168　1/32　印張：34.5
字　　數：927 千字
版　　次：2013 年 7 月第 1 版　2024 年 1 月第 1 版第 9 次印刷
標準書號：ISBN 978-7-117-17118-2 / R · 17119
定　　價：99.00 元
打擊盜版舉報電話：010-59787491　E-mail：WQ @ pmph. com
（凡屬印裝質量問題請與本社市場營銷中心聯系退換）

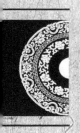
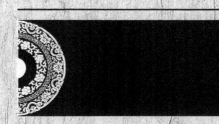

　　《諸病源候論》系隋·巢元方等編撰，成書於隋大業六年（公元六一零年）。全書五十卷，分六十七門（病），一千七百三十九論（候）。是祖國醫藥學史上第一部病因、病理、證候學專書。全書概括了人身内外婦兒五官等輕重緩急各種病變，可稱爲收羅最廣，叙證最多，劃時代的證候大全。在醫學史上與《内》《難》齊名，列爲“七經”之一。由於成書年代久遠，文字古奧，加之輾轉刊刻，舛訛難免，給讀者習研造成一定困難，因此對其進行整理研究出版，名曰《諸病源候論校注》。由南京中醫學院丁光迪教授爲主編，領衘校注成書。

　　本書除保持《諸病源候論》原有的學術成果外，特點之一是選用國内最早最佳版本元刊本《重刊諸病源候總論》底本進行整理，成爲目前流行範本。另一特點是從提要、原文、校注、按語等方面進行研究整理。每一門（病）均有該篇“提要”，概括全篇中心内容，使讀者執簡馭繁。“校注”包括校勘和注釋，校正原文中誤、脱、衍、倒、錯簡、疑義等，言必有據；注釋原文中艱深難解字詞，包括明字音、解詞義。先今解，次訓詁，後例證。“按語”爲整理者多年研究《諸病源候論》體驗，或系對原文畫龍點睛者，或内涵深邃難以理解者，或病候前後聯繫印證引申者，或結合臨床、古爲今用者，或評述書中得失短長者，不

勝枚舉。第三個特點是對書中養生導引內容，校注翔實，能指導
讀者習用。書末有校注後記，是整理者研究《諸病源候論》之
結晶，有重要的學術價值。

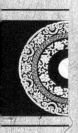

《中醫古籍整理叢書》是我社 1982 年爲落實中共中央和國務院關於加強古籍整理的指示精神，在衛生部、國家中醫藥管理局領導下，組織全國知名中醫專家和學者，歷經近 10 年時間編撰完成。這是一次新中國成立 60 年以來規模最大、水準最高、品質最好的中醫古籍整理，是中醫理論研究和中醫文獻研究成果的全面總結。本叢書出版後，《神農本草經輯注》獲得國家科技進步三等獎、國家中醫藥管理局科技進步一等獎，《黃帝内經素問校注》《黃帝内經素問語譯》《傷寒論校注》《傷寒論語譯》等分別獲得國家中醫藥管理局科技進步一等獎、二等獎和三等獎。

本次所選整理書目，涵蓋面廣，多爲歷代醫家所推崇，向被尊爲必讀經典著作。特別是在《中醫古籍整理出版規劃》中《黃帝内經素問校注》《傷寒論校注》等重點中醫古籍整理出版，集中反映了當代中醫文獻理論研究成果，具有較高的學術價值，在中醫學術發展的歷史長河中，將佔有重要的歷史地位。

30 年過去了，這些著作一直受到廣大讀者的歡迎，在中醫界產生了很大的影響。他們的著作多成於他們的垂暮之年，是他們畢生孜孜以求、嘔心瀝血研究所得，不僅反映了他們較高的中醫文獻水準，也體現了他們畢生所學和臨床經驗之精華。諸位先賢治學嚴謹，厚積薄發，引用文獻，豐富翔實，訓詁解難，校勘嚴謹，探微索奧，注釋精當，所述按語，彰顯大家功底，是不可多得的傳世之作。

中醫古籍浩如煙海，内容廣博，年代久遠，版本在漫長的歷

重 刊 説 明

史流傳中，散佚、缺殘、衍誤等爲古籍的研究整理帶來很大困難。《中醫古籍整理叢書》作爲國家項目，得到了衛生部和國家中醫藥管理局的大力支持，不僅爲組織工作的實施和科研經費的保障提供了有力支援，而且爲珍本、善本版本的調閱、複製、使用等創造了便利條件。因此，本叢書的版本價值和文獻價值隨着時間的推移日益凸顯。爲保持原書原貌，我們只作了版式調整，原繁體字豎排（校注本），現改爲繁體字橫排，以適應讀者閱讀習慣。

由於原版書出版時間已久，圖書市場上今已很難見到，部分著作甚至已成爲中醫讀者的收藏珍品。爲便於讀者研習，我社決定精選部分具有較大影響力的名家名著，編爲《中醫古籍整理叢書重刊》出版，以饗讀者。

人民衛生出版社
二〇一三年三月

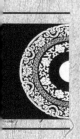
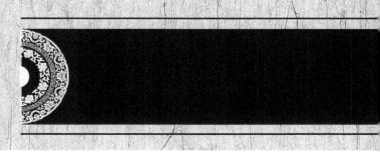

出版者的話

　　根據中共中央和國務院關於加強古籍整理的指示精神，以及衛生部一九八二年制定的《中醫古籍整理出版規劃》的要求，在衛生部和國家中醫藥管理局的領導下，我社在組織中醫專家、學者和研究人員在最佳版本基礎上整理古醫籍的同時，委托十一位著名中醫專家，用了七八年時間，又對規劃內《黃帝內經素問》等十一部重點中醫古籍分工進行整理研究，最後編著成校注本十種、語譯本八種、輯校本一種，即《黃帝內經素問校注》、《黃帝內經素問語譯》、《靈樞經校注》、《靈樞經語譯》、《傷寒論校注》、《傷寒論語譯》、《金匱要略校注》、《金匱要略語譯》、《難經校注》、《難經語譯》、《脈經校注》、《脈經語譯》、《中藏經校注》、《中藏經語譯》、《黃帝內經太素校注》、《黃帝內經太素語譯》、《針灸甲乙經校注》、《諸病源候論校注》、《神農本草經輯注》等十九種著作。并列入衛生部與國家中醫藥管理局文獻研究方面的科研課題。

　　在整理研究過程中，從全國聘請與各部著作有關的中醫專家、學者參加了論證和審定。以期在保持原書原貌的基礎上，廣泛吸收中醫學理論研究和文史研究的新成果，使其成爲研究重點中醫古籍的專著，反映當代學術研究的水平。因此，本書的出版，具有較高的學術研究價值。

　　然而，歷代中醫古籍的內容是極其廣博的，距今的年代是極其久遠的，有些內容雖然經過研究，但目前尚無定論或作出解釋，有待今後深入研究。

人民衛生出版社
一九八九年二月

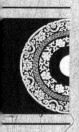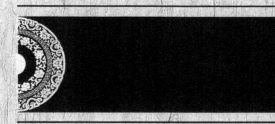

　　《諸病源候論》爲隋代太醫博士巢元方等集體編撰，成書於
隋大業六年，即公元六一〇年。全書共五十卷，包括内、外、
婦、兒、五官各科之各種病候，共計六十七門，一千七百三十九
候。論述各種疾病之病因、病理與證候，并在諸證之後，附以養
生導引法。計養生方一百一十九條，養生方導引法二百九十一
條。全書綱領條目清楚，内容豐富，是中醫學中最早、最具規模
而又系統全面之證候分類論病著作，是我國第一部病因、病理、
證候學專著，在祖國醫學之發展史中，起着承先啟後的重要
作用。

　　本次校注，是按照《中醫古籍校注通則》和“關於十一種
中醫重點古籍整理編寫體例的訂補意見”，以辯證唯物主義和歷
史唯物主義爲指導思想，并貫串繼承發揚、整理提高、古爲今用
精神，對本書作出認真的整理研究。具體方法，又從“提要”、
“原文”、“校注”、“按語”等四個方面進行。擇要説明如下。

一、選擇底本和校本

　　這次校注，是以元刊本《重刊巢氏諸病源候總論》爲底本，
是國内現存的最早最佳版本。

　　主校本，有南宋坊刻本，封面題爲宋版《諸病源候論》，總
目題爲《巢氏諸病源候論》收入《東洋善本醫學叢書》（簡稱
“宋本”）；《巢氏諸病源候論》明·汪濟川、江瓘校刊本（簡稱
“汪本”）；《諸病源候論》清·周學海校刊本（簡稱“周本”）；

《巢氏病源》清·湖北官書局刊本（簡稱"湖本"）；《重刊巢氏諸病源候總論》日本正保二年刊本（簡稱"正保本"）。

旁校本，有《四庫全書》本、《永樂大典·醫學篇》所引《巢元方病源》等。

參校本，《外臺秘要》（人民衛生出版社一九五五年影印經余居刊本，簡稱《外臺》）。《醫心方》（人民衛生出版社一九五七年影印淺倉屋本）；《聖惠方》（人民衛生出版社一九五八年排印本）；《聖濟總錄》（人民衛生出版社一九六二年排印本）；《普濟方》（人民衛生出版社一九五九年排印本）；《醫方類聚》所引《巢氏病源》（人民衛生出版社一九八二年版點校本）。

他校書，有《黃帝內經素問》（商務印書館一九五四年版，簡稱《素問》）；《靈樞經》（人民衛生出版社一九五六年影印本，簡稱《靈樞》）；《針灸甲乙經》（人民衛生出版社一九五六年影印本，簡稱《甲乙經》）；《黃帝內經太素》（人民衛生出版社一九六五年排印本，簡稱《太素》）；《難經集注》（商務印書館一九五五年排印本）；《華氏中藏經》（商務印書館一九五六年重印本，簡稱《中藏經》），《傷寒論》（重慶人民出版社一九五五年排印本）；《注解傷寒論》（商務印書館一九五五年排印本）；《金匱要略方論》（人民衛生出版社一九五六年影印本、一九六三年排印本，簡稱《金匱要略》）；《金匱玉函經》（人民衛生出版社一九五五年影印本衙藏版刊本）；《脈經》（商務印書館一九四〇年版）；《肘後備急方》（人民衛生出版社一九五六年影印本）；《劉涓子鬼遺方》（人民衛生出版社影印仿宋刻本，簡稱《鬼遺方》）；《備急千金要方》（人民衛生出版社一九五五年影印本、江戶醫學印北宋本，簡稱《千金要方》）；《千金翼方》（人民衛生出版社一九五五年影印本）等。

二、校勘中運用四校合參法

在校勘工作中，是以底本爲主，校本擇善而從。又以本校、對校爲主，他校爲輔，慎重運用理校，但在本校、對校、他校中，亦貫串着理校精神，總之是采用四校合參的方法。至於具體作法，又分爲校改、校補、校删、移正、并存校、存疑校等六類，對底本原文中有誤、脱、衍、倒、錯簡、疑義等一一按上述方法處理，現舉例説明如下。

（一）統一全書體例

底本原文體例有錯亂者，悉爲移正。如書中“其湯熨針石，别有正方，補養宣導，今附於後”四句，排列較亂，有的連接在正文之後，有的則列於養生方之前、或在其後，很不一致。養生方條文排列亦有竄亂，有時錯入養生方導引法中。這次校注，作了統一調正。前四句一律連接在正文之後；竄亂之養生方條文，亦一一理出，列於養生方導引法之前。

又如卷十四遺尿候，錯入小便不禁之脉證，今相應移正於小便不禁候。其他錯簡者，亦一一移正。

再如卷二十六之第二十八至三十六候，全部倒錯於第十一候之下，這次亦悉依目録爲之移正。

（二）底本中特異字體之處理

1. 底本中諱字和缺筆避諱字。①如“恒”字、如“燉”字，因避宋真宗趙恒、光宗趙惇諱缺筆。直接描正，不出注記。②如“鞕”字，爲避隋文帝楊堅之諱字，於義難通，則予訂正，并出注説明。③同音之避諱字，如“膊”、“髆”與“肩”，“牢”與“堅”等，其義相同者，原文不動；又如“濶”之與“廣”，爲避隋煬帝楊廣諱字，“理”之與“治”，爲避唐高宗李治諱字，亦原文不動，均在首見處出注説明。

2. 底本字體多變，是受六朝以至唐五代時期俗字盛行之影響。全書存在着大量之變體字，這次統計有六百三四十個。其中有一字多體者，如“澀”、“澁”、“濇”，“體”、“躰”、“体”之類。在變體字中，又有古字、俗字、或字、碑体字等等，如“鑯”、“覩”、“申”，爲“鐵”、“睹”、“伸”之古字；“𢍁”、“泄”、“减”，爲“舉”、“泄”、“減”之俗字；“緫”、“勑”、

"洤"，爲"總"、"勅"、"溲"之或字；"淲"、"設"、"耴"，爲"淚"、"設"、"取"之碑體字等。原擬保留原文字體，藉以反映元刊本之本來面貌，并爲此一一理出，多方考證，現在考慮到十一本校注書之字體統一，以及不便於排印，又徵得出版社之意見，一律改用通行繁體字，而將變異字體集中列表，附於全書之後，以備查考。

3. 底本中之偏字，則直接加以改正，如"久"譌爲"久"，"肺"譌爲"肺"等，不再出注。

4. 底本中有文字筆劃致誤者，如"若"與"苦"、"正"與"止"、"頃"與"項"之類，均一一加以改正，并出校說明。這些字，雖然一筆一劃之誤，但在文義上大有出入，不能忽視，所以均出校記，以示鄭重。

（三）底本與校本有異文及其他情況之處理

1. 底本與校本有異文，底本正確，而校本誤者，概不出校。如卷三十一氣痛候"痛靜便如冰霜所加"之"冰"字，宋本作"水"；又如遊腫候"遊走皮膚之間"之"走"字，宋本作"未"，顯系底本正确，而校本誤者，則不予出校。

2. 底本與校本有異文，如顯系底本錯誤者，則出校改正。例如卷十九積聚候"肺病當傳肝"之"肺"字，底本誤爲"脾"字，即據下文"脾夏適王，王者不受邪，肝欲復還肺"、《難經·五十六難》、《外臺》卷十二積聚方、周本改正。

3. 底本有脫文者，則據校本增補，增補內容有三：①爲脫文，文義不貫，或未完者，例如卷七傷寒候"其小便利，必自愈"之"利"字，原脫，即據《傷寒論·太陽病篇》補；又如卷十六胸脇痛候"上循入腹"之"腹"字，原脫，即據《外臺》卷七胸脇痛及妨悶方補。間有數句或一段脫漏者，亦仿此加以補足。②據本書體例補，例如本書養生方導引法部分，均冠以"養生方導引法云"字樣，但有些闕如，則按本書體例補上，并出校說明。③爲補足句，例如卷十六心痛候"爲腎心痛也"之"也"

字，原無，據前後文例、《外臺》卷七心痛方補，足句。

另外，據考證，原文有大段和整候脱漏者，如卷十之瘴氣候中"行青草瘴"以下文字，卷八之傷寒攻目生瘡候，卷十七之重下候，卷四十五之食瘤候、小兒形證論五藏驚傳候，卷四十八之小兒鬼舐頭候等均行補入或作爲附録。

4. 底本與校本有異文，顯係底本衍文者，則據校本删除，并出校記。例如卷二風瘙候在"又被寒搏皮膚"句下，多一"皮"字，衍文，據《聖惠方》卷二十四治風瘙癢諸方删。

5. 底本與校本有異文，顯屬底本倒文者，則據校本移正。例如卷十二黄疸候"疸而渴者"，底本作"渴而疸者"，"疸"、"渴"二字顯係倒置，即據《金匱要略》第十五、《外臺》卷四黄疸方、本候下文文例移正。

6. 底本與校本有異文，但二者義均可通，而校本有參考意義者，原文不動，二説并存，出校説明其互異之處，或提示何説爲長。例如卷十七水穀痢候"脉絶而手足寒者死，脉還手足温者生"在"脉還"之上，《傷寒論·厥陰篇》、《外臺》卷二十五水穀痢方有"晬時"二字，義較具體。又如卷十六腹脹候"關脉實，即腹滿響"《脈經》卷二第三作"關脉牢，脾胃氣塞，盛熱，即腹響響"義較底本明晰而具體。類此均作并存校處理，既保存底本原貌，又有助於讀者對底本原文之理解。在校勘中，還發現《外臺》、《聖惠方》引用《病源》之文，在有些字句方面，已經改動，而且改處多較通俗易懂，與《病源》在文字上雖有差異，而意義相同或相近者，亦均出并存校，以利於讀者之理解。但有些是屬於通假字，則注釋通假之義。

7. 底本與校本一致，但按文義疑有錯誤、脱漏、錯簡、衍文、倒文者，原文不動，出校存疑。例如卷十五脾脹病候，從其内容看，當屬脾胃病範圍，疑是本書卷二十一脾胃病諸候之條文而錯簡於此。類此亦有多處，不一一列舉。

8. 統一目録與正文標題，如正文正确，目録有誤，則據正文訂正目録，不出校記；反之，如目録正確，而正文標題有所舛錯，則據目録訂正正文標題，并出校記。例如卷十四暴氣欬嗽候，目録爲"暴氣嗽候"，則據目録删去"欬"字，並出校説明。

9. 主校本和旁校本在出校記時，均出簡稱，如"宋本"、"汪本"、"周本"等，不出卷數候名；本校需出卷次篇目者，則寫"本書卷××、××候"；參校本和旁校本，則既出書名簡稱，又出卷次篇目，如《外臺》卷十七五勞六極七傷、《千金要方》卷八第五等。但如在一候之中多次引用他校書的同一章節作校記，則在首見處既出書名，又出篇目，而以下各條校記，只出書名，表示同上之意，不寫篇目，以省篇幅。

三、正確注釋，闡明文義與醫理

原文中舉凡字詞古奧，音義難明者；一字多義，難於理解者；醫理不明，含義費解者，均加以注釋。在寫注釋時，力求正確，符合今語釋古語，通語釋方言之要求，對此翻閱大量資料，從經、史、子、集全面考查，尤其字、詞諸書，盡量收集，力求能用第一手資料；并注意到與本書之時代關係，文理與醫理之一致性。具體寫法，一般是先今解，次訓詁，後例證，目的在使注釋持論有據。引申、轉注字（詞）義，則先訓後釋，目的在使文理與醫理相貫通。注釋與訓詁相同者，則以訓代釋，目的是避免重復。注釋內容屬一般常理者，只釋不訓，逕以直解今解。處理方法如下：

（一）注釋詞目的形式

注釋字詞，一般是先今解，次訓詁，後例證。例如卷七傷寒詞目"洗洗"，訓釋爲：洗（xiǎn 顯）洗　寒貌。同"洒洒"。《集韻》："洗，通作洒。"《神農本草經》：白薇條，"主溫瘧洗洗"；牡蠣條，又作"主溫瘧洒洒"，義同。

（二）注字音

凡屬難字、僻字、異讀字，均加注音，采用漢語拼音加直音法。文字難懂者，并訓詁説明之。例如"軃"（duǒ 躲）。《廣韻》："軃，垂下貌。"

（三）釋通假

本書存在大量通假字，有礙文義的理解，如在卷一、卷二兩卷中，即有"發"—"廢"、"安"—"按"、"癰"—"雍"、"成"—"盛"、"豫"—"與"、"結"—"髻"、"攝"—"懾"、"憂"—"優"、"邪"—"斜"、"住"—"柱"、"精"—"睛"、"食"—"蝕"等等，都屬字異而義通，或爲時代和地方的用字習慣。凡此通假字，原文一律不動，均一一出注，并加例證説明。例如卷一風偏枯候"男子則發左，女子則發右"之"發"字，原文不動，在"發"字下出注説明，"發，《外臺》作'廢'，義通"。陳第《毛詩古音考》："發音廢，廢亦可音發。"《莊子·列禦寇》："先生既來，曾不發藥乎？"《釋文》："發，司馬本作廢。"一經注釋，則豁然貫通。并有許多虛字，如"者"—"也"、"而"—"若"、"則"—"即"、"以"—"已"、"成"—"爲"、"爲"—"謂"、"許"—"所"、"而"—"如"、"衆"—"宗"等等，亦原文一律不動，按虛字研究成就，一一加以注釋清楚，藉以保存原書用字面貌。

（四）注釋循序

注釋分字、詞、句、段進行解釋，難點凡釋字能解決，即不釋詞；釋詞能解釋清楚，即不釋句。如須全面解釋，則先釋句、次釋詞、後釋字。例如卷六詞目"憒憒不了快"，訓釋爲："言心中昏亂不安，精神又不爽快。'憒憒'，狀心中昏亂不安貌。《傷寒論·陽明病篇》：'心憒憒'成無己注：'憒憒者，心亂。''了快'，明快；爽慧。《方言》："了爲明快之快。"《廣韻》：'了，慧也。'"

（五）注釋力求簡明正確

注釋以闡明原意爲宗旨，對前人較爲精辟之注文，亦酌情運用。凡各説互異，而又各有精義者，則擇要并存，或提出傾向性意見。

　　對詞義費解及有歧義或僻義易生誤解之詞滙，采用因形求義（推求本義與引申義）、因聲求義（推求通假、方言、語源），考查文獻依據，考察時代背景的方法進行訓釋。

　　（六）校注有據

　　訓詁出證，以歷代訓詁專書、古典文獻原文及其古代注疏爲依據。同時，爲着閲讀方便，在必要時作些串注。并將書中注釋之詞目，按卷次編爲索引，列於書後，以便讀者查閲。總之，這次校注，投入大量人力和時間，而且許多是前人没有做過之工作，對本書之整理研究，可以説已經有相當深度。

　　（七）通過校注，并對全書原文添加標點符號，合理分段，以利閲讀

　　四、深化内容，適當加按

　　根據本書各卷病候之具體内容，我們在如下幾方面適當加以按語，如①本書對醫理上有所發展，論點精辟者；②或在學術上有所創見而又别有流派，有史料價值者；③或病候與病候之間有互相聯繫，又可供鑑别分析者；④或對書中疑點、難點及前人有爭議之處，提出見解，以供讀者參考者；⑤或結合臨床實際，聯繫分析，作進一步探究，以求古爲今用者；⑥或提示與本文有聯繫之前後條文及他書内容，以資互相參閲，加深理解者；⑦或原書缺文、錯簡，原文次序凌亂，需要説明情況和理由者；⑧或原文論述不合乎實際，如蚕嚙、鯺類傷人候，提出看法，并藉以糾誤者；⑨亦間有評述得失者。

　　總之，本次校注工作，既吸取歷代諸版本之精華，又反映出現代中醫古籍之整理水平，能使本書成爲八十年代之最佳版本。因此，她不僅在研究中醫基礎理論方面，即使在辨證求因，審因論治，指導臨床實踐，以及養生保健，却病延年方面，更將發揮其積極作用。達到整理古籍更好地古爲今用之目的。

　　參加這次整理研究的工作人員有：丁光迪、倪和憲、吴考

槃、王旭東、徐光丕、劉輝、孫世發、張季。又，在第一次試寫
校注樣稿時，孫桐、李鋤兩位同志，亦參加部分工作。

校注者　丁光迪　倪和憲　吳考槃
　　　　王旭東　徐光丕　劉　輝
　　　　孫世發　張　季
　　　　一九八八年十二月二日

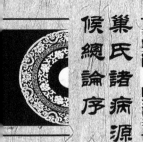

巢氏諸病源

候總論序

　　翰林學士兼侍讀學士玉清昭應宮判官中散大夫尚書左司郎中知製誥史館修撰判館事上護軍常山郡開國侯食邑一千二百户賜紫金魚袋臣宋綬[1]奉勅撰臣聞人之生也，陶[2]六氣之和，而過則爲沴[3]；醫之作也，求百病之本，而善則能全。若乃分三部九候之殊，別五聲五色之變，揆盈虚於表裹，審躁静於性韻[4]，達其消息[5]，謹其攻療，茲所以輔含靈之命，裨有邦[6]之治也。

　　國家丕冒萬宇[7]，交脩庶職[8]。執技服於官守[9]，寬疾存乎政典[10]。皇上秉靈圖而迪成憲[11]，奉母儀而隆至化[12]。明燭幽隱，惠綏[13]動植。憫斯民之疚苦，竚[14]嘉醫之拯濟。且念幅員之遼邈[15]，閭巷之窮阨[16]，肆業之士[17]，罕盡精良；傳方之家，頗承疑舛。四種之書[18]或闕，七年之習[19]未周，以彼粗工，肆其億度[20]，夭害生理，可不哀哉！是形燺悜[21]，或懷重慎，以爲昔之上手，效應參神，前五日而逆知[22]，經三折而取信，得非究源之微妙，用意之詳密乎？

　　蓋診候之教，肇自軒祖，中古以降，論著彌繁，思索其精，博利於衆，逎下明詔，疇咨[23]舊聞，上稽聖經，旁撫奇道，發延閣[24]之秘蘊，勅中尚而讎對。《諸病源候論》者，隋大業中太醫巢元方等奉詔所作也。會稡羣説，沈研精理，形脉之[25]證，罔不該集。明居處、愛欲、風濕之所感，示針鑱、撟[26]引、湯熨之所宜。誠術藝之楷模，而診察之津涉[27]。監署課試，固常用此。乃命與《難經》、《素問》圖鏤方版，傳布海内。洪惟祖宗之訓，務惟存育之惠[28]。補《農經》[29]之闕漏。班禁方[30]於遐邇。逮今搜採，益窮元本，方論之要殫矣，師藥之功備矣。將使後學優而柔之，視色毫而靡忒[31]，應心手而胥[32]驗。大哉！味百草而救枉者，古皇之盛德；憂一夫之失所者，二帝之用心。弭茲札瘥[33]，躋之仁壽，上聖愛人之旨，不其篤歟。

翰林醫官副使趙拱等參校既終，繕錄以獻，爰俾近著，爲之題辭。顧惟空疎，莫探祕賾[34]。徒以述善誘之深意，用勸方來；楊勤卹[35]之至仁，式昭大庇[36]云爾。謹序。

〔1〕宋綬　字公垂（公元九九一——一〇四〇年），趙州平棘（今河北省趙縣）人。宋真宗時賜同進士出身，參知政事。爲本書作序，時在北宋仁宗天聖五年（公元一〇二七年）。

〔2〕陶　陶養；陶化。《廣雅》：“陶，養也。”揚雄《太玄經》：“資陶虛無，而生乎規。”又，《廣韻》：“陶，化也。”

〔3〕沴（hì麗）　害。《漢書·五行志》：“氣相傷謂之沴”注：服虔曰：“沴，害也。”

〔4〕性韻　性情氣質，氣韻風度。“性”，天賦，本質。《論衡·初禀》：“性，生而然者也。”《廣雅》：“性，質也。”“韻”，風韻，風度。《正韻》：“韻，風度也。”

〔5〕消息　猶言消長盈虛。《易·豐》：“日中則昃，月盈則食。天地盈虛，與時消息。”在此指邪正盛衰之變化。

〔6〕有邦　邦國，國家。“有”，語助詞。《經傳釋詞》：“有，語助也。一字不成詞，則加有字以配之。故邦曰有邦，家曰有家。”《說文》：“邦，國也。”

〔7〕丕冒萬宇　猶言恩澤廣被萬方。“丕冒”，猶廣被。宋·朱彧《萍洲可談》：“崇寧興學，丕冒海隅，四郡人士亦向進。”“萬宇”，猶萬方。《宋史·樂志》：“澤被萬宇，靡不率從。”

〔8〕交脩庶職　迭設百官，意謂百業興旺。“脩”，通“修”，設立也。《說文》脩字條段注：“經傳多假脩爲修治字。”《呂覽·先己》：“鐘鼓不修”注：“修，設也。”“庶”，衆。《爾雅》：“庶，衆也。”

〔9〕執技服於官守　擅長醫技者，安排擔任一定之官位職守。“執技”，執技者。“執”，持也。《禮記·曲禮下》：“執天子之器則上衡。”疏：“執，持也。”“服”，執也，擔任之意。《論語·爲政》：“有事，弟子服其勞。”皇疏：“服，謂執持也。”“官守”，居官守職也。

〔10〕寬疾存乎政典　寬待疾病傷殘，體現於各種政令典章。“寬疾”，

謂寬厚對待有疾之人，不使任重役也。《周禮・地官・大司徒》：“以保息六，養萬民。五曰寬疾。”“政典”，典章法制。

〔11〕秉靈圖而迪成憲　居天子之位，而實施先王之法。“秉”，執。《爾雅》：“秉，執也。”在此意指居皇位。“靈圖”，指天子之位。《文選・王融・三月三日曲水詩序》：“秉靈圖而非泰，涉孟門其何險。”注：向曰：“靈圖，天子位也。”“迪”，蹈。《廣韻》：“迪，蹈也。”《書・皋陶謨》：“允迪厥德。”在此意爲實行，施行。“成憲”，國家舊定之法律。《書・説命下》：“監于先王成憲，其永無愆。”蔡傳：“憲法，先王成法者，子孫之所當守者也。”

〔12〕奉母儀而隆至化　承先王之規範，而敦厚教化。“奉”，承。《説文》：“奉，承也。”“母儀”，爲人母之規範。《後漢書・光武郭皇后紀》：“好禮節，有母儀之德。”在此意指先王之規範。“隆”，盛。《廣韻》：“隆，盛也。”《禮記・檀弓上》：“道隆則從而隆，道污則從而污。”意謂敦厚，昌盛也。“至化”，極美之教化。《後漢書・仲長統傳》：“今欲張太平之紀綱，立至化之基址。”

〔13〕惠綏　惠施仁愛，使之安樂。“綏”，安也。《爾雅》：“綏，安也。”《唐大詔令集・張元晏封雅王禛瓊王祥制》：“固安萬邦，惠綏羣品。”

〔14〕竚　久立，等待。同“佇”。《廣韻》：“佇，或作竚。”《説文新附》：“佇，久立也。”

〔15〕邈邈（miǎo 秒）　“邈”，宋本、正保本作“邈”，同。“邈邈”，遼遠廣濶。“邈”，遠。《漢書・武帝紀》：“邈而無祀。”注：“邈，遠絕之意。”

〔16〕窮阨（è 呃）　窮困。《孟子・萬章上》：“遺佚而不怨，阨窮而不憫。”

〔17〕肄業之士　在此指醫者。“肄業”，習業，修業。《廣韻》：“肄，習也。”《文選・馬融・長笛賦》：“工人巧士，肄業脩聲。”

〔18〕四種之書　即經、脉、方、藥之書。章學誠《校讐通義・漢志方技》：“方技之書，大要有四：經、脉、方、藥而已。經闡其道，脉運其術，方致其功，藥辨其性。四者備，而方技之事備矣。”

〔19〕七年之習　蓋引用《論語・子路》：“子曰：善人教民七年，亦可以即戎矣”之意，謂潛心探究醫術，研求良藥，至於七年，則修養能達到高水平。

〔20〕肆其億度　恣意猜度；妄加揣度。“肆”，恣。《玉篇》：“肆，放

也，恣也。”“億”，亦度也。《廣韻》：“億，度也。”此指任意按自己之想象辦事。

〔21〕憯怛（cǎn dá 慘達）　聯綿詞·痛悼，憂傷悲痛也。“怛”，亦“憯”，痛。《說文》：“怛，憯也。”“憯，痛也。”《漢書·武帝紀》：“支體傷則心憯怛”注：“憯，痛也。怛，悼也。”

〔22〕前五日而逆知　典出《史記·扁鵲倉公列傳》。謂於未病之先預知其病情。“逆知”，預知也。

〔23〕疇咨　訪問、訪求之意。《漢書·武帝紀》：“疇咨海內，舉其俊茂。”注：“疇，誰也。咨，謀也。言謀於衆人誰可爲事者也。”

〔24〕延閣　漢宮廷藏書之所。《漢書·藝文志》：“於是建藏書之策”注引劉歆《七略》：“外則有太常、太史、博士之藏，內則有延閣、廣內、祕室之府。”《唐六典》：《漢書》，府有延閣，內庫書也。”後泛指帝王藏書處。

〔25〕之　周本作“治”。

〔26〕撟　原作“橋”，形近之誤，據《史記·扁鵲倉公列傳》：“鑱石撟引”改。周本作“蹻”，亦通。

〔27〕津涉　渡口也。喻達到目的之要道、門徑。郭璞《爾雅》序：“夫《爾雅》者，誠九流之津涉，六藝之鈐鍵。”

〔28〕惠　周本作“思”。

〔29〕《農經》　指《神農本草經》。

〔30〕班禁方　“班”，頒布。《廣雅》：“班，布也。”《漢書·翟方進傳》：“制禮樂，班度量。”注：“班，謂布行也。”“禁方”，謂秘密之醫方。《史記·扁鵲倉公列傳》：“長桑君呼扁鵲私坐，閒與語曰：我有禁方，欲傳與公，公毋泄。乃悉取其禁方書盡與扁鵲。”

〔31〕愆（qiān 千）　差失也。《左傳·哀公十六年》：“失所爲愆。”

〔32〕胥（xū 須）　皆。《爾雅》：“胥，皆也。”

〔33〕弭（mǐ 米）茲札瘥　減少這些死亡與疾病。“弭”，止息；消滅。《玉篇》：“弭，滅也。”《左傳·襄公二十五年》：“兵其少弭矣。”注：“弭，止也。”“札瘥”，死亡與疾病。《左傳》昭公十九年：“寡君之二三臣，札瘥夭昏。”注：“大死曰札，小疫曰瘥。”

〔34〕祕賾（zé 責）　祕密深奧。“賾”，幽深之意。《集韻》：“賾，幽深難見也。”《易·繫辭上》：“聖人有以見天下之賾。”

〔35〕勤卹　憂憐也。《呂氏春秋·不廣》：“勤天子之難”注：“勤，

憂。"《説文》："卹，憂也。"《後漢書·張衡傳》："勤卹人隱，而除其眚。"意謂幫助拯救，憐憫百姓。

〔36〕式昭犬庇　用以表彰其建立大功，能庇蔭百姓。"式"，用。"昭"，表明，表彰。《左傳》昭公十二年："式昭德音"注："式，用也。昭，明也。""庇"，蔭。《説文》："庇，蔭也。"《左傳·昭公元年》："子盍亦遠續禹功，而大庇民乎。"疏："立大功以庇民也。"

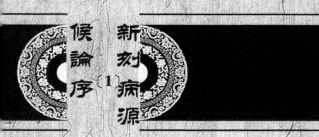

新刻病源候論序[1]

黄帝與其臣岐伯輩，發明府藏、經絡、脈息、病能之旨，著之竹帛，以示萬世，其心仁矣，其言詳且博矣。後世不能讀其書、傳其術，各以私見，自逞異議，至有倍經旨而不顧者。著述日紛，畧無實際，昔人所爲激而欲焚者也。

然而漢晉之間，明醫輩出，類[2]能推見大義，施治有效，故其論頗多可采。歷年久遠，散佚不可復見矣。獨隋·巢氏所輯《病源候論》見傳於世，今日而欲考隋唐以前明醫之論，獨有此書而已耳。

其書多載世醫方論，反於《靈》、《素》，採録甚簡，其意蓋欲爲《靈》《素》後之一書，故不復一一重出也。中間淺畧，於源候無所發明者有之，要其大謬亦罕矣。且博采兼蒐，於人間病名畧盡，可不謂勤矣哉！顧以有論無方，世之好讀《湯頭歌》，趣[3]捷徑者，多惡其迂遠[4]，不取其書。書肆以其難售而無利也，亦遂無槧板，而海内幾不復知有是書矣。

亟以家藏舊本付梓，並取《外臺秘要》及日本刻本校之。日本本訛脱極多，而兩本互勘，畧已完善。若導引法，文奇義奧，多不可讀，愧未習其法，亦別無善本可據，世有東園、甪里[5]其人與？吾方執卷而從之矣。

光緒辛卯仲秋　周學海澂之記

〔1〕新刻病源候論序　原無，據周學海刊本補。

〔2〕類　大都，大抵。《漢書·尹翁歸傳》："類常如翁歸言"顏注："類，猶率也。"《後漢書·郅壽傳》："賓客放縱，類不檢節。"注："類，猶皆也。"

25

〔3〕趣　通"趨"。《集韻》："趣，或作趨。"趨，走。《説文》："趨，走也。"

〔4〕迂遠　謂不切事理也。《史記·孟荀傳》："見以爲迂遠而闊於事情。"

〔5〕東園、甪（lù 鹿）里　即東園公、甪里先生。均秦漢間人。秦末與綺里季、夏黄公等避亂隱於商雒深山，鬚眉皆白，人稱"商山四皓"。在此借喻富有才學，而隱居不求名利之人。

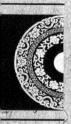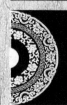

重刊巢氏諸病源候總論綱目

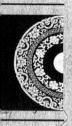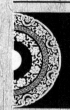

目
録

重刊巢氏諸病源候總論目錄

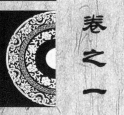

諸病源候論校注

重刊巢氏諸病源候總論卷之一

隋大業六年太醫博士臣巢　元方　等奉

勅撰

風病諸候上 凡二十九論

提要　風病諸候，賅括卷一、卷二兩卷。風病冠於全書諸病之首，蓋具有"風者，百病之長"意義。其所叙證候，內容較多，涉及面廣，但有一個共同特點，即"風者善行而數變"，大都是卒急之證，變化多端，爲害亦險夷紛陳。

約其病情，可分如下幾類：①最急者，如卷一之中風、風懿、風痱、風痙、偏枯、半身不遂、軃曳、腲退等候，都是中風病之常見證候。或者有生命之危，或者成爲終身之累。②如賊風、風痹、風濕、風濕痹等候，又爲風寒濕三氣雜至之病，與中風病大有區別，是爲另一類病變。③如風驚、風驚邪、驚悸、驚恐等候，爲風邪引起之神志病，與前二類病情亦大異。④卷二之風冷、風熱、風氣等，是論風病之寒熱兩種變化。⑤風頭眩、風癲、五癲、風狂等，是風入頭腦，邪并於陰經、或并於陽經之病。⑥刺風、蠱風、隱軫、風瘙、痞瘰等候，是風邪在皮膚肌肉，病較輕淺。⑦惡風、諸癩、烏癩、白癩等候，見證雖在皮膚肌肉，却爲大風惡疾，非同尋常。⑧風經五臟恍惚、鬼邪、鬼魅等候，實際已不全屬風病，蓋由風癲、風狂諸候而連類相及者。

一、中風候

中風者，風氣[1]中於人也。風是四時之氣，分布八方，主長養萬物。從其鄉來者[2]，人中少死病；不從其[3]鄉來者，人中多死病。其爲病者[4]，藏於皮膚之間，內不得通，外不得泄。其入經脈，行於五臟者，各隨臟腑而生病焉。

心中風，但得偃臥[5]，不得傾側[6]，汗出[7]，若脣赤汗流者[8]可治，急灸心俞百壯。若脣[9]或青或黑，或白或黃[10]，此是心壞爲水[11]。面目亭亭，時悚動者[12]，皆不可復治，五六日而死。

肝中風，但踞坐[13]，不得低頭，若繞兩目連額上[14]，色微有青，脣青面黃者可治，急灸肝俞百壯。若大青黑，面一黃一白者，是肝已傷，不可復治，數日而死。

脾中風，踞而腹滿，身通黃，吐鹹汁出[15]者可治，急灸脾俞百壯。若[16]手足青者，不可復治。

腎中風，踞而腰痛，視脇左右，未有黃色如餅粢[17]大者可治，急灸腎俞百壯。若齒黃赤，鬢髮直，面[18]土色者，不可復治。

肺中風，偃臥而胸滿短氣，冒悶[19]汗出，視目下鼻上下[20]兩邊下行至口，色白者[21]可治，急灸肺俞百壯。若色黃者[22]，爲肺已傷，化爲血[23]，不可復治。其人當妄[24]，掇空指地[25]，或自拈衣尋縫[26]，如此數日而死。

診其脈，虛弱者，亦風也；緩大者，亦風也；浮虛者，亦風也；滑散者，亦風也。

〔1〕風氣　本書卷三十七婦人雜病中風候作“虛風”。

〔2〕從其鄉來者　謂風氣之從其當令方向而來者。例如：月建居子，風從北方來，爲冬氣之正；月建居卯，風從東方來，爲春氣之正；月建居午，風從南方來，爲夏氣之正；月建居酉，風從西方來，爲秋氣之正。四隅十二建，其氣皆然。詳見《靈樞·九宮八風》和《類經》卷二十七第三十

五注。

〔3〕其　原脱，據本書卷三十七補，足句。

〔4〕者　宋本、汪本、周本同；《外臺》卷十四中風及諸風方作“也”，義通。《經傳釋詞》：“者，猶也也。”又，黄季剛眉批：“也，本兮之借，者，兮皆語詞，故者、也義通。”

〔5〕偃卧　仰卧。《廣韻》：“偃，仰。”《孫子·九地》：“坐者涕霑襟，偃卧者涕交頤。”

〔6〕傾側　宋本、汪本、周本同；《中藏經》卷上第十七作“轉側”。“傾側”，聯綿字，不正也。在此含有轉側或側卧之意。

〔7〕汗出　此上《千金要方》卷八第一有“悶亂冒絶”四字，義長。又，《外臺》無“汗出”二字。《中藏經》卷上第十七作“汗自出”。

〔8〕若脣赤汗流者　宋本、汪本、周本同；《千金要方》作“若脣正赤，尚”，“尚”字連下句讀。

〔9〕若脣　此下《中藏經》有“面”字，義長，能與下文脣面同舉諸詞相應。

〔10〕或青或黑，或白或黄　宋本、汪本、周本同；《中藏經》此下尚有“其色不定，眼瞤動不休者”二句，可參。

〔11〕此是心壞爲水　宋本、汪本、周本同；《中藏經》作“心絶也”。“心壞爲水”，猶言心壞乃爲水所乘。《中藏經》卷上第二十四：“心傷則心壞，爲水所乘”，可參。

〔12〕面目亭亭，時悚動者　形容面目呆滯，無活動表情，或時又見肌肉抽搐，呈恐懼之貌。這是一種臨危時之面部表情。《説文》：“亭，民所安定也”，段玉裁注（以下簡稱“段注”）：“亭、定，叠韻。”“定定”，定止貌。唐·李商隱《憶梅詩》：“定定住天涯，依依向物華。”在此是借喻面目呆滯，表情淡漠。又，“亭亭”，《嬰童百問》卷三第二十八問作“青黑”二字。“悚”同“愯”。《説文》：“愯，懼也”，段注引晉灼曰：“愯，古悚字。”

〔13〕踞坐　蹲坐。坐時兩脚底和臀部着地，兩膝上聳。《説文》：“居，蹲也”，段注：“足部曰：蹲，居也。二字爲轉注。今足部改居爲踞。”

〔14〕上　原無，文句不完整，據本書卷三十七、卷四十三、卷四十八中風候、《醫心方》卷三第一補。

〔15〕吐鹹汁出　本書卷三十七作“吐鹹水，汗出”。又，《醫心方》“汁”作“汗”。

〔16〕若　此下《千金要方》有"目下青"三字。

〔17〕餅粢（cí祠）　稻餅也。即今稱糍糕、糍團、糍飯糕者。"粢"同"餈"。《集韻》："餈，或作餣、粘、粢。"《說文》："餈，稻餅也。或從米。"

〔18〕面　此上原有"頭"字，衍文，據本書卷三十七、卷四十二、卷四十三、卷四十八刪。

〔19〕冒悶　頭目昏眩而煩悶。"冒"，《說文》："蒙而前也"，段注："蒙者，覆也。從曰目，會意。曰目者，若無所見也。"《類經》卷二十四："鬱冒矇昧"注："冒，若有所蔽也。一曰目無所見也。""悶"，《說文》："懣也。""懣，煩也。"段注："凡心悶者皆爲煩。"

〔20〕下　《千金要方》無，足句。

〔21〕者　原無，據以上諸條文例、《千金要方》、《外臺》補，足句。

〔22〕者　原無，據《千金要方》補。

〔23〕化爲血　可作"變爲血證"理解。《中藏經》卷上第二十八有"風中於肺，則咳嗽喘悶，失血者，不可治"；又謂："熱傷於肺，肺化爲血，不可治"，可證。

〔24〕當妄　此下《千金要方》有"言"字。

〔25〕掇空指地　危重病人在神志模糊時之虛妄動作。或似以手拾物，或似以手指地。"掇"，《廣韻》："拾也。"

〔26〕拈衣尋縫　指病者意識模糊，雙手妄動，似乎摸索衣物，尋找衣縫。

按語　五臟中風，其見證、預後，與《素問·風論》、《太素·諸風》、《金匱要略》五臟中風之病不同，蓋屬別一家言，但在臨牀，諸說可以互參。

中風候在本書中凡五見，除本候外，尚有婦人雜病中風候，妊娠中風候，產後中風候，以及小兒雜病中風候等，內容基本相同，惟第一段文字，五處各有差異。考其所異，一是反映男婦與小兒之病情差別；二是對風邪之叙述繁簡不一。因此，五候中風雖同，但同中尚有小異之處，宜前後參閱，以全面理解其精神實質。

又，心中風不可治證中"心壞爲水"、肺中風不可治證中"化爲血"，在《中藏經》中均有不同記載，而且文義通順，可参。但两者之渊源关系，一时尚难定论。至於文中之"数日而死"、"不可復治"、"死"等诊断用词，應該活看。现在医療條件和搶救方法大有進步，危重病治愈率亦多提高，不能拘泥於此，下文類此诊断，均應作如是觀。

又，本候肺中風列於最後，一般五臟順序無此排法，可能錯簡。《千金要方》肺中風列於五臟之首，并申述理由："凡風多從背五臟輸入，諸臟受病，肺病最急。肺主氣息，又冒諸臟故也。"可參。

二、風瘖[1]候

風邪之氣，若先中於陰[2]，病發於五臟者，其狀奄忽[3]不知人，喉裏嘖嘖然有聲[4]，舌强不能言。發汗身軟者可治，眼下及鼻人中左右上[5]白者可治。一黑一赤，吐沫者，不可治。汗不出，體直[6]者，七日死。

〔1〕風瘖　宋本、汪本、周本同；《千金要方》卷八第一作"風懿"，義通。"風瘖"，即中風不語。《千金要方例》："古之經方，言多雅奧，以不語爲瘖。"

〔2〕先中於陰　謂風邪直中於裏，亦即《金匱要略》中風邪入於臟之證。"陰"，指裏，指五臟。《素問·金匱真言論》："夫言人之陰陽，則外爲陽，內爲陰。言人身之臟腑中陰陽，則臟者爲陰，腑者爲陽。"

〔3〕奄忽　倏忽，迅速。《方言》："奄，遽也。"《廣韻》："忽，倏忽。""奄忽"，雙聲叠韻聯綿字。馬融《長笛賦》："奄忽滅没"。

〔4〕喉裏嘖嘖然有聲　宋本、汪本、周本同；《千金要方》作"咽中塞，窒窒然"；湖本作"嚱嚱然有聲"。"嘖嘖然"，象聲詞，謂喉中嘖嘖然有聲而發不清，義與《千金要方》所云相近。

〔5〕上　宋本、汪本、周本同；《千金要方》風懿林億校引《巢源》無此字；《聖惠方》卷十九治風懿方亦無，義長。

〔6〕體直　身體直而不能彎曲。《玉篇》："直，不曲也。"

三、風口噤候

諸陽經筋，皆在於頭。手[1]三陽之筋，並結[2]入頷頰[3]；

足陽明之筋，上[4]夾於口。諸陽爲風寒所客則筋急，故口噤不開也。

診其脈遲者生[5]。

〔1〕手　原無，據本書卷三十七、卷四十三、卷四十八中風口噤候補。

〔2〕結　原作"絡"，形近之誤，據本書卷三十七、卷四十八改。又，"結"，《太素》卷十三經筋注："結，曲也。筋行迴曲之處謂之結。經脈有郤，筋有結也。"

〔3〕頷頰（hàn jiá 撼夾）　下頷與面頰。"頷"，《釋名》："含也；口含物之車也。""頰"，《説文》："面旁也。"

〔4〕足陽明之筋，上　原無，據本書卷三十七、卷四十八補。《靈樞·經筋》："足陽明之筋，起於（足）中三指，結於跗上；其直者，上腹而布，至缺盆而結，上頸，上挾口。"

〔5〕脈遲者生　此下《中藏經》卷上第十七有"脈急而數者死"句，可參。

按語　風口噤候，書中凡四見，除本候所論外，卷三十七、卷四十三、卷四十八均作"中風口噤候"，在文字上繁簡不一，并涉及婦人雜病、産後，以及小兒雜病等各種病理變化，但可以前後參閱，全面瞭解口噤之病情。

四、風舌强不得語候

脾脈絡胃，夾咽，連舌本、散舌下；心之別脈繫舌本。今心、脾二臟受風邪，故舌强不得語也。

按語　本候所論，對《金匱要略》中風之義有所發展。《金匱要略》僅謂"邪入於臟，舌即難言，口吐涎"，沒有進一步論證"臟"與"舌難言"間之關係。在此則明確指出，"臟"主要是指心、脾兩臟，這是病本。其所以"舌强不得語"，是因爲"脾脈絡胃，夾咽連舌本、散舌下"和"心之別脈繫舌本"之故，亦即所謂"臟病，形乃應"。至於"口吐涎"之病變，亦可於此瞭解其機理。

五、風失音不語候

喉嚨者，氣之所以上下也；會厭者，音聲之户[1]；舌者，聲[2]之機；脣者[3]，聲之扇[4]。風寒客於會厭之間，故卒然無音[5]。皆由風邪所傷，故謂風失音不語。

養生方云：醉臥當風，使人發瘖[6]。

〔1〕户 《六書精蘊》："室之口曰户，堂之口曰門；内曰户，外曰門。"會厭在内而脣在外，均爲音聲發出之門户，故此分别以"户"和"扇"作喻。

〔2〕聲 此上《靈樞·憂恚無言》有"音"字。

〔3〕脣者 此上《靈樞》有"口"字。此下尚有"音"字，屬下句讀。

〔4〕扇 陸心源《羣書校補·諸病源候論校補》（以下簡稱"陸心源校"）作"扉"，義同。《説文》："扇，扉也。"

〔5〕卒然無音 此下本書卷四十八卒失音不能語候有"不能語者，語聲不出，非牙關噤也"三句，與風口噤候作出鑒別，義更完整。"卒"，通"猝"。突然，急遽之意。《廣韻》："卒，急也。"《漢書·師丹傳》："卒暴無漸"。顏師古注（以下簡稱"顏注"）："卒，讀曰猝。"

〔6〕瘖（yīn 音） 卒然無音。《釋名》："瘖，唵然無聲。"

六、賊風候

賊風者，謂冬至之日，有疾風從南方來，名曰虛風[1]。此風至能傷害於人，故言賊風也。其傷人也，但痛不可得按抑，不可得轉動，痛處體卒[2]無熱。傷風冷則骨解深痛[3]，按之乃應骨痛也。但覺身内索索冷[4]，欲得熱物熨痛處，即小寬；時有汗。久不去，重遇冷氣相搏，乃結成瘰癧及偏枯；遇風熱氣相搏，乃變[5]附骨疽也。

〔1〕虛風 風從相反方位來者爲虛風。即第一候所謂"不從其鄉來者"。詳見《靈樞·九宮八風》"從其衝後來爲虛風"節。

〔2〕卒 宋本、汪本、周本同；《外臺》卷十四賊風方、《聖惠方》卷二十治賊風諸方作"平"，亦通。

〔3〕骨解（xiè 械）深痛 骨間隙深部疼痛。"骨解"，即骨間隙。"解"，古與"隙"、"觷"并雙聲。間隙也。《後漢書·隗囂傳》："勿用傍人解構之言"，注："解構，猶間構也。"《素問·繆刺論》："刺腰尻之解"，王冰注："腰尻骨間曰解。"

〔4〕索索冷 《外臺》作"凛凛冷"；《聖惠方》作"淘淘冷"。三者

詞異義同，均爲病人惡寒之重言形況詞。

〔5〕變　此下《外臺》有"作"字。

按語　本候插於中風病諸候之間，似錯簡，如移與風濕、風痹諸候相聯，則較有連貫性。

七、風痙候

風痙者，口噤不開，背强而直，如發癇之狀。其重者，耳中策策痛[1]；卒然身體痙直者，死也。由風邪傷於太陽經，復遇寒濕，則發痙也。

診其脈，策策如弦[2]，直上下者[3]，風痙脈也。

〔1〕策策痛　謂針扎樣痛感。《廣韻》："策、刺，箴也。"《方言》："凡草木刺人，北燕、朝鮮之間謂之策；自關而西，秦晉之間或曰懍"，箋疏："策之言束也。"《說文》："束，木芒也。象形，讀若刺。"蓋銳而小之義也。

〔2〕策策如弦　《金匱要略》第二作"按之緊如弦"；《脈經》卷八第二作"築築而弦。"

〔3〕者　《金匱要略》、《脈經》作"行"。

按語　風痙候，書中凡五見，除本候外，尚有卷三十六之金瘡中風痙候、卷四十二之妊娠痙候、卷四十三之產後中風痙候，以及卷四十八之小兒中風痙候等。如許病候，雖然具體發病情況不一，病名亦或有異，但在病因、證候上，有其共通之處，如能滙通參觀，則對此證之認識，將更臻全面。

又，本書卷二十九耳疼痛候，論耳中策策痛，不治，能卒然變脊强背直成痙；并述其病理變化，可聯繫學習。

八、風角弓反張[1]候

風邪傷人，令腰背反折，不能俛[2]仰，似角弓者，由邪入諸陽經故也。

〔1〕角弓反張　"角"，通"校"。《漢書·賈誼傳》："非親角材而臣之"，顏注："角，校也"。"校"，正也。謂正弓者必反張之，在此狀其腰背反張如校弓者。

〔2〕俛　同"俯"。《漢書·鼂錯傳》："在俛仰之間耳"，注："俛，即俯。"

按語　本書卷三十七亦有角弓反張候，論述病理較詳，可以參閱。

九、風口喎候

風邪入於足陽明、手太陽之經[1]，遇寒則筋急引頰，故使口喎僻，言語不正，而目不能平視。

診其脈，浮而遲者可治。

養生方[2]云：夜臥，當耳勿得有孔，風入耳中，喜令口喎。

〔1〕經　在此指經筋。本書卷三十七偏風口喎候即明言"經筋偏急不調"，可證。

〔2〕養生方　原作"養方生"，倒文，據本書養生方文例、《外臺》卷十四風口喎方移正。

按語　風口喎候，書中凡三見，除本候所論外，卷三十七、卷四十八均有相同病候。但前後文字繁簡不一，而説理却可互相補充，宜參閱。

又，"言語不正，而目不能平視"，亦是本候之特徵。至於經筋與口頰之關係，前風口噤候論述較詳，可參閱。

十、柔風候

血氣俱虛，風邪並入，在於陽則皮膚緩，在於陰則腹裏急。柔風之狀，四肢不能收[1]，裏急不能仰[2]。

注〔1〕四肢不能收　即通常所謂軟癱。收，收縮。

〔2〕裏急不能仰　宋本、汪本、周本同；《外臺》卷十四柔風方作"裏急不得伸息者"；《醫心方》卷三第六在"不能仰"下有"息也"二字，與《外臺》義同。

按語　本書卷四十三產後中柔風候，對柔風病情論述詳備，可參閱。

十一、風痱[1]候

風痱之狀，身體無痛，四肢不收，神智不亂，一臂不隨者[2]，風痱也。時能言者可治，不能言者不可治。

〔1〕風痱　中風所致之四肢痿廢。《類經》卷二十一注："痱，亦風屬，猶言廢也。上節（按：指偏枯）身身偏不用而痛，此言身不知痛，而四肢不收，是偏枯、痱病之辨也。"

〔2〕一臂不隨者　疑衍文。《靈樞·熱病》痱之爲病、《千金要方》卷八第五風痱、《聖惠方》卷十九治風痱諸方、《聖濟總錄》卷九風痱等，均無此症狀。

按語　關於風痱之證候，除如上所述外，《靈樞·熱病》云："四肢不收，智亂不甚"；《千金要方》卷八第五云："夫風痱者，卒不能語，口噤，手足不遂而不（"不"字原無，據《外臺》引文補）疆直者是也。"如此差異，當爲記述上之繁簡，或病情上之輕重不同，可以互參。

十二、風腲退[1]候

風腲退者，四肢不收，身體疼痛，肌肉虛滿，骨節懈怠，腰腳緩弱，不自覺知是也。由皮肉虛弱，不勝四時之虛風，故令風邪侵於分肉之間，流於血脈之內使之然也。經久不瘥，即變成水病[2]。

〔1〕腲（wěi 委）退　宋本、汪本、周本同；《外臺》卷十四風腲退方作"猥退"。"腲退"，身體肥弱，行動遲緩貌。《玉篇》："腲，腲䐡，肥貌"；《後漢書·馬援傳》："萎腇咋舌"，注："萎腇，㤲弱也。""腲退"一詞，醫書中有多種寫法，如"猥退"、"腲腿"、"腲䐡"、"萎腇"等，均爲同聲或同韻通假。

〔2〕水病　宋本、汪本、周本同；《外臺》作"風水之病"；《聖惠方》卷二十三治腲退風諸方作"斯疾矣"。

十三、風偏枯候

風偏枯者，由血氣偏虛，則腠理開，受於風濕，風濕客於半身，在分腠之間，使血氣凝濇，不能潤養，久不瘥，真氣[1]去，邪氣獨留，則成偏枯。其狀半身不隨，肌肉偏枯，小[2]而痛，言不變，智不亂是也。邪初在分腠之間，宜溫臥取汗，益其不足，損其有餘，乃可復也。

診其胃脈沉大，心脈小牢[3]急，皆爲偏枯。男子則發[4]左，女子則發[4]右。若不瘖，舌轉者可治，三十日起。其年未滿二十者，三歲死。又左手尺中神門以後脈足太陽經虛者，則病惡風偏枯，此由愁思所致，憂慮所爲。其湯熨針石，別有正方，補養宣導，今附於後。

養生方導引[5]法云：正倚壁，不息行氣[6]，從頭至足止。愈痁、疝、大風、偏枯、諸風痹。

又云：仰兩足指，五息[7]止。引腰背痹、偏枯，令人耳聞聲。常行[8]，眼耳諸根[9]，無有望礙[10]。

又云：以背正倚，展兩足及指，瞑心[11]，從頭上引氣，想以達足之十趾及足掌心，可三七[12]引，候掌心似受氣止。蓋謂上引泥丸[13]，下達湧泉是也。

又云：正住[14]倚壁，不息行氣，從口趣[15]令氣至頭始止。治痁、痹[16]、大風偏枯。

又云：一足蹹[17]地，足不動，一足向側相[18]，轉身欹勢[19]，并手盡[20]急迴，左右迭互[21]二七。去脊風冷、偏枯不通潤。

〔1〕真氣　宋本、汪本、周本同；《外臺》卷十九風偏枯方作"生氣"。

〔2〕小　宋本、汪本、周本同；《聖惠方》作"小小"；《聖濟總錄》卷九風偏枯作"細小"。

〔3〕牢　《素問·大奇論》作"堅"，是心脈小堅急之本義。"牢"，爲避隋文帝楊堅諱字，義亦訓"堅"。《廣韻》："牢，亦堅也。"下同。

〔4〕發　《外臺》作"廢"，義通。陳第《毛詩古音考》："發，音廢；廢亦可音發。"

〔5〕導引　謂以呼吸吐納，形體運動及意念等法引導體內惡邪伏氣外出令正氣冲和，身體柔靭强健。《庄子·刻意篇》："吹、呴、呼、吸，吐故納新，熊經鳥申，爲壽而已矣。此導引之士，養形之人，彭祖壽考者所好矣。"李頤注："導氣令和，引體令柔。"

〔6〕不息行氣　"不息"，謂深吸氣後，閉住不使呼出。本書卷二十七云："不息，不使息出，極悶已，三噓而長細引。""行氣"，以意念引導其氣。本書卷三十二疶候養生方導引法云："行氣者，鼻內息，五入方一吐，爲一通。"又，《寧先生導引養生法》云："行氣者，則可補於中；導引者，

則可治於四肢。自然之道，但能勤行，與天地相保。"

〔7〕五息　引氣一出之爲一息。"五息"，即引氣五息一出之。見本卷風身體手足不隨候養生方導引法第三條。

〔8〕常行　本卷風痹候、卷二十八目暗不明候養生方導引法作"久行"。

〔9〕根　意爲"識生"。《童蒙止觀》："内有六根，外有六塵，根塵相對，故爲識生。"六根即眼、耳、鼻、舌、身、意。六塵即色、聲、香、味、觸、法。此外，又作"能生"解。佛教認爲眼、耳、鼻、舌、身、意，能對境而生識，故爲六根。

〔10〕罣礙（guà ài 卦愛）　宋本、汪本、周本同；《外臺》卷十九風偏枯方作"障礙"。"罣礙"，佛教用語，牽掛妨礙。《般若心經》："心無罣礙，故無恐怖。"

〔11〕暝心　此爲道教入静功夫，謂練功者静處一室，擯除雜念。"暝"，《説文》："幽也。"在此引申爲心中空静無物。

〔12〕三七　導引以"七"爲計算單位，"三七"，即行氣二十一遍。下文"二七"、"四七"等按此類推。

〔13〕泥丸　道教名詞。指腦；即上丹田。《上清黄庭内景經》至道章："腦神精根字泥丸"，務成子注："泥丸，腦之象也。"

〔14〕住　本書卷三十二疰候養生方導引法第二條作"坐"；湖本作"柱"；《外臺》無此字。"住"與"柱"通，即站立如柱。《集韻》："住，立也。"

〔15〕趣　通"促"。《漢書·成帝紀》："督趣逐捕"，顔注："趣，讀曰促。"

〔16〕痹　此下卷三十二有"氣不足"三字。

〔17〕蹹　同"踏"、"蹋"。《集韻》："踏、蹹、蹋，踐也。"

〔18〕相　本書卷二風冷候作"如丁字樣"一句，義勝。

〔19〕欹（qī 欺）勢　謂身體取側向姿勢。《集韻》："欹""攲"同；《廣韻》："攲，不正也。"

〔20〕盡　竭力。《廣韻》："盡，竭也。"

〔21〕迭互　"互"字原脱，據本書卷二補。"迭互"，互相更迭。"迭"，交換；輪流。《説文》："迭，更迭也。"

按語　從本候始，正文下附有"養生方導引法"。在作導引之時，有許多專用術語，即是導引之具體動作，這些動作有統一要求，應該首先瞭解。這些統一要求本書即有解釋，例如："握固"、"漱醴泉（咽唾）"、"振兩臂"、"引氣"、"一息"，在本卷風身體手足不隨候；"閉氣"，在卷二風冷候；"解衣"、"偃臥"、"伸腰"、"膜少腹"、"引腎"、"利陰陽"，在卷五消渴候；"伏"、"解髮"、"向東（王氣）"、"跂踞"，在卷三十一嗜眠候；"不息"、"通"、"引（導引）"，在卷二十七白髮候；"行氣"，在卷三十二癲候。可以參閱。至於文中"念氣"、"看氣"、"內視"、"存視"、"存想"、"意想"、"存心"、"存念"、"當思"等，雖然用詞不同，但均屬於內視存想法。此外，《千金要方》卷二十七第五有調氣法，亦可互參。

十四、風四肢拘攣不得屈伸候

此由體虛腠理開，風邪在於筋故也。春遇痺，為筋痺，則筋屈[1]，邪客關機[2]，則使筋攣。邪客於足太陽之絡，令人肩背拘急也[3]。足厥陰，肝之經也。肝通主諸筋，王在春。其經絡虛，遇[4]風邪則傷於筋，使四肢拘攣，不得屈伸。

診其脈，急細如弦者，筋急足攣也。若筋屈[5]不已，又遇於邪，則移變入肝。其病狀，夜臥則[6]驚，小便數[7]。其湯熨針石，別有正方，補養宣導，今附於後。

養生方導引法云：手前後遞互拓[8]，極勢[9]三七，手掌向下，頭低面心[10]，氣向下至湧泉、倉門，却努[11]一時取勢，散氣，放縱。身氣[12]平，頭動，髀[13]前後欹側，柔髀二七。去髀井[14]冷血，筋急，漸漸如消。

又云：兩手抱左膝，伸腰[15]，鼻內氣七息，展右足，除難屈伸拜起，脛中痛萎。

又云：兩手抱右膝著膺[16]，除下重難屈伸。

又云：踞坐，伸右脚，兩手抱左膝頭，伸腰，以鼻內氣，自極七息，展右[17]足著外。除難屈伸拜起，脛中疼痺[18]。

又云：立身，上下正直，一手上拓，仰手如似推物勢，一手向下如捺物，極勢，上下來去，換易四七。去髀內風，兩髀井內冷血，兩掖[19]筋脈攣急。

又云：踞坐[20]，伸左脚，兩手抱右膝，伸腰，以鼻内氣，自極七息，展左足著外。除難屈伸拜起，脛中疼痺[21]。

〔1〕則筋屈 《甲乙經》卷十陰受病發痺下作“在筋則屈而不伸”。

〔2〕關機 宋本、汪本、周本同；《聖惠方》卷二十三治風四肢拘攣諸方作“機關”。“關機”，在此指關節。

〔3〕邪客於足太陽之絡，令人肩背拘急也 此兩句内容與標題和前後文均不合，疑爲錯簡。《聖惠方》作“邪客於足厥陰之經，令人拘急背強也”。《聖濟總錄》卷八中風四肢拘攣不得屈伸作“干於經絡，則肩背從而拘攣。”

〔4〕遇 此上《外臺》卷十九風四肢拘攣不得屈伸方有“春”字。

〔5〕筋屈 本卷風痺候、《甲乙經》均作“筋痺”，義長。

〔6〕則 原無，據《素問·痺論》、《外臺》補。

〔7〕小便數 此上本卷風痺候有“飲多”二字；《素問》作“多飲數小便”。

〔8〕遞互拓 宋本、汪本、周本同；《外臺》作“遞互交拓”。“遞”，更換。《説文》：“遞，更易也。”“拓”，通“托”，以手承物。《集韻》：“拓，或作托。”《廣韻》：“拓，手承物。”

〔9〕極勢 謂盡力使導引姿勢達到極點。《玉篇》：“極，盡也。”

〔10〕頭低面心 宋本、汪本、周本同；《外臺》作“低頭面心”。“面”，《字彙》：“向也。”

〔11〕却努 反轉用力。“却”，猶反也；轉也。《史記·封禪書》：“臣候日再中，居頃之，日却復中。”“努”，用力動作。《廣韻》：“努，努力也。”在養生方導引法都表示導引姿勢用力之動作。

〔12〕氣 汪本、周本同；宋本、《外臺》作“體”。

〔13〕髆 《説文》：“肩胛也。”與“肩”同義。本書均用“髆”字而不用“肩字，蓋爲避隋文帝楊堅諱而連及之同音字。下同。

〔14〕髆井 即“肩井”。《甲乙經》卷三總計六百五十四穴即作“肩井”，後世亦通用此名。下同。

〔15〕伸腰 原作“生腰”，據本書卷五消渴候養生方導引法改。下同。

〔16〕兩手抱右膝著膺 “右”，宋本、汪本、周本同，《外臺》作“左”。“膺”，《説文》：“胸也。”又指胸傍。《素問·腹中論》：“有病膺腫”，王冰注：“膺，胸傍也；胸，膺間也。”

〔17〕右　原作"左"，形近之誤，據《外臺》改。

〔18〕脛中疼痹　宋本、汪本、周本同；《王子喬導引法》作"脛中痛，瘀痹病"。

〔19〕掖　通"腋"。腋窩。《集韻》："腋，胳也。"《外臺》即作"腋"。

〔20〕坐　原無，據本候養生方導引法第四條文例補。

〔21〕脛中疼痹　"痹"字原無，據上文養生方導引法第四條、《外臺》補。又，《王子喬導引法》作"脛中疼。一本云：除風目睸耳聾"。

按語　養生方導引法第二條"生腰"二字，殊難理解，然書中所用很多，是否在導引法上別有用意，亦查無佐證。惟本書卷五消渴候作"伸腰"，并云："伸腰，使腎無逼蹙。"從此可知，"生"爲"伸"之同音借字，今據以改正。下同。又，導引法第二條、第三條與第四條、第六條內容基本相同，而前者文字較簡，可以互參。

十五、風身體手足不隨候

風身體[1]手足不隨者，由體虛腠理開，風氣傷於脾胃之經絡也。足太陰爲脾之經，脾與胃合；足陽明爲胃之經，胃爲水穀之海也。脾候身之肌肉，主爲[2]胃消行水穀之氣，以養身體四肢。脾氣弱，即肌肉虛，受風邪所侵，故不能爲胃通行水穀之氣，致四肢肌肉無所稟受，而風邪在經絡，搏於陽經，氣行則遲，機關緩縱[3]，故令身體手足不隨也。

診脾脈緩者，爲風痿，四肢不用。又心脈、腎脈俱至，則難以言，九竅不通，四肢不舉。腎脈來多，即死也。其湯熨針石，別有正方，補養宣導，今附於後。

養生方導引法云：極力左右[4]振兩臀，不息九通[5]，愈臀痛勞倦，風氣不隨。振兩臀者，更互蹍蹄[6]，猶言厥[7]，九通中間，偃伏[8]皆爲之，名蝦蟇行氣，久行不已[9]，愈臀痛勞倦，風氣不隨，不覺痛癢，作種種形狀。

又云：偃臥，合兩膝，布兩足，伸腰，口內氣，振腹自極[10]七息。除壯熱疼痛，兩脛不隨。

又云：治四肢疼悶及不隨，腹內積氣，牀席必須平穩，正身仰臥，緩解衣帶，枕高三寸，握固[11]。握固者，以兩手各自以四指把手拇指，舒臂，令去身各五寸，兩脚竪指，相去五寸，安心定意，調和氣息，莫思餘事，專意念氣，徐徐漱醴泉。漱醴泉[12]者，以舌舐略[13]脣口牙齒，然後咽唾[14]，徐徐以口吐氣，鼻引氣入喉。須微微緩作，不可卒急強作，待好調和。引氣、吐氣[15]，勿令自聞出入之聲。每引氣，心心念送之，從脚趾頭使氣出。引氣五息、六息，一出之，爲一息；一息數至十息，漸漸增益，得至百息、二百息，病即除愈。不用食生菜及魚肥肉；大飽食後，喜怒憂恚，悉不得輒行氣。惟須向曉[16]清静時行氣，大佳，能愈萬病。

〔1〕風身體　原無，據本候標題、《外臺》卷十四風身體手足不隨方補。

〔2〕爲　原無，文義不完整，據《外臺》補。

〔3〕機關緩縱　原作“關以縱”，據本書卷四十三産後中風不隨候、《外臺》改。《素問·生氣通天論》：“有傷於筋，縱”，王冰注：“機關緩縱，形容痿廢，若不維持。”

〔4〕左右　原作“右揿”　與導引動作不協調，據《外臺》改。

〔5〕九通　即九次或九遍。“通”，量詞。本書卷二十七白髮候養生方導引法云：“一通者，一爲之。”

〔6〕更互踶踧（dì cù 弟促）　更迭兩足踏地或踢脚。“更”，更迭；交替。《類篇》：“更，迭也。”《廣韻》：“踶，踢。”《集韻》：“踧，迫也。通麼、蹴。”

〔7〕厥　《外臺》作“屦”，義通。《漢書·古今人表》：“吳厥由”，顔注：“即蹶由。”《廣韻》：“蹶，亦作屦。”《説文》：“蹶，一曰跳也。”在此指向後踢腿。

〔8〕偃伏　在此指仰臥和俯臥。導引伏勢，有特殊動作，如本書卷二十七白髮候養生方導引法第四條云：“伏者，雙膝着地，額直至地，解髪破髻，舒頭，長敷在地。”

〔9〕久行不已　“久行”二字原錯置於主治病證中間，今據文義移正。

〔10〕自極　原無，據本卷風痹候養生方導引法補。

〔11〕握固　原無，據《外臺》補。

〔12〕漱醴泉　原無，據《外臺》、《普濟方》卷九十三中風身體不遂補。

〔13〕以舌舐（shì 示）略　用舌舔取。"略"，《説文》："一曰取也。"與本書卷三虛勞口乾燥候"舌撩"義同。

〔14〕咽唾　《養性延命録·老君尹氏内解》曰："唾者，漱爲醴泉，聚爲玉漿，流爲華池，散爲精汋，降爲甘露，故曰爲華池；中有醴泉，漱而咽之，溉臟潤身，流利百脈，化養萬神，肢節毛髮，宗之而生也。""咽"同"嚥"。《集韻》："咽，吞也；或從燕。"

〔15〕吐氣　原無，據《外臺》、《普濟方》補。

〔16〕惟須向曉　必須等待臨近拂曉。"須"，等待。《易·歸妹》："歸妹以須"，《釋文》："須，待也。""向"，將近；臨近。《後漢書·段熲傳》："餘寇殘燼，將向殄滅。"

十六、風濕痹身體手足不隨候

風寒濕三氣合而爲痹，其三氣時來，亦有偏多偏少，而風濕之氣偏多者，名風濕痹也。人腠理虛者，則由風濕氣傷之，搏於血氣，血氣不行，則不宣，真邪相擊，在於肌肉之間，故其肌膚盡痛。然諸陽之經，宣行陽氣，通於身體，風濕之氣客在肌膚，初始爲痹，若傷諸陽之經，陽氣行則遲緩[1]，而機關弛縱，筋脈不收攝，故風濕痹而復身體手足不隨也。

〔1〕陽氣行則遲緩　宋本、汪本、周本同；《聖惠方》卷十九治風寒濕痹身體手足不遂諸方作"則陽氣行遲緩"。

按語　上文風身體手足不隨候，論"不隨"之成因，是由于外傷風邪，脾胃虛弱，不能養於身體四肢，而邪氣在於諸陽之經。本候突出風濕傷諸陽之經，陽行遲緩，機關弛緩，筋脈不能收攝而手足不隨。卷四十八中風不隨候又以寒熱二氣分別拘急和不隨，如"風挾寒氣者，即拘急攣痛；若挾於熱，即緩縱不隨。"三者各有重點。滙通參觀，則對身體手足不隨之病情，瞭解將更全面。

十七、風痹手足不隨候

風寒濕三氣合而爲痹，風多者爲風痹。風痹之狀，肌膚盡痛。諸陽之經，盡起於手足，而循行於身體。風寒之客肌膚，初始爲痹，後傷陽經，隨其虛處而停滯，與血氣相搏，血氣行則遲緩，使機關弛縱，故風痹而復手足不隨也。其湯熨針石，別有正方，補養宣導，今附於後。

養生方導引法云：左右拱[1]兩臂，不息九通。治臂足痛，勞倦風痹不隨。

〔1〕左右拱　此下原有"手"字，衍文，據本篇風痹候養生方導引法第九條删。

按語　本書卷十六腹痛候養生方導引法第一條治股脛手臂痛法，尤其治風寒手足四肢痛，可以參用。

十八、風半身不隨候

風[1]半身不隨者，脾胃氣弱，血氣偏虛，爲風邪所乘故也。脾胃爲水穀之海，水穀之精化爲血氣，潤養身體。脾胃既弱，水穀之精潤養不周，致血氣偏虛，而爲風邪所侵，故半身不隨也。

診其寸口沉細，名曰陽內之陰[2]，病苦悲傷不樂，惡聞人聲，少氣，時汗出，臂偏不舉。又寸口偏絕者，則偏不隨；其兩手盡絕者，不可治也。

〔1〕風　原無，據本候標題、《外臺》卷十四風半身不遂方補。

〔2〕陽內之陰　浮爲陽，沉細爲陰；關前爲陽，關後爲陰。今脈寸口沉細，所以名曰"陽內之陰"。

十九、偏風候

偏風者，風邪偏客於身一邊也。人體有偏虛者，風邪乘虛而傷之，故爲偏風也。其狀，或不知痛癢，或緩縱，或痹痛是也。其湯熨針石，別有正方，補養宣導，今附於後。

養生方導引法云：一手長舒，令掌仰[1]，一手捉頦[2]，挽之向外，一時極勢二七。左右亦然。手不動，兩向側極[3]勢，急挽之，二七。去頸[4]骨急強，頭風腦旋，喉痹，髆內冷注，偏風。

又云：　一足蹹地，一手向後長舒努之，一手捉涌泉急挽，足努、手挽，一時極勢。左右易[5]，俱二七。治上下偏風，陰氣不和。

〔1〕令掌仰　原作"仰掌合掌"，不合導引姿勢，據本書卷二風頭眩候養生方導引法、周本改。

〔2〕頷　本書卷二作"頤"，義同。《玉篇》："頷，頤下。"即下巴。

〔3〕極　原脫，據本書卷二補。

〔4〕頸　原作"頭"，形近之誤，據本書卷二改。

〔5〕易　此上《外臺》有"換"字。

二十、風軃曳[1]候

風[2]軃曳者，肢體弛緩不收攝也。人以胃氣養於肌肉經絡[3]也，胃若衰損，其氣不實[4]，經脈虛，則筋肉懈惰，故風邪搏於筋而使軃曳也。

〔1〕軃曳（duǒ yè 躲頁）　病名。指中風病人肢體弛緩，下垂無力之狀。《廣韻》："軃，垂下貌"；"曳，牽也；引也。"

〔2〕風　原無，據本候標題、《外臺》卷十四風軃曳及攣躄方補。

〔3〕絡　宋本、汪本、周本同；《外臺》作"脈"。

〔4〕其氣不實　此下《外臺》有"氣不實則經脈虛"一句，義長。

二十一、風不仁候

風不仁者，由榮氣虛，衛氣實，風寒入於肌肉，使血氣行不宣流。其狀，搔之皮膚如隔衣是也。

診其寸口脈緩，則皮膚不仁。不仁，脈虛數者生，牢急疾者死。其湯熨針石，別有正方，補養宣導，今附於後。

養生方導引法云：赤松子[1]曰：偃臥，展兩脛、兩手，足外踵[2]，指相向，以鼻内氣，自極七息。除死肌、不仁、足寒。

又云：展兩足，上[3]。除不仁、脛寒之疾也。

〔1〕赤松子　神話中之仙人，神農時雨師，後爲道教所尊奉。傳説"服水玉以教神農，能入火自燒。至崑崙山上，常止西王母石室中，隨風雨上下。"詳見《雲笈七籤》卷一八〇。

〔2〕足外踵　足跟向外。《釋名》："足後曰跟，又謂之踵。"

〔3〕上　謂仰起足趾向上。

二十二、風濕痹候

風濕痹病之狀，或皮膚頑厚，或肌肉酸痛。風寒濕三氣雜至，合而成痹。其風濕氣多而寒氣少者，爲風濕痹也。由血氣虛，則受風濕，而成此病。久不瘥，入[1]於經絡，搏於陽經，亦變令身體手足不隨。其湯熨針石，別有正方，補養宣導，今附於後。

養生方導引法云：任臂[2]，不息十二通。愈足濕痹不任行，腰脊痹痛。又正臥，疊兩手著背下，伸兩脚，不息十二通，愈足濕痹，不任行，腰脊痛痹。有偏患者，患左壓右足，患右壓左足。久行，手亦如足用行[3]，滿十方止。

又云：以手摩腹，從足至頭[4]，正臥，蹲[5]臂導引，以手持引足住，任臂，閉氣[6]不息十二通，以治痹濕不可任，腰脊痛。

〔1〕入　原作“人”，形近之誤，據汪本、正保本、周本改。

〔2〕任臂　宋本、汪本、周本同；《外臺》卷十九風濕痹方作“任縱臂”。

〔3〕用行　宋本、汪本、周本同；《外臺》作“周行”，屬下句讀。

〔4〕從足至頭　指以手摩腹之方向，從下向上。

〔5〕蹲　宋本、汪本、周本同；《外臺》、《普濟方》卷一百八十五風濕痹作“伸”。

〔6〕閉氣　《至游子·內德篇》謂：“閉氣者，自一至十，以心默數之，九九而止。閉氣者，非閉噎其氣也，乃神定氣和，絕思忘慮，使鼻息若有若無。”

按語　本書卷二十四有濕痹注候，論述濕痹病情之“連注不差”，能補本候之未及，可以參合研究。

二十三、風濕候

風濕者，是風氣與濕氣共傷於人也。風者，八方之虛風[1]；濕者，水濕之蒸氣也。若地下濕[2]，復少霜雪，其山水氣蒸，兼值暖，腠退人腠理開，便受風濕。其狀，令人懈惰，精神昏憒。若經久，亦令人四肢緩縱不隨，入臟則瘖瘂，口舌不收；或脚痹

弱，變成[3]脚氣。其湯熨針石，別有正方，補養宣導，今附
於後。

養生方真誥云：櫛頭[4]理髮，欲得多過[5]，通流血脈，散風
濕，數易櫛，更番用之。

〔1〕八方之虛風　泛指八方能傷害於人之賊風。

〔2〕下濕　《爾雅》："下濕曰隰"，李巡曰："下濕，謂土地窊下，常
沮洳，名爲隰也。"

〔3〕成　《素問·痺論》、《太素》痺論、《外臺》卷十九風濕方作
"爲"，義通。《廣雅》："爲，成也。"下同。

〔4〕櫛（zhì 至）頭　即梳頭。櫛，梳、篦之總稱。《説文》："櫛，梳
篦之總名也。"

〔5〕過　遍也。《素問·玉版論要》："逆行一過"，王冰注："過，謂
遍也。"

二十四、風痺候

痺者，風寒濕三氣雜至，合而成痺。其狀，肌肉頑厚，或疼
痛。由人體虛，腠理開，故受風邪也。病在陽曰風，在陰曰痺；
陰陽俱病，曰風痺。其[1]以春遇痺[2]爲筋痺，則筋屈[3]。筋痺
不已，又遇邪者，則移入肝。其狀，夜臥則驚，飲多，小便
數[4]。夏遇痺者爲脈痺，則血凝[5]不流，令人萎黃[6]。脈痺不
已，又遇邪者，則移入心。其狀，心下鼓，氣暴上逆，喘不通，
嗌乾喜噫[7]。長夏[8]遇痺者[9]爲肌痺，在肉則不仁[10]。肌痺不
已，復[11]遇邪者，則移入脾。其狀，四肢懈惰，發欬嘔汁[12]。
秋遇痺者爲皮痺，則皮膚無所知[13]。皮痺不已，又遇邪者，則
移入於肺，其狀，氣奔痛[14]。冬遇痺者爲骨痺，則骨重不可舉，
不隨而痛[15]。骨痺不已，又遇邪者，則移入於腎，其狀
喜脹[16]。

診其脈大而澀者，爲痺；脈來急者，爲痺[17]。其湯熨針石，
別有正方，補養宣導，今附於後。

養生方云[18]：因汗入水，即成骨痺[19]。

又云：忍尿不便，膝冷成痺[20]。

又云：大汗勿偏脱衣，喜偏風半身不隨[21]。

養生經要集云：大汗急傅粉，著汗濕衣，令人得瘡，大小便不利。

養生方導引法云[22]：一曰以右踵拘左足拇趾[23]，除風痹；二曰以左踵拘右足拇趾，除厥痹；三曰兩手更引足跌[24]，置膝上，除體痹。

又云：偃臥，合兩膝頭，翻兩足，伸腰[25]，口内氣，脹[26]腹自極七息。除痹痛熱痛[27]，兩脛不隨。

又云：踞坐，伸腰，以兩手引兩踵，以鼻内氣，自極七息，引兩手[28]布兩膝頭。除痹嘔。

又云：偃臥，端展[29]兩手足臂，以鼻内氣，自極七息，搖足三十而止。除胸足寒，周身痹，厥逆。

又云：正倚壁，不息行氣，從頭至足止。愈大風、偏枯、諸痹。

又云：左右手夾據地，以仰引腰五息止，去痿痹，利九竅。

又云：仰兩足指，五息止。引腰背痹、偏枯[30]；令人耳聞聲。久行，眼耳諸根無有罣礙。

又云：踞坐[31]，伸右腳，兩手抱左膝頭，伸腰，以鼻内氣，自極七息，展右足著外[32]。除難屈伸拜起，脛中痛疼痹。

又云：左右拱兩臂，不息九通。治臂足痛，勞倦，風痹不隨。

又云：凡人常覺脊背皆[33]倔強[34]而悶，不問時節，縮咽髆内[35]，仰面努髆井向上，頭左右兩向按[36]之，左右三七，一住[37]，待血行氣動定[38]，然始[39]更用。初緩後急，不得先急後緩。若無病人，常欲得旦起、午時、日沒三辰[40]如用，辰別二七[41]。除寒熱病，脊、腰、頸項痛，風痹[42]。口内生瘡，牙齒風，頭眩盡除。

〔1〕其 假如；假使。《經傳釋詞》："其，猶若也。《左傳》僖公九年曰：其濟，君之靈也。"

〔2〕痹 《素問》、《甲乙經》卷十第一、《太素》作"此"。下同。

〔3〕則筋屈 《素問》作"在於筋則屈不伸"；《甲乙經》作"在筋則

屈而不伸"。

〔4〕飲多小便數 《素問》作"多飲，數小便，上爲引如懷。"

〔5〕凝 原作"洴"，《太素》同，形近之誤。楊上善注云："洴，音侯，水厓，義當凝也。"據《素問》、《甲乙經》、《永樂大典》卷之一萬三千八百七十九風痹引《巢元方病源》改。

〔6〕令人萎黃 《素問》、《甲乙經》、《太素》無此四字。

〔7〕心下鼓，氣暴上逆，喘不通，嗌（yì 益）乾喜噫（ài 愛） 《素問》作"脈不通，煩則心下鼓，暴上氣而喘，嗌乾善噫，厥氣上則恐。""鼓"，在此作"滿"解。王冰注："煩則心下鼓滿。""嗌"，咽喉。《釋名》："咽，又謂之嗌；氣所流通，阨要之處也。"《穀梁傳》昭公十九年："嗌不容粒"，注："嗌，喉也。""噫"，即噯氣。《說文》"噫，飽出息也。"《景岳全書》雜證謨："噫者，飽食之息，即噯氣也。"

〔8〕長夏 原作"仲夏"，誤，與四時五臟脾王時不合。據《素問·藏氣法時論》"脾主長夏"文改。又，《素問》、《甲乙經》、《太素》作"至陰"，王冰注："至陰，謂戊己月及土寄王月也。"

〔9〕者 原無，據《素問》、《甲乙經》、《太素》補，足句；并可與前文體例一致。此下兩個"者"字同。

〔10〕在肉則不仁 原無，據《素問》、《甲乙經》補，前後文可趨一致。

〔11〕復 原作"後"，形近之誤，據《素問》、《甲乙經》、《太素》改。"復"，《集韻》："又也。"與其餘四痹文例一致。

〔12〕發欬嘔汁 此下《素問》有"上爲大塞"一句；《太素》作"上爲大寒"。

〔13〕則皮膚無所知 《素問》、《甲乙經》、《太素》作"在皮則寒"，義長宜從。

〔14〕氣奔痛 《素問》作"煩滿喘而嘔"；《太素》"煩"下有"則"字。

〔15〕不隨而痛 《素問》、《甲乙經》、《太素》無此句。

〔16〕喜脹 《素問》作"善脹，尻以代踵，脊以代頭"。又，"喜"、"善"二字義通，古醫書常互用。

〔17〕脈來急者爲痹 此下《聖惠方》卷十九治風痹諸方有"脈澀而緊者爲痹也"一句。

〔18〕養生方云 此下四條養生方，原書分別列爲第二條、第五條、第

十三條、第十四條，系錯簡，據《醫方類聚》卷二十四諸風禁忌引《巢氏病源》文移正。

〔19〕因汗入水，即成骨痹　《養性延命録》作"凡脚汗，勿入水，作骨痹"。

〔20〕忍尿不便，膝冷成痹　《養性延命録》作"久忍小便，脈冷，兼成冷痹"。

〔21〕喜偏風半身不隨　此上《養性延命録》有"不慎"二字，"喜"作"多"，義同。"喜"、"善"古通。"善"；猶多也。《詩·鄘風·載馳》："女子善懷"。箋："善，猶多也。"

〔22〕養生方導引法云　原無，據本書體例補。

〔23〕以右踵拘左足拇指　此上《王子喬導引法》有"偃卧"二字；此下有"以鼻内氣，自極七息"二句。下句"以左踵拘右足拇指"同。義長可從。

〔24〕足跌　足背。"跌"與"跗"同。《玉篇》："跗，足上也。跌同上。"

〔25〕伸腰　此下原有"坐"字，衍文，與"偃卧"姿勢不合，據本卷風身體手足不隨候養生方導引法删。又，本書卷十二病熱候養生方導引法在"伸腰"上有"而"字，更可證明"坐"字爲衍文。

〔26〕脤　本卷風身體手足不隨候、卷十二病熱候養生方導引法作"振"，義近。"振"，振起。《國語·晉語》："振廢淹"，注："振，起也。""脤"，"振"二字，在養生方導引法文中有時互用。

〔27〕熱痛　本卷風身體手足不隨候、卷十二病熱候作"壯熱"。

〔28〕引兩手　此三字原在"除痹嘔"之下，義不可通，係錯簡，今據文義移正。

〔29〕端展　伸直舒展。《廣韻》："端，正也；直也。""展，舒也。"

〔30〕五息止，引腰背痹、偏枯　原作"引五息，止腰背痹枯"，文義不順，并有脱字，據本卷風偏枯候養生方導引法改補。

〔31〕坐　原無，據本卷風四肢拘攣不得屈伸候養生方導引法第四條補。

〔32〕展右足著外　原無，據本卷風四肢拘攣不得屈伸候養生方導引法第四條補。

〔33〕背皆　原無，據本書卷二十九風齒候、卷三十口舌生瘡候養生方導引法補。

〔34〕傴強　喻脊背强直不順。

〔35〕不問時節，縮咽髃內　原無，據本書卷二風頭眩候、卷五腰痛候、卷二十九風齒候、卷三十口舌生瘡候養生方導引法補。"縮咽髃內"，謂使咽喉下縮，盡量下及胸骨上窩。

〔36〕挼（nuó挪）　同"挪"。挪動。《正字通》："挪，俗挼字。"

〔37〕一住　停一下。《廣韻》："住，止也。"

〔38〕待血行氣動定　本書卷三十作"待血氣行動定"。

〔39〕然始　然後。《資治通鑒·唐紀》："然始開倉賑給"，注："然始，猶今言然後也。"

〔40〕三辰　指旦起、午時、日沒三個時間。《詩·大雅·桑柔》："我生不辰"，箋："辰，時也。"

〔41〕二七　本書卷五、卷二十九作"三七"。

〔42〕風痹　此下原有"兩膝頸頭，以鼻內氣，自極七息，除腰痹背痛"一十七字，與上下文不貫，據本書卷二、卷五、卷二十九、卷三十刪。

二十五、血痹候

血痹者，由體虛，邪入於陰經故也。血爲陰，邪入於血而痹，故爲血痹也。其狀，形體如被微風所吹[1]，此由憂樂之人[2]，骨弱肌膚盛[3]，因[4]疲勞汗出，臥不時動搖，膚腠開[5]，爲風邪所侵也。診其脈自微澀，在寸口、關上小緊[6]，血痹也。宜可[7]針引陽氣，令脈和緊去則愈。

〔1〕形體如被微風所吹　《金匱要略》第六作"身體不仁，如風痹狀"。

〔2〕憂樂之人　優越享樂之人。《金匱要略》作"尊榮人"，義通。"憂"同"優"，古今字。優越之意。《說文》段注："憂，今作優。商頌文：布政憂憂，今詩作優優。"《聖惠方》卷十九治風血痹諸方即改作"優"。

〔3〕盛　宋本、汪本、周本同；《永樂大典》卷一萬三千八百七十九血痹引《巢元方病源》作"充盛"。

〔4〕因　此上《金匱要略》有"重"字。

〔5〕開　此上《永樂大典》有"易"字。

〔6〕關上小緊　此上原有"而"字，衍文，據《金匱要略》、《脈經》卷八第六刪。

〔7〕可　《金匱要略》、《脈經》無。

二十六、風驚邪候

風驚邪者，由體虛，風邪傷於心之經也。心爲手少陰之經，心氣虛，則風邪乘虛傷其經，入舍於心，故爲風驚邪也。其狀，乍驚乍喜，恍惚失常是也。

二十七、風驚悸候

風驚悸者，由體虛，心氣不足，心之腑[1]爲風邪所乘；或恐懼憂迫，令心氣虛，亦受於風邪。風邪搏於心，則驚不自安。驚不已，則悸動不定。其狀，目精[2]不轉，而不能呼[3]。

診其脈，動而弱者[4]，驚悸也。動則爲驚，弱則爲悸。

〔1〕腑　宋本、汪本、周本同；《外臺》卷十五風驚悸方作“經”。但心之正經不可傷，《千金要方》卷十四亦將心風驚悸歸入小腸腑。

〔2〕精　宋本、汪本同；《外臺》、周本作“睛”，義通。《淮南子·主術》：“雖達視猶不能見其精”，注：“精，目瞳子也；字亦作睛。”

〔3〕呼　宋本、汪本、周本同；《聖惠方》卷二十治風驚悸諸方作“言”。

〔4〕脈動而弱者　此上《金匱要略》第十六有“寸口”二字，可參。

二十八、風驚恐候

風驚恐者，由體虛受風，入乘臟腑。其狀，如人將捕之。心虛則驚，肝虛則恐。足厥陰爲肝之經，與膽合；足少陽爲膽之經，主決斷衆事。心肝虛[1]而受風邪，膽氣又弱，而爲風所乘，恐如人捕之。

〔1〕虛　此上《外臺》卷十五風驚恐方有“既”字，“虛”字下斷句。

二十九、風驚候

風驚者，由體虛，心氣不足，爲風邪所乘也。心藏神而主血脈，心氣不足則虛，虛則血亂，血亂則氣并於血，氣血相并，又被風邪所乘，故驚不安定[1]，名爲風驚。

診其脈至如數，使人暴驚，三四日自已。

養生方云：精藏於玉房[2]，交接太數，則失精。失精者，令人悵悵，心常驚悸。

〔1〕故驚不安定　宋本、汪本、周本同；《聖惠方》作"故多驚，心神不安"。

〔2〕玉房　《聖濟總錄》卷第二百神仙服氣上："丹書：玉房爲丹田，方一寸"，注："玉房在臍下三寸是。"

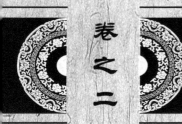

重刊巢氏諸病源候總論卷之二

風病諸候下 凡三十論

三十、歷節風候

歷節風之狀，短氣，白[1]汗出，歷節疼痛不可忍，屈伸不得是也。由飲酒[2]腠理開，汗出當風所致也。亦有血氣虛，受風邪而得之者。風歷[3]關節，與血氣相搏交攻，故疼痛。血氣虛，則汗也[4]。風冷搏於筋，則不可屈伸，爲歷節風也。

〔1〕白　宋本同；汪本、周本作“自”。

〔2〕酒　此下《聖惠方》卷二十三治歷節風諸方有“後”字。

〔3〕歷　經歷；游走。《文選·東京賦》：“歷世彌光”，注：“歷，經也。”

〔4〕也　宋本、汪本、周本同；《外臺》卷十四歷節風方作“出”。

按語　本候論述歷節風，對發病原因，僅舉出飲酒汗出當風和血氣虛受風邪，風冷搏於筋而致本病。叙證較簡略。《金匱要略》第五論述此病，重視內因，舉出心、肝、腎諸臟氣血不足；對於外因，亦涉及風寒濕熱諸端，并及其各自特點，論述較詳，宜參閱。

三十一、風身體疼痛候

風身體疼痛者，風濕搏於陽氣故也。陽氣虛者，腠理易開，而爲風濕所折[1]，使陽氣不得發泄，而與風濕相搏於分肉[2]之間，相擊，故疼痛也。

診其脈，浮而緊者，則身體疼痛。

〔1〕折　傷害。《詩·鄭風·將仲子》："無折我樹杞"，傳："折，言傷害也。"

〔2〕分肉　皮內近骨之肉，與骨相分者。即深部近骨之肉。《靈樞·官鍼》："少益深，絶皮，致肌肉，未入分肉間也。已入分肉之間，則穀氣出。"

三十二、風入腹拘急切痛[1]候

風入腹拘急切痛者，是體虛受風冷，風冷客於三焦，經[2]於臟腑，寒熱交爭，故心腹拘急切痛。

〔1〕切痛　急迫痛。"切"，急迫。《素問·五常政大論》："其候清切"，王冰注："切，急也。"

〔2〕經　行也。《孟子·盡心下》："經德不回"，注："經，行也。"此處引伸作侵犯之意。

三十三、風經五臟恍惚候

五臟處於內，而氣行於外。臟氣實者，邪不能傷；虛則外氣[1]不足，風邪乘之。然五臟，心爲神，肝爲魂，肺爲魄，脾爲意，腎爲志。若風氣經之，是邪干於正，故令恍惚。

〔1〕外氣　即衛外之氣亦上文"氣行於外"之生於五臟之衛氣。

三十四、刺風候

刺風者，由體虛膚腠開，爲風所侵也。其狀，風邪走徧於身，而皮膚淫躍[1]，邪氣與正氣交爭，風邪擊搏，如錐刀所刺，故名刺風也。

養生方云：觸寒來者[2]，寒未解，食熱物，亦成刺風[3]。

〔1〕淫躍　游走跳動，喻皮膚之往來跳動感。"淫躍"，爲"淫淫躍躍"之簡辭。詳見本卷蠱風候注〔1〕。

〔2〕者　原無，宋本、汪本、周本同；據《千金要方》卷二十七第二補。

〔3〕剌風　原無，宋本、汪本同；據周本補。

三十五、蠱風候

蠱風者，由體虛受風，其風在於皮膚，淫淫躍躍[1]，若畫若刺[2]，一身盡痛，侵傷氣血。其動作[3]，狀如蠱毒[4]，故名蠱風也。

〔1〕淫淫躍躍　游走往來，皮肉瞤動感。《漢書·揚雄傳上》：“淫淫與與”，注：“淫淫，往來貌。”《戰國策·秦策四》：“躍躍毚兔”，注：“躍躍，跳走也。”

〔2〕若畫若刺　如用尖銳利器劃刺。本書卷三十七風蠱候作“若蠱物刺”。“畫”，“劃”之古字，刻劃也。《説文》：“劃，亦古文畫”；段注：“謂錐刀之末所畫，謂之劃也。”

〔3〕動作　謂其病發作。《禮記·儒行》：“儒有衣冠中，動作慎”，疏：“謂舉動興作，恒謹慎也。”在此引申爲蠱風病發作時之狀態。

〔4〕蠱毒　病名。詳見本書卷二十五蠱毒病諸候。

三十六、風冷候

風冷者，由臟腑虛，血氣不足，受風冷之氣。血氣得溫則宣流，冷則凝澀。然風之傷人，有冷有熱。若挾冷者，冷折於氣血，使人面青心悶，嘔逆吐沫，四肢痛冷，故謂之風冷。其湯熨針石，別有正方，補養宣導，今附於後。

養生方導引法云：一足蹹[1]地，足不動，一足向側，如丁字樣，轉身倚勢，并手盡急回，左右迭互二七[2]。去脊風冷，偏枯不通潤。

又云：蹲坐，身正頭平，叉手安頸下，頭不動，兩肘向上振摇，上下來去七七。亦持手[3]三七，放縱身心。去乳房風冷腫悶[4]，魚寸不調，日日損[5]。

又云：坐，兩足長舒，自縱身，内氣向下，使心内柔和適散[6]，然始屈一足，安膝下，長舒一足，仰足趾向上使急[7]，仰眠，頭不至席，兩手急努向前，頭向上努挽，一時各各取勢，來去二七，迭互亦然。去脚疼，腰髖冷，血冷，風痹[8]，日日漸損。

又云：長舒足，肚腹著席，安徐看氣[9]向下，知有去處，然始著兩手掌拓席，努使臂直，散脊背氣向下，漸漸盡勢，來去二七。除臟腑內宿冷，脈急，腰髖風冷。

又云：欲以閉氣出汗[10]，拳手[11]屈膝側臥，閉氣自極，欲息氣定，復閉氣，如此汗出乃止。復轉臥，以下居上，復閉氣如前，汗大出乃止。此主治身中有風寒。欲治股脛手臂痛法：屈一脛一臂，伸所病者，正偃臥，以鼻引氣，令腹滿，以意推之，想氣行至上，溫熱，即愈。

又云：肚腹著席，長舒一足向後，急努足指，一手舒向前盡勢，將一手向背上挽足倒極勢，頭仰蹙[12]背，使急。先用手足斜長舒者，兩向自相挽急，始屈手足共頭，一時取勢。常記動手足，先後交番，上下來去二七，左右亦然。去背項腰膝髖并風冷疼悶，脊裏倔強。

又云：正坐[13]，兩手向後捉腕，反向拓席，盡勢，使腹弦弦上下[14]，七，左右換手亦然。損[15]腹肚冷風宿氣積[16]，胃口冷，食飲進退[17]，吐逆不下。

又云：凡學將息人，先須正坐，並膝頭、足；初坐，先足趾相對，足跟外扒。坐上，欲安穩，須兩足跟向內相對，足指外扒，坐上[18]。覺悶痛，漸漸舉身似款便[19]，坐上。待共兩[20]坐相似不痛，始[21]雙竪足跟向上，坐上，足趾並反向外。每坐常學[22]。去膀胱內冷[23]，膝冷，兩足冷疼，上氣，腰痛，盡自消適。

又云：長舒一足，一腳屈，兩手挽膝三里[24]，努膝向前，身却挽，一時取勢，氣內散消，如似骨解。迭互換足，各別三七，漸漸去髖脊冷風冷血，筋急。

又云：兩手向後，倒挽兩足，極勢。頭仰，足指向外努之，緩急來去七，始手向前直舒，足自搖，膝不動，手足各二七。去脊腰悶風冷。

又云：身平正，舒兩手向後，極勢，屈肘向後空捺，四七。

轉腰，垂手向下，手掌四面轉之。去臂內筋急。

又云：兩手長舒，合掌向下，手高舉與髆齊，極勢，使髆悶痛，然始上下搖之二七。手下至髀還，上下緩急。輕手前後散振，雙手前拓，努手合掌向下[25]，七。去髆內風冷疼，日消散。

又云：兩[26]手掌倒拓兩髆井前，極勢，上下傍兩掖，急努振搖，來去三七，竟。手不移處，努兩肘向[27]上急勢，上下振搖二七，欲得拳兩手七，因[28]相將三七。去項髆筋脈急勞[29]。一手屈拳向後[30]左，一手捉肘頭，向內挽之，上下一時盡勢。屈手散放，舒指三，方轉手，皆極勢四七。調肘髆骨筋急強。兩手拓，向上極勢，上下來去三七。手不動，將[31]兩肘向上，極勢七。不動手肘臂，側身極勢，左右迴三七。去頸骨冷氣風急。前一十二件有此法，能使氣人[32]行之，須在疾中可量。

〔1〕蹹　同"踏"、"蹋"。

〔2〕二七　原無，據本書卷一風偏枯候養生方導引法補。

〔3〕持手　握手。《説文》："持，握也。"

〔4〕腫悶　腫脹不舒。"悶"，不爽，不舒暢。《素問·風論》："閉則熱而悶"，王冰注："悶，不爽貌。"

〔5〕魚寸不調，日日損　義未詳。

〔6〕柔和適散　"柔和"，宋本、汪本、周本同，《外臺》卷十八脚氣論養生方導引法作"氣和"。"適散"，舒適松散。"適"，安逸。《正韻》："適，安便也；自得也。"

〔7〕急　與"極勢"義近，謂盡力使導引姿式達到極點，并感到困難，不能再有進展。《管子·問》："舉知人急"，注："急，謂困難也。"

〔8〕痹　原脱，據本書卷十三脚氣緩弱候養生方導引法補。

〔9〕安徐看氣　"安徐"，徐緩。"安"，亦徐也。《史記·孝文紀》："其安之"，索隱："安者，徐也。言徐徐且待也。""看氣"，即"內視法"，爲道家修煉方法之一，《千金要方》卷二十七第二道林養性云："常常習黃帝內視法，存想思念，令見五臟如懸磬，五色了了分明，勿輟也。心眼觀氣，上入頂，下達涌泉。"

〔10〕閉氣出汗　這是導引法之一種。原脱"閉"字，據文中內容補。

〔11〕拳手　上肢彎曲。"拳"、通"踡"、"卷"。"踡"、"卷"二字，本書多作"拳"。如卷七傷寒候"惡寒身拳而利"，《傷寒論》"拳"作

"踡"；卷三十六䖟螫候引《詩》"拳發如䖟"，《詩經》、《醫心方》"拳"即作"卷"。

〔12〕蹙（cù 促）　接近，迫近。《廣雅》："蹙，迫也。"《周禮·考工記·弓人》："夫角之本，蹙於剄而休於氣"，鄭玄注："蹙，近也。"

〔13〕正坐　原作"坐正"，倒文，據本書卷二十一嘔吐候養生方導引法移正。

〔14〕使腹弦弦上下　"弦弦"，原作"眩眩"，形近之誤，據本書卷二十一改。"使腹弦弦上下"，謂兩手反向向後拓席，并加調氣，鼻吸氣時，腹部鼓起，使腹壁弦急，并上下運動。

〔15〕損　本書卷二十一嘔吐候養生方導引法作"除"，義近。

〔16〕積　宋本、汪本、周本同；《外臺》卷六嘔逆吐方作"或"，連下句讀。

〔17〕進退　偏義複詞，義指"退"，即減少之意。

〔18〕坐上　此二字原錯置於"足指外扒"之上，與導引動作不相洽，今據文義移作不正。

〔19〕款便　"款"原作"疑"，形近之誤，據本書卷五腰痛候、卷十三上氣候養生方導引法改。"款"，原意爲"欲"，《説文》："意有所欲也"。"款便"，即欲解大便，在此引申作登廁姿勢。

〔20〕兩　原作"内"，宋本、汪本、周本同，形近之誤，今據文義改。

〔21〕始　原作"如"，形近之誤，據本書卷五、卷十三改。"始"，然始，然後之意。

〔22〕學　原無，據本書卷五補。"學"，指兼學調息方法。

〔23〕冷　原作"氣"，文義不合，據本書卷五、卷十三改。

〔24〕兩手挽膝三里　"挽"，本書卷二十二筋急候養生方導引法作"抱"，義長。"膝三里"，即足三里。

〔25〕雙手前拓，努手合掌向下　此十字原錯簡於文末，宋本、汪本、周本同；今據導引法移正。

〔26〕兩　原脱，據本書卷二十二筋急候養生方導引法補。

〔27〕向　原脱，據本書卷二十二補。

〔28〕因　本書卷二十二作"自"。

〔29〕勞　原作"努"，形近之誤，據本書卷二十二改。

〔30〕後　原無，據本書卷二十二補。

〔31〕將　原作"時"，誤，據本書卷二十二改。

〔32〕人　疑衍。

三十七、風熱候

風熱病者，風熱之氣先從皮毛入於肺也。肺爲五臟上蓋，候身之皮毛。若膚腠虛，則風熱之氣先傷皮毛，乃入肺也。其狀，使人惡風寒戰，目欲脫，涕唾出。候之三日内及五日内，目[1]不精明者是也。七八日，微有青黄膿涕，如彈丸大，從口鼻内出，爲善也。若不出，則傷肺，變欬嗽唾膿血也。

〔1〕目　原無，據《外臺》卷十五風熱方補。

三十八、風氣候

風氣者，由氣虛受風故也。肺主氣，氣之所行，循經絡，榮臟腑，而氣虛則受風。風之傷氣，有冷有熱，冷則厥逆，熱則煩惋[1]。其因風所爲，故名風氣。其湯熨針石，別有正方，補養宣導，今附於後。

養生方導引法云：一手前拓使急，一手發乳房[2]，向後急挽之，不得努用力氣，心開下散，迭互相換手，三七，始將兩手攀膝頭，急捉，身向後極勢，三七。去腕[3]悶疼，風府、雲門氣散[4]。

〔1〕煩惋（wǎn 腕）　煩熱鬱悶。《素問·陽明脈解》："陽明厥，則喘而惋"，王冰注："惋，熱内鬱。"

〔2〕發乳房　從乳房部位出發。《廣韻》："發，起也。"

〔3〕腕　疑"惋"或"脘"之誤。

〔4〕氣散　原無，宋本、汪本同，文義未完，據正保本、周本補。

三十九、風冷失聲候

風冷失聲者，由風冷之氣，客於會厭，傷於懸癰[1]之所爲也。聲氣通發，事因關户[2]。會厭是音聲之户，懸癰是音聲之關。風冷客於關户之間，所以失聲也。

〔1〕懸癰　即懸雍垂，俗呼爲小舌頭者。位於咽峽處，爲口腔與咽腔之分界。"癰"通"雍"。《孟子正義》引翟氏灝考異云："癰疽作雍睢"；

《素問·大奇論》："肺之壅"，新校正云："詳肺壅、肝壅、腎壅，《甲乙經》俱作癰。"

〔2〕事因關戶　謂發聲依賴於會厭、懸雍。"事"，在此指發聲。"因"，依賴。《論語·學而》："因不失其親，亦可宗也"，集注："因，依也。"

四十、中[1]冷聲嘶候

中[1]冷聲嘶者，風冷傷於肺之所爲也。肺主氣，五臟同受氣於肺，而五臟有五聲，皆稟氣而通之。氣爲陽，若温暖則陽氣和宣，其聲通暢。風冷爲陰，陰邪搏於陽氣，使氣道不調流，所以聲嘶也。

〔1〕中　前後諸候多以"風"字爲首，以此例之，"中"字疑爲"風"字之誤。

按語　聲嘶，其病機有外感與内傷之異。外感者，起病驟然，多因外邪犯肺，影響聲帶，所謂金實則不鳴，宜宣肺疏解；内傷者，由久病轉成，多因肺臟氣陰虧損所致，所謂金破不鳴，宜清金潤肺。本候聲嘶，列在風病諸候，又爲風冷所致，當屬於外感病變。又，前風冷失聲候，其病機與此略同。

四十一、頭面風候

頭面風者，是體虛，諸陽經脈爲風所乘也。諸陽經脈，上走於頭面，運動勞役，陽氣發泄，腠理開而受風，謂之首風[1]。病狀，頭面多汗，惡風，病甚則頭痛。又，新沐中風，則爲首風。又，新沐頭未乾，不可以[2]卧，使頭重身熱，反得風[3]則煩悶。

診其脈，寸口陰陽表裏互相乘[4]。如風在首，久不瘥，則風入腦，變爲頭眩。其湯熨針石，別有正方，補養宣導，今附於後。

養生方云：飽食仰卧，久成氣病頭風。

又云：飽食沐髮，作頭風。

又云：夏不用露面卧[5]，露下墮面上，令面皮厚，喜成癬[6]。一云作面風。

又云[7]：人常須日已没食訖，食訖即更不須飲酒，終天[8]不乾嘔。諸熱食膩物，不飲冷醋漿，喜失聲失咽。熱食枕手臥，久成頭風目澀。

養生方導引法云：一手拓頤[9]，向上極勢，一手向後長舒急努，四方顯手掌，一時俱極勢，四七。左右換手皆然。拓頤，手兩向共頭欹側，轉身二七。去臂髆風[10]、頭風，眠睡[11]。

又云：解髮，東向坐[12]，握固不息一通，舉手左右導引，手掩兩耳。以手復捋頭五，通脈也[13]。治頭風，令髮不白[14]。

又云：端坐伸腰，左右傾側[15]，閉目，以鼻內氣，自極七息止。除頭風[16]。

又云：頭痛，以鼻內氣[17]，徐吐出氣，三十過休。

又云：抱兩膝，自棄於地，不息八通。治胸中上至頭諸病，耳[18]目鼻喉痛。

又云：欲治頭痛，偃臥[19]閉氣，令鼻極乃息，汗出乃止。

又云：又兩手頭後，極勢，振搖二七，手掌翻覆安之[20]二七，頭欲得向後仰之，一時一勢，欲得欹斜四角，急挽之，三七。去頭掖髆肘風。

〔1〕首風　即頭面風，在此是統稱，具體內容包括下文三項。

〔2〕以　宋本、汪本、周本同；《聖惠方》卷二十二治頭面風諸方作"便"。

〔3〕反得風　宋本、汪本、周本同；《聖惠方》作一個"或"字。"反"，復也；更也。《呂氏春秋·察微》："反攻之"，注："反，更也。"

〔4〕寸口陰陽表裏互相乘　"陰陽表裏"，是指寸關尺三部所主之臟腑。腑屬陽，主表；臟屬陰，主裏。"互相乘"者，謂陰陽偏勝，互相乘尅，如陰部反見陽脈，爲陽氣偏勝乘於陰；陽部反見陰脈，爲陰氣偏勝乘於陽。參閱《脈經》卷一第四。

〔5〕夏不用露面臥　宋本、汪本、周本同；《醫心方》卷十七第二作"夏不用屋而露面臥"。"不用"，不可以。"用"，可以；可行。《說文》："用，可施行也。"

〔6〕癬　宋本、汪本、周本同；《聖惠方》作"瘑癬"。

〔7〕又云　此條養生方原書列於養生方導引法第三條，係錯簡，今按全書體例移正。

〔8〕終天　宋本、汪本、周本同；《千金要方》卷二十六第四作"終

身"，義同。"終天"，猶謂終其天年。

〔9〕頤　本書卷三十一嗜眠候養生方導引法作"頷"，義同。《説文》："頤，顄也"，段注："顄，《方言》作頷。"故"頤"、"顄"、"頷"義同，均指下頦；腮部。

〔10〕風　原無，文義未完，據本書卷三十一補。

〔11〕眠睡　在此指病理性睡眠。本書卷三十一嗜眠候中亦引用這種導引法，可證。又，此下本書卷三十一有"尋用，永吉日康"兩句。

〔12〕坐　宋本、汪本、周本同；本書卷二十七白髮候養生方導引法第四條、《寧先生導引養生法》無，義長。

〔13〕以手復捋頭五，通脈也　宋本、汪本、周本同；《彭祖導引法》作"以指揑兩脈邊五通。""捋（lǚ 旅）"，摩也。《廣韻》："捋，手捋也；取也；摩也。"在此指梳理頭髮。

〔14〕治頭風，令髮不白　《彭祖導引法》作"令人目明髮黑不白，治頭風"。又，此兩句原錯簡於"手掩兩耳"句下，今據《彭祖導引法》移正。

〔15〕側　原作"頭"，形近之誤，據《王子喬導引法》改。

〔16〕除頭風　原錯置於"自極七息止"上，文義不通，倒文，據導引法文例移正。

〔17〕氣　原無，據文義補。

〔18〕耳　原作"取"，形近之誤，據正保本、周本、《醫方類聚》卷二十四改。

〔19〕偃卧　原錯簡在"鼻極"之下，據導引法文例移正。

〔20〕翻覆安之　即"反覆按之"。"翻"通"反"。《增韻》："翻，又通作反"。"安"，通"按"。《經傳釋詞》："安，一一作案。按與案同。"《普濟方》卷四十四頭痛導引法即作"按"。

四十二、風頭眩候

風頭眩者，由血氣虛，風邪入腦，而引目系[1]故也。五臟六腑之精氣，皆上注於目，血氣與脈并於上系[2]，上屬於腦，後出於項中。逢身之虛，則爲風邪所傷，入腦則腦轉而目系急，目系急故成眩也。

診其脈，洪大而長者，風眩。又得陽維[3]浮者，暫起[4]目眩也。風眩久不瘥，則變爲癲疾[5]。其湯熨針石，別有正方，補養宣導，今附於後。

養生方導引法云：以兩手抱[6]右膝，著膺，除風眩。

又云：以兩手承[7]轆轤[8]倒懸，令腳反在其上元[9]。愈頭眩風癲。坐地，舒兩腳，以繩絆[10]之，大繩絆訖，拖轆轤上來下去[11]，以兩手挽繩，使腳上頭下，使離地，自極十二通。愈頭眩風癲。久行，身臥空中，而不墮落。

又云：一手長舒，令[12]掌仰；一手捉頤[13]，挽之向外。一時極勢，二七。左右亦然。手不動，兩向側，極勢，急挽之，二七。去頸骨急強，頭風腦旋，喉痺，髀內冷注，偏風。

又云：凡人常覺脊背倔強，不問時節，縮咽髀內，仰面，努髀井向上，頭左右兩向按[14]之，左右三七，一住，待血行氣動住[15]，然始更用，初緩後急，不得先急後緩。若無病人，常欲得旦起、午時、日沒三辰，如用，辰別二七[16]。除寒熱病，脊腰頸項痛，風痺，口內生瘡，牙齒風，頭眩[17]，眾病盡除。

又云：坐地，交叉兩腳，以兩手從曲腳中入，低頭，叉手[18]項上。治久寒不能自溫[19]，耳不聞聲。

又云：腳著項上，不息十二通，愈[20]大寒不覺暖熱，久頑冷患，耳聾目眩病。久行即成法，法身[21]五六，不能變也。

又云：低頭，不息六通。治耳聾，目癲眩，咽喉不利。

又云：伏[22]，前，側牢，不息六通。愈耳聾目眩。隨左右聾伏，並兩膝，耳著地，牢，強意多用力至大極。愈耳聾目眩病。久行不已，耳聞十方，亦能倒頭，則不眩也。八件有此術，亦在病疾難爲[23]。

〔1〕目系　又名眼系，目本。爲眼球內連於腦之脈絡。詳見《靈樞·大惑論》。

〔2〕血氣與脈并於上系　宋本、汪本、周本同；《外臺》卷十五風頭眩方作"血與脈并上爲系"。"并與上系"，謂血氣與經脈均上行，并入於目系。

〔3〕陽維　原作"陽經"，汪本、周本同；形近之誤，據宋本、《脈經》卷二第四改。

〔4〕暫起　突然坐起或站立。"暫"，猝然；突然。《廣雅》："暫，猝

也。"《外臺》作"暫",與"暫"通。《集韻》:"暫,通作暫。"

〔5〕癲疾　原作"癲以",據汪本、周本改。

〔6〕抱　周本同;宋本、《外臺》作"拘"。

〔7〕承　宋本、汪本、周本同;《寧先生導引養生法》作"捉繩",義長。

〔8〕轆轤(lù lú 鹿盧)　井上汲水所用之起重裝置。《齊民要術》卷二種葵:"井,別作桔槔、轆轤",注:"井深用轆轤,井淺用桔槔。"

〔9〕上元　即上頭。《禮記·曲禮下》:"牛曰一元大武",鄭玄注:"元,頭也。"

〔10〕絆(bàn 半)　同"絆",纏住。原意指套住馬腳之繩。《玉篇》:"絆,與絆同。"

〔11〕上來下去　宋本、汪本、周本同;正保本作"上下來去"。

〔12〕令　原作"合",形近之誤,據周本改。

〔13〕頤　本書卷一作"頦",義同。

〔14〕挼　同"挪"。

〔15〕住　本書卷一風痹候、卷二十九風齒候、卷三十口舌瘡候養生方導引法均作"定",義通。"住"、"定",均訓止也。

〔16〕如用,辰別二七　"如用"二字原脱,據本書卷一、卷五腰痛候、卷二十九、卷三十養生方導引法補;"二七",卷五、卷二十九作"三七"。

〔17〕頭眩　此上原衍"頸"字,據本書卷一、卷二十九删。

〔18〕手　原無,義不可通,據本書卷三虛勞寒冷候養生方導引法補。

〔19〕不能自溫　原作"不然能自濕",字句錯誤,義不可通,據本書卷三、卷二十九耳聾候養生方導引法改。

〔20〕愈　此下原有"又云"二字,另起一行,誤,據本書卷二十九耳聾候删。

〔21〕法身　梵文之意譯,亦稱"佛身"。佛教名詞,指以佛法成身,或身俱一切佛法。此下"五六"之詞,義未詳。

〔22〕伏　原作"大",誤,據正保本、周本改。

〔23〕八件有此術,亦在病疾難爲　意謂前八條導引法,難度都比較大,都是在疾病難以治療時所用之法。

四十三、風癲[1]候

風癲者,由血氣虛,邪[2]入於陰經故也。人有血氣少,則心虛而精神離散，魂魄妄行，因爲風邪所傷，故邪入於陰，則爲癲疾。又人在胎[3]。其母卒大驚，精氣并居[4]，令子發癲。其發則仆地，吐涎沫，無所覺是也。原[5]其癲病，皆由風邪故也。其湯熨針石，別有正方，補養宣導，今附於後。

養生方云：夫人見十步直墻，勿順墻而[6]臥，風利吹人，必發癲癇及體重。人臥春夏向東，秋冬向西，此是常法。

養生方導引法云：還向反望[7]，不息七通。治欬逆，胸中病，寒熱癲疾，喉不利，咽乾咽塞。

又云：以兩手承[8]轆轤倒懸，令腳反在上元。愈頭眩風癲。坐地，舒兩腳，以繩絆之，以大繩絆訖，拖轆轤上來下去，以兩手挽繩，使腳上頭下，使離地[9]，自極十二[10]通。愈頭眩風癲。久行，身臥空中，而不墜[11]落。

〔1〕風癲　病名。俗呼爲"羊癲風"。

〔2〕邪　此上《外臺》卷十五風癲方有"風"字。

〔3〕人在胎　此下《外臺》有"時"字。

〔4〕精氣并居　謂精氣與逆亂之氣相并，損及於胎。《素問·奇病論》："精氣并居"張景岳注："驚則氣亂而逆，故氣上不下。氣亂則精亦從之，故精氣并及於胎，令子爲巔癇疾也。"

〔5〕原　推究其因。《易·繫辭下》："原始要終"，疏："原，窮其事之初始。"

〔6〕而　宋本、汪本、周本同；《養性延命錄》作"坐"。

〔7〕還向反望　此下本書卷十四咳逆候養生方導引法有"側望"二字。"還向反望"，即回頭向側、向後看。

〔8〕承　宋本、汪本、周本同；《寧先生導引養生法》作"捉繩"，義長。

〔9〕使離地　此上原衍"不"字，與上下文導引姿式不合，據本卷風頭眩候養生方導引法刪。

〔10〕二　原作"三"，形近之誤，據本卷風頭眩候、宋本、周本改。

〔11〕墜　宋本、汪本同；本卷風頭眩候、周本作"墮"，義通。《廣雅》："墜，墮也"；《集韻》："墜，落也。"

按語　風癲疾所論，實際是癇病，詳見此下五癲病候。文中"人在胎，其母卒大驚，精氣并居，令子發癲"一段，出自《素問·奇病論》，又名爲胎病。這種資料，説明我國在《内經》時代，早已認識到病因中的遺傳因素，殊堪珍貴。

四十四、五癲病候

五癲者，一曰陽癲，發[1]如死人，遺尿，食頃[2]乃解；二曰陰癲，初生[3]小時，臍瘡未愈，數洗浴，因此得之；三曰風癲，發時眼目相引[4]，牽縱[5]反强[6]，羊鳴，食頃方解。由熱作汗出當風，因房室過度，醉飲[7]，令心意逼迫[8]，短氣脈悸[9]得之；四曰濕癲，眉頭痛，身重。坐[10]熱沐頭[11]，濕結[12]，腦沸[13]未止得之。五曰馬癲[14]，發作時時[15]，反目[16]口噤，手足相引，身體皆熱[17]。

診其脈，心脈微澀[18]，并脾脈緊而疾者，爲癲脈也[19]。腎脈[20]急甚，爲骨癲疾。脈洪大而長者，癲疾；脈浮大附陰者，癲疾；脈來牢[21]者，癲疾。三部脈緊急者可治[22]；發則仆地，吐沫無知，若彊僵[23]，起如狂，及遺糞者，難治。脈虛則可治，實則死。脈緊弦實牢者生，脈沉細小者死。脈搏大滑，久久[24]自已。其脈沉小急疾，不治[25]；小牢急，亦不可治。

〔1〕發　此下《千金要方》卷十四第五、《外臺》卷十五五癲方均有"時"字。

〔2〕食頃　喫一頓飯時間，喻爲時間短暫。"頃"，短時間。《戰國策·秦策》："苴政有頃"，注："言未久。"《千金要方》、《外臺》均作"有頃"，義同。

〔3〕初生　宋本、汪本、周本同；《外臺》作一個"坐"字。《千金要方》在"初生"上亦有"坐"字。

〔4〕眼目相引　謂兩目互相引急，眼動呆滯。

〔5〕牽縱　指肢體筋脈瘛瘲、抽搐。《廣雅》："牽，引也。"《説文》："縱，緩也。"

〔6〕反强（jiàng絳）　指脊强反張。

〔7〕醉飲　此下《千金要方》、《外臺》均有"飽滿行事"四字。

〔8〕心意逼迫　謂心中急切不安。"逼迫"，聯緜字，《廣韻》："逼，迫也"；"迫，逼也；急也。"

〔9〕脈悸　即"心悸"之同義詞，以心主脈故也。

〔10〕坐　因爲；由於。《漢書·賈誼傳》："古者大臣有坐不廉而廢者。"

〔11〕頭　宋本、汪本、周本同；《千金要方》作"髮"。

〔12〕結（jì 計）　通"髻"，頭上髮髻也。《漢書·陸賈傳》："尉佗魁結箕踞"，顏注："結，讀曰髻。"《外臺》：即作"髻"。

〔13〕沸　宋本、汪本、周本同；《千金要方》作"汗"。"沸"，水湧出。《詩·小雅·十月之交》："百川沸騰"，傳："沸，出。"在此引申謂頭汗出如沸。

〔14〕馬癎　本書卷三十七癲狂候作"勞癎"。

〔15〕時時　《外臺》不重，作一個"時"字。

〔16〕反目　兩目上翻。"反"，通"翻"，翻轉。《漢書·枚乘傳》："易於反掌，安於泰山。"又，《漢書·張安世傳》："何以知其不反水漿邪？"顏注："反，讀曰翻。"

〔17〕身體皆熱　原作"身體皆然"，宋本、汪本、周本同；《外臺》作"身熱"，《千金要方》作"身皆熱"，今據改。此下《外臺》尚有"坐小時膏氣腦熱不和得之皆然"十三字。

〔18〕心脈微澀　此下《外臺》有"爲癲疾"三字；《脈經》卷三第二心脈條亦有爲"癲疾"一證，文同《靈樞·邪氣藏府病形》。在此當概括於下文"爲癲脈也"一句之中。

〔19〕脾脈緊而疾者，爲癲脈也　"脾"字疑爲"肺"字之誤。因《靈樞》、《脈經》論脾脈時均無癲疾，但在肺脈，兩書均有此病，云："肺脈疾甚爲癲疾。"

〔20〕腎脈　原無，宋本、汪本、周本同；據《脈經》卷三第五、《外臺》補。

〔21〕牢　此下《外臺》有"疾"字。

〔22〕可治　此上《外臺》有"癲"字。

〔23〕彊勍（jìng 敬）　強勁有力。"彊"通"強"；"勍"亦強也。《説文》："勍，彊也。"

〔24〕久久　宋本、汪本、周本同；《素問·通評虛實論》作一個"久"字。

〔25〕脈沉小急疾，不治　"急"字原書板蝕，漫漶不清，據宋本、《外臺》補。汪本、周本作"而"。全句《素問》新校正引巢元方作"脈沉小急實，死不治。"

按語　本書卷三十七癲狂候，載有癲病定義，謂"癲者，卒發仆地，吐涎沫，口喎目急，手足繚戾無所覺知，良久乃甦。"從其叙症觀之，實爲後世方書所稱之癇病。古代癲癇二字通用，故癇亦稱爲癲，如本書卷四十五癇候云："諸方説癇，名證不同，大體其發之源，皆因三種；三種者，風癇、驚癇、食癇是也。"又有十歲以上爲癲，十歲以下爲癇之説。《千金要方》併稱爲癲癇，這與後世所稱文癲武癇又有區別。究其成因，五臟之間，或爲七情之氣鬱結，或爲六淫之邪所傷，閉塞諸經，以致痰迷心竅而作。本候所論五癲病者，"蓋隨其所感處之由而立名"，但內容并不一致，或者祇叙症狀，或者祇言病因，或者病因症狀俱全。其中陽癲、風癲、馬癲，爲癲癇發作之不同表現；濕癲，類似於癲癇性頭痛；陰癲，從所叙症狀，當是小兒破傷風。臨牀應作具體分析。文末論癲病之脈象，以測癲病之預後吉凶，可資臨牀參考。

四十五、風狂病候

狂病者[1]，由風邪入并於陽所爲也。風邪入血，使人陰陽二氣虛實不調，若一實一虛，則令血氣相并。氣并於陽，則爲狂發，或[2]欲走，或自高賢，稱神聖是也。又肝藏魂，悲哀動中則傷魂，魂傷則狂忘[3]不精明[4]，不敢正當人[5]，陰縮[6]而攣筋，兩脅骨不舉。毛瘁色夭[7]，死於秋。皆由血氣虛，受風邪，致令陰陽氣相并所致，故名風狂。

〔1〕狂病者　宋本、汪本、周本同；《外臺》卷十五風狂方作"風狂者"，與標題相洽。

〔2〕或　宋本、汪本、周本同；《聖惠方》卷二十治風狂諸方作"時"。

〔3〕忘　通"妄"。《莊子·盜跖》："推正不忘"，釋文："忘，或作妄。"周本、《外臺》即作"妄"。

〔4〕明　《靈樞·本神》、宋本無。

〔5〕不敢正當人　不敢正面向人，即不敢見人。"當"，面臨之也。《禮記·檀弓上》："當戶而坐。"

〔6〕陰縮　原無，據《靈樞》補。

〔7〕毛瘁色夭　毛髮憔悴，氣色枯槁。“瘁”，同“悴”，憔悴也。《正續一切經音義》（以下簡稱“《一切經音義》”）：“瘁，古文顇、悴二形。”“夭”，暗也；枯槁不澤也。《素問·玉機真藏論》：“色夭不澤”，王冰注：“夭，謂不明而惡。”

四十六、風邪候

風邪者，謂風氣傷於人也。人以身內血氣爲正，外風氣爲邪。若其居處失宜，飲食不節，致腑臟內損，血氣外虛，則爲風邪所傷。故病有五邪：一曰中風，二曰傷暑，三曰飲食勞倦，四曰中寒[1]，五曰中濕。其爲病不同。

風邪者，發則不自覺知，狂惑[2]妄言，悲喜無度是也。其湯熨針石，別有正方，補養宣導，今附於後。

養生方導引法云：脾主土，土暖如[3]人肉，始得發汗，去風冷邪氣。若腹內有氣脹，先須暖足，摩臍上下并氣海，不限徧數，多爲佳。如[4]得左迴右轉，三七。和氣如用，要用身內一[5]百一十三法，迴轉三百六十骨節，動脈搖筋，氣血布澤，二十四氣和潤，臟腑均調。和氣在用，頭動轉搖振，手[6]氣向上，心氣則下，分明知去知來。莫問平手、欹腰、轉身、摩氣，屈蹙迴動，盡[7]，心氣放散，送至涌泉，一一不失氣之行度，用之有[8]益。不解用者，疑如氣亂。

〔1〕中寒　宋本、汪本、周本同；《難經·四十九難》作“傷寒”。
〔2〕狂惑　即狂亂，精神錯亂之意。《説文》：“惑，亂也。”
〔3〕如　往；至。《爾雅》：“如，往也。”在此引申爲“至”。
〔4〕如　乃也。《經傳釋詞》：“如，猶乃也。”本書卷十六腹脹候養生方導引法第七條作“始”，義同。“始”，亦乃也；然後也。《助詞辨略》：“《論語》：賜也，始可與言詩已矣。此始字猶云乃也；然後也。”
〔5〕一　原書板蝕缺字，據本書卷十六、宋本、汪本、周本補。
〔6〕手　疑“腎”字之誤，“腎”字可與下文“心氣則下”、“心氣放散，送至涌泉”義合。
〔7〕盡　指上述導引動作完了。《玉篇》：“盡，終也。”
〔8〕有　原作“導”，據本書卷十六腹脹候改。

按語　本候所論，賅括兩個內容：一爲論“五邪”，出自

《難經》；二爲風邪病，指由風氣所致之神志狂亂，精神失常，但內容不具體。

四十七、鬼邪候

凡邪氣鬼物所爲病也，其狀不同。或言語錯謬，或啼哭驚走，或癲狂惛亂[1]，或喜怒悲笑，或大怖懼如人來逐[2]，或歌謠詠嘯，或不肯語。持針置髮中，入病者門，取坤[3]岸水，以三尺新白布覆之，橫刀膝上，呼病者前，矜莊[4]觀視病者語言顏色。應對不精明，乃以含水噀之。勿令病者起，復低頭視，滿三噀後熟拭之[5]。若病困劣惛冥[6]，無令強起，就視之，惛冥遂不知人，不肯語，以指彈其額，近髮際，曰：欲愈乎？猶不肯語，便彈之二七，曰：愈。愈即就鬼，受以情實。

若脈來遲伏，或如雞啄[7]，或去，此邪物也。若脈來弱，縣縣遲伏，或縣縣不知度數，而顏色不變，此邪病也。脈來乍大乍小，乍短乍長，爲禍脈[8]。兩手脈浮之細微[9]，縣縣不可知，俱有陰脈，亦[10]細縣縣，此爲陰蹻、陽蹻之脈也。此家曾有病痱風死[11]，苦恍惚，亡人爲禍也。脈來洪大弱[12]者，社祟。脈來沈沈澹澹[13]，四肢重[14]，土祟。脈來如飄風，從陰趍[15]陽，風邪也。一來調，一來速，鬼邪也。脈有表無裏，邪之祟[16]上得鬼病也。何謂表裏？寸尺爲表，關爲裏；兩頭有脈，關中絕不至也。尺脈上不至關，爲陰絕；寸脈下不至關，爲陽絕。陰絕而陽微，死不治也。其湯熨針石，別有正方，補養宣導，今附於後。

養生方云：《上清真人訣》曰：夜行常琢齒[17]，殺鬼邪。

又云：封君達常乘青牛；魯女生常乘駮牛[18]；孟子綽常乘駮馬；尹公度常乘青騾。時人莫知其名字爲誰，故曰：欲得不死，當問青牛道士。欲得此色，駮牛爲上，青牛次之，駮馬又次之。三色[19]者，順生之氣也。故云青牛者，乃栢木之精；駮牛者，古之神巾[20]之先；駮馬者，乃神龍之祖也。云道士乘此以行於路，百物之惡精、疫氣之癘鬼，長攝[21]之焉。

養生方導引法云[22]：仙經治百病之道，叩齒二七過，輒咽氣二七過。如此[23]三百通乃止。爲之二十日，邪氣悉去；六十日，小病愈；百日，大病除，三蟲伏尸[24]皆去；面體光澤。

又，《無生經》曰：治百病、邪鬼、蠱毒[25]，當正偃臥，閉目閉氣，内視丹田，以鼻徐徐内氣，令腹極滿，徐徐以口吐之，勿令有聲，令入多出少，以微爲之[26]。故存視[27]五臟，各如其形色，又存[28]胃中，令鮮明潔白如素。爲之倦極，汗出乃止，以粉粉身，摩捋形體。汗不出而倦者，亦可止。明日復爲之。

又當存作大雷電，隆隆鬼鬼[29]，走入腹中；爲之不止，病自除矣。

〔1〕惛亂　聯綿字。同"昏亂"。"惛"通"昏"。《左傳・文公元年》："誦言如醉"注："昏辭之君"，《釋文》："昏，本亦作惛。"

〔2〕逐　周本同；宋本作"録"，正保本作"捕"。"逐"，《説文》："追也。"即追捕之意。

〔3〕坍（tān 攤）　"坍"之古字。《字彙》："坍，古坍字。"

〔4〕矜莊　端莊嚴肅之意。聯綿字。"矜"亦莊也；嚴也。《論語・陽貨》："古之矜也廉"，皇侃疏："矜，矜莊也。"《吕氏春秋・重言》："矜者，兵革之色也"，注："矜，嚴也。"

〔5〕熟拭之　用熱巾抹乾所噴之水。《素問・疏五過論》："五藏菀熟"，王冰注："熟，熱也。"

〔6〕困劣惛冥　病甚困乏，昏昏欲眠。

〔7〕雞啄　真臟脈之一種，或稱"雀啄"。脈象急數，節律不調，止而復作，如雞雀啄食之狀。

〔8〕禍脈　宋本、汪本、周本同；《脈經》卷四第二作一個"祟"字，義同。"祟"，亦禍也。《莊子・天道》："其鬼不祟"，《釋文》："祟，禍也。"

〔9〕兩手脈浮之細微　《脈經》卷二第四作"兩手陽脈浮而細微"。

〔10〕亦　此下《脈經》有"復"字。

〔11〕病痱風死　宋本、汪本、周本同；《脈經》作"病鬼魅風死"。

〔12〕弱　宋本、汪本、周本同；《脈經》卷四第二作"嫋嫋"。

〔13〕濇濇　宋本、汪本、周本同；《脈經》作"澤澤"。

〔14〕四肢重　宋本、周本同；《脈經》作"四肢不仁而重"。

〔15〕趍　"趨"之俗字。《廣韻》："趨，趍俗。"

〔16〕祟　原書板蝕缺字，據汪本、周本補。又，此下"上"字，正保本作"止"。

〔17〕琢齒　上下牙齒相磨叩。"琢"，原指鐫鑿玉器。《説文》："琢，治玉也"，段注："謂鐫鑿之事。"在此是引申義。

〔18〕駮牛　雜色牛。"駮"，毛色不純；雜色。《説文》："駮，馬色不純也。"在此泛指動物毛色不一。

〔19〕三色　原作"二巳"，形近之誤，據本書卷十疫癘病候養生方改。

〔20〕神示（qí其）　本書卷十作"神宗"。"神示"，又作"神祇"，泛指各種神靈。古代將超越物質以上之神靈作如下分類：在天曰神，在人曰鬼，在地曰示。如《周禮·春官·大宗伯》："大宗伯之職，掌建邦之天神、人鬼、地示之禮。"鄭玄注："示，音祇。本或作祇。"

〔21〕攝　本書卷十作"惵"。"攝"在此通"懾"。《左傳·襄公十一年》："武震以攝威之"，注："攝，同懾，音哲。"王引之《經義述聞》云："凡懼謂之懾，使人懼亦謂之懾。"

〔22〕養生導引法　原作"又云"，據本書卷十八三蟲候、卷二十三伏尸候改。

〔23〕此　原脱，據本書卷二十三補。

〔24〕三蟲伏尸　"三蟲"，即三蟲，《説文》："蟲，腹中蟲也。""三蟲"，指長蟲、赤蟲、蟯蟲。詳見本書卷十八三蟲候。"伏尸"，病名，詳見本書卷二十三伏尸候。

〔25〕蠱毒　病名，詳見本書卷二十五蠱毒候。

〔26〕之　本書卷二十五蠱毒候養生方導引法無，連至下句"故"字斷句，義長。

〔27〕存視　本義爲省視，"存"亦視也。《漢書·文帝紀》："使人存問長老。"顏注："存，省視也。"但在此是指"存想内視"，爲導引中之一個重要方法，即内視法。

〔28〕存　此下似脱"想"字或"視"字。下文"存"字同。

〔29〕隆隆鬼鬼　本書卷二十五蠱毒候養生方導引法作"隆晃"二字。

四十八、鬼魅[1]候

凡人有爲鬼物所魅[2]，則好悲而心自動，或心亂如醉，狂言驚怖，向壁悲啼，夢寐[3]喜魘，或與鬼神交通。病苦乍寒乍熱，心腹滿，短氣，不能飲食。此魅之所持[4]也。

〔1〕鬼魅（mèi 妹）　鬼神怪異。舊說人死靈魂所歸爲“鬼”，物老其精所化爲“魅”。《説文》：“彪，老物精也。或從未聲。”

〔2〕魅　在此作迷惑困亂解。《孔叢子·陳士義》：“然内懷容媚諂魅，非大丈夫之節也。”

〔3〕瘱　原作“瘴”，形近之誤，據《外臺》卷十三鬼魅精魅方改。

〔4〕持　宋本、汪本、周本同；《聖惠方》卷五十六治鬼魅諸方作“致”。“持”，挾制。《荀子·正名》：“猶引繩墨以持曲直”，注：“持，制也。”

按語　以上鬼邪、鬼魅兩候，從文字所叙，似涉荒誕，但其症狀，臨牀可見，每爲精神病變之表現。故仍需探究。又，鬼邪、鬼魅，與風癲、風狂等病有近似之處，均屬“風者善行而數變”之病，故類列於風病諸候中。

四十九、惡風[1]鬚[2]眉墮落候

大[3]風病，鬚眉墮落者，皆從風濕冷得之。或因汗出入水得之，或冷水入肌體得之；或飲酒臥濕地得之；或當風衝坐臥樹下及濕草上得之；或體癢搔之，漸漸生瘡，經年不瘥，即成風疾。八方之風，皆能爲邪[4]。邪客於經絡，久而不去，與血氣相干，則使榮衛不和[5]，淫邪[6]散溢[7]，故面色敗，皮膚傷，鼻柱壞[8]，鬚眉落。

西北方乾爲老公，名曰金風，一曰黑風，二曰旋風，三曰愒風[9]，其狀似疾。此風奄奄忽忽[10]，不覺得時，以經七年，眉睫墮落。

東方震爲長男，名曰青風，一曰終風，二曰衝風，三曰行龍風，其狀似疾。此風手脚生瘡，來去有時，朝發夕發，以經五年，眉睫墮落。

東北方艮爲小男，名曰石風，一曰春風，二曰遊風，三曰亂風，其狀似疾。此風體肉頑，班白[11]如癩，以經十年，眉睫墮落。

北方坎爲中男，名曰水分，一曰麵風，二曰瓦<small>字元作瓦</small>風，三曰敖風，其狀似疾。春秋生瘡，淫淫習習[12]，類如蟲行，走作

無常，以經十年，眉睫墮落。

西南方坤爲老母，名曰穴風，一曰吟風，二曰臚風，三曰腦風，其狀似疾。不覺痛癢，體不生瘡，真似白癩，以經十年，眉睫墮落。

東南方巽爲長女，名曰角風，一曰因風，二曰歷節風，三曰膀胱風，其狀似疾。以此風有蟲三色，頭赤腹白尾黑，以經三年，眉睫墮落，蟲出可治。

南方離爲中女，名曰赤風，一曰水風，二曰搖風，三曰奸風，其狀似疾。此風身體游游奕奕[13]，心不肯定，肉色變異，以經十年，眉睫墮落。

西方兌爲少女，名曰淫風，一曰缺風，二曰明風，三曰青風，其狀似疾。此風已經百日，體內蒸熱，眉髮墮落。

〔1〕惡風　宋本、汪本、周本同；《聖惠方》卷二十四治大風鬚眉墮落諸方作"大風"，義同。古書對以上二詞時有互用。《外臺》卷三十有"惡疾大風方"，內容與此略同，均是指麻瘋病。

〔2〕鬚　宋本、汪本、周本同；《聖惠方》作"鬢"。

〔3〕大　汪本、周本同；宋本作"夫"。

〔4〕邪　宋本、汪本、周本同；《聖惠方》作"患"。

〔5〕和　宋本、汪本、周本同；《聖惠方》作"利"。

〔6〕淫邪　即指上文八方之風太過，變成邪氣。《書·大禹謨》："罔淫於樂"傳："淫，過也。"

〔7〕溢　宋本、汪本、周本同；《聖惠方》作"逸"，義同。"溢"、"逸"互爲音轉詞。

〔8〕鼻柱壞　鼻梁或鼻中隔塌陷。後惡風候即作"鼻柱崩倒"。

〔9〕愒（kài 愒）風　即急風。"愒"，急也。《廣韻》："《公羊傳》云：不及時而葬曰愒。愒，急也。"

〔10〕奄奄忽忽　爲"奄忽"之疊詞，即"倏忽"。

〔11〕班白　即"斑白"。"班"，同"斑"。《楚辭·劉向·九歎·憂古》："雜班駮與闒茸"，注："班，一作斑。"

〔12〕淫淫習習　往來游走，如蟲行感。"淫淫"，往來貌。《文選·張衡·東京賦》："肅肅習習"，注："習習，行貌。"

〔13〕游游奕奕　往來游走無定。"游游"，一作"悠悠"。《詩·小雅·

黍苗："悠悠南行"，傳："悠悠，行貌。"《玉篇》："奕奕，行也。"與
"淫淫習習"同義。

五十、惡風候

凡風病，有四百四種，總而言之，不出五種，即是五風所
攝。一曰黃風，二曰青風，三曰赤風，四曰白風，五曰黑風。凡
人身中有八萬尸蟲，共成人身。若無八萬尸蟲，人身不成不立。
復有諸惡橫病，諸風生害於人身，所謂五種風生五種蟲，能害於
人。黑風生黑蟲，黃風生黃蟲，青風生青蟲，赤風生赤蟲，白風
生白蟲。此五種風，皆是惡風，能壞人身，名曰疾風。入五臟，
即與臟食[1]。人蟲生，其蟲無量，在人身中，乃入骨髓，來去無
礙。若食人肝，眉睫墮落；食人肺，鼻柱崩倒；食人脾，語聲變
散[2]；食人腎，耳鳴啾啾[3]，或如雷聲；食人心，心不受觸
而死。

脈來徐去疾，上虛下實，此爲惡風。

〔1〕食　通"蝕"，侵蝕傷害之意。《釋名》："日月虧曰食"，吳翊寅
曰："天官書韋昭注：虧毀曰蝕。食，假借字；蝕，正字。"

〔2〕語聲變散　語言聲調變異，破散不正。

〔3〕啾啾　象聲詞。指耳鳴聞聲如蟲鳥之啾啾細鳴。韓愈《雙鳥詩》：
"百蟲與百鳥，然後鳴啾啾。"

五十一、風瘙[1]隱軫[2]生瘡候

人皮膚虛，爲風邪所折[3]，則起隱軫。熱[4]多則色赤，風多
則色白，甚者癢痛，搔之則成瘡。

〔1〕風瘙（sāo 騷）　即皮膚生瘡瘙癢。"瘙"，《廣雅》："瘡也。"在
此謂皮膚生瘡瘙癢。

〔2〕隱軫　宋本、汪本、周本同；《外臺》卷十五風搔癢癮瘖生瘡方作
"癮瘖"；《聖惠方》卷二十四治風瘙癮疹生瘡諸方作"癮疹"；《聖濟總
錄》卷十一風瘙癮胗作"癮胗"。今通作"隱疹"，義均同。"疹"爲
"胗"之籀文；"胗"、"疹"均屬"軫"韻，通假。指皮膚出現大小不等之
風團，奇癢難忍。亦稱"風隱疹"、"蕁麻疹"、"風疹塊"。

〔3〕人皮膚虛，爲風邪所折　宋本、汪本、周本同；《聖惠方》作"夫

風邪客熱在皮膚，遇風寒所折"；《醫心方》作"風寒"二字。

〔4〕熱　原作"寒"，誤，據下文風瘙身體隱軫候"熱結成赤軫"例、《聖惠方》改。

按語　本書卷四十九風瘙隱胗候對此證病機論述較詳，可以參閱。

五十二、風瘙身體隱軫候

邪氣客於皮膚，復逢風寒相折，則起風瘙隱軫。若赤軫者，由涼濕折[1]於肌中之熱[2]，熱結成赤軫也。得天熱則劇，取冷則滅也。白軫者，由風氣折於肌中熱[3]，熱與風相搏所爲。白軫得天陰雨冷則劇，出風中亦劇，得晴暖則滅，著[4]衣身暖亦瘥也。

脈浮而洪，浮即爲風，洪則爲氣強[5]。風氣相搏，隱軫[6]，身體爲癢。

養生方云：汗出不可露臥及浴，使人身振、寒熱、風軫。

〔1〕折　宋本、汪本、周本同；《外臺》卷十五風搔身體癮癢方、《聖惠方》卷二十四治風癮疹諸方均作"搏"。下一"折"字同。

〔2〕熱　此下原有"極"字，但隱疹諸候均無"極熱"用詞，衍文，據《外臺》、《醫心方》卷三第十八刪。

〔3〕熱　此上《外臺》有"之"字。

〔4〕著　宋本、汪本、周本同；《外臺》作"厚"。

〔5〕脈浮而洪，浮即爲風，洪則爲氣強　《金匱要略》第十四無"強"字。又，《外臺》作"脈浮而大，浮爲風虛，大爲氣強"。

〔6〕隱軫　此上《金匱要略》有"風強則爲"四字。

五十三、風瘙癢候

此由遊風[1]，在於皮膚，逢寒則身體疼痛，遇熱則瘙癢。

〔1〕遊風　遊走不定之風邪。本書卷三十七風瘙癢候稱爲"風入腠理，與血氣相搏，而俱往來，在於皮膚之間"，義長。

按語　本書卷三十七風瘙癢候，對本病之病理變化及臨牀症狀敍述較詳，并且認爲，瘙癢乃因"邪氣微，不能衝擊作痛，故但瘙癢也。"可以參閱。

五十四、風身體如蟲行候

夫人虛，風邪中於榮衛，溢於皮膚之間，與虛熱[1]并，故游奕[2]徧體，狀若蟲行也。

〔1〕虛熱　義同風瘙身體隱軫候"肌中之熱"，并非泛指一般之體虛發熱。

〔2〕游奕　"游游奕奕"之簡詞，謂往來游走無定，狀如蟲行。

五十五、風瘙候

邪氣客於肌肉[1]，則令肌肉虛，真氣散去，又被寒搏皮膚[2]，外發腠理，閉毫毛[3]。淫邪與衛氣相搏，陽勝則熱，陰勝則寒；寒則表虛，虛則邪氣往來，故肉瘙也。凡痺之類，逢熱則瘙，逢寒則痛。

〔1〕肉　原無，據《聖惠方》卷二十四治風瘙瘙癢諸方補。

〔2〕皮膚　此下原有"皮"字，衍文，據《聖惠方》刪。

〔3〕閉毫毛　《聖惠方》無此三字。

按語　本候內容，殆源於《靈樞·刺節真邪》，但文字出入較大，文氣亦異。茲節錄《靈樞》原文如下，以供參考："虛邪之中人也，洒淅動形，起毫毛而發腠理。其入深，內搏於骨，則爲骨痺；搏於筋，則爲筋攣；搏於脈中，則爲血閉，不通爲癰；搏於肉，與衛氣相搏，陽勝者則爲熱，陰勝者則爲寒。寒則真氣去，去則虛，虛則寒搏於皮膚之間，其氣外發，腠理開，毫毛搖，氣往來行，則爲癢。"

又，本候大意是論肉瘙，所以說理與游奕瘙癢有別。

五十六、風痞瘰[1]候

夫人陽氣外虛[2]則多汗，汗出當風，風氣搏於肌肉，與[3]熱氣并，則生痞瘰。狀如麻豆，甚者漸大，搔之成瘡。

〔1〕痞瘰　病名。後世又作"痱痞"、"疕痞"、"痱痞"。詞異病同。《醫宗金鑑》卷七十四痞瘰注："此症俗名鬼飯疙瘩。初起皮膚作癢，次發扁疙瘩，形如豆瓣，堆累成片。"

〔2〕陽氣外虛　宋本、汪本、周本同；《聖濟總録》卷十一風瘖瘤作"陽氣外泄"，此上并有"由腠理不密"一句。

〔3〕與　汪本、周本同；宋本作"共"。

五十七、諸癩[1]候

凡癩病，皆是惡風及犯觸忌害[2]得之。初覺皮膚不仁，或淫淫苦癢如蟲行，或眼前見物如垂絲，或隱軫㿔[3]赤黑。此皆爲疾始起，便急治之，斷米穀肴鮭[4]，專食胡麻松朮輩，最善也。

夫[5]病之生，多從風起，當時微發，不將爲害。初入皮膚裏，不能自覺。或流通四肢，潛於經脈，或在五臟，乍寒乍熱，縱橫[6]脾腎，蔽諸毛腠理，壅塞難通，因茲氣血精髓乖離[7]，久而不治，令人頑痹[8]；或汗不流泄，手足痠疼，針灸不痛；或在面目，習習奕奕；或在胸頸，狀如蟲行；或[9]身體偏癢，搔之生瘡；或身面腫，痛[10]徹骨髓；或頑如錢大[11]，狀如蚖[12]毒；或如梳，或如手，錐刺不痛；或青赤黃黑，猶如腐木之形；或痛無常處！流移非一；或如酸棗，或如懸鈴，或似繩縛，拘急難以俛[13]仰，手足不能搖動，眼目流[14]腫，内外生瘡[15]，小便赤黃，尿有餘瀝，面無顏色，恍惚多忘。其間變狀多端。

毒蟲若食人肝者，眉睫墮落。食人肺，鼻柱崩倒，或鼻生息肉[16]，孔氣不通[17]。若食人脾，語聲變散。若食人腎，耳鳴啾啾，或如雷鼓之音。若食人筋脈，肢節墮落。若食人皮肉，頑痹不覺痛癢，或如針錐所刺，名曰刺風。若蟲乘風走於皮肉，猶若外有蟲行。復有食人皮肉，徹外從頭面即起爲皰肉[18]，如桃核、小棗。從頭面起者，名曰順風；病從兩脚起者，名曰逆風。令人多瘡，猶如癬疥，或如魚鱗，或癢或痛，黃水流出。初起之時，或如榆莢，或如錢孔，或青或白，或黑或黃，變異[19]無定，或起或滅。此等皆病之兆狀。

又云：風起之由，皆是冷熱交通，流於五臟，徹入骨中。虛風因濕，和合蟲生，便即作患。論其所犯，多因用力過度，飲食相違，行房太過，毛孔既開，冷熱風入五臟，積於寒熱，寒熱之風，交過通徹，流行諸脈，急者即患，緩者稍遠[20]。所食穢雜肉，蟲生日久，冷熱至甚暴，蟲遂多，食人五臟骨髓，及於皮肉筋節，久久皆令壞散，名曰癩風。若其欲治，先與雷丸等散，服之出蟲。見其蟲形，青赤黑黃白等諸色之蟲，與藥治者，無有不瘥。

然癩名不一。木癩者，初得先當落眉睫，面目癢，如復生瘡，三年成大患。急治之愈，不治患成。火癩者[21]，如火燒瘡，或斷人支節，七年落眉睫。急治可愈，八年成疾難治。金癩者，是天所爲也，負功德祟[22]，初得眉落，三年食鼻[23]，鼻[24]柱崩倒，匡[25]治，良醫能愈。土癩者，身體塊磊[26]，如雞子彈丸許[27]。此病宜急治之，六年便成大患，十五年不可治。水癩者，先得水病，因即[28]留停，風觸發動，落人眉鬢。不急治之，經年病成。蟋蟀癩者，蟲如蟋蟀，在人[29]身體內，百節頭皆欲[30]血出。三年匡治。麴癩[31]者，蟲[32]如麴，舉體艾白[33]，難治；熏藥可愈，多年匡治。雨癩[34]者，斑駁或白或赤。眉鬢墮落，亦可治；多年難治。麻癩[35]者，狀似癬瘡，身體狂癢。十年成大患，可急治之，愈。風癩者[36]，風從體入，或手足刺瘡[37]，風冷痹癩[38]。不治，二十年後便成大患，宜急治之。蚼[39]癩者，得之身體沉重，狀似風癩[40]。積久成大患，速治之愈[41]。酒癩者，酒醉臥黍穰[42]上，因汗體虛，風從外入，落人眉鬢，令人惶懼，小治大愈[43]。

養生禁忌云：醉酒露臥，不幸生癩。

又云：魚無鰓，不可食。食之，令人五月發癩。

〔1〕癩　即本卷前述之惡風、大風惡疾。似今之麻瘋病。

〔2〕觸忌害　謂觸犯禁忌或有害之事物。

〔3〕輙　《聖惠方》卷二十四治大風癩諸方無。

〔4〕肴鮭（guī 圭）　魚肉葷菜。"肴"，煮熟可食之肉。《楚辭·宋玉·招魂》："肴羞未通"，注："魚肉爲肴"。"鮭"，魚名。在此泛指魚類食品而言。

〔5〕夫　宋本、汪本、周本同；《聖惠方》作"大"。

〔6〕縱橫　恣肆橫行，無所忌憚。《後漢書·耿弇傳》："諸將擅命於畿內，貴戚縱橫於都內。"

〔7〕乖離　聯綿字。不和。《廣雅》："乖，離也。"《漢書・五行志下》："終於君臣乖離，上下交怨。"

〔8〕頑痹　此上《聖惠方》有"皮膚"二字，義長可從。

〔9〕或　原無，據《外臺》卷三十諸癩方補。

〔10〕痛　汪本、周本同；宋本作"方"。

〔11〕頑如錢大　此下《聖惠方》有"或如羊掌，漸漸引潤"兩句。

〔12〕蚝（cì 次）　同"蛓"，毛蟲也，有毒，螫人即起肉皰。《説文》："蛓，毛蟲也。"《廣韻》："蚝，同蛓。"

〔13〕俛　"俯"之或字。

〔14〕流　宋本、汪本、周本同；《聖濟總録》卷十八大風癩病作"浮"，義長。

〔15〕内外生瘡　《聖濟總録》無此四字。

〔16〕肉　此下《外臺》有"塞"字。

〔17〕通　此上《外臺》有"得"字。

〔18〕皰（pāo 泡）肉　"皰"同"疱"。《集韻》："皰，亦作疱。""皰肉"，生長於皮膚上之肉疙瘩。《説文繫傳》："皰，面瘡也。"《千金要方》卷二十二第二："凡腫，根廣一寸以下名癤，一寸以上名小癰，如豆粒大者名皰子。"

〔19〕異　宋本、汪本、周本同；《外臺》作"易"。

〔20〕遠　久遠。《吕氏春秋・大樂》："音樂之所由來者遠矣。"注："遠，久。"

〔21〕火癩者　此下《外臺》、《聖惠方》有"生瘡"二字；《千金翼方》卷二十一第三有"先於身體生瘡"六字。

〔22〕祟　原作"崇"，形近之誤，據宋本、周本改。

〔23〕三年食鼻　宋本、汪本、周本同；《聖惠方》作"經久則蟲食於肺"；《外臺》"三"作"二"。

〔24〕鼻　原無，據《千金翼方》、《外臺》補。

〔25〕叵（pǒ）　宋本、汪本、周本同；《千金翼方》作"難"。"叵"，不可。《廣韻》："叵，不可也。"

〔26〕塊磊　宋本、汪本、周本同；《千金翼方》、《聖惠方》作"瘩瘰"。

〔27〕許　此下《聖惠方》有"漸爛出於膿水"六字。

〔28〕因即　宋本、汪本、周本同；《聖惠方》作"毒氣"。

〔29〕人　原書板蝕缺字，據宋本、汪本、周本補。

〔30〕欲　宋本、汪本、周本同；《聖惠方》作"有"。

〔31〕麹癩　此下《千金翼方》有"遍身有瘡生蟲"六字。

〔32〕蟲　此下《千金翼方》有"形"字；《外臺》有"出"字。

〔33〕舉體艾白　謂全身皆蒼白如艾色。"舉"，皆；全。《左傳·哀公六年》："君舉不信羣臣乎？"注："舉，皆也。""艾白"，如艾葉之蒼白色。

〔34〕雨癩　宋本、汪本、周本同；《外臺》作"白癩"。

〔35〕麻癩　宋本、汪本、周本同；《千金翼方》、《外臺》作"疥癩"，義勝。

〔36〕風癩者　原脫，據《千金翼方》、《外臺》補。

〔37〕瘡　宋本、汪本、周本同；《千金翼方》作"痛"，義長。

〔38〕痹癡　麻痹無知覺。《一切經音義》："痹，麻木不仁也。"《説文》："癡，不慧也。"

〔39〕蛚（xún 旬）　蟲名。似蟬。《外臺》作"蚼"，亦蟲名，蚍蜉。

〔40〕風癩　此下宋本、《外臺》有"可治之"三字。

〔41〕愈　宋本、《外臺》無。

〔42〕黍穰（shǔ rǎng 蜀壤）　黍之莖稈。"黍"，穀物名，俗稱黃米，可釀酒。《説文》："黍，禾屬而黏者也。孔子曰：黍可以爲酒。""穰"，去皮之莖。《説文》段注："謂之穰者，莖在皮中，如瓜瓤在瓜皮中也。"

〔43〕小治大愈　宋本、汪本、周本同；《千金翼方》作"速治可差"。

五十八、烏癩候

凡癩病，皆是惡風及犯觸忌害所得。初覺皮毛變異，或淫淫苦癢如蟲行，或眼前見物如垂絲，言語無定，心常驚恐。皮肉中或如桃李子，隱軫赤黑，手足頑痹，針刺不痛[1]，腳下[2]不得踏地。凡食之時，開口[3]而鳴，語亦如是，身體瘡痛[4]，兩肘如繩縛，此名黑癩。

〔1〕痛　此上《外臺》卷三十烏癩方有"覺"字。

〔2〕腳下　此下《聖惠方》卷三十四治烏癩諸方有"痛頑"二字。

〔3〕開口　此下《聖惠方》有"取氣"二字。

〔4〕瘡痛　宋本、汪本、周本同；《聖惠方》作"生瘡痛癢而時如蟲行"。

五十九、白癩候

凡癩病，語聲嘶破，目視不明，四肢頑痹，支節火燃[1]，心裏懊熱[2]，手足俱緩，背膂[3]至急[4]，肉如遭劈[5]，身體手足隱軫起，往往正白在肉[6]裏，鼻有息肉，目生白珠[7]當[8]瞳子，視無所見，此名白癩。

〔1〕支節火燃　此下《外臺》卷三十白癩方有"一作大熱"注文四字。

〔2〕懊熱　宋本、汪本、周本同；《聖惠方》卷二十四治白癩諸方作"懊懣"。"懊熱"，煩惱而熱。"懊"，《廣韻》："懊惱。"

〔3〕背膂（lǚ旅）　即背脊骨。"膂"，脊椎骨，亦指夾脊肉。《聖濟總錄》卷十八白癩作"脊膂"，義同。

〔4〕至急　宋本、汪本、周本同；《聖惠方》、《聖濟總錄》作"拘急"，義同。

〔5〕遭劈　宋本、汪本、周本同；《聖惠方》作"針刺"；《聖濟總錄》作"刀劈"。

〔6〕肉　宋本、汪本、周本同；《聖惠方》作"皮肉"。

〔7〕白珠　在此指黑睛上呈點狀之白色混濁瞖膜。

〔8〕當　遮蔽。《增韻》："當，蔽也。"《左傳·昭公二十年》："使祝鼃寘戈於車薪以當門。"

按語　本卷所述之惡風、大風及諸癩候，名稱雖異，其實則同，都指之麻瘋病。雖《素問》、《靈樞》已早有記載，但較爲簡略。本書綜合前代成就，詳加論述，對此病之認識，有很大發展，茲歸納要點如下：

首先，病因病機方面，已由自然因素六淫之"風"，進而深入至生物因素，病由"蟲"生而作，如"虛風因濕，和合蟲生"、"毒蟲"、"食人五臟骨髓，及於皮肉筋節"、"便即作患"等，觀察詳細。

其次，關於分類方面，將癩病分爲木癩、火癩、金癩、土癩、水癩、蟪蟀癩、麵癩、雨癩、烏癩、麻癩、風癩、蚼癩、酒癩等十三種。此種分類，雖未盡善，且雜以非麻瘋病之皮膚病，似有混雜，但亦可以窺見當時對麻瘋病之認識，已具相當水平。

　　再次，對本病的特徵，如眼、鼻、關節等損害，作出比較具體之敘述，特別對皮膚之損害、色澤、感覺等，記載尤爲詳實。

　　此外，尚對諸癩之預後順逆，作出判斷，亦比較恰當。

　　又，原書在惡風候之後，次以風瘙隱軫生瘡候等六候，似爲錯簡；將癩病五候分成兩段，使前後失去連續性，理應調整。

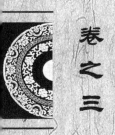
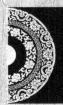

重刊巢氏諸病源候總論卷之三

虛勞病諸候上 凡三十九論

提要 本篇論述虛勞病諸候，包括卷三、卷四兩卷。

卷三主要論述五勞、六極、七傷。五勞內容有二：一爲志勞、思勞、心勞、憂勞、瘦勞；二爲肺勞、肝勞、心勞、脾勞、腎勞。六極內容爲氣極、血極、筋極、骨極、肌極、精極。七傷內容亦有二：一指腎氣虧損之七種證候；二指五臟傷及形志傷。並以五臟爲綱，分述各種虛勞病證。如脾胃病有不能食、不能消穀、嘔逆、心腹痞滿、痰飲、虛腫、積聚、癥瘕等；肺病有欬嗽、上氣、少氣等；心肝病有肢體筋骨病、脈結、驚悸、失眠、汗出、目暗等；腎病有盜汗、耳聾、無子、裏急等。其因皆由七情、勞倦、飲食、酒色所傷，或病後失於調理，以致陰陽、氣血、臟腑虛損而成。較之《金匱要略》五勞、六極、七傷，論理清晰，叙證扼要詳明，多所闡發。尤其在虛勞病中，很重視脾胃一關，具有卓見。因爲脾胃爲生化之源，後天之本，直接關係到虛勞病之治愈和恢復，這個觀點，非常切乎實際，應加重視。

卷四主要論述虛勞骨蒸。其分證叙述，着重在肺腎兩臟之虛勞病證，如虛勞凝唾、唾血、鼻衄、小便餘瀝、少精、尿精、失精、精血出、陰冷、陰萎等，並旁及前陰諸疾。在《病源》時代，已能認識到骨蒸與虛勞有別，故另立專篇論述。所謂“骨蒸"，乃是形容其發熱自骨髓蒸發而出，多屬陰虛內熱所致。故文中云："久蒸不除，多變成疳。"後世文獻，又將虛勞稱爲虛損，骨蒸稱爲勞瘵。因此，後世所稱之勞瘵，僅是《病源》骨蒸內容之一種而已。

一、虛勞候

夫[1]虛勞者，五勞、六極、七傷是也。五勞者，一曰志勞，二曰思勞，三曰心勞，四曰憂勞，五曰瘦[2]勞。又，肺[3]勞者，短氣而面腫，鼻不聞香臭。肝勞者，面目乾黑，口苦，精神不守，恐畏不能獨臥，目視不明。心勞者，忽忽[4]喜忘，大便苦難，或時鴨溏，口內生瘡，脾勞者，舌本苦直，不得咽唾。腎勞者，背難以俛[5]仰，小便不利，色赤黃而有餘瀝，莖內痛，陰濕，囊生瘡，小腹滿急。

六極者，一曰氣極，令人內虛，五臟不足，邪氣多，正氣少，不欲言。二曰血極，令人無顏色，眉髮墮落，忽忽喜忘。三曰筋極，令人數轉筋，十指爪甲皆痛，苦倦不能久立。四曰骨極，令人痿削[6]，齒苦痛，手足煩疼，不可以立，不欲行動。五曰肌極，令人羸瘦，無潤澤，飲食不爲肌膚。六曰精極，令人少氣噏噏然[7]，內虛，五藏氣不足，髮毛落，悲傷喜忘。

七傷者，一曰陰寒，二曰陰萎，三曰裏急，四曰精連連[8]，五曰精少、陰下濕，六曰精清[9]，七曰小便苦數，臨事不卒[10]。又，一曰大飽傷脾，脾傷，善噫，欲臥，面黃。二曰大怒氣逆[11]傷肝，肝傷，少血目闇[12]。三曰強力舉重，久坐濕地傷腎，腎傷，少精，腰背痛，厥逆下冷。四曰形寒寒飲傷肺，肺傷，少氣，咳嗽鼻鳴。五曰憂愁思慮傷心，心傷，苦驚，喜忘善怒。六曰風雨寒暑傷形，形傷，髮膚枯夭[13]。七曰大恐懼，不節傷志，志傷，恍惚不樂。

男子平人，脈大爲勞，極虛亦爲勞。男子勞之爲病，其脈浮大，手足煩，春夏劇，秋冬差，陰寒精自出，痠痹[14]。寸口脈浮而遲，浮即爲虛，遲即爲勞，虛則衛氣不足，勞[15]則榮氣竭。

脈直上者，遲[16]逆虛也。脈澀無陽，是腎氣少；寸關澀，無血氣，逆冷，是大虛。脈浮微緩，皆爲虛；緩而大者，勞也。脈微濡相搏，爲五勞；微弱相搏，虛損，爲七傷。其湯熨針石，別有正方。補養宣導，今附於後。

〔1〕夫　原作"大"，形近之誤，據《外臺》卷十七五勞六極七傷方、周本改。

〔2〕瘦　宋本、汪本、周本同；《千金要方》卷十九第八作"疲"。"瘦"，疑爲"痩"之形誤。参見本候按語。

〔3〕肺　原作"胏"，爲"肺"之誤字。《説文》"柿"字段注："肺之誤作乾肺"。今改，下同。

〔4〕忽忽　猶不爽也。《素問·玉機真藏論》："忽忽眩冒而巔疾。"王冰注："忽忽，不爽也。"

〔5〕俛（fǔ 府）　屈身，低頭。與"仰"相對。同"俯"。《漢書·鼂錯傳》："在俛卬之間耳；"顔師古注："俛，亦俯字。"

〔6〕痠削　疼痛。與下文"痠痹"義同。《廣韻》："痠痲，疼痛。痲，亦作痹。"《周禮·天官》："春時有痟首疾。"鄭注："痟，音消。酸削也。"疏："言痟者，謂頭之外，別有酸削之痛。"

〔7〕噏噏然　"噏噏"，通"吸吸"。《正字通》："噏，同吸。"形容少氣不足以息，話語上氣不接下氣之狀。《靈樞·癲狂》："少氣，身漯漯也，言吸吸也。"

〔8〕精連連　此下《千金翼方》卷十五第一有"而不絶"三字；《普濟方》卷二百二十七虛勞門作"精漏遺"。"精連連"，謂經常遺精滑精；"連連"，與"漣漣"同義，連續不斷之意。

〔9〕精清　精液清冷。"清"同"凊"，《集韻》："凊，或作清。"《説文》："凊，寒也。"《素問·五藏生成》："腰痛，足清。"

〔10〕臨事不卒　"卒"，宋本、汪本、周本同；《四庫全書》（以下簡稱"四庫本"）、《外臺》作"舉"，《醫心方》卷十三第一作"畢"。義均可通。全句意指陽痿、早泄。

〔11〕逆　原作"道"，形近之誤，據宋本、汪本、周本改。

〔12〕闇　不明也。通"暗"。《説文》段注："闇；借以爲幽暗字。"《後漢書·黄瓊傳》："日闇月散。"

〔13〕髮膚枯夭　宋本、汪本、周本同；《外臺》作"髮落，肌膚枯夭。"謂毛髮肌膚憔悴，枯萎而不潤澤。

〔14〕痠瘀　宋本、汪本、周本同；《金匱要略》第六作"痠削不能行"。"痠瘀"與前"痠削"義同。

〔15〕勞　原作"浮"，誤，據《金匱要略》第十三及本條文義改。

〔16〕遲　宋本、汪本、周本同；《外臺》無，義長。

養生方云[1]：唯欲嘿氣[2]養神，閉氣使極，吐氣使微。又不得多言語、大呼喚，令神勞損。亦云：不可泣淚，及多唾洟[3]。此皆爲損液漏津，使喉澀大渴。

又云：雞鳴時，叩齒三十六通訖，舐脣漱口，舌聊[4]上齒表，咽之三過。殺蟲，補虛勞，令人强壯。

養生方導引法云：兩手拓兩頰，手不動，搜肘使急[5]，腰内亦然，住定。放兩肘[6]頭向外，肘髒腰[7]氣散，盡勢，大悶始起，來去七通，去肘臂勞。

又云：兩手抱兩乳，急努，前後振搖，極勢二七。手不動，搖兩肘頭上下來去三七。去兩肘内勞損，散心向下，衆血脈徧身流布，無有壅滯。

又云：兩足跟相對，坐上，兩足指向外[8]扒；兩膝頭拄席，兩向外扒使急；始長舒兩手，兩向取勢，一一皆急三七。去五勞、腰脊膝疼，傷冷脾痺。

又云：跪一足，坐上，兩手髒[9]内捲足，努踹[10]向下。身外扒，一時取勢，向心來去二七。左右亦然。去五勞、足臂疼悶，膝冷陰冷。

又云：坐抱兩膝，下去三里二寸，急抱向身極勢，足兩向身，起，欲似胡牀[11]，住勢，還坐。上下來去三七。去腰足臂内虛勞，膀胱冷。

又云：外轉兩脚，平踑而坐，意努動膝節，令骨中鼓，挽向外十度，非轉也[12]。

又云：兩足相踑，向陰端急蹙[13]，將兩手捧膝頭，兩向極勢，捺之二七，竟；身側兩向取勢二七，前後努腰七。去心勞，痔病，膝冷。調和未損盡時，須言語不瞋[14]喜，偏跛[15]，兩手抱膝頭，努膝向外，身手膝各兩向[16]極勢，挽之三七，左右亦然。頭須左右仰扒。去背急臂勞。

又云：兩足相踦，令足掌合也；蹙足極勢，兩手長舒，掌相向腦項之後，兼至髀，相挽向頭髀，手向席，來去七；仰手七，合手七。始兩手角上極勢，腰正，足不動。去五勞，七傷齊下冷暖不和。數用之，常和調適。

又云：一足踦地，一足屈膝，兩手抱犢鼻下，急挽向身極勢。左右換易四七。去五勞，三里氣不下。

又云：蛇行氣，曲臥以，正身復起，踞，閉目隨氣所在，不息，少食裁[17]通腸，服氣爲食，以舐爲漿，春出冬藏，不財不養[18]。以治五勞七傷。

又云：蝦蟇行氣，正坐[19]，動搖兩臂[20]，不息十二通。以治五勞，七傷，水腫之病也。

又云：外轉兩足，十徧引[21]。去心腹諸勞。內轉兩足[22]，十徧引，去心五息止[23]。去身一切諸勞疾疹[24]。

〔1〕養生方云　原作“養生方導引法云”，誤，今據內容改。“養生方導引法云”標題應移於第三條文之首。

〔2〕嘿氣　靜默地調和氣息。“嘿”，靜也；同“默”。《玉篇》：“嘿，與默同。”

〔3〕洟（tì 替）　同“涕”。鼻涕。《説文》：“洟，鼻液也。”

〔4〕聊　通“撩”；本卷虛勞口乾燥候養生方導引法“以舌撩口”即作“撩”。《説文》：“撩，理也。”在此謂以舌來回舐掠攪動。

〔5〕摟肘使急　原作“樓肚肘使急”，宋本、汪本同。“樓”爲“摟”之形誤，據《外臺》卷十七五勞六極七傷方、周本改；“肚”，衍文，據本書卷三十喉痺候養生方導引法刪。“摟”，牽拽。《孟子·告子下》：“踰東家牆，而摟其處子”，注：“摟，牽也。”全句意謂將兩肘用力摟抱使緊。

〔6〕肘　原作“肋”，形近之誤，據《外臺》改。

〔7〕腰　原脱，據本書卷三十及《外臺》補。

〔8〕外　宋本、汪本、周本同；湖本作“下”。

〔9〕髀　原作“脞”。《一切經音義》：“脞，髀之俗字。非也。”今據改。下同。

〔10〕踹（shuàn 涮）　足跟。《玉篇》：“踹，足跟也。”

〔11〕胡牀　一種可以折疊之輕便坐具，亦稱交椅、交牀；由胡地傳入，故名。《清異録》：“胡牀，施轉關以交足，穿繩縧以容坐。轉縮須臾，重

不數斤。”在此謂身形如胡狀狀也。

〔12〕又云：外轉兩脚，平踳而坐，意努動膝節，令骨中鼓，挽向外十度，非轉也。宋本、汪本、周本同，本條缺主治病證。《外臺》將本條與下條合而爲一，自“平踳”下緊接“向陰端急蹙”，無“而坐”至“兩足相踳”二十五字。

〔13〕蹙（cù 促） 接近，迫近。

〔14〕瞋 發怒。《廣韻》：“瞋，怒也。”

〔15〕偏跏（jiā 加） 俗稱“單盤膝”，即盤膝而坐時，以一側足趾壓於對側大腿上，令足掌仰於股上。《玉篇》：“跏，結跏坐。”即盤膝坐。

〔16〕向 原脱，據上文補。

〔17〕裁 通“纔”。《説文》段注：“凡才、材、財、裁、纔字，以同音通用。”

〔18〕不財不養 意謂不追求過分富裕之生活。

〔19〕坐 原脱，據本書卷二十一水腫候養生方導引法、《寧先生導引養生法》補。

〔20〕動摇兩臂 宋本、汪本、周本同；《寧先生導引養生法》作“自動摇臂”。義同。

〔21〕十徧引 即引氣十遍。“引”，引氣，爲道家煉氣之術；《春秋繁露·循天之道》：“天氣常施於地，是故道者亦引氣於足。”

〔22〕內轉兩足 此下原有“各”字，衍文，據上下文義、《外臺》删。

〔23〕去心五息止 宋本、汪本、周本同；此五字與上下文義不屬，疑衍。

〔24〕疹 病。《文選·張衡·思玄賦》：“思百憂以自疹。”注：“疹，疾也”；《傷寒論·傷寒例》：“小人觸冒，必嬰暴疹。”

按語 本候所論虛勞病，是指五勞、六極、七傷，非傳尸骨蒸之證。五勞内容有二：一爲志勞、思勞、心勞、憂勞、瘦勞，是謂五種過勞所致之病。二爲肺勞、肝勞、心勞、脾勞、腎勞，是言五臟勞損之病。六極，指氣極、血極、筋極、骨極、肌極、精極，是由腑虛致臟虛，營衛失度，無以營養，致氣、血、筋、骨、肌、精六者皆虛極；極者，窮極之謂。七傷之義亦有二：一爲陰寒，陰萎，裏急，精連連，精少、陰下濕，精清，小便苦數、臨事不卒，是指男子腎氣虧損之七種證候；二爲敍述脾傷、肝傷、腎傷、肺傷、心傷、形傷、志傷的病因及症狀。

五勞中之"瘦勞",除《千金要方》作"疲勞"外,一直據《巢源》相因承襲。所釋其義,或謂虛損已甚,或謂疲勞過度,內損五臟。但無論瘦勞或疲勞,均與上文志勞、思勞、心勞、憂勞等由情志所致之病,不相協調。考"瘦"與"瘦"字形近;"瘦",病也。《爾雅》:"痡痡、瘦瘦,病也。"疏:"《小雅·杕杜》云:四牡痡痡。毛傳云:痡痡,罷貌。《小雅·正月》云:憂心愈愈。毛傳云:愈愈,憂懼也。此皆賢人失志懷憂病也。"據此,"瘦"當爲"瘦"之形誤。"瘦勞"是指其人不得志,心懷憂思所致之疾。如是則與前四勞命名,比較協調一致。

轉筋,俗名抽筋。症見肢體筋脈牽掣拘攣,如扭轉急痛。常見於小腿腓腸肌,甚則牽連腹部拘急。多由於氣血不足,風冷或寒濕侵襲所致。本候筋極中之轉筋,是由虛勞氣血虛極,不能濡養筋脈所致。又,轉筋常併發於霍亂吐瀉後,津液暴脫,筋脈失養之時。本書卷二十二有霍亂轉筋候、轉筋候,可以參閱。

二、虛勞羸瘦候

夫血氣者,所以榮養其身也。虛勞之人,精髓萎竭,血氣虛弱,不能充盛肌膚,此[1]故羸瘦也。其湯熨針石,別有正方。補養宣導,今附於後。

養生方云:朝朝服玉泉[2],使人丁壯[3],有顏色,去蟲[4]而牢齒也。玉泉,口中唾也。朝未起,早漱口中唾,滿口乃吞之[5],輒琢齒二七過[6],如此者三,乃止,名曰練精。

又云:咽之三過,乃止。補養虛勞,令人強壯。

〔1〕此　宋本、汪本、周本同;《外臺》卷十七虛勞羸瘦方無。

〔2〕朝朝服玉泉　此下《千金要方》卷二十七第一養性序有"琢齒"二字。

〔3〕丁壯　聯綿字。強壯也。《玉篇》:"丁,強也,壯也。"

〔4〕去蟲　宋本、汪本、周本同;《千金要方》作"去三蟲"。

〔5〕朝未起,早漱口中唾,滿口乃吞之　"中唾,滿口吞"五字,原無,據本書卷二十九齒蟲候養生方補。全句《千金要方》作"朝旦未起,早漱津,令滿口,乃吞之。"

〔6〕過　宋本、汪本、周本同；《外臺》作"遍"，義同。

三、虛勞不能食候

脾候身之肌肉，胃爲水穀之海。虛勞則臟腑不和，脾胃氣弱，故不能食也。

四、虛勞胃氣虛弱不能消穀候

胃爲府，主盛水穀；脾爲臟，主消水穀。若脾胃溫和，則能消化。今虛勞，血氣衰少，脾胃冷弱，故不消穀也。

按語　以上兩候，雖均爲脾胃虛弱病證，但前者不能食，病之重點在胃，主要是胃氣虛弱；後者不能消穀，病之重點在脾，主要是脾氣冷弱。

脾胃爲氣血生化之源，後天之本。脾胃虛弱，則飲食不能消化；化源不繼，必然影響虛勞病的治療與恢復。《難經·十五難》指出："胃者，水穀之海，主稟四時，皆以胃氣爲本，是謂四時之變病、死生之要會也。"《病源》於虛勞候、虛勞羸瘦候之後，緊接着提出不能食、不能消穀等問題，足見作者在虛勞病中很重視脾胃一關，這是突出治病求本之精神。

又，本書卷五消渴候有養生方一條，似爲本候遺文錯簡於彼處者。文云："赤松子云：臥，閉目，不息十二通。治飲食不消。"可參。

五、虛勞三焦不調候

三焦者，謂上、中、下也。若上焦有熱，則胸隔否滿[1]，口苦咽乾；有寒則吞酢[2]而吐沫，中焦有熱，則身重目黃；有寒則善脹而食不消，下焦有熱，則大便難；有寒則小腹痛而小便數。三焦之氣，主焦熟[3]水穀，分別清濁，若不調平，則生諸病。

〔1〕否滿（pǐ mèn 痞悶）　痞塞煩悶。《廣韻》："否，塞也。""否"亦作"痞"，《釋名》："脴，否也，氣否結也。"《疏證補》："脴，俗字。《説文》作痞。""滿"，通"懣"；《漢書·石顯傳》："憂滿不食"，顏注："滿讀曰懣，音悶。"《説文》："懣，煩也。"

〔2〕吞酢（cù醋）　吞酸。“酢”，“醋”之本字。《説文》段注：“酢，本戴漿之名，引申之，凡味酸者皆謂之酢，今俗皆用醋。”

〔3〕焦熟　此下原有“屬”字，衍文，據汪本、周本删。

六、虚勞寒冷候

虚勞之人，血氣虚竭，陰陽不守，臟腑俱衰，故内生寒冷也。其湯熨針石，別有正方。補養宣導，今附於後。

養生方導引法云：坐地交叉兩脚，以兩手從曲脚中入；低頭，叉手項上。治久寒不能自温，耳不聞聲。

七、虚勞痰飲候

勞傷之人，脾胃虚弱，不能尅消水漿，故爲痰飲[1]也。痰者，涎液結聚在於胸膈；飲者，水漿停積在膀胱也。

〔1〕飲　原脱，宋本、汪本、周本同；據標題及文義補。

八、虚勞四支逆冷候

經脈所行，皆起於手足。虚勞則血氣衰損，不能温其四大[1]，故四支逆冷也。

〔1〕四大　宋本同，汪本、周本作“四支”。“四大”，釋家語，指地、水、風、火，並認爲身體由此四種物質所組成。《金光明最勝王經》：“地、水、風、火共成身。”《圓覺經》：“我今此身，四大和合。所謂髮毛爪齒、皮肉筋骨、髓腦垢色，皆歸於地；唾涕膿血、津液涎沫、痰涙精氣、大小便利，皆歸於水；暖氣歸火，動轉歸風。”在此即指人身、身體。

九、虚勞手足煩疼候

虚勞血氣衰弱，陰陽不利[1]，邪氣乘之，冷熱交争，故以煩疼也。

〔1〕利　宋本、汪本、周本同；正保本作“和”，義通。《廣雅》：“利，和也。”

十、虚勞積聚候

積聚者，腑臟之病也。積者，臟病也，陰氣所生也；聚者，腑病也，陽氣所成也。虛勞之人，陰陽傷損，血氣凝澀[1]，不能宣通經絡，故積聚於內也。

〔1〕凝澀　原作“淡澀”，據《聖惠方》卷二十八治虛勞積聚諸方改。

十一、虛勞癥瘕候

癥瘕病者，皆由久寒積冷，飲食不消所致也。結聚牢強，按之不轉動爲癥；推之浮移爲瘕。虛勞之人，脾胃氣弱，不能尅消水穀，復爲寒冷所乘，故結成此病也。

十二、虛勞上氣候

肺主於氣，氣爲陽，氣有餘則喘滿逆上。虛勞之病，或陰陽俱傷，或血氣偏損，今是陰不足，陽有餘，故上氣也。

十三、虛勞客熱候

虛勞之人，血氣微弱，陰陽俱虛，小勞則生熱，熱因勞而生，故以名客熱也。

按語　本候對虛勞客熱之病因病機，責之於氣血微弱，陰陽俱虛，小勞而生熱。而對症狀敘述則欠具體。本書卷十二亦載有客熱候，對熱客於上焦、中焦、下焦，都有具體症狀記載；卷三十尚有客熱候，並謂由體虛而將溫過度所致。可前後互參，則對客熱證候即有一個比較全面之認識。

十四、虛勞少氣候

虛勞傷於肺，故少氣。肺主氣，氣爲陽，此爲陽氣不足故也。其湯熨針石，別有正方。補養宣導，今附於後。

養生方導引法云：人能終日不涕[1]唾，隨有漱漏咽之。若[2]恒含棗核而嚥之[3]，令人受氣生津液[4]，此大要也。

〔1〕涕　原無，宋本、汪本、周本同；據《養性延命錄》補。

〔2〕隨有漱漏咽之，若　原無，宋本、汪本、周本同；據《養性延命錄》補。

〔3〕恒含棗核而嚥之　“恒”，原作“恆”，避諱字。因底本是元刻南

宋重刊北宋天聖本，避宋真宗趙恒諱缺筆。今描正。下同。《説文》："恒，常也。"全句《養性延命錄》注："謂取津液，非嚥棄核也。"

〔4〕令人受氣生津液　原作"受氣生津"，宋本、汪本、周本同，據《養性延命錄》補。

十五、虛勞熱候

虛勞而熱者，是陰氣不足，陽氣有餘，故内外生於熱，非邪氣從外來乘也。

十六、虛勞無子候

丈夫無子者，其精清如水，冷如冰鐵，皆爲無子之候。又，泄精精不射出，但聚於陰頭，亦無子。無此之候，皆有子。交會當用陽時；陽時，從夜半至禺中[1]是也；以此時有子，皆聰明長壽。勿用陰時；陰時，從午至亥；有子皆頑暗[2]而短命，切宜審詳之。凡婦人月候來時，候一日至三日，子門開，若交會則有子；過四日則閉，便無子也。

男子脈得微[3]弱而澀，爲無子，精氣清冷也。

〔1〕禺中　又作"隅中"。日近午也。《淮南子·天文訓》："日至於衡陽，是謂隅中。"

〔2〕頑暗　愚昧不明事理。

〔3〕微　宋本、汪本、周本同；《金匱要略》第六作"浮"。

按語　本候所論精清、精冷，或交會而不射精，脈微弱而澀，爲男子不育證，驗之臨床甚確。據證論治，當責之虛勞腎氣衰弱，精血虧損，重點在下焦不足。

至於"凡婦人月候來時"以下一節文字，其説不確。本書卷三十七月水不斷候載有"凡月水不止而合陰陽，冷氣上入臟，令人面目痿黄，亦令絶子不産也。"可參。

又，脈象中"微"字、"浮"字，古醫書有互用者，如《金匱要略》、《脈經》多用"浮"字，而《病源》、《千金要方》則多用"微"字。在音韻學上，"浮"字古音屬"並"母；"微"屬明母，"並"、"明"兩類發音部位相同，可同類相轉。

十七、虛勞裏急候

虛勞則腎氣不足[1]，傷於衝脈。衝脈爲陰脈之海，起於關元，關元穴在臍下，隨腹直上至咽喉。勞傷内損，故腹裏拘急也。

上部之脈微細，而卧引裏急，裏急[2]心膈上有熱者，口乾渴。寸口脈陽絃下急，陰絃裏急，絃爲胃氣虛，食難已[3]飽，飽則急痛不得息。寸微關實、尺絃緊者，少腹腰背下苦拘急痛外[4]，如不喜寒，身慣慣也。其湯熨針石，別有正方。補養宣導，今附於後。

養生方導引法[5]云：正偃卧，以口徐徐内[6]氣，以鼻出[7]之。除裏急、飽食。後小嚥氣數十，令温中[8]；若氣[9]寒者，使人[10]乾嘔腹痛，從口[11]内氣七十所，咽，即[12]大填腹内[13]，小嚥氣數十；兩手相摩，令極熱，以摩腹，令氣下。

〔1〕虛勞則腎氣不足　宋本、汪本、周本同；《聖惠方》卷二十七治虛勞裏急諸方作"夫虛勞裏急者，爲腎氣不足。"

〔2〕裏急　宋本、汪本、周本同；《外臺》卷十七虛勞裏急方、《聖惠方》不重。義長。

〔3〕已　宋本、汪本、周本同；《外臺》作"用"，義同。《經傳釋詞》："目，或作以，或作已。鄭注《禮記·檀弓》曰："以"與"已"字本同。"《説文》："目，用也。"《金匱要略》第十五即作"食難用飽"。

〔4〕外　宋本、汪本、周本同；《聖惠方》作"也"。

〔5〕導引法　此三字原無，據文例内容補。

〔6〕内　宋本、汪本、周本同；《王子喬導引法》作"出"。

〔7〕出　宋本、汪本、周本同；《王子喬導引法》作"内"。

〔8〕中　原脱　據本書卷十六腹痛候養生方導引法補。

〔9〕若氣　原無，宋本、汪本、周本同；據《王子喬導引法》補。

〔10〕使人　原無，宋本、汪本、周本同；據《王子喬導引法》補。

〔11〕口　宋本、汪本、周本同；《王子喬導引法》作"鼻"。

〔12〕咽，即　原無，宋本、汪本、周本同；據《王子喬導引法》補。

〔13〕内　原作"後"，誤，據《王子喬導引法》改。

按語　"衝脈爲陰脈之海"，文源《脈經》卷二第四："衝脈者，陰脈之海也"。衝脈亦稱血海，血屬陰，故此稱陰脈之海。衝脈爲十二經脈氣血會聚之要衝，有調節諸經氣血之作用。此外，衝脈尚有以下諸說：《靈樞·海論》謂"爲十二經之海"；《靈樞·逆順肥瘦》、《甲乙經》卷二第二謂爲"五臟六腑之海"；《靈樞·五音五味》又謂"衝脈、任脈者……爲經絡之海"；《素問·痿論》則謂："衝脈者，經脈之海也"等，可互參。

又，本候養生方導引法，與本書卷十六腹痛候養生方導引法第三條內容基本相同，惟文字有些出入，可互相參閱。

十八、虛勞傷筋骨候

肝主筋而藏血，腎主骨而生髓。虛勞損血耗髓，故傷筋骨也。

十九、虛勞筋攣候

肝藏血而候筋。虛勞損血，不能榮養於筋，致使筋氣極虛，又爲寒邪所侵，故筋攣也。

二十、虛勞驚悸候

心藏神而主血脈。虛勞損傷血脈，致令心氣不足，因爲邪氣所乘，則使驚而悸動不定。

按語 本候論虛勞驚悸，謂由於心氣不足而爲邪氣所乘，此"邪氣"非謂外感之邪，當從內傷七情理解。血氣虛損，不能養心，心氣不足，可致心悸，如再加七情刺激，則更傷心神，驚悸不定。這種驚悸，與前卷一風驚悸候有所不同，前者爲體虛感受風邪致病，本候則爲虛勞復加內傷七情所致。

二十一、虛勞風痿痹不隨候

夫風寒濕三氣合爲痹。病在於陰[1]，其人苦筋骨痿枯，身體疼痛，此爲痿痹之病，皆愁思所致，憂慮所爲。

診其脈，尺中虛小者，是脛寒痿痹也。

〔1〕病在於陰　指病在筋骨。《靈樞·壽夭剛柔》："在外者，筋骨爲陰。"

二十二、虛勞目暗候

肝候於目而藏血。血則榮養於目。腑臟勞傷，血氣俱虛，五臟氣不足，不能榮於目，故令目暗也。

二十三、虛勞耳聾候

腎候於耳。勞傷則腎氣虛，風邪入於腎經，則令人耳聾而鳴。若膀胱有停水，浸漬於腎，則耳聾而氣滿。

按語　本候指出腎虛耳聾有兩種病情：一是腎虛風動，二是腎虛濕聚。風勝則動，所以耳聾且耳鳴；濕勝則清陽之氣阻滯，所以耳聾並氣滿。

二十四、虛勞不得眠候

夫邪氣之客於人也，或令人目不得眠，何也？曰：五穀入於胃也，其糟粕、津液、宗氣，分爲三隧〔1〕。故宗氣積於胸中，出於喉嚨，以貫心肺，而行呼吸焉。榮氣者，泌〔2〕其津液，注之於脈也，化爲血，以榮四末，内注五臟六腑，以應刻數〔3〕焉。衛氣者，出其悍氣之慓疾，而先行於四末、分肉、皮膚之間，而不休者〔4〕，晝行於陽，夜行於陰。其入於陰，常從足少陰之分肉間〔5〕，行於五臟六腑。今邪氣客於臟腑，則衛氣獨營其外，行於陽，不得入於陰；行於陽則陽氣盛，陽氣盛則陽蹻滿，不得入於陰，陰氣虛，故目不得眠。

〔1〕隧　地道。《玉篇》："隧，掘地通路也。"在此引申爲經脈血氣潛行之通道。《素問·調經論》："五藏之道，皆出於經隧，以行血氣。"

〔2〕泌　原作"秘"，形近之誤，據周本、《外臺》卷十七虛勞虛煩不得眠方改。

〔3〕刻數　古代以銅壺盛水滴漏計時，一晝夜水下百刻，於此百刻内，人一萬三千五百息，脈行五十度周於身。詳見《難經·一難》。

〔4〕者　宋本、汪本、周本同；《外臺》作"息也"。

〔5〕肉間　宋本、汪本、周本同；《甲乙經》卷十三第三無"肉"字；《外臺》無此二字。

二十五、大病後不得眠候

大病之後，臟腑尚虛，榮衞未和，故生於冷熱[1]。陰氣虛，衞氣獨行於陽，不入於陰，故不得眠。若心煩不得眠者，心熱也；若但虛煩而不得眠者，膽冷[2]也。

〔1〕冷熱　指下文心熱、膽冷而言。

〔2〕膽冷　《中藏經》卷上第二十三："膽熱則多睡，膽冷則無眠。"可參。

二十六、病後虛腫候

夫病後，經絡既虛，受於風濕，膚腠閉塞，榮衞不利，氣不宣泄，故致虛腫。虛腫不已，津液澀，或變爲微水也。

二十七、虛勞脈結候

脈動而暫止，因不能還而復動，是脈結也。虛勞血氣衰少，脈雖乘氣而動，血氣虛則不能連屬，故脈爲之結也。

按語　《傷寒論》云："脈來動而中止，不能自還，因而復動者，名曰代，陰也。"據此脈結，當指代脈而言。

二十八、虛勞汗候

諸陽主表，在於膚腠之間。若陽氣偏虛，則津液發泄，故爲汗。汗多則損於心，心液爲汗故也。

診其脈，寸口弱者，陽氣虛，爲多汗脈也。

按語　本書卷三十七婦人雜病諸候載有虛汗候，其論較此互有詳略，謂虛汗不止，則變短氣，柴瘦而羸瘠，亦令血脈減少，經水痞澀，甚者閉斷不通也。可互參。

二十九、虛勞盜汗候

盜汗者，因眠睡而身體流汗也。此由陽虛所致。久不已，令人羸瘠枯瘦，心氣不足，亡津液故也。

診其脈，男子平人脈虛弱細微，皆爲盜汗脈也。

按語　自汗多責之陽虛，盜汗多責之陰虛。但盜汗亦有屬於陽虛者，正如本候所論，其着眼點爲脈虛弱或細微。若脈見浮數，或絃急，或細數者，即爲陰虛盜汗，應加鑑別。

三十、諸大病後虛不足候

大病者，中風、傷寒、熱勞[1]、溫瘧之類是也。此病之後，血氣減耗，臟腑未和，使之虛乏不足。虛乏不足，則經絡受邪，隨其所犯，變成諸病。

〔1〕熱勞　宋本、汪本、周本同；《聖惠方》卷二十七治虛勞不足諸方作“熱病、勞損”。

三十一、大病後虛汗候

大病之後，復爲風邪所乘，則陽氣發泄，故令虛汗。汗多亡陽，則津液竭，令人枯瘦也。

三十二、風虛汗出候

夫人䐃肉[1]不牢，而無分理，理粗而皮不緻者，腠理疏也。此則易生於風，風入於陽，陽虛則汗出也。

若少氣口乾而渴，近衣則身熱如火，臨食則流汗如雨，骨節懈惰，不欲自營[2]，此爲漏風，由醉酒當風所致也。

〔1〕䐃（jùn 峻）肉　“䐃”，原作“腒”，鋟梓之誤，據宋本改。“䐃肉”，即隆起之肌肉。《素問·玉機真藏論》：“脫肉破䐃”，王冰注：“䐃，謂肘膝後肉如塊者。”

〔2〕營　宋本、汪本、周本同；《千金要方》卷八第一作“勞”。

按語　本候內容有二，一論“風虛汗出”之病理變化；一論“漏風”證，是由醉酒當風所致。關於漏風一證，《千金要方》卷八列入雜風狀，《聖惠方》、《普濟方》均列入風病。從本候內容看，亦屬風病證候，《病源》列入虛勞，而病情有別，可能是與汗證諸候連類而及者。

三十三、虛勞心腹否滿候

虛勞損傷，血氣皆虛，復爲寒邪所乘，腑臟[1]之氣不宣發於外，停積在裏，故令心腹否滿也。

[1]腑臟　宋本、汪本、周本二字互乙。

三十四、虛勞心腹痛候

虛勞者，臟氣不足，復爲風邪所乘，邪正相干，冷熱擊搏，故心腹俱痛。

三十五、虛勞嘔逆候

勞傷之人，五臟不安，六腑不調。胃爲水穀之海，今既虛弱，爲寒冷所侵，不勝於水穀，故氣逆而嘔也。

三十六、虛勞欬嗽候

虛勞而欬嗽者，臟腑氣衰，邪傷於肺故也。久不已，令人胸背微痛，或驚悸煩滿，或喘息上氣，或欬逆唾血，此皆臟腑之欬[1]也。然肺主於氣，氣之所行，通榮臟腑，故欬嗽俱入肺也。

[1]臟腑之欬　宋本、汪本、周本同；《聖惠方》卷二十七治虛勞欬嗽諸方作"臟腑之相剋。""臟腑之咳"，即五臟六腑之欬。本書卷十四有欬嗽病諸候，可參。

三十七、虛勞體痛候

勞傷之人，陰陽俱虛，經絡脈[1]澀，血氣不利。若遇風邪與正氣相搏，逢寒則身體痛，值熱則皮膚癢。

診其脈，緊濡相搏，主體節痛[2]。其湯熨針石，別有正方。補養宣導，今附於後。

養生方導引法云[3]：雙手舒指向上，手掌從面向南，四方迴之，屈肘上下盡勢四七，始放手向下垂之，向後雙振，輕散氣二七，上下動兩髆二七。去身內、臂、肋疼悶。漸用之，則永除。

又云：大踑坐[4]，以兩手捉足五指，自極，低頭不息九通。治頸、脊、腰、腳痛、勞疾。

又云：偃臥，展兩足指右向，直兩手身旁，鼻納氣七息。除骨痛。

又云：端坐，伸腰，舉右手，仰其掌，却[5]左臂，覆左[6]手。以鼻納氣自極七息，息間，稍頓左手。除兩臂、背痛。

又云：胡跪[7]，身向下，頭去地五寸，始舉頭，面向上，將兩手一時抽出，先左手向身前[8]長舒，一手向身後長舒[9]，前後極勢二七。左右亦然。去臂、骨、脊、筋陰陽不和，痛悶疼痛。

又云：坐一足上，一足橫鋪安膝下押[10]之；一手捺上膝向下，急；一手反向取勢長舒，頭仰向前，共兩手一時取勢，捺搖二七。左右迭互亦然。去髀、胸、項、掖脈血遲澀，攣痛悶疼。雙足互跪[11]安穩，始抽一足向前，極勢，頭面過前兩足指，上下來去三七。左右換足亦然。去臂、腰、背、髀、膝內疼悶不和，五臟六腑、氣津調適。一足屈如向前，使膀胱著膝上，一足舒向後，盡勢，足指急努，兩手向後，形狀欲似飛仙虛空，頭昂，一時取勢二七，足左右換易一寸[12]，去偏身不和。

又云：長舒兩足，足指努向上；兩手長舒，手掌相向，手指直舒；仰頭努脊，一時極勢；滿三通。動足相去一尺，手不移處，手掌向外七通。須臾[13]，動足二尺，手向下拓席，極勢，三通。去偏身內筋節勞虛[14]，骨髓疼悶。長舒兩足[15]，向身角[16]上，兩手捉兩足指急搦心[17]，不用力，心氣并在足下，手足一時努縱，極勢，三七。去踹、臂、腰疼。解谿蹙氣，日日漸損。

〔1〕脈　宋本、汪本、周本同；《聖惠方》卷二十九治虛勞身體疼痛諸方作"凝"，義長。

〔2〕緊濡相搏，主體節痛　宋本、汪本、周本同；《聖惠方》作"緊者，則肢體疼痛也。"義長。

〔3〕云　原作"去"，形近之誤，據宋本、汪本、周本改。

〔4〕大踑坐　坐時兩腳伸直岔開，形似簸箕。

〔5〕却　"卻"之俗字；後退。《廣韻》："却，俗卻。退也。"在此作

向後解。

　　〔6〕左　原作"右"，與導引動作不協，據本書卷十三結氣候養生方導引法第一條類同文例改。

　　〔7〕胡跪　胡人跪坐之法。《一切經音義》："胡跪，即右膝着地，豎左膝危坐。"

　　〔8〕前　原作"用"，誤，據下文"前後極勢"文義改。

　　〔9〕一手向身後長舒　原作"一手向後身用長舒"，文句有誤，據下文"前後極勢"文義改。

　　〔10〕押　通"壓"。《正字通》："押，與壓通。"

　　〔11〕互跪　同胡跪法。倦則兩膝姿式互換，故稱互跪。《歸敬儀》："互跪者，左右兩膝交互跪也。"

　　〔12〕寸　據文義疑爲"過"之誤。"過"，遍也。

　　〔13〕須臾　本書卷五腰痛候養生方導引法作一個"更"字。

　　〔14〕筋節勞虛　本書卷五作"筋脈虛勞"，義長可從。

　　〔15〕足　原作"手"，誤，與導引動作不協，據本書卷五改。

　　〔16〕角　原作"用"，形近之誤，據本書卷五改。

　　〔17〕兩手捉兩足指急搦（nuò 諾）心　原作"兩手足足指急搦心"，宋本作"兩手捉足指急搦心"，文有脫誤，據本書卷五改。"搦心"，捉住腳心。"搦"，持也，捉也。《廣韻》："搦，捉搦。"

三十八、虛勞寒熱候

　　勞傷則血氣虛，使陰陽不和，互有勝弱故也。陽勝則熱，陰勝則寒，陰陽相乘，故發寒熱。

　　按語　虛勞寒熱病候，本卷連出四候，如虛勞寒冷候，責之臟腑俱衰，內生寒冷；虛勞客熱候，責之陰陽俱虛，小勞則生熱；虛勞熱候，責之陰氣不足，陽氣有餘，故內外生於熱；虛勞寒熱候，責之陰陽不和，互有勝弱，陰陽相乘，故發寒熱。再結合虛勞骨蒸候，則已從多方面反映虛勞病人之熱型，若能滙而觀之，可以掌握虛勞寒熱之各種病情。

三十九、虛勞口乾燥候

　　此由勞損血氣，陰陽斷隔，冷熱不通，上焦生熱，令口乾燥也。其湯熨針石，別有正方。補養宣導，今附於後。

養生方導引法云：東向坐，仰頭不息五通，以舌撩口中[1]，漱滿二七，咽。愈口乾[2]。若引腎水發醴泉，來至咽喉。醴泉甘美，能除口苦，恒香潔，食甘味和正。久行不已，味如甘露，無有飢渴。

又云：東向坐，仰頭不息五通，以舌撩口，漱滿二七，咽。治口苦乾燥。

〔1〕撩口中　此下《寧先生導引養生法》有"沫"字，可從。

〔2〕口乾　此下《寧先生導引養生法》有"苦"字，可參。

按語　本候所云"陰陽斷隔，冷熱不通"，爲虛勞口乾燥之病機；"上焦生熱，令口乾燥，是爲陰陽冷熱、斷隔不通，導致心腎不交，水不濟火的臨床表現。下文養生方導引法"引腎水，發醴泉"，即令水上火下，使水火既濟之療法。導引與用藥，其理一貫。

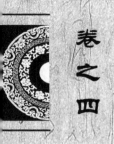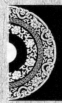

重刊巢氏諸病源候總論卷之四

虛勞病諸候下 凡三十六論

四十、虛勞骨蒸[1]候

夫蒸病有五，一曰骨蒸，其根在腎，旦起體涼，日晚即熱，煩躁，寢不能安[2]，食[3]無味，小便赤黃，忽忽煩亂，細喘[4]無力，腰疼[5]，兩足逆冷，手心常熱。蒸盛過，傷內則變爲疳[6]，食[7]人五臟。二曰脈蒸，其根在心，日增煩悶，擲手出足，翕翕思水[8]，口[9]唾白沫，睡即浪言[10]；或驚恐不定，脈數[11]。若蒸盛之時，或變爲疳，臍下悶[12]；或暴利不止。三曰皮蒸，其根在肺，必大喘鼻乾，口中無水，舌上白，小便赤如血。蒸盛之時，胸滿，或自稱得注熱[13]，兩脇下脹，大嗽[14]，徹背連胛疼，眠寐不安；或蒸毒傷臟，口內唾血。四曰肉蒸，其根在脾，體熱如火，煩躁無汗，心腹鼓脹，食即欲嘔，小便如血，大便秘澀。蒸盛之時，身腫目赤，寢臥不安。五曰內蒸，亦名血蒸。所以名內蒸者，必外寒而內熱，把手附骨而內熱甚[15]，其根在五臟六腑。其人必因患[16]後得之，骨肉自消，飯[17]食無味，或皮燥而無光澤[18]。蒸盛之時，四支漸細[19]，足跗腫起。

又有二十三蒸。一胞[20]蒸，小便黃赤。二玉房蒸，男則遺瀝漏精，女則月候不調。三腦蒸，頭眩悶熱。四髓蒸，髓沸熱[21]。五骨蒸，齒黑。六筋蒸，甲焦。七血蒸，髮焦[22]。八脈蒸，脈不調[23]。九肝蒸，眼黑。十心蒸，舌乾[24]。十一脾蒸，脣焦[25]。十二肺蒸，鼻乾。十三腎蒸，兩耳焦。十四膀胱蒸，右耳偏焦。十五膽蒸，眼白失色[26]。十六胃蒸，舌下痛。十七小腸蒸，下脣焦[27]。十八大腸蒸，鼻右孔乾痛。十九三焦蒸，亦雜病[28]乍寒乍熱。二十肉蒸[29]。二十一膚蒸[30]。二十二皮蒸[31]。二十三氣蒸，遍身[32]熱。

　　凡諸蒸患，多因熱病患愈後，食牛羊肉及肥膩，或酒或房，觸犯而成此疾。久蒸不除，多變成疳，必須先防下部，不得輕妄治也[33]。

　　〔1〕骨蒸　病名。但與文內蒸病分類中之“骨蒸”有別，即廣義與狹義之分，前者命病，後者指證。

　　〔2〕寢不能安　宋本、汪本、周本同；《聖惠方》卷三十一治骨蒸勞諸方作“四肢不安”。

　　〔3〕食　此下《外臺》卷十三虛勞骨蒸方有“都”字。《聖惠方》作“飲食”二字。

　　〔4〕細喘　宋本、汪本、周本同；《聖惠方》作“喘促”。

　　〔5〕腰疼　宋本、汪本、周本同；《聖惠方》作“腰背多疼”。

　　〔6〕蒸盛過，傷內則變爲疳　宋本、汪本、周本同；《外臺》作“蒸盛傷內，則變爲疳”；《聖惠方》作“蒸盛過傷，則內變爲疳”。疳，在此指蒸病熱甚，消亡津液，致形體羸瘦，津液乾枯，變爲疳病。

　　〔7〕食　通“蝕”。

　　〔8〕翕翕思水　謂發熱而口渴思飲。翕翕，發熱貌。《傷寒論·太陽病篇》：“翕翕發熱”，成無己注：“翕翕者，熇熇然而熱也，若合羽所覆。”

　　〔9〕口　宋本、汪本、周本同。《聖惠方》作“多”。

　　〔10〕浪言　放言，妄言也。在此指病人睡夢中之胡言亂語。“浪”，放也，濫也。《文選·江淹·雜述詩》：“浪迹無蚩妍，然後君子道。”注：“浪，猶放也。”白居易《自誨箴》：“無浪喜，無妄憂。”

　　〔11〕脈數　宋本、汪本、周本同；《聖惠方》作“其脈浮數”。

　　〔12〕悶　宋本、汪本、周本同；《聖惠方》作“脹痛”。

　　〔13〕注熱　謂其熱病程較長，又能轉注於人。“注”，有注入和久住之意。《釋名》：“注，病。一人死一人復得，氣相灌注也。”本書卷二十四有

注病諸候，可參。又，"注"，《外臺》作"疰"，義同。《釋名》畢沅注："注，《御覽》引作疰。"

〔14〕欶　宋本、汪本、周本同；《外臺》作"欬"。

〔15〕把手附骨而内熱甚　宋本、汪本、周本同；《外臺》作"把手附骨而熱是"，"是"字連下句讀。《聖惠方》"甚"作"者"。

〔16〕患　宋本、汪本、周本同；《聖惠方》作"熱病"。

〔17〕飯　宋本、汪本同；周本、《聖惠方》、《外臺》、《四庫》本均作"飲"。

〔18〕澤　原脱，宋本、汪本、周本亦無；據《醫心方》卷十三第十四補。

〔19〕漸細　宋本、汪本、周本同；《聖惠方》作"無力"。

〔20〕胞（pāo 抛）　通"脬"，膀胱。《史記·扁鵲倉公列傳》："風癉客脬"正義："脬，亦作胞，膀胱也。"

〔21〕髓沸熱　此下《聖惠方》有"心昏"二字。

〔22〕髮焦　此下《聖惠方》有"落"字。

〔23〕脈不調　此下《外臺》有"或急或緩"四字。

〔24〕舌乾　原作"脣焦"，誤，因心主舌，錯簡。據《外臺》改。

〔25〕脣焦　原作"舌乾"，誤，因脾主脣，錯簡。據《外臺》改。

〔26〕失色　此下《聖惠方》有"無故常驚"四字。

〔27〕下脣焦　宋本、汪本、周本同；《聖惠方》作"下焦熱，尿即痛"，義長，可從。

〔28〕亦雜病　宋本、汪本、周本同；《聖惠方》作"生病"二字。"亦雜病"，在此謂亦是寒熱夾雜之病。

〔29〕肉蒸　此下《聖惠方》有"肌肉消瘦"四字。

〔30〕膚蒸　宋本、汪本、周本同；《聖惠方》作"氣蒸，即喘息急"。

〔31〕皮蒸　此下《聖惠方》有"即筋皮攣縮"五字。

〔32〕身　此下《外臺》有"氣"字。

〔33〕必須先防下部，不得輕妄治也　謂治療骨蒸時必須固護下焦陰精，不可輕率亂治。"下部"，意指下焦或腎。因骨蒸者本於腎，腎居下焦，主陰精，骨蒸爲内熱傷陰之病，故於治療時必須先防下部。

按語　《內經》之言虛勞，惟是氣血兩端，至於《病源》，始將虛勞、骨蒸分別詳加論述。在虛勞病中，分五勞、六極、七傷；在骨蒸病中，分五蒸、二十三蒸。前者概括過勞引起之臟腑勞損，營衛失調之虛勞諸病證；後者包含慢性傳染性疾病在內，如癆瘵之類。骨蒸之病，主要見證是內熱，內熱傷陰，日久不愈，多變為瘠。本候所論，從臟腑五體五官九竅分證，說明癆瘵日久，可以損及全身各個部分，內容全面詳備，是早期之虛勞骨蒸文獻。以後《濟生方》論二十四蒸，在此基礎上又有發展，可以參閱。

又，本書卷二十四有骨注候，病情類此，可以參合研究。

四十一、虛勞舌腫候

心候舌，養於血，勞傷血虛，為熱氣所乘。又，脾之大絡，出於舌下。若心脾有熱，故令舌腫。

四十二、虛勞手足皮剝候

此由五臟之氣[1]虛少故也。血[2]行通榮五臟，五臟之氣，潤養肌膚，虛勞內傷，血氣衰弱，不能外榮於皮，故皮剝也。

〔1〕氣 在此包括血，作氣血理解。下文"氣"字同。

〔2〕血 在此包括氣，作血氣理解。

按語 本候所論手足皮膚剝脫，為虛勞之一證，是由五臟氣血虛衰引起。多見於大病後之恢復期。若屬其他皮膚病引起之手足皮膚剝脫，又當別論。

四十三、虛勞浮腫候

腎主水，脾主土。若脾虛則[1]不能尅制於水，腎虛則水氣流溢，散於皮膚，故令身體浮腫。若氣血俱澀，則多變為水病也。

〔1〕則 此下《聖惠方》卷三十治虛勞浮腫諸方有"土"字。

按語 本候指出虛勞浮腫之病機，重點在於脾腎之虛，脾虛則土不能制水，腎虛則失於蒸化，開闔失司，小便為之不利，是以水氣泛溢於皮膚而為浮腫。同時，亦提示對此病之治療，應着重在脾腎二經。該論點一直為後世所遵循，而且用之有效。

四十四、虚劳烦闷候

此由陰陽俱虚，陰氣偏少，陽氣暴勝，則熱乘於心，故煩悶也。

四十五、虚劳凝唾候

虚勞則津液減少，腎氣不足故也。腎液爲唾，上焦生熱[1]，熱衝咽喉，故唾凝結也。

〔1〕上焦生熱　宋本、汪本、周本同；《聖惠方》卷二十九治虛勞唾稠黏諸方作“上焦若虛，虛則生熱”。

四十六、虚劳呕逆唾血候

夫虚勞多傷於腎。腎主唾，肝藏血，胃爲水穀之海。胃氣逆則嘔，腎肝損傷，故因嘔逆唾血也。

四十七、虚劳呕血候

此内傷損於臟也。肝藏血，肺主氣。勞傷於血氣，氣逆則嘔，肝傷則血隨嘔出也。損輕則唾血，傷重則吐血。

按語　唾血，一指欬嗽痰中帶血，如《素問·欬論》：“肺欬之狀，欬而喘息有音，甚則唾血。”其病屬肺。二指血隨唾液而出，多由腎水不足，陰虛火旺，肝不藏血，肺絡受損所致。上候嘔逆吐血，是指嘔吐之涎唾中帶血，出血量少，其病機爲胃氣上逆，腎肝損傷。至若本候之嘔血、吐血，爲血隨嘔吐而出，嘔則有聲，吐則無聲，出血量大，多爲胃中積熱和肝火犯胃，導致胃絡受損所致。若由陰虛火旺者，每伴見發熱、盜汗、耳鳴、失眠、脈細數等見證，臨證可析而治之。

又，這裏所論的唾血、嘔血、吐血，僅是虛勞之兼證，不是泛論血證，與本書卷二十七中吐血、嘔血、唾血諸候不盡相同，應加區別。

四十八、虛勞鼻衄候

肺主氣而開竅於鼻，肝藏血。血之與氣，相隨而行，俱榮於臟腑。今勞傷之人，血虛氣逆，故衄。衄者，鼻出血也。

四十九、虛勞吐下血候

勞傷於臟腑，內崩[1]之病也。血與氣相隨而行，外養肌肉，內榮臟腑。臟腑傷損，血則妄行。若胸鬲氣逆，則吐血也；流於腸胃，腸虛則下血也；若腸虛而氣復逆者，則吐血下血；表虛者則汗血[2]。皆由傷損極虛所致也。

〔1〕內崩 病名，亦謂"崩中"。內藏傷損，虛極而出血之證。"崩"，謂血出如崩，形其來勢急暴，而又出血量多也。

〔2〕汗血 又名血汗。汗出色淡紅如血。亦稱"肌衄"。

五十、虛勞吐利候

夫大腸虛則泄利，胃氣逆則嘔吐。虛勞又腸虛胃逆者，故吐利。

五十一、虛勞兼痢[1]候

臟腑虛損，傷於風冷故也。胃爲水穀之海，胃冷腸虛則痢也。

〔1〕痢 宋本、周本同；汪本作"利"，古籍通作"利"。

五十二、虛勞秘澀[1]候

此由腸胃間有風熱故也。凡腸胃虛，傷風冷則泄利；若實，有風熱，則秘澀也。

〔1〕秘澀 指大便秘結難解。

五十三、虛勞小便利[1]候

此由下焦虛冷故也。腎主水，與膀胱爲表裏；膀胱主藏津液。腎氣衰弱，不能制於津液，胞內虛冷，水下不禁，故小便[2]

利也。

〔1〕小便利　小便快利，即小便不禁。《淮南子·墜形》："輕土多利"
注："利，疾也。"

〔2〕小便　原無，宋本、汪本、周本同，據《外臺》卷十七虛勞小便
利方補。

五十四、虛勞小便難候

膀胱，津液之腑，腎主水，二經共爲表裏。水行於小腸，入
於胞而爲溲便[1]，今胞内有客熱，熱則水液澀，故小便難。

〔1〕溲（sōu 搜）便　指小便。"溲"，同"溲"，《集韻》："溲，或
作溲。"

五十五、虛勞小便餘瀝候

腎主水。勞傷之人，腎氣虛弱，不能藏水，胞内虛冷，故小
便後水液不止，而有餘瀝。尺脈緩細者，小便餘瀝也。

五十六、虛勞小便白濁候

勞傷於腎，腎氣虛冷故也。腎主水而開[1]竅在陰[2]，陰爲溲
便之道。胞冷腎損，故小便白而濁也[3]。

〔1〕開　宋本、汪本、周本同；《外臺》卷十一虛勞小便白濁如脂方作
"關"，義均可通。

〔2〕陰　前後二陰。此處指前陰。

〔3〕濁也　宋本、汪本、周本同；《外臺》作"如脂，或如麩片也"。

五十七、虛勞少精候

腎主骨髓，而藏於精。虛勞腎氣虛弱，故精液少也。

診其脈，左手尺中陰絶[1]者，無腎脈也。苦足下熱[2]，兩髀
裏急，主精氣竭少，爲勞傷所致也。

〔1〕陰絶　"陰"，指沉取；"絶"，爲脈不應指。

〔2〕下熱　原無，宋本、汪本、周本同，義不完整，據《脈經》卷二
第一補。

五十八、虛勞尿精候

腎氣衰弱故也。腎藏精，其氣通於陰。勞傷腎虛，不能藏於精，故因小便而精液出也。

五十九、虛勞溢精、見聞精出候

腎氣虛弱，故精溢也。見聞感觸，則動腎氣，腎藏精，今[1]虛弱不能制於精，故因見聞而精溢出也。

〔1〕今　原作"令"，形近之誤，據汪本、周本改。

按語　本候論虛勞溢精、見聞精出，重點責之於腎氣虛弱不能制於精。明張景岳謂："精之藏制雖在腎，而精之主宰則在心"，"正以心爲君火，腎爲相火，心有所動，腎必應之"，所以精不能藏而漏出。張氏論述，心腎並重，發揮了本候之精神。

六十、虛勞失精候

腎氣虛損，不能藏精，故精漏失。其病小腹絃[1]急，陰頭寒，目眶痛[2]，髮落。

診[3]其脈數而散者，失精脈也。凡脈芤動微緊，男子失精也。

〔1〕絃　同"弦"。

〔2〕目眶痛　宋本、汪本、周本同；《金匱要略》第六作"目眩"。

〔3〕診　原作"令"，誤，據《外臺》卷十六虛勞失精方、周本改。汪本作"今"，亦通。

六十一、虛勞夢泄精候

腎虛爲邪[1]所乘，邪客於陰，則夢交接。腎藏精，今腎虛不能制精，因夢感動而泄也。

〔1〕邪　在此可理解爲五志之火，尤其是君相二火，與夢遺有着密切關係。又此後喜夢候作"厥氣"，如云：厥氣"客於陰，則夢接內"，可參。

按語　以上五候，少精、尿精、溢出精、失精、夢泄等，文中均責之於腎氣虛弱，不能制於精，是從"腎藏精"之理立論，重點很明確。但證之臨牀，亦要考慮他臟病變之影響，如心、肝等臟，可結合具體病情論證。

六十二、虛勞喜夢候

夫虛勞之人，血氣衰損，臟腑虛弱，易傷於邪，邪[1]從外集[2]內，未有定舍，反淫於臟，不得定處，與榮衛俱行，而與魂魄飛揚，使人臥不得安，喜夢。氣淫於府，則[3]有餘於外，不足於內；氣淫於臟，則[3]有餘於內，不足於外。若陰氣盛，則夢涉大水而恐懼；陽氣盛，則夢大火燔焫[4]；陰陽俱盛，則夢相殺[5]。上盛則夢飛，下盛則夢墜[6]。甚飽則夢行[7]，甚飢則夢臥[8]。肝氣盛則夢怒，肺氣盛則夢恐懼哭泣飛揚[9]，心氣盛則夢喜笑恐畏[10]，脾氣盛則夢歌樂，體重身不舉[11]，腎氣盛則夢腰脊兩解不屬[12]。凡此十二盛者，至而瀉之立已。厥氣[13]客於心，則夢[14]見山嶽煙火[15]；客於肺，則夢飛揚，見金鐵之器[16]奇物；客於肝，則夢見山林樹木；客於脾，則夢見丘陵大澤，壞屋風雨；客於腎，則夢見臨深[17]，没於[18]水中；客於膀胱，則夢遊行；客於胃，則夢飲食；客於大腸，則夢田野；客於小腸，則夢遊聚邑街衢；客於膽，則夢鬥訟自割[19]；客於陰[20]，則夢接內；客於項，則夢多[21]斬首；客於脛，則夢行走而不能前[22]，又居深地中[23]；客於股肱[24]，則夢禮節拜起[25]；客於胞䐈[26]，則夢溲便。凡此十五不足者，至[27]而補之立已。尋其茲夢，以設法治，則病無所逃矣。

〔1〕邪　此上《靈樞·淫邪發夢》、《甲乙經》卷六第八有"正"字。"正邪"，張景岳："凡陰陽勞逸之感於外，聲色嗜欲之動於內，但有感於身心者，皆謂之正邪。"

〔2〕集　宋本、汪本、周本同；《靈樞》、《甲乙經》作"襲"。

〔3〕則　此下《甲乙經》有"夢"字。

〔4〕燔焫（ruò 弱）　宋本、汪本、周本同；"焫"，《素問·脈要精微論》作"灼"；《靈樞》、《甲乙經》作"焫"。"燔焫"，聯綿詞，即焚燒。《説文》："燔，熱也。"；"焫，燒也。"《集韻》："焫，古作焫"。

〔5〕相殺　此下《素問》、《甲乙經》有"毁傷"二字。

〔6〕墜　宋本、汪本、周本同；《素問》、《靈樞》、《甲乙經》均作"墮"，義通。

〔7〕行　宋本、汪本、周本同；《素問》、《靈樞》、《甲乙經》均作"予"。

〔8〕卧　宋本、汪本、周本同；《素問》、《靈樞》、《甲乙經》均作"取"。

〔9〕恐懼哭泣飛揚　宋本、汪本、周本同；《素問》作一個"哭"字；《脈經》卷六第七無"飛揚"二字；《甲乙經》作"哭泣恐懼飛揚"；《太素》卷十四作一個"哀"字。

〔10〕恐畏　宋本、汪本、周本同；《甲乙經》作"及恐怖"。

〔11〕體重身不舉　宋本、汪本、周本同；《靈樞》作"身體重不舉"；《甲乙經》作"體重，手足不舉"。

〔12〕兩解不屬　宋本、汪本、周本同；"屬"上，《脈經》有"相"字。"兩解不屬"，意謂腰脊分解爲二，不相連屬。

〔13〕厥氣　在此指邪氣、逆亂之氣。《中藏經》卷上第二十四即作"邪氣"。

〔14〕夢　原作"驚"，與前後文例不協，據《靈樞》、《甲乙經》及上下文意改。

〔15〕山嶽熛（biāo 標）火　宋本、汪本、周本同；《甲乙經》作"丘山煙火"。"熛火"，迸飛之火焰，《説文》："熛，火飛也。"

〔16〕器　宋本、汪本、周本同；《靈樞》無，《甲乙經》"器"下有"及"字。

〔17〕臨深　宋本、汪本、周本同；《靈樞》、《甲乙經》、《脈經》作"臨淵"，義同。謂身臨深淵也。

〔18〕没於　宋本、汪本、周本同；《靈樞》、《甲乙經》作"没居"。

〔19〕鬪訟自割　"訟"，爭吵。《易·訟》《釋文》："訟，爭也。言之於公也。""割"，《甲乙經》作"刳"。

〔20〕陰　此下《靈樞》、《甲乙經》有"器"字。

〔21〕多　宋本、汪本、周本同；《甲乙經》無。

〔22〕前　此下《千金要方》卷一序例有"進"字。

〔23〕又居深地中　宋本、汪本、周本同；《靈樞》、《甲乙經》作"及居深地窌苑中"。

〔24〕胠　原無，宋本、汪本、周本同，據《靈樞》、《甲乙經》補。

〔25〕起　宋本、汪本、周本同、《靈樞》同；《甲乙經》、《千金要方》作"跪"。

〔26〕膱（zhí 職）　原無，宋本、汪本、周本同，據《靈樞》、《甲乙經》、《千金要方》補。"膱"，大腸。《廣韻》："膱，肥腸。"

〔27〕至　原無，宋本、汪本、周本同，據《靈樞》、《甲乙經》、《千金要方》補。

按語　本候指出虛勞喜夢之病因病機，爲正氣不足，邪氣內集，未有定舍，反淫於臟，與營衛俱行，而與魂魄飛揚，故使人臥不得安而喜夢。并論述了十二盛、十五不足諸夢境。臨牀可通過各種不同夢境來觀察臟腑陰陽之盛衰，從而了解受邪之處，如在臟在腑，或肢體的某一局部。氣盛者瀉之，不足者補之。這對診斷和治療尚有一定之參考價值。

六十三、虛勞尿血候

勞傷而生客熱，血滲於胞故也。血得溫而妄行，故因熱流散，滲於胞而尿血也。

六十四、虛勞精血出候

此勞傷腎氣故也。腎藏精，精者血之所成也。虛勞則生七傷六極，氣血俱損，腎家偏虛，不能藏精，故精血俱出也。

按語　本候爲精血證之最早記載，殊爲寶貴。其因責之於勞傷腎氣，因腎主藏精之故。臨牀所見，壯年之人施泄過度，常致精血雜出，亦屬房勞過度，勞傷腎氣所致。

六十五、虛勞膝冷候

腎弱髓虛，爲風冷所搏故也。腎居下焦，主腰脚[1]，其氣榮潤骨髓，今腎虛受風寒，故令膝冷也。久不已，則脚酸疼屈弱。其湯熨針石，別有正方，補養宣導，今附於後。

養生方導引法云：兩手反向拓席，一足跪，坐上，一足屈如，仰面，看氣道衆處散適，極勢振之四七。左右亦然。始兩足向前雙踦，極勢二七。去胸腹病，膝冷臍悶。

又云：互跪，調和心氣向下至足，意想氣索索然[2]，流布得所，始漸漸平身[3]，舒手傍肋，如似手掌內氣出氣不止[4]，面覺急悶，即起背[5]至地，來去二七[6]，微減去膝頭冷，膀胱宿病，腰[7]脊強，臍下冷悶。

又云：舒兩足坐，散氣向湧泉，可三通，氣徹到[8]，始收右足屈捲，將兩手急捉腳湧泉，挽。足踹手，挽，一時取勢。手足用力，送氣向下，三七，不失氣之行度[9]。數尋[10]，去腎內冷氣，膝冷腳疼。

又云：跪一足，坐上，兩手髀[11]內捲足，努踹向下，身外扒，一時取勢，向心來去二七。左右亦然。去痔，五勞，足臂疼悶，膝冷陰疼。

又云：臥展兩脛，足十指相柱，伸兩手身旁，鼻內氣七息。除兩脛冷，腿骨中痛。

又云：偃臥，展兩脛兩手，足外踵，指相向[12]，以[13]鼻內氣，自極七息，除兩膝寒，脛骨疼，轉筋。

又云：兩足指向下柱席，兩湧泉相拓，坐兩足跟頭，兩膝頭外扒，手身前向下盡勢，七通。去勞損陰疼膝冷，脾瘦腎乾。

又云：兩手抱兩膝，極勢，來去搖之七七，仰頭向後。去膝冷。

又云：偃臥，展兩脛，兩足指左向，直兩手身旁，鼻內氣七息。除死肌及脛寒。

又云：立，兩手搦腰遍，使身正，放縱，氣下使得所，前後振搖七七，足並頭兩向，振搖二七，頭上下搖之七，縮咽舉兩髀，仰柔脊，冷氣散，令藏府氣向湧泉通徹。

又云：互跪，兩手向後，手[14]掌合地，出氣向下。始，漸漸向下，覺腰脊大悶，還上，來去二七。身正，左右散氣，轉腰三七，去臍下冷悶，膝頭冷，解谿內病[15]。

〔1〕腎居下焦，主腰腳　《素問·金匱真言論》："病在腎，俞在腰股"王冰注："腰為腎府，股接次之，故兼言之。"所以言腎主腰腳。

〔2〕索索然　象聲詞。謂意念中想象氣之流動有如風吹樹葉索索作聲。《藝文類聚》卷六江總貞女峽賦："山蒼蒼以墜葉，樹索索而搖枝。"

〔3〕平身 原作"平手"，誤。據本書卷十五膀胱病候養生方導引法改。"平身"，即起立。凡行跪拜禮，由拜而起立曰平身。《元史·禮樂志》："曰拜，曰興，曰平身。"

〔4〕止 原作"上"，形近之誤。據本書卷十五改。

〔5〕背 周本作"脊"。

〔6〕二七 周本作"三七"。

〔7〕腰 此下原有"內"字，衍文，據本書卷十五刪。

〔8〕到 原作"倒"，形近之誤。據《外臺》卷十八腳氣論、周本改。

〔9〕不失氣之行度 原作"不失氣"，詞義不明，句有脫字。據本書卷二風邪候、卷十六腹脹候養生方導引法補。

〔10〕數（shuò 朔）尋 本書卷十三腳氣候養生方導引法作"數行"，義近。"數尋"，謂常常運用這種方法。"尋"，用也。《左傳》莊公二十八年："今令尹不尋諸仇讎"杜注："尋，用也。"

〔11〕髀 原作"脾"、俗誤字，據《一切經音義》改。

〔12〕足外踵，指相向 原作"外踵者相向"，據本書卷一風不仁候養生方導引法改。

〔13〕以 原作"亦"，誤，據本書卷一改。

〔14〕手 原無，據本書卷十二病冷候養生方導引法第五條補。

〔15〕病 本書卷十二冷熱候養生方導引法作"疼痛"，義長。

六十六、虛勞陰冷候

陰陽俱虛弱故也。腎主精髓，開竅於陰。今陰虛陽弱，血氣不能相榮，故使陰冷也。久不已，則陰萎弱。

六十七、虛勞髀樞[1]痛候

勞傷血氣，膚腠虛踈，而受風冷故也。腎主腰腳，腎虛弱則爲風邪所乘，風冷客於髀樞之間，故痛也。

〔1〕髀樞 髀骨外側之凹陷部，即髖關節部位。此部有轉樞作用，故名。髀樞又名髀白，亦稱髖臼。

六十八、虛勞偏枯候

夫勞損之人，體虛易傷風邪。風邪乘虛客於半身，留在肌膚，未即發作，因飲水，水未消散，即勞於腎，風水相搏，乘虛偏發，風邪留止，血氣不行，故半身手足枯細，爲偏枯也。

按語 本卷虛勞膝冷候、髀樞痛候、虛勞偏枯候，以及卷三虛勞傷筋骨候、筋攣候、體痛候等，均爲肌肉筋骨間病，有其共通之處，但病因病機不盡相同，宜前後互參，比較研究。

六十九、虛勞陰萎候

腎開竅於陰，若勞傷於腎，腎虛不能榮於陰器，故萎弱也。診其脈，瞥瞥如羹上肥[1]，陽氣微；連連如蜘蛛絲[2]，陰氣衰。陰陽衰[3]微，而風邪入於腎經，故陰不起，或引小腹痛也。

養生方云：水銀不得近陰，令玉莖消縮。

〔1〕瞥瞥如羹上肥　宋本、汪本、周本同；"瞥瞥"，《脈經》卷四第一作"漐漐"。全句形容陽氣衰微之脈浮虛無力，不耐尋按。"瞥瞥"，輕浮之意；又不定貌。《注解傷寒論》："脈瞥瞥如羹上肥者，陽氣微也。"注："輕浮而陽微也。""羹上肥"，指羹湯上漂浮之油脂。

〔2〕連連如蜘蛛絲　宋本、汪本、周本同；"連連"，《傷寒論·辨脈法》作"縈縈"。全句形容陰氣衰少之脈細微如蛛絲。"連連"，猶接續也。

〔3〕陰陽衰　原無，宋本、汪本同，文義不貫，據周本、《外臺》卷十七虛勞陰萎方補。

七十、虛勞陰痛候

腎氣虛損，爲風邪所侵，邪[1]氣流入於腎經，與陰氣相擊，真邪交爭，故令陰痛。但冷者唯痛，挾熱[2]則腫。其湯熨針石，別有正方，補養宣導，今附於後。

養生方導引法云：兩足指向下柱席，兩涌泉相拓，坐兩足跟頭，兩膝頭外扒，手身前向下盡勢，七通。去勞損陰痛膝冷。

〔1〕邪　原無，宋本、汪本、周本同，據《外臺》卷二十六陰痛方補。

〔2〕熱　此下《外臺》有"者"字。

七十一、虛勞陰腫候

此由風熱客於腎經，腎經[1]流於陰器，腎虛不能宣散，故致腫也。

〔1〕腎經　宋本、汪本、周本同；《醫心方》卷七第四無。

七十二、虛勞陰疝[1]腫縮候

疝者，氣痛也。衆筋[2]會於陰器。邪客於厥陰、少陰之經，與冷氣相搏，則陰痛腫而攣縮。

〔1〕陰疝　即㿗疝。其類有四，即腸㿗、卵脹、氣㿗、水㿗。

〔2〕衆筋　《素問・厥論》作“宗筋”，義同。《廣雅》：“宗，衆也。”

七十三、虛勞陰下癢濕候

大虛勞損，腎氣不足，故陰冷，汗液自泄[1]，風邪乘之，則瘙癢。其湯熨針石，別有正方，補養宣導，今附於後。

養生方導引法云：偃[2]卧，令兩手布膝頭，取[3]踵置尻下，以口内氣，腹脹自極[4]，以鼻出氣，七息。除陰下濕，少腹裏痛，膝冷不隨。

〔1〕故陰冷，汗液自泄　宋本、汪本、周本同。《外臺》卷二十六陰下癢濕方作“故陰汗陰冷，液自泄”；《聖惠方》卷三十虛勞陰下濕癢生瘡諸方作“故陰汗自泄也”。

〔2〕偃　原脱，據本書卷十四諸淋候、氣淋候養生方導引法補。

〔3〕取　本書卷十四諸淋候、石淋候作“邪”。“邪”通“斜”。

〔4〕腹脹自極　本書卷十四諸淋候、石淋候作“振腹”二字。

按語　本候指出虛勞腎氣不足，不能溫煦於下，故前陰發冷；腎虛不能制約津液，而陰汗自出。如再被風邪侵襲，則風邪與濕相搏，鬱而生熱，故發生陰部瘙癢。

七十四、虛勞陰瘡候

腎榮於陰器[1]，腎氣虛，不能制津液，則汗濕，虛則爲風邪所乘，邪客腠理，而正氣不泄，邪正相干，在於皮膚，故癢，搔之則生瘡。

〔1〕器　汪本、周本同；宋本、《外臺》卷二十六陰瘡方均無。

按語　本卷陰冷、陰萎、陰痛、陰腫、陰疝、陰下癢濕及陰瘡，都是前陰部位之病，但從虛勞來看，當以陰萎、陰冷爲主。

至於陰痛、陰腫、陰疝、陰下癢濕及陰瘡等，在臨牀上有虛實寒熱之別，應作具體分析。

七十五、風虛勞候

風虛者，百痾之長[1]。勞傷之人，血氣虛弱，其膚腠虛疏，風邪易侵。或遊易[2]皮膚，或沉滯藏府，隨其所感，而衆病生焉。其湯熨針石，別有正方，補養宣導，今附於後。

養生方導引法云：屈一足，指向地努之，使急，一手倒挽足解溪，向心極勢，腰、足解溪、頭如似骨解、氣散，一手向後拓席，一時盡勢三七。左右換手亦然。去手足腰髖風熱急悶。

又云：抑[3]頭却[4]背，一時極勢，手向下至膝頭，直腰，面身正。還上，來去三七[5]。始正身，縱手向下，左右動腰二七，上下挽背脊七。漸去背脊、臂髖、腰冷不和。頭向下努，手長舒向背上高舉，手向上，共[6]頭，漸漸五寸，一時極勢，手還收向心前、向背後，去來和諧，氣共力調，不欲氣強於力，不欲力強於氣，二七。去胸背前後筋脈不和，氣血不調。

又云：伸[7]左脛，屈右膝內壓之，五息止。引肺氣[8]，去風虛，令人目明。依經爲之，引肺中氣，去風虛病，令人目明，夜中見色，與晝無異。

〔1〕風虛者，百痾（kē苛）之長　意即"風爲百病之長"。"痾"，病。《後漢書‧竇融傳》："是使積痾不得遂瘳。"

〔2〕遊易　遊行；出沒。一作"遊奕"。

〔3〕抑　原作"仰"，形近之誤，據周本改。

〔4〕却　仰也。《儀禮‧士昏禮》："啟會却於敦南"疏："却，仰也。"按："卻"爲"却"之正字。

〔5〕來去三七　原作"去三七"，導引動作不完整，據文義補。

〔6〕共（gǒng鞏）　通"拱"。環抱，拱衞。《論語‧爲政》："譬如北辰，居其所，而衆星共之。"

〔7〕伸　宋本、汪本、周本同；《彭祖導引法》作"掩"。

〔8〕氣　原脫，宋本、汪本、周本同，文義未完，據《彭祖導引法》補。

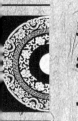

重刊巢氏諸病源候總論卷之五

腰背病諸候 凡十論

提要 本篇論述腰背諸病，内容以腰痛爲主。

根據病因和病情之不同，腰痛又分爲腎虚、風痹、勞損、臀腰及寢卧濕地等五種證候，并及腎着腰痛。又從病程之久暫，分爲卒腰痛、久腰痛等。背病僅有背僂一候，責之風寒搏於脊膂之筋，與風濕腰痛有一定聯繫。

另有脇痛一候，脇痛與腰痛有別，蓋因肝腎相關，連類而及者，可與卷十六胸脇痛候參閲。

一、腰痛候

腎主腰脚。腎經虚損，風冷乘之，故腰痛也。又，邪客於足太[1]陰之絡，令人腰痛引少腹，不可以仰息[2]。

診其尺脈沉，主腰背痛。寸口脈弱，腰背痛。尺寸俱浮，直上[3]直下，此爲督脈腰强痛[4]。

凡腰痛有五：一曰少陰，少陰申[5]也，七月萬物陽氣傷[6]，是以腰痛。二曰風痹，風寒著腰，是以痛[7]。三曰腎虚，役用傷腎，是以痛。四曰臀腰[8]，墜墮傷腰，是以痛。五曰寢卧濕地，是以痛。其湯熨針石，別有正方，補養宣導，今附於後。

養生方云：飯了勿即卧，久成氣病，令腰疼痛。

又曰：大便勿强努，令人腰疼目澀。

又云：笑多，即腎轉腰痛[9]。

又云：人汗次[10]。勿企牀[11]懸脚，久成血痹，兩足重及腰痛。

養生方導引法云：一手向上極勢，手掌四方轉廻，一手向下努之，合手掌努指，側身欹形，轉身向似看，手掌向上，心气向下，散適[12]，知氣下緣上，始極勢[13]，左右上下四七亦然。去髀井、肋、腰脊痛悶。

又云：互[14]跪，長伸兩手，拓席向前，待腰脊須轉，遍身骨解氣散，長引腰[15]極勢，然始却跪使[16]急，如似脊內冷氣出許，令臂搏[17]痛，痛欲似悶痛，還坐[18]，來去二七。去五藏不和，背痛悶。

又云：凡人常[19]覺脊强，不問時節，縮咽髀[20]內，仰[21]面努搏[22]井向上也。頭左右兩向[23]按之，左右三七，一住，待血行氣動定，然始更用，初緩後急，不得先急後緩[24]。若無病人，常欲得旦起、午時、日没三辰如用，辰別三七[25]。除寒熱，脊、腰、頸痛。

又云：長[26]舒兩足，足指努向[27]上，兩手長舒，手掌相向，手指直舒，仰頭努脊，一時極勢，滿三通。動足相去[28]一尺，手不移處，手掌向外七通。更動足二尺，手向下拓席，極勢，三通。去遍身內筋脈虛勞，骨髓痛悶。長舒兩足，向[29]身角上，兩手捉兩足指急搦，心不用力，心氣並在足下，手足一時努縱，極勢三七。去踹、臂、腰疼，解谿蹙[30]氣，日日漸損。

又云：凡學將息人，先須正坐，並[31]膝頭足，初坐，先足指指向對，足跟外扒，坐上少欲安穩，須兩足跟向內相對，坐上，足指外扒[32]，覺悶痛，漸漸舉身似欹便，坐[33]坐上，待共兩[34]坐相似，不痛，始双竪足跟向[35]上，坐上[36]足指並反而向外，每坐常學。去膀胱內冷，面冷風、膝冷、足疼、上氣、腰痛，盡自消適也。

〔1〕太　原作“少”，誤，據《素問·繆刺論》、《甲乙經》卷五第三、

《太素》卷二十三量繆刺、《醫心方》卷六第七改。

〔2〕不可以仰息 《素問・繆刺論》王冰注："受邪氣則絡脈拘急，故不可以仰伸而喘息也。"又云："《刺腰痛篇》中無息字。"按：今本《素問》缺足太陰腰痛。

〔3〕直上 原無，宋本、汪本、周本同，據《脈經》卷二第四補。

〔4〕腰强痛 宋本、汪本、周本同；《脈經》作"腰背强痛，不得俯仰。"義長。

〔5〕申 原作"腎"，據《太素》卷八經脈病解改。能與太陽寅、少陽戌、陽明午、太陰子、厥陰辰相協。

〔6〕七月萬物陽氣傷 "七月"原作"十月"，誤，據《太素》改。"傷"，《太素》作"皆傷"，《外臺》卷十七腰痛方作"皆衰"。本句楊上善注："七月秋氣始至，故曰少陰。十一月少陰之氣大，三月少陰已厥，故少陰至腎七月之時，三陰已起，萬物之陽已衰，太陽行腰，太陽既衰，腰痛也。"

〔7〕痛 此上《外臺》、《醫心方》均有"腰"字。以下三"痛"字同此。

〔8〕臀（kuì 潰）腰 病名。突然墜墮，腰部受傷而疼痛。《玉篇》："臀，腰痛。"《集韻》："臀要者，忽轉動而跛。"按，跛訓體屈，亦訓折。下同。

〔9〕笑多，即臀轉腰痛 宋本、汪本同；周本"痛"作"疼"。《外臺》作"笑過多，即臀轉動，令人腰痛。"義長。

〔10〕汗次 謂汗出之際。"次"，時也。《史記・黥布傳》："從容語次，譽赫長者也。"

〔11〕企牀 垂足坐於牀上，足跟不着地。"企"通"跂"，《千金要方》卷二十七第二即作"跂"。《資治通鑒・齊紀・明帝永泰元年》："敬則横刀跂坐。"注："跂坐，垂足而坐，跟不及地。"

〔12〕散適 使導引之氣舒散調適。

〔13〕知氣下緣上，始極勢 意謂感覺到心氣又從下往上循行時，纔使動作達到最大限度。"緣"，循行。《爾雅》："緣，循也。""始"，猶云方也，纔也。

〔14〕互 原作"平"，形近之誤，《廣韻》："互，俗作牙。"據改。

〔15〕長引腰 伸展腰部。"引"伸展。《易・繫辭》："引而伸之。"

〔16〕使 原作"便"，形近之誤，文義不貫，據導引姿勢改。

〔17〕臂髆　即"臂膊"。"髆"通"膊"，《周禮·秋官·掌戮》："而髆"《釋文》注："髆作膊"。

〔18〕還坐　謂却跪後再坐。古人席地而坐，雙膝跪地，臀部靠在足後跟上。聳身爲跪，跪可言坐，坐不可言跪。

〔19〕凡人常　此下原有"須"字，衍文，據本書卷一風痹候養生方導引法删。

〔20〕髀　原作"轉"，形近之誤，據本書卷一風痹候、卷二風頭眩候養生方導引法改。

〔21〕仰　原作"似廻搏内似"五字，文不成句，據本書卷一、卷二改。

〔22〕搏　通"髆"。卷一、卷二即作"髆"。

〔23〕向　原作"句"，形近之誤，據宋本、汪本、周本改。

〔24〕不得先急後緩　原無，據本書卷一、卷二補。

〔25〕三七　本書卷二十九風齒候同；卷一風痹候、卷二風頭眩候、卷三十口舌瘡候作"二七"。

〔26〕長　原無，據本書卷三虛勞體痛候養生方導引法補。

〔27〕向　原無，宋本、汪本、周本同，據本書卷三、正保本、陸心源校本補。

〔28〕去　原作"向"，誤，據本書卷三改。

〔29〕向　原無，據本書卷三補。

〔30〕蹙　原作"足"，誤，據本書卷三改。

〔31〕並　原無，據本書卷二風冷候、卷十三上氣候養生方導引法補。

〔32〕外扒　原作一個"扒"字，誤，據本書卷二、卷十三改。

〔33〕坐　原作"兩"，誤，據本書卷二、卷十三改。

〔34〕兩　原無，據本書卷二、卷十三補。

〔35〕向　原作"而"，誤，據本書卷二、卷十三改。

〔36〕坐上　原無，據本書卷二、卷十三補。

按語　原書文中"邪客於足少陰之絡"一句，《素問》、《甲乙經》、《太素》、《醫心方》均作"邪客於足太陰之絡"，而且《素問·繆刺論》叙述邪客手足三陰三陽之絡病，惟足太陰之絡有腰痛，從此可知，《病源》引文有誤，據改如上。但足太陰與上文"腎主腰脚"之提示又不相協，《素問·刺腰痛》有"足少陰令人腰痛，痛引脊内廉"之文，移此則可以上下貫通。

本篇專論腰痛病候，對病理變化敘述尤詳，養生導引方法亦多。此外，本書尚有卷四十一之妊娠腰痛候、妊娠腰腹痛候，卷四十三之產後腰痛候等，前後互參，可對此病瞭解得更全面。

又，本候所述腰痛病之脈象，宋以後又有發展，有助於臨牀診斷，如《濟生方·腰痛論》云："大抵腰痛之脈，脈皆沉弦，沉弦而緊者，寒腰痛；沉弦而浮者，風腰痛；沉弦而濡細者，濕腰痛；墜墮閃肭，以致氣凝血滯而痛者，脈多沉弦而實也。當推其所因，合其脈以治，無不效者矣。"可參。

二、腰痛不得俛仰候

腎主腰腳，而三陰三陽、十二經、八脈[1]，有貫腎絡於腰脊者。勞損於腎，動傷經絡，又爲風冷所侵，血氣擊搏，故腰痛也。陽病者，不能俛，陰病者，不能仰，陰陽俱受邪氣者，故令腰痛而不能俛仰。

養生方導引法云[2]：伸兩脚，兩手指[3]著足五指上。愈腰折不能低著；唾血、久疼愈。

又云：長伸兩脚，以兩手捉足[4]五指七通。愈折腰不能低仰[5]也。

〔1〕八脈 此上《聖惠方》卷四十四腰痛強直不能俯仰諸方有"奇經"二字，義勝。"八脈"，即奇經八脈。

〔2〕養生方導引法云 原作"又云"，誤，此前無養生方導引法條文，"又云"即無所承接，今據本書體例改。

〔3〕指 原無，據本書卷二十七唾血候養生方導引法補。

〔4〕足 原無，文義不明，據前條養生方導引法補。

〔5〕低仰 同俯仰。低，謂身體俯曲向下；仰，謂身體仰擡向上。又，此下本書卷二十七唾血候養生方導引法有"若唾血、久疼、血病、久行身則可卷轉也"兩句。

按語 腰痛病理，一般多責之於腎經，本候則指出三陰三陽、十二經脈和奇經八脈有貫於腎，絡於腰脊者，故除腎經虛損，或外邪侵入腎經以外，上述經脈有病，亦能影響於腎，發生腰痛。這樣，看問題更爲全面。至於各經所致腰痛，其症狀特點，《素問·刺腰痛》有詳細記載，可以參閱。

三、風濕腰痛候

勞傷腎氣，經絡既虛，或因臥濕當風，而風濕乘虛搏於腎[1]經，與血氣相擊而腰痛，故云風濕腰痛。

〔1〕腎 此下原重"腎"字，衍文，據下文久腰痛候文例、《聖惠方》卷四十四風濕腰痛諸方刪。

四、卒腰痛候

夫勞傷之人，腎氣虛損，而腎主腰腳，其經貫腎絡脊，風邪乘虛卒入腎經，故卒然而患腰痛。

五、久腰痛候

夫腰痛，皆由傷腎氣所爲。腎虛受於風邪，風邪停積[1]於腎經，與血氣相擊，久而不散，故久腰痛。

〔1〕積 宋本、汪本、周本同；《外臺》卷十七久腰痛方作"滯"，義通。"積"，亦"滯"也。《莊子·天道》："天道運而無所積"《釋文》："積，謂滯積不通也。"

按語 以上兩候，指出腰痛有兩種情況，即久暫之分。一者是"風邪乘虛，卒入腎經"，表現爲突然腰痛；一者是"風邪停積於腎經，久而不散"，表現爲久腰痛。臨牀所見，二者往往表現在一人之身，即前者爲病之始發，而後者爲病之延續，久久不愈。因此，腰痛而不徹底治療，常致兩種證候交替出現，不易杜根。

六、腎著腰痛候

腎主腰腳，腎經虛則受風冷，內有積水，風水相搏，浸積[1]於腎，腎氣內著，不能宣通，故令腰痛。其病狀，身重腰冷，腹重[2]如帶五千錢，如坐於水，形狀如水，不渴，小便自利，飲食如故。久久變爲水病，腎濕故也。

〔1〕積 宋本、汪本、周本同；《外臺》卷十七腎著腰痛方作"漬"，

義通。"積"可假借爲"瀆"。《公羊傳·莊公十七年》："齊人瀸于遂，瀸，積也。"《釋文》："積，本又作瀆。"

〔2〕腹重　宋本、汪本、周本同；《脈經》卷六第九作"腰重"，《醫心方》卷六第九作"腰腹重"。

按語　腎著腰痛，是風冷與水濕，痹著於腰部而發生疼痛。其病機爲腎經先虛，陰寒過抑，腎氣被困，不得宣通，所以身重腰冷而痛。病名"腎著"，"著"字有雙關之意，一方面是風冷水濕痹著於腎之外府，另一方面又腎氣內虛，著而不行，邪正兩病者。《金匱要略》治以甘草乾薑茯苓白朮湯，方法是溫陽祛寒濕，亦是邪正兩顧，於義相洽，臨牀亦已成爲常規；但可議者，顧及腎氣不多，雖然《金匱要略心典》解釋："其病不在腎之中臟，而在腎之外腑，故其治法，不在溫腎以散寒，而在燠土以勝濕。"但如腎經虛，腎氣內著，證候明顯者，還宜顧腎，此在臨牀上有例可徵。

七、腎腰候

腎腰者，謂卒然傷損於腰而致痛也。此由損血[1]搏於腰[2]脊所爲，久不已，令人气息乏少，面無顏色，損腎故也。

〔1〕損血　謂墜墮損傷於腰，所産生之瘀血，亦稱惡血。

〔2〕腰　原作"背"，宋本、汪本、周本同；部位相異，據《醫心方》卷六第八改。

按語　本候敍症較簡，《三因方》不內外因腰痛論云："腎腰痛者，傴僂腫重，引季脇痛，因於墜墮，惡血流滯。"可資參考。

八、腰脚疼痛候

腎氣不足，受風邪之所爲也。勞傷則腎虛，虛則受於風冷，風冷與真氣交争，故腰脚疼痛。

九、背傴候

肝主筋而藏血。血爲陰，氣爲陽。陽氣，精則養神，柔則養筋。陰陽和同，則氣血調適，共相榮養也，邪不能傷。若虛則受風，風寒搏於脊膂之筋，冷則攣急，故令背僂。

十、脇痛候

邪客於足少陽之絡，令人脇痛，咳，汗出。陰氣擊於肝，寒氣客於脈中，則血泣脈急，引脇與小腹[1]。

診其脈弦而急，脇下如刀刺，狀如飛尸[2]，至困[3]不死。左手脈大，右手脈小，病右脇下痛。寸口脈雙弦[4]，則脇下拘急，其人濇濇而寒。其湯熨針石，別有正方，補養宣導，今附於後。

養生方導引法云：卒左脇痛，念[5]肝爲青龍[6]，左目中魂神，將五營兵千乘萬騎、從甲寅[7]直符[8]吏，入左脇下取病去。

又云：右脇痛，念肺爲白虎[9]，右目中魄神，將五營兵千乘萬騎，從[10]甲申、直符吏，入右脇下取病去。

脇側臥，伸臂直脚，以鼻內氣，以口出之，除脇皮膚痛，七息止。

又云，端坐伸腰，右顧視目[11]，口內氣，咽之三十。除左脇痛，開目。

又云：舉手交項上，相握自極。治脇下痛。坐地，交兩手著不周遍握，當挽[12]。久行，實身如金剛，令息調長，如風雲，如雷。

〔1〕引脇與小腹　《素問·舉痛論》作"脇肋與少腹相引痛矣。"義長。

〔2〕飛尸　"尸"原作"户"，形近之誤，據宋本、汪本、周本改。"飛尸"，病名。參見本書卷二十三飛尸候。

〔3〕困　病重。《廣韻》："困，病之甚也。"

〔4〕雙弦　宋本、汪本、周本同；《金匱要略》第十作"弦者"。

〔5〕念　念誦。即心念口誦咒語，爲道教以符咒驅鬼治病方法之一。

〔6〕青龍　原爲古代神話中東方之神。即二十八宿中東方七宿，因其組成龍象，位於東方，色青，故稱。同白虎、朱雀、玄武合稱四方四神。《禮記·曲禮上》："行前朱鳥而後玄武，左青龍而右白虎。"孔疏："朱鳥、玄武、青龍、白虎，四方宿名也。"道教常以青龍、白虎、朱雀、玄武作護衛

神，以壯威儀。《北極七元紫庭秘訣》："左有青龍名孟章，右有白虎名監兵，前有朱雀名陵光，後有玄武名執明，建節持幢，負背鐘鼓，在吾前後左右，周匝數千萬重。"

〔7〕甲寅　道教神名，爲六丁六甲之一。六丁（丁卯、丁巳、丁未、丁酉、丁亥、丁丑）爲陰神；六甲（甲子、甲戌、甲申、甲午、甲辰、甲寅）爲陽神。《無上九霄雷霆玉經》："六丁玉女，六甲將軍。"傳云："六丁六甲"爲天帝役使，能"行風雷，制鬼神"。道士可用符籙召請之，"祈禳驅鬼"。

〔8〕直符　指六陰神。《至游子·內德篇》："直符，六陰神也。"

〔9〕虎　原作"帝"，誤，據正保本改。

〔10〕從　原無，宋本、汪本、周本同，據湖本補。

〔11〕目　原作"月"，形近之誤，據《王子喬導引法》改。

〔12〕交兩手著不周遍握，當挽　謂交叉兩手，手指作不完全相握，並作相挽之姿勢。"著不周遍"，即接觸不完全之意。

按語　本候《養生方導引法》第一、第二段文字，是道教符籙咒禁內容，出現於此，亦反映隋唐時期，道家思想對醫藥學術界之影響。道家修煉方法很多，有服餌、導引、胎息、內丹、外丹、符籙、房中、辟穀等，其中亦有可以挖掘整理之精華。本候所述，從表面看，似有迷信色彩，但實質上亦屬一種心理療法，可作進一步研究。

又，脅痛一候，與腰背痛關涉較少，蓋從肝腎之病同一治之之理，連類而及者。本書卷十六尚有胸脅痛候，辛苦煩滿又胸脅痛欲死候等，可以參閱。

消渴病諸候 凡八論

提要　本篇專論消渴病及其諸候。消渴，既是病名，又是病中之一個證候。在此根據病情之發展及其臨牀證候之差異，又分爲消渴、渴利和內消三類；并從消渴病之嚴重危害，論及強中候。至於消渴病之許多變證，如生瘡、癰疽、水病等，均隨文而論，未立專候。

諸病源候論校注

一、消渴候

夫消渴者，渴不止，小便多[1]是也。由少服五石諸丸散[2]，積經年歲，石勢[3]結於腎中，使人下焦虛熱。及至年衰，血氣減少，不復能制於石。石勢獨盛，則腎爲之燥，故引水而不小便[4]也。其病變多發癰疽，此坐熱氣[5]，留於經絡不引[6]，血氣壅澀，故成癰膿。

診其脈，數大者生，細小浮[7]者死。又沉小者生，實牢大者死。

有病口甘者，名爲何，何以得之。此五氣[8]之溢也，名曰脾癉[9]。夫五味入於口，藏於胃，脾爲之行其精氣[10]。溢[11]在脾，令人口甘，此肥美之所發。此人必數食甘美而多肥，肥者[12]令人内熱，甘者令人中[13]滿，故其氣上溢，轉[14]爲消渴。

厥陰之病，消渴重[15]，心中疼[16]，饑而不欲食，甚則欲吐蚘[17]。其湯熨針石，別有正方，補養宣導，今附於後。

養生法云：人睡臥，勿張口，久成消渴及失血色。

養生方導引法[18]赤松子云：臥，閉目不息十二通，治飲食不消[19]。

法云：解衣惔臥[20]，伸腰瞋[21]少腹，五息止。引腎氣[22]，去消渴，利陰陽。解衣者，無使望礙。惔臥者，無外想，使氣易行。伸腰者[23]，使腎無逼蹙[24]。瞋者，大努使氣滿小腹者，即攝腹牽氣使上，息即爲之[25]。引腎者，引水來咽喉，潤上部，去消渴枯槁病。利陰陽者，饒氣力也[26]。此中數虛[27]，要與時節而爲避，初食後，大饑時，此二時不得導引，傷人。亦避惡日，時節不和時亦避。導已，先行一百二十步，多者千步，然後食之。法不使大冷大熱，五味調和。陳穢宿食，蟲蝎餘殘，不得食。少胗[28]著口中，數嚼少湍咽[29]。食已，亦勿眠，此名穀藥，并與氣和，即真良藥。

〔1〕小便多 宋本、汪本、周本同；本候下文、《外臺》卷十一消渴方、《醫心方》卷十二第一、《聖惠方》卷五十三治消渴諸方均作"不小

104

便"。

〔2〕五石諸丸散　指以五種熱性礦物藥爲主之丸散製劑，又名寒食散。"五石"之組成，諸方有差異。如本書卷六寒食散發候記載之《寒食散對治方》作鐘乳、硫黄、白石英、赤石脂、紫石英；《抱樸子·金丹》作丹砂、雄黄、白礬、曾青、磁石。

〔3〕石勢　石藥之勢力，猶作用也。《淮南子·修務訓》："各有其自然之勢。"注："勢，力也。"

〔4〕不小便　在此指小便少，乃與消渴小便多相對而言，非小便不通之謂。《聖惠方》即作"小便少"，可徵。

〔5〕此坐熱氣　宋本、汪本、周本同；《聖惠方》作"此由滯於血氣"。"坐"，由於。

〔6〕留於經絡不引　宋本、汪本、周本同；《外臺》、《醫心方》作"留於經絡，經絡不利"。"不引"，不退。《禮記·玉藻》："則必引而去君之黨"注："引，卻也。"《廣韻》："郤，退也。"

〔7〕浮　此下《脈經》卷四第七有"短"字。

〔8〕五氣　在此指脾氣。《素問集注》："五氣者，土氣也，土位中央，在數爲五，在味爲甘，在臭爲香，在臟爲脾。"一説是五味所化之氣，《類經》卷十六："五氣，五味之所化也。"

〔9〕脾癉（dān 單）　病名，是脾有積熱，其氣上泛，而爲口甘，日久可轉爲消渴。"癉"，熱症。《素問·奇病論》"名曰脾癉"王冰注："癉，謂熱也。"

〔10〕精氣　《太素》卷三十脾癉消渴作"清氣"。

〔11〕溢　《素問》作"津液"，《太素》作"液"。

〔12〕肥者　原無，據《素問》、本候上下文義補。

〔13〕中　原無，據《素問》、《甲乙經》卷十一第六、《外臺》補。

〔14〕轉　原無，據《素問》、《甲乙經》、《太素》補。

〔15〕重　宋本、汪本、周本同；《傷寒論·厥陰病篇》作"氣上撞心"，《外臺》作"氣上衝"。

〔16〕疼　此下《傷寒論》有"熱"字。

〔17〕甚則欲吐蚘　宋本、汪本、周本同；《傷寒論》作"食則吐蚘"。

〔18〕養生方導引法原無，據本書導引法體例補。

〔19〕赤松子云：臥，閉目不息十二通，治飲食不消　此段文字疑爲卷三虛勞胃氣虛弱不能消穀候之養生方錯簡於此者。

〔20〕恬卧　安靜卧下。《素問·上古天真論》："恬恢虚無"王冰注："恬恢虚無，靜也。""恢"通"惔"，《外臺》即作"惔"。

〔21〕膜（chēn 嗔）　原作"瞋"，形近之誤，據《外臺》改。"膜"，鼓起，脹起。《説文》："膜，起也。"

〔22〕氣　原脱，宋本、汪本、周本同；據《彭祖導引法》補。

〔23〕者　原無，據《外臺》補，足句。

〔24〕逼蹙　迫急。《爾雅》："逼，迫也。"《廣雅》："蹙，急也。"

〔25〕攝腹牽氣使上，息即爲之　宋本、汪本、周本同；《外臺》作"攝腹牽氣，使五息即止之。""攝"，原作"膿"，形近之誤，據《外臺》改。"攝"，收。《莊子·胠篋》："則必攝緘縢"《釋文》引崔注："攝，收也。"

〔26〕饒氣力也　"也"，原無，據《外臺》補，足句。全句意謂補益增强氣力。"饒"，《廣雅》："益也。"

〔27〕數虚　數處。

〔28〕少眇（miǎo 秒）　聯綿字，"眇"亦少也。《正韻》："眇，微也。"

〔29〕少湍咽　"咽"原作"洇"，形近之誤，據周本改。"少湍咽"，少急嚥下，意即慢慢嚥下。"湍"，疾也。《史記·河渠書》："水湍悍"集解："湍，疾。"

按語　消渴病，在《内經》中散見各篇，尚無專題論述，至《甲乙經》、《太素》、始列專篇。根據發病原因、臨牀證候，有"消渴"，"脾癉"、"消癉"、"鬲消"、"肺消"、"消中"等名稱。《傷寒論》亦有"消渴"之名，《脈經》又立消渴專篇，但均没有明確分證。至於《病源》，分爲消渴、渴利、内消三個證候，蓋源於《小品方》。《醫心方》卷十二載《小品方》云："石熱結於腎中，使人下焦虚熱，小便數利，則作消利。消利之病，不渴而小便自利也；亦作消渴，消渴之疾，但渴不利也；又作渴利，渴利之病，隨飲小便也。"不過《病源》把《小品方》的消利名稱改爲"内消"，而内消文中仍然保存"消利"一詞。在分證方面，與《小品方》完全一致。至於消渴分爲"三消"者，是唐以後之發展。如《外臺》卷十一引《古今録驗》云："消渴病有三：一渴而引水多，小便數，無脂似麩片甜者，皆是消渴病也。二嗜食多，不甚渴，小便少，似有油而數者，此是消中病也。三渴飲水不能多，但腿腫，腳先瘦小，陰痿弱，數小便者，此是腎消病也。"及至宋代、《簡易方》、《仁齋直指方》等，更進一步明確指出，消渴、消中、腎消三者，分屬上、中、下三焦，後世遂有"三消"之名，分爲上消、中消、下消；并將"小便濁而有脂"歸入腎消之中。

消渴病的病因，《內經》認爲主要是"五臟皆柔弱"以及"數食甘美而多肥"。及至兩晉六朝時期，煉丹術盛行，服五石散一類石藥，以求長生不死，成爲流行一時之社會風尚，造成很多弊端，消渴即是其中之一。所以本篇論消渴、渴利、強中諸候，均歸咎於多服五石，這亦反映着時代特徵。本書卷六解散病諸候，還作出專門論述。不過，并非盡然，爾後服石之風衰歇，而此病仍然存在，原因究竟如何，後人又作出很多研究，并有新發展。

又，本候養生法提出引腎水，去消渴，并有"穀藥"之説，其中奧秘，值得研究。

二、渴病候

五臟六腑，皆有津液。若臟腑因虛實而生熱者[1]，熱氣在內，則津液竭少，故渴也。夫渴數飲[2]，其人必眩[3]，背寒而嘔者，因利虛故也[4]。

診其脈，心脈滑甚爲善渴。其久病變，或[5]發癰疽，或成水疾。

[1]若臟腑因虛實而生熱者　宋本、汪本、周本同；《聖惠方》卷五十三治熱渴諸方作"若五臟因虛而生熱者"。"虛實"，意猶正虛邪實。

[2]飲　此下《聖惠方》有"水"字。

[3]眩　此上《聖惠方》有"頭目"二字。

[4]因利虛故也　意謂因於原有渴利病，中焦本已先虛，不能運化水飲之故。"利"，在此指渴利病。

[5]或　原作"成"，形近之誤，據《外臺》卷十一渴後恐成水病方改。

三、大渴後虛乏候

夫人[1]渴病者，皆由臟腑不和，經絡虛竭所爲。故病雖瘥，血氣未復，仍虛乏也。

〔1〕人　宋本、汪本、周本同；《聖惠方》卷五十二治大渴後虛乏諸方無。

四、渴利候

渴利者，隨飲小便[1]故也。由少時服乳石[2]，石熱盛時，房室過度，致令腎氣虛耗，下焦生熱，熱則腎燥，燥[3]則渴，然[4]腎虛又不得傳制[5]水液，故隨飲小便。以其病變，多發癰疽。以其內熱，小便利故也，小便利則津液竭，津液竭則經絡澀，經絡澀則榮衛不行，榮衛不行，則[6]熱氣留滯，故成癰疽膿[7]。

〔1〕小便　此上《醫心方》卷十二第二有"隨"字，義長。下一句"小便"上亦有"隨"字。

〔2〕乳石　指鐘乳石一類石藥。

〔3〕燥　此上本卷渴利後發癰候、《外臺》卷十一渴利虛經脈澀成癰膿方有"腎"字。

〔4〕然　原無，宋本、汪本、周本同；據本卷渴利後發癰候、《外臺》補。完整文義。

〔5〕傳制　傳化，節制。

〔6〕則　此下原有"由"字，衍文，據《外臺》刪。

〔7〕癰疽膿　宋本同；《外臺》作"癰膿"。汪本、周本作"癰疽"。

五、渴利後損[1]候

夫渴利病後，榮衛虛損，臟腑之氣未和，故須各宣暢也。

〔1〕後損　原作"損後"，宋本、汪本同，倒文，據周本乙轉。

六、渴利後發癰候

渴利之病，隨飲小便也。此謂服石藥之人，房室過度，腎氣虛耗故也。下焦生熱，熱則腎燥，腎燥則渴。然腎虛又[1]不能制水，故小便利。其渴利雖瘥，熱猶未盡，發於皮膚，皮膚先有風濕，濕熱相搏，所以生瘡。

〔1〕又　原作"人"，形近之誤，據宋本、陸心源校本改。上條渴利候亦作"又"。

七、内消候

内消病者，不渴而小便多是也。由少服五石，石熱結於腎，内熱之所作也[1]。所以服石之人，小便利者，石性[2]歸腎，腎得石則實[3]，實則消水漿，故利。利多不得潤養五臟，臟衰則生諸病。由腎盛之時，不惜其[4]氣，恣意快情，致[5]使虛耗，石熱孤盛，則作消利[6]，故不渴而小便多也[7]。

〔1〕也　原誤植在"熱之所作"之上，連上句讀，宋本、汪本、周本同，文義不貫，據《外臺》卷十一消中消渴腎消方移正。

〔2〕石性　指石藥之性，質重下趨，易結熱於腎中。

〔3〕實　原作"石"，宋本、汪本同，音近之誤，據《外臺》、周本改。湖本作"熱"。"實"，邪實，即石熱内結。下一個"實"字據改同。

〔4〕其　宋本、汪本、周本同；《外臺》作"真"。

〔5〕致　宋本、汪本、周本同；《外臺》作"數"。

〔6〕消利　病名。見《小品方》，本書標題·提示詞改作"内消"，詞異義同，參閲前消渴候按語。

〔7〕多也　原無，宋本亦無，汪本作一個"多"字，據周本、《外臺》補。

按語　本候指出，内消病之主症爲"不渴而小便多"，這在消渴病之後期或慢性遷延時期可以見到，但"不渴"二字應該活看，理解爲渴飲的程度較消渴、渴利爲輕，若與小便相比較，則小便多於所飲。如《千金要方》所說："内消之爲病，當由熱中所作也，小便多於所飲，令人虛極短氣。"又，本候之内消，即相當於腎消、下消。

又，文中"腎得石則實，實則消水漿，故利"，此文從字面看，很難理解，既"消水漿"，又"利"，并且用一個"故"字，消水漿變成小便利多之原因，很難講通。其實在"故利"之上，省略去一句，如"然腎虛又不能制水"，補充進去，則全文貫串，理達義通，這在前渴利候、渴利後發瘡候有例可證。因此讀《病源》者，要多前後互參，不能就文論文，其他篇章和其他古籍，亦有如此情況，順此拈出。

八、强中候

強中病者，莖長興盛不痿[1]，精液自出是也[2]。由少服五石，五石熱住於腎中，下焦虛熱[3]，少壯之時，血氣尚豐，能制於五石，及至年衰，血氣減少，腎虛不復能制精液。若精液竭，則諸病生矣。

〔1〕不痿　宋本、汪本、周本同；《千金要方》卷二十一第一作"不交"，屬下句讀。

〔2〕也　原無，據《外臺》卷十一強中生諸病方補，足句。

〔3〕熱　原無，宋本、汪本、周本同，據本篇諸候文例、《外臺》補。

按語　強中候，宋以前醫書多歸入消渴門中，認爲與服用五石有關，屬於消渴病之危重證候。除本書、《千金要方》、《外臺》所論外，如《三因方》云："三消病至強中，不亦危矣。"《仁齋直指方》謂："自消腎而析之，又有五石過度之人，陽道興強，不交精泄，謂之強中。消渴輕也，消中甚焉，消腎又甚焉，若強中則其斃可立待也。"至後世又歸入腎病門中，與遺精、陽萎等并列，認爲與酒色過度有關。這種分類的演變，反映着祖國醫藥學之不斷發展，并與時代背景有一定關係。

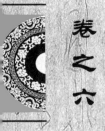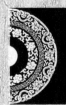

重刊巢氏諸病源候總論卷之六

解散病諸候 凡二十六論

提要 本篇論述寒食散發動爲病之各種證候——"解散病"，即解救寒食散所致之病。

其中第一候內容很多，全面論證解散病問題，大體可分十一個部分。其一，首先提出"散脈"，體現當時重視脈診，以"平脈辨證"爲論證之主導思想。其二，指出服寒食散後，有"易發"與"難發"之別，這與服散人之體質有關，宜審正其候。其三，指出服寒食散之將息方法較難實行，但一定要重視。其四，對"將冷"、"將暖"進行比較分析，并介紹解散對治方法：由於寒食散方中石藥與草藥相配，有相互"發動"作用，引起諸多反應，由此提出相應之解救方藥。其五，論證草藥與石藥之不同性能，混合使用時，藥效發作之時間參差不齊，應熟悉掌握；同時指出，石藥雖能治病，但毒副反應亦劇，有一定之適應證，不能盲目濫用。其六，對寒食散之方源作出考證，認爲出自張仲景。其七，指出服寒食散應持慎重態度，并正確掌握解救方法，一旦發生反應，可以及時解救，否則遺禍無窮。并記載世人競服石藥，以致夭死者疊出之歷史事實，以戒後人。其八，指出服寒食散之具體方法，如一般用藥、老少差異、將息法度，着重強調冷食、冷飲、冷洗、冷衣、冷臥，多勞動，飲溫醇酒。此外，對各種具體病人之服散，作出了必要之説明。至於服散見效和解散時間，亦指出其大概日期。其九，集中討論違反將息法度所致之各種見證及其病因病機，并提出治療方藥。其十，指出解散療法十分艱苦，病人難以耐受，得救之後，還可能遷怒於醫家，而醫者一定要仁慈爲懷，忍辱負重，不得見死不救。其十一，最後歸納服散以後幾種異於常人之情況及注意事項、禁忌等，概括爲"六反"、"七急"、"八不可"、"三無疑"。以下二十五候，則是對第一候中各種臨牀常見而多發證候之復述和補充，但在病理方面闡發較多。

本篇是寒食散病最全面之歷史資料。亦是我國系統論述藥源性疾病之最早文獻。

一、寒食散發[1]候

夫散脈[2]，或洪實[3]；或斷絶不足[4]，欲似死脈；或細數；或弦馱[5]。坐[6]所犯非一故也。脈無常投[7]，醫[8]不能識。熱多則弦馱，有癖[9]則洪實，急痛則斷絶。凡寒食藥率如是[10]。無苦[11]，非死候也。勤從節度[12]，不從節度則死矣。

欲服散，宜診脈候；審正其候，爾乃畢愈[13]。脈沉數者，難發；難發當數下之。脈浮大者，易發也。人有服散兩三劑不發者，此人脈沉難發，發不令人覺，藥勢行已[14]，藥但於内發，不出形於外[15]。欲候知其得力，人進食多，是一候；氣下[16]，顏色和悦，是二候；頭面身癢搔，是三候；策策[17]惡風，是四候；厭厭[18]欲寐，是五候也。諸有此證候者，皆藥內發五藏，不形出於外，但如方法服散，勿疑。但[19]數下之，則內虛，當自發也。

諸方互有不同：皇甫[20]唯欲將冷[21]，廩丘公[22]欲得將暖[23]之意。其多有情致[24]也。世人未能得其深趣，故鮮能用之。然其方法，猶多不盡，但論服藥之始，將息之度，不言發動之後。治解之宜，多有闕略。江左有道弘道人[25]，深識法體，凡所救療，妙驗若神，製《解散對治方》，云：

鍾乳對[26]尤，又對栝蔞，其治主肺，上通頭胸。尤動[27]鍾乳，胸塞短氣；鍾乳動尤，頭痛目疼。又，鍾乳雖不對海蛤[28]，海蛤動乳[29]則目痛短氣。有時尤動鍾乳，直[30]頭痛胸塞。然鍾乳與尤所可爲患，不過此也。雖所患不同，其治亦一矣。發動之始，要其有由，始[31]覺體中有異，與上患相應，便速服蔥白豉湯[32]。

又云：硫黄對防風，又對細辛，其治主脾腎，通腰脚。防風、細辛[33]動硫黄，煩疼腰痛[34]，或瞋恚無常，或下利不禁。防風、細辛能動硫黄，硫黄不能動彼。始覺發，便服杜仲湯[35]。

白石英對附子，其治主胃，通至脾腎。附子動白石英，煩滿腹脹；白石英動附子，則嘔逆不得食[36]，或口噤不開，或言語難，手脚疼痛。覺發，服生麥門冬湯[37]。

紫石英對人參，其治主心肝，通至腰[38]脚。人參動紫石英，心急而痛，或驚悸不得眠臥；或恍惚忘誤，失性狂發[39]；或黯黯[40]欲眠，或憒憒喜瞋，或瘥或劇，乍寒乍熱；或耳聾目暗。又，防風雖不對紫石，而能動紫石[41]，紫石由防風而動人參。人參動，亦心痛煩熱，頭項強。始覺，便宜服麻黄湯[42]。

赤石脂對桔梗，其治主心，通至胸背。桔梗動赤石，心痛口噤，手足逆冷，心中煩悶；赤石動桔梗，頭痛目赤，身體壯熱。始覺發，即溫酒飲之，隨能數杯[43]。酒勢行則解。亦可服大麥麨[44]良。復若不解，復服。

尤對鍾乳。尤發則頭痛目赤，或舉身壯熱。解與鍾乳同。

附子對白石英，亦對赤石脂；附子發，則嘔逆，手脚疼，體強，骨節痛，或項強，面目滿腫，飲酒[45]食麨自愈。若不愈，與白石英同解。

人參對紫石英，人參發，則煩熱，頭項強，解與紫石英同。

桔梗對赤石脂，又對茯苓，又對牡蠣。桔梗發，則頭痛目赤，身體壯熱，解與赤石同[46]。

乾薑無所偏對。

[1]寒食散發　服用寒食散後藥性發作所產生之反應。"寒食散"，即

五石散之類方藥，以熱性礦物藥爲主組成。《千金翼方》卷二十二云：“凡是五石散先名寒食散者，言此散宜寒食、冷水洗，取寒解熱藥。”故名。“發”，發動。即服石藥後之反應。

〔2〕散脈　寒食散發作後所現之脈象。

〔3〕實　此上《千金翼方》卷十五第三有“或”字。

〔4〕斷絕不足　指脈來無力，并有歇止。

〔5〕駃（kuài 快）　疾速；快。原指馬行急疾，在此喻脈來疾數。《集韻》：“駃，馬行疾。”又同“快”，元好問詩《乙酉六月十一日雨》：“駃雨東南來”，自注：“駃，與快同。”

〔6〕坐　宋本、汪本、周本同；《千金翼方》作“其”。“坐”，因爲；由於。

〔7〕投　宋本、汪本、周本同；《醫心方》卷十九第三作“度”。“投”，投數；至數。《後漢書·任光傳》：“投暮入堂陽界”，注：“投，至也。”在此指脈搏跳動次數。《脈經》卷四第六：“脈來五十投而不止者，五臟皆受氣，即無病。”

〔8〕醫　此上《醫心方》有“拙”字。

〔9〕癖（pǐ 痞）　病名，爲生於脇下之痞塊。在此指服寒食散後藥石不消，積而成塊，與一般之癖病不同。

〔10〕凡寒食藥率如是　宋本、汪本、周本同；《千金翼方》作“凡寒食藥熱，率常如是”。“率如是”，大體如此。“率”，皆，大略。《增韻》：“率，皆也；大略也。”

〔11〕無苦　宋本、汪本、周本同；《千金翼方》作“自無所苦”，義長。“無苦”，猶言無害；指對人體并無危害。“苦”，患也。《漢書·韓信傳》：“亭長妻苦之。”又，《法言先知》：“或苦亂”，注：“苦，患。”

〔12〕勤從節度　宋本、汪本、周本同；《千金翼方》“勤”作“動”；此句下并有“則不死矣”一句。“勤從節度”一句，謂時刻注意服藥規則。“節度”，規則；常規。王充《論衡·明雩》：“日月之行，有常節度。”

〔13〕審正其候，爾乃畢愈　正確審察其證候，如此才能所治皆愈。此句與《千金翼方》“一一依其診候而用之，萬不失一”義同。“爾”，如此。《經傳釋詞》：“爾，猶如此也。”

〔14〕行已　宋本、汪本、周本同；《千金翼方》作“已行”，義長。

〔15〕藥但於內發，不出形於外　宋本、汪本、周本同；《千金翼方》作“不出行於外，但以藥治於內”。

〔16〕氣下 《千金翼方》無此二字。"氣下"，氣息下行。意指氣機和暢；氣順。

〔17〕策策 宋本、汪本、周本同；《千金翼方》作"濇濇"，義同。"策策"，惡風瑟縮貌。又作"瑟瑟"。從風聲轉義。

〔18〕厭厭（yān yān 淹淹） 安静貌。《詩·秦風·小戎》："厭厭良人"，毛傳："厭厭，安静也。"

〔19〕但 宋本、汪本、周本同；《千金翼方》作"宜"。

〔20〕皇甫 即皇甫謐，字士安，晉代名醫。《隋書·經籍志》引梁《七録》載：皇甫謐、曹翕，撰《論寒食散方》二卷，亡。

〔21〕將冷 用冷洗、寒食等法將息。"將"，將息；調養。

〔22〕廪（lǐn 凛）丘公 即陳廪丘，晉代醫家。《隋書·經籍志》載其著《廪丘公論》一卷。一說陳廪丘即著《小品方》之陳延之。如《本草綱目》卷二十九桃葉條引蘇頌曰："陳廪丘《小品方》有阮河南桃葉蒸法"，可證。

〔23〕將暖 原倒作"暖將"，據前後文例移正。"將暖"，用取暖法將息。

〔24〕情致 深意；意境深遠。"致"，深思；深審。《禮記·樂記》："致樂以治心"，注："致，猶深審也。"

〔25〕江左有道弘道人 "江左"，即江東；指長江下游南岸區域，現通稱江南。"道弘道人"，指僧人道弘，晉代人，《外臺》稱"道洪"。《隋書·經籍志》載：釋道洪，撰《寒食散對療》一卷，今佚。按："道人"，六朝時專指和尚，不指道教徒。《十駕齋養新録》："六朝以道人爲沙門之稱，不通於羽士。"

〔26〕對 配。《詩·大雅·皇矣》："帝作邦作對"，毛傳："對，配也。"自此以下，"對"均是討論寒食散中礦物藥與植物藥的配對使用問題。

〔27〕動 在此專指寒食散中藥物相互之間作用。

〔28〕海蛤 此下《千金要方》卷二十四第三有"海蛤能動鐘乳"六字，可參。

〔29〕動乳 "乳"字原無，據《外臺》卷三十七乳食陰陽體性并草藥觸動形候補。"動乳"，《千金要方》作"能動鐘乳，鐘乳動"，義長。

〔30〕直 祇；但；僅僅。《荀子·禮論》："直無由進之耳"，注："直，但也。"

〔31〕要其有由，始 "由，始"二字原倒，據《千金要方》、周本移正。"要其有由"，《千金要方》作"要有所由"。該句意爲推求其原因。"要"，求也。《孟子·告子上》："要人爵"，注："要，求也。"

〔32〕葱白豉湯 見《千金要方》。方藥組成：葱白、豉、甘草、人參。

〔33〕細辛 原無，據《外臺》補。

〔34〕煩疼腰痛 宋本、汪本、周本同；《千金要方》作"煩熱脚疼腰痛"，義長。

〔35〕杜仲湯 見《外臺》。方藥組成：杜仲、枳實、甘草、李核仁、梔子、豉。

〔36〕附子動白石英，煩滿腹脹；白石英動附子，則嘔逆不得食 宋本、汪本、周本同；《外臺》作"若白石英先發，令人煩熱腹脹；若附子先發，令人嘔逆不食。"

〔37〕生麥門冬湯 見《外臺》。方藥組成：生麥門冬、甘草、麻黃、豉。

〔38〕腰 原作"腎"，文理不通，據《千金要方》改。

〔39〕狂發 宋本、汪本、周本同；《千金要方》、《外臺》作"發狂"。

〔40〕黯黯 宋本、汪本、周本同；《千金要方》、《外臺》作"憒憒"，義長。"黯黯"，昏暗不明。梁元帝《蕩婦秋思賦》："日黯黯而將暮。"在此指精神昏沉，眼目昏暗。

〔41〕防風雖不對紫石，而能動紫石 宋本、汪本、周本同；《外臺》作"防風雖不動紫石，而紫石猶動防風"，義長。

〔42〕麻黃湯 宋本、汪本、周本同；《千金要方》作"人參湯"。"麻黃湯"，見《外臺》。方藥組成：麻黃、人參、甘草、葱白、豉、大麥奴。

〔43〕隨能數杯 《千金要方》作"隨能否"。"隨能數杯"，意謂按平時酒量大小來計量飲酒杯數。"能"通"耐"。"數"，計算；估算。《説文》："數，計也。"

〔44〕大麥麨（chǎo 炒）良 宋本、汪本、周本同；《千金要方》作"大麥麨方"。"大麥麨"，即炒大麥粉，《千金要方》載其製法云："大麥熬令汗出，燥止，勿令大焦，舂去皮，細擣絹篩，以冷水和服之。"

〔45〕飲酒 此上《千金要方》有"發則"二字。

〔46〕同 此下《千金要方》有"茯苓發則壯熱煩悶，宜服大黃黃芩湯方；牡蠣發則四肢煩熱，心腹煩悶，極渴，解與赤石脂同"數句。

有説者云：藥性，草木則速發而易歇[1]，土石則遲發而難歇也。夫服藥，草、石俱下於喉，其勢屬^[2]盛衰，皆有先後。其始得效，皆是草木先盛耳，土石方引日月^[3]也。草木少時便歇^[4]，石勢猶自未成^[5]。其疾者不解消息^[6]，便謂頓休^[7]，續後更服；或謂病痼藥微，倍更增石；或更雜服衆石；非一也。石之爲性，其精華之氣，則合五行，乃益五藏，其滓穢便同灰土也。夫病家氣血虛少，不能宣通，雜石之性卒相和合，更相塵瘀^[8]，便成牢積^[9]。其病身不知是石不和^[10]，精華不發，不能致熱消疾，便謂是冷盛牢劇，服之無已。不知石之爲體，體冷性熱，其精華氣性不發，其冷如冰。而疾者，其石入腹即熱，既不即熱，服之彌多，是以患冷癖之人不敢寒食，而大服石，石數彌多，其冷癖尤劇，皆石性不發而積也。亦有雜餌諸石丸酒，單服異石，初不息^[11]，惟以大散^[12]爲數而已。有此諸害，其證甚多。

《小品方》云：道弘道人製《解散對治方》，說草石相對之和，有的能^[13]發動爲證。世人逐易^[14]，不逆^[15]思尋古今方說，至於動散，臨急便就服之，既不救疾，便成委禍^[16]。大散由來是難將之藥，夫以大散難將，而未經服者，乃前有慎耳^[17]。既心期得益，苟就服之；已服之人，便應研習救解之宜，異日動之，便得自救也。夫身有五石之藥，而門內無解救之人，輕信對治新方，逐易服之，從非棄是，不當枉命誤藥邪？檢《神農本草經》，說草石性味，無對治之和，無指的發動^[18]之說。按其對治之和，亦依本草之說耳。且《大散方》說主患^[19]，注藥物^[20]，不說其所主治^[21]，亦不說對和^[22]指的發動之性也。覽皇甫士安撰《解散說》及將服消息節度，亦無對和的發^[23]之說也。復有廩丘家，將溫法以救變敗之色，亦無對和的動之說。若以藥性相對爲神者，栝蔞惡乾薑，此是對之大害者。道弘說對治而不辨此，道弘之方焉可從乎？今不從也。當從皇甫節度，自更改栝蔞，便爲良矣。患熱則不服其藥，惟患冷者服之耳，自可以除栝蔞；若虛勞脚弱者，以石斛十分代栝蔞；若風冷上氣欬者，當以紫苑十分代栝蔞。二法極良。若雜患常疾者，止除栝蔞而已，慎勿加餘物。

〔1〕易歇　容易衰竭。在此指藥性消失或衰減。"歇"，《爾雅》："竭也。"《説文》："息也。"

〔2〕勢厲　藥力發作。"勢"，藥勢；藥力。"厲"，發作。《爾雅》："厲，作也。"

〔3〕土石方引日月　指土石類藥物之藥力發作常需較長時間。"方"，常。《禮記·檀弓上》："左右就養無方"，注："方，猶常也。""引"，延長。《爾雅》："引，長也。"

〔4〕歇　宋本、汪本同；周本作"老"。

〔5〕成　盛。《釋名》："成，盛也。"《吕氏春秋·先已》："松柏成，而塗之人已蔭也。"《醫心方》卷十九第一引陳延之論即作"盛"。

〔6〕疾者不解消息　病家不瞭解這種情況。"疾者"，指患病之人。汪本、周本即作"病者"。

〔7〕頓休　在此指藥力停止或消失。"頓"，止。《文選·張季鷹·雜詩》："頓足託幽深"，注："頓，猶止也。""休"，亦止也。《説文》："休，息止也。"

〔8〕塵瘀　陳積瘀阻。"塵"通"陳"。《爾雅》："塵，久也"，義疏："塵者，陳之假音也。"《醫心方》即作"陳"。

〔9〕牢積　堅癖。即服石藥不當而成癖積。

〔10〕石不和　石藥與人體不相和合。"和"，合；合適；和諧。《禮記·郊特牲》："陰陽和而萬物得"，疏："和，猶合也。"

〔11〕初不息　開始時不加考慮。"息"，通"思"。《詩·周南·漢廣》："不可休息"，釋文："休息，或作休思。"

〔12〕大散　即五石散。《外臺》有"其五石大散"之稱。

〔13〕的能　確實能夠。"的"，《增韻》："確也。"

〔14〕逐易　貪圖便利。"逐"，《説文》："追也。"《國語·晉語》："厭邇逐遠"，注，"逐，求也。"

〔15〕逆　事前；預先。《易·説卦》："知來者逆，是故《易》逆數也。"諸葛亮《後出師表》："至於成敗利鈍，非臣之明所能逆覩也。"

〔16〕委禍　廢壞；困疲之禍。"委"，頓也。《孔子家語·終託解》："喆人其委"，注："委，頓也。""委頓"，廢壞；困疲也。

〔17〕而未經服者，乃前有慎耳　"經"，疑"輕"字形近之誤。"乃前有慎耳"，謂預先有所慎重。"前"，預先。《禮記·中庸》："可以前知"，注："前，亦先"；疏："可以豫知前事"。

〔18〕指的（ɗì弟）發動　在此指"藥對"間之相互作用。

〔19〕主患　所主疾病。

〔20〕注藥物　記載藥物。"注"，記載；記述。《集韻》："注，述也。"

〔21〕所主治　主治之原因。

〔22〕對和　藥對之間相互配合。即前文"對治之和"。

〔23〕的發　即"指的發動"之簡稱。

　　皇甫云：然寒食藥者，世莫知焉，或言華佗，或曰仲景。考之於實：佗之精微，方類單省[1]，而仲景經有侯氏黑散、紫石英方[2]，皆數種相出入，節度略同；然則寒食草、石二方，出自仲景，非佗也。且佗之爲治，或刳斷[3]腸胃，滌洗五臟，不純任方[4]也。仲景雖精，不及於佗。至於審方物之候，論草石之宜，亦妙絕衆醫。及寒食之療者，御[5]之至難，將之甚苦。近世尚書何晏，躭[6]聲好色，始服此藥，心加開朗，體力轉強，京師翕然[7]，傳以相授。歷歲之困[8]，皆不終朝[9]而愈。衆人喜於近利，未覩後患。晏死之後，服者彌繁，于時不輟，余亦豫[10]焉。或暴發不常，夭害年命，是以族弟長互　舌縮入喉；東海[11]王良夫，癰瘡陷背[12]；隴西[13]辛長緒，脊肉爛潰；蜀郡[14]趙公烈，中表六喪[15]；悉寒食散之所爲也。遠者數十歲，近者五六歲；余雖視息[16]，猶溺人之笑[17]耳。而世人之患病者，由不能以斯爲戒，失節[18]之人，多來問余，乃喟然歎曰：今之醫官，精方不及華佗，審治莫如仲景，而競服至難之藥，以招甚苦之患，其夭死者焉可勝計哉？咸寧四年[19]，平陽[20]太守劉泰，亦沉[21]斯病，使使問余救解之宜。先時有姜子者，以藥困絕，余實生之，是以聞焉。然身自荷毒[22]，雖才士不能書，辨者不能說也。苟思所不逮，暴至不旋踵，敢以教人乎？辭不獲已，乃退而惟[23]之，求諸《本草》，考以《素問》，尋故事之所更[24]，參氣物之相使[25]，并列四方之本，注釋其下，集而與之。匪曰我能也，蓋三折臂者爲醫，非生而知之，試驗亦其次也。

　　〔1〕方類單省　方藥之類，簡單而明瞭。《集韻》："省，審也。"《正字通》："省，明也。"

　　〔2〕侯氏黑散、紫石英方　方見《金匱要略》第五和第二十三。

〔3〕刳（kū 枯）斷　意猶開刀；動手術。"刳"，剖開。《説文》："刳，判也。""判，分也。"

〔4〕不純任方　并不都使用方劑。"純"，皆；全。《周禮·考工記》："諸侯純九"，注："純，猶皆也。""任"，使用。《周禮·秋官》："爲百官積任器"，注："任，猶用也。"

〔5〕御　掌握運用。《楚辭·九章·涉江》："腥臊并御"，注："御，用也。"

〔6〕躭（dān 單）　嗜好。《一切經音義》："躭，好也。"

〔7〕京師翕然　猶言首都之人全都這樣。"京師"，首都；當時在洛陽。"翕然"，趨合一致貌。《史記·汲鄭列傳》："聞人之善言，進之上，唯恐後，山東士諸公以此翕然稱鄭莊。"

〔8〕困　重病。《廣韻》："困，病之甚也；悴也。"

〔9〕終朝　即從旦至食時。在此喻時間短暫。亦稱"崇朝"。《詩·小雅·采綠》："終朝采綠，不盈一匊"，傳："自旦至食時爲終朝。"

〔10〕豫　通"與"。參與。《一切經音義》："豫，古文作與。"《後漢書·東夷列傳》："及楚靈會申，亦來豫盟。"

〔11〕東海　郡名。漢置，晉因之。轄境相當於今之山東省兖州東南至江南，江蘇邳縣以東至海。郡治在郯，即今山東省郯城縣。隋大業初改海州爲東海郡，轄境相當於今之江蘇東海、沭陽、漣水以東，淮水以北地區。詳見《讀史方輿紀要·東海郡》。

〔12〕癰瘡陷背　猶言背部癰瘡潰壞。"陷"，潰破。《廣雅》："陷，潰也。"此句當指癰發背、疽發背之類疾患。可參閱本書卷三十三癰疽病諸候下。

〔13〕隴西　郡名。秦置。轄境相當於今甘肅省東南地區。晉隋時郡治在襄武，即今甘肅省隴西縣。詳見《嘉慶一統志·鞏昌府》。

〔14〕蜀郡　郡名。秦置。轄境相當於今之四川中部地區。郡治在成都，即今之成都市。東漢三國時蜀爲國名，"蜀郡"則僅指今四川省雅安縣地區。詳見《讀史方輿記要·四川》。

〔15〕中表六喪　表親中有六人因服此藥而死亡。"中表"，父親姊妹之子女稱外表，母親兄弟姊妹之子女稱内表，互稱中表。

〔16〕視息　目能視，鼻能息。并舉以代指生存之意。《三國志·吴書·周魴傳》："雖尚視息，憂惕焦灼，未知軀命，竟在何時。"

〔17〕溺人之笑　猶言落水者不知危殆，而反自笑。《左傳·哀公二十

年》：“王曰：溺人必笑，吾將必問也”，注：“以自喻所問不急，猶溺人不知所爲而反笑。”

〔18〕失節　失於服石法度。“節”，節度；法度。《禮記·樂記》：“好惡無節於内”，注：“節，法度也。”

〔19〕咸寧四年　即公元二七八年。“咸寧”，晉武帝年號。

〔20〕平陽　郡名。三國魏置。郡治在今山西臨汾縣。《讀史方輿紀要·平陽府》：“三國魏始置平陽郡，晉因之”；“隋初改平陽，旋廢郡而州如故。煬帝改州爲臨汾郡，義寧初復曰平陽郡。”

〔21〕沉　沉溺。《集韻》：“沉，溺也。”在此指疾患深重。

〔22〕荷（hè賀）毒　受毒；中毒。“荷”，擔負。《廣雅》：“荷，擔也。”在此引申爲承受之意。《左傳·昭公三年》：“一爲禮於晉，猶荷其禄，況以禮終始乎?”

〔23〕惟　思維；思考。《説文》：“惟，凡思也。”今作“維”。

〔24〕尋故事之所更　追溯服用寒食散前後之變化經過。“故事”，舊事。《廣韻》：“故，舊也。”“更”，經過；經歷。《顏氏家訓·書證》：“更，歷也；經也。”

〔25〕參氣物之相使　參酌氣候方物之間之相互影響。“相使”，相互作用；相互影響。“使”，用也。《雷公炮炙論》：“凡使薏苡仁，勿用糯米。”在此引申爲作用、影響。

服寒食散，二兩爲劑，分作三貼。清旦温醇酒服一貼，移日一丈[1]，復服一貼，移日二丈，復服一貼，如此三貼盡。須臾，以寒水洗手足，藥氣兩行者[2]，當小痹，便因[3]脱衣，以冷水極浴，藥勢益行[4]，周體涼了，心意開朗，所患即瘥。雖羸困著床，皆不終日而愈。人有強弱，有耐藥；若人羸弱者，可先小食，乃服[5]；若人強者，不須食也。有至三劑，藥不行者，病人有宿癖者，不可便服也，當先服消石大丸下去[6]，乃可服之。

服藥之後，宜煩勞[7]。若羸著床不能行者，扶起行之。常當寒衣、寒飲、寒食、寒臥，極寒益善。

若藥未散[8]者，不可浴，浴之則矜寒[9]，使藥噤不發，令人戰掉，當更温酒飲食[10]，起跳踊，舂磨出力，令温乃浴，解則止，勿過多也。又當數令[11]食，無晝夜也。　一日可六七食，若失食，飢[12]亦令人寒，但食則温矣。

若老小不耐藥者，可減二兩，強者過二兩。

少小氣盛[13]及産婦臥不起[14]，頭不去巾帽，厚衣對火者，服散之後，便去衣巾，將冷如法，勿疑也。虛人亦[15]治，又與此藥相宜。實人勿服也。藥雖良，令人氣力兼倍，然甚難將息[16]，適大要在能善消息節度，專心候察，不可失意，當絶人事。唯病[17]著牀，虛所不能言[18]，厭病[19]者，精意能盡藥意[20]者，乃可服耳。小病不能自勞者，必廢失節度，慎勿服也。

若傷寒者，大[21]下後乃服之，便極飲冷水。若産婦中風寒，身體強痛，不得動搖者，便溫[22]服一劑，因以寒水浴即瘥。以浴後，身有痺處者，便以寒水洗，使周徧，初得小冷，當數食飲酒於意[23]。後憒憒不了快[24]者，當復冷水浴，以病[25]甚者，水略不去體[26]也。若藥[27]偏在一處，偏痛、偏冷、偏熱、偏[28]痺及眩煩腹滿者，便以水[29]逐洗，於水下即了了矣。如此晝夜洗，藥力盡乃止。

凡服此藥，不令人吐下也，病皆愈。若膈上大滿欲吐者，便餔食[30]即安矣。服藥之後，大便當變於常，故[31]小青黑色，是藥染耳，勿怪之也。若亦溫溫[32]欲吐，當遂吐之，不令極也。明旦當更服。

若浴晚者，藥勢必不行，則不堪冷浴，不可強也，當如法更服之。凡洗太早，則藥禁寒[33]；太晚，則吐亂，不可失過[34]也。寒則出力洗，吐則速冷食。若以[35]飢爲寒者，食自溫。常當將冷，不可熱炙[36]之也。若溫衣、溫食、溫臥，則吐逆顛覆[37]矣，但冷飲食、冷浴則瘥矣。

〔1〕移日一丈　指日影移動一丈所需之時間。“移日”，日影移動。古代以日晷測日影之移動距離以定時間。

〔2〕藥氣兩行者　宋本、汪本、周本同；《千金翼方》卷二十二第二五石護命散方後記作“藥力行者”。“藥氣兩行”，謂藥力與正氣均在體内行走。

〔3〕因　宋本、汪本、周本同；《千金翼方》作“自”，義通。

〔4〕藥勢益行　宋本、汪本、周本同；《千金翼方》作“藥力盡行”。

〔5〕服　此下《千金翼方》有“藥”字。

〔6〕消石大丸下去　"去"，宋本、汪本、周本同；《千金翼方》作"之"，義長。"消石大丸"，方見《千金翼方》。方藥組成：消石、蜀椒、水蛭、虻蟲、大黃、茯苓、柴胡、芎藭、蟅蟲。

〔7〕煩勞　多勞動。"煩"，繁也；多也。《淮南子·主術訓》："法省而不煩"，注："煩，多也"。

〔8〕散　宋本、汪本、周本同；《千金翼方》作"發"，義同。

〔9〕矜（jīn今）寒　惡寒而皮膚起粟，汗毛竦起。《文選·張衡·思玄賦》："魚矜鱗而并凌兮"，吕延濟注："矜，竦其鱗也。"李善注："矜，寒貌。"

〔10〕飲食　宋本、汪本、周本同；《千金翼方》作"飲之"。

〔11〕令　原作"冷"，文義不愜，據《千金翼方》改。

〔12〕飢　宋本、汪本、周本同；《千金翼方》作"飲"，連上句讀。

〔13〕少小氣盛　宋本、汪本、周本同；《千金翼方》作"若老小上氣"，義長。

〔14〕不起　宋本、汪本、周本同；《千金翼方》作"不能起"。

〔15〕亦　宋本、汪本、周本同；《千金翼方》作"易"，義長。

〔16〕將息　宋本、汪本、周本同，《千金翼方》無"息"字，與下文"適"字連讀，義長。"適"，調節也。

〔17〕病　宋本、汪本、周本同，《千金翼方》作"久病"。

〔18〕虛所不能言　汪本、周本同；宋本作"虛所不能治"；《千金翼方》作"醫所不治"。

〔19〕厭病　久病。"厭"通"奄"。《説文通訓定聲》："厭，假借爲奄。""奄"，久。《詩·周頌·臣工》："奄觀銍艾"，傳："奄，久也。"

〔20〕精意能盡藥意　謂精心按照服石將息法進行調理。"精意"，即上文"專心候察，不可失意"之意。"藥意"，用藥之深意。《醫心方》卷十九第一載陳延之引魯國孔恂論云："寒食藥要在消息，精意伺候，乃盡藥意。"

〔21〕大　原錯置於"傷寒者"之上，據《千金翼方》移正。

〔22〕温　此下《千金翼方》有"酒"字。

〔23〕於意　如意。《經傳釋詞》："於，猶如也。"《莊子·大宗師》："不翅於父母。翅與啻同，言不啻如父母也。"

〔24〕後憒憒不了快者　"後"，宋本、汪本、周本同；《千金翼方》作"復"。"憒憒不了快"，言心中昏亂不安，精神不爽快。"憒憒"，狀心中昏

亂不安貌。《注解傷寒論·陽明病篇》：“憒憒者，心亂。”“了快”，明快；爽慧。《方言》：“了為明快之快。”《廣韻》：“了，慧也。”

〔25〕以病　原無，據《千金翼方》補。

〔26〕水略不去體　謂水少不能去除體熱。“略”，少也。《荀子·天論》：“養略而動罕”，注：“略，減少也。”

〔27〕藥　宋本、汪本、周本同，《千金翼方》作“病”，義長。

〔28〕偏　原無，據《千金翼方》補。

〔29〕水　此上《千金翼方》有“冷”字。

〔30〕餔（bù 布）食　宋本、汪本、周本同；《千金翼方》作“餔少冷食”，義長。“餔食”即進食。《廣雅》：“餔，食也。”

〔31〕故　宋本、汪本、周本同；《千金翼方》作“或”，義長。

〔32〕温温（yùn yùn 蘊蘊）　喻心中泛泛，欲吐而不得，鬱悶不適貌。《傷寒懸解》：“温温者，痰阻清道，君火鬱遏，濁氣翻騰之象也。”“温”、“蘊”，古音同，與“鬱”雙聲，并通。《詩·大雅·雲漢》：“旱既大盛，蘊隆蟲蟲”，傳：“蘊蘊而暑，隆隆而雷。”釋文：“蘊，《韓詩》作鬱，同。”正義：“温字定本作蘊。”

〔33〕藥禁寒　藥力被外寒禁止，閉塞不行。

〔34〕過　宋本、汪本、周本同；《千金翼方》作“適”。

〔35〕以　原作“不”，文義不通，據《千金翼方》改。“以”，《經傳釋詞》：“鄭注《考工記》曰：已，太也；甚也。或作以。”

〔36〕炙　原作“灸”，形近之誤，據正保本改。

〔37〕顛覆　反倒；傾敗。在此喻吐逆如傾。《詩·大雅·抑》：“顛覆厥德”，箋：“以傾敗其功德。”

凡服藥者，服食皆冷，唯酒冷熱自從[1]。或一月[2]而解，或二十餘日解，當飲酒，令體中醺醺不絶。當飲醇酒，勿飲薄白酒也，體內重，令人變亂。若不發[3]者，要當先下，乃服之也。

寒食藥得節度者，一月轉[4]解，或二十日解。堪温不堪寒，即以解之候也。

其失節度者，頭痛欲裂，坐服藥食温作癖，急宜下之。

或兩目欲脱，坐犯熱在肝，速下之，將冷自止。

或腰痛欲槃[5]，坐衣厚體温，以冷洗浴，冷石熨也。

或眩冒欲蹶[6]，坐衣裳[7]犯熱，宜淋[8]頭，冷洗之。

或腰疼欲折，坐久坐下温，宜常令牀上冷水洗也。

或腹脹欲決[9]，甚者斷衣帶，坐寢處久下熱，又得温[10]、失食、失洗、不起行，但冷食、冷洗、當風立[11]。

或心痛如刺，坐當食而不食，當洗而不洗，寒熱相結[12]，氣[13]不通，結[14]在心中，口噤[15]不得息，當校口[16]，但與[17]熱酒，任本[18]性多少，其令酒氣兩得行[19]，氣自通。得噫，因以冷水澆淹手巾，著所苦處，温復易之，自解。解便速冷食，能多益善。於諸痛之內，心痛最急，救之若赴湯火，乃可濟耳。

或有氣斷絕，不知人，時蹶，口不得開，病者不自知，當須傍人救之。要以熱酒爲性命之本。不得下者，當斲齒[20]，以酒[21]灌咽中。咽中塞[22]逆，酒入腹[23]還出者，但與勿止也。出復內之，如此或半日，酒下氣蘇[24]，酒不下者，便殺人也。

或下利如寒中[25]，坐行止食飲犯熱[26]所致，人多疑冷病[27]。人又滯癖[28]，皆犯熱所爲，慎勿疑也，速脫衣、冷食飲、冷洗也。

或百節痠疼，坐臥太厚，又入温被中，衣温不脫衣故也。臥下當極薄[29]，單布不著緜也。當薄且垢故[30]，勿著新衣，多著故也。雖冬寒，常當被頭[31]受風，以冷石熨，衣帶不得繫也。若犯此痠悶[32]者，但入冷水浴，勿忍病而畏浴也。

〔1〕自從　猶言自便；隨便。《國語·吳語》："以從逸王志"，注："從，隨也。"

〔2〕月　原作"日"，形近之誤，據下文"一月轉解，或二十日解"、《千金翼方》卷二十二第二改。

〔3〕不發　宋本、汪本、周本同；《千金翼方》作"病臟癖"。

〔4〕轉　宋本、汪本、周本同；《外臺》卷三十七餌寒食五石諸雜石等解散論并法作"輒"。

〔5〕獘　宋本、汪本、周本同；《千金翼方》卷二十二第三、《外臺》作"折者"二字。"獘"，頓仆。《說文》："獘，頓仆也。"

〔6〕蹶（jué厥）　跌倒。《外臺》即作"倒"。

〔7〕裒　宋本、汪本、周本同；《千金翼方》、《外臺》作"厚"，義長。

〔8〕淋　原作"斷"，文義不通，據《外臺》改。

〔9〕決　宋本、汪本、周本同；《千金翼方》作"死"；《外臺》作"裂"。"決"，裂開。《文選·楊子雲·甘泉賦》："天閫決兮地垠開"，李善注："決，亦開也。"

〔10〕溫　此上《千金翼方》、《外臺》有"衣字"。

〔11〕立　宋本、汪本、周本同；《千金翼方》、《外臺》作"取冷"。此下《千金翼方》並有"即差，亦宜冷食"兩句，可參。

〔12〕結　宋本、汪本、周本同；《千金翼方》、《外臺》作"擊"。

〔13〕氣　此下《千金翼方》、《外臺》、《醫心方》卷十九第四有"結"字。

〔14〕結　宋本、汪本、周本同；《千金翼方》作"聚"。

〔15〕噤　原無，據《醫心方》補。

〔16〕校口　撬開噤閉之口。"校"，撬開。《千金要方》卷十二第七："已死氣絕，心上微暖者，扶起其頭，以物校開口；不可開，琢去兩齒，以漿水送藥，藥下即活。"

〔17〕但與　宋本、汪本、周本同；《外臺》作"宜數飲"。

〔18〕本　宋本、汪本、周本同；《千金翼方》卷二十二第三、《外臺》無。

〔19〕其令酒氣兩得行　宋本、汪本、周本同；《千金翼方》作"令酒勢得行"，義勝。

〔20〕斲（zhuó濁）齒　齒掉牙齒。《説文》："斲，斫也。"

〔21〕酒　此上《醫心方》有"熱"字。

〔22〕塞　原作"穴"，文義不通，據宋本、周本改。

〔23〕腹　宋本、汪本、周本同；《醫心方》作"復"，亦通。

〔24〕氣蘇　宋本、汪本、周本同；《醫心方》作"氣通乃蘇"，義長。

〔25〕寒中　病名。原指脾胃內寒，證見脘腹冷痛、腸鳴泄瀉等之病證。在此指服散後犯熱所致之下利，形似寒中之病。

〔26〕犯熱　此上原衍"飲"字，據《外臺》、《醫心方》刪。

〔27〕疑冷病　宋本、汪本、周本同；《千金翼方》作"疑是卒疾"；《醫心方》作"疑是本疾"。

〔28〕人又滯癖　此下《千金翼方》有"作者"二字。《醫心方》作"又有滯癖"。"滯癖"，即痢疾。

〔29〕臥下當極薄　此下《醫心方》有"大要也，被當"五字，義長可參。

〔30〕當薄且垢故　此上《醫心方》有"衣亦"二字，義長。"垢故"，在此指不清潔之舊衣物。

〔31〕被頭　宋本、汪本、周本同；《千金翼方》、《外臺》作"散髮"。"被頭"，賅指"披頭散髮"。"被"通"披"。《左傳》成公十年："晉侯夢大厲，被髮及地"，注："被，披也。"

〔32〕瘦悶　瘦疼煩悶。

或矜戰惡寒[1]，如傷寒，或發熱如瘧，坐失[2]食忍飢，洗冷不行。又坐食臭[3]故也。急冷洗起行。

或惡食如臭物[4]，坐溫食[5]作癖也，當急下之。若不下，萬救終不瘥也。

或咽中痛，鼻塞，清涕出，坐溫衣近火故也。但脫衣，冷水洗，當風，以冷石熨咽顙[6]五六徧自瘥。

或胸脅氣逆，乾嘔，坐饑而不食，藥氣熏膈故也。但冷食、冷飲、冷洗即瘥。

或食下便出[7]，不得安坐[8]，有癖，但下之。

或淋不得小便，爲久坐溫處[9]及騎馬鞍，熱[10]入膀胱也。冷食，以冷水洗小腹，以冷石熨，一日即止。

或大行難，腹中牢固如蛇盤[11]，坐犯溫，久積腹中，乾糞不去故也。消酥若[12]膏，便寒服[13]一二升，浸潤[14]則下；不下，更服即瘥。

或寒慄頭掉，不自支任，坐食少，藥氣行於肌膚，五臟失守，百脈搖動，與正[15]氣爭競故也。努力強飲熱酒，以和其脈；強冷食[16]、冷飲，以定其臟；強起行，以調其關節[17]。酒行食充，關節以調，則洗了[18]矣。云了者，是瑟然[19]病除，神明了然之狀也。

或關節強直，不可屈伸，坐久停息，不自[20]煩勞，藥氣停止，絡結不散[21]越，沉滯於血中[22]故也。任力[23]自溫，便冷洗即瘥。云任力自溫者，令行動出力，從勞則發溫也，非厚衣近火之溫也。

或小便稠數[24]，坐熱食及噉諸含熱物餅黍[25]之屬故也。以冷水洗少腹，服梔子湯[26]即瘥。

或失氣不可禁止者[27]，坐犯溫不時洗故也。冷洗自寒即止。

或遺糞不自覺，坐久坐下溫，熱氣上入胃，大腸[28]不禁故也。冷洗即瘥。

或目痛如刺，坐熱，熱[29]氣衝肝，上奔兩眼故也。勤冷食，清旦溫[30]小便洗，不過三日[31]即瘥。

或耳鳴如風聲，汁出[32]，坐自勞出力過矣[33]，房室不節，氣迸奔耳故也。勤好飲食，稍稍行步，數食節情[34]即止。

或口傷舌強爛燥[35]，不得食[36]，坐食[37]少，穀氣不足，藥在胃脘[38]中故也。急作梔子豉湯[39]。

或手足偏痛，諸節解[40]、身體發癗瘄鞕[41]結，坐寢處久不自移徙[42]，暴熱偏併，聚在一處，或鞕結核痛，甚者，發如癗，覺便以冷水洗、冷石熨；微者，食頃散也；劇者，數日水不絕乃瘥。洗之無限，要瘥為期。若乃[43]不瘥，即取磨刀石，火燒令熱赤，以石投苦酒中，石入苦酒皆破裂，因搗以汁，和塗癗上，三即瘥[44]。取糞中大蟒蜋[45]，搗令熟，以塗癗上，亦不過三再即瘥，尤良。

〔1〕矜戰惡寒　"矜"，宋本、汪本、周本同；《千金翼方》卷二十二第三、《外臺》卷三十七餌寒石五石諸雜石等解散論并法作"競"，義通；"競"讀若"矜"。"惡"，原作"患"，形近之誤，據《千金翼方》、《外臺》改。"矜戰"，惡寒而戰慄。"矜"，毛孔竦起。

〔2〕失　原無，文義不通，據《千金翼方》、《外臺》補。

〔3〕又坐食臭　"又"，原作"便"，宋本、汪本、周本同；文義不通，據《千金翼方》：《外臺》改。"臭"下，《千金翼方》、《外臺》有"穢"字，義長。

〔4〕如臭物　宋本、汪本、周本同；《千金翼方》、《外臺》作"臭如死物氣"。

〔5〕食　原作"衣"，文義不合，據《千金翼方》、《外臺》改。

〔6〕顙（sǎng 嗓）　宋本、汪本、周本同；《外臺》作"鼻"。"顙"，額。《說文》："顙，額也。"

〔7〕食下便出　謂食入即吐。《千金翼方》、《外臺》即作"食便吐出"。

〔8〕坐　宋本、汪本、周本同；《千金翼方》、《外臺》作"住"，義長。

〔9〕為久坐溫處　原作"久坐溫"，宋本、汪本、周本同；文辭過簡，

義難明，據《外臺》補"爲"、"處"二字。

〔10〕熱　此上《外臺》有"坐處大熱"四字。

〔11〕蛇盤　指腹中乾糞結塊成串，按之逶迤屈曲，猶如蛇盤之狀。

〔12〕若　宋本、汪本、周本同；《千金翼方》、《外臺》作"蜜"。

〔13〕便寒服　宋本、汪本、周本同；《千金翼方》作"適寒溫調服"。

〔14〕浸潤　宋本、汪本、周本同；《千金翼方》、《外臺》作"津潤"，義長。

〔15〕正　原無，文義不全，據《千金翼方》、《外臺》補。

〔16〕食　原作"令"，形近之誤，據《千金翼方》、周本改。

〔17〕關節　此下《千金翼方》、《外臺》有"強洗以宣其壅滯"一句，義長。

〔18〕洗（xiǎn 險）了　宋本、汪本、周本同；《千金翼方》作"了了心明"。"洗了"，神清氣爽，即病愈。"洗"，清晰；清爽。《新唐書·張嘉貞傳》："循憲召見，咨以事，嘉貞條析理分，莫不洗然。"

〔19〕瑟然　在此形容疾病消除貌。"瑟"與"釋"準雙聲，通。"瑟然"即"釋然"。

〔20〕自　原作"息"，形近之誤，據《外臺》、《醫心方》卷十九第四改。又，周本作"習"。

〔21〕散　原作"敢"，形近之誤，據《醫心方》、周本改。

〔22〕血中　宋本、汪本、周本同；《千金翼方》作"筋血"。

〔23〕任力　"任"，原作"住"，形近之誤，據《千金翼方》、周本改。下一"任力"同。"任力"，用力。"任"，使也；用也。《廣雅》："任，使也。"

〔24〕稠數　量多而次頻。《說文》："稠，多也。"

〔25〕黍　宋本、汪本、周本同；《千金翼方》作"果肉"；《外臺》作"肉"。

〔26〕梔子湯　方見《外臺》，方藥組成：梔子仁、甘草、芒硝、黃芩。

〔27〕止者　原無，據《外臺》補。

〔28〕大腸　原作"少腹"，與理不合，據《外臺》改。

〔29〕熱　宋本、汪本、周本同；《千金翼方》、《外臺》無。

〔30〕溫　宋本、汪本、周本同，《千金翼方》作"以"。

〔31〕日　原無，據《千金翼方》、《外臺》補。

〔32〕汁出　宋本、汪本、周本同；《千金翼方》、《外臺》作"又有汁

出者”。

〔33〕矣　《千金翼方》、《外臺》、周本作“度”，義長。

〔34〕數食節情　宋本、汪本、周本同；《千金翼方》作“數數冷食，禁房室”。

〔35〕口傷舌強爛燥　宋本、汪本、周本同；《千金翼方》、《外臺》作“口中傷爛，舌強而燥”。

〔36〕不得食　此下《千金翼方》、《外臺》有“味者”二字。

〔37〕坐食　原無，文義不足，據《醫心方》補。

〔38〕藥在胃脘　宋本、汪本、周本同；《千金翼方》、《外臺》作“藥氣積在胃管”。“管”通“脘”。《類經》卷二十二注“下管”：“管，脘同”。

〔39〕梔子豉湯　宋本、汪本、周本同；《千金翼方》作“梔子湯”；《外臺》作“豉湯”。

〔40〕諸節解　宋本、汪本、周本同；《千金翼方》作“諸骨節解”；《醫心方》作“諸節欲解”。

〔41〕鞕　原作“𩊚”，宋本、汪本、周本同。“𩊚”是“䩊”之形誤。《龍龕手鏡》：“䩊，與鞕同。”《醫心方》作“堅”。“堅”改作“鞕”、“䩊”，當是避隋文帝楊堅名諱而改。在古醫書中，《靈樞》、《甲乙經》、《太素》、《千金翼方》、《醫心方》均作“堅”；《外臺》、《醫方類聚》則作“鞕”或“硬”。現據校本改作“鞕”或“硬”，或“堅”。下同。

〔42〕徙　原作“從”，形近之誤，據《千金翼方》、周本改。

〔43〕乃　原作“大”，文理不通，據《千金翼方》改。

〔44〕三即瘥　宋本、汪本、周本同；《千金翼方》作“日二三止”。

〔45〕蠐螬（qí cáo 齊曹）　昆蟲名。金龜子之幼蟲。《本草綱目》蠐螬條：“其狀如蠶而大，身短，節促，足長，有毛。生樹根及糞土中者，外黃內黑；生舊茅屋土者，外白內黯。皆濕熱之氣薰蒸而化。”

或飲酒不解，食不復[1]下，乍寒乍熱，不洗便熱，洗復寒，甚者數十日，輕者數日，晝夜不得寐，愁憂恚怒，自驚跳悸恐，恍惚忘誤者，坐犯溫積久，寢處失節，食熱作癖內實，使熱與藥并行，寒熱交爭。雖以法救之，終不可解也。吾嘗如此，對食垂涕，援刀欲自刺，未及得施，賴家親見迫奪，故事不行。退而自惟[2]，乃強食冷、飲水[3]，遂止。禍不成，若絲髮矣。凡有寒食散藥者，雖素聰明，發皆頑嚚[4]，告捨難喻[5]也。以此死者，不可勝計。急飲三黃湯[6]下之。當吾之困也，舉家知親，皆以見分別[7]，賴亡兄[8]士元披方，得三黃湯方，合使吾服，大下即瘥。自此常以救急也。

或脫衣便寒，著衣便熱，坐脫著之間無適，故小寒自可著，小溫便脫，即[9]洗之即慧矣。慎勿忍，使病發也。洗可得了然瘥，忍之則病成矣。

或齒[10]腫脣爛，齒牙搖痛，頰車嚏，坐犯熱不時救故也。當風張口，使冷氣入咽，漱寒水即瘥。

或周體患腫[11]，不能自轉徙，坐久停息，久不飲酒[12]，藥氣沉在皮膚之內，血脈不通故也。飲酒冷洗，自勞行即瘥。極[13]不能行，使人扶曳行之[14]。事寧違意，勿聽從之，使支節柔調[15]乃止，勿令過差[16]。過則使極，更為失度。熱者復洗也[17]。

或患冷，食不可下，坐久冷食[18]，口中不知味故也。可作白酒糜[19]，益著酥[20]，熱食一兩頓。悶者，冷飲還冷食。

或陰囊臭爛，坐席厚下熱故也。坐冷水中即瘥。

或腳趾間生瘡，坐著履溫故也。脫履著屐，以冷水洗足即愈。

或兩腋下爛作瘡，坐臂脅相親[21]也。以懸手離脅，冷熨之即瘥。

或嗜寐不能自覺，久[22]坐熱悶故也。急起洗浴飲冷，自精了[23]。或有癖也，當候所宜下之。

或夜不得眠，坐食少，熱在內故也。當服梔子湯[24]，數進冷食。

或欬[25]逆，咽中傷，清血[26]出，坐臥溫故也；或食溫故也。飲冷水，冷熨[27]咽外也。

或得傷寒，或得溫瘧，坐犯熱所為也。凡常服寒食散，雖以久[28]解而更病者，要先以寒食救之，終不中冷也。若得傷寒及溫瘧者，卒[29]可以常藥治之，無咎也。但不當飲熱藥耳。傷寒藥皆除熱，瘧藥皆除癖，不與寒食相妨，故可服也。

或藥發輒屏臥[30]，不以語人[31]，坐熱氣盛，食少，穀不充，邪干正性故也。飲熱酒、冷食、自勞便佳。

〔1〕復 《千金翼方》卷二十二第三、《醫心方》卷十九第四作"得"。

〔2〕惟 原作"佳"，宋本、周本同；汪本作"佳"，據《醫心方》改。"惟"，思也；想也。《千金翼方》即作"思"。

〔3〕食冷、飲水 宋本、汪本、周本同；《千金翼方》作"食飲冷水洗"。

〔4〕頑嚚（yín 銀） 愚蠢而頑固。《廣雅》："頑、嚚，愚也。"《左傳・文公十八年》："頑嚚不友。"

〔5〕告捨難喻 "喻"，原作"愈"，音近之誤，據《外臺》卷三十七餌寒石五石諸雜石等解散論并法改。本句意爲：教服散者捨棄寒食散，却難以使其理解。"告"，教。《禮記・玉藻》："燕居告溫溫"，注："告，謂教使也。""喻"，曉喻。《説文》："喻，一曰曉也。"

〔6〕三黃湯 方見《千金翼方》，方藥組成：大黃、黃連、黃芩、芒硝、甘草。

〔7〕分別 "別"，原作"刺"，形近之誤，據正保本、周本改。"分別"，在此謂生死離別。喻病情危重，不可救藥。

〔8〕亡兄 宋本、汪本、周本同；《千金翼方》作"三兄"；《外臺》作"家兄"。

〔9〕即 宋本、汪本、周本同；《千金翼方》作"又"；《醫心方》作"即止"，斷句。

〔10〕齒 此下《千金翼方》、《外臺》、《醫心方》有"齗"字，義長。"齗"同"齦"，齒齦。

〔11〕患腫 宋本、汪本、周本同；《醫心方》作"悉腫"；《千金翼方》作"患腫痛"。

〔12〕坐久停息，久不飲酒 宋本、汪本、周本同；《外臺》作"爲久坐不行，又不飲酒"。

〔13〕極 宋本、汪本、周本同；《外臺》作"若"。"極"，疲極；困疲。《漢書・匈奴傳》："罷極苦之"，顔注："極，困也。"

〔14〕使人扶曳行之 原作"使入扶或車行之"，"入"，"人"之形誤，據宋本、周本改。"或車"，宋本、汪本、周本同；"或"爲衍文，"車"爲"曳"之形誤，據《醫心方》删、改。全句《外臺》作"遣人扶持強行"。

〔15〕柔調 宋本、汪本、周本同；《千金翼方》作"調柔"；《外臺》

作"調暢"。

〔16〕過差（cī疵） 謂超過通常之等次，即過度，過分。《外臺》即作"過度"。《廣韻》："差，次也。"《孟子·萬章》："庶人在官者，其禄以是爲差。"

〔17〕熱者復洗也 宋本、汪本、周本同；《外臺》作"使反發熱，或反發熱者，還當洗之"，義長。

〔18〕食 此下原重一"食"字，衍文，據《千金翼方》、《外臺》、《醫心方》删。

〔19〕白酒糜 指連同酒糟混合在一起之白酒。因酒糟爲糜爛之穀物，故名。《釋名》："糜，煮米使糜爛也。""糜"，通"糜"。《素問·氣厥論》："上爲口糜"，"糜"，別本即作"糜"。

〔20〕益著酥 多加酥油。"益"，多。《戰國策·齊策》："可以益割於楚"，注："益，多也。""著"，增添。《風俗通·正失》："後好事者，因取奇言怪語，附著之耳。""酥"，酥油。《本草綱目》："酥，酥油。弘景曰：本牛羊乳所作也。恭曰：酥乃酪作。時珍曰：酥乃酪之浮面所成。"

〔21〕相親 相近。《廣雅》："親，近也。"

〔22〕久 此上《千金翼方》有"由"字。

〔23〕精了 清醒。"精"，明白；清楚。《廣韻》："精，明也。""了"，義與"精"相儆。

〔24〕梔子湯 方見《外臺》，方藥組成：梔子仁、大黄、黄芩。

〔25〕欻 宋本、汪本、周本同，《千金翼方》、《外臺》作"嘔"。

〔26〕清血 純血。"清"，純净。《論語·微子》："身中清"，馬注："清，純潔也。"

〔27〕熨 此上《千金翼方》、《外臺》、《醫心方》有"石"字。

〔28〕久 宋本、汪本、周本同；《外臺》作"熱"，義長。

〔29〕卒 宋本、汪本、周本同；《醫心方》作"亦"，義長。

〔30〕屏（bǐng丙）臥 "屏"，原作"并"，爲"屏"字缺損致誤，據《醫心方》改。"屏臥"，屏蔽而臥；屏退他人而臥。乃喜静之意。《説文》："屏，蔽也。"段注："引申爲屏除，按古無平仄之分。"又，《千金翼方》作"屍臥"；《外臺》作"安臥"。

〔31〕不以語人 宋本、汪本、周本同；《千金翼方》作"不識人者"；《外臺》作"不與人語"。

　　或寒熱累月[1]，張口大呼[2]，眼視高[3]，精候不與人相當[4]，日用水百餘石澆[5]，不解者，坐不能自勞，又飲冷酒，復食溫食。譬如喝人，心下更寒，以冷救之愈劇者，氣結成冰，得熱熨飲，則冰銷氣通，喝人乃解。令藥熱[6]聚心，乃更寒戰，亦如喝人之類也。速與熱酒，寒解氣通，酒氣[7]兩行於四肢，周體悉溫，然後以冷水三斗洗之，儘然了了矣。

河東[8]裴季彥，服藥失度，而處三公[9]之尊，人不敢強所欲，已錯之後，其不能自知，左右人不解救之之法[10]，但飲冷水，以水洗之，用水數百石，寒遂甚，命絕於水中，良可痛也。夫以十石焦炭，二百石水沃之，則炭滅矣。藥熱雖甚，未如十石之火也。沃之不已，寒足殺人，何怨於藥乎？不可不曉此意。世人失救者，例多如此。欲服此藥者，不唯己自知也，家人皆宜習之，使熟解其法，乃可用相救也。吾每一發，氣絕不知人，雖復自知有方，力不復施也。如此之弊，歲有八九，幸家人大小以法救之，猶時有小違錯，況都不知者哉！

或大便稠數，坐久失節度，將死候也，如此難治矣。爲可與湯下之[11]，儻十得一生耳。不與湯必死，莫畏不與也。下已致死，令不恨也。

或人困已[12]，而脈不絕，坐藥氣盛行於百脈，人之真氣已盡，唯有藥氣尚自獨行，故不絕。非生氣也。

或死之後，體故溫如人肌[13]，腹中雷鳴，顏色不變，一兩日乃似[14]死人耳。或灸之尋[15]死，或不死，坐藥氣有輕重，故有死生。雖灸之得生，生[16]非已疾[17]之法，終當作禍，宜慎之，大有此故也。

或服藥心中亂[18]，坐服溫藥與疾爭結[19]故也。法當大吐下[20]，若不吐下當死。若吐不絕[21]，冷飲自了然瘥。

或偏臂腳急痛，坐[22]久藉持[23]臥溫，不自轉移，熱氣入肌附骨[24]故也。勤以布冷水淹搵[25]之，溫復易之[26]。

或肌皮堅[27]如木石枯[28]，不可得屈伸，坐食熱臥溫作癖，久不下，五臟隔閉，血脈不周通故也。但下之[29]，冷食、飲酒、自勞行即瘥。

　　或四支面目皆浮腫，坐食飲温，又不自勞，藥與正氣停并[30]故也。飲熱酒、冷食、自勞、冷洗之則瘥。

　　〔1〕月　宋本、汪本、周本同，《千金翼方》卷二十二第三作"日"，義長。

　　〔2〕大呼　宋本、汪本、周本同；《千金翼方》作"吐舌"。

　　〔3〕眼視高　兩目上視而不移動。即《素問·三部九候論》所述之"戴眼"證，屬太陽經絶之證。

　　〔4〕精候不與人相當　意爲目睛上視，視綫不能與人相對。"精候"，指目睛。《千金翼方》即作"睛"。目睛爲臟腑精氣之外候，故曰精候。《靈樞·大惑論》："五臟六腑之精氣皆上注於目而爲之精。"

　　〔5〕澆　宋本、汪本、周本同；《千金翼方》作"洗澆"；《醫心方》卷十九第四作"澆洗"。

　　〔6〕令藥熱　宋本、汪本、周本同；《千金翼方》作"藥氣"。"令"字疑"今"之形誤。

　　〔7〕氣　原無，語氣不全，據上下文例補。

　　〔8〕河東　郡名。秦置。轄境相當於今山西省西南部地區。隋時郡治在今山西省聞喜縣。

　　〔9〕三公　漢晉時代稱太尉、司徒、司空爲三公，是輔助君王掌握軍政大權之最高官員。

　　〔10〕之法　此上原衍"救"字，據文意删。

　　〔11〕爲可與湯下之　宋本、汪本、周本同；《外臺》卷三十七餌寒食五石諸雜石等解散論并法作"可與前大黃黃芩梔子芒硝湯下之"，義長。

　　〔12〕困已　宋本、汪本、周本同；《外臺》、《醫心方》作"已困"。

　　〔13〕體故温如人肌　"人"上《外臺》有"生"字。全句意爲：肌體依然温暖，如未死之人。"故"，依然；仍舊。《抱樸子·對俗》："江淮間居人爲兒時，以龜枝牀，至後老死，家人移牀，而龜故生。"

　　〔14〕似　宋本、汪本、周本同；《外臺》作"作"。

　　〔15〕尋　旋即；俄頃；不久。《正字通》："尋，俄也。"

　　〔16〕生　《醫心方》無。

　　〔17〕已疾　即愈疾。"已"，痊愈；治愈。《呂氏春秋·至忠》："王之疾必可已也"，注："已，猶愈也。"

　　〔18〕亂　此上《外臺》、《醫心方》有"悶"字，義長。

　　〔19〕結　宋本、汪本、周本同；《外臺》作"力"。

〔20〕下　《外臺》無。

〔21〕吐不絶　原作"不吐死者"，文義不通，據《外臺》改。

〔22〕坐　原作"生"，形近之誤，據宋本、周本改。

〔23〕藉（jiè借）持　倚臥。"藉"，身臥於物上。《漢書·董賢傳》："常晝寢，偏藉上褏"，顏注："藉，謂身臥其上也。""持"，支持；在此作倚靠解。

〔24〕入肌附骨　宋本、汪本、周本同；《外臺》作"入肺脾胃"。

〔25〕淹擖（tà 塌）　即濕敷。"擖"同"揭"。《集韻》："揭，或作擖；打也。"

〔26〕之　此下《千金翼方》有"不過三日止"五字，義長。

〔27〕堅　原作"耶"，據《千金翼方》改。

〔28〕枯　《千金翼方》、《外臺》無。

〔29〕但下之　宋本、汪本、周本同；《醫心方》作"促下之"；《外臺》作"急服前三黃湯下之"。

〔30〕停并　宋本、汪本、周本同；《千金翼方》、《外臺》作"相隔"。

或瞑[1]無所見，坐飲食居處溫故也。脫衣自洗，但冷飲食，須臾自明了。或鼻中作鰕雞子[2]臭，坐著衣溫故也。脫衣冷洗即瘥。

或身皮[3]楚痛，轉移不在一處，如風[4]，坐犯熱所爲，非得風[5]也。冷洗熨[6]之即瘥。

或脚疼欲折[7]，由久坐下溫，宜坐單牀上，以冷水洗即愈。

或苦頭眩目疼，不用食，由食及犯熱，心膈有澼[8]故也，可下之。

或臂脚偏急[9]，苦痛者，由久坐臥席溫下熱，不自移轉，氣入肺胃脾骨[10]故也。勤以手巾淹冷水迫之，溫則易之，如此不過兩日即瘥。

凡治寒食藥者，雖治得瘥，師終不可以治爲恩，非得治人後忘得效也。昔[11]如文摯治齊王病[12]，先使王怒，而後病已。文摯以是雖愈王病，而終爲王所殺。今救寒食者，要當逆常理，反正性，或[13]犯怒之，自非達者，得瘥之後，心念犯怒之怨，不必得治之恩[14]，猶齊王殺文摯也，后與太子不能救，況於凡人哉！然死生大事也，如知可生而不救之，非仁者也。唯仁者心不已，必冒犯怒而治之，爲親戚之故，不但其人而已。

凡此諸救，皆吾所親更[15]也。試之不借問於他人也。要當違人理，反常性。重衣更寒，一反[16]也；饑則生臭，二反也；極則自勞[17]，三反也；溫則滯利[18]，四反也；飲食欲寒，五反也；癰瘡水洗[19]，六反也。

當洗勿失時，一急也；當食勿忍饑，二急也；酒必淳清令溫，三急也；衣溫便脫，四急也；食必極[20]冷，五急也；臥必衣[21]薄，六急也；食不厭多，七急也。

冬寒欲火，一不可也；飲食欲熱，二不可也；常疹自疑[22]，三不可也；畏避風涼[23]，四不可也；極不能行，五不可也；飲食畏多，六不可也，居貪[24]厚席，七不可也；所欲從意[25]，八不可也。

務違常理，一無疑也；委心棄本[26]，二無疑也；寢處必寒，三無疑也。

〔1〕瞑　宋本、汪本、周本同；《千金翼方》卷二十二第三作"目暗"；《外臺》卷三十七餌寒石五石諸雜石等解散論并法作"卒目暗"。"瞑"，視物昏暗不明。《集韻》："瞑，瞑睉，目不明。"

〔2〕殰（duàn 段）雞子　敗壞而未能孵成小雞之雞蛋。《淮南子·原道》："鳥卵不殰"，注："卵不成鳥曰殰。"《法言·先知》："雌之不才，其卵殰矣"，注："殰，敗也。"

〔3〕身皮　宋本、汪本、周本同；《千金翼方》作"身肉"。

〔4〕如風　宋本、汪本、周本同；《千金翼方》作"如似游風者"，義長。

〔5〕得風　宋本、汪本、周本同；《醫心方》卷十九第四作"真風"。

〔6〕熨　此上《千金翼方》有"冷石"二字。

〔7〕或腳疼欲折　此下至本段終，與上文"腰痛欲折"條內容相似。《千金翼方》、《外臺》僅存此條。

〔8〕澼　通"癖"；停積。《素問·生氣通天論》："腸澼爲痔。"張志聰注："食氣留滯，則濕熱之氣，澼積於陽明大腸而爲痔。"又，本書卷二十癖候："令人作水癖"，"癖"，《外臺》卷十二療癖方即作"澼"。

〔9〕或臂腳偏急　此下至本段終，與上文"或偏臂腳急痛"條內容相似。《千金翼方》、《外臺》各存一條。

〔10〕骨　《外臺》無。

〔11〕昔　原作"皆"，形近之誤，據周本改。

〔12〕文摯（zhì 至）治齊王病　事見《呂氏春秋·至忠》。"文摯"，東周宋國名醫；"齊王"，東周齊國湣王。

〔13〕或　原作"成"，形近之誤，據周本改。

〔14〕不必得治之恩　肯定不會感受到治病之恩。"不必"，即"必不"。

〔15〕親更　親身經歷。"更"，經歷。

〔16〕反　宋本、汪本、周本同；《外臺》卷三十七張文仲論服石法要當違人常性五乖七急八不可兼備不虞藥并論作"乖"，以下諸"反"同。

〔17〕極則自勞　常人疲極宜休息，而服石之人雖然疲勞，還當多活動，借以消散石氣，使身體舒暢。

〔18〕溫則滯利　"滯利"，宋本、汪本、周本同；《外臺》作"泄利"。一般情況下，受寒易下利，得溫便愈。而服石之人卻反常理，得溫則泄，得冷即愈。

〔19〕癰瘡水洗　"癰"，宋本、汪本、周本同；《千金翼方》作"腫"。一般癰瘡，局部忌冷、忌水，而服石之人患癰瘡，多爲藥熱內發，故宜冷敷、冷洗。

〔20〕極　宋本、汪本、周本同；《千金翼方》作"須"。

〔21〕衣　宋本、汪本、周本同；《千金翼方》作"底"；《外臺》作"榻"。

〔22〕常疹自疑　"常"，通"當"。《漢書·東方朔傳》："安敢望常侍郎乎？"注："常，同當。"《千金翼方》、《外臺》、周本即作"當"。"當疹自疑"，猶言對寒食散導致之反應產生疑惑。"疹"，疾病；在此引申指服石後出現之症狀。

〔23〕凉　宋本、汪本、周本同；《千金翼方》、《外臺》作"濕"。

〔24〕貪　原作"貧"，形近之誤，據《千金翼方》、《外臺》改。

〔25〕所欲從意　隨心所欲，不照法度將息調養。

〔26〕委心棄本　捨棄自己之願望、本性，遵守服石之將息法度。"委"，抛棄；捨棄。《廣韻》："委，棄也。"

按語　寒食散最早是一種治病方藥，而從兩晉南北朝以至隋唐時間，卻用爲延年壯陽之品，盛極一時，時至明代，尚有服用者。這種現象，危害很大。本候所論，反映了作者反對和不主張推廣使用的基本態度。今天看來，寒食散及其"藥疾"雖然已不復見，但是，於此却可看到中國醫學史上如此之特殊產物，對這種特定時期之特殊現象，可以有一個大體瞭解。

本候內容，散見於《千金要方》、《千金翼方》、《外臺秘要》、《醫心方》等書，故援以校勘。但孫思邈生活於隋唐時期，本書撰於隋大業六年，孫氏不可能轉引同時代人之著作。而《外臺》凡與本候相同、相近之文字，亦非引自《病源》，而是明確標出引自《小品》、《張文仲論》、《舊論》等，其中尤多源自《小品》。至於《醫心方》，除少量文字注明引自《病源》外，絕大部分內容注明來自皇甫謐、釋慧義、陳延之、魯國孔恂、薛侍郎（中書侍郎薛曜）等，其中引皇甫謐者尤多。另外，本候文中，亦自云有些部分引自道弘《解散對治方》、陳延之《小品方》及皇甫謐著作。據此，可證本候內容，絕大部分源自比《病源》更早之古代醫籍，故《外臺》、《醫心方》不引《病源》之文，而徑出其源。更説明六朝時期解散病之醫著相當豐富，而皇甫謐、陳延之等人尤多研究。本書正是在此基礎上進行總括，并加以評述、發揮，以勸戒當世之人，同時，亦給後人留下一份極珍貴的歷史資料。

此文對寒食散有關問題論述很具體，但很少提及方藥，可能限於全書體例，着重論述"源候"之故。但在《千金要方》、《千金翼方》、《外臺》、《醫心方》之中却保存着有關方劑，在此以注釋形式，摘抄附錄有關內容，置於"校注"文中，以便查考。

二、解散痰癖候

服散而飲過度，將適失宜，衣厚食溫，則飲結成痰癖。其狀：痰多則胸膈否滿，頭眩痛；癖結則心脇結急[1]是也。

〔1〕結急　結聚弦急。"急"，弦急。《素問·通評虛實論》："急則死"，王冰注："急，謂如弦張之急也。"

按語　本候叙述服散後飲水多，致成痰癖。叙證較簡，可以同本書卷二十痰癖候、飲癖候互參。

三、解散除熱候

夫服散之人，覺熱則洗，覺饑則食。若洗、食不時，失其節度，令石勢壅結，否塞不解而生熱，故須以藥除之。

按語 服寒食散將息失度而發熱之病因病機，本候歸結爲冷洗、冷食不及時，以致石勢結於體内，痞塞不行，鬱而發熱。并指出其預防措施：覺熱即冷洗，覺饑即冷食。但對於發熱之藥物治療未予詳述。今據上文寒食散發候所載作簡略歸納，其病因和治療大略有三：一因服藥犯熱，藥食互結，成癖内實者，可用消石大黃丸、三黃湯之類下之；二由忍饑失食，穀氣不充，石熱内盛，犯於心胃小腸諸經，而致口傷爛燥不得食、夜不得眠、小便稠數者，可用梔子湯、梔子豉湯之類清之；其三，石熱煎煉津液，大腸失濡，乾糞不去，大便難者，可用消酥蜜之類潤之。至於石熱偏聚皮肉，并發癰瘡者，又可配合外用藥塗敷。

四、解散浮腫候

服散而浮腫者，由食飲溫而久不自勞，藥勢與血氣相并，使氣壅在肌膚，不得宣散，故令浮腫。或外有風濕，内有停水，皆與散勢[1]相搏，致令煩熱而氣壅滯，亦令浮腫。若食飲溫，不自勞而腫者，但煩[2]熱虚腫而已。其風濕停水而腫[3]者，則必[4]腫而煩熱，或小便澀而腫。

〔1〕散勢 寒食散之作用。義同"石勢"、"藥勢"。

〔2〕煩 宋本、汪本、周本同，《聖濟總録》卷一百八十四乳石發身體腫作"體"。

〔3〕腫 原作"已"，文義不通，據周本改。

〔4〕必 原作"心"，缺筆之誤，據文義改。又，本書卷二十一風水候作"身"。

五、解散渴候

夫服石之人，石勢[1]歸於腎，而勢衝腑臟，腑臟既熱，津液竭燥[2]，腎惡燥，故渴而引飲也。

〔1〕勢　宋本、汪本、周本同；《醫心方》卷二十第四十作"熱"，下一"勢"字同。

〔2〕竭燥　"竭"，原作"渴"，形近之誤，據《醫心方》改。"竭燥"，枯竭乾燥。

六、解散上氣候

服散將適失所[1]，取溫太過，熱搏榮衛，而氣逆上。其狀，胸滿短氣是也。

〔1〕將適失所　將息失當。"將適"，即"將息"。"失所"，謂失於常度，不合理。"所"，猶道理。《禮記·哀公問》："求德當欲，不以其所"，注："所，猶理也。"

七、解散心腹痛心㵢[1]候

鬲間有寒，胃脘有熱；寒熱相搏，氣逆攻腹乘心，故心腹痛。其寒氣盛，勝於熱氣，榮衛祕澀不通，寒氣內結於心，故心腹痛而心㵢寒也。其狀：心腹痛而戰㵢，不能言語是也。

〔1〕㵢（jīn 緊）　原作"㵢"，形近之誤，據本候文義改。下同。"㵢"，寒冷之甚。《玉篇》："㵢，寒極也。"

按語　本候《醫心方》卷二十引《病源》作兩條："鬲間有寒"至"故心腹痛"爲一條，題爲"服石心腹痛"；"其寒氣甚"至"不能言語是也"爲另一條，題爲"服石心㵢"。

八、解散大便祕難候

將適失宜，犯溫過度，散勢不宣，熱氣積在腸胃，故大便祕難也。

九、解散虛冷小便多候

將適失度，熱在上焦，下焦虛冷，冷氣乘於胞，故胞冷不能制於小便，則小便多。

十、解散大便血候[1]

將適失度，或取熱，或傷冷，觸動於石，冷熱交擊[2]，俱乘於血，致動血氣，血滲入於大腸，腸虛則泄，故大便血。

〔1〕候　原作"脈"，誤，據本書目録改。

〔2〕交擊　即交争。

十一、解散卒下利候

行止違節，飲食失度，犯觸解散[1]，而腸胃虚弱，故卒然下利也。

〔1〕犯觸解散　言觸犯、違反解散所必需遵守之規則、法度。

十二、解散下利後諸病候

服散而飲食失度，居處違節，或霍亂，或傷寒，或服藥而下利，利雖斷而血氣不調，石勢因動，致生諸病。其狀：或手足煩熱，或口喋，或嘔逆之類是也。隨其病證而解之。

十三、解散大小便難候

積服[1]散，散勢盛在內，熱氣乘於大小腸，大小腸否澀，故大小便難也。

〔1〕積服　多服；久服。"積"，多；久。《漢書·食貨志》："夫縣法以誘民，使入陷阱，孰積於此！"顏注："積，多也。"《漢書·嚴助傳》："其不用天子之法度，非一日之積也。"顏注："積，久也。"

十四、解散小便不通候

夫服散石者，石勢[1]歸於腎，而內生熱，熱結小腸，胞內否澀，故小便不通。

〔1〕勢　宋本、汪本、周本同；《醫心方》卷二十第三十三作"熱"。

十五、解散熱淋候

夫服散石，石勢歸於腎，若腎氣宿虚[1]者，今因石熱，而又將適失度，虚熱相搏，熱乘於腎。腎主水，水行小腸，入胞爲小便。腎虚則小便數，熱結則小便澀，澀則莖內痛，故淋瀝不快也。

〔1〕宿虛　平素虛弱。《廣韻》："宿，素也。"

十六、解散發黃候

飲酒內熱，因服石，石勢又熱，熱搏脾胃，脾胃主土，其色黃，而候於肌肉，積熱蘊結，蒸發於肌膚，故成黃也。

十七、解散脚熱腰痛候

腎主腰脚。服石，熱歸於腎，若將適失度，發動石熱，氣乘腰脚，石與血氣相擊，故脚熱腰痛也。其狀：脚煩熱而腰攣痛。

十八、解散鼻塞候

石發則將冷，其熱盡之後[1]，冷氣不退者，冷乘於肺，肺主氣，開竅於鼻，其冷滯結，氣[2]不宣通，故鼻塞。

〔1〕後　原作"候"，音近之誤，據正保本、周本改。
〔2〕氣　原無，文義不全，據《醫心方》卷二十第七補。

十九、解散發瘡候

將適失宜，外有風邪，內有積熱，熱乘於血，血氣壅滯，故使生瘡。

二十、解散癃腫候

六腑不和而成癃[1]。夫服散之人，若將適失宜，散動熱氣[2]，內乘六腑，六腑血氣行於經脈，經脈爲熱所搏，而外有風邪乘之，則石熱癃[3]結，血氣否澀，而成癃腫。

〔1〕六腑不和而成癃　《靈樞·脈度》："六府不和，則留爲癃。"《類經》注："六腑屬陽主表，故其不利，則肌腠留爲癃瘍。"本書卷三十二癃候有詳細論述，可參閱。
〔2〕散動熱氣　寒食散發動，產生藥熱。
〔3〕癃　通"壅"。

二十一、解散煩悶候

將適失宜，冷熱相搏，石勢不得[1]宣化，熱氣乘於臟[2]，故令煩悶也。

〔1〕得　原無，據《聖惠方》卷三十八治乳石發動煩悶諸方補，足句。

〔2〕臟　《聖惠方》作"腑臟"。

二十二、解散嘔逆候

將適失宜，脾胃虛弱者，石勢結滯，乘於脾胃，致令脾胃氣不和，不勝於穀，故氣逆而嘔。調之即愈。

二十三、解散目無所見目疼候

將適失宜，飲食乖度，鬲內生痰熱，痰熱之氣熏肝，肝候目，故目無所見而疼痛。

二十四、解散心腹脹滿候

居處犯温，致令石勢不宜，內壅府藏，與氣[1]相摶，故心腹脹滿。

〔1〕氣　在此指臟腑之氣。

二十五、解散挾風勞候

本患風勞，而服散石，風勞未盡，石勢因[1]發，解石之後，體尚虛羸，故猶挾風勞也。

〔1〕因　原作"固"，形近之誤，據周本改。

二十六、解散飲酒發熱候

服散而積飲酒，石因酒勢而盛，敷散[1]經絡，故煩而發熱也。

〔1〕敷散　布散；敷布。《詩·小雅·小旻》："敷於下土"，傳："敷，布也。"

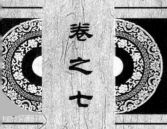

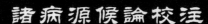

重刊巢氏諸病源候總論卷之七

傷寒病諸候上 凡三十三論

提要 本篇論述傷寒病，分上、下兩卷，計七十七論。其内容大都淵源於《素問·熱論》、《傷寒論》、《金匱要略》及《脈經》等。《傷寒論》是根據《素問·熱論》六經分證之基本原理，創造性地將外感疾病之産生、發展和辨證論治，提出較爲完整之六經辨證體系。至於《病源》則又以各種證候爲主，將外感疾病在演變過程中出現之證候，進行整理歸納，并從橫向方面對其病因、病機、辨證等，加以比較分析，突出重點，如傷寒謬語候，即鑑別陽明裏實、亡陽、熱入血室三種不同病情之謬語。其他各候，類多如此，爲證候鑑別診斷學開創了先河，這是《病源》對傷寒病諸候論證之特點。同時，書中強調辨證論治，亦不拘於常數，如傷寒取吐候之用吐法不限時日，又是一個值得注意之處，特爲拈出。

本篇内容較多，大體可分如下幾類：

1. **傷寒概論** 包括傷寒候、傷寒中風候、傷寒一日候、二日候至九日以上候，以及相病之法，發汗若吐下者諸論。重點討論傷寒定義，病因病理，六經形證，傳經變化，兩感，診斷預後，治療大法，以及汗、吐、下等之注意事項。

2. **傷寒常見主要證候** 包括傷寒咽喉痛候、煩候、渴候、嘔候、乾嘔候、噦候、欬嗽候、喘候、悸候、心痞候、結胸候、心腹脹滿痛候、利候、膿血痢候、大小便不通候、斑瘡候、謬語候、厥候、瘄候諸論。這是上下兩卷中之重要部分，都貫穿着辨證論治精神。

3. 列舉若干急性傳染性疾病　如傷寒豌豆瘡候、霍亂候、傷寒變成黄候、瘴候等。這是與傷寒比類而及，其中大部分在以後各卷中又有專篇論述。

4. 附論部分兼證　如百合病、狐惑、濕^䘌、脚氣候等。

5. 傷寒病後諸證　包括傷寒病後熱不除候、傷寒病後不得眠候，以及不得食、虛汗、勞復、食復諸候。

最後在傷寒令不相染易候，指出"感其乖戾之氣而發病者，此則多相染易"，在此説明《病源》對傳染病病因之認識，已有所創見，發前人之所未發，提出"乖戾之氣"新論點，把當時之病因學説提高到一個新水平。并謂"預服藥及爲方法以防之"，提示當時對傷寒病已有預防方法。這種防治結合之思想，又是一大進步。

一、傷寒候

經言，春氣温和，夏氣暑熱，秋氣清凉，冬氣冰寒，此則四時正氣之序也。冬時嚴寒，萬類深藏，君子固密[1]，則不傷於寒。夫觸冒之者，乃爲傷寒[2]耳。其傷於四時之氣，皆能爲病，而以傷寒爲毒[3]者，以其最爲殺厲之氣[4]也。即病[5]者，爲傷寒；不即病者，其寒毒藏於肌骨中[6]；至春變爲温病；夏[7]變爲暑病。暑病者，熱[8]重於温也。是以辛苦之人，春夏必有温病者[9]，皆由其冬時觸冒[10]之所致，非時行之氣也。其時行者，是春時應暖而反寒[11]，夏時應熱而反冷[12]，秋時應凉而反[13]熱，冬時應寒而反温，非[14]其時而有其氣。是以一歲之中，病無少長，多相似者，此則時行之氣也。

夫傷寒病者，起自風寒，入於腠理，與精氣交爭[15]，榮衛否隔[16]，周行不通。病一日至二日，氣[17]在孔竅皮膚之間，故病者頭痛惡寒，腰背强重，此邪氣在表，洗浴[18]發汗即愈。病三日以上，氣浮在上部，胸心填塞，故頭痛、胸中滿悶，當吐之則愈。病五日以上，氣深結在臟，故腹脹身重，骨節煩疼，當下之則愈。

夫熱病者，皆傷寒之類也。或愈或死，其死[19]皆以六七日間，其愈皆以十日以上何也？巨陽者，諸陽之屬也[20]，其脈連於風府，故爲諸陽主氣。人之傷於寒也，則[21]爲病熱，熱[22]雖甚不死；其兩感於寒而病者，必死。兩感於寒者，其脈應[23]與其病形何如？兩傷於寒者，病一日，則巨陽與少陰俱病，則頭痛、口乾煩滿。二日，則陽明與太陰俱病，則腹滿、身熱、不食[24]、譫言。三日，則少陽與厥陰俱病，則耳聾、囊縮、厥逆[25]，水漿不入，則不知人，六日而死。夫五臟已傷，六腑不通，榮衞不行，如是之後，三日乃死何也？陽明者，十二經脈之長也，其氣血盛，故不知人，三日其氣乃盡，故死。

其不兩傷於寒者，一日巨陽受之，故頭項痛，腰脊强[26]。二日陽明受之，陽明主肉，其脈夾鼻絡於目，故身熱[27]而鼻乾，不得臥也。三日少陽受之，少陽主骨[28]，其脈循脅絡於耳，故胸脅痛耳聾。三陽經絡皆受病，而未入通於藏也[29]，故可汗而已。四日太陰受之，太陰脈布於胃[30]，絡於嗌，故腹滿而嗌乾。五日少陰受之，少陰脈貫腎絡肺，繫舌本，故口熱[31]舌乾而渴。六日厥陰受之，厥陰脈循陰器而絡於肝，故煩滿而囊縮。三[32]陰三陽，五臟六腑皆病，榮衞不行，五臟[33]不通則死矣。其不兩感於寒者，七日巨陽病衰，頭痛少愈。八日陽明病衰，身熱少愈。九日少陽病衰，耳聾微聞。十日太陰病衰，腹減[34]如故，則思飲食。十一日少陰病衰，渴止不滿[35]，舌乾已而嚏[36]。十二日厥陰病衰，囊從[37]少腹微下。大氣[38]皆去，病日已矣。

治之奈何？治之各通其藏脈[39]，病日衰[40]。其病未滿三日者，可汗而已，其病三日過者[41]，可泄之而已。太陽病，頭痛至七日已上，並自當愈[42]，其經竟故也[43]。若欲作再經者，當針補[44]陽明，使經不傳則愈矣。

〔1〕固密　宋本、汪本、周本同；《外臺》卷一諸論傷寒八家作"周密"。義同。"周"，亦固也。《左傳·哀公十二年》："盟，所以周信也。"注；"周，固。""周密"，在此指善於攝生者，出處周密，不妄動作，陽不外泄，亦即《素問·生氣通天論》"陽密乃固"之義。

〔2〕乃爲傷寒　"爲"，宋本、汪本、周本同；《傷寒論·傷寒例》作"名"。"寒"，原脫，宋本、汪本、周本亦無，據《傷寒論》補。

〔3〕毒　毒害也。《書·盤庚上》："惟汝自生毒"傳："是自生毒害。"又：《說文》："毒，厚也。"是深重、至極之義，亦通。

〔4〕殺厲之氣　謂寒爲陰，陰主殺，陰寒之邪，是最爲蕭殺毒厲之氣。

〔5〕即病　此上《傷寒論》有"中而"二字。"即病"，即時發病；當時發病。

〔6〕肌骨中　宋本、汪本、周本同；《傷寒論》作"肌膚"二字。

〔7〕夏　此上《傷寒論》有"至"字。

〔8〕熱　此下《傷寒論》有"極"字。

〔9〕必有溫病者　宋本、汪本、周本同；《傷寒論》作"多溫熱病"。

〔10〕觸冒　宋本、汪本、周本同；《傷寒論》作"觸寒"；《外臺》在觸冒下有"寒冷"二字。

〔11〕應暖而反寒　宋本、汪本、周本同；《傷寒論》作"應暖而復大寒"。

〔12〕應熱而反冷　宋本、汪本、周本同；《傷寒論》作"應大熱而反大涼"。

〔13〕反　此下《傷寒論》有"大"字。下一個"反"字同。

〔14〕非　此上本書卷四十五傷寒候、《傷寒論》有"此"字。

〔15〕精氣交爭　"精氣"同"正氣"。"交"宋本、汪本、周本同；《千金要方》卷九第一作"分"。

〔16〕否（pǐ痞）隔　否塞阻隔。《廣韻》："否，塞也。"

〔17〕氣　指邪氣。以下"氣浮在上部"及"氣深結在臟"之"氣"字，義均同此。

〔18〕洗浴　宋本、汪本、周本同；《千金要方》無。

〔19〕其死　原無，宋本、汪本、周本同；脫文，據《素問·熱論》補。

〔20〕巨陽者，諸陽之屬也　"巨陽"，即太陽。其經脈與督脈之風府相連，滙集諸陽經之經氣，故曰"巨陽者，諸陽之屬也。"又，張志聰云：

"屬，會也，謂太陽爲諸陽之會。"

〔21〕則　此上原衍"故"字，據《素問》及《太素》卷二十五熱病決、周本刪。

〔22〕熱　原無，宋本、汪本、周本同。據《素問》、《太素》補。

〔23〕脈應　謂表裏相應之經脈，如太陽與少陰等。

〔24〕不食　宋本、汪本、周本同；《素問》作"不欲食"。

〔25〕厥逆　宋本、汪本、周本同；《素問》作"而厥"；《太素》作一個"厥"字。

〔26〕頭項痛，腰脊強　宋本、汪本、周本同；《太素》作"頭項腰脊皆痛"。

〔27〕身熱　此下《素問》、《甲乙經》卷七第一有"目疼"二字。

〔28〕少陽主骨　宋本、汪本、周本、《甲乙經》、《太素》同；《素問》作"少陽主膽"，新校正云："全元起本膽作骨。元起注云：少陽者，肝之表，肝候筋，筋會於骨，是少陽之氣所榮，故言主於骨。"

〔29〕入通於臟也　宋本、汪本、周本同；《素問》、《甲乙經》無"通"字。"臟"，《甲乙經》、《太素》並作"腑"。新校正云："全元起本臟作腑"。"也"，《素問》作"者"，義通。《經傳釋詞》："也，猶者也。《詩·權輿》今也每食無餘。也字與者字同義。"

〔30〕於胃　宋本、汪本、周本同；《甲乙經》、《太素》並作"胃中"。

〔31〕口熱　宋本、汪本、周本同；《素問》、《甲乙經》作"口燥"。

〔32〕三　原作"二"，版蝕，據宋本、汪本、周本改。

〔33〕五臟　宋本、汪本、周本同；《太素》作"腑臟"。

〔34〕減　原作"滿"，誤，據《素問》、《甲乙經》改。

〔35〕不滿　宋本、汪本、周本同；《甲乙經》無。

〔36〕舌乾已而欬　宋本、汪本、周本同；《甲乙經》作"舌乾乃已"。"欬"，《素問》作"嚏"。

〔37〕從　通"縱"，《素問》、《甲乙經》即作"縱"。

〔38〕大氣　在此指邪氣。《素問·熱論》王冰注："大氣，謂大邪之氣也。"

〔39〕各通其臟脈　《太素》注："量其熱病在何臟之脈，知其所在，即於脈以行補瀉之法。"

〔40〕病日衰　此下《素問》、《甲乙經》有"已矣"二字。

〔41〕其病三日過者　宋本、汪本、周本同；《素問》、《甲乙經》、《太

素》均作"其滿三日者"。

〔42〕並自當愈 宋本、汪本、周本同;《傷寒論·太陽病篇》作"自愈者",連上句讀。

〔43〕其經竟故也 宋本、汪本、周本同;《傷寒論》作"以行其經盡故也"。"竟"與"盡"通。《說文》:"竟,樂曲盡爲竟。"引申之,凡事之所止,皆曰竟,或曰盡。

〔44〕當針補 宋本、汪本、周本同;《傷寒論》無"當"字,"補"作"足"。

相病[1]之法,視色聽聲,觀病之所[2]。候脈要決[3],豈不微[4]乎。脈洪大者,有熱[5],此傷寒病也。夫傷寒脈洪浮,秋佳春成病[6]。寸口脈緊者,傷寒頭痛。脈來洪大,傷寒病。少陰病,惡寒身拳[7]而利,手足四逆[8]者,不治;其人吐利,躁逆[9]者死。利止而眩,時時自冒[10]者死。四逆,惡寒而身拳,其脈不至,其人不煩而躁者死。病六[11]日,其息高者死。傷寒熱盛,脈浮大者生;沈小者死。頭痛,脈短濇者死;浮滑者生。未得汗,脈盛大者生;細小者死。診人灢灢大熱[12],其脈細小者,死不治。傷寒熱病,脈盛躁不得汗者,此陽之極,十死不治。未得汗,脈躁疾,得汗生;不得汗難瘥。頭痛脈反濇,此爲逆,不治;脈浮大而[13]易治;細微爲難治。

發汗若吐下者[14]若亡血無津液者,而陰陽自和必愈[15]。夫下後發汗,其人[16]小便不利,此亡津液,勿治,其小便利[17],必自愈。陽已虛,尺中弱者,不可發其汗也。咽乾者,不可發其汗也。傷寒病,脈弦細,頭痛而發熱,此爲屬少陽。少陽不可發汗,發汗則譫語[18],爲屬胃。胃和則愈,不和則煩而悸。少陰病,脈細沉而微[19],病在裏,不可發其汗。少陰病,脈微,亦不可發汗,無陽故也。陽已虛,尺中弱濇者,復不可下。太陽病,發熱而惡寒,熱多而寒少,脈微弱,則無陽,不可發其汗;脈浮,可發其汗。發熱自汗出而不惡寒,關上脈細數,不可吐[20]。若諸四逆病厥者,不可吐[21],虛家亦然。寒多熱少,可吐者,此謂痰多也。治瘧亦如之。頭項不強痛,其寸脈微浮[22],胸中愊牢[23],氣上[24]衝喉咽不得息,可吐之。治傷寒欲下之,切其脈牢，牢實之脈，或不能悉解，宜摸視手掌，漐漐汗濕者，便可下矣。若掌不汗，病雖宜下，且當消息[25]，溫暖身體，都皆津液通，掌亦自汗，下之即了矣。太陰之爲病，腹滿吐食，不可下，下之益甚[26]，時腹自痛。下之，胸下結牢，脈浮，可發其汗。陽明病，心下牢滿，不可下，下之遂利，殺人，不可不審，不可脫爾[27]，禍福正在於此。

太陽與少陽併病[28]，心下牢，頭項強眩，不可下。三陽合病[29]，腹滿身重，大小便調，其脈浮牢而數，渴欲飲水，此不可下。其湯熨針石，別有正方，補養宣導，今附於後。

養生方導引法云：端坐生腰，徐徐[30]以鼻内氣，以右手持[31]鼻，徐徐[32]閉目吐氣。治傷寒頭痛洗洗[33]，皆當以汗出爲度。

又云：舉左手，頓左足[34]，仰掌，鼻内氣四十息止[35]，除身熱背痛。

[1]相（xiàng象）病　視察疾病。"相"，《爾雅》："視也。"引申爲診察。

[2]所　此下《脈經》卷五第三有"在"字。"所"，處也。亦"所在"也。

[3]決　通"訣"，《正字通》："決，與訣同。"秘訣，訣竅。

[4]微　深奧，精妙。《漢書·匈奴傳》楊雄上書："臣聞六經之治，貴於未亂；兵家之勝，貴於未戰；二者皆微。"顏注："微，謂精妙也。"

[5]脈洪大者，有熱　宋本、汪本、周本同；《脈經》作"脈洪大者，又兩乳房動脈復數，加有寒熱"。

[6]秋佳春成病　秋脈浮洪，於時爲從，故謂之佳；春脈浮洪，於時爲逆，故謂成病。此乃結合四時變化以診脈察病之法，源於《素問·玉機真藏論》。

[7]身拳　"身"，原無，宋本、汪本、周本同；脫文，據《傷寒論·少陰病篇》補。"拳"，拳曲。《傷寒論》作"踡"，義通。

[8]四逆　宋本、汪本、周本同；《傷寒論》作"逆冷"。

[9]躁逆　宋本、汪本、周本同；《傷寒論》作"躁煩，四逆"。

[10]冒　眩暈，昏冒。

[11]六　此下《傷寒論》有"七"字。

〔12〕瀼（ráng 穰）瀼大熱　汗多而大熱。"瀼瀼"，露盛貌。《詩·小雅·蓼蕭》："零露瀼瀼。"在此借喻汗多。

〔13〕而　在此訓"則"。《經傳釋詞》："而猶則也。《易·繫辭傳》曰：君子見幾而作，不俟終日。言見幾則作也。"

〔14〕下者　此上《傷寒論·太陽病篇》有"若"字，無"者"字。

〔15〕必愈　宋本、汪本、周本同；《傷寒論》作"必自愈"。

〔16〕人　原作"大"，形近之誤，據周本改。

〔17〕利　原無，宋本、汪本、周本同；脫文，據《傷寒論》補。

〔18〕讝（xián 咸）語　宋本、汪本、周本同；《傷寒論·少陽病篇》作"讝語"。"讝語"，在本書大都作"讝語"，指病人在神昏時之糊言亂語。

〔19〕微　宋本、汪本、周本同；《傷寒論·少陰病篇》作"數"。

〔20〕不可吐　宋本、汪本、周本同；《傷寒論·太陽病篇》、《脈經》卷七第四並作"吐之過也"。下一"不可吐"同。

〔21〕諸四逆病厥者，不可吐　宋本、汪本、周本同；《傷寒論·厥陰病篇》、《脈經》均作"諸四逆厥者，不可下之"。

〔22〕寸脈微浮　原作"脈微"，據《傷寒論》改。《脈經》卷七第五亦作"寸口脈微浮"。

〔23〕愊（bì 壁）牢　宋本、汪本、周本同；《傷寒論》作"痞鞕"，《脈經》作"痞堅"。"愊"，猶鬱結；《集韻》："愊，鬱結也。""牢"，堅也。"愊牢"，與"痞鞕"、"痞堅"義同。

〔24〕氣上　原無，宋本、汪本、周本同；脫文，據《傷寒論》、《脈經》補。

〔25〕消息　聯綿詞，猶言體察。

〔26〕腹滿吐食，不可下，下之益甚　宋本、汪本、周本同。《傷寒論·太陰病篇》作"腹滿而吐，食不下，自利益甚。"

〔27〕脫爾　輕脫，輕率之意。《資治通鑑·晉紀》安帝義照八年："公昔年自左里遷入石頭，甚脫爾；今還，宜加重慎。"

〔28〕併病　原作"合病"，誤，據《傷寒論·太陽病篇》改。"併病"，指傷寒病一陽經先病，不論症狀已罷，未罷，又傳一經，出現另一經症狀者，謂之併病。

〔29〕合病　原作"并病"，誤，據《傷寒論·陽明病篇》改。"合病"，指傷寒病二陽經或三陽經同時受邪，并同時出現各經證候，稱爲合病。

〔30〕徐　原書不重，據本書卷二十九鼻息肉候養生方導引法補。

〔31〕持　本書卷二十九作"捻"。"持"，握。《説文》："持，握也。""持"與"捻"義可通。

〔32〕徐徐　原無，據本書卷二十九補。

〔33〕洗（xiǎn 顯）洗　寒貌。同"洒洒"。《集韻》："洗，通作洒。"《神農本草經》白薇條："主溫瘧洗洗"，牡蠣條又作"主溫瘧洒洒"，義同。

〔34〕足　汪本、周本同；宋本、陸心源校作"手"。

〔35〕止　原作"之"，誤，據周本改。

按語　本候内容較多，但都淵源於《素問·熱論》、《傷寒論》和《脈經》。對傷寒之定義，病因，六經形證，傳經變化，兩感，診斷預後，治療大法，以及汗、吐、下之注意事項等，都作了重點論述，這相當於傷寒病之總論。

論中首先指出"傷寒"一詞之概念，有廣義和狹義之分，如云："夫熱病者，皆傷寒之類也，"即指廣義傷寒而言。又云冬時嚴寒，觸冒之者，乃爲傷寒，即爲狹義之傷寒。至於四時節候之内，忽有暴寒傷於人而成病者，亦稱傷寒，但這是時行之氣爲病，謂之時行傷寒，與前述概念又有所差異，因爲此時通行此氣，故名。本書卷三十九、卷四十五傷寒候，言之甚明，可以參閱。文中還提出"感寒而即病者爲傷寒，不即病，至春變爲溫病，至夏變爲暑病。"似即後世區别"新感"與"伏氣"之導源。以感而即病者，名之曰新感，曰傷寒；不即病，延至春夏而發，又謂之溫病、暑病，并歸屬於伏氣。

論中指出傷寒之邪，逐日淺深，并據受病之日數，以及邪氣之所在，在表、在上、或深結於裏，而立汗、吐、下三法，即邪在表者，汗而發之，在上者，因而越之，在裏者，下奪之，使邪氣各有出路，乃因勢利導之法。

又古人認爲傷寒病的發展，是按六經層次傳遞，從三陽經傳之三陰經，一日一經，七日傳變終了，爲一周期。《病源》之據日傳經，是根據《素問·熱論》，而張仲景《傷寒論》論傳經則并不盡拘於時日，這應該説是對《素問》的發展。故對三陽傳經，一日太陽，二日陽明，三日少陽，亦需活看，而不可執着。臨床應以證候之具體表現，作爲分析病情之依據。

二、傷寒發汗不解候

傷寒初一日至二日，病在皮膚，名爲在表。表者陽也，法宜發汗。今發汗而不解者，此是陽不受病[1]。陽受病者，其人身體疼痛，發熱而惡寒，勑嗇拘急[2]，脈洪大者，有此證候，則爲病在表，發汗則愈。若但煩熱，不惡寒，身不疼痛[3]，此爲表不受病[4]，故雖強發其汗而不能解也。

〔1〕陽不受病　可作太陽之邪已傳陽明，病不在表理解。

〔2〕勑（chì 赤）嗇拘急　形容身體惡寒，畏縮拘急之狀。“勑”同“敕”。《集韻》：“敕，或作勑。”“敕”又通“縮”，《辭通》按：“縮脉”、“敕悁”，敕字從束得聲，故與縮字通。

〔3〕但煩熱，不惡寒，身不疼痛　指出邪傳陽明之證。

〔4〕表不受病　猶言表證已罷。

按語　本候頗具辨證論治精神，惡寒發熱，身體疼痛，爲傷寒在表太陽經病之的證。病在表者，法宜汗解，所謂在表者汗而發之。若但煩熱，不惡寒，身不疼痛，説明太陽表證已罷，邪氣傳裏，就不能再用汗法以强發其汗，汗之非但病不得除，反有亡陽或傷津耗液之變。

三、傷寒取吐候

傷寒大法，四日病在胸膈，當吐之愈。有得病二三日，便心胸煩悶，此爲毒氣已入，有痰實者，便宜取吐。

按語　臨床治病，有常法，亦有變法，應該靈活地處理。前文傷寒發汗不解候，和本候不拘日數，邪毒入裏，該吐即吐之精神，就突出這一點，再聯係第一條傷寒候參觀，則本病之常與變，大法已經具備。

四、中風傷寒[1]候

中風傷寒之狀，陽浮而陰弱[2]陽浮熱自發，陰弱汗自出，嗇嗇惡寒，淅淅惡風，噏噏[3]發熱，鼻鳴乾嘔，此其候也。

太陽病中風，以火刧發其汗，邪風被火熱，血氣流溢失常，兩陽相熏灼，其身[4]發黃。陽盛即欲衄；陰[5]虛則小便難。陰陽俱虛竭，身體則枯燥，但頭汗出，齊頸而還。腹滿微喘，口乾咽爛，或不大便，久則讝言，甚者至噦，手足躁擾，尋衣摸牀。小便利者，其人可治。

陽明中風，口苦而咽乾，腹滿微喘，發[6]熱惡寒，脈浮緊，若[7]下之則腹滿，小便難。陽明病，能食爲中風；不能食，爲中寒。

少陽中風，兩耳無聞，目赤，胸中滿而煩，不可吐之[8]，吐之則悸而驚。

太陰中風，四支煩疼，其脈陽微陰濇而長，爲欲愈。

少陰中風，其脈陽微陰浮，爲欲愈。

厥陰中風，其脈微浮，爲欲愈；不浮，爲未愈。

[1]中風傷寒　宋本、汪本、周本同；《外臺》卷二、《聖惠方》卷十均作“傷寒中風”。

[2]陽浮而陰弱　原無，宋本、汪本、周本同，下文無所承，據《傷寒論·太陽病篇》補。

[3]噏（xī 吸）噏　宋本、汪本、周本同；《傷寒論·太陽病篇》作“翕翕”，義通。《漢書·司馬相如·子虛賦》：“翕呷”王先謙補注：“《史記》翕作噏。”“噏噏”，形容其熱在表。成無己注：“翕翕者，熇熇然而熱也，若合羽所覆，言熱在表也。”

[4]其身　此下《外臺》卷二傷寒中風方有“即”字。

[5]陰　原無，宋本、汪本、周本同；脫文，據《傷寒論》、《外臺》補。

[6]喘，發　原無，宋本、汪本、周本同；脫文，據《傷寒論》、《外臺》補。

[7]若　原在“緊”字上，倒文，據《傷寒論》、《外臺》移正。

[8]吐之　宋本、汪本、周本同；《傷寒論》、《外臺》作“吐下”。下一個“吐之”同。

五、傷寒一日候

傷寒一日，太陽受病。太陽者，膀胱之經也，爲三陽之首，故先受病。其脈絡於腰脊，主於頭項。故得病一日，而頭項背膊腰脊痛也。

六、傷寒二日候

傷寒二日，陽明受病。陽明者[1]，胃之經也，主於肌肉，其脈絡鼻入目。故得病二日，肉[2]熱鼻乾，不得眠也。諸陽在表，表始受病，在皮膚之間，可摩膏[3]、火灸，發汗而愈。

〔1〕者　原無，據《外臺》卷一論傷寒日數病源并方及前後文例補。

〔2〕肉　宋本、汪本、周本同；《素問·熱論》作"身"。

〔3〕摩膏　古代治病汗法之一，用藥膏摩擦體表部位，從而取汗，以治療疾病。《素問·至真要大論》有"摩之浴之"之記載。《千金要方》傷寒門有傷寒膏一章，列青膏、黃膏、白膏等，可參。

七、傷寒三日候

傷寒三日，少陽受病。少陽者，膽之經也，其脈循於脇，上於頸耳。故得病三日，胸脇熱[1]而耳聾也。三陽經絡始相傳，病未入於臟，故皆可汗而解。

〔1〕熱　宋本、汪本、周本同；《素問·熱論》、《太素》卷二十五熱病訣及本卷傷寒候均作"痛"。

八、傷寒四日候

傷寒四日，太陰受病。太陰者，脾之經也，爲三陰之首。是故三日已前，陽受病訖，傳之於陰，而太陰受病焉。其脈絡於脾，主於喉嗌[1]。故得病四日，腹滿而嗌乾也。其病在胸膈，故可吐而愈。

〔1〕絡於脾，主於喉嗌　本卷傷寒候作"布於胃，絡於嗌"，《素問·熱論》作"布胃中，絡於嗌"。考太陰脈從足入腹，屬脾絡胃，上膈俠咽，連舌本。故"絡於脾"、"布胃中"，義皆可通。

九、傷寒五日候

傷寒五日，少陰受病。少陰者，腎之經也，其脈貫腎絡肺，繫於舌。故得病五日，口熱舌乾，渴而引飲[1]也。其病在腹，故可下而愈。

〔1〕口熱舌乾，渴而引飲　宋本、汪本、周本同；《太素》卷二十五熱病訣作"口熱舌乾而渴"，《素問·熱論》、《甲乙經》卷七第一"口熱"均作"口燥"。

十、傷寒六日候

傷寒六日，厥陰受病。厥陰者，肝之經也，其脈循陰器，絡於肝。故得病六日，煩滿而囊縮也。此則陰陽俱受病，毒氣在胃，故可下而愈。

按語　以上六候，叙述傷寒三陽三陰經受病之證候，并舉出治療大法，可以取則。但按日論治之説，不可拘泥，當從上文傷寒發汗不解候、傷寒取吐候精神，辨證論治，融會貫通之。

十一、傷寒七日候

傷寒七日[1]，病法當小愈，陰陽諸經，傳病竟[2]故也。今七日已後，病反甚[3]者，欲爲再經病也。再經病者，是陰陽諸經絡，重受病故也。

〔1〕傷寒七日　此上《外臺》卷一論傷寒日數病源并方有"傷寒七日，太陽病衰，頭痛少愈"十二字。

〔2〕病竟　宋本、汪本、周本同；《外臺》作一個"盡"字，義同。

〔3〕反甚　此下《外臺》有"不除"二字。

按語　本候論述傷寒再經之病理，其中"傷寒七日，病法當小愈"，與前傷寒候"太陽病，頭痛至七日以上，并當自愈，其經竟故也"義同，這裏是重申其文，可以互參。

十二、傷寒八日候

傷寒八日[1]，病不解者，或是諸陰陽經絡重受於病，或因發汗吐下之後毒氣未盡，所以病證猶有[2]也。

〔1〕傷寒八日　此上《外臺》有"傷寒八日，陽明病衰，身熱少愈"十二字。

〔2〕有　宋本、汪本同；周本作"在"；《外臺》作"存"。義均可通。

十三、傷寒九日以上候

傷寒[1]九日以上病不除者，或初一經受病，即不能相傳；或已傳三陽訖，而不能傳於陰，致停滯累日，病證不罷者；或三陽三陰傳病已竟，又重感於寒，名爲兩感傷寒，則腑臟俱病[2]，故日數多而病候改變。

〔1〕傷寒　此上《外臺》有"又傷寒九日，少陽病衰，耳聾微聞"十三字。

〔2〕名爲兩感傷寒，則腑臟俱病　宋本、汪本、周本同；《外臺》無此十一字。義長。

按語　本候以下，《外臺》卷一論傷寒日數病源并方，尚有傷寒十日至十二日一條文字，其内容與傷寒候同，不再補列。

十四、傷寒咽喉痛候

傷寒病過經而不愈，脈反沉遲，手足厥逆者，此爲下部脈不至，陰陽隔絶，邪客於足少陰之絡[1]。毒氣上熏，故咽喉不利，或痛而生瘡。

〔1〕絡　宋本、汪本、周本同；《外臺》卷二傷寒咽痛方作"經"。

按語　本候咽喉痛爲少陰之病，證屬格陽喉痹。其脈沉遲，厥冷，尺部不至，是陽虛陰盛，虛陽上浮，邪傷於足少陰之經。少陰之脈，循喉嚨，挾舌本。《傷寒論》少陰病咽痛，有用甘桔湯、猪膚湯、半夏散、苦酒湯等，可參覈研究。

十五、傷寒斑[1]瘡候

傷寒病證在表，或未發汗，或經發汗未解，或吐下後而熱不除，此毒氣盛故也。毒既未散，而表已虛，熱毒乘虛出於皮膚，所以發斑瘡隱軫如錦文，重者，喉口身體皆成瘡也。

〔1〕斑　原作"班"，據目録改。

十六、傷寒口瘡候

夫傷寒，冬時發其汗，必吐利，口中爛生瘡，以其[1]表裏俱[2]熱，熱不已，毒氣熏上焦故[3]也。

〔1〕以其　此下《外臺》卷二傷寒口瘡方有"熱毒在臟，心脾煩壅"二句，可參。

〔2〕俱　此下原有"虛"字，義不洽，據《外臺》、《聖惠方》卷十治傷寒口瘡諸方刪。

〔3〕故　此下《外臺》有"令口舌乾燥生瘡"一句。

十七、傷寒登[1]豆瘡候

傷寒熱毒氣盛，多發皰瘡，其瘡色白或赤，發於皮膚，頭作瘭漿[2]，戴白膿者，其毒則輕；有紫黑色作根，隱隱在肌肉裹，其毒則重[3]。甚者，五內七竅皆有瘡。其瘡形如登豆，故以名焉。

〔1〕登　原作"登"。《說文》："登"，蟄道人："登"，寫作"登"，均與"登"近似，屬形近之誤，今改。《博雅》作"豌"。"登"爲"豌"之古寫字。《千金要方》、《外臺》均作"豌"。可證。下同。

〔2〕頭作瘭漿　指皰瘡頂部迅速焮起灌漿。"瘭"通"熛"，《集韻》："瘭，與熛通"。

〔3〕則重　原作"重則"，倒文，據周本移正。

按語　豌豆瘡爲"痘"之別稱，後世通稱天花。此病在葛洪《肘後方》已有記載，稱爲"虜瘡"。至於本候，則對天花的病因、證候，以及病情輕重之鑑別等，都有深入細致之敍述，於此可見，祖國醫學早在一千多年前，對烈性傳染病已有較詳細之觀察和記載，殊堪珍視。

十八、傷寒登豆瘡後滅瘢候

傷寒病發登豆[1]瘡者，皆是熱毒所爲。其病折[2]則瘡愈，而毒氣尚未全散，故瘡痂雖落，其瘢猶黶，或凹凸肉起，所以宜用消毒滅瘢之藥以傅之。

〔1〕登豆　原無，宋本、汪本、周本同，據本候標題、《聖惠方》卷十四治傷寒發登豆瘡滅瘢痕諸方補。

〔2〕病折　病勢頓挫減退。"折"，挫折。《漢書·蒯通傳》："折北不救"顏注："折，挫也。"

按語 從本候所論，可知古代曾對天花後所致之瘢痕（即麻臉），有過消毒減瘢治療方法，惜未出方藥，但可循此綫索作進一步挖掘。

十九、傷寒謬語[1]候

傷寒四五日，脈沉而喘滿者，沉爲在裏，而反發其汗[2]，津液越出，大便爲難，表虛裏實，久久[3]則譫語。發汗後，重發其汗，亡陽[4]譫語[5]，其脈反和者，不死。陽明病，下血而譫語者，此爲熱入血室[6]，但頭汗出，當刺期門穴，隨其實者而瀉之，濈然汗出者則愈。病若讝言妄語，身當有熱，脈當得洪大，而反手足四厥，脈反沉細而微者，死病也。讝言妄語，身熱，脈洪大生；沈細微，手足四逆者死。

〔1〕謬語　妄言亂語，即讝語。《説文》："謬，狂者之妄言也。"

〔2〕而反發其汗　原作"而發汗其"，文有脱誤，據《傷寒論·陽明病篇》改補。

〔3〕久久　宋本、汪本、周本同；《傷寒論》作一個"久"字，不重。

〔4〕發汗後，重發其汗，亡陽　宋本、汪本、周本同；《傷寒論》作"發汗多，若重發汗者，亡其陽"。

〔5〕譫語　此下《傷寒論》有"脈短者死"一句，可參。

〔6〕血室　其釋有三：一指衝脈，以衝爲血海；二指肝臟，以肝爲藏血之臟；三指胞宮，即子宮。在此蓋指肝臟，因下文有"當刺期門穴"句。

按語 本候鑑別讝語有三種病機，并指出其預後變化。其一爲傷寒裏證，反發其汗，津液外越，致胃中燥，大便難，濁熱上擾，心神不安，而發譫語，此爲陽明病裏熱之實證。其二爲亡陽譫語，由發汗過多，陰液走泄，陽氣外亡，導致心氣散亂，神明無主，故發譫語，屬於虛證。此時當凭其脈以決生死。如脈短者，爲氣血虛，津液竭，主危候；若脈不短而自和，則病雖重而陰陽之氣尚未衰竭，仍有生機，故云不死，應積極按證施治。其三爲熱入血室之譫語，由陽明熱盛，侵入血室，邪熱迫血妄行，既見下血，又發譫語，這與陽明腑實證之譫語又有別。陽明腑實則腹脹滿疼痛，大便不通。本證爲熱入血室，證見下血，并當伴有胸脇下滿或少腹急結等證，《傷寒論》太陽病篇有熱入血室三條可參。其後論述譫語妄言，預後當參脈證，如譫語伴有身熱、脈洪大等證，是謂脈證相應，預後良好；若反見四肢厥逆，脈沉細微，爲脈證相背，預後不良。可見臨證時必須脈證合參，方能作出正確之判斷。

二十、傷寒煩候

此由陰氣少，陽氣勝，故熱而煩滿也。少陰病，惡寒而拳，時自煩，欲去其衣被者，可治也。病脈已解，而反發煩[1]者，病新瘥又强與穀，脾胃氣尚弱，不能消穀，故令微煩，損穀即愈。少陰病，脈微細而沉，但欲臥，汗出不煩，欲自吐，五[2]六日，自利後[3]，煩躁不得臥寐者死。發汗後下之，脈平而小煩，此新虛不勝穀氣故也。

〔1〕反發煩　宋本、汪本、周本同；《傷寒論·辨陰陽易差後勞復病篇》作"日暮微煩"。

〔2〕五　此上《傷寒論·少陰病篇》有"至"字。

〔3〕後　宋本、汪本、周本同；《傷寒論》作"復"，屬下句讀。義勝。

按語　傷寒發煩，一般責之於陰氣少，陽氣勝，屬於表證者，爲邪熱不得外泄，屬於裏證者，爲裏實熱盛。少陰病惡寒踡臥，是陰盛陽衰之證候，如病人時時煩擾，欲去衣被，爲陽氣來復，與寒邪相爭，屬病情好轉之佳兆。此下少陰病，下利，煩躁不得臥寐，是陰氣更盛，陽氣更衰，病情轉劇，有陰陽離決之危，故屬死候。

二十一、傷寒虛煩候

傷寒發汗、吐、下已後，腑臟俱虛，而熱氣不散，故虛煩也。

二十二、傷寒煩悶候

傷寒毒氣攻胃，故煩悶。或服藥已後，表不解，心下有水氣，其人微嘔，熱滿而煩悶也。

二十三、傷寒渴候

傷寒渴者，由熱氣入於臟，流於少陰之經。少陰主腎，腎惡燥，故渴而引飲。厥陰，渴欲飲水者，與之愈[1]。

〔1〕厥陰，渴欲飲水者，與之愈　是論厥陰渴證，原書錯置於傷寒嘔候，今據文義移此。又《傷寒論·厥陰病篇》在"與之愈"上有"少少"二字。

按語　口渴爲裏有熱，熱耗津液所致，而本候所論較簡。傷寒口渴，除太陰病外，其他各經均有。如太陽表證雖無口渴，而太陽表不解有水氣，或熱入膀胱則口渴；少陽小柴胡湯證，亦有或渴之證；陽明則無論經證、腑證，均以口渴爲裏熱轉盛之標志。少陰有熱，灼傷陰液，渴而引飲，如本候所云。下焦虛熱，水氣不利，亦能致渴。厥陰則更有消渴一症。故同一口渴，而病因不同，證候亦異，應加辨析，《傷寒論》各經記載頗詳，可以參閱。

二十四、傷寒嘔候

傷寒陽明病，熱入胃，與穀氣并，故令嘔。或已經吐下，虛熱在藏，必飲水，水入則胃家虛冷，亦嘔也。傷寒發熱無汗，嘔不能食，而反汗出濈然，是爲轉在[1]陽明。傷寒嘔多，雖有陽明證，不可攻也。少陰病，下利，脈微濇，嘔而汗出，必數更衣，反少者[2]當溫其上，灸之[3]。

〔1〕在　宋本、汪本、周本同；《傷寒論·陽明病篇》作"屬"。

〔2〕嘔而汗出，必數更衣，反少者　原作"者，即嘔汗者，必數更衣反少"，文字有誤，據《傷寒論·少陰病篇》改。又，"數更衣，反少者"，謂大便次數增多，而糞便之量反少也。

〔3〕灸之　原作"灸其"，據《傷寒論·少陰病篇》改。又，此下原有"厥陰，渴欲飲水者，與之愈"十字，系上條渴候文誤植，已據文義移於傷寒渴候。

按語　本候綜述傷寒嘔吐，有陽明病，熱與穀氣相併致嘔者；有飲水不化，胃虛冷致嘔者；有傷寒表證轉入陽明，熱盛致嘔者，有少陰病，陽虛血少，陰邪上逆致嘔等。但傷寒嘔多，雖有陽明府證，亦不可攻，因爲嘔是胃氣上逆，病之重點不在積滯結實。少陰陽虛血少，陰邪上逆致嘔，宜用温灸治之。這些辨證論治方法，頗多啓發意義。此外，傷寒少陽病，膽火內鬱，胃失和降，亦每見心煩喜嘔之證，文中沒有提及，特爲拈出。

二十五、傷寒乾嘔候

此謂熱氣在於脾胃也。或發汗解後，胃中不和，尚有蓄熱，熱氣上熏，則心下否結，故乾嘔。

二十六、傷寒吐逆候

傷寒少陰病，其人飲食入口[1]則吐，或心中温温，欲吐不能[2]，當遂吐之。若始得之，手足寒，脈弦遲，此中有寒飲，不可吐也，當温之[3]。病人脈數，數爲有熱，當消穀引食，反吐者，師發其汗，陽微[4]，膈氣虛，脈則爲數，數爲客陽[5]，不能消穀，胃中虛冷故也。

〔1〕口　原無，宋本、汪本、周本同，據《傷寒論·少陰病篇》補。

〔2〕欲吐不能　宋本、汪本、周本同；《傷寒論·少陰病篇》作"欲吐復不能吐"。

〔3〕若始得之，手足寒，脈弦遲，此中有寒飲，不可吐也，當温之　宋本、汪本、周本同；《傷寒論·少陰病篇》：作"始得之，手足寒，脈弦遲者，此胸中實，不可下也，當吐之。若膈上有寒飲，乾嘔者，不可吐也，當温之，宜四逆湯。"

〔4〕師發其汗，陽微　宋本、汪本、周本同；《傷寒論·太陽病篇》作"此以發汗，令陽氣微"。

〔5〕客陽　浮陽、虛熱。《傷寒論》作"客熱"，義同。

按語　胃熱脈數，消穀引食，其脈必數而有力。若胃中虛冷，其脈亦數者，脈當數而無力。此是因虛而脈數，形似有熱，實非真熱，故不能消穀。文中指出此爲"客陽"，是示人當辨寒熱真假者。

二十七、傷寒噦候

傷寒大吐下之後，極虛，復極汗出者[1]，其水鬱[2]以發其汗者，因得噦。所以然者，胃中寒[3]冷故也。傷寒噦而腹[4]滿者，視其前後，知何部不利，利之即愈。陽明病能食，下之不解，其人不能食，攻其熱必噦，所以噦者，胃中虛冷故也。又病人本虛，伏熱在胃，則胸滿，胸滿則氣逆，氣逆不可攻其熱，攻其熱必噦。

〔1〕復極汗出者　原作"復虛極"，誤，據《傷寒論·厥陰病篇》改。

〔2〕其水鬱　宋本、汪本、周本同；《傷寒論》作"其人外氣怫鬱，復與之水"。二者合觀，則義更明瞭。

〔3〕胃中寒　原作"背寒中"，誤，據《傷寒論》改。

〔4〕腹　原無，宋本、汪本、周本同，脫文，據《傷寒論》補。

按語　本候噦證，首述誤汗傷陽，復與之水，使胃中寒冷致噦。次述噦逆實證之治療原則。再次論述胃中虛冷者，或病人本虛，胃雖有熱，而胸滿氣逆者，均禁攻下，若誤攻之，則胃陽受損，濁陰之氣上逆，必發生噦逆變證。同一噦證，而有寒熱虛實之別，應詳爲辨治。

二十八、傷寒喘候

傷寒太陽病，下之微喘者，外未解故也。夫發汗後，飲水多[1]者必喘，以水停心下，腎氣乘心故喘也。以水灌之，亦令喘也。

〔1〕多　原無，宋本、汪本、周本同；據《傷寒論·太陽病篇》補。

二十九、傷寒厥候

厥者，逆也。逆者，謂手足逆冷也。此由陽氣暴衰，陰氣獨盛，陰勝於陽，故陽脈爲之逆，不通於手足，所以逆冷也。傷寒，一二[1]日至四五日厥者，必發熱。前發熱者後必厥，厥深熱亦深，厥微熱亦微。厥應[2]下之，而反[3]發其汗者，口傷爛赤[4]。傷寒先厥後[5]發熱，下利必自止。而反汗出，必咽喉中強痛，其[6]爲喉痹。發熱無汗，而利必自止，不止，便膿血[7]。便膿血者，其喉不痹。傷寒先厥者，不可下之。後[8]發熱而利者，必自[9]止，見厥復利。傷寒病，厥五日，熱亦五日，設六日，當復厥，不厥之者，自愈。厥終不過五日，以熱五日[10]，故知愈也。發熱而厥，七日而下利者，爲難治。其脈促[11]，手足厥逆者，可灸之。下利，手足厥，無脈，灸之不溫，反微喘者死。下利，厥，煩躁不能臥者死。病六七日，其脈數[12]，手足厥，煩躁，灸厥陰[13]，厥不還者死。發熱，下利至甚[14]，厥不止者死。下利後，其脈絕，手足厥，卒時[15]脈還，手足溫者生，不還者死。

〔1〕二　原無，宋本、汪本、周本同，據《傷寒論·厥陰病篇》補。

〔2〕應　原無，宋本、汪本、周本同，據《傷寒論》補。

〔3〕而反　原無，宋本、汪本、周本同，據《傷寒論》補。

〔4〕口傷爛赤　此上《傷寒論》有“必”字。

〔5〕後　原無，宋本、汪本、周本同，脫文，據《傷寒論》補。

〔6〕其　原作“甚”，形近之誤，據宋本、《傷寒論》改。

〔7〕不止，便膿血　宋本、汪本、周本同；《傷寒論》作“若不止，必便膿血”。

〔8〕後　原無，宋本、汪本、周本同，脫文，據《傷寒論》補。

〔9〕自　原無，宋本、汪本、周本同，據《傷寒論》補。

〔10〕厥終不過五日，以熱五日　原作“厥不過熱五日”，誤，據《傷寒論》改。

〔11〕促　原作“從”，形近之誤，據《傷寒論》改。

〔12〕數　《傷寒論》、《脈經》卷七第十一作“微”，義長。

〔13〕灸厥陰　原作一個“陰”字，脫文，據《傷寒論》補。

〔14〕甚　原無，脫文，據《傷寒論》補。

〔15〕卒（zuì 罪）時　通“晬時”，一晝夜之意。《傷寒論》即作“晬時”。

按語　本候綜合分析厥證，首先言明厥逆之特徵，爲手足逆冷。然後列舉十種厥逆證候，分別其爲寒爲熱，治療宜忌，以及脈證變化、預後良惡等，頗具辨證意義。文中“傷寒先厥後發熱”、“傷寒先厥者”，均指寒厥而言。寒厥當兼腹痛腹滿，泄利清穀，小便清白，口不渴，惡寒戰慄等相應寒證。其云"不可下之"，提示寒厥禁用下法。至於熱厥之四肢逆冷，是因邪熱深伏，陽氣內鬱，不能外達於四肢，當有胸腹灼熱，腹痛便秘，或後重泄利稠粘，小便赤澀，渴而欲飲等熱證。文中"前發熱者後必厥，厥深熱亦深"，即指熱厥而言。其云"厥應下之"一句，是熱厥之治療原則，所謂"下之"，尤對熱實證爲宜；如熱厥而未成實者，尚有清泄、清解等法，如《傷寒論》載"傷寒脈滑而厥者，白虎湯主之"，便是其例。

又本書卷十二有寒熱厥候及六經厥證之敍述，可前後互參，加深認識。

三十、傷寒悸候

悸者，動也，謂心下悸動也。此由傷寒病發汗已後，因又下之，內有虛熱則渴，渴則飲水，水氣乘心，必振寒而心下悸也。太陽病，小便不[1]利者，爲多飲水，心下必悸。小便少者，必苦裏急。夫脈浮數，法當汗出而愈，而下之，身體重，心悸，不可發汗，當自汗出而解。所以然者，尺中微，裏虛，須表裏實[2]，津液自和，便自汗出愈也。

〔1〕不　宋本、汪本、周本同。《傷寒論·太陽病篇》無。

〔2〕須表裏實　原作"表實"，文有脫誤，據《傷寒論》改補。

三十一、傷寒痓[1]候

痓之爲病，身熱足寒，項頸強，惡寒，時頭熱，面目熱[2]，搖頭，卒口噤，背直身體反張[3]是也。此由肺移熱於腎，傳而爲痓。痓有剛柔，太陽病，發熱無汗，而反惡寒，爲剛痓；發熱汗出而惡寒，爲柔痓。診其脈沉細，此爲痓也。

〔1〕痓　原作"痙"。《說文》："痙，彊急也。"而無"痓"字。《廣雅》："痓，惡也。"非彊急也。《傷寒論·痓濕暍篇》成無己注："痓，當作痙，傳寫之誤也。"今據宋本改。下同。

〔2〕面目熱　宋本、汪本、周本同；《金匱要略》第二作"面赤目赤"。

〔3〕背直身體反張　宋本、汪本、周本同；《金匱要略》作"背反張"，義長。

三十二、傷寒心否候

太陽少陽[1]并病，脈浮[2]緊，而下之，緊反入裏，則作否。否者，心下滿也。病發於陰者，不可下，下之則心下否，按之自㼐[3]，但氣否耳，不可復下也。若熱毒氣乘心，心下否滿，面赤目黃，狂言恍惚者，此爲有實，宜速吐下之。

〔1〕陽　原作"陰"，誤，據《傷寒論·太陽病篇》改。

〔2〕浮　原作"數"，誤，據《傷寒論》改。

〔3〕㼐　柔軟。《傷寒論》作"濡"。《集韻》："㼐、輭、㼐、軟、需、濡，柔也。或從㼐、從欠，亦作需、濡，通作㼐。"

三十三、傷寒結胸候

結胸者，謂熱毒[1]結聚於心胸也。此由病發於陽，而早下之，熱氣乘虛而否結不散也。按之痛，其脈寸口浮，關上反自沉是也。脈大[2]，不可下，下之即死。脈浮而大，下之爲逆。若陽脈浮，關上小[3]細沉緊，而飲食如故，時小便利者[4]，名爲臟結。臟結病，舌上白胎滑，爲難治。不往來寒熱，其人反靜，舌上不胎[5]者，不可攻之。

〔1〕熱毒　此下《外臺》卷二傷寒結胸方有"氣"字。

〔2〕脈大　宋本、汪本、周本同；《傷寒論·太陽病篇》作"脈浮大"。

〔3〕小　原無，宋本、汪本、周本同，據《傷寒論》、《外臺》補。

〔4〕時小便利者　宋本、汪本、周本同；《傷寒論》作"時時下利"。二者均爲裏虛寒之證，故並存之。

〔5〕不胎　宋本、汪本、周本同；《傷寒論》作"胎滑"，宜從。

按語　以上二條，論傷寒心下痞與結胸，并作出比較分析。兩病都由誤下而起，但症情各異。傷寒心下痞，是由太陽病誤下以後，裏虛邪陷，影響脾胃升降功能，使氣機痞塞而成。按之柔軟，不硬不痛，爲無形之邪氣，故云"但氣否耳"。若結胸，則由邪熱與痰水相搏，爲有形之實邪内結，故其證或胸脇鞕滿，或心下鞕滿，按之必痛，以此爲别。又結胸與臟結，雖同具心下鞕痛症狀，但前者屬熱屬實，後者屬虛屬寒，并有在中在下之異，病情預後，大不相同。

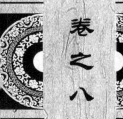

諸病源候論校注

重刊巢氏諸病源候總論卷之八

傷寒病諸候下 凡四十四論

三十四、傷寒餘熱候

傷寒病，其人或未發汗吐下，或經服藥已後，而脈洪大實數，腹內脹滿，小便赤黃，大便難，或煩或渴，面色變赤，此爲腑臟有結熱故也。

三十五、傷寒五臟熱候

傷寒病，其人先苦身[1]熱，嗌乾而渴，飲水即心下滿，洒淅身熱，不得汗，惡風，時欬逆者，此肺熱也。若其人先苦身熱嗌乾，而小腹繞臍痛，腹下滿，狂言默默[2]，惡風欲嘔者，此肝熱也。若其人先苦手掌心熱，煩心欲嘔，身熱心下滿，口乾不能多飲，目黃，汗不出，欲得寒水，時妄笑者，此心熱也。若其人先苦身熱，四支不舉，足脛寒，腹滿欲嘔而泄，惡聞食臭者，此脾熱也。若其人先苦嗌乾，內熱連足脛，腹滿大便難，小便赤黃，腰脊痛者，此腎熱也。

〔1〕身　汪本、周本同；宋本作“腹”。

〔2〕狂言默默　妄言無知。“默默”，無知貌。《莊子·天運》：“蕩蕩默默”疏：“默默，無知之貌。”《素問·刺腰痛》：“其病令人善言，默默然

不慧。"

三十六、傷寒變成黃候

陽明病，無汗，小便不利，心中懊憹，必發黃。若被火，額上微汗出，而但小便不利[1]，亦發黃。其人狀，變黃如橘色，或如桃枝色，腹微滿，此由寒濕氣不散，瘀熱在於脾胃故也。

〔1〕而但小便不利　宋本、汪本、周本同；《傷寒論·陽明病篇》作"而小便不利者"。

按語　本候首先引述《傷寒論》陽明病濕熱鬱蒸發黃，和陽明病誤用火法變黃兩條，而後以黃疸的色澤變化，辨別病情之屬瘀熱或寒濕。如黃色鮮明如橘子色者，是由濕熱瘀鬱於脾胃而成，後世稱爲陽黃。若黃色晦黯如桃枝色，腹部微作脹滿者，是由寒濕之氣不散，陽氣被遏而成，後世稱爲陰黃。

三十七、傷寒心腹脹滿痛候

此由其人先患冷癖，因發熱病，服冷藥及飲冷水，結在心下，此爲臟虛動於舊癖故也。或吐下已後，病不解，内外有熱，故心腹脹滿痛，此爲有實也。

三十八、傷寒宿食不消候

此謂被下後，六七日不大便，煩熱不解，腹滿而痛，此爲胃內[1]有乾糞，挾宿食故也。或先患寒癖，因有宿食，又感於傷寒，熱氣相搏，故宿食不消。

〔1〕胃內　在此應作腸內理解。《靈樞·本輸》："大腸、小腸皆屬於胃。"

三十九、傷寒大便不通候

傷寒，陽脈微，而汗出少，爲自和[1]，汗出多爲太過。陽明脈實[2]，因發其汗，汗出多者，亦爲太過。太過者，陽氣絶於裏[3]，陽氣絶於裏則津液竭，熱結在内，故大便牢[4]而不通也。

〔1〕和　原作"始"，誤，據《傷寒論·陽明病篇》改。

〔2〕陽明脈實　宋本、汪本、周本同；《傷寒論》作"陽脈實"。

〔3〕陽氣絕於裏　謂陽熱之氣盛極於裏。"絕"，極也。《説文》"絕"字段注："絕，引申爲極。"裏，指陽明。

〔4〕牢　在此是避諱字，義訓"堅"。《金匱玉函經》卷三即作"堅"。《傷寒論》作"鞕"，義同。

四十、傷寒小便不通候

傷寒，發汗後而汗出不止，津液少，胃內極乾，小腸有伏熱，故小便不通。

按語　以上大小便不通二候，均責之汗多傷津，熱結於內，提示傷寒之治，發汗應有分寸，注意泄熱保津。

四十一、傷寒熱毒利候

此由表實裏虛，熱氣乘虛而入，攻於腸胃，則下黃赤汁，此熱毒所爲也。

四十二、傷寒膿血利候

此由熱毒傷於腸胃，故下膿血如魚腦，或如爛肉汁，壯熱而腹[1]痛，此濕毒氣盛故也。

〔1〕腹　原作"腸"，據下文傷寒利候改。

四十三、傷寒利候

傷寒病，若表實裏虛，熱乘虛而入，攻於腸胃，則下黃赤汁。若濕[1]毒氣盛，則腹痛壯熱，下膿血如魚腦，或[2]如爛肉汁。若寒毒入胃，則腹滿，身熱，下清穀[3]。下清穀者，不可攻其表，汗出必脹滿，表裏俱虛故也。傷寒六七日不利，更發熱而利者，其人汗出不止者死，但有陰無陽故也。下利有微熱，其人渴，脈弱者，今自愈。脈沉[4]弦者，下重，其脈大者，爲未止；脈微弱數者，爲欲自止，雖發熱不死。少陰病，八九日，而[5]身手足盡熱，熱在膀胱，必便血。下利，脈浮數[6]，尺中自滑[7]，其人必清膿血。少陰病下利[8]，若利止[9]，惡寒而拳，手足溫者，可治也。陽明病，下利，其脈浮大，此皆爲虛弱強下之故。傷寒下利，日十餘行，其脈反實死。

〔1〕濕　宋本、汪本、周本同；《外臺》卷二傷寒下痢及膿血黄赤方作"溫"。

〔2〕或　原無，宋本、汪本、周本同，脱文，據本篇傷寒膿血利候、《外臺》補。

〔3〕穀　原無，宋本、汪本、周本同，脱文，據《外臺》補。下一個"穀"字同。

〔4〕沉　此下原有"弱"字，系下文"微"字下之錯簡，誤植於此，據《傷寒論·厥陰病篇》移正。

〔5〕而　宋本、汪本、周本同；《傷寒論》作"一"。

〔6〕脈浮數　宋本、汪本、周本同；《傷寒論》作"寸脈反浮數"，《外臺》作"脈反浮數"。

〔7〕滑　宋本、汪本、周本同；《傷寒論》、《外臺》均作"濇"。

〔8〕少陰病下利　原無，宋本、汪本、周本同，脱文，據《傷寒論·少陰病篇》、《外臺》補。

〔9〕利止　宋本、汪本、周本同；《傷寒論》作"利自止"。

按語　本候綜合分析傷寒下利證，包含寒熱虛實各種病情，并指出預後變化，頗能綜觀全局。此前傷寒熱毒利、傷寒膿血利二候，其實亦包括在内。

又，本候所論下利，賅有泄瀉和痢疾二者，於此可知，泄瀉和痢疾之病及其名稱，在當時尚未有明確區分。

四十四、傷寒病後胃氣不和利候

此由初受病時，毒熱氣盛，多服冷藥，以自瀉下[1]，病折已後，熱勢既退，冷氣乃動，故使心下愊牢[2]，噫噦食臭，腹内雷鳴而泄利，此由脾胃氣虛冷故也。

〔1〕多服冷藥，以自瀉下　宋本、汪本、周本同；《外臺》卷二傷寒嘔噦方作"多服冷藥瀉下，及飲冷水"。

〔2〕愊牢　痞鞕。

按語　本候心下愊牢，噫噦食臭，腹内雷鳴而泄利之證，是由傷寒熱毒氣盛，過用寒涼藥瀉下，使脾胃氣虛冷所致，與上述下利有别。方書所謂"上熱方除，中寒復起"，正指此等證候。因此，在治病用藥時，必須衡量病情輕重，掌握用藥分寸，毋使太過或不及，實爲至要。

四十五、傷寒上氣候

此由寒毒氣傷於太陰經也。太陰者肺也。肺主氣，肺虛爲邪熱所客，客則脹[1]，脹則上氣也。

〔1〕脹　在此指肺脹。

四十六、傷寒欬嗽候

此由邪熱客於肺也。上焦有熱，其人必飲水，水停心下，則肺爲之浮[1]，肺主於欬，水氣乘之，故欬嗽。

〔1〕浮　高貌。謂肺氣上逆，而不肅降。

四十七、傷寒衄血候

傷寒病衄血[1]者，此由五臟熱結所爲也。心主於血，肝藏於血，熱邪傷於心肝，故衄血也。衄者，鼻出血[2]也。肺主於氣，而開竅於鼻，血隨氣行，所以從鼻出。陽明病口燥，但欲漱水，不欲咽者，必衄。衄家不可攻其表，汗出額上蒩急而緊[3]，直視而不能眴，不得眠。亡血，不可攻其表，汗出[4]則寒慄而振。脈浮緊，發熱，其身無汗，自衄者愈。

〔1〕衄血　原作"血衄"，倒文，據本候標題及《外臺》卷二傷寒衄血方移正。

〔2〕出血　原作"血出"，倒文，據《外臺》移正。

〔3〕汗出額上蒩急而緊　宋本、汪本、周本同；《傷寒論·太陽病篇》作"汗出必額上陷脈急緊"，《金匱玉函經》卷五作"汗出則額陷脈上促急而緊"，《外臺》作"汗出額上脈急而緊"。"蒩"，當"脈"字之誤。

〔4〕汗出　宋本、汪本、周本同；《傷寒論》作"發汗"。

按語　傷寒衄血，大多由於表實證，當汗不汗，失於表散，在外不得汗，熱鬱於營，陽氣上盛，因而發衄。失汗則邪無出路，往往從血分外泄，邪熱隨衄而解，古人稱爲"紅汗"。若衄後熱仍不退，則爲邪熱入營，熱勢鴟張，血熱妄行之候，病情比較嚴重，治宜凉血清熱，這全在臨證時消息之。至於陽明病口燥，但欲漱水，不欲咽者，必衄。此爲陽明經熱熾甚，邪熱入營，血循經上溢而爲衄血，與太陽病衄血不同。

又，衄家不可攻其表；亡血，不可攻其表，指明衄家、亡血家在禁汗之例。此在内經已有"奪血者無汗"之明訓。文中額上脈急而緊，直視不能眴，不得眠，寒慄而振，是爲誤汗所引起之危候，當引以爲戒。

四十八、傷寒吐血候

此由諸陽[1]受邪，熱初在表，應發汗而汗不發，致使熱毒入深，結於五臟，内有瘀積，故吐血。

〔1〕諸陽　指諸陽經脈，尤其太陽經。

按語　本候吐血，亦由邪初在表，失於表散，使邪無出路，而深入營分，邪熱迫血妄行所致。故在臨證時，必須緊緊把握病機，因勢利導，實爲至要。

四十九、傷寒陰陽毒候

夫欲辨陰陽毒病者，始得病時，可看手足指，冷者是陰，不冷者是陽。若冷至一二三寸者病微，若至肘膝爲病極，過此難治。陰陽毒病無常也，或初得病便有毒，或服湯藥，經五六日以上，或十餘日後不瘥，變成毒者。其候身重背强，喉咽痛，糜粥不下，毒氣攻心，心腹煩痛，短氣，四支厥逆，嘔吐；體如被打，發斑，此皆其候。重過三日則難治。陽毒者，面目赤，或便膿血；陰毒者，面目青而體冷。若發赤斑，十生一死；若發黑斑，十死一生。陽毒爲病，面赤[1]，斑斑如錦紋，喉咽痛，清便膿血，七日不治，五日可治，九日死，十一日亦死。

〔1〕赤　原作"目"，誤，據《金匱要略》第三、《脈經》卷八第三改。

按語　本候文末"十一日亦死"之下，似脱陰毒爲病云云一段文字。《金匱要略》、《脈經》均有陰陽毒，但内容與本候略有差異，録此以供參考。《金匱要略》云：“陽毒之爲病，面赤，斑斑如錦紋，咽喉痛，唾膿血。五日可治，七日不可治。”“陰毒之爲病，面目青，身痛如被杖，咽喉痛，五日可治，七日不可治。”《脈經》云：“陽毒爲病，身重腰背痛，煩悶不安，狂言或走，或見鬼，或吐血下痢，其脈浮大數。面赤，斑斑如錦紋，咽喉痛，唾膿血，五日可治，至七日不可治也。有傷寒一二日便成陽毒，或服藥吐下後變成陽毒。”“陰毒爲病，身重背强，腹中絞痛，咽喉不利，毒氣攻心，心下堅强，短氣不得息，嘔逆，唇青面黑，四肢厥冷，其脈沉細緊數，身如被打。五六日可治，至七日不可治也。或傷寒初病一二日，便結成陰毒，或服藥六七日以上至十日，變成陰毒。”綜上合觀，陰陽毒有兩種不同的外候，面赤，斑斑如錦紋，咽喉痛，唾膿血或便膿血，爲陽毒之主證；面目青，身痛如被杖，四肢逆冷，咽喉痛，爲陰毒之主證。又，《病源》謂陰毒亦發斑，而《金匱要略》不言，這在辨證方面，又有進一步補充，可作爲臨床上之重要參致。

五十、壞傷寒候

此謂得病十二日已上，六經俱受病訖，或已發汗吐下，而病證不解，邪熱留於腑臟，致令病候多變，故曰壞傷寒。本太陽病不解，轉入少陽，脇下牢滿，乾嘔不能食，往來寒熱，尚未吐下，其脈沉緊，與小柴胡湯；若已吐下發汗溫針，譫語[1]，飲柴胡證罷[2]，此爲壞病。知犯何逆，以法治之。寸口脈洪而大，數而滑，洪大榮氣長[3]，滑數胃氣實，榮長陽即盛，欝怫不得出，胃實即牢，大便難即乾燥。三焦閉塞，津液不通，醫發其汗[4]，陽氣盛不用[5]，復重下之，胃燥熱[6]畜，大便遂儐[7]，小便不利。榮衛相搏，煩心發熱，兩目如火，鼻乾面正赤，舌燥齒黃焦，大渴，故[8]過經成壞病。

〔1〕溫針，譫語　原無，宋本、汪本、周本同，脱文，據《傷寒論·少陽病篇》補。

〔2〕飲柴胡證罷　宋本、汪本、周本同；《傷寒論》作“柴胡湯證罷”。義長可從。

〔3〕長（cháng腸） 盛也。《吕氏春秋·知度》：“此神農之所以長”注：“長，猶盛也。”《聖惠方》卷十三治壞傷寒諸方即作“盛”。

〔4〕醫發其汗 原作“醫已發”，汪本、周本同；宋本作“醫其汗”，文均有誤，據《脈經》卷七第十五、《金匱玉函經》卷六第二十八改。

〔5〕用 宋本、汪本、周本同；《脈經》、《金匱玉函經》作“周”。

〔6〕熱 原無，宋本、汪本、周本同，脱文，據《脈經》、《金匱玉函經》補。

〔7〕儐（bèng綳） 通“綳”，綳硬之意。綳、儐同爲幫紐，耕真對轉。

〔8〕故 原錯簡在“大渴”上，據文義及《聖惠方》移正。

按語 壞傷寒，即傷寒壞病。其病情是傷寒已過經，或用各種治療方法，而病仍不解，并趨向惡化。文中舉例二則，以示典範。一爲太陽表證不解，轉入少陽，誤用汗、吐、下等法治療，變爲壞病。二爲陽熱亢盛，又用汗、下以耗傷津液，導致胃燥熱蓄，成爲壞病。

五十一、傷寒百合病

百合病者，謂無經絡[1]，百脈一宗[2]，悉致病也。多因傷寒虚勞，大病之後不平復，變成斯疾也。其狀，意欲食，復不能食，常默默，欲得臥，復不得臥，欲出行，復不能行，飲食或有美時，或有不用飲[3]時。如強健人[4]，而臥不能行[5]，如有寒，復如無寒，如有熱，復如無熱，口苦[6]，小便赤黃。百合之病，諸藥不能治，得藥則劇吐利，如有神靈者[7]。身形如和，其人脈微數，每尿輒頭痛，其病六十日乃[8]愈。若尿[9]頭不痛，淅淅然[10]者，四十日愈。若尿快然，但眩者，二十日愈。體證或未病而預見[11]，或病四五日而出，或病二十日、一月微[12]見，其狀，惡寒而嘔者，病在上焦也，二十三日當愈。其狀，腹滿微喘，大便堅[13]，三四日一大便，時復小溏者，病在中焦也，六十三日當愈。其狀，小便淋瀝難者，病在下焦也，四十三日當愈。各隨其證，以治之耳。

〔1〕謂無經絡 宋本、汪本、周本同；《金匱要略》第三無此四字。

《聖惠方》卷十三治傷寒百合病諸方無"無"字。

〔2〕百脈一宗　《金匱要略心典》："百脈一宗者，分之則爲百脈，合之則爲一宗。"百合病是一種心肺陰虛內熱之疾。心主血脈，肺朝百脈，心肺正常，則氣血調和，而百脈皆得其養。如心肺陰虛有病，則百脈俱受其累，證候百出，故稱"百脈一宗，悉致病也"。

〔3〕飲　宋本、汪本、周本同；《金匱要略》作"聞食臭"。

〔4〕如強健人　此上《脈經》卷八第三、《外臺》卷二傷寒百合病方有"或"字，《聖惠方》有"卧時"二字。

〔5〕而卧不能行　宋本、汪本、周本同；《外臺》作"而欲卧，復不得眠。"《聖惠方》無"卧"字。《外臺》義長可從。

〔6〕口苦　原作一個"若"字，誤，據《金匱要略》第三改。《千金要方》卷十第三及《外臺》並作"至朝口苦"，周本作"苦"，連下句讀。

〔7〕如有神靈者　宋本、汪本、周本同；《外臺》無"者"字，下有"所加也"三字。

〔8〕乃　原作"不"，誤，據《金匱要略》、《千金要方》、《外臺》改。

〔9〕若尿　此下《千金要方》、《外臺》有"時"字。下一"若尿"同。

〔10〕淅淅然　此下《外臺》有"如寒"二字。"淅淅然"，惡寒貌。

〔11〕體證或未病而預見　宋本、汪本、周本同。《千金要方》作"其人或未病而預見其候者"，《金匱要略》、《外臺》"體"作"其"。

〔12〕微　宋本、汪本、周本同；《千金要方》作"後"；《外臺》作"復"；陸心源校作"徵"。

〔13〕堅　原作"聊"，據《千金要方》改。《外臺》作"硬"。義同。

五十二、傷寒狐惑候

夫狐惑二病者，是喉、陰之爲病也。初得狀如傷寒，或因傷寒而變成斯病。其狀，默默欲眠，目瞑不得眠[1]，卧起不安。蟲食[2]於喉咽爲惑，食於陰肛爲狐。惡飲食，不欲聞食臭，其人面目翕[3]赤翕黑翕白。食於上部其聲嗄[4]，食於下部其咽乾。此皆由濕毒氣所爲也。

〔1〕目瞑不得眠　原作"目擘不得卧"，據《外臺》卷二傷寒狐惑病方改。《金匱要略》第三及《千金要方》卷十第四並作"目不得閉"。

〔2〕食　通"蝕"。下三個"食"字同。

〔3〕翕　宋本、汪本、周本同。《金匱要略》第三作"乍"。"翕"，變動貌。《廣韻》："翕，動也。"在此形容面色變易無常。下兩個"翕"字同。

〔4〕嗄（shà霎）　聲音嘶啞。《玉篇》："嗄，聲破。"

五十三、傷寒濕䘌候

凡得傷寒、時氣、熱病[1]，腹內有熱，又人食少，腸胃空虛，三蟲行作求食，食人五臟及下部。䘌病之候，齒齗[2]無色，舌上盡白，甚者脣裏有瘡，四支沉重，忽忽[3]喜眠，如此皆爲蟲食其肛。肛爛[4]見五臟即死。當數看其上脣內，有瘡唾血，脣內如粟瘡者，則心內懊憹痛，此蟲在上，食其五臟；下脣內生瘡者，其人不痛，此蟲食下部，皆能殺人。

〔1〕熱病　此下《外臺》卷二傷寒䘌瘡方有"日數較多"一句，可參。
〔2〕齗　原無，宋本、汪本、周本同，據《外臺》補。
〔3〕忽忽　不爽貌。《素問·玉機真藏論》："忽忽眩冒而巔疾"王冰注："忽忽，不爽也。"
〔4〕爛　原作"亂"，據《外臺》、周本改。

按語　以上兩候，皆爲蟲症。其候四肢沉重，惡聞食氣，默默欲眠，齒齗無色，面目間赤、白、黑色，變易無常。蟲蝕下部爲狐，下脣有瘡，其咽乾。蟲蝕上部咽喉爲惑，上脣有瘡，其聲啞。

又脾開竅於口，其華在脣；足陽明胃之經脈環口脣。故望診口脣，可診察脾胃之疾病。脣內生粟瘡，多由脾胃經濕熱熏蒸所致。望脣內粟瘡以候腸胃之寄生蟲病，此種診法，首載於《病源》，可見古人對疾病診察之細致，於今仍有其實用價值。

五十四、傷寒下部痛候

此由大腸偏虛，毒氣衝於肛門，故下部卒痛，甚者痛如鳥啄。

五十五、傷寒病後熱不除候

此謂病已間[1]，五臟尚虛，客邪未散，真氣不復，故旦暮猶有餘熱如瘧狀。此非真實，但客熱也。

〔1〕間（jiàn諫）　病愈或好轉。《集韻》："間，瘳也。"《史記·扁鵲倉公列傳》："今主君之病與之同，不出三日必間。""閒"同"間"。

五十六、傷寒病後渴候

此謂經發汗、吐、下已後，腑臟空虛，津液竭絕，腎家有餘熱，故渴。

五十七、傷寒病後不得眠候

夫衛氣晝行於陽，夜行於陰。陰主夜，夜主臥，謂陽氣盡，陰氣盛，則目瞑矣[1]。今[2]熱氣未散，與諸陽并，所以陽獨盛，陰偏虛，雖復病後，仍不得眠者，陰氣未復於本故也。

〔1〕矣　原作"失"，形近之誤，據《外臺》卷二傷寒不得眠方及周本改。

〔2〕今　原作"令"，形近之誤，據《外臺》、周本改。

五十八、傷寒病後虛羸候

其人血氣先虛，復爲虛邪所中，發汗、吐、下之後，經絡損傷，陰陽竭絕，熱邪始散，真氣尚少，五臟猶虛，穀神[1]未復，無津液以榮養，故虛羸而生病焉。

〔1〕穀神　在此指穀氣。《傷寒論·平脈法》："以無穀神"，成無己注："穀神者，穀氣也。"

五十九、傷寒病後不能食候

此由陽明太陰受病，被下之後，其熱已除，而脾胃爲之虛冷，穀氣[1]未復，故不能食也。

〔1〕穀氣　指胃氣。

六十、傷寒病後虛汗候

夫諸陽在表，陽氣虛則自汗。心主於汗，心臟偏虛，故其液妄出也。

按語 本候指出傷寒病後虛汗，其機理有二，一責之陽氣虛弱，衛外不固；二責於心藏偏虛。臨床上不少汗證，確與心藏有密切之關係，如心陽虛，衛陽不固，能引起虛汗；心陰虛，心火內擾，又可出現盜汗；心氣垂竭時，亦每見汗出如油等。《病源》傷寒病後虛汗，責之心藏偏虛，與《靈樞·九針論》："心主汗"之理論，是一脈相承者。

六十一、傷寒內有瘀血候

夫人先瘀結在內，因傷寒病，若熱搏於久瘀，則發熱如狂；若有寒，則小腹滿，小便反利，此爲血瘀。宜下之。其脈沉結者，血證諦[1]也。

〔1〕諦 同"諟"，是也。《集韻》："諦，或從是。"《廣雅》："諟，是也。"

按語 文中"若有寒"之"寒"字，非真言其寒，爲邪實之義。本書卷十五胃病候有"關脈滑，胃內有寒"句，《傷寒論·太陽病篇》瓜蒂散證有"此爲胸有寒也，當吐之"句，白虎湯證有"傷寒脈浮滑，此以表有熱，裏有寒"句等等，均可爲證。

六十二、傷寒毒攻眼候

肝開竅於目。肝氣虛，熱乘虛上衝於目，故目赤痛；重者生瘡翳、白膜、息肉。

按語 宋本、元本、汪本、周本，此前均脫漏一候，即"傷寒攻目生瘡候"，《外臺》卷二尚存，今將全文轉錄於此。"目者，臟腑之精華，肝之外候也。傷寒熱毒壅滯，熏蒸於肝，上攻於目，則令目赤腫痛。若毒氣盛者，眼生翳膜。"

六十三、傷寒毒攻手[1]足候

此由熱毒氣從內而出，循經絡攻於手[1]足也。人五臟六腑井滎俞[2]，皆出於手足指，故毒從臟腑而出。

〔1〕手 原無，宋本、汪本、周本同，脫文，據《外臺》卷二傷寒手

足欲脱疼痛方、《聖惠方》卷十二傷寒毒氣攻手足諸方補。

〔2〕井滎俞 "井"，原作"并"，形近之誤，據《外臺》改。"滎"，原作"榮"，形近之誤，今改。"井滎俞"，即五俞穴中之井穴、滎穴。

按語 本候只叙病源，未言症狀，考《備急肘後方》有療熱病手足腫欲脱者方，范汪療傷寒熱病，手足腫欲脱方，《千金要方》療毒熱病攻手足，疼痛欲脱方等，由此可見，本候當有手足腫熱，疼痛欲脱等證狀。

六十四、傷寒毒流腫候

人陰陽俱虛，濕毒氣與風熱相搏，則榮衛澀，榮衛澀則血氣不散，血氣不散則邪熱致壅，隨其經絡所生而流腫也。

按語 本候僅述傷寒毒流腫之病因病機，而未言及症狀，本書卷三十一腫病諸候中有流腫候，可前後合參。

六十五、傷寒病[1]後脚氣候

此謂風毒濕氣，滯於腎經。腎主腰脚，今腎既濕，故脚弱而腫[2]。其人小腸有餘熱，即小便不利，則氣上，脚弱而氣上，故爲脚氣也。

〔1〕病 汪本、周本同；宋本無。

〔2〕腫 汪本、周本同；宋本作"滿"，在此義同。《説文》："滿，盈溢也。"水氣盈溢，便成脚腫。

按語 本候謂"脚弱而氣上"，其病情當賅有脚氣腫滿和脚氣上氣二候，可參閲卷十三脚氣病諸候。

六十六、傷寒病[1]後霍亂候

霍亂吐下，利止後，更發熱。傷寒其脈微澀，本是霍亂，今是傷寒，却四五日，至陰經上，轉入陰當利，本素嘔下利者，不治。若其人似[2]欲大便，但反失氣而仍[3]不利，是爲更[4]屬陽明，便必強[5]，二十二[6]日愈。所以然者，經竟故也。下利[7]後便[8]當強，強則[9]能食者愈。今反不能食，到後經[10]中頗[11]能食，復過[12]一經能食，過之一日當愈。若不愈者，不屬陽明也。惡寒脈浮而復[13]利，利止必亡血[14]。

〔1〕病　汪本、周本同；宋本無。

〔2〕似　原作"即"，據《金匱玉函經》卷四第十一改。

〔3〕仍　原無，宋本、汪本、周本同，據《傷寒論·霍亂病篇》及《金匱玉函經》補。

〔4〕更　宋本、汪本、周本同，《傷寒論》、《金匱玉函經》無。

〔5〕便必強　"便"，原無，宋本、汪本、周本同，據《傷寒論》、《金匱玉函經》補。"必"，原誤作"心"，據改同上。"強"，《傷寒論》作"鞕"，《金匱玉函經》作"堅"，義同。"強"亦堅意。《一切經音義》卷十四"強拔"："鄭玄注《周禮》云：強，堅也。"下同。

〔6〕二十二　宋本、汪本、周本同。《傷寒論》、《金匱玉函經》均作"十三"。

〔7〕利　原無，宋本、汪本、周本同，據《傷寒論》、《金匱玉函經》補。

〔8〕便　原無，宋本、汪本、周本同，據《傷寒論》、《金匱玉函經》補。

〔9〕則　原無，宋本、汪本、周本同，據《傷寒論》、《金匱玉函經》補。

〔10〕後經　指傷寒七日不解再行傳經。

〔11〕頗　少也。《漢書·高帝紀》："頗取山南太原之地益屬代"顏注："少割以益之，不盡取也。"

〔12〕過　原無，宋本、汪本、周本同，據《傷寒論》、《金匱玉函經》補。

〔13〕復　原作"後"，形近之誤，據《傷寒論》、《金匱玉函經》改。

〔14〕必亡血　宋本、汪本、周本同；《傷寒論》、《金匱玉函經》均作"亡血也。""亡血"，在此並不是指失血，實爲亡津液。

六十七、傷寒病後瘧候

病後邪氣未散，陰陽尚虛，因爲勞事，致二氣[1]交爭，陰勝則發寒，陽勝則發熱，故寒熱往來，有時休作，而成瘧也。

〔1〕二氣　在此指陰陽二氣。

六十八、傷寒病後渴利候

此謂大渴飲水，而小便多也。其人先患勞損，大病之後，腎氣虛則熱，熱乘之則腎燥，腎燥則渴，渴則引水，腎虛則不能制水，故飲水數升，小便亦數升，名曰渴利也。

按語 此候渴利，是傷寒病之後遺證，與消渴病之渴利有間，名同實異，應加鑑別。

六十九、傷寒肺萎候

大發汗後，因復下之，則亡津液，而小便反利者，此爲上虛不能制於下也。虛邪中於肺，肺萎之病也，欲欬而不能，唾濁涎沫，此爲肺萎之病也。

按語 《金匱要略》第七對肺萎之病源、證候，論述較詳，可以參閱。

七十、傷寒失聲候

邪客於肺，肺主聲而通於氣。今外邪與真氣相搏，真氣虛而邪氣勝，故聲爲之不通也。

七十一、傷寒夢泄精候

邪熱乘於腎，則陰氣虛，陰氣虛則夢交通。腎藏精，今腎虛不能制於精，故因夢而泄。

按語 本書卷四有虛勞夢泄精候，可以參閱，但兩者病同而因異，治療有所區別，應加辨析。

七十二、傷寒勞復候

傷寒病新瘥，津液未復，血氣尚虛，若勞動早，更復成病，故勞[1]復也。若言語思慮則勞神，梳頭澡洗則勞力，勞則生熱，熱氣乘虛還入經絡，故復病也。其脈沉緊[2]者，宜下之。

〔1〕勞 汪本、周本同；宋本、《外臺》卷二傷寒勞復食復方均作"云"。

〔2〕脈沉緊 原作"脈緊"，據《外臺》補"沉"字。《傷寒論·辨陰陽易差後勞復病篇》作"脈沉實"。

七十三、傷寒病後食復候

傷寒病新瘥，及大病之後，脾胃尚虛，穀氣未復，若食豬肉、腸、血、肥魚及油[1]膩物，必大下利，醫所不能治也，必至於死。若食餅餌[2]糍[3]黍、飴餔、炙鱠、棗、栗諸菓脯物，及牢強難消之物，胃氣虛弱，不能消化，必更結熱。適[4]以藥下之，則胃氣[5]虛冷，大利難禁。不[6]下之必死，下之亦危，皆難救也。大病之後，多坐[7]此死，不可[8]不慎護也。夫病之新瘥後，但得食糜粥，寧[9]少食乃[10]飢，慎勿飽，不得他有所食，雖思之勿與，引日轉久，可漸食羊肉糜若羹[11]，慎不可食豬狗等肉。

〔1〕油　原作“久”，誤，據《外臺》卷二傷寒勞復食復方改。

〔2〕餌　原無，宋本、汪本、周本同，據《外臺》補。

〔3〕糍（cf 慈）　即今稱之糍糰、糍飯糕、糍糕。

〔4〕適　若。《經傳釋詞》：“適，猶若也”。

〔5〕氣　原無，宋本、汪本、周本同，據《外臺》補。

〔6〕不　此下原衍“可”字，據《外臺》刪。

〔7〕坐　因也。

〔8〕不可　原無，宋本、汪本、周本同，據《外臺》補。

〔9〕寧　此下《外臺》有“可”字。

〔10〕乃　宋本、汪本、周本同；《外臺》作“令”，亦通。“乃”，《經傳釋詞》：“乃，猶則也。”

〔11〕若羹　此下《外臺》有“汁”字。“若”，及，或。《經傳釋詞》：“若，猶及也，猶或也。”

七十四、傷寒病後令不復候

傷寒病後，多因勞動不節，飲食過度，更發於病，名之爲復。復者，謂復病如初也。此由經絡尚虛，血氣未實，更致於病耳。令預服藥及爲方法以防之，故云令不復也。

按語　本候指出“令預服藥及爲方法以防之”，文中雖未提出具體之藥物和方法，但已體現出養生學和防治醫學相結合，預爲善後之計，確是難能可貴。

七十五、傷寒陰陽易候

陰陽易病者，是男子婦人傷寒病新瘥未平復，而與之交接得病者，名爲陰陽易也。其男子病新瘥未平復，而婦人與之交接得病者，名陽易。其婦人得病新瘥未平復，而男子與之交接得病者，名陰易。若二男二女，並不相易。所以呼爲易者，陰陽相感，動其毒，度着於人，如換易也[1]。其得病之狀，身體重，小腹裏急，或引陰中拘攣，熱上衝胸[2]，頭重不能舉，眼內生䁾[3]，四支拘急，小腹疼痛，手足拳，皆即死。其亦有不即死者，病苦小腹裏急，熱上衝胸，頭重不欲[4]舉，百節解離經脈緩弱，氣血虛，骨髓空竭[5]，便悗悗[6]吸吸，氣力轉少，著牀不能搖動，起居仰人，或引歲月方死。

〔1〕度着於人，如換易也　原作"度着如人之換易也"，據本書卷九時氣病陰陽易候、卷十溫病陰陽易候及《外臺》卷二傷寒陰陽易方改。

〔2〕身體重，小腹裏急，或引陰中拘攣，熱上衝胸　原作"身體熱衝胸"一句，文有脫漏，據《外臺》補。又《傷寒論·辨陰陽易差後勞復病篇》在《身體重》下有"少氣"二字。

〔3〕䁾（miè滅）　原作"眜"，據《外臺》改。《傷寒論》作"花"。"䁾"，本作"蔑"，目眵。《説文》："蔑，目眵也。"

〔4〕欲　宋本、汪本、周本同；《外臺》作"能"。

〔5〕氣血虛，骨髓空竭　宋本、汪本、周本同；《外臺》作"血氣空虛，骨髓枯竭"。

〔6〕悗（huǎng謊）悗　宋本、汪本、周本同；《外臺》作"噓噓"。"悗悗"，心神不定貌。《文選》漢司馬長卿長門賦："登蘭臺而遥望矣，神悗悗而外淫。""悗"亦通"慌"、"恍"。《集韻》："慌，或作恍、悗、怳。"

七十六、傷寒交接勞復候

夫傷寒病新瘥，未滿百日，氣力未平復而以房室者，略無不死也[1]。有得此病，愈後六十日，其人已能行射獵，因而房室，即吐涎而死。病雖云瘥，若未平復，不可交接，必小腹急痛，手足拘攣，二時之間亡。《范汪方》[2]云：故督郵[3]顧子獻，得病

已瘥未健，詣華旉[4]視脈，旉曰：雖瘥尚虛，未平復，陽氣不
足，勿爲勞事也，餘[5]勞尚可，女勞即死。臨死當吐舌數寸。獻
婦聞[6]其瘥，從百餘里來省之，住數宿止，交接之間，三日死。
婦人傷寒，雖瘥未滿百日，氣血骨髓未牢實，而合陰陽快者，當
時乃未即覺惡，經日則令百節解離，經絡緩弱，氣血虛，骨髓空
竭，便悒悒吸吸，氣力不足，着牀不能動搖，起居仰人，食如
故，是其證也。丈夫亦然。其新瘥，虛熱未除而快意交接者，皆
即死。若瘥後與童男交接者，多不發復，復者，亦不必死。

〔1〕死也　原作"也死"，倒文，據宋本、汪本、周本移正。

〔2〕范汪方　書名，已佚。晉代醫家范汪著。范汪字玄平，南陽人。

〔3〕督郵　漢代的地方官名，郡守佐吏，唐以後廢。

〔4〕華旉（敷）　即華佗，字元化。東漢末杰出的外科學家。沛國譙
（今安徽亳縣）人。

〔5〕餘　原作"能"，誤，據《千金要方》卷十第二、周本改。

〔6〕獻婦聞　此下一段文字原缺，據宋本、汪本、周本補。

七十七、傷寒令不相染易候

傷寒之病，但人有自觸冒寒毒之氣生病者，此則不染着他
人。若因歲時不和，溫凉失節，人感其乖戾[1]之氣而發病者，此
則多相染[2]易。故須預服藥，及爲方法以防之。

〔1〕乖戾（lì利）　汪本、周本同；宋本作"乖候"。"乖戾"，不正
常。在此指氣候反常，具有傳染性之致病性邪氣。《史記·天官書》："不
齊，爲乖戾。"

〔2〕染　原本空格漏刻，據宋本、汪本、周本補。

按語　本候指出傷寒之病，單純觸冒寒毒者，則不相染易，
如感其乖戾之氣而病者，則多相染易。於此可見，《病源》時代
對傳染病病因之認識，已有新的見解，近似於對生物性致病因素
之認識。並提出須預服藥及用其他方法以防之，體現着防治結合
之醫學思想。

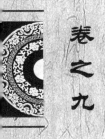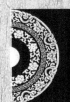

重刊巢氏諸病源候總論卷之九

時氣病諸候 凡四十三論

提要 本篇論述時氣病，共四十三論。時氣之含義是：一歲之中，四時之間，忽有非節之氣，如春時應暖而反寒，夏時應熱而反冷，秋時應涼而反熱，冬時應寒而反溫，一氣之至，其傷人也，長少雖殊，而病皆相似，故名時氣，言此時通行此氣爲病。亦稱天行。時氣病具有明顯之季節性，是感受非節之氣，而發生之流行性疾病。既不同於冬傷於寒，春必病溫之溫病，又不同於時行傷寒。時氣爲病，如爲風寒所傷，其爲病亦頭痛壯熱，大體與傷寒相似，不過與冬時發作之傷寒病，又有着季節性和病情輕重之不同。若挾毒厲之氣爲患，則其病情更爲嚴重。

時氣病之全篇內容，從病因、病機、常見證候、發展變化以及預後等，與傷寒病篇略同，但證候較少，敘述亦簡，這可能鑑於時氣病病情輕，病程又短，而且大部分病候已在傷寒病篇詳述，這裏可以簡略之故。

又，本書卷四十六有時氣腹滿候、時氣結熱候、時氣病得吐下後猶熱候等，雖列於小兒雜病，但其義可參。

一、時氣候

時行病者，是春時應暖而反寒[1]，夏時應熱而反冷[2]，秋時應涼而反[3]熱，冬時應寒而反溫，此[4]非其時而有其氣，是以一歲之中，病無長少，率[5]相似者，此則時行之氣也。從立春節[6]後，其中無。暴大寒，不冰雪，而人有壯熱爲病者，此則屬春時陽氣，發於冬時，伏寒變爲溫病也[7]從春分以後至秋分節前，天有暴寒者，皆爲時行寒疫也。一名時行傷寒。此是節後有寒傷於人，非觸冒之過也。若三月、四月有暴寒，其時陽氣尚弱，爲寒所折，病熱猶小[8]輕也；五月、六月陽氣已盛，爲寒所折，病熱則重也；七月、八月陽氣已衰，爲寒所折，病熱亦小微也。其病與溫及暑病相似，但治有殊耳。

然得時病，一日在皮毛，當摩膏火灸愈。不解者，二日在膚[9]，法針[10]，服行解散[11]汗出愈。不解，三日在肌[12]，復發汗，若大汗即愈；不解，止勿復發汗也。四日在胸[13]，服藜蘆丸[14]微吐愈；若病固[15]，藜蘆丸不吐者，服赤豆瓜蒂散[16]，吐已解[17]，視病者尚未了了者，復一法針之當解。不愈者[18]，六日熱已入胃，乃與雞子湯[19]下之愈。百無不如意，但當諦視節度與病耳[20]。

食不消病[21]，亦如時行病[22]，俱發熱頭痛。食病，當速下之；時行[23]病，當待六七日下之。

時行病始得，一日在皮，二日在膚，三日在肌，四日在胷，五日入胃，入胃乃可下也。熱在胃外而下之，熱承[24]虛便入胃，然病要當復下之。不得下[25]，胃中餘熱[26]致[27]此爲病，二[28]死一生。此輩[29]不愈，胃虛熱入胃爛。微者[30]赤斑出，五死一生；劇者黑斑出，十死一生。病人有強弱相倍也[31]。

若得病無熱，但狂言煩躁不安，精神語言與人不相主當者[32]，勿以火迫，但以豬苓散[33]一方寸匕，水和服之[34]，當以新汲井水，強令飲一升，若升半水，可至二升益佳[35]，以指刺喉中吐之，隨手愈。不時[36]吐者，此病皆多不瘥，勿以餘藥治也。不相主當必危。若此病不時[37]以豬苓散吐解之者，其殆速死。亦可先以[38]法針之，尤佳。以病者過日，不以時[39]下之，熱不得泄，亦胃爛[40]矣。其湯熨針石，別有正方，補養宣導，今附於後。

養生方導引法云：清旦初起，以左右手交互從頭上挽兩耳，舉，又引鬢髮，即面氣[41]流通，令頭不白，耳不聾。

又，摩手掌令熱，以摩面從上下二七止[42]。去骭[43]氣，令面有光。

又，摩手令熱，摩身體從上至下[44]名曰乾浴。令人勝風寒時氣，寒熱頭痛，百病皆愈。

〔1〕應暖而反寒　宋本、汪本、周本同；《傷寒論·傷寒例》作"應暖而復大寒"。

〔2〕應熱而反冷　宋本、汪本、周本同；《傷寒論》作"應大熱而反大涼"。

〔3〕反　此下《傷寒論》有"大"字。下一"反"字同。

〔4〕此　原無，宋本、汪本、周本同。據《傷寒論·傷寒例》補。

〔5〕率　宋本、汪本、周本同；《傷寒論》作"多"。"率"，皆也。

〔6〕立春節　原作"春分"，據《傷寒論》改。

〔7〕此則屬春時陽氣，發於冬時，伏寒變爲溫病也　《傷寒論》無"則"字。詞句大意謂冬時感受寒邪，陽氣爲寒邪所鬱；寒伏於內，至春季陽氣升發之時，而發爲溫病。即《內經》所云："冬傷於寒，春必病溫之義。《金匱要略》第一"冬至之後，甲子夜半少陽起，少陽之時陽始生"，故曰"春時陽氣，發於冬時"。

〔8〕小　宋本、汪本、周本同；《傷寒論》無。下一個"小"字同。

〔9〕在膚　原無，宋本、汪本、周本同。據《千金要方》卷九第一、《外臺》卷三天行病發汗等方補。

〔10〕法針　此上《千金要方》有"可依"二字。

〔11〕行解散　宋本、汪本、周本同。《千金要方》、《外臺》作"解肌散"，正保本作"汗解散"。

〔12〕在肌　原無，宋本、汪本、周本亦無。據《千金要方》補。

〔13〕在胸　原無，據《千金要方》、《外臺》補。

〔14〕藜蘆丸　見《千金要方》卷九第七，方藥組成：藜蘆、附子。

〔15〕固　宋本、汪本、周本同；《千金要方》作"困"。"固"，固塞，固結。《說文》：固，四塞也。

〔16〕赤豆瓜蒂散　見《千金要方》卷九第七，原名瓜蒂散。方藥組成：赤小豆、瓜蒂。"蒂"同"蒂"，《正字通》："蒂，小篆作蒂。"

〔17〕吐已解　宋本、汪本、周本同；《外臺》作"吐之即愈"。

〔18〕不愈者　宋本、汪本、周本同；《千金要方》作"五日在腹"。

〔19〕雞子湯　《外臺》有雞子湯合梔子等六味散以下之方，可參。

〔20〕百無不如意，但當諦視節度與病耳　意謂此法百治百中，没有失誤，但應當詳審用藥法度要與病情輕重相符合耳。"諦視"，詳視也；審察也。

〔21〕食不消病　指宿食病。

〔22〕病　原無，宋本、汪本、周本同；據《外臺》補。

〔23〕行　原無，宋本、汪本、周本同，據《外臺》補。下一個"行"字同。

〔24〕承　通"乘"，《外臺》即作"乘"。《說文通訓定聲》："承，假借爲乘"。下同。

〔25〕不得下　宋本、汪本、周本同；《外臺》作"不得留於胃也"。

〔26〕餘熱　在此指實熱。《外臺》即作"實熱"。

〔27〕致　原作"置"，據《外臺》改。

〔28〕二　宋本、汪本、周本同；《千金要方》、《外臺》均作"三"。

〔29〕此輩　此下《外臺》有"皆多"二字。"輩"等。《廣韻》："輩，等輩。"

〔30〕微者　此上《外臺》有"其熱"二字。

〔31〕病人有強弱相倍也　宋本、汪本、周本同；《外臺》作"但論人有強弱，病有難易，功效相倍耳。""相倍"，相反。《說文》："倍，反也。"

〔32〕精神語言與人不相主當者　謂病人之精神語言失其常態，答非所問。"主當"，正相對。"主"，正也。《國語·周語》："今細過其主"注："主，正也。""當"，對峙；相向。

〔33〕豬苓散　見《聖惠方》卷十五時氣譫言諸方，方藥組成：豬苓、赤茯苓、澤瀉、白鮮皮、大青、川大黄、麥門冬、甘草。

〔34〕水和服之　原作"已上飲之"，據《外臺》改。

〔35〕當以新汲井水，強令飲一升，若升半水，可至二升益佳　原作"以一升，若升半水，可至二升益佳，當以新汲井水強令飲"，此系倒文，據《外臺》乙正。

〔36〕時　《千金要方》作"能"，《外臺》作"即"。

〔37〕時　《外臺》作"急"。

〔38〕先以　此下《千金要方》、《外臺》均有"去毒物及"四字。

〔39〕時　此下原衍“得”字，據《千金要方》、《外臺》刪。

〔40〕胃爛　此下《千金要方》、《外臺》均有“斑出”二字。

〔41〕面氣　原無，文義不明，據《千金翼方》卷十二養性禁忌補。

〔42〕止　原作“正”，形近之誤，據《外臺》及周本改。

〔43〕肝　原作“肝”，形近之誤，據《千金翼方》改。

〔44〕摩身體從上至下　原作“令熱從體上下”，文有脫誤，據《養性延命錄》改。

按語　本候論述時氣病之病因、病機、鑑別診斷，以及大體療法等，相當於時氣病之總論。並分析時氣病與溫病、暑病，其症狀雖有相似之處，但病情根本有別，治法亦不相同。又提出與宿食病相鑑別，兩者在症狀上雖同有發熱頭痛，但實際病情不同，在治療上亦不一樣，宿食病宜早用下法，時行病則不宜早用攻下，必待邪熱入裏，方可攻下。若邪熱入裏，而不及時攻下，又可導致胃爛發斑之危候。關於豬苓散之病證，爲胸膈邪熱，影響心包，它與邪熱入胃，在病位上有高下之別，故一用吐法，一用下法。在此富有辨證意義。

二、時氣一日候

時氣病一日，太陽受病，太陽爲三陽之首，主於頭項，故得病一日，頭項腰脊痛。

三、時氣二日候

時氣病二日，陽明受病。陽明主於肌肉，其脈絡鼻入目，故得[1]病二日，肉[2]熱，鼻乾不得眠。夫諸陽在表，始受病[3]，故可摩膏火灸，發汗而愈。

〔1〕得　原無，據前後文例補。

〔2〕肉　底本版蝕作“内”，據宋本、周本補全。

〔3〕始受病　此下《外臺》卷三天行病發汗等方有“皮膚之間”一句，可參。

四、時氣三日候

時氣病三日，少陽受病。少陽脈循於脇，上於頸耳，故得病三日，胸脇熱[1]而耳聾也。三陽經絡始相傳病[2]，未入於臟[3]，故可汗而愈。

〔1〕熱　宋本、汪本、周本同；《素問·熱論》、《太素》卷二十五熱病訣均作"痛"。

〔2〕始相傳病　《素問》、《太素》均作"皆受其病"。

〔3〕臟　《太素》作"腑"。

五、時氣四日候

時氣病四日，太陰受病。太陰爲三陰之首。三日已後，諸陽受[1]病訖，即傳之於陰。太陰之脈，絡於脾[2]，主於喉嗌，故得病四日，腹滿而嗌乾。其病在胸膈，故可吐而愈也。

〔1〕受　原作"乎"，誤，據宋本、汪本、周本改。

〔2〕絡於脾　原無，據本書卷七傷寒四日候補，能與下文"腹滿"之證相合。

六、時氣五日候

時氣病五日，少陰受病。少陰脈貫腎絡肺繫於舌，故得病五日，口熱[1]舌乾而引飲。其病在腹，故可下而愈。

〔1〕熱　宋本、汪本、周本同；《素問·熱論》、《甲乙經》卷七第一均作"燥"。

七、時氣六日候

時氣病六日，厥陰受病。厥陰脈循陰器絡於肝，故得病六日，煩滿而陰[1]縮。此爲三陰三陽俱受病，毒氣入於腸胃，故可下而愈。

〔1〕陰　宋本、汪本、周本同；《甲乙經》卷七第一、《太素》卷二十五熱病訣、《外臺》卷三天行病發汗等方以及本書卷七傷寒六日候均作"囊"。

按語　本候在《素問》、《甲乙經》、《太素》均言三陰三陽五臟六腑皆受病，營衛不行，五（《太素》作"腑"）臟不通，則死矣。而未確指病邪部位和治法，獨《病源》指出毒氣入於腸胃，可下而愈”，明確受病部位和治法，這是一個發展。

八、時氣七日候

時氣病七日，法當小愈，所以然者，陰陽諸經傳病竟故也。今病不除者，欲爲再經病也。再經病者，謂經絡[1]重受病也。

〔1〕經絡　《外臺》卷三天行病發汗等方作“陰陽諸經”。

九、時氣八九日已上候

時氣病八九日已上不解者，或是諸經絡[1]重受於病；或已發汗、吐、下之後，毒氣未盡，所以病不能除；或一經受病，未即相傳，致使停滯累日，病證不改者，故皆當察其證候而治之。

〔1〕諸經絡　《外臺》卷三天行病發汗等方作“陰陽諸經”。

按語　時氣病證候和傳經次第，與前傷寒病基本一致。時氣一日候至八九日已上候，可參閱卷七傷寒一日候至八九日已上候。以下凡屬兩病相同的證候，均可互參，而且前者論證往往較詳，有利於分析比較，掌握重點。

十、時氣取吐候

夫得病四日，毒在胸膈，故宜取吐。有得病二三日，便心胸煩滿，此爲毒氣已入。或有五六日已上，毒氣猶在上焦者，其人有痰實故也，所以復宜取吐也。

按語　從本候論述，可悟出兩個道理，一個是應用吐法之准則，凡毒氣在胸膈，證見心胸煩滿者，可用吐法取吐。正如《素問·陰陽應象大論》所云：“其高者，因而越之”。另一個是運用治法，關鍵在於辨證，日數是相對而言，文中“或有五、六日已上，毒氣猶在上焦者，其人有痰實故也，所以復宜取吐也。”這個論點，應好好玩味。

十一、時氣煩候

夫時氣病，陰氣少，陽氣多，故身熱而煩。其毒氣在於心而煩者，則令人悶而欲嘔；若其人胃內有燥糞而煩者，則謬語，時繞臍痛，腹爲之滿[1]，皆當察其證候[2]也。

〔1〕腹爲之滿　宋本、汪本、周本同；《聖惠方》卷十六治時氣煩躁諸方作"其腹脹滿"。

〔2〕證候　此下《聖惠方》有"而治之"三字。

按語　本候論時氣心煩，指出兩個要點，一個是"陰氣少，陽氣多"，所以時氣病極易化熱傷陰，發生身熱心煩。這個論點，對後世溫病學說之產生和發展，有一定啓迪和影響；對時行熱病之治療，重視清熱解毒，顧護陰液，亦有其源流關係。第二個是身熱而煩，亦有兩種病情，一爲無形之邪熱，擾亂心胸，使人煩悶而欲嘔；一爲有形之結聚，邪熱與燥屎相搏結。在治法上，前者宜清解，後者當攻下。凡此均宜細察其證候而施治。

十二、時氣狂言候

夫病甚[1]則棄衣而走，登高而歌，或至不食數日，踰垣上屋，所上，非其素時所能也，病反能者，皆陰陽[2]爭而外并於陽。四支者，諸陽之本也。邪[3]盛則四支實，實則能登高而歌；熱盛於身，故棄衣而走；陽盛故妄言罵詈[4]，不避親戚[5]。大熱遍身，狂言而妄見妄聞之。

〔1〕甚　宋本、汪本、周本同；《外臺》卷三天行狂語方作"熱盛"。

〔2〕陰陽　此下《外臺》有"氣"字。

〔3〕邪　宋本、汪本、周本同；《素問·陽明脈解》、《外臺》作"陽"。

〔4〕罵詈（lì 利）　即以惡言加人。《韻會》："正斥曰罵，旁及曰詈。"《史記·魏豹傳》："今漢王慢而侮人，罵詈諸侯群臣如罵奴耳。"

〔5〕戚　宋本、汪本、周本同；《素問》、《外臺》作"疏"。

十三、時氣嘔候

胃家有熱，穀氣入胃，與熱相并，氣逆則嘔。或吐、下後，飲水[1]多，胃虛冷，亦爲嘔也。

〔1〕水　原作"食"，誤，據本書卷十溫病嘔候、《外臺》卷三天行嘔逆方改。

按語 本候論述時氣嘔候，一般責之於胃熱與穀氣相并所致，但也有經吐、下後，胃氣受傷，飲水不化致嘔者，其間有寒熱虛實之不同。傷寒嘔候，論述較此爲詳，可參。

十四、時氣乾嘔候

熱氣在於脾胃，或發汗解後，或大下之後，胃內不和，尚有蓄熱，熱氣上熏，故心煩而嘔也。

十五、時氣噦候

伏熱在胃，令人胸滿，胸滿[1]則氣逆，氣逆則噦。若大下後，胃氣虛冷，亦令致噦也。

〔1〕胸滿　原無，宋本、汪本、周本同，據本書卷七傷寒噦候及《外臺》卷三天行嘔噦方補。

十六、時氣嗽候

熱邪客於肺，上焦有熱，其人必飲水，水停心下，則上乘於肺，故上氣而嗽也。

十七、時氣渴候

熱氣入於腎[1]臟，腎惡燥，熱氣盛，則腎燥，腎燥故渴而引飲也。

〔1〕腎　原作“胃”，形近之誤，據正保本、周本改。

十八、時氣衄血候

時氣衄血者，五臟熱結所爲。心主於血，邪熱中於手少陰之經，客於足陽明之絡，故衄血也。衄者，血從鼻出也。

按語 文中論衄血，指出“邪熱中於手少陰之經”和“客於足陽明之絡”，這是兩種病情。傷寒衄血候有論及心、肝、肺、胃者，較全面，宜參閱。

十九、時氣吐血候

諸陽受病，不發其汗，熱毒入深，結在[1]五臟，內有瘀血積，故令吐血也。

〔1〕在　汪本、周本同；宋本作"於"，義通。《經傳釋詞》："於，猶在也。"黃侃注："於訓在者，其本字亦爲於。"

二十、時氣口瘡候

發汗下後，表裏俱虛，而毒氣未盡，熏於上焦，故喉口生瘡也。

二十一、時氣喉咽痛候

陰陽隔絕，邪客於足少陰之絡，毒氣上熏，攻於咽喉，故痛或生瘡也。

按語　本候開首即用"陰陽隔絕"句，顯有脫文，本書卷七傷寒咽喉痛候，此前尚有"傷寒病，過經而不愈，脈反沉遲，手足厥逆者，此爲下部脈不至"一段文字，前後參閱，才能全面瞭解病情。

二十二、時氣發斑候

夫熱病在表，已發汗未解，或吐、下後，熱毒氣不散，煩躁謬言[1]語，此爲表虛裏實，熱氣燥[2]於外，故身體發斑如錦文。凡發斑不可用發表藥，令瘡開泄，更增斑爛，表虛故也。

〔1〕言　宋本、汪本、周本同；《外臺》卷三天行發斑方無。

〔2〕燥　原作"躁"，形近之誤，據《外臺》改。

按語　本候提出"凡發斑不可用發表藥"，這在治療上是一個原則問題。發斑爲熱毒入裏，血分熱盛，不可更行發散，尤其不能辛溫發汗，應急投涼營、清熱、解毒之劑，方可轉危爲安；若誤用發表，則陰津耗竭，熱毒熾盛，正如文中所云："令瘡開泄，更增班爛"，後果很壞，臨床應加注意。又，溫毒、熱病，凡汗下不解，證見足冷、耳聾，煩悶欬嘔，便是發斑之候，亦不可不知。

二十三、時氣毒攻眼候

肝開竅於目，肝氣虛，熱毒[1]乘虛上衝於目，故赤痛，或生翳[2]、赤白膜、息肉及瘡也。

〔1〕熱毒　此下《聖惠方》卷十六治時氣熱毒攻眼諸方有"氣則"二字。

〔2〕或生翳　本書卷八傷寒毒攻眼候作"重者生瘡翳"。"翳"，同"瞖"。《一切經音義》："瞖，作翳，同。"

二十四、時氣毒攻手足候

熱毒氣從臟腑出，攻於手足，手足[1]則焮熱赤腫疼痛也。人五臟六腑井[2]滎俞，皆出於手足指，故此毒從內而出[3]也。

〔1〕手足　宋本、汪本、周本同；《外臺》卷三天行熱毒攻手足方無。

〔2〕井　原作"并"，形近之誤，據宋本、周本改。

〔3〕從內而出　此下《外臺》有"攻於手足"四字。

二十五、時氣皰瘡候

夫表虛裏實，熱毒內盛[1]，則多發皰瘡[2]重者周币[3]遍身，其狀如火瘡。若根赤頭白者，則毒輕；若色紫黑則毒重。其瘡形如翌[4]豆，亦名翌豆瘡。

脈洪數者，是其候也[5]。

〔1〕熱毒內盛　此下《外臺》卷三天行發瘡豌豆皰瘡方有"攻於臟腑，餘氣流於肌肉，遂（當作逐）於皮膚毛孔之中"三句，一十八字。

〔2〕則多發皰瘡　宋本、汪本、周本同；《外臺》作"結成此瘡"。

〔3〕周币（zā 匝）　汪本、周本作"周布"。"币"，通"匝"。《韻會》："币，通作匝。"《廣雅》："币，徧也。""周币"，周遍也。

〔4〕翌　原作"登"，形近之誤，今改。下一個"翌"字同。

〔5〕脈洪數者，是其候也　原脫，據《外臺》補。

二十六、時氣瘑瘡候

夫病新瘥，血氣未復，皮膚尚虛踈，而觸冒風日，則徧體起細瘡，瘙癢如癬疥狀，名爲逸風[1]。

〔1〕逸風　病名。爲風氣散逸於皮膚，故名。

按語　本書卷三十五瘡病諸候中有逸風瘡候，可以互參。

二十七、時氣䘌候

毒氣[1]結在腹内，穀氣衰，毒氣盛，三蟲動作，食人五臟，多令洩利，下部瘡癢。若下[2]脣内生瘡，但欲寐者，此蟲食下部也，重者肛爛，見五臟也。

〔1〕氣　宋本、汪本、周本同；《外臺》卷三天行熱瘡方作"熱"。

〔2〕下　原無，宋本、汪本、周本同；據本書卷八傷寒濕䘌候及《外臺》補。

二十八、時氣熱利候

此由熱氣在於腸[1]胃，挾毒則下黄赤汁也。

〔1〕腸　原作"腹"，形近之誤，據下文時氣膿血利候、《外臺》卷三天行熱痢及諸痢方、周本改。

二十九、時氣膿血利候

此由熱毒[1]傷於腸胃，故下膿血如魚腦，或如爛肉汁，壯熱而腹疞[2]痛，此濕毒氣[3]所爲也。

〔1〕毒　原無，宋本、汪本、周本同，據《外臺》卷三天行熱痢及諸痢方補。

〔2〕疞（xiǔ 朽）　腹中急痛。

〔3〕濕毒氣　宋本、汪本、周本同；《外臺》作"温毒熱氣"。

三十、時氣䘌利候

夫熱蓄在臟，多令人下利。若毒氣盛，則變膿血，因而成䘌。䘌者，蟲食人五臟及下部也。若食下部，則令穀道生瘡而下利，名爲䘌利；若但生瘡而不利者，爲䘌也。

三十一、時氣大便不通候

此由脾胃有熱，發汗太過，則津液竭，津液竭，則胃乾[1]，結熱在内，大便不通也。

〔1〕胃乾　此下《外臺》卷三天行大小便不通脹滿及澀方有"燥"字。

三十二、時氣小便不通候

此由汗後津液虛少，其人小腸有伏熱，故小便不通也。

三十三、時氣陰陽毒候

此謂陰陽二氣偏虛，則受於毒。若病身重腰脊痛，煩悶，面赤斑出，咽喉痛，或下利狂走，此爲陽毒。若身重背強，短氣嘔逆，脣青面黑，四支逆冷，爲陰毒。或得病數日，變成毒者；或初得病，便有毒者，皆宜依證急治。失候則殺人[1]。

〔1〕失候則殺人　謂失於及時診候，貽誤治療時機，則有生命之危。

三十四、時氣變成黃候

夫時氣病，濕毒氣盛，蓄於脾胃，脾胃有熱，則新穀鬱蒸，不能消化，大小便結澀，故令身面變黃，或如橘柚，或如桃枝色[1]。

〔1〕或如橘柚（yòu 又），或如桃枝色　"柚"，宋本作"狀"，《聖惠方》卷十六治時氣發黃諸方作"色"。柚，果木名，又名文旦。其果實成熟時呈淡黃色或橙色，黃而光亮。二句意謂時氣變黃，還有兩種病情，前者稱爲陽黃，後者稱爲陰黃。

三十五、時氣變成瘧候

病後邪氣未散，陰陽尚虛，因爲勞事，致二氣交爭，陰勝則發寒，陽勝則發熱，故令寒熱往來，有時休作而成瘧。

按語　本候標題，在"時氣"之下似脫"病後"二字，從本文開首第一句即云"病後邪氣未散"可知。又，卷八傷寒病後瘧候，全文内容與此相同，標題即冠以"病後"二字，更可佐證。

三十六、時氣敗候

此謂病後餘毒未盡，形證變轉，久而不瘥，陰陽無復綱紀[1]，名爲敗病[2]。

〔1〕陰陽無復綱紀　在此意謂陰陽失其滋生之用。《素問·陰陽應象大論》：“陰陽者，萬物之綱紀”王冰注：“滋生之用也。”

〔2〕敗病　即壞病。“敗”，壞也。

三十七、時氣勞復候

夫病新瘥者，血氣尚虛，津液未復，因即勞動，更[1]成病焉。若言語思慮則勞[2]於神，梳頭澡洗則勞於力，未堪勞而强勞之，則生熱，熱氣還經絡[3]，復爲病者，名曰勞復。

〔1〕更　再也。《正字通》：“更，再也；復也。”下文即作“復”。

〔2〕勞　此下《外臺》卷三天行勞復食復方有“傷”字。

〔3〕熱氣還經絡　宋本、汪本、周本同；《外臺》作“熱氣既還入經絡”。《聖惠方》卷十六治時氣候勞復諸方在“還”下有“於”字。

三十八、時氣食復候

夫病新瘥者，脾胃尚虛，穀氣未復，若即食肥肉、魚鱠、餅餌、棗、栗之屬，則未能消化，停積在於腸胃，使脹滿結實，因更發熱，復爲病者，名曰食復也。

三十九、時氣病瘥後交接勞復候

夫病新瘥者，陰陽二氣未和，早合房室，則令人陰腫入腹，腹內疞痛，名爲交接勞復。

四十、時氣病後陰陽易候

陰陽易病者，是男子、婦人時氣病新瘥未平復，而與之交接得病者，名陰陽易也。其男子病新瘥未平復，而婦人與之交接得病者，名曰陽易。其婦人得病新瘥未平復，而男子與之交接得病者，名曰陰易。若二男二女，並不相易。所以呼爲易者，陰陽相感動，其毒度著於人，如換易也。其病之狀，身體熱衝胸[1]，頭重不能舉，眼中生眵[2]，四支拘急，小腹疞痛，手足拳，皆即死。其亦有不即死者，病苦小腹裏急，熱氣上衝胸，頭重不欲舉，百節解離，經脈緩弱，氣血虛，骨髓竭，便[3]悅悅[4]吸吸，氣力轉少，着牀不能搖動，起居[5]仰人，或引歲月方死。

〔1〕身體熱衝胸　宋本、汪本、周本同，《傷寒論·辨陰陽易差後勞復病篇》作“身體重，少氣，小腹裏急，或引陰中拘攣，熱上衝胸”。《外臺》卷二傷寒陰陽易方亦同《傷寒論》，無“少氣”二字。

〔2〕眵　原作“眯”，據《外臺》卷三天行陰陽易方改。《傷寒論》一作“花”。“眵”，俗稱“眼屎”。《集韻》：“眵，目汁凝。”

〔3〕便　原作“使”，形近之誤，據本書卷八傷寒交接勞復候、卷十溫病陰陽易候改。

〔4〕悅悅　宋本、汪本、周本同；《外臺》作“噓噓”。

〔5〕起居　宋本、汪本、周本同；《外臺》作“起止”，義同。《詩·商頌·烈祖》：“惟民所止”箋：“止，猶居也。”

四十一、時氣病後虛羸候

夫人榮衛先虛，復爲邪熱所中，發汗、吐、下之後，經絡損傷，陰陽竭絕，虛邪[1]始散，真氣尚少，五臟猶虛，穀神未復，無津液以榮養，故虛羸而生衆病焉。

〔1〕虛邪　本書卷八傷寒病後虛羸候作“熱邪”。

四十二、時氣陰莖腫候

此由腎臟虛所致。腎氣通於陰，今腎爲熱邪所傷，毒氣下流，故令陰腫。

四十三、時氣令不相染易候

夫時氣病者，此皆因歲時不和，温涼失節，人感乖戾[1]之氣而生病者，多相染易，故預服藥及爲方法以防之。

〔1〕戾　汪本、周本同；宋本作“候”。

熱病諸候 凡二十八論

提要　本篇共二十八論，其中熱病候相當於熱病總論。首論熱病定義，指出“熱病者，傷寒之類也。冬傷於寒……夏變爲暑病，暑病者，熱重於溫也。”說明本篇熱病，爲廣義傷寒之一種，是傷寒病之發於夏季者，它與目前臨床所説之暑病不同。其次，對五臟熱病，熱病九種死候，熱病診斷和預後等，都作了重點論述。以下如熱病一日至八九日以上候，是熱病之發展傳變，其規律與傷寒、時氣略同。至於煩候、疱瘡候、斑瘡候、熱瘡候等，爲熱病常見之主要證候。文中首先提出熱病煩候，是突出熱病本身之特點。最後敍述熱病後沈滯候，它與傷寒病後食復候、時氣食復候之“食復”病同義。

一、熱病候

熱病者，傷寒之類也。冬傷於寒，至春變爲溫病。夏變爲暑病。暑病者，熱[1]重於溫也。

肝熱病者，小便先黃，腹痛多臥，身熱。熱爭[2]則狂言及驚，脇滿痛[3]，手足躁，不[4]安臥。庚辛甚，甲乙大汗，氣逆則庚辛死。心熱病者，先不樂，數日乃熱。熱爭則卒心痛，煩冤善嘔，頭痛面赤無汗。壬癸[5]甚，丙丁大汗，氣逆則壬癸死。脾熱病者，先頭重煩痛[6]，煩心[7]欲嘔，身熱。熱爭則腰痛[8]，腹滿泄，兩頷痛。甲乙甚，戊己大汗，氣逆則甲乙死。肺熱病者，先淅然起毛惡風[9]，舌上黃，身熱。熱爭則喘欬，痛走胸膺背[10]，不得大息，頭痛不甚[11]，汗出而寒。丙丁甚，庚辛大汗，氣逆則丙丁死。腎熱病者，先腰痛脛[12]酸，苦渴數飲，身熱，熱爭則項痛而強，脛寒[13]且酸，足下熱，不欲言，其項痛淖澹[14]，戊己甚，壬癸大汗，氣逆則戊己死。

肝熱病者，左頰先赤。心熱病者，額[15]先赤。脾熱病者，鼻先赤。肺熱病者，右頰先赤。腎熱病者，頤先赤。凡病雖未發，見其赤色者刺之，名曰治未病。

熱病不可刺者有九[16]：一曰[17]，汗不出，大顴發赤，噦者死[18]；二曰，泄而腹滿甚者死；三曰，目不明，熱不已者死；四曰，老人嬰兒，熱而腹滿者死；五曰，汗不出，嘔血[19]者死；

六曰，舌本爛，熱不已者死；七曰，欬血[20]衄血，汗不出，出不至足者死；八曰，髓熱者死；九曰，熱而痙者死[21]。凡此九[22]者，不可刺也。

熱病已得汗，而脈尚躁盛，此陰脈之極也，死；其得汗而脈靜者，生。熱病[23]脈尚[24]盛躁[25]，而不得汗者，此陽脈之極也，死；脈盛躁，得汗靜[26]者生。熱病七八日，脈微小，病者溲血，口中乾，一日半死；脈代一日死。熱病已得汗，脈尚數[27]，躁而喘，且復熱，勿庸刺[28]，喘甚者死。熱病七八日[29]，脈不躁，躁不數[30]，後三日中有汗，三日不汗，四日死。未常汗者[31]，勿庸[32]刺也。

診人熱病七八日，其脈微小[33]，口乾[34]，脈代，舌焦黑者死。診人熱病七八日，脈不數不喘者，當瘖，之[35]後三日，溫汗不出者死。熱病已得汗，常大熱[36]不去者，亦死不治也。熱病已得汗[37]，脈靜安者生，脈躁者難治；脈尚[38]躁盛[39]，此陰[40]氣之極，亦死也。腹滿[41]常喘，而熱不退者死。多汗[42]，脈虛小者生，堅[43]實者死。

養生方云[44]：三月勿食陳薤，必遭熱病。

〔1〕熱　此下《傷寒論·傷寒例》有"極"字。

〔2〕熱爭　謂邪熱與正氣相爭。《素問·刺熱》王冰注："經絡雖已受熱，而神藏猶未納邪，邪正相薄，故云爭也。"下同。

〔3〕脅滿痛　此上《甲乙經》卷七第一有"胸中"二字、《太素》卷二十五五臟熱病無"滿"字。

〔4〕不　此下《素問》、《甲乙經》有"得"字。

〔5〕壬癸　此上原有"至"字，據本候前後文例及《素問》、《甲乙經》刪。壬癸屬水，指水旺之日。

〔6〕煩痛　宋本、汪本、周本同；《太素》作"顏痛"。

〔7〕煩心　此下《素問》有"顏青"二字。《太素》"煩心"作"心煩"。

〔8〕腰痛　此下《素問》、《甲乙經》有"不可用俯仰"一句。《太素》有"不用"二字。

〔9〕起毛惡風　宋本、汪本、周本同；《素問》作"厥起毫毛，惡風寒"。"起毛"，謂皮膚毫毛聳起。

〔10〕痹走胸應背　宋本、汪本、周本同；《素問》、《甲乙經》作"痛走胸膺背"，"痛"字義長，宜從。"應"，爲"膺"之本字。《爾雅》釋文："膺。"

〔11〕甚　宋本、汪本、周本同；《素問》作"堪"，義長。

〔12〕脛　宋本、汪本、周本同；《素問》作"骭"，《太素》、《甲乙經》作"胻"。"骭"與"胻"通，"脛"與"胻"義同。

〔13〕脛寒　此下原衍"骨"字，據《素問》、《甲乙經》、《太素》刪。

〔14〕其項痛淖澹　宋本、汪本、周本同；《素問》作"其逆則項痛員員澹澹然"、《甲乙經》作"其逆則項痛員員"、《太素》作"其項痛員員澹澹"。"淖"，《説文》："泥也。"在此文義不通，當爲"淖（cháo 朝）"之形誤。《説文》"淖"字段注："按説文無濤篆，蓋濤即淖之異體。《文選》注引《倉頡篇》：濤，大波也。蓋淖者古文，濤者秦字。枚乘《七發·觀濤》，即爲觀淖。""澹"，《説文》："澹，澹澹，水繇皃也。"段注"繇，當作搖"。"淖澹"，意謂水波蕩漾不定，借以形容頭目眩暈，掉搖不安。

〔15〕額　宋本、汪本、周本同；《素問》、《太素》作"顏"。

〔16〕熱病不可刺者有九　原無，宋本、汪本、周本亦無。據《靈樞·熱病》、《太素·熱病説》補。該句《甲乙經》卷七第一作"熱病死候有九"。

〔17〕曰　原作"日"，形近之誤，據《靈樞》、《太素》改。下同。

〔18〕大顴發赤　噦者死　原作"大灌發者死"文義不貫，有訛脱，據《靈樞》、《太素》改補。

〔19〕嘔血　《靈樞》、《太素》作"嘔下血"。

〔20〕血　宋本、汪本、周本同；《靈樞》、《太素》作"而"。

〔21〕熱而痙者死　此下《靈樞》有"腰折、瘛瘲、齒噤齘也"八字。

〔22〕九　原無，宋本、汪本、周本同，據《靈樞》、《太素》補。

〔23〕熱病　此下原衍"者"字，據《靈樞》、《脈經》卷七第十八刪。

〔24〕尚　原作"常"，據《靈樞》、《脈經》及上文文例改。

〔25〕盛躁　宋本、汪本、周本同，《脈經》作"躁盛"。下同。

〔26〕静　原無，宋本、汪本、周本同。脱文，據《靈樞》、《太素》補。

〔27〕數　宋本、汪本、周本同；《靈樞》、《脈經》、《甲乙經》、《太素》均無。

〔28〕勿庸刺　宋本、汪本、周本同；《靈樞》作"勿刺膚"、《脈經》作"勿膚刺"。

〔29〕日　原誤作"脈"，據宋本、汪本、周本改。

〔30〕躁不數　宋本、汪本、周本同；《靈樞》作"躁不散數"；《脈經》作"不躁數"；《甲乙經》作"不躁不散數"。

〔31〕未常汗者　《太素》作"未曾刺者"；"常"，周本作"嘗"，字通。

〔32〕庸　宋本、汪本、周本同；《靈樞》作"朕"，《脈經》作"膚"。

〔33〕其脈微小　"小"，《脈經》卷四第七、《千金要方》卷二十八第十五作"細"，此下并有"小便不利"四字。

〔34〕口乾　宋本、汪本、周本同；《脈經》、《千金要方》作"加暴口燥"。

〔35〕之　宋本、汪本、周本同；《脈經》、《千金要方》作"瘖"。

〔36〕常大熱　原作"當熱"二字，文義不洽，據《脈經》、《千金要方》改補。

〔37〕熱病已得汗　原無，宋本、汪本、周本同，據《太素》、《脈經》、《千金要方》補。

〔38〕尚　原作"常"，據上文文例改。

〔39〕盛　原作"靜"，誤，據《千金要方》改。

〔40〕陰　原無，宋本、汪本、周本亦無，據《千金要方》補。

〔41〕滿　原作"聊"，據《聖惠方》卷十七熱病論改。

〔42〕多汗　此上《聖惠方》有"熱病"二字。

〔43〕緊　原作"聊"，據《聖惠方》改。

〔44〕云　原作"去"，誤，據宋本、汪本、周本改。

按語　本候所論相當於熱病之總論，內容約可分爲五段：首段明確熱病概念，屬於廣義傷寒之一種，亦即冬傷於寒，至夏發病之暑病。第二段論述五臟熱病之症狀，及其發展和預後。其症狀敘述，是以五臟生理特徵和經絡循行部位爲依據。關於以五行生尅理論推演五臟熱病之預後，本書卷十五臟腑病諸候，有較詳細之敘述，可以參閱。第三段敘述面部望診，從五藏所部見赤色者，即爲熱病之預兆，可知某臟將病熱，及時進行治療，防患於未然。第四段論熱病之九種死證。第五段，論熱病之診斷，從脈證合參，以測吉凶，這在臨床上仍有指導意義。

二、熱病一日候

熱病一日，病在太陽。太陽主表，表謂皮膚也。病在皮膚之間[1]，故頭項腰脊疼痛。

〔1〕病在皮膚之間　本書卷七傷寒一日候作"其脈絡於腰脊"，與下文證候相合。

三、熱病二日候

熱病二日，陽明受病。病在肌肉，故肉熱鼻乾不得眠。故可摩膏火灸[1]發汗而愈。

〔1〕灸　原作"炙"，形近之誤，據周本改。

四、熱病三日候

熱病三日，少陽受病[1]。諸陽相傳病訖，病猶在表，未入於臟，故胸脅熱而耳聾。故可發汗而愈。

〔1〕少陽受病　原無，據本書卷七傷寒三日候、本卷時氣三日候文例補。

五、熱病四日候

熱病四日，太陰受病。太陰者，三陰之首也。三陽受病訖，傳入於陰，故毒氣已入胸膈。其病喉乾腹滿[1]，故可吐而愈。

〔1〕喉乾腹滿　宋本、汪本、周本同；《聖惠方》卷十七治熱病四日諸方作"咽喉乾，胸膈滿"，義長，宜從。

六、熱病五日候

熱病五日，少陰受病。毒氣入腹內，其病口[1]舌乾而[2]引飲。故可[3]下而愈。

〔1〕口　此下本書卷七傷寒五日候、本卷時氣五日候，均有"熱"字。《素問·熱論》有"燥"字。

〔2〕而　此上《聖惠方》卷十七治熱病五日諸方有"渴"字。

〔3〕可　原無，據前後文例及周本補。

七、熱病六日候

熱病六日，厥陰受病。毒氣入腸胃，其人煩滿而陰[1]縮，故可下而愈。

〔1〕陰　本書卷七傷寒六日候作“囊”。

八、熱病七日候

熱病七日，三陰三陽傳病訖，病法當愈，今病不除者，欲爲再經病也。再經者，謂經絡重受病也。

九、熱病八九日已上候

熱病八、九日已上不解者，皆由毒氣未盡，所以病證不除也。

十、熱病解肌發汗候

此謂得病三日已還[1]，病法[2]在表，故宜發汗。或病已經五六日，然其人喉口不焦乾，心腹不滿，又不引飲，但頭痛，身體壯熱，脈洪大者，此爲病證在表，未入於臟。故雖五六日，猶須解肌發汗，不可苟依日數，輒取吐下。

〔1〕已還　以後；以來。《陳鴻·長恨歌傳》：“揖方士，問皇帝安否，次問天寶已還事。”

〔2〕法　湖本作“發”。

按語　本候討論對熱病如何恰當運用解肌發汗方法，突出臨床要緊緊掌握辨證施治之精神，要根據實際病情辨事，病雖五六日，而病證在表，未入於臟者，仍可用解肌發汗法施治，而不能苟且從事，但按日數去治療。這裏雖然是對熱病而言，其實傷寒、時氣都是如此，均具有同樣意義，可舉一而三反之。

十一、熱病煩候

此由陽勝於陰，熱氣獨盛，否結於臟，則三焦隔絶，故身熱而煩也。

十二、熱病皰瘡候

夫熱病皰瘡者，此由表虛裏實，熱氣盛則發瘡，重者周帀[1]遍身。若瘡色赤、頭白、則毒輕，色紫黑則毒重。其形如瑿[2]豆，故名瑿豆瘡。

〔1〕帀　汪本、周本作“布”。

〔2〕瑿　原作“登”，形近之誤，今改。下一“瑿”字同。

十三、熱病斑瘡候

夫熱[1]病在表，或未發汗，或已發汗、吐、下後，表證未解，毒氣不散，煩熱而渴，渴而[2]不能飲，表虛裏實，故身體發班如錦文。

〔1〕熱　原無，宋本、汪本、周本同，據《聖惠方》卷十八治熱病發斑諸方補。

〔2〕渴而　宋本、汪本、周本同；《聖惠方》作“得水”。

十四、熱病熱瘡候

人臟腑虛實不調，則生於客熱，表有風濕，與熱氣相搏，則身體生瘡，痒痛而膿汁出，甚者一瘥一劇[1]，此風熱所爲也。

〔1〕一瘥一劇　謂熱瘡延綿不愈，一處病愈，一處又甚，有此愈彼劇之意。

十五、熱病口瘡候

此由脾藏有熱，衝於上焦，故口生瘡也。

十六、熱病咽喉瘡候

上實下虛[1]，熱氣內盛，熏於咽喉，故生瘡也。

〔1〕上實下虛　在此作熱盛於上，陰虛於下理解。

按語　以上二候，熱病則一，但病情有異，口屬脾胃，腎通咽喉，故一者歸本於脾，一者責之上實下虛，注意分別。

又，本書卷七有傷寒咽痛候，本卷有時氣咽喉痛候，見證與此略同，但病情各異，可以比較分析，瞭解全面。

十七、熱病大便不通候

夫經發汗[1]，汗出多則津液少，津液少則胃乾結，熱在胃，所以大便不通。又有腑臟自生於熱者，此由三焦否隔，脾胃不和，蓄熱在內，亦大便不通也。

〔1〕經發汗　宋本、汪本、周本同；《聖惠方》卷十八治熱病大便不通方作"熱病經發汗之後"。

十八、熱病小便不通候

熱在膀胱，流於小腸，熱盛則脾胃乾，津液少，故小便不通也。

十九、熱病下利候

熱氣攻於腸胃，胃虛則下赤黃汁，挾毒則成膿血。

二十、熱病䘌候

熱氣攻於腸胃，則穀氣衰，所以三蟲動作，食人五臟及下部，重者肛爛見腑臟。

二十一、熱病毒攻眼候

肝臟開竅於目，肝氣虛，熱毒乘虛則上衝於目，重者生瘡瘀及赤白膜也。

二十二、熱病毒攻手足候

夫熱病毒[1]攻手足，及[2]人五臟六腑井滎[3]俞皆出於手足指，今毒氣從腑臟而出，循於經絡，攻於手足，故手足指皆腫赤[4]㶿痛也。

〔1〕毒　原無，脫文，據本候標題補。

〔2〕及　在此訓"乃",《經詞衍釋》"及,猶乃也。"周本即作"乃"。

〔3〕榮　原作"榮",形近之誤,據宋本改。

〔4〕赤　原作"亦",形近之誤,據本卷時氣毒攻手足、及周本改。

二十三、熱病嘔候

胃內有熱,則穀氣不和,新穀入胃,與熱氣相搏,胃氣不平,故嘔。或吐下已後,臟[1]虛亦令嘔也。

〔1〕臟　本卷時氣嘔候作"胃"。

二十四、熱病噦候

伏熱在胃,則令人胸滿,胸滿則氣逆,氣逆則噦。若大下已後,飲水多,胃內虛冷,亦令噦也。

按語　噦即呃逆。本候指出熱病呃逆有二:一為熱氣鬱伏於胃,上下不通,氣逆而為噦者。一由下之太過,胃氣受損,或恣飲冷水,使水寒相搏,胃虛氣逆而噦,兩者之間,有寒熱虛實之別,臨證時宜細察之。

二十五、熱病口乾候

此由五臟有虛熱,脾胃不和,津液竭少,故口乾也。

二十六、熱病衄候

心臟[1]傷熱所為也。心主血,肺主氣,開竅於鼻,邪熱與血氣并,故衄也。衄者,血從鼻出也。

〔1〕臟　宋本、汪本、周本同;《普濟方》卷一百五十三熱病鼻衄門作"肺"。義長,能與下文貫通。

二十七、熱病勞復候

夫熱病新瘥,津液未復,血氣尚虛,因勞動早,勞則生熱,熱氣乘虛還入經絡,故復病也。

二十八、熱病後沉滯[1]候

凡病新瘥後,食豬肉及腸血,肥魚脂膩,必大下利,醫所不能復治也，必至於死。若食餅餌、粱飴，哺炙膾、棗、栗諸果物脯，及牢實難消之物，胃氣尚虛弱，不能消化，必結熱復病，還以藥下之。

〔1〕沉滯　沉積不愈。《國語·周語下》："氣不沉滯，而亦不散越。"注："沉，伏也；滯，積也。"在此指熱病後因食積停滯，導致結熱不散，引起食復病。

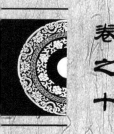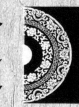

重刊巢氏諸病源候總論卷之十

温病諸候 凡三十四論

提要 本篇論述温病，共三十四論。温病候是全篇總綱，對温病之定義、範圍、主證，發展變化，以及預後等，均有所論及。其中對温病之發病原因，温病與冬温之鑑别，温病之變症"陰陽交"等，尤爲詳悉。至於在論温病脈證變異時，突出温病最易傷陰，强調精氣與汗，和温病預後之密切關係，這是本篇最大的特點，亦是最有價值之處。

以下温病一日至九日以上候，叙述温病之發展傳變。温病發斑候、煩候、渴候、狂言候、咽喉痛候、衄候等，是温病之常見證候。最後叙述温病病後諸證，以及温病令人不相染易候，提出"預服藥及爲法術以防之"，體現防治結合思想。篇中很多内容，與前傷寒、時氣、熱病等既有聯係，又有區别，宜比較研究，掌握各自之特點。

又，本書卷二十四有温注候，論述温熱病之後遺證，可以滙通參觀。

一、温病候

經言春氣温和，夏氣暑熱，秋氣清涼，冬氣冰寒，此四時正氣之序也。冬時嚴寒，萬類深藏，君子固密，則不傷於寒。觸冒之者，乃爲傷寒[1]耳。其傷於四時之氣，皆能爲病，而以傷寒爲毒者，以其最爲殺厲之氣焉。即病者[2]爲[3]傷寒；不即病者，爲[4]寒毒藏於肌骨中[5]，至春變爲温病。是以辛苦之人，春夏必[6]有温病者，皆由其冬時觸冒[7]之所致也。凡病傷寒而成温者，先夏至日者爲病温，後夏至日者爲病暑。其冬復有非節之暖[8]，名爲冬温之[9]毒，與傷寒大異也。

有病温者，汗出輒復熱，而脈躁疾[10]，不爲汗衰，狂言不能食，病名爲何？曰：病名陰陽交[11]，陰陽交者死也[12]。人所以汗出者，皆生於穀，穀生於精，今邪氣交争於骨肉之間而得汗者，是邪却而精勝，則當食[13]而不復熱。復[14]熱者，邪氣也，汗者，精氣也。今[15]汗出而輒復熱者，是邪勝也[16]。汗出而脈尚躁盛者死。今脈不與汗相應，此不稱[17]其病也，其死明矣。狂言者是失志，失志者死。今見三死，不見一生，雖愈必死。

凡皮膚[18]熱甚，脈盛躁者，病温也。其脈盛而滑者，汗且出也。凡温病人[19]，二三日，身軀熱，腹滿[20]，頭痛，食欲如故，脈直疾，八日死。四、五日，頭痛，腹滿而吐[21]脈來細强[22]，十二日死，此病不治[23]。八、九日，頭不疼[24]，身不痛，目不赤，色不變，而反利，脈來牒牒[25]，按不彈手，時大，心下堅[26]，十七日死。病三、四日以下不得汗，脈大疾者生；脈細小難得者，死不治也。下利，腹中痛甚者，死不治。其湯熨針石，别有正方，存神擁辟，今附於後。

養生方導引法云：常以雞鳴時，存心念四海神名三遍，辟百邪止鬼，令人不病。

　　　東海神名阿明　　南海神名祝融

　　　西海神名巨乘　　北海神名禺强

又云：存念心氣赤[27]，肝氣青，肺氣白，脾氣黄，腎氣黑，出周其身，又兼辟邪鬼。欲辟却衆邪百鬼，常存心爲炎火如斗，煌煌光明[28]，則百邪不敢干之。可以入温疫之中。

　　[1]寒　原無，宋本、汪本、周本同，脱文，據《傷寒論·傷寒例》、《外臺》卷四温病論補。

　　[2]即病者　此上《傷寒論·傷寒例》、《外臺》均有"中而"二字。

〔3〕爲　宋本、汪本、周本同；《傷寒論》作"名曰"二字。

〔4〕爲　宋本、汪本、周本同；《傷寒論》無；《外臺》作"其"。

〔5〕肌骨中　宋本、汪本、周本同；《傷寒論》作"肌膚"。

〔6〕必　宋本、汪本、周本同；《傷寒論》作"多"。

〔7〕觸冒　宋本、汪本、周本同；此下《外臺》有"寒氣"二字。

〔8〕其冬復有非節之暖　宋本、汪本、周本同；《外臺》作"又有冬時傷非節之暖"。

〔9〕之　原無，汪本、周本亦無，脫文，據宋本、《外臺》補。

〔10〕疾　原作"病"，誤，據《素問·評熱病論》、《甲乙經》卷七第一、《太素》卷二十五熱病説改。

〔11〕陰陽交　病證名。出《素問·評熱病論》。謂熱性病陽邪深入陰分，陰氣消爍，而熱邪不退，交結不解，故名。多屬溫熱病之重症、危症。臨床可據患者有無陽明府實證，而分別采用清法或下法。

〔12〕也　原誤植在"病名爲何"下，據《素問》移正。

〔13〕則當食　宋本、汪本、周本同；《素問》、《甲乙經》、《外臺》均作"精勝則當能食"。

〔14〕復　原無，宋本、汪本、周本同，文義不完整，據《素問》、《甲乙經》補。

〔15〕今　原作"令"，形近之誤，據宋本改。

〔16〕是邪勝也　此下《素問》尚有"不能食者，精無俾也，病而留者，其壽可立而傾也。"四句。

〔17〕稱　宋本、汪本、周本同；《素問》、《外臺》作"勝"，義通。《文選·陸機演連珠》："是以物勝權而衡殆"李善注："勝，或爲稱"，"一曰，稱，亦勝也。《吳錄》子胥曰：越未能與我爭稱負也。"

〔18〕皮膚　宋本、汪本、周本同；《靈樞·論疾診尺》作"尺膚"，宜從。

〔19〕人　宋本、汪本、周本同；《脈經》卷四第七無。

〔20〕腹滿　原作"脈疾"，與下文"脈直疾"重，據《脈經》、《千金要方》卷二十八第十五改。

〔21〕腹滿而吐　原作"脈疾喜吐"，與下文"脈來細強"悖，據《脈經》改。

〔22〕強　原無，宋本、汪本、周本亦無，據《脈經》、《千金要方》補。

〔23〕此病不治　宋本、汪本、周本同；《脈經》無此句。

〔24〕頭不疼　原作"脈不疾"，與下文"脈來牒牒"重，據《脈經》、《千金要方》改。

〔25〕脈來牒牒　猶言脈來累累，形容脈搏連貫之意。"牒"，累也。《淮南子·本經訓》："積牒旋石"注："牒，累也。"

〔26〕堅　原作"鞘"，據《脈經》改。

〔27〕存念心氣赤　此上本卷疫癘病候有"延年之道"一句。可參。

〔28〕炎火如斗，煌煌光明　"炎火"，陽氣旺盛。《詩·小雅·大田》："田祖有神，秉畀炎火"傳："炎火，盛陽也。"二句意謂陽氣旺盛如斗大，燦爛光明。故下文言"百邪不敢干之"。

按語　本候論述溫病，主要内容有二：一爲冬傷於寒，至春變爲溫病，即《素問》所言"冬傷於寒，春必病溫"之溫病。二爲冬時感受非時之暖，發病成爲冬溫，即文中所云："其冬復有非節之暖，名爲冬溫之毒"，乃天行之病。下文有溫病令人不相染易候，即指此病而言。這種論證似爲後世議分伏氣和新感兩種病情之導源。

論中對溫病之特點，着重指出精氣與汗，這與溫病預後有着密切關係。溫病之所以能够汗出熱退者，由於精勝而邪却。如果邪氣勝，精氣衰，就會導致汗出而熱不退，脈躁疾，精神失常等變。這是熱邪深入陰分，精氣耗竭之危篤病候，稱之爲陰陽交。這個論點，源於《素問·評熱病論》。説明陰液之耗損程度，常關係着溫病之預後吉凶，正如吳錫璜所説"存得一分津液，便有一分生機"。因此，溫病初起，便應預護陰液；一旦津液受耗，便當以救陰爲務。本候雖未出治法，而意已在其中，後世在治溫病時重視養陰護津，實淵源於此。最後論述溫病脈證變化，觀察邪正盛衰，作爲判斷預後之依據，很可參考。

二、温病一日候

溫病一日，太[1]陽受病。太陽主表，表謂皮膚也。病在皮膚之間，故頭項腰脊痛。

〔1〕太　原作"諸"，據本書卷九熱病一日候改。

三、温病二日候

温病二日，陽明受病。病在於肌肉，故肉熱鼻乾，不得眠，故可摩膏火灸，發汗而愈。

四、温病三日候

温病三日，少陽受病，故胸脅熱[1]而耳聾。三陽始傳病訖，未入於臟[2]，故可發汗而愈。

〔1〕熱　宋本、汪本、周本同；《素問・熱論》、《太素》卷二十五熱病訣作"痛"。

〔2〕臟　宋本、汪本、周本同；《太素》作"腑"。

五、温病四日候

温病四日，太陰受病。太陰者，三陰之首也。三陽受病訖，傳入於陰，故毒氣入胸膈之内，其病咽乾腹滿[1]，故可吐而愈。

〔1〕咽乾腹滿　宋本、汪本、周本同；《聖惠方》卷十七治熱病四日諸方作"咽喉乾，胸膈滿"，義長。

六、温病五日候

温病五日，少陰受病。毒氣入腹，其病口熱[1]舌乾而引飲，故可下而愈。

〔1〕熱　宋本、汪本、周本同；《素問・熱論》、《甲乙經》卷七第一作"燥"。

七、温病六日候

温病六日，厥陰受病。毒氣入腸[1]胃，其病煩滿而陰[2]縮，故可下而愈。

〔1〕腸　原作"腹"，據本書卷九時氣六日候改。

〔2〕陰　本書卷七傷寒六日候作"囊"。

八、温病七日候

温病七日，病法當愈，此是三陰三陽傳病竟故也。今七日病不除者，欲爲再經病也。再經病者，是經絡重受病也。

九、溫病八日候

溫病八日已上病不解者，或是諸經絡重受於病，或經發汗、吐、下之後，毒氣未盡，所以病證不罷也。

十、溫病九日已上候

溫病九日以上病不除者，或初一經受病即不能相傳，或已傳三陽訖而不能傳於三陰，所以停滯累日，病證不罷，皆由毒氣未盡，表裏受邪，經絡損傷，腑臟俱病也。

十一、溫病發斑候

夫人冬月觸冒寒毒者，至春始發病，病初在表，或已發汗、吐、下而表證未罷，毒氣不散，故發斑瘡。又冬月天時溫暖，人感乖戾[1]之氣，未即發病，至春又被積寒所折，毒氣不得發泄，至夏遇熱[2]，溫毒始發出於肌膚，斑爛隱軫如錦文也。

〔1〕戾　宋本、汪本、周本同；《外臺》卷四溫病發斑方作“候”。

〔2〕遇熱　此下《外臺》有“其春寒解，冬”五字。

十二、溫病煩候

此由陰氣少，陽氣多，故身熱而煩。其毒氣在於心[1]而煩者，則令人悶而欲嘔；若其胃內有燥糞而煩者，則謬語而繞臍痛也。

〔1〕心　此下原有“腑”字，據本書卷九時氣煩候刪。

十三、溫病狂言候

夫病甚[1]則棄衣而走，登高而歌，或至不食數日，踰垣上屋，所上，非其素所能也，病反能者，皆陰陽[2]爭而外并於陽。四支者，諸陽之本也。邪[3]盛則四支實，實則能登高而歌；熱盛於身，故棄衣欲走；陽盛，故妄言罵詈，不避親戚[4]，大熱遍身，狂言而妄聞視也。

〔1〕甚　宋本、汪本、周本同；《外臺》卷三天行狂語方作"熱盛"。

〔2〕陰陽　此下《外臺》有"氣"字。

〔3〕邪　宋本、汪本、周本同；《素問·陽明脈解》作"陽"。

〔4〕戚　宋本、汪本、周本同；《素問》作"疎"，義長。

十四、溫病嗽候

邪熱客於胸府，上焦有熱，其人必飲水，水停心下，則上乘於肺，故令嗽。

十五、溫病嘔候

胃中有熱，穀氣入胃，與熱相并，氣逆則嘔。或吐下後，飲水多，胃虛冷，亦爲嘔也。

十六、溫病噦候

伏熱在胃，令人胸滿，胸滿則氣逆，氣逆則噦。若大下後，胃氣[1]虛冷，亦令致噦。

〔1〕胃氣　宋本、汪本、周本同；《外臺》卷四溫病噦方作"胃中"。

十七、溫病渴候

熱氣入於腎臟，腎臟惡燥，熱盛則腎燥，腎燥則渴引飲。

十八、溫病取吐候

溫病熱發四日，病在胸膈，當吐之愈。有得病一二日，便心胸煩滿，爲毒已入，兼有痰實，亦吐之。

十九、溫病變成黃候

發汗不解，溫毒氣瘀結在胃，小便爲之不利，故變成黃，身如橘色。

二十、溫病咽喉痛候

熱毒在於胸腑，三焦隔絕，邪客於足少陰之絡，下部脈不通，熱氣上攻喉咽，故痛或生瘡也。

按語 傷寒、時氣、熱病咽喉痛候，均未論及"熱毒在於胸腑"之變，這裏補出，對咽喉痛之病情敘述就更全面。從此而言，咽喉痛一證，有上下內外肺腎之異，虛實各別，宜注意分析，隨證施治。

二十一、溫病毒攻眼候

肝開竅於目，肝氣虛，熱毒乘虛上衝於目，故赤痛，重者生瘡翳也。

二十二、溫病衄候

由五臟熱結所爲。心主血，肺主氣，而開竅於鼻，邪熱傷於心，故衄。衄者，血從鼻出也。

按語 傷寒衄血候，在"肺主氣而開竅於鼻"之下有"血隨氣行，所以從鼻出"，熱病衄候亦有"邪熱與血氣并"句，義較完整，可參。

二十三、溫病吐血候

諸陽受邪，熱初在表，應發汗而不發，致熱毒入深，結於五臟，內有瘀血積，故吐血也。

二十四、溫病下利候

風熱入於腸胃，故令洞泄[1]。若挾毒，則下黃赤汁及膿血。

[1]洞泄　在此泛指泄瀉之甚者，並非"洞泄寒中"之意，因爲本候是溫病風熱入於腸胃之病情。

二十五、溫病膿血利候

熱毒甚者，傷於腸胃，故下膿血如魚腦，或如爛肉汁，此由溫毒氣盛故也。

二十六、温病大便不通候

脾胃有積熱，發汗太過，則津液少，使胃乾，結熱在內，故大便不通。

二十七、温病小便不通候

發汗後，津液少，膀胱有結熱，移入於小腸，故小便不通也。

二十八、温病下部瘡候

熱攻腸胃，毒氣既盛，穀氣漸衰，故三蟲動作，食人五臟，則下部生瘡，重者，肛爛見腑臟。

二十九、温病勞復候

謂病新瘥，津液未復，血氣尚虛，因勞動早，更生於熱，熱氣還入經絡，復成病也。

三十、温病食復候

凡得温毒病新瘥，脾胃尚虛，穀氣未復，若食犬、豬、羊肉、并腸、血，及肥魚炙[1]脂膩食，此必大下利。下利則不可復救。又禁[2]食餅餌、炙膾、棗、栗諸生果難消物，則不消化，停積在於腸胃，便脹滿結實，大小便不通，因更發熱，復成病也。非但雜食，梳頭、洗浴諸勞事等，皆須慎之。

〔1〕炙　原作"灸"，形近之誤，據汪本、周本改。下一個"炙"字，據改同。

〔2〕禁　宋本、汪本、周本同；《外臺》卷四温病勞復方無，義長。

三十一、温病陰陽易候

陰陽易病者，是男子、婦人温病新瘥未平復，而與之交接，因得病者，名爲陰陽易也。其男子病新瘥未平復，而婦人與之交接得病者，名陽易。其婦人得病雖瘥未平復，男子與之交接得病者，名陰易。若二男二女，並不相易。所以呼爲易者，陰陽相感動，其毒度着於人，如換易也。其病之狀，身體熱衝胸[1]，頭重不舉，眼中生眵[2]四支拘急，小腹疼痛，手足拳，皆即死。其亦有不即死者[3]，病苦小腹裏急，熱上衝胸，頭重不欲舉，百節解離，經脈緩弱，氣血虛，骨髓竭，便恍恍吸吸，氣力轉少，著牀不能搖動，起居仰人，或引歲月方死。

〔1〕身體熱衝胸　宋本、汪本、周本同；《傷寒論·辨陰陽易差後勞復病篇》作"身體重，少氣，小腹裏急，或引陰中拘攣，熱上衝胸"，《外臺》卷二傷寒陰陽易方同，僅少"少氣"二字。義長宜從。

〔2〕眵　原作"眯"，據《外臺》卷三天行陰陽易方改。《傷寒論》一作"花"。"眵"，眼屎。

〔3〕不即死者　原作"即不死者"，倒文，據本書卷九時氣病後陰陽易候移正。

三十二、溫病交接勞復候

病雖瘥，陰陽未和，因早房室，令人陰腫縮入腹，腹疼痛，名爲交接之勞復也。

三十三、溫病瘥後諸病候

謂其人先有宿痾[1]，或患虛勞、風冷、積聚、寒疝等疾，因溫熱病，發汗、吐、下之後，熱邪雖退，而血氣損傷，腑臟皆虛，故因茲而生諸病。

〔1〕宿痾（chèn 趁）　舊病。"痾"同"疢"。《集韻》："疢，或作痾"。《廣雅》："疢，病也。"《詩·小雅·小弁》"疢如疾首"箋："疢，猶病也。"

三十四、溫病令人不相染易候

此病皆因歲時不和，溫涼失節，人感乖庚[1]之氣而生病，則病氣轉相染易，乃至滅門，延及外人，故須預服藥及爲法術以防之。

〔1〕乖庚　汪本、周本同；宋本、《外臺》卷四辟溫不相染方均作"乖

候"。

按語 本候指出，人感乖戾之氣而成温病，具有强烈之傳染性，"病氣轉相染易，乃至滅門，延及外人"。其較傷寒、時行，爲害更大。這種認識，是中醫傳染病學之早期資料，亦是該一時期臨床實踐經驗之總結，具有歷史意義，值得重視。

又，本候與卷九時氣令人不相染易候對傳染病宜採取預防措施，以達到"令人不相染易"之目的。

疫癘病諸候 凡三論

提要 本篇共三論，内容亦有三，一論疫癘病之病源和概念，但未涉及具體病證。二論疫癘皰瘡候，蓋爲登豆瘡之大流行，亦屬疫癘病中之一種，但該病在傷寒、時氣、温病候中均有論及。三論瘴氣，重點叙述嶺南地區之青草、黄芒瘴。由於瘴氣亦屬疫癘範圍，所以統稱爲疫癘病諸候。但整篇内容較少，僅是疫癘病之早期資料。本書卷十一瘧病諸候中，尚有山瘴瘧候，可以互參。

一、疫癘病[1]候

其病與時氣、温、熱等病相類，皆由一歲之内，節氣不和，寒暑乖候[2]，或有暴風疾雨，霧露不散，則民多疾疫。病無長少，率皆相似，如有鬼厲之氣，故云疫癘病。

養生方云：封君達常乘青牛，魯女生常乘駁牛[3]，孟子綽常乘駁馬，尹公度常乘青騾。時人莫知其名字爲誰，故曰：欲得不死，當問青牛道士。欲得此色，駁牛爲上，青牛次之，駁馬又次之。三色者，順生之氣也。云古之青牛者，乃柏木之精也；駁牛者，古之神宗[4]之先也；駁馬者，乃神龍之祖也。云道士乘此以行於路，百物之惡精，疫氣之屬鬼，將長揖[5]之焉。

養生方導引法云[6]：延年之道，存念心氣赤，肝氣青，肺氣白，脾氣黄，腎氣黑，出周其身，又兼辟邪鬼。欲辟却衆邪百鬼，常存心爲炎火如斗，煌煌光明，則百邪不敢干之。可以入温疫之中。

〔1〕疫癘病　相當於今稱之急性烈性傳染病。

〔2〕乖候　不合時令之反常氣候。

〔3〕駮（bó勃）牛　毛色混雜不純之牛。"駮"，通"駁"。本書卷二鬼邪候養生方即作"駁"。《漢書·梅福傳》："一色成體謂之醇，白黑雜合爲之駁。"

〔4〕神宗　本書卷二作"神示"。

〔5〕揖　本書卷二作"攝"。"揖"，退讓。

〔6〕養生方導引法云　原無，據前温病候相同内容補。

二、疫癘皰瘡候

熱毒盛，則生皰瘡，瘡周帀[1]遍身，狀如火瘡，色赤頭白者毒輕，色黑紫瘀者毒重。亦名䘌[2]豆瘡。

〔1〕周帀　宋本同；汪本、周本作"周布"。"周帀"，周徧。

〔2〕䘌　原作"登"，形近之誤，今改。

按語　皰瘡候，在傷寒、時氣、熱病、温病以及疫癘病候中，均加論述，可知此病在當時流行很廣，危害極大，爾後千餘年，雖經多方努力，亦未能扭轉局面。直至解放以後，大力開展預防接種工作，才從根本上解决問題，徹底消滅此病，這在中國醫學發展史上，有着特殊意義。

三、瘴氣[1]候

夫嶺南青草、黄芒瘴，猶如嶺北傷寒也。南地暖，故太陰之時[2]，草木不黄落，伏蟄不閉藏，雜毒因暖而生。故嶺南從仲春訖仲夏，行青草[3]瘴，季夏訖孟冬，行黄芒瘴。量其用藥體性，嶺南傷寒，但節氣多温，冷藥小寒於嶺北。時用熱藥，亦減其錙銖，三分去二。但此病外候小遲，因經絡之所傳，與傷寒不異。然陰陽受病，會同表裏，須明識患源，不得妄攻湯艾。假令宿患痼熱，今得瘴毒，毒得熱更煩[4]，雖形候正盛，猶在於表，未入腸胃，不妨温而汗之。已入内者，不妨平而下之。假令本有冷，今得温瘴，雖暴壯熱煩滿，視寒[5]正須温藥汗之，汗之不歇，不妨寒藥下之。夫下利[6]治病等藥在下品，藥性凶毒，專主攻擊，不可恒服，疾去即止。病若日數未入於內，不可預服利藥，藥盡胃虛，病必乘虛而進。此不可輕治。治不差，成黃疸；黃疸不差，爲尸疸。尸疸疾者，嶺南中瘴氣，土人連歷不差[7]，變成此病，不須治也。嶺北客人，猶得斟酌救之。病前熱而後寒者，發於陽；無熱而惡寒者，發於陰。發於陽者，攻其外；發於陰者，攻其內。其一日、二日，瘴氣在皮膚之間，故病者頭痛惡寒，腰背强重。若寒氣在表，發汗及針必愈。三日以上，氣浮於上，填塞心胸，使頭痛胸滿而悶，宜以吐藥，吐之必愈。五日以上，瘴氣深結在臟腑，故腹脹身重，骨節煩疼，當下之。或人得病久，方告醫，醫知病深，病已成結，非可發表解肌，所當問病之得病本末，投藥可專依次第也。

〔1〕瘴氣　病名。亦稱瘴毒、瘴癘。是指感受山林間霧露烟瘴，濕熱雜毒惡氣，從而成病之名稱，屬於疫癘之疾。其中有些是惡性瘧疾。

〔2〕太陰之時　在此指冬天。古人有以陰陽分四時方法，如春爲少陽，夏爲太陽，秋爲少陰，冬爲太陰。《素問·脈解》："太陰，子也，十一月萬物皆藏於中。"

〔3〕行青草　此下至"投藥可專依次第也"一大段文字，原脫，宋本、汪本並缺，據正保本、周本、陸心源校本補。

〔4〕煩　劇。《周禮·天官·司隸》："則役其煩辱之事"注："煩，猶劇也。"

〔5〕視寒　察其本體有寒冷。

〔6〕下利　在此意指攻下，不作病名解。

〔7〕土人連歷不差　謂嶺南當地人屢患此病，不能痊愈。"連歷"，連續淹久。《小爾雅》："歷，久也。"

按語　在中醫古籍中，以疫癘及瘴氣，并列爲專候論述者，要以本書爲最早。因此，這些資料，在醫學發展史上，頗具歷史價值。

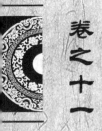
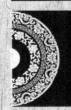

諸病源候論校注

重刊巢氏諸病源候總論卷之十一

瘧病諸候 凡十四論

提要 本篇專論瘧病，對其病因病機、證候分類，叙述甚詳。在病因方面，有傷暑、傷風、傷寒；而夏傷於暑，至秋風邪乘之，其病發作，尤爲常見。在證候方面，有日作者、間日作者、瘧發日晏、日早和發作無時等不同證型。而且由於病在不同之經絡臟腑，尚有六經瘧、五臟瘧；因病機病程不同，又有寒瘧、溫瘧、癉瘧以及痰實瘧、勞瘧、久瘧等。同時，根據瘧病之地區特殊性，尚有山瘴瘧。

此外，本書卷三十九有婦人瘧候、卷四十二有婦人妊娠瘧候、卷四十四有婦人産後瘧候，以及卷四十六小兒瘧病等，在闡述病理方面，又多有新見解，并突出婦人、小兒瘧病之各自特點，實爲中醫早期之瘧病專著。

一、瘧病候

夏日傷暑，秋必病瘧。瘧之發以時者，此是[1]邪客於風府，循膂而下。衛氣一日一夜常[2]大會於風府，其明日日下一節[3]，故其作也晏。此先客於脊背也，每至於風府[4]則腠理開，腠理開則邪氣入，邪氣入則病作，此所以日作常[5]晏也。衛氣之行[6]風府，日下一節，二十一日下至尾骶，二十二日入脊内，注於伏衝之脈[7]，其氣上[8]行九日出於缺盆之中[9]，其氣既上[10]，故其病稍早發[11]。其間日發者，由邪氣內薄五藏，橫連募原，其道遠，其氣深，其行遲，不能日作[12]，故間日蓄積乃作。夫衛氣每至於風府，腠理而[13]開，開則邪入[14]焉。其衛氣日下一節，其氣之發也，不當風府，其日作者奈何[15]？然風府無常[16]，衛氣之所應[17]，必開其腠理，邪[18]氣之所舍，則其病已[19]。

風之與瘧也，相與[20]同類，而風獨常在也，而瘧特以時休何也？由風氣留其處，瘧氣隨經絡沉以內薄，故衛氣應乃作。陽當陷而不陷[21]，陰當升而不升，為邪所中，陽遇邪則捲[22]，陰遇邪則緊，捲則惡寒，緊則為慄，寒慄相薄，故名瘧。弱乃發熱，浮乃汗[23]出，旦中旦發，暮中暮發。夫瘧，其人形瘦，皮必慄[24]。

病瘧[25]，以月一日發，當以十五日愈[26]。設不愈，月盡解[27]。

〔1〕是　宋本、汪本、周本同；本書卷三十九瘧候、《外臺》卷五療瘧方作"由"。

〔2〕常　《素問·瘧論》、《太素》卷二十五瘧解無。

〔3〕日下一節　"日"，原無，據本書卷三十九、卷四十二妊娠瘧候、《素問》補。"日下一節"，謂衛氣之行，循背脊骨，逐日下移一個骨節。

〔4〕也晏，此先客於脊背也，每至於風府　此十四字原無，宋本、汪本、周本同；文義不貫，據《素問》、《太素》、《外臺》補。"晏"，晚。《論語·子張》："何晏也？"皇疏："晏，晚也"。

〔5〕常　宋本、汪本、周本同；《素問》、《太素》、《外臺》作"稍益"。

〔6〕衛氣之行　宋本、汪本、周本同；《素問》、《太素》、《外臺》作"其出於"。

〔7〕伏衝之脈　"伏衝"，此下原重出"伏衝"二字，衍文；"之"，原無，現據本書卷三十九、卷四十二刪補。"伏衝"，宋本、汪本、周本同；《素問》、《外臺》作"伏膂"，《甲乙經》卷七第五作"太衝"；詞異義同。《素問識》云："太衝、伏衝、伏膂，皆一脈耳。""伏衝"，即伏行於腹內之衝脈。

〔8〕氣上　原無，宋本、汪本、周本同，據《素問》、《甲乙經》、《太

素》、《外臺》補。

〔9〕缺盆之中　指兩缺盆之中間。《靈樞·本輸》："缺盆之中，任脈也，名曰天突。"

〔10〕既上　宋本、汪本、周本同；《素問》、《甲乙經》、《太素》、《外臺》作"日高"。

〔11〕故其病稍早發　本書卷三十九、卷四十四作"故其病發更早"；《素問》作"故作日益早也"。

〔12〕不能日作　宋本、汪本、周本同；《素問》、《外臺》作"不能與衛氣俱行，不能皆出"。

〔13〕而　猶"則"、"乃"。《經傳釋詞》："而，猶則也；猶乃也。"《素問》、《外臺》即作"乃"。

〔14〕入　此下《素問》有"入則病作"四字，義勝。

〔15〕其氣之發也，不當風府，其日作者奈何　原作"則不當風府奈何"一句，文義不完整，據《素問》、《外臺》改補。

〔16〕風府無常　宋本、汪本、周本同；《素問》、《甲乙經》、《太素》、《外臺》均作"風無常府"，義勝。

〔17〕應　宋本、汪本、周本同；《素問》、《太素》、《外臺》均作"發"。

〔18〕邪　原無，據《素問》、《甲乙經》補。

〔19〕則其病已　宋本、汪本同；《甲乙經》，周本作"則其病作"。"則其病已"，猶言則其病發作矣。"已"，語終詞，與"矣"同義。《經傳釋詞》："顏師古注《漢書·宣帝紀》曰：已，語終辭也。《書·洛誥》曰：公定予往已。"

〔20〕與　《素問》、《甲乙經》、《太素》作"似"。

〔21〕陽當陷而不陷　在此作陽氣當降而不降理解。"陷"，自高而入於下也。"降"，亦下也。

〔22〕陽遇邪則捲　宋本、汪本、周本同；"遇"，《千金要方》卷十七第一作"中"，下句"遇"字同。"捲"，收，斂。《說文》："捲，一曰收也。"《集韻》："捲，斂也。"

〔23〕汗　原作"來"，誤，據《外臺》改。

〔24〕慄　在此指肌皮收縮，毫毛豎起。《外臺》即作"粟起"。

〔25〕病瘧　此上原有"問曰"二字，衍文，與義不協，據《金匱》第四、《醫心》方卷十四第十二刪。

〔26〕十五日愈　這是估計病程之約數，十五日即病過兩候。

〔27〕月盡解　宋本、汪本、周本同；《金匱要略》作"當月盡解"。"月盡解"，謂其病程約在十五日至三十日之間，如其十五日不愈，三十日當解。

足太陽瘧，令人腰痛頭重，寒從背起，先寒後熱，渴，渴止汗出[1]，難已，刺[2]郄中[3]出血。

足少陽瘧，令人身體解倦[4]，寒不甚，熱不甚，惡見人，見人心惕惕[5]，然熱多汗出甚[6]，刺足少陽。

足陽明瘧，令人先寒，洒淅洒淅，寒甚久乃熱，熱去汗出，喜見日光火氣乃快然，刺足陽明腳跗上[7]。

足太陰瘧，令人不樂，好太息，不嗜食，多寒熱[8]汗出，病至則善嘔，嘔已乃衰，即取之[9]。

足少陰瘧，令人吐嘔甚，久寒熱[10]，熱多寒少，欲閉戶[11]而處，其病難止[12]。

足厥陰瘧，令人腰痛，少腹滿，小便不利，如癃狀[13]非癃也，數小便，意恐懼，氣不足，腸[14]中悒悒[15]，刺足厥陰[16]。

〔1〕渴，渴止汗出　原作"渴，渴然後熱止汗而出"，文字有誤，據《素問·刺瘧篇》、新校正改。

〔2〕刺　此上《甲乙經》有"間日作"三字；《太素》有"月"字。

〔3〕郄（xì細）中　《甲乙經》作"膕中"，義同，即委中穴。

〔4〕解倦　《素問》、《太素》作"解㑊"。

〔5〕惕惕　懼也。《國語·楚語》上："豈不使諸侯之心惕惕焉。"解："惕惕，懼也。"

〔6〕甚　原作"其"，形近之誤，據《太素》、《外臺》改。

〔7〕跗上　原誤作"膚上"，據《素問》、《太素》改。"跗"，足背。《儀禮·士喪禮》："乃屨綦結於跗連絢。"疏：跗，"謂足背也。"本條文中"足陽明腳跗上"，即指腳背上衝陽穴。

〔8〕熱　此上《甲乙經》有"少"字，義長。

〔9〕即取之　此下《甲乙經》有"足太陰"三字。義長。"即取之"，王冰注："即取之井俞及公孫也。公孫在足大指本節後，同身寸之一寸，太陰絡也。"

〔10〕久寒熱　《素問》、《甲乙經》、《太素》作"多寒熱"。又，"熱"

上《甲乙經》有"少"字，其下無"熱多寒少"句。

〔11〕戶　此下《素問》有"牖"字。

〔12〕難止　此下《甲乙經》有"取太谿"三字，義長。

〔13〕狀　原在"非癉"之下，誤倒，據《素問》、《甲乙經》、《太素》移正。

〔14〕腸　宋本、汪本、周本同，《外臺》作"腹"。

〔15〕悒（yì 邑）悒　不舒暢貌。《素問》王冰注："悒悒，不暢之貌。"

〔16〕刺足厥陰　《素問》王冰注："太衝主之。在足大指本節後同身寸之二寸陷者中，厥陰俞也。"

肺瘧者，令人心寒，寒甚熱間[1]，善驚，如有所見[2]者，刺手太陰、陽明。

心瘧者，令人煩心甚，欲得清水及[3]寒多，寒不甚，熱甚[4]，刺手少陰。

肝瘧，令人色蒼蒼然，太息，其[5]狀若死者，刺足厥陰見血。

脾瘧者，令人疾寒，腹中痛，熱則腸中鳴，鳴[6]已汗出，刺足太陰。

腎瘧，令人洒洒，腰脊痛宛轉[7]，大便難，目眩眴眴然[8]，手足寒，刺足太陽、少陰。

胃瘧，令人且病也。善饑而不能食，食而支滿腹大，刺足陽明、太陰橫脈[9]出血。

〔1〕寒甚熱間　下文肺病爲瘧作"寒甚則熱發"，《外臺》卷五之五臟及胃瘧方作"寒甚熱發，熱間"。"間"，原義爲病愈。《集韻》："間，瘳也。"在此乃減輕之意，即謂寒重熱輕。

〔2〕如有所見　原作"如是有見"，文義不順，據下文肺病爲瘧、《素問·刺瘧》、周本改。

〔3〕及　原作"乃"，形近之誤，據《太素》卷二十五之十二瘧改。

〔4〕甚　原無，文義不明，據《太素》補。

〔5〕其　原作"甚"，形近之誤，據《素問》、《太素》、《外臺》改。

〔6〕鳴　原無，宋本、汪本、周本同，據下文脾病爲瘧條、《素問》、《外臺》補。

〔7〕腰脊痛宛轉　謂腰脊疼痛，輾轉不安。"宛轉"，輾轉。《楚辭·哀時令》："愁修夜而宛轉兮"，王逸注："言己心憂，宛轉而不能卧。"

〔8〕目眩眴（xuàn 絢）眴然　汪本、周本同；《素問》、《太素》、《外臺》均無"眩"字。"目眩眴眴然"，謂眼花發眩，搖動不清明。"眴"，通"眩"。《文選·楊雄·劇秦美新》："臣常有顛眴病。"注："眩，惑也。眴與眩，古字通。""眴眴然"，是"眩"之重言形況詞。

〔9〕横脈　《素問》王冰注："横脈，謂足内踝前斜過大脈，則太陰之經脈也。"

肺病爲瘲者[1]，乍來乍去，令人心寒，寒甚則熱發，善驚，如有所見，此肺瘲證也。若人本來語聲雄，恍惚爾不亮[2]，拖氣用力，方得出言，而反於常人，呼共語[3]，直視不應，雖曰未病，勢當不久。此即肺病聲之候也。察病觀疾[4]，表裏相應，依源審治，乃不失也。

心病爲瘲者，令人心煩，其病欲飲清水多，寒少熱甚[5]。若人本來心性和雅，而急卒反於常倫，或言未竟便住，以手剔脚爪，此久必死，禍雖未及，呼曰行尸。此心病聲之候也，虛則補之，實則瀉之，不可治者，明而察之。

肝病爲瘲者，令人色蒼蒼然，氣息喘悶，戰掉，狀如死者。若人本來少於悲恚，忽爾嗔怒，出言反常，乍寬乍急，言未竟，以手向眼，如有所思[6]，若不即病，禍必至矣。此肝病聲之候[7]也，其人若虛，則爲寒風所傷；若實，則爲熱氣所損。陽則瀉之，陰則補之。

脾病爲瘲者，令人寒則[8]腹中痛，熱則[9]腸中鳴，鳴已汗出。若其人本來少於喜怒，而忽反常，瞋喜無度，正言鼻笑[10]，不答於人，此是脾病聲之候也[11]。不盈旬月[12]，禍必至也[13]。

腎病爲瘲者，令人悽悽然，腰脊痛而宛轉，大便澀[14]，自[15]掉不定，手足而[16]寒。若人本來不喜不怒[17]，忽然謇[18]而好瞋怒，反於常性，此腎已傷，雖未發覺，是其候也。見人未言而前開口笑，還閉口不聲，舉手柵腹[19]，此是腎病聲之候[20]。虛實表裏，浮沉清濁，宜以察之，逐以治之。

夫瘲脈者自弦，弦數多熱，弦遲多寒。弦小緊者，可下之[21]；弦遲者，溫藥已[22]；脈數而緊者[23]，可發其汗，宜針灸之；脈浮大者，不可針灸[24]，可吐之。

凡瘧先發如食頃，乃可以治之，過之則失時。

〔1〕者　原無，據此下諸瘧文例、《外臺》卷五之五臟及胃瘧方補，足句。

〔2〕語聲雄，恍惚爾不亮　宋本、汪本同；周本作"語聲雄，而恍惚不亮"；《千金要方》卷十七第一作"語聲雄烈，忽爾不亮。"義勝。

〔3〕呼共語　宋本、汪本、周本同；《聖惠方》卷五十二治五臟瘧諸方作"呼其語"。

〔4〕察病觀疾　原作"察觀疾"，宋本、汪本、周本同，據《外臺》補"病"字。

〔5〕甚　原無，據《太素》補。

〔6〕思　宋本、汪本、周本同；《千金要方》卷十一第一作"畏"。

〔7〕候　原作"證"，與上下文例不協，據《外臺》改。

〔8〕則　原無，據《外臺》補，足句。

〔9〕熱則　原無，宋本、汪本、周本同，據上文脾瘧條、《外臺》補。

〔10〕正言鼻笑　宋本、汪本同；周本"正"作"政"，《外臺》、《聖惠方》作"多言鼻笑"。"正言"，指語言態度嚴肅。"鼻笑"，形容輕視或嘲笑之表情。"正言鼻笑"，即病人喜怒無度之一證。

〔11〕也　原作"證"，誤，與前後文例不協，據《外臺》改。

〔12〕旬月　宋本、汪本、周本同；《外臺》作"旬日"，義勝。"旬月"，有兩種解釋：一，滿一月。《論衡·程材》："説一經之生，治一曹之事，旬月能之。"二，十整月。《漢書·車千秋傳》："特以一言寤意，旬月取宰相封候。"注："旬月，謂十閱月也。"

〔13〕禍必至也　此下《千金要方》卷十五第一有"陰陽之疾，經絡之源，究尋其病，取其所理，然後行治，萬無遺一也"一段文字。

〔14〕澀　宋本、汪本、周本同；《千金要方》卷十九第一作"難"。

〔15〕自　宋本、汪本、周本同；《千金要方》、《外臺》作"身"。又，此上《千金要方》有"目眴眴然"四字。

〔16〕而　《千金要方》、《外臺》無。"而"，訓"則"。

〔17〕不喜不怒　宋本、汪本、周本同；《千金要方》作"不吃"二字。

〔18〕謇（jiǎn 簡）　此下《千金要方》有"吃"字。又，此上《聖惠方》有"語"字。"謇"，口吃。《玉篇》："謇，吃也。"

　〔19〕舉手柵腹　宋本、汪本、周本同；"手"下《外臺》有"爪"字。"柵"，湖本作"捫"。"柵"，柵欄。在此引申爲圍護。

　〔20〕候　原作"證"，與前後文例不協，據《外臺》改。

　〔21〕可下之　宋本、汪本、周本同，《金匱要略》第四作"下之差"。

　〔22〕温藥不已　宋本、汪本、周本同；《金匱要略》作"可温之"。

　〔23〕脈數而緊者　宋本、汪本、周本同；《金匱要略》作"弦緊者"。

　〔24〕不可針灸　宋本、汪本、周本同；《金匱要略》無此四字。

　按語　本候論述瘧病之病因病機、證候、治療等，內容比較豐富，相當於瘧病之總論。

　文中討論五臟之瘧有兩類文字，第一類與《內經》同。第二類，叙證與《內經》有別，惟《千金要方》、《外臺》有記載，蓋是別一家言，或後人之補充和發揮者。

　本候脈診部分，以"弦脈"爲瘧病之主脈，是言其常。但隨着瘧病寒熱發作之不同階段或複雜病情，亦會出現變化。如一般寒戰期，多見弦脈，而高熱期，則又兼見洪大而數或滑數；又有其他瘧證，甚至不是弦脈，出現其他脈象。因此，臨證還當根據具體病情，脈症合參，靈活處理。

二、温瘧候

　夫温瘧與寒瘧安舍[1]？温瘧者，得之冬中於風寒，寒氣藏於骨髓之中，至春則陽氣大發，邪氣不能出，因遇大暑，腦髓爍[2]，脈肉消釋[3]，腠理發泄，因[4]有所用力，邪氣與汗偕出。此病[5]藏於腎，其氣先從內出之於外，如此則陰虛而陽盛，則熱[6]。衰[7]則氣復反入，入則陽虛，陽虛則寒矣。故先熱而後寒，名曰温瘧。

　瘧先寒而後熱，此由夏傷於大[8]暑，汗大出，腠理開發，因遇夏氣淒滄之水寒，寒之藏於[9]腠理皮膚之中，秋[10]傷於風，則病盛[11]矣。夫寒者，陰氣也；風者，陽氣也。先傷於寒而後傷於風，故先寒而後熱，病以時作，名曰寒瘧[12]。先傷於風而後傷於寒，故先熱而後寒，亦以時作，名曰温瘧。

　夫病瘧六七日，但見熱者，温瘧矣。

〔1〕安舍　問邪氣留舍於何處。《素問·瘧論》王冰注："安，何也。舍，居止也。"

〔2〕腦髓爍（shuò 朔）　謂暑熱之氣上熏於腦，腦髓受到消爍。"爍"，消爍；灼爍。通"鑠"。《外臺》卷五溫瘧方、《醫心方》卷十四第十五即作"鑠"。

〔3〕脈肉消釋　《素問·瘧論》作"肌肉消"。

〔4〕因　《素問》作"或"。

〔5〕病　宋本、汪本、周本同；《外臺》作"邪氣先"。

〔6〕則熱　原作"則病"，義理不協，據周本改。

〔7〕衰　此上《外臺》有"陽"字。

〔8〕大　原無，宋本、汪本、周本亦無，據《素問》、《外臺》補。

〔9〕淒（qī 妻）滄之水寒，寒之藏於　宋本同；《素問》、汪本、周本無"寒之"二字；"淒滄"，寒涼。《素問·五常政大論》："淒滄數至。"王冰注："淒滄，大涼也。"

〔10〕秋　此下原有"氣"字，衍文，據《素問》、《外臺》、汪本、周本删。

〔11〕盛　宋本同；《素問》、《外臺》、汪本、周本作"成"，義同。《周禮·地官·掌蜃》："共白盛之蜃"注："盛，猶成也。"

〔12〕病以時作，名曰寒瘧　原無，宋本、汪本同，文義未完，據《素問》、《外臺》、周本補。

按語　本候論述溫瘧，舉出三種病情，如冬時伏邪，至夏發作；或先傷於風邪，後傷於寒邪。二者都是從病因立論，但在臨床證候，均表現爲先熱而後寒。另外，病瘧六七日，其證但熱不寒者，亦稱爲溫瘧。總之，溫瘧證候，是以溫熱爲主。

至於文中第二段論及之寒瘧，蓋是與溫瘧對比而言，不屬溫瘧正論。

三、痎瘧候

夫痎瘧[1]者，夏傷於暑也。其病秋則寒甚，冬則寒輕，春則惡風，夏則多汗者，然其蓄作有時[2]。以瘧之始發，先起於毫毛，伸欠乃作，寒慄鼓頷，腰脊痛[3]，寒去則外內皆熱，頭痛而渴欲飲[4]，何氣使然？此陰陽上下交爭，虛實更作，陰陽相移也。陽并於陰，則陰實陽虛，陽明虛則寒慄鼓頷；巨陽虛則腰背頭項痛；三陽俱虛，則[5]陰氣勝，陰氣[6]勝則骨寒而痛，寒生於內，故中外皆寒。陽盛則外熱，陰虛則內熱，內外皆熱，則喘而渴欲飲[7]。此得之夏傷於暑，熱氣盛，藏之於皮膚之間，腸胃之外，此榮氣之所舍。此令[8]汗出空疎，腠理開，因得秋氣，汗出遇風乃得之，及以浴[9]，水氣舍於皮膚之內，與衛氣并居。衛氣者，晝日行陽，夜行於陰[10]，此氣得陽如[11]外出，得陰如內薄，內外相薄[12]，是以日作。

其間日而作者，謂其氣之舍深[13]，內薄於陰，陽氣獨發，陰邪內著，陰與陽爭不得出，是以間日而作。

〔1〕痎（jiē 階）瘧　前人訓釋不一，約有如下几種：一指間日瘧。《說文》：「痎，二日一發瘧。」二指老瘧、久瘧形瘦。《素問》王冰注：「痎，猶老也，亦瘦也。」又《醫學綱目》卷六瘧寒熱云：「痎瘧者，久瘧也。」三為瘧疾之通稱。《類經》卷十六第四十八云：「痎，皆也；瘧，殘虐之謂。瘧症雖多，皆謂之瘧，故曰痎瘧。」據本候內容，當以後說爲是。

〔2〕夫痎瘧者，夏傷於暑也。其病秋則寒甚，冬則寒輕，春則惡風，夏則多汗者，然其蓄作有時　這段文字是《病源》之發揮，《素問·瘧論》、《太素·瘧解》僅作「夫痎瘧皆生於風，其蓄作有時者何也?」「蓄作」，謂痎瘧或蓄積或發作，有一定時日，見前瘧病候間日瘧文。

〔3〕痛　此上《素問》、《外臺》有「俱」字。

〔4〕頭痛而渴欲飲　《素問》作「頭痛如破，渴欲冷飲」。

〔5〕則　原無，據《素問》、《外臺》及上下文例補，足句。

〔6〕陰氣　原無，宋本、汪本、周本同，據《素問》、《太素》、《外臺》補。

〔7〕欲飲　宋本、汪本、周本同；《外臺》作「故欲冷飲」。

〔8〕令　此下《素問》、《太素》均有「人」字。

〔9〕乃得之，及以浴　《素問》作「及得之以浴」，《太素》作「乃得之以浴」，義勝。

〔10〕夜行於陰　原無，宋本、汪本、周本同，文義不完整，據《素問》、《甲乙經》卷七第五、《外臺》補。

〔11〕如　宋本、汪本、周本同，《素問》、《太素》、《外臺》均作「而」。「如」，通「而」。《詩·大雅·常武》：「王奮厥武，如震如怒。」

《釋文》："一本此兩如字皆作而。"《經傳釋詞》："如，猶而也，而猶如也。而與如同義，故二字可以互用。"下一個"如"字同。

〔12〕内外相薄　原無，宋本、汪本、周本同，文義不完整，據《素問》、《太素》、《外臺》補。

〔13〕深　原作"寫"，誤，據《素問》、《外臺》、汪本、周本改。

四、間日瘧候

此由邪氣與衛氣俱行[1]於風府[2]，而有時相失不相得，故邪氣內薄五藏，則道遠氣深，故其行遲，不能與衛氣偕出，是以間日而作也。

〔1〕俱行　《太素》卷二十五之三瘧作一個"客"字。

〔2〕風府　原作"六府"，據前瘧病候改。"六府"之文，《素問識》即疑之，如云："考上文，并無客於六腑之説，疑是風府之訛。"

按語　關於瘧疾之間日發作，《内經》早有論述，然"間日瘧"作爲一個病證名稱，係本書最早提出。

五、風瘧候

夫瘧皆生於風。風者，陽氣也，陽主熱，故衛氣每至於風府，則腠理開，開則邪人，邪人則病作。先傷於風，故發熱而後寒慄。

六、癉瘧候

夫癉瘧者，肺素[1]有熱，氣盛於身，厥逆上衝[2]，中氣實而不外泄，因有所用力，腠理開，風寒舍於皮膚之內，分肉之間而發。發則陽氣盛，陽氣盛而不衰則病矣。其氣不及[3]之陰，故但熱而不寒，熱[4]氣內藏於心，而外舍分肉之間，令人消鑠脱肉[5]，故命曰癉瘧。其狀，但熱不寒，陰氣先[6]絶，陽氣獨發，則少氣煩惋，手足熱而嘔也。

〔1〕素　原作"系"，缺筆之誤，據《素問·瘧論》、《太素》卷二十五之三瘧、《外臺》卷五溫瘧方、汪本、周本改。

〔2〕厥逆上衝　原作"厥逆上下"，文義不通，據汪本、周本、《素問》

改。《甲乙經》卷七第五、《外臺》作"厥氣逆上"，義同。

〔3〕及　《甲乙經》、《太素》作"反"（按：作"返"解），義勝。

〔4〕熱　原作"寒"，誤，據本候上下文義、《外臺》改。又，《金匱要略》第四"寒"作"邪"，亦通。

〔5〕脱肉　宋本同；汪本、周本作"肌肉"。

〔6〕先　宋本、汪本、周本同，《金匱要略》作"孤"，義長。

七、山瘴瘧候

此病生於嶺南，帶山瘴之氣。其狀，發寒熱[1]，休作有時，皆由山[2]溪源嶺嶂[3]濕毒氣故也。其病重於傷暑之瘧。

〔1〕發寒熱　宋本、汪本、周本同；《醫心方》卷十四第十九無"發"字，而"寒熱"二字連下句讀。

〔2〕山　汪本、周本同；宋本、《外臺》卷五山瘴瘧方、《醫心方》作"挾"，《聖惠方》卷五十二治山瘴瘧方作"遊"。

〔3〕嶺嶂　宋本、汪本同；《聖惠方》作"中於"。

按語　古代對瘴瘧、瘴氣，多認爲是感受南方山林、溪源間濕毒之氣，屬於地方性疾病，尤以嶺南山區爲多見。又因爲其病情比一般瘧疾嚴重，故本候指出："重於傷暑之瘧"。其臨床症狀，以高熱、昏沉不語，或狂言譫語爲特點。

瘴瘧之名，出於《肘後方》，迄至《病源》，則對其病因、流行地區、病情特徵等，均有進一步認識。較之《內經》、《金匱要略》論瘧，顯然又有發展。

現在臨床對瘴瘧證治，又常結合疫瘧而論，則其範圍較之古代所述又有所擴大，幾與現在之惡性瘧疾、腦型瘧疾相等。

八、痰實瘧候

痰實瘧者，謂患人胸鬲先有停痰結實，因成[1]瘧病，則令人心下脹[2]滿，氣逆煩嘔也。

〔1〕成　《醫心方》卷十四第十七作"感"。

〔2〕脹　宋本、汪本、周本同；《醫心方》、《聖惠方》卷五十二治痰實瘧諸方作"支"。

九、寒熱瘧候

夫瘧者，風寒之氣也。邪并於陰則寒，并於陽則熱，故發作皆寒熱也。

十、往來寒熱瘧候

此由寒氣并於陰則發寒，風氣并於陽則發熱，陰陽二氣更實更虛，故寒熱更往來也。

按語　本候和前候，内容均是復述瘧病之發寒發熱病機，突出主證而已，并非另有寒熱瘧和往來寒熱瘧二種瘧病。

十一、寒瘧候

此由陰陽相并，陽虛則陰勝，陰勝則寒。寒發於内而并於外，所以内外俱寒，故病發但戰慄而鼓頷頤也[1]。

〔1〕頤也　宋本、汪本、周本同；《醫心方》卷十四第十六無此二字，疑爲"頷"之注文混入。"頤"，義同"頷"，指下巴。

十二、勞瘧候

凡瘧積久不瘥者，則表裏俱虛，客邪未散，真氣不復，故疾雖暫間，小勞便發[1]。

〔1〕故疾雖暫間，小勞便發　宋本、汪本、周本同；《聖惠方》卷五十二治勞瘧方作"因其寒熱不止，食飲漸少，肌膚羸瘦，顏色萎黄，四肢無力，故名勞瘧也。"

按語　勞瘧之病名，首見於《金匱要略》，但病因病機之描述，則以《病源》爲先。而《聖濟總錄》卷三十五論其病狀則更爲具體，録此供參："勞瘧者，以久瘧不差，氣血俱虛，病雖間歇，勞動則發，故謂之勞瘧。邪氣日深，真氣愈耗，表裏既虛，故食減肌瘦，色粹力劣，而寒熱如故也。"

十三、發作無時瘧候

夫衛氣[1]一日一夜大會於風府，則腠理開，腠理[2]開則邪

237

入，邪入則病作。當其時，陰陽相并，隨其所勝，故[3]生寒熱，故動作皆有早晏者。若腑臟受邪，內外失守，邪氣妄行，所以休作無時也。

〔1〕衛氣　此下《外臺》卷五發作無時瘧方有"者，陽氣也"四字。

〔2〕腠理　原無，宋本、汪本、周本同，據上下文例，《外臺》補。

〔3〕故　宋本、汪本、周本同；《外臺》作"則"，義同。《經傳釋詞》："故，猶則也。"

十四、久瘧候

夫瘧，皆由傷暑及傷風所爲，熱盛之時，發汗吐下過度，府藏空虛，榮衛傷損，邪氣伏藏，所以引日[1]不瘥，仍故休作也[2]。夫瘧歲歲發，至三歲發，連月發不解[3]，脇下有否，治之不得攻其否，但得虛其津液。先其時發其汗，服湯已，先小寒者[4]，引衣自溫覆[5]汗出，小便自引[6]利，即愈也。

〔1〕引日　時日久長。"引"，長也。

〔2〕仍故休作也　宋本、汪本、周本同；《聖惠方》卷五十二治久瘧諸方作"故止而復作"。

〔3〕歲歲發，至三歲發，連月發不解　汪本、周本同；"月"，宋本、《外臺》卷五久瘧方作"日"。全文《聖惠方》作"一歲發至三歲，或連日發不解"。

〔4〕先小寒者　宋本、汪本、周本同；《外臺》作"先寒"二字。

〔5〕引衣自溫覆　宋本、汪本、周本同；《外臺》無"溫"字。"引衣"，自取衣被。"引"，取。《國語·晉語》："引黨以封己"，注："引，取也。"

〔6〕引　宋本、汪本、周本同；《外臺》無。

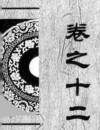
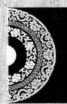

諸病源候論校注

重刊巢氏諸病源候總論卷之十二

黄病諸候 凡二十八論

提要 本篇全面論述黄病之病源、分類、診斷及其併發症，已成爲最早之黄病專著。

內容賅有兩大部分：黄病、黄疸。文中先叙黄病、急黄、黄汗、犯黄、勞黄、腦黄、陰黄、內黄、行黄、癖黄、噤黄、五色黄、風黄諸候。其中黄汗候，《金匱要略》列入水氣病篇，本書移入黄病諸候，蓋是以類相從者。急黄、腦黄、噤黄、癖黄等，是《金匱要略》以後之發展，使本篇內容更加豐富；尤其急黄，爲黄病中之一種危重證候，且以本書記載爲最早。五色黄候，是論述黄病之診斷方法。其次叙述因黄發血、發利、發痔、發癖，以及因黄小便澀兼石淋、因黄發吐諸候，均是論述黄病之併發症及合併症。

次論黄疸、酒疸，穀疸、女勞疸、黑疸、九疸、胞疸、風黄疸、濕疸諸候。其中黄疸、酒疸、穀疸、女勞疸、黑疸，內容與《金匱要略》黄疸病篇之所論，基本相同。九疸候，名雖有九，正如《病源》所云："凡諸疸病，皆由飲食過度，醉酒勞傷，脾胃有瘀熱所致。其病身面發黄，但立名不同耳。"指出內容，要言不煩。

又，本書卷八、卷九、卷十及卷四十六均涉及黄疸病候，卷二十一並有疸水候，均宜互相參閱。

一、黃病候

黃病者，一身盡疼，發熱，面色洞黃[1]。七、八日後，壯熱[2]在[3]裏，有血當下之法[4]如狸肝狀。其人少腹內急[5]。

若其人眼睛澀疼，鼻骨疼，兩膊及項強，腰背急，即是患黃。多[6]大便澀，但令得小便快，即不慮死。不用[7]大便多[8]，多[9]即心腹脹不存[10]。此由寒濕在表，則熱畜於脾胃，腠理不開，瘀熱與宿穀相搏，煩鬱[11]不得消，則大小便不通，故身體面目皆變黃色。

凡黃候，其寸口近掌無脈，口鼻冷氣[12]，並不可治也[13]。

〔1〕洞黃　深黃色。“洞”，深。《廣雅》：“洞，深也。”

〔2〕壯熱　宋本、汪本、周本同；《外臺》卷四諸黃方作“結熱”，義長。

〔3〕在　原作“□”，空格脫字，據《外臺》、周本補。

〔4〕之法　宋本、汪本、周本同；《外臺》、《聖惠方》卷五十五黃病論作“去之”。“法”，常也。《爾雅》：“法，常也。”

〔5〕少腹內急　宋本、汪本、周本同；《外臺》作“小腹滿急”。

〔6〕多　宋本、汪本、周本同；《外臺》無。

〔7〕用　使。《廣韻》：“用，使也。”《聖惠方》作“令”，義同。《説文》：“使，令也。”

〔8〕多　此下《聖惠方》有“澀”字。

〔9〕多　宋本、汪本、周本同；《聖惠方》作“澀”。

〔10〕不存　猶言不安。《資治通鑒·漢紀》“駭不存之地”，顏注：“不存，不可安存也。貢父曰：不存，猶言不虞。”《聖惠方》作“不安”，義同。

〔11〕煩鬱　宋本、汪本、周本同；《外臺》作“鬱蒸”。

〔12〕冷氣　宋本、汪本、周本同；《外臺》、《聖惠方》作“氣冷”，義長。

〔13〕治也　宋本、汪本、周本同；《外臺》作“療之，必死”。

按語　本候所論，內容有三：一是蓄血發黃，宜用下法治療，若其人少腹滿急者，當急下之。二是敘述黃病之病因、病機，以及黃病之前期症狀。黃病一般多大、小便不利，在治法上，指出"但令得小便快，即不慮死。"主張利小便，使黃從小便而去。此與《金匱要略》黃疸病茵陳蒿湯證，服後"小便當利，尿如皂角汁狀，色正赤，一宿腹減，黃從小便去也"同一義理。三爲黃候不治之脈證。

又，本書卷四十六有黃病候雖是針對小兒而言，但對黃病病機有較詳細闡述，可以參閱。

二、急黃候

脾胃有熱，穀氣鬱蒸，因爲熱毒所加，故卒然發黃，心滿氣喘，命在頃刻，故云急黃也。有得病即身體面目發黃者，有初不知是黃，死後乃身面黃者。其候，得病[1]但發熱心戰[2]者，是急黃也。

〔1〕得病　宋本、汪本、周本同；《聖惠方》卷五十五治急黃諸方作"初得黃病"。

〔2〕心戰　猶言心悸。"戰"，悸也。《法言·吾子》："見豺而戰。"注："戰，悸也。"

按語　急黃證候，最早見於本書。急黃，爲黃疸病中之一種危重病證。本候病因，除"脾胃有熱，穀氣鬱蒸"外，还特別指出"因爲熱毒所加"，這在黃疸病因上是一創見，以示與寒濕、濕熱相區別。在症狀叙述上指出"卒然發黃，心滿氣喘，命在頃刻"，并云"有初不知是黃，死後乃身面黃者"，更突出危急病情。急黃證常見神昏譫語，高熱煩渴，胸滿腹脹，吐衄便血及腹水等。治當及時搶救，常以清熱解毒，凉血開竅爲主。《聖惠方》治急黃諸方有龍膽散方、犀角散方等可參。

三、黃汗候

黃汗之爲病，身體洪腫[1]，發熱，汗出不渴[2]，狀如風水，汗染[3]衣，色[4]正黃，如蘗汁，其脈自沉。此由脾胃有熱，汗出而入水中浴，若水入汗孔中，得成黃汗也。

〔1〕洪腫　宋本、汪本、周本同；《金匱要略》第十四作一個"腫"

字。"洪腫",即大腫。《爾雅》:"洪,大也。"

〔2〕不渴 宋本、汪本、周本同;《金匱要略》、《外臺》卷四黃汗方作"而渴"。

〔3〕染 《金匱要略》作"霑",義通。"霑染",常爲疊韻聯詞。

〔4〕色 原無,宋本、汪本、周本同,文義不完整,據《金匱要略》、《千金要方》卷十第五、《外臺》補。

四、犯黄[1]候

有得黃病已差,而將息失宜,飲食過度,犯觸禁忌,致病發胃[2],名爲犯黃候。

〔1〕犯黃 在此指觸犯禁忌,飲食過度,以致黃病復發。

〔2〕致病發胃 謂飲食傷中,熱蘊脾胃,以致黃病復發。這是犯黃之病機。

五、勞黄候

脾臟中風,風與瘀熱相搏,故令身體發黃。額上黑,微汗出,手足中熱,薄暮發,膀胱急,四支煩,小便自利,名爲勞黃。

按語 本候敘述之勞黃症狀,自"額上黑"以下,與《金匱要略》第十五之女勞疸相同。但病因病機不同,在此責之"脾臟中風,風與瘀熱相搏"。而女勞疸則由房勞傷腎引起。二者雖異,但可參合研究,對此證即有更全面之瞭解。

六、腦黄候

熱邪在骨髓,而腦爲髓海,故熱氣從骨髓流入於腦,則[1]身體發黃,頭腦痛,眉疼,名爲腦黃候。

〔1〕則 此下《聖惠方》卷五十五腦黃證候有"令"字,義長。

按語 《聖惠方》卷五十五腦黃候載有點烙法并方治,可參考。

七、陰黄候

陽氣伏[1],陰氣盛,熱毒加之,故但身面色黃,頭痛而不發熱，名爲陰黃。

〔1〕陽氣伏　謂陽氣伏匿於裏。"陽氣"即熱氣。

按語　本候所論陰黃，是由陽伏於陰，邪熱內盛，散於肌膚，身面爲之發黃，但不發熱，故曰陰黃。而其病因主要在於熱毒，故與後世所稱之陰黃，其因屬於寒濕者有別。

八、內黃候

熱毒氣在脾胃，與穀氣相搏，熱蒸在內，不得宣散，先心腹脹滿氣急，然後身面悉黃，名爲內黃。

按語　內黃病情，謂先"熱蒸在內"，"然後身面悉黃"，與後文風黃候所論，"先患風濕，後遇冷氣相搏"，兩條合看，可以瞭解黃病病因，有內外之異；而黃疸出現，亦有先後之別。

九、行黃候

瘀熱在脾臟，但肉微黃而身不甚熱，其人頭痛心煩，不廢行立，名爲行黃。

十、癖[1]黃候

氣水飲停滯[2]結聚成癖。因熱氣相搏，則鬱蒸不散，故脅下滿痛而身發黃，名爲癖黃。

〔1〕癖　原作"辟"，形近之誤，據本書目錄、宋本、周本改。

〔2〕氣水飲停滯　宋本、汪本、周本同；《聖惠方》卷五十五癖黃證候作"癖黃者，由水飲停滯"。

十一、噤黃候

心脾二臟有瘀熱所爲。心主於舌，脾之絡脈出於舌下。若身面發黃，舌下大脈起青黑色，舌噤強[1]，不能語，名爲噤黃也。

〔1〕舌噤強　猶謂舌強口閉。《一切經音義》："舌噤，口急不開。"

十二、五色黃候

凡人著黃[1]，五種黃皆同。其人至困，冥漠[2]不知東西者，看其左手脈，名手肝脈，兩筋中，其脈如有如無。又看近手屈肘前臂上，當有三歧脈，中央者，名爲手肝脈；兩廂[3]者，名歧脈。看時若肝脈全無，兩廂壞，其人十死一生，難可救濟。若中央脈近掌三指道有如不絕，其人必不死。脈經三日，漸徹[4]至手掌，必得汗，汗罷必愈。婦人患黃，看右手脈。

其人身熱[5]，眼青黃，視其瞳子青，脈亦青，面色青者是，其由脾移熱於肝，肝色青也。其人身熱而發黃赤，視其眼赤，高視，心腹脹滿，脈赤便是，此由脾移熱於心，心色赤，故其人身熱而發赤黃，不可治，治之難差。其人身熱發黃白，視其舌下白垢生者是，此由脾移熱於肺，肺色白也。其人身熱發黑黃，視其脣黑眼黃，舌下脈黑者是，此由脾移熱於腎，腎色黑也，故其身熱而發黑[6]黃也。

〔1〕著（zhuó著）黃　染着黃色。“著”，附着、同“着”。《一切經音義》：“著，相附著也。”

〔2〕冥漠　昏暗不明。《文選·顏延之·拜陵廟作詩》：“衣冠終冥漠，陵邑轉葱青。”在此形容病人神識不清。

〔3〕廂　原指堂之東西墻。《玉篇》：“廂，東西序也。”《説文》：“序，東西墻也。”在此引申爲側。

〔4〕徹　通，透。《説文》：“徹，通也。”

〔5〕其人身熱　原無，文義不完整，據本候下文文例補。

〔6〕黑　原無，據本候文例補。

按語　本候論述黃病診斷方法，內容可分爲兩段：上段闡述手肝脈診，以測黃病之預後。但這一診法，後世鮮用，已不知其究竟。下段闡述色診，臨牀較爲常用。在此着重叙述觀察面、目、脣、舌之色澤變化，判斷病症之輕重吉凶。至於文中之“脈”字，當指診脈絡，在《內經》中有很多記載，如五臟熱病之色診，以及五臟邪熱相移之病理變化等，見於《素問·刺熱論》及《氣厥論》等篇，可以參閱。

十三、風黃候

凡人先患風濕，復遇冷氣相搏，則舉身疼痛，發熱而體黃也。

十四、因黃發血候

此由脾胃大熱，熱傷於心，心主於血，熱氣盛，故發黃而動血[1]，故因名爲發血。

〔1〕血　原作"熱"，誤，據本候文義改。

按語　本候因黃發血，是由脾胃大熱，傷及於心所致。一般所見，黃病并發出血，爲病邪由氣分延及營血，特別由"熱氣盛"而致，無論初期晚期，都是病情趨於嚴重，甚至惡化見證，應引起重視。

又，自此以下六候，均爲論述黃病之并發證或兼證。

十五、因黃發痢候

此由瘀熱在於脾胃，因而發黃，挾毒即下痢，故名爲發痢。

十六、因黃發痔候

此病由熱傷於心，心[1]主血，熱盛則血隨大便而下，名爲血痔。

〔1〕心　原無，宋本、汪本、周本同，據本候上下文義、正保本補。

按語　因黃發痔尤其是熱氣盛而痔血，不能作爲一般痔疾看待，不僅病因、證候複雜，預後亦多差，應分析處理。

十七、因黃發癖候

夫黃病皆是大熱所爲。熱盛之時，必服冷藥，冷藥多則動舊癖。

按語　因黃發癖，臨床上較多見，通常是先病黃疸，而後脅下生癖塊，如黃疸型肝炎之肝腫大、肝硬化等。在此講"動舊癖"，則是先病癖塊，後因發黃，臨床亦屬可見，而且是病情之發展；但較多者，爲肝病復發而出現黃疸。所謂癖者，本書卷二十癖候云："癖者，謂僻側於兩脅之間，有時而痛是也。"至於本候指出"動舊癖"之緣由是"冷藥多"，臨床亦有其事，冷藥多則陽氣受遏，血脈凝滯，癖病必然竊動，當引以爲鑑。

十八、因黃發病後小便澀兼石淋候

黃病後，小便澀，兼石淋，發黃疸，此皆由蓄熱所爲。熱流小腸，小便澀少而痛，下物如沙石也。

按語　本候既論因黃兼發石淋，又指出兩者病因略同，"此皆由蓄熱所爲"。以此作爲兼病之一個成因，此前因黃發血、因黃發痫、因黃發痔，都是如此，值得研究。

十九、因黃發吐候

黃病吐下之後，胃氣虛冷，其人宿病有寒飲，故發吐。

二十、黃疸候

黃疸之病，此由酒食過度，腑臟不和[1]，水穀相并，積於脾胃，復爲風濕所摶，瘀結不散，熱氣鬱蒸，故食已如飢，令身體面目爪甲及[2]小便盡黃，而欲安臥。

若身脈[3]多赤，多[4]黑、多青皆見者，必寒熱身痛。面色微黃，齒垢黃，爪甲上黃，黃疸也。

疸而渴[5]者，其病難治；疸而不渴，其病可治。發於陰部，其人必嘔；發於陽部，其人振寒而微[6]熱。

〔1〕不和　宋本、汪本、周本同；《聖惠方》卷五十五治黃疸方作"熱極"。

〔2〕爪甲及　原作"及爪甲"，宋本、汪本、周本同；"及"字誤倒，據《外臺》卷四黃疸方、《醫心方》卷十第二十五移正。

〔3〕脈　原作"體"，誤，據《外臺》改。"脈"，在此指絡脈。《靈樞·論疾診尺》："診血脈者，多赤多熱，多青多痛，多黑爲久痺。"

〔4〕多　原無，宋本、汪本、周本同，據《靈樞》、《外臺》補。

〔5〕疸而渴　原作"渴而疸"，宋本、汪本、周本同，"疸""渴"字倒置，據《金匱要略》第十五、《外臺》、及本候下文移正。

〔6〕微　宋本、汪本、周本同，《金匱要略》、《外臺》作"發"。

按語 本候詳論黃疸病之病因、症狀、診斷、預後等，内容比較全面，可作爲重點研究。

又，本候論黃疸病之外因，責之"外有風濕"，而本書卷四十六黃疸病候則强調"温氣乘之"，前後似異，其實二者在臨床上均可見到，宜結合研究。

二十一、酒疸候

夫虚勞之人，若飲酒多，進穀少者，則胃内生熱。因大醉當風入水，則身目發黃，心中懊痛，足脛滿，小便黃，面發赤班。若下之，久久變爲黑疸，面目黑[1]，心中如噉蒜虀狀，大便正黑，皮膚爪之不仁。其脈浮弱[2]，故知之[3]。

酒疸，心中熱，欲嘔者，當吐之則愈。其小便不利，其候當心中熱，足不熱，是其[4]證明也。

若腹滿欲吐，鼻燥，其[5]脈浮，先吐之，沉弦，先下之。

〔1〕面目黑　宋本、汪本、周本同，《金匱要略》第十五，《外臺》卷四酒疸方作"目青面黑"。

〔2〕其脈浮弱　此下《金匱要略》有"雖黑微黃"四字。

〔3〕之　原無，據《金匱要略》、《外臺》補，足句。

〔4〕其　此下原有"候"字，衍文，據《金匱要略》、《外臺》删。

〔5〕若腹滿欲吐，鼻燥，其　原無，據《金匱要略》、《外臺》補。

按語 本候論述酒疸之病因、病機、症狀及診斷，内容與《金匱要略》同。酒疸本有可下之證，然必審其腹滿，脈沉弦者而後下之。若下之不當，導致濕熱乘虚内陷，邪入血分，久久熏蒸，血爲瘀滯，則變爲黑疸。其症目青面黑，皮膚不仁，大便正黑，皆血濇而有瘀之徵。然此黑疸，係由酒疸誤下傳變而來，正因爲是酒家，故心中熱氣熏灼，有如噉蒜虀狀，且其脈當浮弱，其色雖黑，猶當微帶黃色，不若女勞疸之黑色，色純黑而脈必沉，以此爲別。

二十二、穀疸候

穀疸之狀，寒熱不食[1]，食畢頭眩，心忪怫鬱[2]不安而發黃，由失飢大食，胃氣衝熏所致。

陽明病，脈遲，食難用飽[3]，飽[4]則發[5]煩頭眩者，必小便難，此欲爲穀疸。雖下之，其腹必滿[6]，其脈遲故也。

〔1〕寒熱不食　原無，宋本、汪本、周本同，據《金匱要略》第十五補。

〔2〕心忪（zhōng鐘）怫（fú伏）鬱　"心忪"，即怔忡，心中悸動。"忪"，心動狀。《廣韻》："忪，心動貌。""怫鬱"，鬱結不暢貌。《漢書·鮴陽傳》："如此，則太后怫鬱泣血，無所發怒。"顏注："怫鬱，蘊結也。"

〔3〕食難用飽　"用"原作"因"，形近之誤，據周本、《傷寒論·陽明病篇》、《金匱要略》、《外臺》卷四穀疸方改。"食難用飽"，指雖饑欲食，不能使飽。

〔4〕飽　原作"飲者"二字，誤，據《傷寒論》、《金匱要略》、《外臺》、周本改。

〔5〕發　宋本、汪本、周本同；《傷寒論》作"微"。

〔6〕其腹必滿　宋本、汪本、周本同；《傷寒論》、《金匱要略》作"腹滿如故"。

按語　本候內容有二：一爲論述穀疸之症狀，及其致病之原因，是由過飢暴食傷胃，積熱衝熏所致，說明穀疸多因胃熱，屬於陽明實證。其二論述穀疸寒化之病機，辨證重點，在於"脈遲"。這裏"脈遲"，當是遲而無力。因穀疸本屬胃熱，脈應當數，今脈遲胃弱，所以不能腐熟水穀，而食難用飽，飽食則氣滯不化，發生煩悶等症；腹滿，是由脾虛不能運化水穀所致，治當溫運，若誤以爲陽明濕熱發黃而攻下之，則更傷脾陽，腹滿不愈，所以說"雖下之，其腹必滿，其脈遲故也。"若其脈遲而有力，并見腹滿便秘，則爲陽明實證，又當別論。

二十三、女勞疸候

女勞疸之狀，身目皆黃，發熱惡寒，小腹滿急，小便難。由大勞大熱而交接，交接竟[1]入水所致也。

〔1〕竟　猶終也。《史記·高祖紀》："歲竟，此兩家常折券棄責。"

二十四、黑疸候

黑疸之狀，苦[1]小腹滿，身體盡黃，額上反黑，足下熱，大便黑是也^[2]。夫黃疸、酒疸、女勞疸，久久多變爲黑疸。

〔1〕苦　原作"若"，形近之誤，據《外臺》卷四黑疸方、周本改。

〔2〕也　原無，據《外臺》補。

二十五、九疸候

夫九疸者，一曰胃疸，二曰心疸，三曰腎疸，四曰腸疸，五曰膏疸，六曰舌疸，七曰體疸，八曰肉疸，九曰肝疸。

凡諸疸病，皆由飲食過度，醉酒勞傷，脾胃有瘀熱所致。其病，身面皆發黃，但立名不同耳。

按語　本候所論九疸，是疸病之一種分類方法，後世已不復運用。文中指出，諸疸立名雖有不同，但皆由脾胃有瘀熱所致，可謂要言不煩。

二十六、胞疸候

胞疸之病，小腸有熱，流於胞内，故大小便皆如蘗汁，此爲胞疸。

二十七、風黃疸候

夫風濕在於腑臟，與熱氣相搏，便發於黃，即小便或赤或白^[1]，好卧而心振，面虛黑^[2]，名爲風黃疸。

〔1〕白　宋本、汪本、周本同；《聖惠方》作"黃"，義長。

〔2〕虛黑　弱黑色，"虛"，弱也。

按語　風黃疸候與前風黃候有類似之處，均由先患風濕、而後鬱蒸發黃。但亦有異，風黃候是冷氣遏抑風濕，故見舉身疼痛、發熱之表症；而風黃疸候則是風濕與熱氣相搏，熱甚於裏，故見小便或赤或黃、好卧而心振等症。兩者病情，各有側重，即表裏寒熱之異。

二十八、濕疸候

濕疸病者，脾胃有熱，與濕氣相搏，故病苦身體疼，面目黃，小便不利，此爲濕疸。

冷熱病諸候 凡七論

提要 本篇論述冷熱病之病因、病機、臨牀症狀。根據寒、熱表現之不同，內容分爲病熱候、客熱候、病冷候、寒熱候、寒熱往來候、冷熱不調候等。寒熱之極，可以出現厥證，所以最後論寒熱厥候。其中，寒熱候、寒熱厥候，闡述最爲詳細。

一、病熱候

夫患熱者，皆由血氣有虛實。邪在脾胃，陽氣有餘，陰氣不足，則風邪不得宣散，因而生熱，熱搏於腑臟，故爲病熱也。

診其脈，關上浮而數，胃中有熱；滑而疾者，亦爲有熱；弱者無胃氣，是爲虛熱。趺陽脈數者，胃中有熱，熱則消穀引食。趺陽脈麤[1]而浮者，其病難治。若病者苦[2]發熱，身體疼痛，此爲表有病，其脈自當浮，今脈反沉而遲，故知難差；其人不即得愈，必當死，以其病與脈相反故也。其湯熨針石，別有正方，補養宣導，今附於後。

養生方導引法云：偃臥，合兩膝，布兩足[3]而伸腰，口內氣，振腹自極[4]七息。除壯熱疼痛，通兩脛不隨。

又云：覆臥去枕，立兩足，以鼻內氣四十所，復以鼻出之。極令微氣入[5]鼻中，勿令鼻知。除身中熱，背痛。

又云：兩手却據[6]，仰頭向日，以口[7]內氣，因而咽之數十。除熱，身中傷，死肌。

〔1〕脈麤 即脈大。"麤"通"粗"。《廣雅》："粗，大也。"

〔2〕苦 原作"若"，形近之誤，據周本改。

〔3〕合兩膝，布兩足 本書卷一風痹候養生方導引法第二條作"合兩膝頭，翻兩足"。

〔4〕自極 原無，據卷一補。

〔5〕入 原作"人"，形近之誤，據周本改。

〔6〕兩手却據 謂兩手向後按地。"却"，向後。"據"，按。《廣雅》："據，按也。"

〔7〕口　宋本、汪本、周本同；《王子喬導引法》作"鼻"。

按語　本候論病熱，責之於陽氣有餘，陰氣不足，即陰虛陽盛而生熱。又因其邪在脾胃，故在診斷方面，着重候關上、趺陽之脈，以測胃中之熱；并以脈之有力無力，以辨虛實，和脈症之相符與否，以判預後。義很明白。

又：本候導引法第一條，與本書卷一風身體手足不隨候導引法第二條、風痺候導引法第二條同，文字小異，可互參。

二、客熱候

客熱者，由人腑臟不調，生於虛熱。客於上焦，則胸膈生痰實，口苦舌乾；客於中焦，則煩心悶滿，不能下食；客於下焦，則大便難，小便赤澀。

按語　本書卷三有虛勞客熱候，其病因病機，責之於氣血微弱，陰陽俱虛，小勞而生熱，熱因勞而生。而本候客熱，則責之於腑臟不調，生於虛熱。由此可見，本書所云之客熱，非指外來之邪熱，乃指虛熱或假熱。本候對熱客於上焦、中焦、下焦，都有明確的症狀記載，可徵。又，本書卷三十九尚有客熱候，并謂由體虛而將溫過度所致。前後合參，則對客熱之理解，就有一個更全面之認識。

三、病冷候[1]

夫虛邪在於內，與衛氣相搏，陰勝者則爲寒；真氣去，去則虛，虛則內生寒。

視其五官[2]，色白爲有寒。診其脈，遲則爲寒；緊則爲寒；濇遲爲寒；微者爲寒；遲而緩爲寒；微而緊爲寒；寸口虛爲寒。其湯熨針石，別有正方，補養宣導，今附於後。

養生方導引法云：一足向下踏地，一足長舒向前，極勢，手掌四方取勢，左右換易四七。去腸冷，腰脊急悶，骨疼，令使血氣上下布潤。

又云：兩足相合，兩手仰捉兩脚，向上急挽，頭向後振，極勢[3]三七。欲得努足，手兩向舒張，身手足極勢二七。去竅中生百病，下部虛冷。

又云：叉跌[4]，兩手反向拓席，漸漸向後，努齊腹向前散氣，待大[5]急還放，來去二七。去齊下冷，腳疼，五藏六府不和。

又云：兩手向後拓腰，蹙髀極勢，左右轉身來去三七。去腹肚齊冷，兩髀急，胸掖不和。

又云：互[6]跪，兩手向後，手掌合地，出氣向下。始漸漸向下，覺腰脊大悶還上，來去二七。身正，左右散氣，轉[7]腰三七。去齊下冷悶[8]，解谿內疼痛。

〔1〕病冷候　原作"冷熱候"，誤據本書目錄改。宋本目錄作"冷病候"。

〔2〕五官　原作"五宮"，"宮"係"官"之形誤，據周本改。"五官"，指青、黑、黃、赤、白等五色所呈之一般證候。《靈樞·五色》："青黑爲痛，黃赤爲熱，白爲寒，是爲五官。"

〔3〕極勢　原作"勢極"，倒文，據養生方導引法文例移正。

〔4〕叉跌　交叉兩腳掌，即兩足交疊而坐。"跌"，在此訓腳掌。《文選·傅毅·舞賦》："跗蹋摩跌。"李善注："字書曰：跌，足蹠也。"《說文》："跖，足下也。"段注："今所謂腳掌也。或借爲蹠。"

〔5〕大　原作"火"，形似之誤，據養生方導引法文例及上下文義改。

〔6〕互　原作"牙"，文義不通。"牙"，係"互"俗字"牙"之形誤，《廣韻》："互，俗作牙。"今改。

〔7〕轉　原作"髀"，形近之誤，據本書卷四虛勞膝冷候養生方導引法改。

〔8〕悶　原無，據本書卷四補。

按語　本候內容，淵源於《素問·調經論》，其病理變化，重點在於"陰勝則寒"，然此之陰勝，乃與陽虛相對而言，可與上文病熱候對勘分析，當有助於對文義之理解。

四、寒熱候

夫陽虛則外寒，陰虛則內熱；陽盛則外熱，陰盛則內寒。陽者受氣於上焦[1]，以溫皮膚分肉之間，今[2]寒氣在外，則上焦不通，不通則寒獨留於外，故寒慄也。陰虛內生熱[3]者，有所勞倦，形氣衰少，穀氣不盛，上焦不行，下脘不通，胃氣熱，熏胸中，故內熱也。陽盛而外熱者，上焦不通利，皮膚緻密，腠理閉塞不通，衛氣不得泄越，故外熱也。陰盛而內寒者，厥氣上逆，寒氣積於胸中而不寫，不寫則溫氣去，寒獨留，則血凝[4]泣，血凝泣則脈不通，其脈不通，脈則[5]盛大以濇，故中寒[6]。陰陽之要，陰密陽固[7]，若兩者不和，若春無秋，若冬無夏，因而和之，是謂聖度。故陽強不能密[8]陰氣乃絕。

因於露風，乃生寒熱。凡小骨弱肉者，善病寒熱。

骨寒熱，病[9]無所安，汗注不休。齒本槁[10]，取其少陰於陰股之絡；齒爪槁[11]，死不治。診其脈，沉細數散也。

〔1〕陽者受氣於上焦　《靈樞·決氣》謂："上焦開發，宣五穀味，熏膚、充身澤毛，若霧露之溉，是謂氣。"故曰陽受氣於上焦。

〔2〕今　原作"令"，形近之誤，據宋本改。

〔3〕內生熱　《素問·調經論》作"生內熱"。

〔4〕凝　原作"涘"，誤，據《素問》改。

〔5〕不通，脈則　《素問》、《太素》卷二十四虛實所生均無此四字。

〔6〕中寒　原無，據《素問》、《太素》補。

〔7〕陰密陽固　《素問·生氣通天論》作"陽密乃固"。

〔8〕密　原無，文義不完整，據《素問》補。

〔9〕病　《甲乙經》卷八第一作"痛"。

〔10〕齒本槁　《靈樞·寒熱病》、《太素》卷二十六寒熱雜說作"齒未槁"。又，此下《甲乙經》卷八第一有"痛"字。"齒本"，齒齦也。

〔11〕齒爪槁　《靈樞》、《太素》作"齒已槁"，《甲乙經》作"齒色槁"。

按語　本候主要論述陰陽偏頗所引起之寒熱，並指出陰陽之要，關鍵在於陰氣和平，陽氣固密。假如兩者之間不能平衡協調，就會發生偏寒偏熱之證。因此，協調陰陽平衡，才是最好之治療法度。故曰"因而和之，是謂聖度。"

五、寒熱往來候

夫寒氣并於陰則發寒，陽氣并於陽則發熱，陰陽二氣虛實不調，故邪氣更作，寒熱往來也。

脈緊而數，寒熱俱發，必當下[1]乃愈。脈急如絃者，邪入陽明，寒熱。脾脈小甚爲寒熱。養生方云：已醉飽食，發寒熱也。

〔1〕必當下　原作“必當上”，誤，據宋本改。又，《脈經》卷四第二作“必下”二字。

六、冷熱不調候

夫人榮衛不調，致令陰陽否塞，陽并於上則上熱，陰并於下則下冷。上焦有熱，或喉口生瘡，胸鬲煩滿；下焦有冷，則腹脹腸鳴，絞痛泄痢。

七、寒熱厥候

夫厥者，逆也；謂陰陽二氣卒有衰絕，逆於常度。若陽氣衰於下，則爲寒厥；陰氣衰於下，則爲熱厥。

熱厥之爲熱也，必起於足下者。陽氣[1]起於足[2]五指之表，陰脈者[3]，集於足下而聚於足心故也。故陽氣[4]勝則足下熱。熱厥者，酒入於胃，則絡脈滿而經脈虛[5]。脾主爲胃行其津液，陰氣虛則陽氣入，陽氣入則胃不和，胃不和則精氣竭，精氣竭則不營其四支。此人必數醉若飽已入房，氣聚於脾中未得散，酒氣與穀氣相并[6]，熱起於內[7]，故[8]遍於身，內熱則尿赤。夫酒氣盛而慓悍，腎氣有衰，陽氣獨勝，故手脚爲之熱。

寒厥之爲寒，必從五指始，上於膝下。陰氣起於五指之裏，集於膝下，聚於膝上，故陰氣勝則五指至膝上寒。其寒也，不從外，皆從內寒[9]。寒厥何失而然？前陰者，宗筋之所聚[10]，太陰陽明之所合也，春夏則陽氣多而陰氣衰，秋冬則[11]陰氣盛而陽氣衰。此人者，質壯，以秋冬奪其[12]所用，下氣上爭[13]，未能復，精氣溢下，邪氣因從之而上，氣因於中[14]，陽氣衰，不能滲榮[15]其經絡，故陽氣日損，陰氣獨在，故手足爲之寒。

夫厥者，或令人腹滿，或令人暴不知人，或半日遠至一日乃知人者，此由陰氣盛於上[16]，則下氣重上，而邪氣逆，逆則陽氣亂，亂則不知人。

太陽之厥，踵首頭重，足不能行[17]，發爲眴仆[18]。陽明之厥，則癲疾欲走呼[19]，腹滿不能[20]臥，臥則[21]面赤而熱，妄見妄言。少陽之厥，則暴聾頰腫，胸[22]熱脇痛，䯒[23]不可以運。太陰之厥，腹滿膜脹，後不利[24]，不欲食，食之則嘔，不得臥也。少陰之厥者，則舌[25]乾尿赤，腹滿心痛。厥陰之厥者，少腹腫痛，膜[26]脹，涇溲[27]不利，好臥屈膝，陰縮腫[28]，脛內[29]熱。其湯熨針石，別有正方，補養宣導，今附於後。

養生方導引法云：正偃臥，展兩足[30]，鼻內氣，自極七息[31]，搖足三十過止。除足寒厥逆也[32]。

〔1〕氣　原無，據《素問·厥論》、本候下文文例補。

〔2〕足　原無，據《素問》補。

〔3〕陰脈者　原無，據《素問》補。

〔4〕氣　原無，據《素問》補。

〔5〕絡脈滿而經脈虛　指酒爲水穀悍熱之液，酒液入胃，從衛氣而先行於皮膚，從皮膚而充於絡脈，經與絡不能兩實，故絡脈滿而經脈虛。

〔6〕相并　《素問》作“相薄”、《太素》卷二十六寒熱厥作“相搏”，義均同。

〔7〕熱起於內　《素問》作“熱盛於中”、《太素》作“熱於中”。

〔8〕故　此下《素問》、《太素》有“熱”字。

〔9〕寒　《素問》作“也”，義勝。

〔10〕前陰者，宗筋之所聚　“前”，原無，據《素問》補。

〔11〕則　原無，據《素問》、《太素》及本候文例補。

〔12〕其　《素問》、《太素》作“於”，義通。語助也。

〔13〕下氣上爭　《太素》作“陰氣上爭”。

〔14〕邪氣因從之而上，氣因於中　《太素》上“因”字作“且”，下“因”字作“居”。《太素》注：“寒邪之氣因虛上乘，以居其中”。

〔15〕滲榮　“滲”原作“添”，形近之誤，據《素問》、《太素》改。“滲榮”，謂滲灌經絡以營其身，有溫煦濡養之意。

〔16〕陰氣盛於上　此下《素問》、《太素》有“則下虛，下虛則腹脹滿，陽氣盛於上”十四字。《甲乙經》卷七第三“陽氣盛於上”句作“腹滿”二字。《素問》新校正云：“當從《甲乙》之說。何以言之？別按《甲

乙》云：陽脈下墜，陰脈上爭，發尸厥。焉有陰氣盛於上而又言陽氣盛於上。"此説可從。合勘《病源》之文，則義更明晰。

〔17〕踵首頭重，足不能行　"踵"，《素問》、《甲乙經》作"腫"。《太素》注："踵，足也。首，頭也。足太陽脈從頭至足，故太陽之氣失逆，頭足皆重。以其重，故不能行也。"

〔18〕眴仆　眼睛發黑，突然跌倒。"眴"，通"眩"。

〔19〕呼　此上原有"則"字，衍文，據《素問》、《甲乙經》、《太素》删。

〔20〕能　原無，據《太素》補。又，《素問》作"得"字。

〔21〕臥則　《素問》、《甲乙經》、《太素》均無此二字。

〔22〕胸　《素問》、《甲乙經》、《太素》作"而"，與下"熱"字連上句讀。

〔23〕骺　此下原衍"此"字，據《素問》、《甲乙經》删。

〔24〕後不利　此下原衍"以"字，據《素問》、《甲乙經》、《太素》删。"後不利"，指大便不通。

〔25〕舌　《素問》作"口"。

〔26〕膜　《素問》作"腹"。

〔27〕涇溲　原無，文義不明，據《素問》、《甲乙經》補。又，《太素》無"涇"字。"涇溲"，指小便。《素問·調經論》："形有餘則腹脹，涇溲不利。"吳崑注："涇，水行有常也；溲，溺溲也。涇溲不利，言常行之小便不利也。"

〔28〕腫　《甲乙經》無。

〔29〕内　原作"外"，誤，足厥陰脈不行脛外，據《素問》、《甲乙經》、《太素》改。

〔30〕展兩足　宋本、汪本、周本同，《王子喬導引法》作"端展足臂"，義長。

〔31〕七息　原無，宋本、汪本、周本同，據《王子喬導引法》補。

〔32〕除足寒厥逆也　宋本、汪本、周本同，《王子喬導引法》作"除胸足中寒，周身痺，厥逆，嗽。"

按語　本候論述寒熱厥候，内容比較完整，首言"厥"之定義，"厥者，逆也。"謂厥是氣機逆亂之病證。其病機爲陰陽二氣，卒然偏有衰竭，不相順接，失去正常的循行規律所致。其後二三兩節，敘述寒熱二厥之形成原因，認爲縱慾傷腎、醉飽傷中，均可致體內陰陽二氣失調，氣機逆亂而發病。并指出，寒厥是精虛於下，寒氣上逆，因聚於中，陽氣日衰，陰氣獨在；熱厥是脾陰虛，精氣竭，腎氣有衰，陽氣獨勝。由此可見，脾腎兩臟爲先後天之本，而在寒熱厥之發病中，亦有着密切關係。第四節言厥證之起於足者，言厥之始發，而令人暴不知人，或半日遠至一日乃知人者，乃言厥證發作時之情狀。張景岳云："厥證之起於足者，厥發之始也，甚至猝倒暴厥，忽不知人，輕則漸甦、重則即死，最爲急候。"對此臨床應加注意，預爲防範。

最後一節，論述六經厥證之病狀，主要是由於厥逆之氣循經脈所過之處，影響其正常功能而發病。如太陽經脈，起於目內眥，上額交巔，從巔絡腦，還出別下項，其支脈下合膕中，循腨內而出外踝之後。若循經脈而病，則爲踵首頭重，足不能行，如厥氣上逆而擾及神明，使神氣昏亂，發爲頭眩仆倒。其他五經，可以類推。這都是經脈爲病，總的治則，自應循經取治。

重刊巢氏諸病源候總論卷之十三

氣病諸候凡二十五論

提要 本篇專論各種氣病之病源及證候，其内容有上氣、貴豚氣、七氣、九氣、五膈氣、逆氣、冷氣、少氣、結氣、氣分、胸脅支滿等。其中，上氣候又分爲奔氣、逆氣、上氣等數證，上氣之兼挾證，則又有嘔吐、腫、胸脅支滿等。此外，本篇尚列舉部分一時性上氣及其成因，如奔走疲乏、食熱後飲水上氣等。七氣候則專論積聚，揭示出情志因素是積聚發病之重要成因。九氣候、五膈氣候、結氣候所論之"氣"，均與情志因素有關，在此殊爲重視。冷氣候，又與《金匱要略》寒疝類似。

此篇内容，對證候分類和寒熱虛實之辨證，非常具體，富有臨牀指導意義，宜予注意。

又，本書卷三十七有氣候，重點論肺氣，并分虛實寒熱，可以參閱。

一、上氣候

夫百病皆生於氣，故怒則氣上，喜則氣緩，悲則氣消，恐則氣下，寒則氣收聚，熱則腠理開而氣泄，憂[1]則氣亂，勞則氣耗，思則氣結，九氣不同。

怒則氣逆，甚則嘔血，及食而氣逆上也[2]。喜則氣和[3]，榮衛行[4]通利，故氣緩焉。悲則心系急，肺布葉舉，使[5]上焦不通，榮衛不散，熱氣在內，故氣消也。恐則精[6]却，精[7]却則上焦閉，閉則氣還，還則下焦脹，故氣不行[8]。寒則經絡凝澀[9]，故氣收聚也。熱則腠理開[10]，榮衛通，故汗大泄[11]也。憂則心無所寄[12]，神無所歸，慮無所定，故氣亂矣。勞則喘且汗，外內皆越[13]，故氣耗矣。思則身心有所止[14]，氣留不行，故氣結矣。

〔1〕憂　《素問·舉痛論》作"驚"。

〔2〕食而氣逆上也　《素問》作"飧泄，上氣矣"；《甲乙經》卷一第一作"食而氣逆，故氣上"。

〔3〕氣和　此下《素問》、《甲乙經》、《太素》卷二之九氣均有"志達"二字。"和"，本篇九氣候作"緩"。

〔4〕行　本篇九氣候、《素問》、《甲乙經》無。

〔5〕使　《素問》作"而"。

〔6〕精　《甲乙經》作"神"。

〔7〕精　《甲乙經》、《太素》無。

〔8〕氣不行　《素問》新校正："詳氣不行，當作氣下行也。"蓋腎氣主升，今"恐則精却"，陷而無升，故云气下行。

〔9〕凝澀　原作"洝澀"，據《聖惠方》卷四十二上氣論改。

〔10〕開　此下原有"竅"字，衍文，據本篇九氣候、《素問》、《太素》刪。

〔11〕故汗大泄　《素問》作"汗大泄，故氣泄"，義長可從。

〔12〕憂則心無所寄　"憂"，《素問》、《甲乙經》均作"驚"。"寄"，《素問》、《甲乙經》作"倚"，義同。《廣韻》："倚、寄，依也。"

〔13〕勞則喘且汗，外內皆越　"喘且汗"，《素問》作"喘息汗出"；《太素》作"喘喝汗出"。"皆越"，原作一個"迻"字，據本篇九氣候、《素問》、《甲乙經》、《太素》改。"外內皆越"，《素問註證發微》："喘則內氣越，汗則外氣越，故氣以之而耗散也。"

〔14〕身心有所止　《素問》作"心有所存，神有所歸"；《甲乙經》作"心有所傷，神有所止"；《太素》作"身心有所存，神有所止"。

診寸口脈伏，胸中逆氣[1]，是諸氣上衝胸中[2]。故上氣、面胕腫、髃息，其脈浮大，不治。上氣，脈躁而喘者，屬肺；肺脹欲作風水，發汗愈[3]。脈洪則爲氣。其脈虛寧伏匿[4]者生，牢強者死。喘息低仰[5]，其脈滑，手足温者，生也；濇而四末寒者，死也。上氣脈數者死，謂其形損故也[6]。其湯熨針石，別有正方，補養宣導，今附於後。

〔1〕逆氣　此下《脈經》卷二第三有"噎塞不通"四字。義長。

〔2〕諸氣上衝胸中　宋本、汪本、周本同；《脈經》作"胃中冷，氣上衝心胸"。

〔3〕上氣、面胕腫、髀息。其脈浮大不治。上氣，脈躁而喘者，屬肺；肺脹欲作風水，發汗愈　此上原有"故"字，衍文，據《金匱要略》第七、《脈經》卷八第十五刪。又，以上三十一字《金匱要略》、《脈經》作"上氣、面浮腫、肩息，其脈浮大不治；又加利尤甚。上氣，喘而躁者，屬肺脹，欲作風水，發汗則愈。""胕"，通"浮"，《金匱要略》、《脈經》即作"浮"。"髀息"，即"肩息"，喘息而擡肩。

〔4〕虛寧伏匿　宋本、汪本、周本同；"寧"，《脈經》卷四第七、《聖惠方》作"寧寧"。"虛寧伏匿"，謂脈象虛靜不躁，隱伏難觸。"寧"，安靜。《爾雅》："寧，靜也。""匿"，隱蔽。《廣韻》："匿，藏也；微也；隱也。"

〔5〕喘息低仰　此上《聖惠方》有"上氣"二字。"喘息低仰"，意謂喘息困難，需以身體俯仰爲之助。"低仰"，即俯仰。

〔6〕上氣脈數者死，謂其形損故也　原作"數者死也，謂其形損故"，文字有脫誤，據《脈經》改。

養生方云：飲水勿急咽，久成氣病。

養生方導引法云：兩手向後，合手拓腰[1]向上，急勢，振摇臂肘，來去七。始得手不移，直向上向下，盡勢，來去二七，去脊、心、肺氣，壅悶消散。

又云：凡學將息人，先須[2]正坐，並膝頭、足；初坐，先足指相對，足跟外扒。坐上[3]，少欲安穩，須兩足跟向内相對。坐上[4]，足指外扒，覺悶痛，漸漸舉身似款便，坐[5]上。待共兩[6]坐相似，不痛，始雙豎脚跟向上，坐上，足指並反向外。每坐常學[7]。去膀胱内冷，膝風冷，足疼，上氣，腰痛，盡自消適也。

又云：兩足兩指[8]相向，五息止[9]。引心肺，去欬[10]逆，上氣。極用力，令兩足相向，意止引肺中氣出，病人行肺內外，展轉屈伸，隨適[11]，無有違逆。

〔1〕合手拓腰　會合双手，托於腰部。"合"，會也。《呂氏春秋·大樂》："離則復合"，注："合，會也。""拓"，通"托"。

〔2〕又云：凡學將息人，先須　原無，據本書卷二風冷候、卷五腰痛候養生方導引法補。

〔3〕上　原作"止"，形近之誤，據本書卷二、卷五改。

〔4〕上　原無，據本書卷二、卷五補。

〔5〕坐　此下原有"足"字，衍文，據卷二刪。

〔6〕兩　原作"內"，形近之誤，今據文義改。

〔7〕學　原作"竟"，誤，據本書卷五改。

〔8〕兩指　宋本、汪本、周本同；《彭祖導引法》無，義長。

〔9〕止　原作"正"，形近之誤，據《彭祖導引法》改。

〔10〕欯　原作"厥"，音近之誤，據《彭祖導引法》改。

〔11〕隨適　"適"字原無，宋本、汪本同，據周本補。"隨適"，指全身放松，舒展氣機，隨其所適。

按語　本候文字可分兩段，前半部分見於《素問》、《太素》，其內容爲論述九氣病，并與下文九氣候重復，而與本候"上氣候"之標題不符。按照本書體例，各病開卷均有一候類似概論之文，如瘧病諸候之首爲"瘧病候"，黃病諸候之首爲"黃病候"。以此類推，本篇之首亦應有"氣病候"，但原書闕如，而列上氣候，并且內容爲九氣之病，殊爲不倫。

後半部分見於《金匱要略》、《脈經》，內容雖與上氣候吻合，但僅有脈理而無具體證候，亦有脫簡。《聖濟總錄》卷六十七上氣門有上氣內容，録此備考：

"所謂上氣者，蓋氣上而不下，升而不降，痞滿膈中，胸背相引，氣道奔迫，喘息而有聲者是也。本於肺藏之虛，復感風邪，肺脹葉舉，諸臟之氣又上衝而壅過。此所以有上氣之候也。"

又，本候養生方導引法第二條"正坐"以下文字，與本書卷二風冷候養生方導引法第七條、卷五腰痛候第五條內容相同，但文字小異，可以互參。

二、卒上氣候

肺主於氣。若肺氣虛實不調，或暴爲風邪所乘，則腑臟不利，經絡否澀，氣不宣和，則卒[1]上氣也。又因有所怒，則氣卒逆上[2]，甚則變嘔血，氣血俱傷。其湯熨針石，別有正方，補養宣導，今附於後。

養生方導引法云：兩手交叉頤下，自極，致補氣；治暴氣咳。

以兩手交頤下，各把兩頤脈[3]，以頤句[4]交中，急牽來著喉骨，自極三通，致補氣充足，治暴氣上氣，寫喉[5]等病，令氣調長，音声弘亮[6]。

〔1〕卒　原無，據本候標題、《聖惠方》卷四十二治卒上氣諸方補。

〔2〕氣卒逆上　《聖惠方》作“卒逆氣上衝”。

〔3〕把兩頤脈　即按住面部兩側動脈。“把”，按也。《説文》：“把，握也。”引申爲“按”，如通常稱診脈爲“把脈”、“按脈”。“兩頤脈”，面部兩側動脈，在下頰角前搏動處。

〔4〕頤句（gōu 鈎）　下頷角。“句”，同“勾”。《説文》：“句，曲也。”《韻會》：“句，俗作勾。”

〔5〕寫喉　古病名，脈證未詳。

〔6〕弘亮　即宏亮。“弘”，同“宏”。《爾雅》：“弘、宏，大也。”《福惠全書·教養部總論》即作“聲音宏亮”。

三、上氣鳴息[1]候

肺主於氣，邪乘於肺則肺脹，脹則肺管不利，不利則氣道澀，故氣上喘逆，鳴息不通。

診其肺脈滑甚，爲息奔[2]上氣。脈出魚際[3]者，主喘息。其脈滑者生，駃[4]者死也。

〔1〕鳴息　謂喘息時伴有哮鳴音。

〔2〕息奔　在此謂喘息氣逆。《素問·陰陽別論》：“其傳爲息賁”，王冰注：“爲喘息而上賁。”“賁”、“奔”同。

〔3〕魚際　部位名，在此指手魚際，位於手拇指後方橈側掌骨處。因其白肉隆起，狀如魚腹，故名。《靈樞·本輸》：肺脈“溜於魚際。魚際者，

手魚也。"

〔4〕駃　音義同"快"。

按語　本候論上氣脈之預後時云"脈滑者生"，蓋滑脈爲氣血湧激，邪正兩盛，故治療得當，可望痊愈；"駃者死"，則應辨證對待，若病火盛刑金，氣血大傷，虛數之脈，後果不佳；但數實之脈，邪盛正不虛，治療得法，尚可挽救，非謂上氣喘息，凡見數脈，皆爲死候也。

四、上氣喉中如水鷄鳴候

肺病令人上氣，兼胸膈痰滿，氣行壅滯，喘息不調，致咽喉有聲如水鷄之鳴也。

按語　本候與上氣鳴息候均爲上氣喘息之病，然病機、主證有異。上氣鳴息，是由邪乘於肺，肺脹而氣機不利，氣道狹窄所致，其喘息伴有如哨管吹鳴之聲音，多見於暴病；本候則除肺氣上逆外，胸膈間尚有宿痰，痰隨氣逆，故喘息時伴有水鷄鳴叫般之痰鳴音，每爲宿疾，後世又稱爲痰哮。

五、奔氣候

夫氣血循行經絡，周而復始，皆有常度。肺爲五臟上蓋，主通行於腑臟之氣。若肺受邪，則氣道不利；氣道不利，則諸臟氣壅；則失度，故氣奔急也。

按語　本候僅有病因病機，而無脈證，"則失度"之上，疑脫"氣壅"二字。上文"氣道不利"，即是重文，重文則句意足。

六、賁豚氣候

夫賁豚氣者，腎之積氣。起於驚恐、憂思所生。若驚恐，則傷神，心藏神也。憂思則傷志，腎藏志也。神志傷動，氣積於腎，而氣[1]下上遊走，如豚之奔，故曰賁豚。其氣乘心，若心中踊踊[2]如事[3]所驚，如人所恐，五臟不定，食飲輒嘔，氣滿胸中，狂癡不定，妄言妄見，此驚恐賁豚之狀。若氣滿支心，心下悶[4]亂，不欲聞人聲，休作有時，乍瘥乍極[5]，吸吸短氣，手足厥逆，內煩結痛，溫溫欲嘔，此憂思賁豚之狀。

診其脈來觸祝觸祝[6]者，病賁豚也。腎脈微急，沉厥[7]，賁豚，其足不收，不得前後。

〔1〕氣　宋本、汪本、周本同；湖本作“直”。

〔2〕心中踴踴　喻心跳劇烈，如踊躍狀。“踴”，跳躍，通“踊”。《集韻》：“踊，跳也。或從勇。”

〔3〕事　汪本、周本同；宋本、湖本作“車”。

〔4〕悶　宋本、汪本、周本同；《外臺》卷十二賁㹠氣方、《醫心方》卷九第六作“煩”。義同。《說文》：“悶，懣也。懣，煩也。”

〔5〕乍瘥乍極　宋本、汪本、周本同；“極”，《外臺》、《醫心方》作“劇”。“乍瘥乍極”，謂忽而好轉，忽而加重。“極”，甚。

〔6〕觸祝觸祝　宋本、汪本、周本同；《外臺》作“祝祝”。“觸祝觸祝”，謂脈象陣陣躍動，其來搏手。

〔7〕沉厥　病名。《太素》卷十五之五臟脈診注：“腎冷發沉厥之病，足腳沉重，逆冷不收。”

按語　賁豚氣病，古書記載頗多。本候所論屬《內經》、《難經》所論之腎積賁豚。然《靈樞·邪氣藏府病形》所載之腎積賁豚敍證甚簡，《難經·五十六難》云：“腎之積，名曰賁豚，發於少腹，上至心下，若豚狀，或上或下，無時。久不已，令人喘逆、骨痿、少氣”，其敍證雖詳，而對其病因病機仍少涉及。本候之文，較《內》、《難》爲詳，并將本病初步分爲驚恐賁豚與憂思賁豚兩種類型，這在賁豚氣證候學上，有所發展。

七、上氣嘔吐候

肺主於氣，肺爲邪所乘，則上氣。此爲膈內有熱，胃間有寒，寒從胃上乘於肺，與膈內熱相搏，故乍寒乍熱而上氣。上氣動於胃，胃氣逆，故嘔吐也。

八、上氣腫候

肺主於氣，候身之皮毛。而氣之行，循環臟腑，流通經絡，若外爲邪所乘，則膚腠閉密[1]，使氣内壅，與津液相并，不得泄越，故上氣而身腫也。

〔1〕膚腠閉密　宋本、汪本、周本同；《聖惠方》卷四十二治上氣喘急身面浮腫諸方作“膚腠閉塞”，義亦相近。

按語　以上兩候，均是上氣候之變證。上條云“上氣動於胃，胃氣逆故嘔吐”，本條云“邪與津液相并，不得泄越，故上氣而身腫”，顯而易見，嘔吐與身腫，其本皆是由於肺氣逆行所致，而不是一般之嘔吐與身腫。

九、結氣候

結氣病者，憂思所生也。心有所存，神有所止，氣留而不行，故結於内。其湯熨針石，別有正方，補養宣導，今附於後。

養生方云：哭泣悲來[1]，新哭訖，不用[2]即食，久成氣病。

養生方導引法云：坐，伸腰，舉左手，仰其掌，却右臂[3]，覆右手，以鼻内氣，自極七息。息間，稍頓[4]右手。除兩臂背痛、結氣。

又云：端坐，伸腰，舉左手，仰掌，以右手承右脇，以鼻内氣，自極七息。除結氣。

又云：兩手拓肘頭，拄席，努肚上極勢，待大悶始下，來去上下五七。去脊背體内疼，骨節急強，肚腸宿氣。行忌太飽，不得用肚編[5]也。

〔1〕悲來　即悲哀。“來”，在此作“哀”解。《釋名》：“來，哀也。”

〔2〕不用　不可以。

〔3〕却右臂　右臂向後引伸。

〔4〕頓　抖擻，振動。

〔5〕肚編　即肚帶、腰帶。“編”，指繩、帶類物。《廣韻》：“編，條也。”

按語　本候所論，即本卷上氣候中“思則氣結”之病，可與前文合參。以下九氣候中亦有相關論述，亦可互勘。

又“結氣”之名，現在臨牀多稱爲“氣鬱”或“鬱結”。

十、冷氣候

夫臟氣虛，則內生寒也。氣常行腑臟，腑臟受寒冷，即氣爲寒冷所并，故爲冷氣。其狀或腹脹，或腹痛，甚則氣逆上而面青、手足冷。

按語 本候與《金匱要略》之腹滿、寒疝，在病因、病機及症狀上有類同之處，《金匱要略》敍證較詳，并有虛實、輕重、緩急之分，可以合參。

十一、七氣候

七氣者，寒氣、熱氣、怒氣、恚氣[1]、憂氣、喜氣、愁氣。凡七氣積聚，牢大如杯若桮[2]，在心下、腹中，疾痛[3]欲死，飲食不能，時來時去，每發欲死[4]，如有禍狀[5]，此皆七氣所生。

寒氣則嘔吐、惡心；熱氣則說物不章，言而遄[6]；怒氣則上氣[7]不可忍，熱痛[8]上搶心[9]，短氣欲死，不得氣息也；恚氣則積聚在心下，心滿不得[10]飲食；憂氣則不可極作[11]，暮臥不安席；喜氣即[12]不可疾行，不能久立；愁氣則喜忘，不識人語[13]，置物四方，還取不得去處，若聞急，即手足筋攣不舉[14]。

〔1〕恚氣 怨恨之氣。"恚"，恨怒。

〔2〕桮（盤） 原作"拌"，形近之誤。據《外臺》卷八之七氣方改。"桮"，通"盤"。《玉篇》："桮，器名。或作盤、鎜。"《聖惠方》卷四十二治七氣諸方即作"盤"。

〔3〕疾痛 宋本、汪本、周本同；《聖惠方》作"疼痛"。

〔4〕欲死 宋本、汪本、周本同；《聖惠方》作"極甚"。

〔5〕狀 宋本、汪本、周本同；《外臺》、《聖惠方》作"祟"。

〔6〕說物不章，言而遄 宋本、汪本、周本同；《外臺》作"說物不竟，言而迫"，《聖惠方》作"恍惚眩亂"。全句意爲：不能有條理地敍述事物，語言時有恐懼急迫感。"章"，條理；程式。《漢書·高帝紀》："約法三章。"《素問·氣交變大論》："政令者，氣之章"，王冰注："章，式也。""遄"，急迫，兼有恐懼意。《集韻》："遄，急也。"《漢書·馬援

傳》："諸郡遑急，各以狀聞。"

〔7〕上氣　宋本、汪本、周本同；《聖惠方》作"上焦熱痛"。

〔8〕痛　原無，宋本、汪本、周本同；據《外臺》補。

〔9〕搶（qiǎng 槍）心　衝撞心下。"搶"，頂觸；衝撞。《廣韻》："搶，突也"，"搶，頭搶地。"

〔10〕心滿不得　原作"不可"二字，據《外臺》改。又，《聖惠方》作"不得"，無"心滿"二字。

〔11〕不可極作　不能盡力進行體力活動。

〔12〕即　正保本作"則"，義通。《漢書·王莽傳上》："則時成創"顏注："則時，即時也。"

〔13〕不識（zhì 誌）人語　"語"，原無，宋本、汪本、周本同，據《外臺》補。"識"，記住。《論語·述而》："默而識之"。

〔14〕舉　此上《外臺》有"能"字，此下有"狀如得病，此是七氣所生。男子卒得飲食所致，婦人則產中風餘疾"數句。

按語　本候所論七氣，是指因寒、熱、怒、恚、憂、喜、愁七種病因所導致之積聚病，所以文中謂"七氣積聚，牢大如杯若桮，在心下、腹中"云云。但七氣中，除寒、熱二氣外，均為情志之變，說明情志因素，確為產生積聚之一個重要病因。

十二、九氣候

九氣者，謂怒、喜、悲、恐、寒、熱、憂、勞、思。因此九事而傷動於氣，一曰怒則氣逆，甚則嘔血及食而氣逆也[1]；二曰喜則其氣緩[2]，榮衛通利，故氣緩；三曰悲則氣消，悲則使心系急，肺布葉舉，使[3]上焦不通[4]，熱氣在內，故氣消也；四曰恐則氣下，恐則精卻，精卻則上焦閉，閉則氣還，氣還則下焦脹，故氣不行；五曰寒則氣收聚，寒使經絡凝澀，使氣不宣散故也；六曰熱則腠理開，腠理開則榮衛通，汗大泄；七曰憂則氣亂，氣亂則心無所寄，神無所歸，慮無所定，故氣亂；八曰勞則氣耗，氣耗則喘且汗，外內皆越，故氣耗也；九曰思則氣結，氣結則心有所止[5]，故氣留而不行。

眾方說此九氣，互有不同，但氣上之由有九，故名為九氣類也。

〔1〕食而氣逆也　宋本、汪本、周本同；《素問·舉痛論》作"飧泄，故氣上矣"；《甲乙經》卷一第一作"食而氣逆，故氣上"；《聖惠方》卷四十二治氣逆諸方作"又有因食而氣逆上者"。

〔2〕緩　本卷上氣候、《素問》、《甲乙經》、《太素》卷二之九氣作"和"；《素問》、《甲乙經》、《太素》在"和"字下尚有"志達"二字。

〔3〕使　《素問》作"而"。

〔4〕通　此下上氣候有"榮衞不散"一句，義長可從。

〔5〕心有所止　上氣候作"身心有所止"；《素問》作"心有所存，神有所歸"；《甲乙經》作"心有所傷，神有所止"；《太素》作"身心有所存，神有所止"。

按語　本候内容與本卷上氣候前半部分相同，惟字句略有出入，可互參。

十三、短氣候

平人無寒熱，短氣不足以息者，體實[1]，實則氣盛，盛則氣逆不通，故短氣。又，肺虛則氣少不足，亦令短氣，則其人氣微，常[2]如少氣，不足以呼吸[3]。

診其脈，尺寸俱微，血氣不足，其人短氣。寸口脈沉，胸中短氣。脈前小後大，則爲胸滿短氣。脈洪大者，亦短氣也。

〔1〕體實　宋本、汪本、周本同；《金匱要略》第九作"實也"。

〔2〕常　宋本、汪本、周本同；《聖惠方》卷四十二治短氣諸方作"有"。

〔3〕不足以呼吸　宋本、汪本、周本同；《聖惠方》作"故呼吸不利"。

按語　本候與此後之乏氣候、少氣候，在症狀上有相似之處。文中所論之肺虛短氣，又與乏氣、少氣在病機上更多相關，可聯繫研究。

此外，本候對短氣之敍述，虛實對舉，脈證合參，已發展《金匱要略》所論，同時亦示人以辨證方法，故臨牀既不可將短氣看作僅有實證，亦不可見短氣即作肺虛論。

十四、五膈氣候

五膈氣者，謂憂膈、恚膈、氣膈、寒膈、熱膈也。憂膈之病[1]，胸中氣結，煩悶，津液不通，飲食不下，羸瘦不爲[2]氣力。恚膈之爲病，心下苦實滿，噫輒酢心，食不消，心下積結，牢在胃中，大小便不利。氣膈之爲病，胸脇逆滿，咽[3]塞，胸膈不通，噫[4]聞食臭。寒膈之爲病，心腹脹滿，欬逆，腹上苦冷，雷鳴，繞臍痛，食不消，不能食肥。熱膈之爲病，臟有熱氣，五心中熱，口中爛，生瘡，骨煩，四支重，脣口乾燥，身體頭面手足或熱，腰背皆[5]疼痛，胸痺引背，食不消，不能多食，羸瘦少氣及癖[6]也。此是方家所說五膈形證也。

經云：陽脈結，謂之膈[7]。言憂恚寒熱，動氣傷神；而氣之與神，並爲陽也。傷動陽氣，致陰陽不和，而腑臟生病，結於胸膈之間，故稱爲膈氣。衆方説五膈，互有不同，但傷動之由有五，故云五膈氣。

〔1〕病　此上《外臺》卷八之五膈方有"爲"字，與下文體例一致。

〔2〕不爲　宋本、汪本、周本同；《聖惠方》卷五十五膈氣論作"全無"。

〔3〕咽　《外臺》作"噎"，義通。《廣韻》："噎，又作咽。"

〔4〕噫　宋本、汪本同；周本作"惡"，義勝。

〔5〕皆　宋本、汪本、周本同；《外臺》無。

〔6〕癖　腹有積聚而成塊之病，俗名痞塊。本書卷二十癖候："癖者，謂僻側在於兩脇之間，有時而痛是也。"

〔7〕陽脈結，謂之膈　"陽脈"，《素問·陰陽別論》作"三陽"；《太素》卷三之陰陽雜説作"二陽"。全句意爲：陽脈經氣壅滯，致膈氣不通。《素問集注》："陽氣結則膈氣不通；則飲食亦膈塞而不下矣。"

按語　本候所論五膈氣，是膈病分證之最早資料。文中論及憂膈、恚膈等，提出情志抑鬱是膈病發生之重要原因。前七氣候亦述及情志之變，能致積聚，其意與此有所關聯，可以參閱。

又，情志因素能導致有形病理産物，這是中醫學之一貫認識，近年來甚爲東西方醫界所重視，可進一步發掘，加以研究。

十五、逆氣候

夫逆氣者，因怒則氣逆，甚則嘔血，及食而氣逆上[1]。

人有逆氣，不得臥而息有音者；有起居如故，而息有音者；有得臥，行而喘者；有不能[2]臥、不能行而喘者；有不能臥，臥而喘者，皆有所起。

其不得臥而息有音者，是陽明之逆。足三陽者下行，今逆而上行，故息有音。陽明者，爲胃脈也；胃者，六腑之海，其氣亦下行，陽明逆，氣不得從其道，故不得臥。夫胃不和則臥不安，此之謂也。

夫起居[3]如故，而息有音者，此肺之絡脈[4]逆，絡脈之氣不得隨經上下，故留經而不行。此絡脈之疾人[5]，故[6]起居如故而息有音。

不得臥，臥而喘者，是水氣之客[7]。夫水者，循津液而流也；腎者水藏，主津液，津液主臥而喘[8]。

診其脈，趺陽脈[9]太過，則令人逆氣，背痛溫溫然。寸口脈伏，胸[10]中有逆氣。關上脈細，其人逆氣，腹痛脹滿。其湯熨針石，別有正方，補養宣導，今附於後。

養生方導引法云：偃臥[11]，以左足踵拘右足拇指，鼻內氣，自極七息，除癖逆氣。

〔1〕食而氣逆上　宋本、汪本、周本同；《素問·舉痛論》作"飧泄，故氣上矣"；《甲乙經》卷一第一作"食而氣逆，故氣上"；《聖惠方》卷四十二治氣逆諸方作"又有因食而氣逆上者"。

〔2〕不能　《素問·逆調論》作"不得"，義通。《韓詩外傳》："不能勤苦，爲得行此，不恬貧窮，爲能行此。"

〔3〕起居　此下原有"有"字，衍文，據本候前文、《素問》、《太素》刪。

〔4〕脈　原無，據本候下文、《素問》補。

〔5〕絡脈之疾人　《素問》、《太素》作"絡脈之病人也微"。

〔6〕故　原無，據《素問》、《太素》補。

〔7〕客　此下《素問》有"也"字。《聖惠方》有"於肺"二字。

〔8〕津液主臥而喘　宋本、汪本同；周本"而"作"與"。《素問》作"主臥與喘也。"《聖惠方》作"津液不順，故臥而喘"。《素問》、《聖惠方》義長。此句猶言津液不流行，可導致臥下則喘。此爲水氣犯肺之證，其本在腎，其末在肺。

〔9〕趺陽脈　宋本、汪本、周本同；《素問·玉機真藏論》、《脈經》卷三第四作"秋脈"，義長。

〔10〕胸　原作"背"，誤，據《脈經》卷二第三、《聖惠方》改。

〔11〕偃卧　原無，宋本、汪本、周本同，據《王子喬導引法》補。

按語　本候內容，主要論述"卧"與"息"之病理關係。而肺、胃、腎三臟之氣逆亂，是導致躺卧時呼吸喘鳴之病理根源。除此三臟外，其餘臟氣亦可產生逆氣證候，如本候"怒則氣逆"，則屬肝臟病變，但文中未加深論。尚有餘臟，亦并未論及。

又，關於"有得卧，行而喘者；有不能卧、不能行而喘者"等證候之病源，文中未加論述，王冰認爲"亦古之脫簡也。"

十六、厥逆氣候

厥者，逆也。謂陰氣乘於陽。陰氣居於下，陽氣處於上，陽虛則陰實，實則陰盛，陰盛則上乘於陽，衞氣爲之厥逆，失於常度，故寒從背起，手足冷逆，陰盛故也。

按語　本候病機，可與卷十二寒熱厥候"寒厥之爲寒"至"夫厥者"一段文字互參。

十七、少氣候

此由臟氣不足故也。肺主於氣而通呼吸，臟氣不足，則呼吸微弱而少氣。胸痛少氣者，水在臟腑。水者，陰氣；陰氣在內，故少氣。

診右手寸口脈：陰實[1]者，肺實也。苦[2]少氣，胸內滿彭彭[3]，與髃相引[4]，脈來濡者，虛少氣也。左手關上脈陰陽俱虛者，足厥陰、少陽俱虛也，病苦少氣不能言。右手關上脈陰陽俱虛者，足太陰、陽明俱虛也，病苦胃中如空狀，少氣不足以息，四逆寒。脈弱者，少氣，皮膚寒。脈小者，少氣也。

〔1〕陰實　謂沉取而有力之脈。

〔2〕苦　原作"若"，形近之誤，據《脈經》卷二第一、周本改。

〔3〕彭彭　像聲詞，喻胸內氣機壅塞，胸廓膨隆，若敲之則彭彭有聲。《南史·張邵傳》："彭彭有氣"。

〔4〕與髀相引　謂肺氣壅塞，呼吸困難，息引肩胛撻動。即現代通稱之"肩息"。

按語　本候論少氣，亦是虛實并舉，頗具辨證精神。行文與短氣候相同，全從鑑別診斷中反映少氣候之各種具體病情，實已發展《內經》、《傷寒論》之所論。

十八、遊氣[1]候

夫五臟不調，則三焦氣滿，滿則氣遊於內，不能宣散，故其病但煩滿虛脹。

〔1〕遊氣　病名，泛指游走之氣。《晉書・天文志》："凡游氣蔽天，日月失色，皆是風雨之候也。"在此可以借喻。

按語　從本候主證"但煩滿虛脹"來看，其病當爲三焦氣滿所致之脹滿病。本書卷十五三焦病候："三焦氣盛，爲有餘，則脹；氣滿於皮膚內，輕輕然而不牢，或小便澀，或大便難，是爲三焦之實也。"據此，"游氣"似即三焦氣脹。

十九、胸脇支滿候

肺之積氣，在於右脇[1]；肝之積氣，在於左脇[2]。二臟虛實不和，氣蓄於內，故胸脇支滿。

春脈[3]不及，令人胸痛引背，下則兩脇脹滿[4]。寸口脈滑爲陽實，胸中逆滿[5]也。

〔1〕肺之積氣，在於右脇　《素問・刺禁論》："肺藏於右"；《難經・五十六難》："肺之積在右脇下。"蓋因肺氣主降，右爲下降之道，故氣積於右脇。

〔2〕肝之積氣，在於左脇　《素問・刺禁論》："肝生於左"；《難經・五十六難》："肝之積在左脇下。"蓋因肝氣主升，左爲上升之道，故氣積於左脇。

〔3〕春脈　即肝脈，《素問・玉機真藏論》、"春脈如弦，春脈者，肝也。"

〔4〕兩脇脹滿　《素問》、《太素》卷十四四時脈形作"兩脇胠滿"。

〔5〕逆滿　宋本、汪本、周本同；《脈經》卷二第三作"壅滿，吐逆"。

按語　本候論胸脇支滿，從肝肺兩臟虛實不和立論，并以胸脇之左右，分候肝肺，升降逆亂之氣，對臨牀辨證施治，有指導意義。

二十、上氣胸脇支滿候

寒冷在内，與臟腑相搏，積於脇下，冷乘於氣，氣則逆上，衝於胸脇，故上氣而胸脇支滿。

二十一、久寒胸脇支滿候

陰氣積於内，久而不已，則生寒，寒氣與臟氣相搏，衝於胸脇，故支滿。

按語 以上三候，主證均爲胸脇支滿，但病機有所不同：胸脇支滿候，爲肝肺之氣，因虛實不和而升降失調；上氣胸脇支滿候，爲寒冷乘氣，氣逆衝於胸脇；久寒胸脇支滿候，則屬陰氣久積而生内寒，與臟氣相搏，上衝胸脇。臨牀宜審明異同，辨證施治。

二十二、乏氣候

夫虛極之人，榮衛減耗，腑臟虛弱，氣行不足，所以呼吸氣短也。

按語 本候病情，宜與前短氣候、少氣候合參，可以更深入具體。

二十三、走馬[1]奔走及人走[2]乏飲水得上氣候

夫走馬及人走，則大動於氣，氣逆於胸内，未得宣散，而又飲水，水搏於氣，故有上氣。

〔1〕走馬　猶言騎馬奔跑。《詩·大雅·綿》："來朝走馬"，《玉篇》作"趣馬"，釋曰："來朝趣馬，言早且疾也。"

〔2〕走　急行，急趨。《釋名》："徐行曰步，疾行曰趨，疾趨曰走。"

二十四、食熱餅觸熱飲水發氣[1]候

夫食熱皆觸動肺氣，則熱聚肺間，熱氣未歇[2]，而飲冷水，

水入於肺，冷熱相搏，氣聚不宣，爲冷所乘，故令發氣。

〔1〕發氣　猶言冷熱引動，發生氣逆衝上。

〔2〕歇　猶言消散。

按語　以上二候，是論述生活失常導致上氣，并皆歸咎於飲水，水搏於氣、於肺，是"形寒飲冷傷肺"之故。如爲一時性逆氣，則爲害不大，但病者如有臟氣逆亂之宿因，則新邪與故病相合較爲複雜，宜與上氣諸候及有關論述互參。

二十五、氣分候

夫氣分者，由水飲搏於氣，結聚所成。氣之流行，常無壅滯，若有停積，水飲搏於氣，則氣分結而住，故云氣分。

按語　"氣分"之病，《金匱要略》第十四有專題論述，其主證爲心下堅，大如盤，邊如旋杯。本候所論，詳於水氣之成因方面。兩者結合研究，則更全面。

又，本卷七氣候論七氣積聚之主證，亦有"牢大如杯若柈，在心下、腹中"等症狀，其病機與本候有一定聯繫，亦可結合研究。

脚氣病諸候凡八論

提要　本篇論述脚氣病之病因、病機及部分治療方法。

其中脚氣緩弱候爲本篇重點，文中詳述本病之病情和治法，具有臨牀指導意義。脚氣上氣、脚氣心腹脹急、脚氣風經五臟驚悸等候，則是重點突出脚氣病之幾種危重證候。而脚氣痹弱、脚氣疼不仁、脚氣痹攣等候，則是脚氣病之常見症狀，亦有舉其大端之意。

一、脚氣緩弱候

凡脚氣病，皆由感風毒所致。得[1]此病，多不即覺，或先無他疾，而[2]忽得之；或因衆病後得之。初[3]甚微，飲食嬉戲，氣力如故，當熟[4]察之。

其狀：自膝至脚有不仁，或若[5]痺，或淫淫[6]如蟲所緣，或脚指及膝[7]脛洒洒爾[8]，或脚屈弱不能行，或微腫，或酷冷，或痛[9]疼，或緩縱不隨，或[10]攣急；或至[11]困能飲食者，或有不能[12]者，或見飲食而嘔吐，惡聞食臭；或有物如指，發於腨腸[13]，逕[14]上衝心，氣上者；或舉體轉筋，或壯熱、頭痛；或胸心衝[15]悸，寢處不欲見明；或腹内苦痛而兼下者；或言語錯亂，有善忘誤者；或眼濁[16]，精神昏憒者。此皆病之證也，若治之緩，便上入腹。入腹或腫，或不腫，胸脇滿，氣上便殺人。急者不全日，緩者或一二三日[17]。初得此病，便宜速治之，不同常病。

〔1〕得　此上本書卷四十脚氣緩弱候、《醫心方》卷八第一、《聖惠方》卷四十五治脚氣緩弱諸方有"初"字。

〔2〕而　汪本、周本同；宋本作"偶"。

〔3〕初　此上本書卷四十、《醫心方》卷八第二有"此病"二字。又，《聖惠方》"初"字作"始即"。

〔4〕熟　仔細；細緻。《荀子·議兵》："慮事欲熟"，注："熟，謂精審。"

〔5〕若　《醫心方》作"苦"。

〔6〕淫淫　喻蟲行皮中之感覺。《神農本草經》蓏黃："散皮膚骨節中淫淫溫行毒"。

〔7〕膝　宋本、汪本、周本同；《聖惠方》無。

〔8〕洒洒爾　宋本、汪本、周本同；《聖惠方》作"洒洒痠痛"。"洒洒爾"，畏寒貌。《素問·診要經終論》："令人洒洒時寒"，王冰注："洒洒，寒貌。"

〔9〕痛　汪本、周本同；宋本、《外臺》卷十八脚氣論作"痟"。《素問·陰陽別論》"及爲瘻厥腨痟"王冰注："痟，痠疼也。"

〔10〕或　此下本書卷四十、《醫心方》有"有"字。

〔11〕至　此上本書卷四十、《醫心方》、《外臺》有"有"字。

〔12〕能　此下本書卷四十、《醫心方》有"食"字。

〔13〕腨腸　"腨"，原作"踹"，形近之誤，據周本改。"腨腸"，小腿肚。《説文》："腨，腓腸也。"

〔14〕逕　本書卷四十作“逆”。

〔15〕衝　宋本、汪本、周本同，《外臺》、《聖惠方》作“忪”。

〔16〕眼濁　眼目混濁，視物模糊。

〔17〕日　原作“月”，形近之誤，據本書卷四十改。

病既入臟，其脈有三品[1]。内外證候相似，但脈異耳。若病人脈得浮大而[2]緩，宜服續命湯[3]兩劑[4]。若風盛，宜作越婢湯[5]加术四兩[6]。若脈轉駃而緊，宜服竹瀝湯[7]。脈微而弱，宜服風引湯[8]二三劑。此皆多是因虚而得。若大虚乏氣短，可以[9]間作[10]補湯，隨病體之冷熱而用。若未愈，更作竹瀝湯。

若病人脈浮大而緊駃，此是三品之最惡脈。脈或沉細而駃者，此脈正與浮大而[11]緊者同是惡脈。浮大者，病在外[12]；沉細者，病在内[13]，治亦不異，當消息以意耳。其形或尚可，而手脚未及至弱，數日之内，上氣便死。如此之脈[14]，急服竹瀝湯，日一劑，湯勢恒令相及，勿令半日之内空[15]無湯也。若服竹瀝湯得下者必佳。此湯[16]竹汁[17]多，服之，皆須熱服。不熱，輒[18]停在胸鬲，更爲人患。若已服數劑，病及脈勢未折[19]，而若脹滿者，可以大鱉甲湯[20]下之。湯勢盡而不得下[21]，可以丸藥助令得下；下後更服竹瀝湯，趣[22]令脈勢折，氣息料理[23]乃佳[24]。

江東、嶺南，土地卑下，風濕之氣[25]，易傷於人。初得此病，多從下上，所以脚先屈弱，然後毒氣循經絡，漸入腑臟，腑臟受邪，氣便喘滿。以其病從脚起，故名脚氣。其湯熨針石，别有正方，補養宣導，今附於後。

〔1〕三品　指下文三類脈象。“品”，量詞，列數事物種類。《本草綱目》序例：“《神農本草經》藥分三品，計三百六十五種。”

〔2〕而　原作“及”，據本書卷四十、《千金要方》卷七第一、《外臺》卷十八脚氣論改。

〔3〕續命湯　《古今録驗》方，見《金匱要略》第五。其組成：麻黄　桂枝　當歸　人參　石膏　乾薑　甘草　芎藭　杏仁。

〔4〕兩劑　宋本、汪本、周本同；《聖惠方》卷四十五脚氣診脈訣無此二字。

〔5〕越婢湯 見《金匱要略》第十四。其組成：麻黃 石膏 生薑 大棗 甘草。

〔6〕加术四兩 宋本、汪本、周本同；《聖惠方》作"加白术服之"。

〔7〕竹瀝湯 見《千金要方》卷七第二，"治兩脚痺弱"之第一竹瀝湯，其組成爲：竹瀝 甘草 秦艽 葛根 黃芩 麻黃 防己 細辛 桂心 乾薑 防風 升麻 茯苓 附子 杏仁。

〔8〕宜作風引湯 此下至"更作竹瀝湯"，《聖惠方》作"經言自差"四字。"風引湯"，見《千金要方》。其組成：麻黃 石膏 獨活 茯苓 吳茱萸 秦艽 細辛 桂心 人參 防風 芎藭 防己 甘草 乾薑 白术 杏仁 附子。

〔9〕以 原作"其"，據周本改。

〔10〕作 宋本、汪本、周本同；《外臺》作"服"。

〔11〕而 原無，據《千金要方》、《外臺》補。

〔12〕外 宋本、汪本、周本同；《聖惠方》作"表"。義同。

〔13〕内 宋本、汪本、周本同；《聖惠方》作"裏"。義同。

〔14〕脈 此下《千金要方》有"往往有人得之，無一存者"十字。

〔15〕空 原無，宋本、汪本、周本同，據《外臺》補。

〔16〕此湯 原無，宋本、汪本、周本同，據《千金要方》、《外臺》補。

〔17〕汁 宋本、汪本、周本同；《外臺》作"瀝"。

〔18〕輒 原無，宋本、汪本、周本同，據《外臺》補。

〔19〕未折 不減輕；未好轉。"折"，挫也。在此指病勢衰減。

〔20〕大鱉甲湯 見《千金要方》。其組成：鱉甲 防風 麻黃 白术 石膏 知母 升麻 茯苓 橘皮 芎藭 杏仁 人參 半夏 當歸 芍藥 萎蕤 甘草 麥門冬 羚羊角 大黃 犀角 青木香 雄黃 大棗 貝齒 烏頭 生薑 薤白 麝香 赤小豆 吳茱萸。

〔21〕下 此上原有"佳"字，衍文，據《千金要方》、《外臺》删。又，"下"下《外臺》有"者"字。

〔22〕趣 催促。《史記·陳涉世家》："趣趙兵亟入關"，索隱："趣，謂催促也。"

〔23〕料理 雙聲聯綿字。收拾；整治；照顧。《晉書·王羲之傳》："卿在府日久，比當相料理。"《齊民要术·三蔓菁篇》："其葉作菹者，料理如常法。"在此引申爲平和；復常。

〔24〕乃佳　宋本、汪本、周本同；《千金要方》作"便停"。

〔25〕氣　原作"地"，誤，據本書卷四十、《外臺》改。

養生方導引法云：坐，兩足長舒，自縱身，内氣向下，使心内柔[1]和適散；然後屈一足，安膝下，長舒[2]一足，仰足[3]指向上使[4]急；仰眠，頭不至席，兩手急努向前，頭向上努挽。一時各各取勢，來去二七，遞互亦然。去脚[5]疼，腰髖冷，血冷，風痹，日日漸損。

又云：覆臥，傍視，立兩踵[6]，伸腰，以鼻内氣，自極七息。除脚中弦痛，轉筋，脚痠疼，脚痹弱。

又云：舒兩足坐，散氣向湧泉，可三通。氣徹到[7]始收；右足屈捲，將兩手急捉脚湧泉，挽。足踏手挽，一時取勢。手足用力，送[8]氣向下，三七，不失氣[9]。數尋[10]。去腎内冷氣，膝冷，脚疼也。

又云：一足屈之，足指仰，使急；一足安膝頭[11]。散心，兩足跟出氣向下。一手拓膝頭向下急捺，一手向後拓席。一時極勢，左右亦然，二七。去膝髀疼急。

又云：一足踏地，一足向後，將足解谿安踹上。急努兩手，偏相向後，側身如轉，極勢二七，左右亦然。去足疼痛，痹急，腰痛也。

〔1〕柔　宋本、汪本、周本同；《外臺》卷十八脚氣論作"氣"。

〔2〕長舒　此上原有"努"字，衍文，據本書卷二風冷候養生方導引法第三條删。

〔3〕足　原作"取"，文意不符，據本書卷二改。

〔4〕使　原作"便"，形近之誤，據本書卷二改。

〔5〕脚　原作"腰"，誤，據本書卷二、《外臺》改。

〔6〕立兩踵　原作"内踵"二字，據本書卷二十二轉筋候養生方導引法第二條改。"立兩踵"，猶言兩足跟朝上。

〔7〕到　原作"倒"，形近之誤，據《外臺》、周本改。

〔8〕送　原作"逆"，形近之誤，據本書卷四虛勞膝冷候養生方導引法第三條改。

〔9〕不失氣　句意未完，本書卷二風邪候、卷十六腹脹候養生方導引法均作"不失氣之行度"，義長可從。

〔10〕數尋　宋本、汪本同；"尋"，周本作"行"。"數尋"，謂多次運用這種方法。

〔11〕頭　此下原有"心"字，衍文，據《外臺》刪。

按語　本候對脚氣病之論述，是古醫籍中較早而且較爲系統之資料。文中從三個方面論述該病：

①病因及脚氣入臟前之病理變化；②從脈象入手，論述脚氣入臟後之症狀及治療方藥；③本病產生之地域性因素、氣候因素及命名由來。

本書卷四十亦有脚氣緩弱候，內容與此相似，但較爲簡明，可以參閱。

二、脚氣上氣候

此由風濕毒氣，初從脚上，後轉入腹，而乘於氣，故上氣也。

按語　上氣是脚氣病之危證，如脚氣衝心、衝肺等，在此複述，寓有突出重點之意，具體病情及其治療，可與前候互參。

三、脚氣痹弱候

此由血氣虛弱，若受風寒濕毒[1]，與血并行膚腠，邪氣盛，正氣少，故血氣澀，澀則痹，虛則弱[2]，故令痹弱也。

〔1〕毒　此下《外臺》卷十九脚氣痹弱方有"氣"字。

〔2〕則弱　原無，宋本、汪本、周本同，文義未完，據《外臺》補。

四、脚氣疼不仁候

此由風濕毒氣，與血氣相搏，正氣與邪氣交擊，而正氣不宣散，故疼痛。邪在膚腠，血氣則澀，澀則皮膚厚，搔之如隔衣不覺知，是名爲痹不仁也。

五、脚氣痹攣候

脚氣之病，有挾風毒，風毒則[1]搏於筋，筋爲攣。風濕乘於血，則痹[2]，故令痹攣也。

〔1〕風毒則 《外臺》卷十九腳氣痺攣方作"則風毒"。

〔2〕痺 原無，宋本同，文義未完，據《外臺》補。又，"則痺"二字，汪本、周本作一個"氣"字，屬上句讀。

按語 以上三候，爲腳氣病之常見證候，均由風毒內蘊所致。然腳氣痺弱，是兼有血氣虛弱；腳氣疼不仁，爲血氣滯於膚腠；腳氣痺攣，則邪搏於筋。由於病機、病位有別，故分列論述。

六、腳氣心腹脹急候

此由風濕毒氣，從腳上入於內，與臟氣相搏，結聚不散，故心腹脹急也。

按語 本候與腳氣上氣候同屬腳氣衝心之危證，多由心氣、心陽衰微所致。腳氣緩弱候云："若治之緩，便上入腹，入腹或腫或不腫，胸脇滿，氣上便殺人"，臨牀應及時救治。

七、腳氣腫滿候

此由風濕毒氣，搏於腎經。腎主於水，今爲邪所搏，則[1]腎氣不能宣通水液，水液不傳於小腸，致[2]壅溢腑臟，腑臟既[3]浸漬，溢[4]於皮膚之間，故腫滿也。

〔1〕則 此下《聖惠方》卷四十五治腳氣腫滿諸方有"經絡壅塞"四字，可參。

〔2〕致 此下《外臺》卷十九腳氣腫滿方有"水氣"二字。

〔3〕腑臟既 《外臺》、《聖惠方》無此三字。

〔4〕溢 原無，文不成句，據上下文義補。

按語 腳氣病有乾、濕兩種證候，乾腳氣不腫，濕腳氣則見腫。本書尚未明確區分這兩類證候，但本候言水液溢於皮膚之間，顯係今之濕腳氣證。

本書卷四十亦有腳氣腫滿候，可參閱。

八、腳氣風經五臟驚悸候

夫溫濕成腳氣，而挾風毒，毒少風多，則風證偏見。風邪之來，初客膚腠，後經腑臟，臟虛，乘虛而入，經遊五臟，與神氣相搏，神氣爲邪所乘，則心驚悸也。

按語 本候是對腳氣緩弱候中"胸心衝悸"等神志證候之進一步論述。由於"毒少風多"，"風證偏見"，風性善行數變，故本候指出"經遊五臟"之病機。這些證候，每能發生突然變化，其勢危急，應認真對待。

《聖濟總錄》卷八十三腳氣風經五臟驚悸，對本病病機論述較詳，可補充本候之未備，現摘錄供參。

"論曰：心者，生之本，神之舍，所以主治五臟者也。腳弱之疾，感於風多而濕證少，則風行陽化，其應在心，令人神思不寧，心多驚悸也。"

又，此前各候論腳氣病因，均從風寒濕毒立論，本候首次明確提出"溫濕"之說，亦是腳氣病因。而自《千金要方》至今，歷代均將本病病因歸納爲"寒濕"與"濕熱"兩類，從本候來看，"溫濕"似即"濕熱"之濫觴。

本書卷二有風經五臟恍惚候，其病機與本候近似，可以參閱。

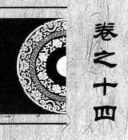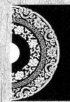

諸病源候論校注

重刊巢氏諸病源候總論卷之十四

欬嗽病諸候凡十五論

提要 本篇專論欬嗽之病。其内容有臟腑欬、欬嗽短氣、欬嗽上氣、欬嗽膿血、呷嗽、暴氣欬嗽、欬逆上氣等候。在闡述病因、病機時，首先從臟腑立論，并及其相互影響之關係，又從病之新久、病情虛實上，加以探討，析其異同，更以此作爲具體分證之依據。這些論述，對後世論證欬嗽，深有影響。

其中，欬嗽膿血候，爲最早記載，且病分新久，敘症詳細，頗有臨牀價值。呷嗽候，則類於哮證，對病機敘述亦詳，并在治療用藥上，指出應加消痰破飲之品，方能取效，亦很符實際。

又，本篇某些病候，如欬嗽上氣、欬逆上氣、欬逆上氣嘔吐、欬逆短氣等，與本書卷十三氣病中之上氣、逆氣、上氣嘔吐、短氣諸候，有相關之處，可以參閱。

一、欬嗽候

欬嗽者，肺感於寒，微者則成欬嗽也。肺主氣，合於皮毛。邪之初傷，先客皮毛，故肺先受之。五臟與六腑爲表裏，皆稟氣於肺。以四時更王[1]、五臟六腑皆有欬嗽，各以其時[2]感於寒而受病，故以欬嗽形證不同。

五臟之欬者，乘秋[3]則肺先受之，肺欬之狀，欬而喘息有音聲，甚則唾血。乘夏則心先[4]受之，心欬之狀，欬則心痛，喉中介介如哽[5]，甚則咽腫喉痺。乘春則肝先受之，肝欬之狀，欬則兩脅下痛[6]，甚則不可以轉側[7]，兩胠[8]下滿。乘季夏則脾先受之，脾欬之狀，欬則右脅下痛，瘖瘖[9]引於肩背，甚則不可動，動則欬劇[10]。乘冬則腎先受之，腎欬之狀，欬則腰背相引而痛，甚則欬逆[11]。此五臟之欬也。

五臟欬久不已，傳與六腑。脾欬不已，則胃受之。胃欬之狀，欬而嘔，嘔甚則長蟲出。肝欬不已，則膽受之，膽欬之狀，欬嘔膽汁。肺欬不已，則[12]大腸受之。大腸欬之狀，欬而遺屎。心欬不已，則小腸受之。小腸欬之狀，欬而失氣，與欬俱出[13]。腎欬不已，則膀胱受之。膀胱欬之狀，欬而遺尿。久欬不已，則三焦受之。三焦欬之狀，欬而腹滿，不欲食飲。此皆聚於胃[14]，關於肺，使人多涕唾而面浮腫，氣逆[15]也。

又有十種欬。一曰風欬，欲[16]語因欬，言不得竟是也。二曰寒欬，飲冷食，寒入注胃，從肺脈上氣，內外合，因之而欬[17]是也。三曰支欬，心下堅[18]滿，欬則引痛[19]，其脈反遲是也。四曰肝欬，欬而引脅下痛是也。五曰心欬，欬而唾血，引手少陰是也。六曰脾欬，欬而涎出，續續不止，引[20]少腹是也。七曰肺欬，欬而[21]引頸項，而唾涎沫是也。八曰腎欬，欬則耳聾無所聞，引腰、臍中[22]是也。九曰膽欬，欬而引頭痛口苦是也。十曰厥陰欬，欬而引舌本是也。

診其右手寸口，名[23]氣口以前脈，手陽明經也。其脈浮則爲陽，陽實者，病腹滿，善[24]喘欬。微大爲肝痺，欬引小腹也。欬嗽脈浮，喘[25]者生，小沉伏匿者死。

又云：脈浮直者生，沉硬[26]者死。欬且[27]嘔，腹脹且泄，其脈弦急[28]欲絕者死。欬，脫形發熱，脈小堅[29]急者死。欬且羸瘦，脈形堅大[30]者死。欬而尿血，羸瘦脈大者死。

〔1〕四時更王　指春、夏、秋、冬四季交替出現當旺之氣，如木旺於春，火旺於夏，土旺於長夏，金旺於秋，水旺於冬。

〔2〕各以其時　謂五臟各別應其所主之時令，如肝主春，心主夏，脾主長夏，肺主秋，腎主冬。

〔3〕乘秋 "乘"，勝；強。《書‧西伯戡黎》："周人乘黎"，注："乘，勝也。"前文云："各以其時感於寒而受病"，故"乘秋"即爲寒邪勝於秋之正氣。以下"乘夏"、"乘春"、"乘季夏"、"乘冬"義同。

〔4〕先 原無，文義不完整，據上文乘秋句、《素問‧欬論》、《甲乙經》卷九第三、《外臺》卷九欬嗽方補。此下三個"先"字據補同。

〔5〕介介如哽 宋本、《太素》卷二十九咳論同，《甲乙經》、汪本、周本作"喝喝如梗"。"介介如哽"，謂喉中不暢，似有物哽。《太素》注："介介，喉中氣如哽也。"

〔6〕兩脇下痛 宋本、汪本、周本同；《千金要方》卷十八第五作"左脇痛"。

〔7〕側 原無，文義未完，據《素問》補。

〔8〕胠 原作"脚"，形近之誤，據汪本、《素問》、《太素》改。

〔9〕瘖瘖 通"陰陰"，《素問》、《甲乙經》、《千金要方》即作"陰陰"。指疼痛深而慢。義與"隱隱"相似。王冰注："脾氣主右，故右脇下陰陰然深慢痛也。"

〔10〕劇 原無，文義未完，據汪本、《素問》補。

〔11〕欬逆 《素問》、《甲乙經》作"欬涎"，義長。

〔12〕則 原無，據上文句例、《素問》、《外臺》補，足句。此下第二、第三個"則"字據補同。

〔13〕氣與欬俱出 "氣"下原有"者"字，衍文，據汪本、周本刪。"出"，宋本同；《素問》、汪本、周本作"失"。

〔14〕聚於胃 此上後文久欬嗽候有"寒氣"二字。

〔15〕氣逆 原作"逆氣"，文倒，據《素問》、《甲乙經》、《太素》移正。

〔16〕欲 原無，宋本、汪本、周本同，語義不完整，據《千金要方》、《外臺》補。

〔17〕飲冷食寒，入注胃，從肺脈上氣，內外合，因之而欬 《素問》作"其寒飲食入胃，從肺脈上至於肺，則肺寒，肺寒則內外合邪，因而客之，則爲肺咳。"義勝。

〔18〕堅 原作"耞"，據《千金要方》改。《外臺》作"硬"。義同。

〔19〕引痛 宋本、汪本、周本同；《千金要方》作"支痛"。《外臺》作"引四肢痛"。

〔20〕引 此上《外臺》有"下"字，義長。

〔21〕而　《千金要方》、《外臺》無。

〔22〕臍中　此上《千金要方》、《外臺》有“并”字。

〔23〕名　宋本、汪本、周本同；《脈經》卷二第二、《外臺》無。

〔24〕善　此下原有“氣”字，衍文，據《脈經》、《外臺》刪。

〔25〕喘　宋本、汪本、周本同；《脈經》卷四第七、《千金要方》卷二十八第十五作“軟”；《外臺》作“大”。

〔26〕硬　原作“聊”，據《外臺》改。又，《脈經》作“緊”，亦通。

〔27〕且　《脈經》作“而”，義通。《經傳釋詞》：“且，猶而也。《左傳》宣公十二年：盈而以竭，天而不整。而與且對文，義實一也。”

〔28〕急　原作“弦”，誤，據《脈經》、周本改。

〔29〕堅　原作“聊”，據《脈經》改。《外臺》作“硬”。義同。

〔30〕脈形堅大　原作“絡脈聊大”，文義不通，據《脈經》、《千金要方》卷二十八第十五改。

按語　本候全面論述欬嗽之病因、病機，及其證候，相當於欬嗽病之概論。論中對欬嗽與四時、五臟之關係，臟欬及腑之傳變，五臟六腑欬之症狀特點等，均較詳悉，并據此分爲五臟欬和六腑欬。同時，又列出十種欬，是從感受病邪之不同，以及臟腑欬之臨牀特徵，進行分類，較之《內經》所論，又有所發展。

最後，討論欬嗽之脈診，及其預後判斷，頗有臨床參考價值。

另外，本書卷三十九、卷四十二、卷四十四等篇，尚有專論婦人欬嗽、婦人妊娠、產後欬嗽，卷四十五、卷四十八又論及小兒諸欬嗽。這些資料，又反映欬嗽病在婦、兒科中之特點，可以滙而觀之，則於此病，瞭解更爲全面。

二、久欬嗽候

肺感於寒，微者即成欬嗽，久欬嗽，是連滯[1]歲月，經久不瘥者[2]也。凡五藏俱有欬嗽，不已，則各傳其府。諸久嗽不已，三焦受之，其狀，欬而腹滿，不欲食飲。寒氣[3]聚於胃而關於肺，使人多涕唾而變面浮腫，氣逆故也。

〔1〕連滯　原義是指嶽辭相牽連，案情留滯不決。《後漢書·魯恭傳》：“因以盛夏徵召農人，拘對考驗，連滯無已。”在此引申爲欬嗽留連停滯，

延久不愈。

〔2〕者 此下原有"死"字，衍文，據《外臺》卷九積年久欬方刪。

〔3〕寒氣 《素問·咳論》、《太素》卷二十九欬論、前欬嗽候均作"此皆"。又，《外臺》在"寒氣"上有"此皆"二字。

按語 依據病之新久對欬嗽進行分類，以本書爲最早，且對臨牀亦深有影響。下文久欬嗽上氣候、久欬嗽膿血候、久欬逆候、久欬逆上氣候等，亦均從新病與久病論證，對臨證處理，預後判斷，皆有實用價值。

三、欬嗽短氣候

肺主氣，候皮毛。氣虛爲微寒客皮毛，入傷於肺，則不足，成欬嗽[1]。夫氣得溫則宣和，得寒則否澀、虛則氣不足，而爲寒所迫，併聚上[2]肺間，不得宣發，故令欬而短氣也。

〔1〕則不足，成欬嗽 宋本、汪本、周本同；《外臺》卷九欬嗽短氣方作"氣不足，則成欬嗽"，義長。

〔2〕上 宋本、汪本、周本同；《外臺》作"於"，義長。

按語 本候論述欬嗽兼見短氣，是欬嗽病情之進一步發展。短氣病情，本書卷十三短氣候分別虛實兩種，可以參閱。

四、欬嗽上氣候

夫欬嗽上氣者，肺氣有餘也。肺感於寒，微者則成欬嗽。肺主氣，氣有餘則喘欬上氣。此爲邪搏於氣，氣壅不得宣發，是爲有餘，故欬嗽而上氣也。其狀，喘咳上氣，多涕唾，而面目胕[1]腫，氣逆也。

〔1〕胕 通"浮"。

五、久欬嗽上氣候

久欬嗽上氣者，是肺氣虛極，氣邪停滯，故其病積月累年。久不瘥，則胸背痛，面腫，甚則唾膿血。

按語 欬嗽上氣，是臨牀上之常見病、多發病，在此分列兩候，一論新感，一論久病；一爲肺氣有餘，一爲肺氣虛極。從病程長短，病情虛實，辨其不同，對臨牀證治，頗有補益。

六、欬嗽膿血候

欬嗽膿血者，損肺損心故也。肺主氣，心主血，肺感於寒，微者則成欬嗽。嗽[1]傷於陽脈[2]，則有血。血與氣相隨而行。欬嗽極甚，傷血動氣，俱乘於肺，肺[3]與津液相搏，蘊結成膿，故欬嗽而膿血也。

〔1〕嗽　宋本、汪本、周本同；《外臺》卷九咳嗽膿血方無。

〔2〕陽脈　宋本、汪本、周本同；《外臺》作“陰脈”。“陽脈”當作“陽絡”理解。《靈樞·百病始生》：“陽絡傷則血外溢”。

〔3〕肺　宋本、汪本、周本同；《聖惠方》卷四十六治欬嗽膿血諸方作“血”，義長。

七、久欬嗽膿血候

肺感於寒，微者則成欬嗽。欬嗽極甚，傷於經絡[1]，血液蘊結，故有膿血。氣血俱傷，故連滯積久，其血黯瘀，與膿相雜而出。

〔1〕經絡　在此應作“血絡”理解。

按語　欬嗽吐膿血，病有新久之分，符合臨牀實際，而且是記載最早者。在此提出“氣血俱傷”，爲久欬嗽膿血之病變基礎，值得注意。但“其血暗瘀”，則不能拘泥，尤其嚴重病情，往往有反復出血，血色鮮紅，或者鮮血與暗瘀交替出現，不可不知。

八、呷嗽候

呷嗽者，猶是欬嗽也。其胸膈痰飲多者，嗽則氣動於痰，上搏喉咽之間，痰氣相擊，隨嗽動息，呼呷有聲[1]，謂之呷嗽。其與欬嗽大體雖同，至於投藥，則應加消痰破飲之物，以此爲異耳。

〔1〕呼呷有聲　謂喉中有痰，隨呼吸之氣出入而發生痰鳴音。《說文》：“呷，吸。”

按語 "呷嗽"病名，本書最先提出。據本候所述，其特點是胸膈痰飲多，嗽則氣動於痰，所以呼呷有聲。本病類似於哮證，故在治療中，指出應加消痰化飲之藥，才能取效，這是與一般欬嗽不同之處。

又，本書卷十三上氣喉中如水鷄鳴候，有相似論述，可參合研究。

九、暴氣嗽[1]候

肺主於氣，候皮毛。人有運動勞役，其氣外泄，腠理則開，因乘風取凉，冷氣卒傷於肺，即發成嗽，故爲暴氣嗽。其狀，嗽甚而少涎沫。

〔1〕暴氣嗽　原作"暴氣欬嗽"，據目録刪"欬"字。

按語 暴氣嗽，《外臺》作氣嗽。其證候特點是，由於"冷氣卒傷於肺"，"嗽甚而少涎沫"，類似於現在所見之急性支氣管炎證。

十、欬逆候

欬逆者，是欬嗽而氣逆上也。氣爲陽，流行腑臟，宣發腠理，而氣肺之所主也。欬病由肺虛感微寒所成，寒搏於氣，氣不得宣，胃逆聚還肺[1]，肺則脹滿，氣遂[2]不下，故爲欬逆。其狀，欬而胸滿氣逆[3]，髀背痛，汗出，尻、陰股、膝[4]腨[5]胻[戶庚切]、足皆痛。其湯熨針石，別有正方，補養宣導，今附於後。

養生方導引法云：先以鼻内氣，乃閉口，還復[6]以鼻内氣，欬則愈。

向晨[7]，去枕正偃卧，伸臂脛，瞑[8]目閉口無息，極脹[9]腹兩足再息[10]，頃間，吸腹仰兩足，倍拳[11]，欲自微息定[12]，復爲之。春三、夏五、秋七、冬九。蕩滌五臟，津潤六腑。所病皆愈[13]。

又云：還向反望、倒望[14]，不息七通。治欬逆，胸中病，寒熱也。

〔1〕胃逆聚還肺　宋本、汪本、周本同；《普濟方》卷一百六十欬逆門作"胃氣逆聚上衝肺"。義勝。

〔2〕遂　宋本、汪本、周本同；《外臺》卷九欬逆及厥逆飲欬方、正保本作"逆"、義長。

〔3〕氣逆　此上原有"而"字，衍文，據《外臺》刪。

〔4〕膝　原作"肺"，誤，據《外臺》、周本改。

〔5〕腨（shuàn 涮）　原作"踹"，形近之誤，據《素問·至真要大論》改。"腨"，即小腿肚。

〔6〕還復　猶言仍舊，再重復之意。

〔7〕向晨　謂天色將明。《三國志·魏書·管輅傳》注引《輅別傳》："天時大熱，移牀在庭前樹下，乃至雞向晨，然後出。"

〔8〕瞑　原作"瞑"，形近之誤，據本書卷十九積聚候養生方導引法改。

〔9〕脹　本書卷十九作"張"。

〔10〕息　原脫，據本書卷十九補。

〔11〕倍拳　反向屈曲。《説文》："倍，反也。""拳"，通"踡"，踡曲。

〔12〕欲自微息定　宋本、汪本、周本同；《外臺》卷十二積聚方養生方導引法作"欲息微定"。

〔13〕所病皆愈　原無，據本書卷十九補。

〔14〕倒望　宋本、汪本、周本同；《外臺》作"側望"，義長。

十一、久欬逆候

肺感於寒，微者則成欬嗽。久欬嗽者，是肺極虛故也。肺既極虛，氣還乘之，故連年積月久不瘥。夫氣久逆不下，則變身面皆腫滿。表裏虛，氣往來乘之故也。

按語　從本候與上候論述來看，雖同屬欬逆，但前者爲新病、邪在肺衛，病偏於實，故以胸滿身痛爲主症；後者則爲久病，病邪從表入裏，由肺涉及脾腎，"表裏虛"，故除見欬逆之外，尚有身面皆腫滿。至此，二者新久虛實之異，躍然紙上。

又，久欬嗽候之"變面浮腫"，久欬嗽上氣候之"面腫"，與本候"身面皆腫滿"，三者病機略同，均由久欬肺虛，進而損及脾腎所致。此與新欬之面腫，顯有虛實輕重之別，臨證當加明察。

十二、欬逆[1]上氣候

肺虛感微寒而成欬。欬而氣還聚於肺，肺則脹，是爲欬逆也。邪氣與正氣相搏，正氣不得宣通，但逆上喉咽之間。邪伏則氣靜，邪動則氣奔上，煩悶欲絕，故謂之欬逆上氣也。

〔1〕逆　原作"嗽"，據本書目錄、本候正文、《外臺》卷九欬逆上氣方、周本改。

按語　欬逆上氣與前欬嗽上氣候，證雖近似，皆有欬嗽與氣逆而喘，但病情有異。欬嗽上氣候，爲肺感於寒，邪搏於氣，氣壅不得宣發，乃肺氣有餘之疾；欬逆上氣，則爲肺虛感微寒所致，邪伏則氣靜，邪動則氣奔上，甚則煩悶欲絕，具有陣發性發作之特點，這是兩者不同之處。

十三、久欬逆上氣候

肺感於寒，微者則成欬嗽。久欬逆氣，虛則邪乘於氣，逆奔上也。肺氣虛極，邪則停心，時動時作，故發則氣奔逆乘心，煩悶欲絕，少時乃定，定後復發，連滯經久也。

按語　欬逆上氣與久欬逆上氣二證，頗具特點，一是病有陣發性，并且反復發作。所以文中指出："邪伏則氣靜，邪動則氣奔上"，"少時乃定，定後復發"。二是病情複雜，不僅在於肺胃，而且延及於心，已成肺心病，所以文中又説："邪則停心"，"煩悶欲絕"。三是新病與久病，在病機上還有虛實之分，所以前者曰"肺則脹"，而後者曰"肺氣虛極"。這種論證，頗具臨牀指導意義。

十四、欬逆上氣嘔吐候

五臟皆禀氣於肺，肺感微寒則欬嗽也。寒搏於氣，氣聚還肺，而邪有動息[1]。邪動則氣奔逆上，氣上則五臟傷動，動於胃氣者，則胃氣逆而嘔吐也。此是肺欬連滯，氣動於胃而嘔吐者也。

又有季夏脾王之時，而脾氣虛不能王，有寒氣傷之而欬嗽，謂之脾欬。其狀，欬則右脇下痛，瘤瘤引髀背，甚則不可動，動則[2]欬發[3]。脾與胃合，脾欬不已，則胃受之。其狀，欬嗽而嘔，嘔甚則長蟲出是也。

凡諸欬嗽，甚則嘔吐，各隨證候，知其府臟也。

〔1〕動息　猶言出處、作止。《文選·觀朝雨詩》："動息無兼遂"，李善注："動息，猶出處。"在此引申爲邪氣之發作與休止。

〔2〕則　原無，據前欬嗽候、《外臺》卷十欬逆上氣嘔吐方補，足句。

〔3〕發　《素問·欬論》作"劇"，義長。

按語　欬嗽上氣而兼嘔吐之證，臨牀所常見，在此指出肺欬動於胃氣和脾欬不已傳於胃兩端，說明嘔吐總是病及於胃。同時亦說明，臟腑之間，密切相關，病久不已，每每可以互相傳變，應該重視防微杜漸。最後提出"凡諸欬嗽，甚則嘔吐，各隨證候，知其腑臟也"，更說明欬逆上氣見嘔吐，不僅是肺脾之變，尚與其他臟腑相關，宜舉一三反。

又，本書卷十三上氣嘔吐候，對肺氣動胃致嘔亦有論述，可以參看。

十五、欬逆短氣候

肺虛爲微寒所傷，則欬嗽。嗽則氣還於肺間，則肺脹；肺脹則氣逆。而肺本虛，氣爲不足，復爲邪所乘，壅否不能宣暢，故欬逆短[1]氣也。

〔1〕短　此下原有"乏"字，衍文，據本候標題删。

淋病諸候凡八論

提要　本篇論述淋病病源及其分類。

首條諸淋候，相當於淋病概論，且在病機敘述上，對《內經》、《金匱要略》有殊多補充。隨後，則分論石淋、氣淋、膏淋、勞淋、熱淋、血淋和寒淋之症狀及其特點。其中，石淋、血淋，爲早期資料，而且論述較詳。文中淋病分證，除寒淋外，至今仍爲臨牀所沿用。

一、諸淋候

諸淋者，由腎虛膀胱熱故也。膀胱與腎爲表裏，俱主水。水入小腸，下於胞，行於陰[1]，爲溲便也。腎氣通於陰，陰，津[2]液下流之道也。若飲食不節，喜怒不時，虛實不調，則腑臟不和，致腎[3]虛而膀胱熱也。膀胱，津液之府，熱則津液內溢而流於罜[4]，水道不通，水不上不下，停積於胞，腎虛則小便數，膀胱熱則水下澀。數而且澀，則淋瀝不宣，故謂之爲淋。其狀，小便出少起數[5]，小腹弦急，痛引於齊。

又有石淋、勞淋、血淋、氣淋、膏淋。諸淋形證，各隨名具說[6]於後章，而以一方治之者，故謂之諸淋也。其湯熨針石，別有正方，補養宣導，今附於後。

養生方導引法云：偃臥，令兩手[7]布膝頭，邪踵置尻下[8]，口內氣，振腹[9]自極[10]，鼻出氣七息[11]。去淋、數小便[12]。

又云：蹲踞[13]，高一尺許，以兩手從外屈膝內入，至足跗上，急手握足五指，極力一通，令內曲入[14]，利腰髖，治淋。

〔1〕陰　在此指前陰。此下二個"陰"字同。《靈樞·五癃津液別》："陰陽不和，則使液溢而下流於陰。"

〔2〕津　本書卷四十九諸淋候作"水"，義同。

〔3〕腎　此下《外臺》卷二十七諸淋方有"氣"字。

〔4〕罜（zé 澤）　通"澤"，本書卷四十九諸淋候即作"澤"。《荀子·正論》："代罜而食"，注："罜，或曰當爲澤。""澤"，低窪積水之處。《廣雅》："澤，池也。"在此引申爲下焦膀胱，猶如聚水之處。

〔5〕起數　數起小便，即尿頻。"起"，起立。《説文》："起，能立也。"在此引申爲起立小便。"數"，頻也。

〔6〕具說　具體叙述。《漢書·曹參傳》："蓋公爲言，治道貴清静，而民自定，推此類具言之。"

〔7〕手　原作"足"，誤，與本候導引姿勢不合，據本書卷四虛勞陰下癢濕候養生方導引法改。

〔8〕邪踵置尻下　"尻"，原作"鳩"，誤，"下"，原脫，據本書卷四、本卷氣淋候養生方導引法改補。"邪"通"斜"。《外臺》卷二十七諸淋方、周本即作"斜"。

〔9〕振腹　本書卷四、本卷氣淋候作"腹脹"。

〔10〕自極　原脫，據本書卷四、本卷氣淋候補。

〔11〕七息　原脫，據本書卷四、本卷氣淋候補。

〔12〕去淋、數小便　此下《外臺》有"又去石淋莖中痛"一句。

〔13〕蹲踞　即蹲坐。

〔14〕入　宋本、汪本、周本同；《外臺》作"以"，連下句讀。

按語　淋之名稱，始見於《內經》，嗣後《金匱要略》第十三又有更多之敘述，如云："淋之爲病，小便如粟狀，小腹弦急，痛引臍中。"然對淋證之病機，闡述不多，至於本候，才明確指出淋證係"由腎虛膀胱熱"所致，可說是一個發展。

本候在諸淋名稱下，又言及石淋、勞淋、血淋、氣淋、膏淋，下文中還論及熱淋、寒淋。這七種淋證之劃分，又爲淋病之臨床處理，作出分證論治之開端。

二、石淋候

石淋者，淋而出石也。腎主水，水結則化爲石，故腎客沙石。腎虛爲熱所乘，熱則成淋。其病之狀，小便則莖裏痛，尿不能卒出，痛引少腹，膀胱裏急，沙石從小便道出。甚者[1]塞痛，令悶絕。其湯熨針石，別有正方，補養宣導，今附於後。

養生方導引法云：偃臥，令兩手布[2]膝頭，邪踵置尻下[3]，口內氣，振腹[4]自極[5]，鼻出氣七息[6]，去石淋、莖中痛。

〔1〕甚者　此下本書卷四十九石淋候有"水道"二字。

〔2〕手布　"手"原作"足"，誤，"布"，原脫，據本書卷四虛勞陰下癢濕候、本卷諸淋候養生方導引法改補。

〔3〕尻下　"尻"原作"鳩"，誤，"下"，原脫，據本書卷四、本卷氣淋候改補。

〔4〕振腹　本書卷四、本卷氣淋候作"腹脹"。

〔5〕自極　原脱，據本書卷四、本卷氣淋候補。

〔6〕七息　原脱，據本書卷四、本卷氣淋候補。

按語　石淋之叙症，本書卷四十石淋候較此爲詳，可參閱。

三、氣淋候

氣淋者，腎虛膀胱熱，氣脹所爲也。膀胱[1]與腎爲表裏，膀胱熱，熱氣流入於胞，熱則生實，令胞內氣脹，則小腹滿，腎虛不能制其小便，故成淋。其狀，膀胱小腹[2]皆滿，尿澀，常有餘瀝是也。亦曰氣癃。診其少陰脈數者，男子則氣淋。其湯熨針石，別有正方，補養宣導，今附於後。

養生方導引法云：以兩足踵布膝[3]，除癃。

又云：偃臥，以兩手[4]布膝頭，取[5]踵置尻下，以口內氣，腹脹[6]自極，以鼻出氣七息，除氣癃，數小便，莖中痛，陰以下濕，小腹痛，膝不隨也。

〔1〕膀胱　此下原有"合"字，衍文，據本書卷四十九氣淋候、《外臺》卷二十七氣淋方、《聖惠方》卷五十八治氣淋諸方删。

〔2〕小腹　原作"小便"，誤，據本書卷四十九氣淋方改。又，《醫心方》卷十二第十二作"少腹"。義同。

〔3〕以兩足踵布膝　謂將兩足跟交替放置於對側膝頭上。

〔4〕手　原誤作"足"，與本候導引姿勢不合，據本書卷四虛勞陰下癢濕候養生方導引法改。

〔5〕取　本書卷四同；本卷諸淋候、石淋候、小便數候養生方導引法作"斜"，亦通。

〔6〕腹脹　本卷諸淋候、石淋候作"振腹"。

按語　本候所論氣淋，雖言其爲腎虛膀胱熱、氣脹所致，然分析其證，是以標實爲主。後世有人論氣淋，亦分虛實兩證。實者，系情志不暢，肝鬱氣滯所致，常見小便澀滯，淋瀝不宣，小腹滿痛或胸悶脇脹，脈弦等症；虛者，係病久不愈，或過用苦寒疏利之品，以致脾腎氣虛所爲，見小腹墜脹，小便困難，尿有餘瀝，脈弱無力等症。但與此候所論相異。

又，本書卷四十九氣淋候論述病理較此爲詳，涉及肺氣問題，可以參閱。

四、膏淋候

膏淋者，淋而有肥，狀似膏，故謂之膏淋，亦曰肉[1]淋，此腎虛不能制於肥液，故與小便俱出也。

〔1〕肉　原作"内"，缺筆之誤，據《外臺》卷二十七膏淋方、周本改。

五、勞淋候

勞淋者，謂勞傷腎氣，而生熱成淋也。腎氣通於陰。其狀，尿留莖内，數起[1]不出，引小腹痛，小便不利，勞倦即發也。

〔1〕數起　尿頻。義同"起數"。

六、熱淋候

熱淋者，三焦有熱，氣搏於腎，流入於胞而成淋也。其狀，小便赤澀[1]。亦有宿病淋，今得熱而發者，其熱甚則變尿血。亦有小便後如似[2]小豆[3]羹汁狀者，畜作有時也。

〔1〕澀　宋本、汪本、周本同；《外臺》卷二十七熱淋方作"瀝"。

〔2〕似　《醫心方》卷十二第十無。

〔3〕小豆　指赤小豆。

七、血淋候

血淋者，是熱淋之甚者，則尿血，謂之血淋。心主血，血之行身，通遍經絡，循環腑臟。其熱[1]甚者，血[2]則散失其常經，溢滲入胞，而成血淋也。

〔1〕其熱　原作一個"勞"字，誤，文義不貫，據本書卷四十九血淋候改。

〔2〕血　原無，文義不完整，據本書卷四十九補。

八、寒淋[1]候

寒淋者[2]，其病狀，先寒戰，然後尿是也。由腎氣虛弱，下焦受於冷氣，入胞與正氣交爭，寒氣勝則戰寒而成淋，正氣勝則[3]戰寒解，故得小便也。

〔1〕寒淋　宋本、汪本、周本同；《聖惠方》卷五十八治冷淋諸方作"冷淋"。

〔2〕寒淋者　此下《聖惠方》有"由臟腑虛冷"一句。

〔3〕則　原無，據本書卷四十九寒淋候、《聖惠方》補。

小便病諸候凡八論

提要　本篇專論小便諸病。其論病因、病機，主要責之腎與膀胱，并分虛寒和有熱兩途。具體病證，有小便利多、小便不禁、遺尿、尿牀及小便數、小便不通、小便難等諸候。其中前四證病情，多屬腎與膀胱虛寒，不能溫制水液，所以小便利多、不禁、遺尿；此後諸證，則因腎與膀胱有熱，熱則水行澀，澀則小便爲變，難而數起，甚至不通。

另有胞轉一候，成因多端，病情凶險，而其論證，較之《金匱要略》，有所發展。

一、小便利多候

小便利多者，由膀胱虛寒，胞滑故也。腎爲臟，膀胱，腎之腑也，其爲表裏，俱主水。腎氣下通於陰，府既虛寒，不能溫其臟，故小便白而多。其至夜尿偏甚者，則内陰氣生是也。

按語　小便利多，後世稱爲小便清長。夜尿偏甚，又多見於小孩與老年。在此責之"膀胱虛寒"，"不能溫其臟"。這個論點，徵之臨牀，一直起着指導作用。

二、小便數候

小便數者，膀胱與腎俱虛，而有客熱乘之故也。腎與膀胱爲表裏，俱主水，腎氣下通於陰。此二經既虛，致受於客熱，虛則不能制水，故令數小便熱則水行澀，澀則小便不快，故令數起也。

　　診其趺陽脈數，胃中熱[1]，即消穀引食，大便必堅[2]，小便即數。其湯熨針石，別有正方，補養宣導，今附於後。

　　養生方導引法云：以兩踵布膝，除數尿。

　　又云：偃卧，令兩手[3]布膝頭，斜[4]踵置尻下[5]，口內氣，振腹[6]自極[7]，鼻出氣七息[8]。去小便數。

　　〔1〕胃中熱　宋本、汪本、周本同；《金匱要略》第十三及《外臺》卷二十七小便數反多方作“胃中有熱”。

　　〔2〕堅　原作“鞕”，據《金匱要略》改。

　　〔3〕手　原作“足”，誤，據本書卷四虛勞陰下癢濕候、本卷氣淋候養生方導引法改。

　　〔4〕斜　本書卷四、本卷氣淋候作“取”。

　　〔5〕尻下　“尻”，原作“鳩”，誤，“下”，原脫，據本書卷四、本卷氣淋候、周本改補。

　　〔6〕振腹　本書卷四、本卷氣淋候作“腹脹”。

　　〔7〕自極　原脫，據本書卷四、本卷氣淋候補。

　　〔8〕七息　原脫，據本書卷四、本卷氣淋候補。

三、小便不禁候

　　小便不禁者，腎氣虛，下焦受冷也。腎主水，其氣下通於陰。腎虛下焦冷，不能温制其水液，故小便不禁也。

　　尺脈實，小腹牢[1]痛，小便不禁。尺中虛，小便不禁。腎病小便不禁，脈當沉滑，而反浮大，其色當黑反黃，此土之剋水，為逆，不治。

　　〔1〕牢　宋本、汪本、周本同；《脈經》卷二第三無。

　　按語　本候脈診，自“尺脈實”以下至文末，原書錯簡於後文遺尿候下，今移此，對小便不禁病情，可以瞭解得更為全面。

　　又，“腎病小便不禁”以下一段文字，義不具體，《千金要方》卷十九第一作“腎病，手足逆冷，面赤目黃，小便不禁，骨節煩疼，少腹急痛，氣衝於心，其脈當沉細而滑，今反浮大，其色當黑反黃，此是土之剋水，為大逆，十死不治。”可參。

四、小便不通候

小便不通，由膀胱與腎俱有熱故也。腎主水，膀胱爲津液之腑，此二經爲表裏；而水行於小腸，入胞者爲小便。腎與膀胱既熱，熱入於胞，熱氣大盛，故結澀，令小便不通，小腹脹滿氣急。甚者，水氣上逆，令心急腹滿，乃至於死。

診其脈，緊而滑直者，不得小便也。

按語　小便不通，并不少見，而本候指出，"甚者，水氣上逆，令心急腹滿，乃至於死。"於此可知小便不通之甚者是危急證候。《千金要方》亦云："人有因時疾，瘥後得閉塞不通，遂致夭命，大不可輕之。"當然，目前利尿、導尿方法已多；可以治療小便不通，但有時亦不盡然，在臨床之際，還須加以重視。

五、小便難候

小便難者，此是腎與膀胱熱故也。此二經爲表裏，俱主水，水行於小腸，入胞爲小便。熱氣在於臟腑，水氣則澀，其熱勢[1]微，故但小便難也。

診其尺脈浮，小便難。尺脈濡，小便難。尺脈緩，小便難有餘瀝也。

〔1〕熱勢　此下原有"極"字，文義不洽，據《外臺》卷二十七小便難及不利方、《聖惠方》卷五十八治小便難諸方刪。

按語　小便難候，與前小便不通候，可以看作是輕重二證。兩候病機相同，都是腎與膀胱有熱，不過前者是"熱氣太盛"，而後者則"熱勢微"。熱太甚則結澀亦甚，故小便不通，病勢爲急；而熱微則結澀亦輕，所以僅是小便難，病勢亦緩。這是就文理比較而言，在於臨牀，小便難與不通，成因很多，吉凶亦異，尚應從多方面考察。

在脈診中，指出尺中浮脈、濡脈、緩脈，都可見到小便難證候。浮、濡、緩三脈均爲虛脈，而見於尺部，這和腎與膀胱有密切關係，或則腎氣虛弱，或則膀胱津液不足。同時，小便難之病源，自非一途，亦未能限於上述"三脈"。

又，本書卷四虛勞亦有小便難候，病理變化與此略同，但病體不同，屬於虛勞之變，可以比較分析。

六、遺尿候

遺尿者，此由膀胱虛冷，不能約於水故也。膀胱爲足太陽，腎爲足少陰，二經爲表裏。腎主水，腎氣下通於陰。小便者，水液之餘也。膀胱爲津液之腑，腑既虛冷，陽氣衰弱，不能約於水，故令遺尿也。

診其脈來過寸口，入魚際，遺尿。肝脈微滑，遺尿。左手關上脈沉爲陰，陰絶者，無肝脈也，苦[1]遺尿。其湯熨針石，別有正方，補養宣導，今附於後。

養生方導引法云：蹲踞高一尺許，以兩手從外屈膝内入[2]，至足跌上，急手握足五指，極力一通，令内曲入[3]，利腰髖，治遺尿。

〔1〕苦　原作"若"，形近之誤，據宋本、周本改。

〔2〕内入　原無，宋本、汪本、周本同，據本卷諸淋候、《外臺》卷二十七諸淋方養生方導引法補。

〔3〕入　宋本、汪本、周本同；《外臺》卷二十七遺尿方作"以"，連下句讀。

按語　本候論述"小便者，水液之餘也"，其説與卷十五膀胱病候："五穀五味之津液，悉歸於膀胱，氣化分入血脈，以成骨髓也；而津液之餘者，入胞則爲小便"正同，這是對小便形成之透徹説明，較之《内經》所論，更爲詳細。

本候脈診，原有"尺脈實"至"爲逆不治"一段文字，是論述小便不禁之脈，錯簡於此，已移於小便不禁候下。

七、尿牀候

夫人有於眠睡不覺尿出者，是其稟質陰氣偏盛，陽偏氣虛者，則膀胱腎氣俱冷，不能温制於水，則小便多，或不禁而遺尿。

膀胱，足太陽也，爲腎之腑，腎爲足少陰，爲臟，與膀胱合，俱主水。凡人之陰陽，日[1]入而陽氣盡則陰受氣，至夜半陰陽大會，氣交則臥睡。小便者，水液之餘也，從膀胱入於胞爲小便，夜臥則陽氣衰伏，不能制於陰，所以陰氣獨發，水下不禁，故於眠睡而不覺尿出也。

〔1〕日　原作“目”，形近之誤，據宋本、周本改。

按語　遺尿和尿牀二候，本書與《千金要方》、《外臺》，均分別論述，而《千金要方》、《外臺》兩書亦均有治法和附方，不盡相同。但現已不分，常合并言之。即其病理，兩者亦基本相同，多由於腎氣不固，膀胱失約所致。

八、胞轉候

胞轉者，由是胞屈辟[1]，小便不通，名爲胞轉。其病狀，齊下急痛，小便不通是也。此病或由小便應下，便強忍之，或爲寒熱所迫。此二者，俱令水氣還迫於胞[2]，使胞屈辟不得充張，外水應入不得入，内溲應出不得出，外内相壅塞，故令不通。此病至四五日，乃[3]有致死者。飽食、食訖[4]，應小便而忍之，或飽食訖而走馬，或小便急因疾走，或忍尿入房，亦皆令胞轉，或胞落，並致死。

〔1〕胞屈辟　指尿胞屈曲折疊，不能正常舒張。“辟”，折疊也。《文選·七命》：“萬辟千灌。”李善注：“辟，謂疊之。”

〔2〕俱令水氣還迫於胞　原作“俱合水氣還上氣迫於胞”，文義不順，據本書卷四十九胞轉候改。

〔3〕乃　猶“竟然”。《史記·淮陰侯列傳》：“諸將皆喜，人人各自以爲得大將。至拜大將，乃韓信也，一軍皆驚。”

〔4〕食訖　宋本、汪本、周本同；《外臺》卷二十七胞轉方無“食”字，“訖”連下句讀。“食訖”，進食完畢。

按語　胞轉又名“轉胞”，以臍下急痛，小便不通爲主症。本候所論，其病因，責之於強忍小便，或走馬、或疾走、或爲寒熱之氣所迫等，使膀胱屈折不舒所致，但胞轉亦有因虛勞、孕婦中氣虛弱，胎元下墜而致者，當區別對待。

又，本書卷四十婦人雜病諸候有胞轉候，可互參。

大便病諸候 凡五論

提要　本篇主要論述大便病，并大小便兼病。内容有大便難、大便不通、大便失禁、關格大小便不通和大小便難候。其中，大便難與不通，多責之腸胃有熱，津液耗傷，以致下行堅澀，所謂"結聚不宣"，"壅塞不通"。而大便失禁則相反，大便失禁是大腸與肛門之虛寒，實質是脾腎陽虛，封藏失職。至於關格病，是論大小便不通，但大小便不通而稱關格，《病源》又發展前人之論，并擴展關格之含義。

一、大便難候

大便難者，由五臟不調，陰陽偏有虛實[1]，謂[2]三焦不和，則冷熱并結故也。胃爲水穀之海，水穀之精，化爲榮衛，其槽粕行之於大腸以出也。五臟三焦既不調和，冷熱壅澀[3]，結在腸胃之間。其腸胃本實，而又爲冷熱之氣所并[4]，結聚不宣，故令大便難也。

又云：邪在腎，亦令大便難。所以爾[5]者，腎臟受邪，虛而不能制小便，則小便利，津液枯燥，腸胃乾澀，故大便難。

又，渴利之家，大便也難，所以爾者，爲津液枯竭，致令腸胃乾燥。

診其左手寸口人迎[6]以前脈，手少陰經也。脈沉爲陰，陰實者，病苦閉[7]，大便不利，腹滿四支重，身熱苦[8]胃脹。右手關上脈陰實者，脾實也，苦[9]腸中伏伏[10]如牢[11]狀，大便難。脈緊而滑直，大便亦難。

跗陽脈微弦，法當腹滿，不滿者，必大便難而脚痛[12]，此虛寒從上向下[13]也。其湯熨針石，別有正方，補養宣導，今附於後。

養生方導引法云：偃卧，直兩手，捻左右脇。除大便難，腹痛，腹中寒。口內氣，鼻出氣，溫氣咽之數十，病愈。

〔1〕虛實　此上《外臺》卷二十七大便難方有"冷熱"二字。

〔2〕謂　宋本、汪本、周本同；《外臺》無。

〔3〕澀　宋本、汪本、周本同；《外臺》作"塞"。

〔4〕并　原無，宋本、汪本、周本同，據《外臺》補。

〔5〕爾　猶"然"。《經傳釋詞》："爾，猶然也。"

〔6〕人迎　係左手寸口脈之別稱。《脈經》："左爲人迎，右爲氣口。"

〔7〕閉　此下《外臺》有"悶"字。

〔8〕苦　原作"若"，形近之誤，據《脈經》卷二第二改。

〔9〕苦　原作"若"，形近之誤，據《脈經》卷二第一、《千金要方》卷十五脾臟脈論第一、周本改。《外臺》作"病苦"二字。

〔10〕伏伏　《脈經》卷二第一注："一作愊愊"。"伏伏"，重言形況詞，狀腸中大便堅硬。

〔11〕牢　宋本、汪本、周本同；《脈經》、《千金要方》均作"堅"，義同。

〔12〕腳痛　宋本、汪本、周本同；《金匱要略》第十作"兩胠疼痛"，義長可從。

〔13〕從上向下　宋本、汪本、周本同；《金匱要略》、《外臺》作"從下而上"，義長可從。

按語　本候論大便難病因有三，一爲腸胃中實，復因冷熱之氣所并；二爲腎虛不能制水，津液枯燥；三爲渴利病人，津液枯竭，腸胃乾燥。同時，從脈診上亦反映三種病情，如手少陰經脈實、脾實、趺陽脈微弦等。在此所論，在臨牀上均可見到，其間亦有虛實寒熱之分，當區別對待。

二、大便不通候

大便不通者，由三焦五臟不和，冷熱之氣不調，熱氣偏入腸胃，津液竭燥，故令糟粕否結，壅塞不通也。其湯熨針石，別有正方，補養宣導，今附於後。

養生方導引法云：龜行氣，伏衣被中，覆口鼻頭面，正臥，不息九通，微鼻出氣[1]。治閉塞不通。

〔1〕微鼻出氣　宋本、汪本、周本同；《寧先生導引法》作"微微鼻出

内氣"，義長。

三、大便失禁候

大便失禁者，由大腸與肛門虛弱[1]冷滑故也。肛門，大腸之候也，俱主行[2]糟粕，既虛弱冷滑，氣不能溫制，故使大便[3]失禁。

〔1〕弱　原無，文義不完整，據此下同文句例補。

〔2〕行　原無，宋本、汪本、周本同，據《外臺》卷二十七大便失禁并關格大小便不通方補。

〔3〕大便　原無，據本候標題補。

按語　大便失禁，從表面看，爲大腸與肛門虛弱冷滑；但從本質論，腑病之虛寒，多與臟病有關，尤其是腎。因腎司二陰，主封藏，又爲胃關，臨證之際，當考慮及此。

四、關格大小便不通候

關格者，大小便不通也。大便不通，謂之內關；小便不通，謂之外格；二便俱不通，爲關格也。由陰陽氣不和，榮衛不通故也。陰氣大[1]盛，陽氣不得榮之，曰內關[2]。陽氣大盛，陰氣不得榮之，曰外格[3]。陰陽俱盛，不得相榮，曰關格。關格則陰陽氣否結，腹[4]內脹滿，氣不行於大小腸，故關格而大小便不通也。

又風邪在三焦，三焦約[5]者，則小腸[6]痛內閉，大小便不通。日不得前後，而手足寒者，爲三陰俱逆，三日死也。

診其脈來浮牢且滑直者，不得大小便也。

〔1〕大（tài 態）　"太"之古字，在此作過分解。《説文》"太"字段注："後世凡言大，而以爲形容未盡，則作太。"下同。

〔2〕曰內關　宋本、汪本、周本同；《靈樞·脈度》、《聖惠方》卷五十八關格小便不通諸方作"故曰格"。

〔3〕曰外格　宋本、汪本、周本同；《聖惠方》作"故曰格"。

〔4〕腹　此上原有"於"字，衍文，據《外臺》卷二十七大便失禁并關格大小便不通方刪。

〔5〕三焦約　指上、中、下三焦因受風邪所侵，氣化失常，而致大小便皆不通利。"約"，約束也。

〔6〕腸　宋本、汪本、周本同；《聖惠方》作"腹"。

按語　"關格"　一詞，在《内經》中所論，主要指兩個方面：一指人迎脈與寸口脈俱盛極，系陰陽離決之危象。如《素問·六節藏象論》："人迎與寸口俱盛四倍已上爲關格，關格之脈赢，不能極於天地之精氣，則死矣。"二指陰陽均偏盛，不能互相營運之病機，如《靈樞·脈度》："陰氣太盛，則陽氣不能榮也，故曰關；陽氣太盛，則陰氣弗能榮也，故曰格；陰陽俱盛，不得相榮，故曰關格。關格者，不得盡期而死也。"而《病源》所論之關格，是指大小便不通。這是一個發展。此後，關格含義更多，有指小便不通與嘔吐并見者，即小便不通名關，嘔吐不已名格。亦有指嘔吐而漸見大小便不通者，稱爲關格，係噎膈之危症。綜上所述，"關格"一詞，有多種含義，必須循名責實而論治。

五、大小便難候

大小便難者，由冷熱不調，大小腸有遊氣〔1〕，遊氣在於腸間，搏於糟粕，溲便不通流，故大小便難也。

診其尺脈滑而浮大，此爲陽干於陰，其人苦小腹痛滿，不能尿，尿即陰中痛，大便亦然。其湯熨針石，別有正方，補養宣導，今附於後。

養生方導引法云：正坐，以兩手交背後，名曰帶便。愈不能大便，利腹，愈虛嬴。反叉〔2〕兩手着背上，推上使當心許〔3〕，跌坐，反到〔4〕九通。愈不能大小便，利腹，愈〔5〕虛嬴也。

〔1〕遊氣　即遊走之氣。

〔2〕叉　原作"久"，形近之誤，據宋本、周本改。

〔3〕當心許　相當於心臟之處所。"許"，所也。《詩·大雅·下武》："昭兹來許。"集傳："許，猶所也。"

〔4〕反到　謂頭身向後仰倒。"到"，通"倒"。《莊子·外物》："草本之到植者過半"注：盧文弨曰："到，古倒字。"下一個"到"字同。

〔5〕愈　原在"腹"字上，倒錯，據上文及本句文義移正。

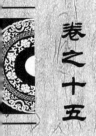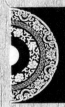

諸病源候論校注

重刊巢氏諸病源候總論卷之十五

五臟六腑病諸候 凡十三論

提要 本篇論述五臟六腑病候。其中五臟病候較詳，從臟象、虛實病、治則和病情之間、甚、死、生，脈診之平、病、死脈以及所主病證等，從各方面進行係統論述。而六腑病則較簡略，大都祇有臟象、虛實病和治則三項。這些內容，都是本書闡述各種證候病理之基礎部分，亦是本書內容重點之一。此後有五臟橫病候，指出五臟之病，有正經自病與外邪所傷兩種病情，亦提示五臟病可從內傷與外感分類，這是一個辨證要領。卷末尚有脾脹病候，與本篇體例不同，似屬錯簡。

一、肝病候

肝象[1]木，王於春；其脈弦，其神魂，其候目，其華在爪，其充在筋，其聲呼，其臭[2]臊，其味酸，其液泣，其色青，其藏血；足厥陰其經也。與膽合，膽[3]爲腑而主表，肝爲臟而主裏。

肝氣盛，爲血有餘，則病目赤，兩脇下痛引小腹，善怒。氣逆則頭眩[4]，耳聾不聰，頰腫，是肝氣之實也，則宜瀉之。肝氣不足，則病目不明，兩脇拘急，筋攣，不得太息，爪甲枯，面青，善悲[5]恐，如人將捕之，是肝氣之虛也，則宜補之。

於四時：病在肝，愈於夏；夏不愈，甚於秋；秋不死，待[6]

於冬；起於春。於曰：愈在丙丁；丙丁不愈，加於庚辛；庚辛不死[7]，待於壬癸；起於甲乙。於時：平旦慧，下晡[8]甚，夜半靜。禁當風[9]。

肝部[10]，左手關上是也。平肝脈來，綽綽如按琴瑟之絃[11]，如揭長竿末梢，曰肝平[12]。春以胃氣爲本。春，肝木王，其脈弦細而長，是平脈也。反得微[13]澀而短者，是肺之乘[14]肝，金之剋木，大逆[15]，十死不治；反得浮大而洪[16]者，是心乘肝，子之扶母[17]，雖病當愈[18]；反得沉濡滑者，是腎乘肝，母之歸子[19]，雖病當愈[20]；反得大而緩者，是脾之乘肝，爲土之陵[21]木，土之畏木[22]，雖病不死。病[23]肝脈來，盛[24]實而滑，如循長竿，曰肝病[25]；死肝[26]脈來，急益勁，如新張弓弦，曰肝死；真肝脈[27]至，中外急，如循刀刃隨隨然[28]，如新張弓弦[29]。色青白不澤，毛折乃死。

養生方云：春三月，此謂發陳，天地俱生，萬物以榮。夜臥早起，濶[30]步於庭。被髮緩形，以使春志生[31]。生而勿殺，與[32]而勿奪，賞而勿罰，此春氣之應也；養生之道也。逆之則傷於[33]肝，夏變爲寒[34]，則[35]奉長生[36]者少。

養生方導引法云[37]：肝臟病者，愁憂不樂，悲思嗔怒，頭旋眼痛[38]，呵[39]氣出而愈。

〔1〕象　藏象。《素問·五藏生成》："五藏之象"，王冰注："象，謂氣象也。言五臟雖隱而不見，然其氣象性用，猶可以物類推之。"

〔2〕臭（xiù 秀）　氣之總稱。《廣韻》："臭，凡氣之總名。"《易·繫辭上》："其臭如蘭。"

〔3〕膽　原無，語義不足，據正保本補。

〔4〕眩　《素問·藏氣法時論》作"痛"。

〔5〕悲　《素問》無。

〔6〕待　《素問》、汪本、周本同；宋本、作"持"，義同。"待"通"持"。《禮記·公食大夫禮》："左人待載"，注："古文，待爲持。""持"，相持；持續。

〔7〕死　《甲乙經》卷六第十作"加"，義近。"加"，病重也；"死"，病重至極則死。"加"謂其變，"死"謂變之極。

〔8〕下晡 "晡"，原作"脯"，形近之誤，據正保本、周本改。"下晡"，傍晚時分。《素問·標本病傳論》："冬雞鳴，夏下晡。"王冰注："下晡，謂日下於晡時，申之後五刻也。"亦即申酉之際，相當於午後三至五時。其時屬金。

〔9〕禁當風 此三字《素問·藏氣法時論》置於"起於春"之下；《甲乙經》在"起於甲乙"之下。

〔10〕肝部 謂屬於肝臟之診脈部位。

〔11〕綽綽如按琴瑟之絃 《素問·平人氣象論》作"耎弱招招"；《太素》卷十五五藏脈診、《脈經》卷三第一作"渜弱招招"。"綽綽"，喻脈來寬裕平緩。《詩·小雅·角弓》："綽綽有裕"，毛傳："綽綽，寬也。"鄭箋："綽，寬大也。"《爾雅》："綽綽，緩也。"

〔12〕如揭長竿末梢，曰肝平 "末梢，曰肝平"五字原無，易與下文病肝脈"如循長竿"混誤，當有"末梢"二字，方可顯出平、病脈之區別；"曰肝平"三字，爲本篇行文體例。以上據《素問·平人氣象論》補。"如揭長竿末梢"，喻脈象攸長而軟，猶如高舉長竿梢部，有柔韌之感。"揭"，《説文》："高舉也。"

〔13〕微 宋本、汪本、周本同；《脈經》作"浮"。

〔14〕乘 勝過；強於。在此有特殊之含義，指某臟臟氣較強盛，可對另一臟發生作用，該作用因臟腑間生克關係而效應各異，可佳亦可惡。此與後世五行學説中"過度相剋"之"乘"義不同。下文"心乘肝"，預後爲"雖病當愈"；"脾乘肝"，預後爲"雖病不死"等，可爲佐證。

〔15〕大逆 此上《脈經》有"爲賊邪"三字。

〔16〕浮大而洪 宋本、汪本、周本同；《脈經》作"洪大而散"。

〔17〕扶母 原作"乘母"，於義不協，據《脈經》改。肝病得心脈，是子助母實，故曰"扶母"。此即《素問》"至其所生而愈"之義。下文"雖病當愈"可證。

〔18〕當愈 宋本、汪本、周本同；《脈經》作"自愈"。

〔19〕歸子 此下《脈經》有"爲虛邪"三字。歸，往。《廣雅》："歸，往也；就也"。

〔20〕當愈 宋本、汪本、周本同；《脈經》作"易治"。

〔21〕陵 宋本作"剋"；汪本、周本作"凌"；義并通。"陵"，侵犯。《玉篇》："陵，犯也"，亦爲"剋"義。

〔22〕土之畏木 宋本、汪本、周本同；《脈經》作"爲微邪"。

〔23〕病　原無，據《素問》、《太素》卷十五五藏脈診補。

〔24〕盛　《素問》、《太素》作"盈"，義通。

〔25〕肝病　原作一個"平"字，與本篇文體不合，誤，據《素問》、《太素》改。

〔26〕死肝　原作"肝病"，與本篇文體不合，誤，據《素問》、《太素》改。

〔27〕真肝脈　即肝之真臟脈。真臟脈，乃臟府真氣敗露之象，絕無胃氣，預後極惡。《素問·玉機真藏論》："諸真藏脈見者，皆死不治也。"

〔28〕賾賾（zézé 責責）然　原作"頤頤然"，形近之誤，據周本改。又，《素問·玉機真藏論》作"責責然"。"賾"與"責"，同聲同韻，通假。《太素》卷十四真藏脈形作"清清然"；宋本作"頤頤然"。"賾賾然"，喻脈象堅搏外露，難尋其根。《集韻》："賾，幽深難見也。"《類經》："言細急堅搏，而非微弦之本體也。"

〔29〕新張弓弦　宋本、汪本、周本同；《素問》、《脈經》作"按琴瑟弦"；《太素》作"按瑟弦"。

〔30〕濶　《素問·四氣調神大論》、《太素》卷二順養均作"廣"，義同。"濶"，《廣韻》："廣也"。在此爲避隋煬帝楊廣諱字。

〔31〕以使春志生　《素問》、《太素》作"以使志生"；宋本作"以使春志平"。

〔32〕與　《素問》、《太素》作"予"，義通。《廣韻》："予，猶與也。"

〔33〕於　《素問》無。

〔34〕夏變爲寒　《素問》作"夏爲寒變"；《太素》作"夏爲寒爲變"。

〔35〕則　《素問》、《太素》無。

〔36〕奉長生　《素問》無"生"字；《太素》作"奉生長"。

〔37〕養生方導引法云　原作"又云"，據本篇心、肺、腎病候體例改。

〔38〕嗔怒，頭旋眼痛　宋本、汪本、周本同；《千金要方》卷二十第五作"喜頭眼疼痛"。

〔39〕呵　導引法"六字訣"之一。詳見本候按語。

按語　本候內容，主要論述以下四點：①肝之藏象、肝病虛實辨證。內容主要從病源、主證、治則等各方面論證。其中之太過不及、經脈運行路逕，及臟腑表裏關係等，又爲診察之要點；

②肝病間、甚、死、生之變化。主要按五行生剋規律進行推導；③肝病之平、病、死、真臟脈象及其預後，亦屬五行生剋規律。但最重視者，乃在於胃氣之多少、有無；④肝病之養生、導引法。

文中"肝木王，其脈弦細而長"至"土之畏木，雖病不死"一段，論述肝病見其他臟之脈所主病情、預後。此段論述，在文字上與《脈經》有許多出入，兩相比較，《脈經》文字較順，層次清晰，概念明確，邏輯性亦較強，而且易於理解。如肝病見肺、心、腎、脾諸臟脈時，依五行規律，分別使用"剋"、"扶"、"歸"、"陵"等詞；病情方面，分別稱作"賊邪"、"實邪"、"虛邪"、"微邪"（注釋見本卷心病候注〔24〕）；對其預後，則分別用"十死不治"、"自愈"、"易治"、"不死"等詞。讀時宜兩者合參，細心揣摩，得其要領。

本篇養生方導引法首載"六字訣"之運用。"六字訣"，又稱"六字氣"，屬於氣功導引法中之"瀉法"。六字為：噓、呵、呼、呬、吹、嘻。前人認為，唸此六字字音，可對各自相應臟腑進行保健或治療。六字所主，古今不盡相同。

梁代陶弘景《養性延命錄》中所載，為目前所見六字訣之最早資料，但該書尚未將"六字"與臟腑明確配對，所主疾病亦與後世有所出入。其文曰："凡行氣，以鼻納氣，以口吐氣，微而引之，名曰長息。納氣有一，吐氣有六。納氣一者，謂吸也；吐氣六者，謂吹、呼、嘻、呵、噓、呬，皆出氣也。凡人之息，一呼一吸，原有此數，欲為長息吐氣之法時，寒可吹，溫可呼；委曲治病，吹以去熱，呼以去風，嘻以去煩，呵以下氣，噓以散滯，呬以解極（疲）。"由此可知，"六字訣"即古代"吐納法"中之"吐"法。同時還可以看出，古代養生治病所採用之"吐納法"非常重視"呼氣法"，這與後世氣功首重"吸氣"是有所區別的。

時及隋唐，則將"六字"分屬於藏府，除本書有關論述外，如《千金要方》卷二十七第五載："若患心冷病，氣即呼出；若熱病，氣即吹出。若肺病，即噓出。若肝病，即呵出。若脾病，即唏出。若腎病，即呬出。"

後世則認爲噓屬肝、呵屬心、呼屬脾、呬屬肺、吹屬腎、唏屬三焦。即：讀噓可散肝鬱，讀呵可散心火，讀呼可消脾瘰，讀呬可解肺極（疲），讀吹可清腎熱，讀唏可去三焦煩火。（據明《類修要訣》、清《勿藥元詮》）

本卷所載之六字訣，其義當與《千金要方》同源。

使用此法時，須無聲讀字出氣。具體做法，《千金要方》云："呼法，鼻中引氣入，口中吐氣出，當令聲相逐呼字而吐之"；"吹，如吹物之吹，當使字氣聲似字"。其他類推。在實施中，還須掌握運氣時舒緩、強烈之幅度以及次數，如"（心）冷病者，用大呼三十遍，細呼十遍"；"熱病者，用大吹五十遍，細吹十遍；肝病者，用大呵三十遍，細呵十遍；脾病者，用大唏三十遍，細唏十遍；腎病者，用大呬五十遍，細呬三十遍。"

以下各臟腑病候若用六字訣處，以此類聯，不另出注。

其餘心、肺、脾、腎四臟病候，其論證規律與本候類同，可互相聯繫閱讀。

二、心病候

心象火，王於夏。其脈如鈎而洪大，其候舌，其聲言[1]，其臭焦，其味苦，其液汗，其養血，其色赤，其[2]藏神；手少陰其經也。與小腸合，小腸爲腑而主表，心爲臟而主裏。

心氣盛，爲神有餘，則病胸內痛，脅支滿，脅下痛，膺、背、髆胛間痛，兩臂內痛，喜笑不休，是心氣之實也，則宜瀉之。心氣不足，則胸腹大，脅下與腰背相引痛，驚悸，恍惚，少顏色，舌本強，善憂悲，是爲心氣之虛也，則宜補之。

於四時：病在心，愈於長夏；長夏不愈，甚於冬；冬不死，待[3]於春；起於夏。於日：愈在戊己；戊己不愈，加於壬癸；壬癸不死[4]，待於甲乙；起於[5]丙丁。於時：日中慧，夜半甚，平旦靜。禁溫衣熱食。

心部，在左手寸口是也。平心[6]脈來，累累如連珠，如循琅玕[7]，曰心平[8]。夏以胃氣爲本。夏，心火王，其脈浮[9]，洪大而散，名曰平脈也。反得沉濡滑者，腎之乘心，水之剋火，爲[10]大逆，十死不治；反得弦[11]而長，是肝乘心，母歸子[12]，雖病當愈[13]；反得大而緩，是脾乘心，子之扶母[14]，雖病當愈[15]；反得微[16]濇而短，是肺之乘心，金之陵[17]火，爲微邪[18]，雖病不死[19]。病心脈來，喘喘連屬[20]，其中微曲，曰心病；死心脈來[21]，前曲後倨[22]，如操帶鈎[23]，曰心死；真心脈至，堅[24]而搏，如循薏苡累累然。其色赤黑不澤，毛折乃死。其湯熨針石，別有正方，補養宣導，今附於後。

養生方云：夏三月，此謂蕃莠[25]。天地氣交，萬物英實[26]。夜臥早起，無厭於日。使志無怒，使華英成秀，使氣得泄，若所愛在外。此夏氣之應，養長之道也。逆之則傷心，秋爲痎瘧[27]。

養生方導引法云：心臟病者，體有冷熱。若冷，呼氣出[28]；若熱，吹氣出。

又云：左脇側[29]臥，口內氣，申臂直脚，以[30]鼻出之[31]。週而復始[32]，除心下不便[33]也。

〔1〕言　《素問·陰陽應象大論》作"笑"。

〔2〕其　原作"而"，誤，據本卷肝、肺、腎病候體例改。

〔3〕待　本卷肝病候、肺病候、宋本均作"持"，義通。

〔4〕死　《甲乙經》卷六第十作"加"。

〔5〕於　原無，據本篇文例、《素問·藏氣法時論》補。

〔6〕平心　原作"寸口"，與本篇文例不合，據《素問·平人氣象論》及本篇體例改。

〔7〕如循琅玕（láng gān 郎干）　喻診脈時指下猶如撫循滾動之珠玉。"琅玕"，似珠之美玉。《廣韻》："琅玕，玉名。"《素問》王冰注："琅玕，珠之類也。"

〔8〕心平　原作"平心"，倒文，據《素問》、《太素》卷十五五藏脈診及本篇文例移正。

〔9〕浮　《脈經》卷三第二無。

〔10〕爲　此下《脈經》有"賊邪"二字。

〔11〕弦　此下《脈經》有“細”字。

〔12〕母歸子　宋本、正保本作“母剋子”；《脈經》作“母之歸子，爲虛邪。”義長可從。

〔13〕當愈　宋本、汪本、周本同；《脈經》作“易治”。

〔14〕扶母　原作“乘母”，於義不協，據《脈經》改。

〔15〕當愈　宋本、汪本、周本同；《脈經》作“自愈”。

〔16〕微　宋本、汪本、周本同；《脈經》作“浮”。

〔17〕陵　宋本作“剋”，汪本、周本作“凌”，義并通。

〔18〕微邪　《難經·五十難》：“從所不勝來者爲賊邪，從所勝來者爲微邪，自病者爲正邪。”

〔19〕不死　宋本、汪本、周本同；《脈經》作“即差”。

〔20〕喘喘連屬　謂脈來浮數且急，如人之喘氣不止。“喘”，《素問·大奇論》：“脈至如喘”，王冰注：“喘謂卒來盛急，去而便衰，如人之喘狀也。”李中梓《診家正眼》：“曰喘者，且浮且數也。”“連屬”，謂連續不斷，有急迫之勢。

〔21〕來　原無，據《素問·平人氣象論》、《太素》、本篇文例補。

〔22〕前曲後倨　“曲”，《甲乙經》卷四第一作“鉤”，義通。《説文》：“鉤，曲鉤也。”段注：“曲物曰鉤。”“倨”，《素問》、《太素》、《脈經》、宋本均作“居”，義通，均表示“過直”。《左傳·襄公二十九年》：“直而不倨，曲而不屈。”可知“有過”之意。《太素》注：“居，直也。”“前屈後倨”，喻脈象但鉤無胃，全失柔和之象。《太素》注：“按之指下覺初曲後直。”

〔23〕如操帶鉤　喻脈象但鉤無胃，如執衣帶之鉤。“操”，王冰注：“執持也。”“帶鉤”，古人束腰革帶上之金屬鉤，一端微曲，常雕飾動物、花紋之類。其圖形見《古玉圖譜》。

〔24〕堅　原作“牢”，避諱字。爲與“牢脈”區別，據《素問》、《太素》、《脈經》改。

〔25〕蕃莠（fán xiù 凡秀）　“莠”，《素問·四氣調神大論》、《太素》卷二順養，周本、湖本均作“秀”。“莠”，通“秀”。《詩·國風·出其東門》：“有女如荼”，箋：“荼，茅秀；物之輕者，飛行無常。”“秀，本或作莠，音同。”“蕃莠”，喻生機勃勃，茂盛繁華。《素問》王冰注：“蕃，茂也；盛也。秀，華也；美也。”

〔26〕英實　《素問》作“華實”。“英”，猶“華”，花也。《楚辭·離

騷》：“夕餐秋菊之落英”，注：“英，華也。”“實”，果實。“英實”，謂夏至之時，陰陽施化，萬物長成形體，孕含化育之功。

〔27〕痎（jiē皆）瘧　其含義較多，大致有：一、泛指瘧疾。《素問·瘧論》：“夫痎瘧者，皆生於風。”二、指間日瘧。《説文》：“痎，二日一發瘧也。”三、瘧之易使形體消瘦者。王冰注：“痎，痎瘦之瘧也。”四、瘧之纏綿發作於四季者。如本書卷十一痎瘧候：“夫痎瘧者，夏傷於暑也。其病，秋則寒甚，冬則寒輕，春則惡風，夏則多汗。”在此當取一、三兩義。

〔28〕出　原作“入”，誤，據《千金要方》卷二十七第五改。

〔29〕脇側　原無，據本書卷十九積聚候養生方導引法補。

〔30〕申臂直脚，以　原無，據本書卷十九補。

〔31〕鼻出之　本書卷十九作“鼻吐之”。

〔32〕週而復始　原無，據本書卷十九補。

〔33〕不便　本書卷十九作“否硬”，義長。

三、脾病候

脾象土，王於長夏。其脈緩，其形口，其聲歌，其臭香，其味甘，其液涎，其養形[1]肉，其色黄而[2]藏意；足太陰其經也。與胃合，胃爲腑主表，脾爲臟主裏。

脾氣盛，爲形有餘，則病腹脹，溲[3]不利，身重苦饑[4]，足萎不收[5]，行善瘈[6]，脚下痛，是爲脾氣之實也，則宜瀉之；脾氣不足，則四支不用，後泄[7]，食不化，嘔逆，腹脹，腸鳴，是爲脾氣之虛也，則宜補之。

於四時：病在脾，愈在秋；秋不愈，甚於春，春不死，待於夏；起[8]於長夏。於日：愈於庚辛；庚辛不愈，加於甲乙；甲乙不死[9]，待[10]於丙丁；起於戊己。於時：日昳[11]慧，平旦甚，下晡靜。脾欲緩，急食甘以緩之；用苦以瀉之；甘以補之。禁温食、飽食、濕地、濡衣[12]。

脾部，在右手關上是也。平脾脈來，和柔相離，如雞踐地，曰脾平[13]。長夏以胃氣爲本[14]。六月，脾土王，其脈大，阿阿[15]而緩，名曰平脈也。反得弦而急[16]，是肝之乘脾，木之剋[17]土，爲[18]大逆，十死不治；反得微[19]濇而短，是肺之乘脾，子之扶母[20]，不治自愈[21]；反得浮而洪[22]者，是心乘脾，母之歸[23]子，當瘥不死[24]；反得沉濡而滑者，是腎之乘脾，水之陵[25]，土，爲微邪，當瘥[26]。脾脈長長[27]而弱，來疎去概[28]，再至曰平，三至曰離經[29]，四至曰奪精[30]，五至曰死，六至曰命盡。病脾脈來，實而盛[31]數，如雞舉足[32]，曰脾病；死脾脈來，堅銳如鳥之喙[33]，如鳥之距[34]，如屋之漏[35]，如水之溜[36]，曰脾死；真脾脈至[37]，弱而乍數乍疎。其[38]色青黃不澤，毛折乃死。

養生方導引法[39]云："脾臟病者，體面[40]上遊風習習，痛，身體癢，煩悶疼痛，用嘻[41]氣出。

〔1〕形 《脈經》卷三第三無。

〔2〕而 通"其"。《經詞衍釋》："而，猶其也。《孟子》：當今之世，舍我其誰也？《論衡·非韓篇》作而誰。蓋而、其可互爲訓也。"

〔3〕溲 此上《素問·調經論》、《脈經》卷六第五有"涇"字。

〔4〕若饑 《脈經》同；《素問·藏氣法時論》作"善肌"；《甲乙經》卷六第九作"善饑"。

〔5〕足萎不收 《素問》作"肉痿，足不收"，與"善肌"連讀；《甲乙經》作"肌肉萎，足不收"。

〔6〕行善瘈（chì 赤，又讀 chè 徹） "行"，宋本、汪本同；周本作"胻"；"瘈"，又作"瘛"，抽筋，筋脈抽掣。

〔7〕後泄 《素問·藏氣法時論》作"飧泄"。

〔8〕待於夏；起 "待"，本卷肺病候、宋本、《素問》作"持"，義通。"於夏起"三字原無，據本卷體例及《素問》補。

〔9〕死 《甲乙經》卷六第十作"加"。

〔10〕待 本卷肺病候、《素問》、宋本作"持"，義通。

〔11〕昳（dié 叠） 又稱"昃（zè 仄）"。未時；相當於午後一至三時。《書·無逸》："自朝至於日中昃"，孔穎達疏："昃，亦名昳，言日蹉跌而下，謂未時也。"

〔12〕禁溫食、飽食、濕地、濡衣 此句《素問》置於"起於長夏"句下；《甲乙經》置於"起於戊己"句下。"濡衣"，潮濕之衣服。"濡"，《集韻》："沾濕也。"

〔13〕平脾脈來，和柔相離，如雞踐地，曰脾平 此十五字原無，據本

篇前後文例及《素問·平人氣象論》、《太素》卷十五五藏脈診補。"離"，附麗；附着。《易·離》孔穎達疏："離，麗也；麗謂附著也。"引申爲"併"。《禮記·曲禮上》："離坐離立"，孔穎達疏："二人併坐或兩人併立。"本段意謂：脾之平脈，當和緩從容與柔暢流利之象附麗併見，猶如雞足踏地，和緩徐行。

〔14〕長夏以胃氣爲本　本句原錯置於下文"名曰平脈也"句下，據前後文例移正。

〔15〕阿阿（yā yā 椏椏）　擬態詞，喻脈象長而柔和。《詩·小雅·隰桑》："隰桑有阿"，箋："隰中之桑，枝條阿阿然長美。""阿"，柔貌；通"猗"。《集韻》："猗、阿"柔貌。"

〔16〕弦而急　宋本、汪本、周本同；《脈經》作"弦細而長"。

〔17〕剋　原作"乘"，據本書肝、心、肺、腎病候文例及宋本改。

〔18〕爲　此下《脈經》有"賊邪"二字。

〔19〕微　宋本、汪本、周本同；《脈經》作"浮"。

〔20〕扶母　原作"剋母"，於義不協，據《脈經》改。

〔21〕不治自愈　《脈經》作"爲實邪，雖病自愈"。

〔22〕浮而洪　宋本、汪本、周本同；《脈經》作"洪大而散"；《千金要方》卷十五第一作"浮大而洪"。

〔23〕歸　周本同；宋本、正保本作"剋"。

〔24〕當瘥不死　宋本、汪本、周本同；《脈經》作"爲虛邪，雖病易治"。

〔25〕陵　宋本作"剋"；汪本、周本作"凌"，義同。

〔26〕當瘥　宋本、汪本、周本同；《脈經》作"雖病即差"。

〔27〕長長　宋本、汪本、周本同；《脈經》作"萇萇"。

〔28〕概（jì 寄）　《脈經》作"數"，義近，均與"疏"相對。"概"，稠密。《説文》："概，稠也。"

〔29〕離經　指異於正常、過快或過慢脈率之一種類型。《難經·十四難》："一呼再至曰平，三至曰離經，四至曰奪精，五至曰死，六至曰命絶，此死之脈也"；"一呼一至曰離經，二呼一至曰奪精，三呼一至曰死，四呼一至曰命絶，此謂損之脈也。"《難經集注》虞庶注："經者，常也，謂脈離常經之所。"

〔30〕奪精　指脈象異常，氣血紊亂，失於常規，猶如精氣已被奪去。《難經集注》虞庶注："精無所歸，猶如奪去。"參本候注〔29〕。

〔31〕盛　宋本、《素問·平人氣象論》、《太素》均作"盈"，義通。

〔32〕實而盛數，如雞舉足　《讀素問鈔》汪機注："如雞踐地，是雞不驚而徐行也；如雞舉足，被驚時疾行也。況實數與輕緩相反，彼此對看，尤是明白。"全句喻脈來疾而不緩，且有生硬之象。王冰注："胃少故脈實急矣。"

〔33〕如烏之喙（huì 會）　"喙"，原作"啄"，形近之誤，據《素問》、《太素》、《脈經》、周本改。本句喻脈象如烏嘴般堅硬鋒利，毫無柔和之象。王冰注："烏喙、鳥距，言銳堅也。""喙"，鳥嘴。《詩·曹風·候人》："不濡其咮"，傳："咮，喙也。"《釋文》："喙，鳥口也。"

〔34〕距　雞爪。《說文》："距，雞距也。"在此泛指鳥足。

〔35〕如屋之漏　喻脈象猶如屋檐漏水。爲怪脈之一。王冰注："屋漏，謂時動復住。"

〔36〕如水之溜　"溜"，《素問》、《太素》作"流"，義通。《素問·氣穴論》："臟俞五十六"，王冰注："留十呼"，新校正云："按《甲乙經》留作流；餘所流，並作留。"又，"復溜"，新校正云："按《甲乙經》溜作留，餘復溜字並同。"據此，"留"、"溜"、"流"三字，字異義同。《文選·潘安仁·射雉賦》："泉涓涓而吐溜"，李善注："溜，水流貌也。""如水之溜"，喻脈象猶如流水般流逝，搏動幅度極小。王冰注："水流，謂平至不鼓。"

〔37〕至　原無，據前後文例及《素問·玉機真藏論》補。

〔38〕其　此上原有"然"字，衍文，據前後文例及《素問》刪。

〔39〕導引法　原無，據前後文例補。

〔40〕面　《千金要方》卷十七第五無。

〔41〕嘻　即"六字訣"中之"唏"字，"嘻"、"唏"音近，故通。《千金要方》、宋本即作"唏"。

四、肺病候

肺象金，王於秋。其脈如毛而浮，其候鼻，其聲哭，其臭腥，其味辛，其液涕，其養皮毛，其藏氣，其色白，其神魄[1]；手太陰其經。與大腸合，大腸爲腑主表，肺爲臟主裏。

肺氣盛，爲氣有餘，則病喘欬上[2]氣，肩[3]背痛，汗出，尻、陰、股、膝[4]、踹、脛[5]、足皆痛，是爲肺氣之實也，則宜瀉之；肺氣不足，則少氣不能報息[6]，耳聾，嗌乾，是爲肺氣之虚也，則宜補之。

於四時：病在肺，愈在冬；冬不愈，甚於夏；夏不死，持於長夏；起於秋。於日：愈在壬癸；壬癸不愈，加於丙丁；丙丁不死，持於戊己；起於庚辛。於時：下晡慧，夜半靜，日中甚。肺欲收，急食酸以收之，用酸補之[7]，辛瀉之。禁寒飲食、寒衣[8]。

肺部，在右手關前寸口是也。平肺脈來，厭厭聶聶，如落榆莢，曰肺平[9]。秋以胃氣爲本。秋，肺金[10]王，其脈浮濇而短，是曰平脈也。反得浮大而洪[11]者，是心之乘肺，火之剋金，爲[12]大逆，十死不治也；反得沉濡而滑者，是腎之乘肺，子之扶母[13]，病不治自愈[14]；反得緩大而長阿阿[15]者，是脾之乘肺，母之歸[16]子，雖病當愈[17]；反得弦[18]而長者，是肝之乘肺，木之陵[19]金，爲微邪，雖病當愈[20]。肺脈來汎汎[21]而輕，如微風吹鳥背上毛。再至曰平，三至曰離經，四至曰奪精，五至曰死，六至曰命盡。病肺脈來，上下[22]如循雞羽[23]，曰肺[24]病。肺病，其色白，身體但寒無熱，時時欲欬，其脈微遲，爲可治[25]。死肺脈來，如物之浮，如風吹毛[26]，曰肺死。秋胃微毛曰平，胃氣少毛多[27]曰肺病，但如毛無胃氣曰死。毛有弦曰春病，弦甚曰今病。真肺脈至，大而[28]虛，如毛羽中人膚。其[29]色赤白不澤，毛折乃死。其湯熨針石，別有正方，補養宣導，今附於後。

養生方云：多語則氣爭，肺脹口燥。

又云：秋三月，此爲容平。天氣以急，地氣以明。早臥早起，與雞俱興。使志安寧，以緩秋形[30]。收歛神氣，使秋氣平。無外其志，使肺氣清[31]。此秋氣之應也，養收[32]之道也。逆之則傷肺，冬爲飧泄。

養生方導引法云：肺臟病者，體胸背痛滿，四肢煩悶，用噓氣出。

又云[33]：以兩手據地覆之，口內氣，鼻出之，除胸中、肺中病也。

［1］魄　原作“鬼”，脱偏傍之誤，據《素問·宣明五氣》、《太素》卷

六藏府氣液、《脈經》卷三第四改。

〔2〕上　宋本、汪本、周本同；《素問·藏氣法時論》、《脈經》卷六第七、《千金要方》卷十七第一作“逆”，義通。《周禮·天官·宰夫》：“萬民之逆”，注：“自下而上曰逆。”

〔3〕肩　此下《脈經》、《千金要方》有“息”字。

〔4〕膝　此下《素問》有“髀”字。《脈經》、《甲乙經》卷六第九、《千金要方》有“攣、髀”二字。

〔5〕踹、脛　宋本、汪本、周本同；《素問》、《脈經》、《甲乙經》、《千金要方》作“腨、胻”。“踹”，《玉篇》：“足跟也。”“腨”，“腓腸也。”“脛”與“胻”通。但具體尚有分別，言脛則統胻，言胻不能統脛。

〔6〕不能報息　呼吸氣短而難於接續。《類經》注：“報，復也。不能報息，謂呼吸氣短，難以接續也。”

〔7〕酸補之　原無，據前後文例及《素問》補。

〔8〕禁寒飲食、寒衣　本句原錯置於“起於庚辛”句下，據本卷文例移此。又，此句《素問》置於“起於秋”句下；《甲乙經》卷六第十作“禁寒衣、冷飲食”，置“起於庚辛”句下。

〔9〕平肺脈來，厭厭聶聶，如落榆莢，曰肺平　此十五字原誤作“平肺脈微短濇如毛”，據前後文例及《素問·平人氣象論》、《太素》卷十五五藏脈診、《脈經》卷三第四改。“厭厭聶聶，如落榆莢”，喻脈象輕虛浮緩，如榆莢飄落時翩翩飛揚，亦即微毛之意。《類經》注：“輕浮和緩貌。”“榆莢”，榆樹之莢果，俗稱“榆錢”，體小、輕而薄。

〔10〕肺金　原作“金肺”，倒文，據文義及前後文例移正。

〔11〕浮大而洪　宋本、汪本、周本同；《脈經》作“洪大而散”。

〔12〕爲　此下《脈經》有“賊邪”二字。

〔13〕扶母　原作“乘母”，於義不協，據《脈經》改。

〔14〕病不治自愈　宋本、汪本、周本同；《脈經》作“爲實邪，雖病自愈”。

〔15〕浮大而長阿阿　宋本、汪本、周本同；《脈經》作“大而緩”。

〔16〕歸　汪本、周本同；宋本、正保本作“剋”。又，此下《脈經》有“爲虛邪”三字。

〔17〕當愈　宋本、汪本、周本同；《脈經》作“易治”。

〔18〕弦　此下《脈經》有“細”字。

〔19〕陵　宋本作“剋”，汪本、周本作“凌”，義同。

〔20〕當愈　宋本、汪本、周本同；《脈經》作"即瘥"。

〔21〕汎汎　即"泛泛"，輕浮貌。《釋名》："汎齊，浮蟻在上，汎汎然也。"疏證："汎，浮貌；泛，浮也。汎、泛，義相近。"

〔22〕上下　宋本、汪本、周本同，《素問》、《甲乙經》卷四第一、《脈經》作"不上不下"；《太素》作"不下不上"。

〔23〕如循雞羽　《類經》："如循雞羽，輕浮而虛也。亦毛多胃少之意。"

〔24〕肺　原脱，據《素問》、《太素》、《脈經》補。

〔25〕病肺脈來，上下如循雞羽，曰肺病。肺病，其色白，身躰但寒無熱，時時欲咳，其脈微遲，爲可治　此三十五字原置於上文"秋以胃氣爲本"句下，係錯簡，據前後文例移正。

〔26〕如物之浮，如風吹毛　《類經》注："物之浮，空虛無根也；如風吹毛，散亂無緒也。亦但毛無胃之義。"

〔27〕毛多　《素問·玉機真藏論》在"胃氣少"之上。

〔28〕而　原作"如"，據前後文例及《素問》、《脈經》改。

〔29〕其　此上原有"然"字，衍文，據前後文例删。

〔30〕秋形　"形"，本書卷十七水穀痢候養生方、《素問·四氣調神大論》作"刑"，義通。《荀子·成相》："形是詰"，注："形，當爲刑。"《說文通訓定聲》："形，假借爲刑。""秋刑"，《類經》注爲"蕭殺之氣"，意指秋季蕭殺之氣對人之傷害。"刑"，害；傷害。《列子·楊朱》："故不爲刑所及"，《釋文》："刑，害也。"

〔31〕清　《太素》卷二順養作"精"。

〔32〕養收　原作"收養"，倒文，據本篇文例、《素問》、《太素》、汪本、周本移正。

〔33〕又云　原無，據下文内容補。下文是另一種導引吐納方法，原與上文連續，易於誤會，今另列，以清眉目。

五、腎病候

腎象水，王於冬。其脈如石而沉，其候耳，其聲呻，其臭腐，其味鹹，其液唾，其養骨，其色黑，其神志；足少陰其經也。與膀胱合[1]，膀胱爲腑主表，腎爲臟主裏。

腎氣盛，爲志有餘，則病腹脹，殥泄，躰腫[2]，喘欬，汗[3]出，憎風[4]，面目黑，小便黃，是爲腎氣之實也，則宜瀉之；腎氣不足，則厥，腰背冷，胸内痛，耳鳴苦聾，是爲腎氣之虛也，則宜補之[5]。

於四時：病在腎，愈在春；春不愈，甚於長夏；長夏不死，待[6]於秋；起於冬。於日：愈於甲乙；甲乙不愈，加[7]於戊己；戊己不死，待於庚辛；起於壬癸。於時：夜半慧，日乘四季[8]甚，下晡静。腎欲堅，急食苦以堅之，鹹以瀉之，苦以[9]補之。無犯塵垢，無衣炙衣[10]。

腎部，在左手關後尺中是也。平腎脈來，喘喘累累如鈎，按之而堅，曰腎平。冬以胃氣爲本[11]。冬，腎水王，其脈沈濡而滑，名曰平脈也。反得浮[12]大而緩者，是脾之乘腎，土之剋水，爲[13]大逆，十死不治；反得浮濇而短者，是肺之乘腎，母之歸[14]子，爲虛邪，雖病易治[15]；反得弦細長[16]者，是肝之乘腎，子之扶母[17]，爲實邪，雖病自愈；反得浮大而洪[18]者，是心之乘腎，火之陵水，爲微邪[19]，雖病，治之不死也[20]。病[21]腎脈來，如引葛[22]，按之益堅[23]，曰腎病。腎風水，其脈大緊，身無痛，形不瘦，不能食，善驚，驚以心萎者死[24]。死腎[25]脈來，發如奪索[26]，辟辟如彈石，曰腎死。冬胃微石曰平，胃少石多曰腎病，但石無胃曰死，石而有鈎曰夏病，鈎甚曰今病。藏真下於腎，腎藏骨髓之氣。真腎[27]脈至，搏而絶，如[28]彈石辟辟然。其色黄黑不澤，毛折乃死。諸真藏脈[29]見者，皆死不治。其湯熨針石，别有正方，補養宣導，今附於後。

養生方云：冬三月，此爲閉藏。水冰地坼，無擾乎陽。早卧晚起，必待日光。使志若伏匿[30]，若有私意，若已有得。去寒就温，無泄皮膚，使氣亟奪[31]。此冬氣之應也，養藏之道也。逆之則傷腎，春爲萎厥。

養生方導引法云：腎臟病者，咽喉窒塞，腹滿耳聾，用呬氣出。

又云：兩足交坐，兩手捉兩足解溪，挽之，極勢，頭仰，來去七。去腎氣壅塞。

[1]膀胱合　原無，據本篇文例及正保本補。

〔2〕腹脹，飧泄，體腫　宋本、汪本、周本同；《素問·藏氣法時論》作"腹大脛腫"；《脈經》卷六第九、《甲乙經》卷六第九作"腹大脛腫痛"。

〔3〕汗　此上《素問》、《脈經》、《甲乙經》有"身重寢"三字。

〔4〕憎風　惡風之甚。王冰注："謂深惡之也。"

〔5〕補之　此下原有"腎病者，腹大體腫，汗出憎風，虛則胸中痛"十八字，是上文之重出，與本篇體例亦不一致，衍文，今刪。

〔6〕待　《素問》、《甲乙經》卷六第十、宋本、本篇肺病候作"持"，義通。

〔7〕加　原作"甚"，體例不合，據《甲乙經》改。

〔8〕日乘四季　《素問》無"日乘"二字。"日乘四季"，指一日中之辰、戌、丑、未四個時辰，即今之七至八時、十九至二十時、一至二時、十三至十四時。因爲該四個時辰屬土，而土旺於四季中之辰、戌、丑、未四個月份（三月、六月、九月、十二月），故將與之對應之四個時辰稱爲"日乘四季"。《素問·三部九候論》："日乘四季死"，王冰注："辰戌丑未，土寄王之，脾氣內絶，故日乘四季而死也。"

〔9〕以　原作"亦"，音近之誤，據周本改。

〔10〕無犯塵垢，無衣炙衣　此八字原置於"起於壬癸"句下，據本篇文例移正。又，《素問》作"禁犯焠㶥熱食温炙衣"，置於"起於冬"句下。《甲乙經》卷六第九作"禁犯焠㶥，無食熱，無温衣"，置於"起於壬癸"句下。"無衣炙衣"，謂不要穿烤熱之衣服。

〔11〕平腎脈來，喘喘累累如鈎，按之而堅，曰腎平。冬以胃氣爲本　此二十三字原無，據本篇文例及《素問·平人氣象論》、《太素》卷十五五藏脈診補。"喘喘累累如鈎"，喻脈象沉石滑利，連續不斷而又曲回如鈎狀。王冰注："謂如心脈而鈎，按之小堅爾。"

〔12〕浮　《脈經》卷三第五無。

〔13〕爲　此下《脈經》有"賊邪"二字。

〔14〕歸　汪本、周本同；宋本作"尅"。

〔15〕治　此上原有"可"字，衍文，據本卷文例及《脈經》刪。

〔16〕弦細長　汪本、周本同；宋本作"弦而長"。

〔17〕扶母　原作"乘母"，與義不協，據《脈經》改。

〔18〕浮大而洪　宋本、汪本、周本同；《脈經》作"洪大而散"。

〔19〕火之陵水，爲微邪　"火之陵水"，宋本無此四字。"爲微邪"三

字原無，據《脈經》、宋本補。

〔20〕治之不死也　宋本、汪本、周本同；《脈經》作"即瘥"。

〔21〕病　原無，據《素問》、《太素》補。

〔22〕引葛　喻脈象如拉扯葛藤，引之不絕，堅搏牽連，已失圓滑柔和之象。"引"，本義爲拉弓，引申爲拉、挽等動作。《説文》："引，開弓也。""葛"，即葛藤。《類經》注："脈如引葛，堅搏牽連也。"

〔23〕堅　原作"耴"，據《素問》、《太素》改。

〔24〕病腎脈來，如引葛，按之益堅，曰腎病。腎風水，其脈大緊，身無痛，形不瘦，不能食，善驚，驚以心萎者死　此三十八字原錯置於"在左手關後尺中是也"句下，據本篇文例移正。又，"腎風水"至"心萎者死"一段，論腎風水之形證，與本段論脈之文體不符，當是另外病候錯簡於此。此外，"驚以心萎"《素問·奇病論》作"驚已，心氣萎"，義勝。

〔25〕死腎　原作"腎死"，倒文，據本篇文例及《素問·平人氣象論》、《太素》移正。

〔26〕奪索　《太素》注："指下如索一頭繫之，彼頭控之，索奪而去。"據此，"奪索"乃喻脈象如手中繩索脱然而去。實際是歇止脈之嚴重者。

〔27〕腎　原無，據本篇文例及《素問·玉機真藏論》補。

〔28〕如　此下《素問》、《脈經》有"指"字。

〔29〕脈　原無，據《素問》補。

〔30〕匿　此上《素問·四氣調神大論》有"若"字。

〔31〕無泄皮膚，使氣亟（qì 氣）奪　"亟奪"，《太素》卷二順養作"不極"。本句意謂：冬季須固密腠理，勿使皮膚泄汗，而使閉藏之陽氣受到損耗。"亟"，多次。《廣韻》："亟，數也。""亟奪"，即多次、反復削奪。

按語　此上五候，分論五臟病證，從內容來看，肝、心兩臟虛實病與其餘三臟相較，在脾、肺、腎三臟缺五志病證；脾、肺兩臟又缺榮華病，似屬脱簡。

由於五臟藏象、間甚死生時日、補瀉禁忌以及脈象等，內容有一定之規律性，故列表如次，以備覽要。文中某些部分有缺文，據《素問》、《靈樞》、《太素》、《脈經》等書有關資料一併補齊，既可看到各書互異之處，亦使內容更臻全面。（表內有括號者爲補入內容）

（一） 五臟藏象簡表

藏象 五臟	五行	四時	五脈	五神	五竅	榮華	其充	五聲	五臭	五味	五液	五色	臟養
肝	木	春	弦	魂	目	爪	筋	呼	臊	酸	淚	青	血
心	火	夏	鈎而洪大	(神)	舌	(面)	(脈)	言(笑)	焦	苦	汗	赤	血(營)
脾	土	長夏	緩	意	口	(唇)	(肉)	歌	香	甘	涎	黃	形肉
肺	金	秋	毛而浮	魄	鼻	毛	皮	哭	腥	辛	涕	白	氣
腎	水	冬	如石而沉	志	耳	髮	骨	呻	腐	鹹	唾	黑	(精)

（二） 五臟病間甚死生時日簡表

時日 五臟	四時					日干					時辰					
	春	夏	長夏	秋	冬	甲乙	丙丁	戊己	庚辛	壬癸	平旦	日中	日昳	下晡	夜半	乘四季
肝	起	愈		甚	持	起	愈		加	持	慧			甚	靜	
心	持	起	愈		甚	持	起	愈		加	靜	慧			甚	
脾	甚	持	起	愈		加	持	起	愈		甚		慧	靜		
肺		甚	持	起	愈		加	持	起	愈		甚		慧	靜	
腎	愈		甚	持	起	愈		加	持	起				靜	慧	甚

（三） 五臟病補瀉及禁忌簡表

補瀉禁忌 ＼ 五臟病	肝病	心病	脾病	肺病	腎病
補	（辛）	（鹹）	甘	酸	苦
瀉	（酸）	（甘）	苦	辛	鹹
禁　忌	當風	溫衣，熱食	溫食，飽食，濕地，濡衣	寒飲食寒衣	塵垢炙衣

（四）五臟平病死真臟脈簡表（括號內為《脈經》內容）

	部位	當王脈	平脈	克我	我克	生我	我生	病脈	死脈	真臟脈
				生克脈及預後						
肝	左關上	王於春，其脈弦	弦細而長	肺乘肝，微濇而短，十死不治	脾乘肝，大而緩，雖病不死	腎乘肝，沉濡而滑，當病不治（易治）	心乘肝，浮大而洪，當愈（自愈）	盛實而滑，如循長竿	急益勁，如新張弓弦	中外急，如循刀刃賾賾然，如新張弓弦
心	左寸口	王於夏，其脈如鈎而洪大	浮洪大而散	腎乘心，沉濡而滑，十死不治	肺乘心，微濇而短，雖病不死	肝乘心，弦而長，當愈（易治）	脾乘心，大而緩，當愈（自愈）	喘喘連屬其中微曲	前曲後倨，如操帶鈎	牢而搏，如循薏苡累累然
脾	右關上	王於長夏，其脈緩	脈大阿阿而緩	肝乘脾，弦而急，十死不治	腎乘脾，沉濡而滑，當瘥（雖病不死）	心乘脾，浮而洪，當瘥不死（易治）	肺乘脾，微濇而短，自愈	實而數，如雞舉足	堅銳如鳥之喙，如鳥距，如屋之漏，如水之溜	弱而乍數乍疏

续表

部位	當王脈	平脈	生克脈及預後				病脈	死脈	真臟脈
			克我	我克	生我	我生			
肺	右寸口	王於秋，其脈如毛而浮	浮澀而短	心乘肺，浮大而洪，十死不治	肝乘肺，弦而長，當愈（雖病不死）	脾乘肺，緩大而長，當愈（易治）	腎乘肺，沉濡而滑，自愈	上下如循雞羽	如物之浮，如風吹毛	大而虛，如毛羽中人膚
腎	左尺中	王於冬，其脈如石而沉	沉濡而滑	脾乘腎，浮大而緩，十死不治	心乘腎，浮大而洪，治之死	肺乘腎，浮澀而短，易治	肝乘腎，弦細而長，自愈	如引葛，按之益堅	發如奪索，辟辟如彈石	搏而絕，如彈石辟辟然

六、膽病候

膽象木，王於春。足少陽其經也，肝之腑也，決斷[1]出焉。諸腑臟皆取決斷於膽。

其氣盛爲有餘，則病腹內冒冒[2]不安，身軀軀習習[3]，是爲膽氣之實也，則宜瀉之。膽氣不足，其氣上溢而口苦，善太息，嘔宿汁[4]，心下澹澹[5]，如[6]人將捕之，嗌中介介[7]，數[8]唾，是爲膽氣之虛也，則宜補之。

〔1〕決斷　原作"謀慮"，誤，據《素問·靈蘭秘典論》改。

〔2〕腹內冒冒　宋本、汪本、周本同；《脈經》卷二第一作"腹中實"。"冒冒"，喻腹內脹悶，亦是"實"義。"冒"，通"懣"。《素問·玉機真藏論》："忽忽眩冒而顛疾。"王冰注："冒，爲冒悶也。"

〔3〕習習　謂皮肉瞤動，有如蟲行之感。

〔4〕宿汁　《甲乙經》卷九第五作"宿水"；《中藏經》卷上第二十六作"清汁"。"宿汁"，指胃中停積之陳腐液汁，如痰飲、酸苦水等。

〔5〕心下澹澹（dàn dàn 淡淡）　宋本、汪本、周本同；《脈經》卷六第二、《千金要方》卷十二第一無"下"字；《中藏經》作"心中澹澹"。"澹澹"，不定貌。《素問·刺熱》："其逆則項痛員員澹澹然"，王冰注："澹澹，謂似欲不定也。"《靈樞識》："澹與憺同，爲跳動貌。"此似指心臟悸動。

〔6〕如　《靈樞·邪氣藏府病形》作"恐"。又，"如"上，《甲乙經》有"善恐"二字；《太素》卷十一府病合輸、《脈經》、《千金要方》均有"恐"字。

〔7〕介介　宋本、汪本、周本同；《靈樞》作"吤吤然"。"介介"，咽中不適，如有物阻貌。

〔8〕數　此下《甲乙經》有"欬"字。

七、小腸病候

小腸象火，王於夏。手太陽其經也，心之腑也。水液之下行爲溲便者，流於小腸。

其氣盛爲有餘，則病小腸熱，焦竭乾澀，小腸膜脹，是爲小腸之氣實也，則宜瀉之。小腸不足，則寒氣客之，腸病，驚跳不言，乍來乍去，是爲小腸氣之虛也，則宜補之。

按語　文中"腸病，驚跳不言"之機理，《中藏經》卷上第二十五有一段論述可資參考，文曰："小腸，主於舌之官也，和則能言，而機關利健，善別其味也。虛則左寸口脈浮而微軟弱，不禁按，病爲驚狂無所守，下空空然，不能語者是也。"

八、胃病候

胃象土，王於長夏[1]。足陽明其經也，脾之腑也，爲水穀之海。諸臟腑皆受水穀之氣於胃。

其[2]氣盛爲有餘，則病腹膜脹，氣滿，是爲胃氣之實也，則宜瀉之。胃氣不足，則饑而不受水穀，飧泄嘔逆，是爲胃氣之[3]虛也，則宜補之。

胃脈實則脹，虛則泄。關脈滑，胃中有熱[4]，脈滑爲實[5]，氣滿不欲食[6]。關脈浮，積熱在胃內。

〔1〕夏　原作"春"，誤，據汪本、周本改。

〔2〕其　原無，據前後文例補。

〔3〕之　原無，據前後文例補。

〔4〕胃中有熱　原作"胃內有寒"，於義不協，據《脈經》卷二第三、《千金要方》卷二十八第六改。

〔5〕脈滑爲實　宋本、汪本、周本同；《脈經》、《千金要方》作"滑爲熱食"。

〔6〕食　此下《脈經》、《千金要方》有"食即吐逆"四字。

九、大腸病候

大腸象金，王於秋。手陽明其經也，肺之腑也，爲傳導之官，變化糟粕出焉。

其氣盛爲有餘，則病腸内切痛，如錐刀刺，無[1]休息[2]，腰背寒痺，攣急，是爲大腸氣之實，則宜瀉之。大腸氣不足，則寒氣客之，善泄，是大腸之氣虚也，則宜補之。

診其右手寸口脈，手陽明經也。脈浮則爲陽，陽實者，大腸實也，若腸内[3]切痛，如錐刀刺，無休息時。

〔1〕無　原作“爲”，誤，據汪本、周本改。

〔2〕息　此下《脈經》卷二第一有“時”字。

〔3〕内　原無，據本候前文“則病腸内切痛”例句補。又，《脈經》作“中”。

十、膀胱病候

膀胱象水，王於冬。足太陽其經也，腎之腑也。五穀五味之津液悉歸於膀胱，氣化分入血脈，以成骨髓也；而津液之餘者，入胞則爲小便。

其氣盛爲有餘，則病熱，胞濇，小便不通[1]，小腹偏腫痛，是爲膀胱氣之實也，則宜瀉之。膀胱氣不足，則寒氣客之，胞滑，小便數而多也[2]，面色黑，是膀胱氣之虚也，則宜補之。其湯熨針石，別有正方，補養宣導，今附於後。

養生方導引法云：蹲坐，欹身[3]，弩[4]兩手向前，仰掌，極勢，左右轉身腰三七。去膀胱内冷血風，骨節急强。

又云：互跪，調和心氣，向下至足，意裹[5]想氣索索然，流布得所，始漸漸平身，舒手傍肋，如似手掌内氣出氣不止，面覺急悶，即起；脊[6]至地，來去二七。微減[7]膝頭冷，膀胱宿病，腰[8]脊强，齊下冷悶。

〔1〕小便不通　此下《千金要方》卷二十第三有“尿黄赤”三字。

〔2〕也　《千金要方》作“白”，可參。

〔3〕欹身　使身體傾斜。“欹”，傾斜。

327

〔4〕弩　宋本同；汪本、周本作"努"，義通。《正字通》："弩，今別作努。"

〔5〕裏　本書卷四虛勞膝冷候養生方導引法無。

〔6〕脊　原作"皆"，形近之誤，據本書卷四改。

〔7〕減　此下本書卷四有"去"字。

〔8〕腰　此下本書卷四有"內"字。

按語　本候於膀胱生理之論述，是對《素問·靈蘭秘典論》之進一步發揮。《靈蘭秘典論》謂："膀胱者，州都之官，津液藏焉，氣化則能出矣。"該論有兩個問題：①膀胱與津液之關係敘述較爲籠統；②易使人誤解膀胱僅爲貯尿、排尿之器官，此欠於全面。而本候則云："五穀五味之津液，悉歸於膀胱，氣化分入血脈，"是指出膀胱之"氣化"功能，賅有吸收和輸布精微物質之雙重作用，即現在所知之腎小管再吸收作用；而"津液之餘者，入胞則爲小便"，又是將其所排泄之物僅限於"津液之餘"，即多餘之水和廢棄部分。這樣，膀胱之氣化功能論述全面，包括取精與去腐兩個方面，均得以明晰。這種論述之實質精神，已被闡發盡致，而"升降出入，無器不有"之辨證思想，亦得以具體、明白地反映出來。

十一、三焦病候

三焦者，上焦、中焦、下焦是也。上焦之氣，出於胃上口，並咽以上[1]，貫鬲，布胸內，走掖，循太陰之分而行[2]，上至舌，下至足陽明，常與榮衛俱行，主內而不出也。

中焦之氣，亦並於胃口[3]，出上焦之後，此[4]受氣者，泌糟粕，承[5]津液，化爲精微，上注於肺脈，乃化而爲血。主不上不下也。

下焦之氣，別迴腸，注於膀胱而滲入焉，主出而不內。故水穀常並居於胃，成糟粕而俱下於大腸也。謂此三氣，焦乾水穀，分別清濁，故名三焦。三焦爲水穀之道路，氣之所終始也。

三焦氣盛爲有餘，則脹，氣滿於皮膚內，輕輕然而不牢[6]，或小便澀，或大便難，是爲三焦之實也，則宜瀉之；三焦之氣不足，則寒氣客之，病遺尿，或泄利，或胸滿，或食不消，是三焦之氣虛也，則宜補之。

診其寸口脈遲，上焦有寒；尺脈遲，下焦有寒；尺脈浮者，客陽[7]在下焦。

〔1〕上　原無，語意未完，據《靈樞·營衛生會》補。

〔2〕而行　此下《靈樞》有"還至陽明"四字。

〔3〕胃口　《靈樞》作"胃中"。

〔4〕此　此下《靈樞》有"所"字。

〔5〕承　《靈樞》作"蒸"，義長可從。

〔6〕輕輕然而不牢　宋本、汪本、周本同；《太素》卷二十九脈論作"殼殼然而不堅"；《脈經》卷六第十一作"殼殼然而堅不疼"。"輕輕然"，喻皮膚腫脹，外堅而中虛，如空壳般外急而內不堅實。

〔7〕客陽　虛陽。即腎虛陽氣外浮。

十二、五臟橫病候

夫五臟者，肝象木，心象火，脾象土，肺象金，腎象水。其氣更休更王[1]，互虛互實。自相乘剋，內生於病，此爲正經自病[2]，非外邪[3]傷之也。若寒溫失節，將適乖理，血氣虛弱，爲風濕陰陽毒氣所乘，則非正經自生，是外邪所傷，故名橫病也。其病之狀，隨邪所傷之臟而形證見焉。其湯熨針石，別有正方，補養宣導，今附於後。

養生方導引法云：從膝以下有病，當思齊下有赤光，內外連沒身也；從膝以上至腰有病，當思脾黃光；從腰以上至頭有病，當思心內赤光；病在皮膚寒熱者，當思肝內青綠光。皆當思其光，內外連而沒已身，閉[4]氣，收光以照之[5]。此消疾却邪甚驗。篤信，精思行之，病無不愈。

〔1〕更休更王　指五臟之氣隨四時之推移而交替休旺。"更"，更迭；交替。

〔2〕正經自病　謂五臟之氣自相乘侮而致病，是與五邪所傷相對而言。見《難經·四十九難》。

〔3〕外邪　《難經·四十九難》作"五邪"，指中風、傷暑，飲食勞倦、傷寒、中濕五者。

〔4〕閉　原作“閑”，形近之誤，據周本改。

〔5〕收光以照之　謂聚集意念所見之光，照射病所，及其所主之臟腑，以爲治療。

按語　本候舉外邪侵害五臟之病，稱爲五臟橫病，與五臟乘剋相傷之正經自病對舉，以明五臟之病，亦有內傷、外感之分。故可以作爲辨證分類之綱領看待。

文中所載之養生方導引法，屬氣功導引之“內視法”，可與本書卷二風冷候養生方導引法第四條“安徐看氣”和《千金要方》卷二十七第二道林養性內視法互參。

十三、脾脹病候

脾脹病者[1]，是脾虛爲風邪所乘，正氣與邪氣交結，令脾氣不宣調，擁[2]聚而脹也。其病喜[3]噦，四支急[4]，體重不能勝衣[5]也。

〔1〕者　原作“有”，形近之誤，據宋本、周本改。

〔2〕擁　通“壅”、“雍”。《漢書·楊雄傳》：“雍神休”，顏師古注：“雍，聚也。讀曰擁。”

〔3〕喜　《靈樞·脹論》、《脈經》卷六第五作“善”，義通。

〔4〕四支急　《靈樞》作“四肢煩悗”。

〔5〕勝衣　原作“勝置”，文義不通，據《靈樞》改。又，《太素》卷二十九脹論、《脈經》作一個“衣”字，無“勝”字。

按語　從本候內容看，當屬脾胃病範圍，可能是本書卷二十一脾胃病諸候之條文錯簡於此者。

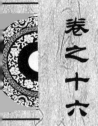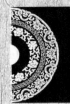

重刊巢氏諸病源候總論卷之十六

心痛病諸候凡五論

提要 本篇論述心痛病，内容有心痛、久心痛、心懸急懊痛、心痛多唾、心痛不能食等。其中，心痛候爲本篇之重點，該候系統叙述心痛病變，有正經發病之真心痛、別絡受病之久心痛，以及脾、胃、腎之經氣逆上犯心所致之各種心痛病之證候。其他三候，如心懸急懊痛候、心痛多唾候、心痛不能飲食候，均是心痛病之兼症，其病因、病機、病位各不相同，可作爲心痛病之辨證示例。

又，本卷論證，每一種病均運用新久兼挾之體例，頗有理致可尋；亦是層層深入者。有利於掌握各種病證及其變化之規律。

一、心痛候

心痛者，風冷邪氣乘於心也。其痛發，有死者，有不死者，有久成疹[1]者。

心爲諸臟主而藏神，其正經不可傷，傷之而痛，爲真心痛[2]，朝發夕死，久發朝死。

心有支別之絡脈，其爲風冷所乘，不傷於正經者，亦令心痛，則乍間乍甚[3]，故成疹不死。

又[4]，心爲火，與諸陽會合，而手少陰心之[5]經也。若諸陽氣虛，少陰之經氣逆，謂之陽虛陰厥，亦令心痛，其痛引喉是也。

又，諸臟虛受病，氣乘於心者，亦令心痛，則心下急痛，謂之脾心痛也。

足太陰爲脾之經，與胃合。足陽明爲胃之經，氣虛逆乘心而痛。其狀腹脹，歸[6]於心而痛甚，謂之胃心痛也。

腎之經，足少陰是也，與膀胱合；膀胱之經，足太陽是也。此二經俱虛而逆，逆氣乘心而痛者，其狀下重[7]，不自收持[8]，苦泄寒中，爲腎心痛也[9]。

診其心脈微急[10]，爲心痛引背，食不下。寸口脈沉緊，苦[11]心下有寒，時痛。關上脈緊，心下苦痛。左手寸口脈沉，則爲陰絕[12]；陰絕者，無心脈也，苦心下毒痛[13]。

〔1〕疹（zhěn 診） 久病。《素問·奇病論》：“無損不足，益有餘，以成其疹”，王冰注：“疹，謂久病也。”

〔2〕真心痛 此下《靈樞·厥病》有“手足青至節，心痛甚”八字。

〔3〕乍間乍甚 忽輕忽重。“間”與“甚”對舉，“間”即減輕，“甚”即加重。《論語·子罕》：“病間”，集解：“病少差曰間。”

〔4〕又 原作“人”，形近之誤，據《外臺》卷七心痛方、周本改。

〔5〕之 原無，據《外臺》補，足句。

〔6〕歸 往；就。亦猶上文“逆乘心”之義。

〔7〕下重 指下體沉重。

〔8〕不自收持 原作“不自伏時”，形近之誤，據周本、《外臺》改。“不自收持”，謂收舉不能自如。

〔9〕也 原無，據《外臺》補，足句。

〔10〕微急 原作“急者”，據《靈樞·邪氣藏府病形》改。

〔11〕苦 原作“若”，形近之誤，據周本、《外臺》、《聖惠方》卷四十三心痛論改。

〔12〕絕 原無，宋本、汪本、周本同，可與下文相協。

〔13〕毒痛 《千金要方》卷十三心藏脈論作“熱痛”。“毒痛”，劇烈疼痛。“毒”，《説文》：“厚也。”深重至極之義。

按語 本候全面論述心痛之病因、病機、主證、分類及其脈象，具有概論意義。

心痛分類，采用臟腑經絡之説，如"朝發夕死，夕發朝死"之真心痛，與"乍間乍甚"之久心痛，其區別在於邪傷心之正經與別絡之異。至於陽虛陰厥之心痛，亦屬真心痛中之一個類型。脾心痛、胃心痛、腎心痛，則是脾、胃、腎之經氣逆上犯於心所致。但脾心痛敘證較簡，《千金要方》卷十三心腹痛第六謂："厥心痛，如以針錐刺其心，心痛甚者，脾心痛也"，較此爲詳，可聯繫研究。

心痛脈象，多爲陰寒之脈，如本候列舉之急、沉、緊三種脈。根據所現部位，分別提示心陽不振和下寒上逆兩種病機，此與《金匱要略》第九所云："陽微陰弦，即胸痹而痛"之病理一致。説明心痛病診治，既有辨證性，又有一定之規律性。

本書卷三十七心痛候、卷四十一妊娠心痛候，與本候內容大致相同，但下文心痛多唾候與妊娠心痛候，認爲"痰飲"之邪亦爲本病病因之一，此與臨牀所見相合，可補本候之未備。

又，本書卷二十有寒疝心痛候、心疝候，卷三十有心痹候、胸痹候，與本候均有一定聯繫，可參合研究。

二、久心痛候

心爲諸臟主，其正經不可傷，傷之而痛者，則朝發夕死，夕發朝死，不暇展治[1]。其久心痛者，是心之支別絡脈[2]，爲風邪冷熱[3]所乘痛也，故成疹不死，發作有時，經久不瘥也。

〔1〕不暇展治　猶謂來不及施展治療。

〔2〕脈　原無，據前心痛候補。

〔3〕風邪冷熱　前心痛候作"風冷邪氣"；《外臺》卷七久心痛方作"風邪冷氣"。

按語　本候內容，已見於心痛候，但據臨牀，久心痛候遠較真心痛爲多見，而對生活、工作影響亦較多，所以在此又專條重出，蓋是重申其義，以表重視。"久心痛"之名，《素問》、《靈樞》尚未記載，本書首次將其從心痛病中分出，是對心痛辨證之一大貢獻。

三、心[1]懸急懊痛候

心與小腸，合爲表裏，俱象於火，而火爲陽氣也。心爲諸臟主，故正經不受邪。若爲邪所傷而痛，即死。若支別絡脈[2]爲風邪所乘而痛，則經久成疹。其痛懸急懊[3]者，是邪迫於陽，氣不得宣暢，壅瘀生熱，故心如懸而急，煩懊痛也。

〔1〕心　此下《外臺》卷七心下懸急懊痛方有“下”字。

〔2〕脈　原無，據前心痛候補。

〔3〕懊　原作“燠”，形近之誤，據本候標題改。“懊”，煩躁懊惱。

按語　本候叙述心痛病之兩種兼見症，一是心痛之時，病人自感心如懸空，有搖搖慾墜之急迫感；一是兼有心中懊懷煩躁不安之感。此兩種證候之病機都是陽氣被鬱，不得宣通暢達，瘀鬱生熱所致。此類症狀，臨牀頗爲常見。

四、心痛多唾候

心痛而多唾者，停飲乘心之絡故也。停飲者，水液之所爲也。心氣通於舌，心與小腸合，俱象火；小腸，心之腑也，其水氣下行於小腸，爲溲便，則心絡無有停飲也。膀胱與腎俱象水，膀胱爲腎之腑，主藏津液；腎之液上爲唾，腎氣下通於陰，若腑臟和平，則水液下流宣利；若冷熱相乘，致腑臟不調，津液水飲停積，上迫於心，令心氣不宣暢，故痛而多唾也。

按語　心痛兼見多唾，其病機爲水飲停聚，上迫於心。從此可知，停飲不化亦是心痛病發作原因之一，而且符合臨牀所見。這些資料，亦足徵《病源》記載之翔實具體，并多有創見。

五、心痛不能飲食候

心痛而不能飲食者，積冷在內，客於脾而乘心絡故也。心，陽氣也；冷，陰氣也。冷乘於心，陰陽相乘，冷熱相擊，故令痛也。脾主消水穀，冷氣客之，則脾氣冷弱，不勝於水穀也。心爲火，脾爲土，是母子也，俱爲邪所乘，故痛[1]，復不能飲食也。

〔1〕痛　此上《聖惠方》卷四十三治心痛不能飲食諸方有“心”字。

按語 心痛不能飲食，亦是臨牀之常見證候，文中指出："客於脾而乘心絡"，"俱爲邪所乘"，則是心脾兩病。其實，有心病及脾者，亦有脾病及心者；有心痛爲主、不能飲食乃一時之兼證；亦有脾病不能飲食爲主，影響於心而一時作痛者。故情況較爲複雜，臨牀宜分析而論。

腹痛病諸候凡四論

提要 本篇標題爲腹痛，實際賅有腹痛和腹脹兩病。篇中對此兩者之病因病機、證候、及其新久變化等，均分別給以詳細明確論述。

腹痛與腹脹，在病機上有其共同之處，即均爲陽氣不足，陰氣有餘。病久不愈，又能成爲久痛、久脹。病情發展，又均可演成脾弱，以致於食不消化；下移於腸，而爲下痢。所不同者，腹痛病變，多在胃腸、膜原，而且正邪交爭，相互搏擊；腹脹病變，則主要在脾，陰邪內盛，不能運化。

一、腹痛候

腹痛者，由腑臟虛[1]，寒冷[2]之氣，客於腸胃、募原之間，結聚不散，正氣與邪氣交爭[3]相擊，故痛。其有陰[4]氣搏於陰經者，則腹痛而腸鳴，謂之寒中。是陽氣不足，陰氣有餘者也。

診其寸口脈沉而緊，則腹痛。尺脈緊，臍下痛。脈沉遲，腹痛。脈來觸觸者，少腹痛。脈陰弦，則腹痛。凡腹[5]急痛，此裏之有病，其脈當沉。若細而反浮大，故[6]當愈矣。其人不即愈者，必當死，以其病與脈相反故也。其湯熨針石，別有正方，補養宣導，今附於後。

養生方導引法云：治股、脛、手臂痛法：屈一脛、臂中所痛者，正偃臥，口鼻閉氣，腹痛，以意推之，想氣往至痛上，俱熱即愈。

又云：偃臥，展兩脛、兩手，仰足指，以鼻內氣，自極七息。除腹中弦急切痛。

又云：正偃臥，以口徐徐內氣，以鼻出之[7]。除裏急。飽食後[8]咽氣數十，令溫中；若氣寒者[9]，使人乾嘔腹痛[10]。口[11]內氣七十所，大振腹[12]；咽氣數十，兩手相摩，令熱，以摩腹，令氣下。

又云：偃臥，仰兩足、兩手，鼻內氣七息。除腹中弦切痛。

〔1〕虛　此上《聖惠方》卷四十三治腹痛諸方有"氣"字。

〔2〕寒冷　宋本、汪本、周本同；《醫心方》卷六第四作"冷熱"。

〔3〕交爭　《聖惠方》無。

〔4〕陰　宋本、汪本、周本同；《外臺》卷七治腹痛方作"冷"；《聖惠方》作"寒"。義近。

〔5〕腹　此下《聖惠方》有"中有"二字。

〔6〕故　宋本、汪本、周本同；《聖惠方》作"散者"，連上句讀。

〔7〕正偃臥，以口徐徐內氣，以鼻出之　原作"偃臥，口內氣，鼻出之"，是前文之簡詞，據本書卷三虛勞裏急候養生方導引法補整。又，其中"內"、"出"二字，《王子喬導引法》作"出"、"內"。

〔8〕食後　原無，據《王子喬導引法》補。

〔9〕若氣寒者　原作一個"寒"字，據《王子喬導引法》補整。

〔10〕使人乾嘔腹痛　原作"乾吐嘔腹痛"，據《王子喬導引法》改補。

〔11〕口　宋本、汪本、周本同；《王子喬導引法》作"從鼻"二字。

〔12〕大振腹　此下《王子喬導引法》有"內"字。"大振腹"，猶言盡力鼓起腹部。"振"，舉起；鼓起。《國語·晉語》："振廢淹"，注："振，起也。""振"，本書卷三虛勞裏急候養生方導引法、《王子喬導引法》作"填"，義近。《一切經音義》："填，滿也。"

按語　本候論腹痛，成因多責之於寒冷，這是舉其大端而言。其實本病成因很多，如《素問·舉痛論》有"熱氣留於小腸，故痛而閉不通"之證；《傷寒論》有實熱燥屎腹痛；《金匱要略》有血虛腹痛；本書卷四十七腹痛候尚有"面赤或壯熱，四肢煩，手足心熱"等各種腹痛。臨牀應作具體分析，辨證施治。

陰寒腹痛之脈，多為陰脈，本候列舉沉、緊、沉遲、陰弦等數種。此類脈象，均反映出陰寒內盛，陽氣受遏之病機。其病情變化，如見於寸口，爲陰寒上乘；見於尺部，爲陰凝於下。又，文中所論腹痛見浮大脈爲當愈，此乃陽氣來復，故預後良好；若病不向愈，則又爲陰寒内盛，虛陽外浮，預後不良。但就脈象本身而言，亦有所區別：陽氣來復之浮，爲浮而有胃、有神、有根；虛陽外越之浮，則多見浮而散亂，無根無神。故雖同云"浮脈"，而實際則大不相同。

腹痛又有部位、性質之分，如本候論脈中提及少腹痛、臍下痛、腹中痛等，則其病機與治則亦有所異。臨牀時均應加以分析。

此外，本候養生方導引法有文字錯誤。如導引法第一條，其内容乃論治股脛手臂痛法，與腹痛無涉，似爲錯簡。第三、四條，内容與本書卷三虛勞裹急候養生方導引法基本相同，但又有一定差異。至於最後一條，亦似第三條内容之重出。

二、久腹痛候

久腹痛者，臟腑虛而有寒，客於腹内，連滯不歇[1]，發作有時。發則腸鳴而腹絞痛，謂之寒中，是冷摶於陰經，令[2]陽氣不足，陰氣有餘也。寒中久痛不瘥，冷入於大腸，則變下痢。所以然者，腸鳴氣虛故也，腸虛則泄，故變下痢也。

〔1〕連滯不歇　猶謂留滯不愈。

〔2〕令　原作"今"，形近之誤，據正保本、周本改。

按語　文中"下痢"一證，應作"下利"理解，不專指痢疾。古醫書常以"利"包括"痢"，"痢"與"利"互用。

三、腹脹候

腹脹者，由陽氣外虛，陰氣内積故也。陽氣外虛，受風冷邪氣；風冷，陰氣也。冷積於腑臟之間不散，與脾氣相擁[1]，虛[2]則脹，故腹滿而氣微喘。

診其脈，右手寸口氣口以前，手陽明經也，脈浮爲陽，按之牢強，謂之爲實。陽實者，病腹滿，氣喘嗽[3]。右[4]手關上脈，足太陰[5]經也，陰實者，病[6]腹脹滿，煩擾不得臥也；關脈實，即腹滿響[7]；關上脈浮而大，風在胃內，腹脹急，心內澹澹[8]，食欲嘔逆；關脈浮，腹滿不欲食，脈浮爲是[9]虛滿。

左手尺中神門以後脈，足少陰經。沉者爲陰，陰實者，病苦小腹滿[10]。左手尺中陰實者，腎實也，苦腹脹善鳴。左手關後尺中脈浮爲陽，陽實者，膀胱實也，苦少腹滿，引腰痛。脈來外澀[11]者，爲奔腹[12]脹滿也，病苦腹滿而喘。

脈反滑利而沉，皆爲逆，死不治。腹脹脈浮者生，虛小者死。其湯熨針石，別有正方，補養宣導，今附於後。

養生方導引法云：蹲坐，住心[13]云，捲[14]兩手，發心向下[15]，左右手搖臂，遞互欹身[16]，盡髒勢，捲頭築肚[17]，兩手衝脈至臍下，來去三七。漸去腹脹肚急悶，食不消化。

又云：腹中苦脹[18]，有寒，以口呼出氣，三十過止。

又云：若腹中滿，食飲苦飽，端坐伸腰，以口[19]內氣數十，滿吐之，以便爲故[20]，不便復爲之。有寒氣，腹中不安，亦行之。

又云：端坐，伸腰，口內氣數十[21]。除腹滿，食飲過飽，寒熱，腹中痛病。

又云：兩手向身側一向，偏相極勢[22]；發頂足，氣散下[23]，欲似爛物解散。手掌指直舒，左右相皆然，去來三七；始正身，前後轉動膊腰七。去腹肚脹，膀胱、腰脊臂冷，血脈急強，悸也。

又云：苦腹內滿，飲食善飽，端坐伸腰，以口內氣數十，以便爲故，不便復爲。

又云：脾主土，土[24]暖如[25]人肉，始[26]得發汗，去風冷邪氣。若腹內有氣脹，先須暖足，摩臍[27]上下并氣海，不限遍數，多爲佳。始得左迴右轉三[28]七。和氣如用，要用[29]身內一百[30]一十三法，迴轉三百六十骨節，動脈搖筋，氣血布澤，二十四氣和潤，藏府均調，和氣在[31]用。頭動轉[32]搖振，手[33]氣向上，心氣向下，分明知去知[34]來。莫問[35]平手、欹腰，轉身，摩氣，屈[36]蹙迴動，盡，心氣放散，送至湧泉，一一不失氣之行度。用之有益，不解用者，疑[37]如氣亂。

〔1〕擁　宋本同；《聖惠方》卷四十三治腹虛脹諸方作"搏"；汪本、周本作"壅"。"擁"、"壅"通。《漢書·楊雄傳》："雍神休"，注："雍，聚也。雍，讀曰擁。"

〔2〕虛　此上《聖惠方》有"脾"字。

〔3〕氣喘嗽　宋本、汪本、周本同；《脈經》卷二第二作"善喘欬"。

〔4〕右　原作"左"，形近之誤，據《脈經》改。

〔5〕太陰　原作"少陽"，誤，據《脈經》改。

〔6〕病　此下《脈經》有"苦足寒，脛熱"五字。

〔7〕關脈實，即腹滿響　宋本、汪本、周本同；《脈經》卷二第三作"關脈牢，脾胃氣塞，盛熱，即腹滿響響。"義勝。"腹滿響"，即腹滿鼓之有聲。

〔8〕心內澹澹　心中動蕩不安。"澹澹"，不定貌。

〔9〕是　《脈經》無，義長。

〔10〕病苦小腹滿　宋本、汪本、周本同；《脈經》卷二第二作"病苦膀胱脹閉，少腹與腰脊相引痛"。

〔11〕外澀　謂尺外脈澀。《素問·脈要精微論》："尺外以候腎，尺裏以候腹中。"此下脈證，仍承上文"左手關後尺中脈"而言。

〔12〕奔腹　疑"奔豚"之誤，或"奔"下脫"豚"字。

〔13〕住心　安定心神。

〔14〕捲（juǎn）　彎曲。《集韻》："捲，一曰收也。"引申爲彎曲。

〔15〕發心向下　自心口部位出發向下。

〔16〕遞互欹身　交替傾斜身體。"遞"，交替。

〔17〕捲頭築肚　彎曲頭頸，搗向肚腹部之動作。"築"，搗也。《説文》："築，擣也。"

〔18〕脹　宋本、汪本、周本同；湖本作"痛"。

〔19〕口　宋本、汪本、周本同；《王子喬導引法》作"鼻"。

〔20〕以便爲故　以病情安和爲法度。"便"，好轉；安和。《廣雅》："便，安也。"在此意謂飽脹消失，歸諸安和。"故"，法度。《吕氏春秋·知度》："非晉國之故"，注："故，法也。"

〔21〕口內氣數十　按上條導引法，此下似脫"滿，吐之"三字，否則成爲有納無吐，不合導引吐納常法。

〔22〕偏相極勢　盡力偏向一邊轉側。"相"，側邊。《一切經音義》："彼此二邊曰相。"

〔23〕發頂足，氣散下　謂意念使氣從頭頂到腳底涌泉穴，放鬆下行。

〔24〕土　原無，據本書卷二風邪候養生方導引法補。

〔25〕如　往；至。

〔26〕始　此上原有"如"字，衍文，據本書卷二刪。

〔27〕臍　原無，據本書卷二補。

〔28〕三　原作"立"，誤，據本書卷二改。

〔29〕要用　原誤作一個"腰"字，據本書卷二改。

〔30〕百　原作"日"，形近之誤，據本書卷二改。

〔31〕在　原無，據本書卷二補。

〔32〕轉　原無，據本書卷二補。

〔33〕手　疑是"腎"字之誤。"腎"字可與下文"心氣則下"、"心氣放散，送至涌泉"義合。

〔34〕知　原無，據本書卷二補。

〔35〕問　原作"閣"，形近之誤，據本書卷二改。

〔36〕屈　原無，據本書卷二補。

〔37〕疑　原作"欵"，形近之誤，據本書卷二、周本改。

按語　腹脹責之"陽氣外虛，陰氣內積"，是常見之病理變化。但除發生於脾胃本身者外，尚可由腎與膀胱等臟腑之病變導致。這一點在文中論脈診時就已明白指出。

風、熱、氣、鬱、食、濕、瘀諸邪，亦可引起腹脹，本候從陽實、陰實、風邪中胃等方面，亦對此作出說明。此外，"脈浮為虛滿"，又從虛實對舉角度，更深入一層。由此可見，"陽氣外虛，陰氣內積"固為常見病變，但僅是腹脹病機之一端，不能為此束縛，須據臨牀證候辨證分析。

本候論腹脹預後，從脈證是否相符展開論證，如病實脈實，病虛脈虛，為脈證相符，預後良好；反之，則預後不良。

又，養生方導引法中，第四條與第六條內容，與第三條基本相同，而且是簡詞，是為重出而又有缺文者。

四、久腹脹候

久腹脹者，此由風冷邪氣在腹內不散，與臟腑相搏，脾虛故脹。其脹不已，連滯停積，時瘥時發，則成久脹也。久脹不已，則食不消而變下痢。所以然者，脾胃爲表裏，脾主消水穀，胃爲水穀之海，脾虛，寒氣積久，脾氣衰弱，故食不消也。而冷移入大腸，大腸爲水穀糟粕之道路，虛而受冷，故變爲痢也。

按語　腹脹之後，繼以久腹脹，其行文體例，與前腹痛、久腹痛相同。腹脹與腹痛，病在脾胃，有一定聯繫，但不盡同，其最大區別是：脹，乃脾虛邪滯，冷積於腹內，脾虛不運；痛，則邪客於腸胃，經絡不通，且邪正交爭，相互搏擊。兩者各具特點，故分而論之。

心腹痛病諸候 凡七論

提要　本篇論心腹痛病諸候，內容賅有心腹痛、久心腹痛、心腹相引痛、心腹脹、久心腹脹等。

心腹痛脹，病位多在心、脾二經，其病源證候，與本卷前兩篇心痛和腹痛，有較多相類似之處，可以聯繫參觀。

另有胸脇痛、卒苦煩滿又胸脇痛欲死兩候，是論述胸脇痛病，其病位主要在於手足少陽經，與本篇心腹痛病諸候不相類，疑爲錯簡。

一、心腹痛候

心腹痛者，由腑臟虛弱，風寒客於其間故也。邪氣發作，與正氣相擊[1]，上衝於心則心痛，下攻於腹則腹痛，上下[2]相攻，故心腹絞痛，氣不得息。

診其脈，左手寸口人迎以前脈，手厥陰[3]經也，沉者爲陰，陰虛者，病苦[4]心腹痛，難以言，心如寒狀[5]，心腹疗[6]痛，不得息。脈細小[7]者生，大堅疾[8]者死。心腹痛，脈沉細小者生，浮大而疾者死。其湯熨針石，別有正方，補養宣導，今附於後。

養生方導引法云：行大道[9]，常度[10]日月星辰。清净以鷄鳴，安身臥，嗽[11]口三咽之。調五臟，殺蠱蟲，治心腹痛，令人長生[12]。

〔1〕相擊　此下本書卷四十一妊娠心腹痛候有"而并於氣，隨氣上下"二句。

〔2〕上下　原作"下上"，文義不順，據《外臺》卷七心腹痛及脹滿方移正。

〔3〕厥陰　原作"少陰"，誤，據《脈經》卷二第二改。

〔4〕苦　此下《脈經》有"悸恐不樂"四字。

〔5〕狀　此下《脈經》有"恍惚"二字。

〔6〕疼　宋本、《脈經》卷四第七、《外臺》卷七治心腹痛及脹滿痛方作"痛"，并"痛"字下斷句；汪本、周本作"病"。

〔7〕小　此下《脈經》有"遲"字。

〔8〕大堅疾　《脈經》作"堅大疾"。"堅"，原作"聊"，據《脈經》改。

〔9〕大道　宋本、汪本、周本同，在此指養生導引方面之重要規律或原則。

〔10〕度（duó 奪）　在此有"存想"之意。

〔11〕嗽　通"漱"，漱口。《集韻》："漱，《说文》：盪口也。或從口。"

〔12〕治心腹痛，令人長生　原作"令人長生，治心腹痛"，誤倒，據文義和養生方導引法移正。

按語　本候及以下六候，在叙述主證和病機等方面，與前心痛病、腹痛病相關病候，内容基本一致，可以互參。

二、久心腹痛候

久心腹痛者，由寒客於腑臟之間，與血氣相搏，隨氣上下，攻擊心腹，絞結而痛。臟氣虛，邪氣盛，停積成疹，發作有時，爲久心腹痛也。然心腹久痛，冷氣結聚，連年積歲，日月過深，變爲寒疝。

按語 本候所言久心腹痛遷延日久，可致寒疝，這種"寒疝"，乃寒性腹痛之總名，非今所稱之疝氣病。寒疝病，本書卷二十有寒疝候、寒疝心痛候、寒疝積聚候等專門論述，《金匱要略》第十更早有具體論證，并及治法方藥，可以參合研究。

三、心腹相引痛候

心腹相引痛者，足太陰之經與絡俱虛，爲寒冷邪氣所乘故也。足太陰是脾之脈，起於足大指之端，上循屬脾，絡胃；其支脈，復從胃別上注心。經入於胃，絡注於心。此二脈俱虛，爲邪所乘，正氣與邪氣交爭，在於經則胃脘急痛，在於絡則心下急痛。經絡之氣往來，邪正相擊，在於其間，所以心腹相引痛也。

太陰厥逆[1]，䯒急攣，心腹引於腹也。

[1]太陰厥逆 原作"診其脈，太陽脈厥逆"，誤，以厥病訛爲脈診，以"太陰"訛爲"太陽"。據《素問·厥論》、《甲乙經》卷四第一、《太素》卷二十六經脈厥改。

四、心腹脹候

心腹脹者，臟虛而邪氣客之，乘於心脾故也。足太陰脾之經也，脾虛則脹；足少陰腎之經也，其脈起於足小指之下，循行上絡膀胱，其直者，從腎上入肺；其支者，從肺出絡於心。藏虛，邪氣客於二經[1]，與正氣相搏，積聚在內，氣并於脾，脾虛則脹，故令心腹煩滿，氣急而脹也。

診其脈，遲而滑者，脹滿也。其湯熨針石，別有正方，補養宣導，今附於後。

養生方導引法云：伸右脛，屈左膝，內壓之[2]，五息。引脾，去心腹寒熱，胸臆[3]邪脹。依經爲之，引脾中熱氣出，去心[4]腹中寒熱，胸臆中邪氣脹滿。久行，無有寒熱、時節之所中傷，名爲真人之方。

[1]二經 指上述腎脈之直行者和支脈兩條經脈。

[2]伸右脛，屈左膝，內壓之 意謂伸展右腿，屈左膝，膝向內傾斜，壓在右腿上。

〔3〕胸臆（yì 意）　胸部。"臆"，亦胸也。《廣雅》："臆，匈也。"
"胸臆"，是聯綿字。

〔4〕心　原無，據本候標題、上文同類例句、《外臺》卷七心腹脹滿及
鼓脹方補。

五、久心腹脹候

久心腹脹者，由腑臟不調，寒氣乘之，入并於心脾，脾虛則
脹，停積成疢，有時發動，故爲久也。久脹不已，脾虛寒氣積，
胃氣亦冷。脾與胃爲表裏也，此則腑臟俱冷，令飲食不消；若寒
移入大腸，則變下痢。

六、胸脇痛候

胸脇痛者，由膽與肝及腎之支脈虛，爲寒氣所乘故也。足少
陽膽之經也，其支脈從目兌眥貫目[1]，下行至胸，循[2]脇裏。足
厥陰肝之經也，其[3]脈起足大指叢毛，上循入腹[4]，貫膈，布脇
肋。足少陰腎之經也，其支脈從肺出，絡心，注胸中[5]。此三經
之支脈，並循行胸脇，邪氣乘於胸脇，故傷其經脈。邪氣之與正
氣交擊，故令胸脇相引而急痛也。

診其寸口脈弦而滑，弦即爲痛，滑即爲實；痛即爲急，實即
爲躍[6]。弦滑相搏，即胸脇搶息[7]痛也。

〔1〕目兌眥貫目　原作"目兌貫眥目"，據周本、《外臺》卷七胸脇痛
及妬閨方移正。又，《靈樞·經脈》、《脈經》卷六第二無"貫目"二字。
"目兌眥"，眼外角。"兌"，通"鋭"。《集韻》："鋭，亦省。"

〔2〕循　原無，文不成句，據《靈樞》、《脈經》、《外臺》補。

〔3〕其　此下原衍"支"字，據《靈樞》、《脈經》卷六第一删。

〔4〕腹　原無，文義未完，據《外臺》補。

〔5〕中　原無，據《靈樞》、《外臺》補。

〔6〕躍　謂上衝跳躍作痛。《廣雅》："躍，上也。""躍，跳也。"

〔7〕搶息　宋本、汪本、周本同；《聖惠方》卷四十三治胸脇痛諸方作
"拘急"。又，周本"息"作"急"，義長。在此"息"疑"急"之形誤。

按語　本文論胸脇痛，謂是膽、肝、腎三經支脈爲病，臨牀
信而有徵。但在肝經所敘證候，是正經所循，而其支脈爲："其

支者，復從肝，別貫膈，上注肺。"（《靈樞·經脈》）這裏有誤，讀時注意。

又，本書卷五脇痛候下有養生方導引法四條，可以參用。

七、卒苦煩滿叉胸脇痛欲死候

此由手少陽之絡脈虛，爲風邪所乘故也。手少陽之脈，起小指次指之端，上循入缺盆，布亶中[1]，散絡[2]心包。風邪在其經，邪氣迫於心絡，心氣不得宣暢，故煩滿；乍上攻於胸，或下引於脇，故煩滿而叉胸脇痛也。若經久，邪氣留連，搏於臟則成積，搏於腑則成聚也。

〔1〕亶中　即"膻中"。其義有二，一指部位，在兩乳間之胸部。《素問·靈蘭秘典論》王冰注："膻中者，在胸中兩乳間，爲氣之海。"一爲穴位名，在兩乳連綫之中點。在此指前者。"亶"，同"膻"，《集韻》："膻，或省。"

〔2〕絡　《靈樞·經脈》作"落"。"落"與"絡"通。《正字通》："落，舊注與籠絡之絡同。《莊子·秋水》：落馬首，穿牛鼻。"

按語　本候與前候論胸脇痛，與本篇論心腹痛病標題不洽。本書卷五亦有脇痛候，附於腰背病諸候之後，此亦與該篇内容不相類。據此，脇痛數候，疑其原書別有篇章，後經散佚而錯出於各卷者。

又，書中論脇痛，在卷五謂"陰氣擊於肝，則血泣脈急"，本卷則謂寒氣風邪乘膽與肝腎之支脈，卷四十二妊娠胸脇支滿候又謂"血飲乘氣上逆，搶於胸脇"等等。滙而觀之，可見當時對脇痛證候之標本虛實，論述已很詳明，可以前後滙通研究。

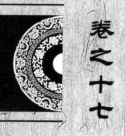

重刊巢氏諸病源候總論卷之十七

痢病諸候 凡四十論

提要 本篇論述痢病之病因病機、證候分類等，亦包括部分泄瀉病。

全篇內容，大體可以分爲三個部分。一爲痢病之分類論證，如從病因分，有冷痢、熱痢、冷熱痢等；從大便性狀分，有水穀痢、赤白痢、赤痢、血痢、膿血痢、痢如膏、雜痢、白滯痢、下痢便腸垢等；從病程分，除新病外，有久水穀痢、久赤白痢、久赤痢、久血痢、久膿血痢、久冷痢、久熱痢、休息痢等。并論及蠱注痢、腸蠱痢、不服水土痢。在久痢諸證中，又有幾個類同變證，如嘔、如噦、如蟲蠚、如水腫等。二是論述痢病之兼證，有兼嘔逆、兼心煩、兼口渴、兼水腫、兼口中及腸中生瘡等，并旁及脫肛、穀道病諸候。三是論述痢後諸證，有虛煩、不能食、心下逆滿、腹痛、水腫等。

篇中論證，一本《靈樞·論疾診尺》"春傷於風，夏生後泄腸澼"之旨，亦參《素問·生氣通天論》"春傷於風，邪氣留連，乃爲洞泄"之義，是四時伏氣病中之一種，流行於夏季。所以在發病學上，又特別重視脾胃、大腸之作用。本篇內容豐富，條理清楚，對後世論痢影響較大。

又，痢疾之裏急後重，爲臨牀主證之一，本篇沒有專論，事屬脫漏。《外臺秘要》有記載，并注明出本卷，兹附錄於赤白痢疾候之下。本書卷四十七有重下痢候一條，均可滙通研究。

一、水穀痢候

水穀痢者，由體虛腠理開，血氣虛，春傷於風，邪氣留連在肌肉之內，後遇脾胃大腸虛弱，而邪氣乘之，故爲水穀痢也。

脾與胃爲表裏，胃者，脾之腑也，爲水穀之海；脾者，胃之臟也，其候身之肌肉。而脾氣主消水穀，水穀消，其精化爲榮衛，中養臟腑[1]，充實肌膚。大腸，肺之腑也，爲傳導之官，變化[2]出焉。水穀之精，化[3]爲血氣，行於經脈，其糟粕行於大腸也。肺與大腸爲表裏，而肺主氣，其候身之皮毛。春陽氣雖在表，而血氣尚弱，其飲食居處，運動勞役，血氣虛者，則爲風邪所傷，客在肌肉之間，後因脾胃氣虛，風邪又乘虛而進入於腸胃，其脾氣弱，則不能剋制[4]水穀，故糟粕不結聚而變爲痢也。

又新食竟[5]取風[6]，名爲胃風。其狀，惡風，頭[7]多汗，膈下[8]塞不通，食飲不下，腹滿[9]，形瘦腹大，失衣則䐜滿[10]，食寒則洞泄[11]。其洞泄者，痢無度也，若胃氣竭者，痢絕[12]則死。

診其脈微[13]，手足寒，難治也；脈大，手足溫，易治。下白沫，脈沉則生，浮則死[14]。身不熱，脈不懸絕[15]，滑大者生，懸澀者死，以臟期之[16]也。脈絕而手足寒者死[17]，脈還[18]手足溫者生，脈不還者死。脈緩[19]時小結[20]生，洪大數者死。懸絕而[21]澀者死，細微而澀者。緊大而滑者死，得代絕脈者亦[22]死。

養生方云：秋三月，此謂容平。天氣以急，地氣以明，早臥早起，與雞俱興。使志安寧，以緩秋刑。收歛神氣，使秋氣平。無外其志，使肺氣精[23]。此秋氣之應也，養收之道[24]也。逆之則傷肺，冬爲飧泄[25]。

又云：五[26]月勿食未成核菓及[27]桃棗，發癰癤。不爾，發寒熱，變黃疸，又爲泄痢。

〔1〕中養臟腑　汪本、周本同；《外臺》卷二十五水穀痢方作"以養其臟"。

〔2〕變化　原作"化物"，誤，據《素問·靈蘭秘典論》改。

〔3〕化　原作"也"，誤，據《外臺》、周本改。

〔4〕剋制　在此猶言消化、運化。與本書卷三虛勞痰飲候"剋消"詞義同。

〔5〕新食竟　剛剛食畢。"新"，纔，剛。

〔6〕取風　猶言感受風邪。"取"，受也。《廣韻》："取，受也。"

〔7〕頭　《素問·風論》、《太素》卷二十八諸風狀論、《千金要方》卷八第一均作"頸"。

〔8〕下　《素問》、《太素》無。

〔9〕腹滿　宋本、汪本、周本同；《素問》作"腹善滿"，《千金要方》卷八第一作"脹滿"。

〔10〕失衣則䐜滿　謂少穿衣服，感受寒冷，則腹部䐜脹。

〔11〕食寒則洞泄　"寒"，原無，據《素問》、《太素》、《千金要方》、《外臺》補。"洞泄"，病名，指腸如空洞，下利無度，而且泄多如水，瀉下如注。

〔12〕痢絕　猶言痢止。"絕"，止也。《呂氏春秋·權勳》："嗜酒甘而不能絕於口。"注："絕，止也。"

〔13〕微　宋本、汪本、周本同；《外臺》作"小"。

〔14〕脈沉則生，浮則死　《太素》卷十六虛實脈診注："脈沉，陰氣猶在，故生；脈浮，陰盡陽乘，故死也。"又，《素問·通評虛實論》王冰注："陰病見陽脈，與證相反，故死。"可參。

〔15〕懸絕　指脈無胃氣。《太素》注："脈懸絕，陽氣盡絕也。"

〔16〕以臟期之　謂如果出現死證之脈，可根據各臟被剋時日推算其死期。《素問》王冰注："肝見庚辛死，心見壬癸死，肺見丙丁死，腎見戊己死，脾見甲乙死，是謂以臟期之。"

〔17〕手足寒者死　宋本、汪本、周本同，《傷寒論·厥陰病篇》作"手足厥冷"。

〔18〕脈還　此上《傷寒論》、《外臺》有"晬時"二字，義長。

〔19〕緩　原無，據《脈經》卷四第七、《外臺》補。

〔20〕結　原作"絕"，形近之誤，據《脈經》、《外臺》改。

〔21〕而　原無，據《脈經》、《外臺》及本候上下文例補。

〔22〕亦　原作"不"，形近之誤，據周本、本候上下文義改。

〔23〕精　《素問·四氣調神大論》作"清"。"精"，古與"清"通用。《禮記·緇衣》："精知，略而行之"，注："精，或爲清。"

〔24〕養收之道　"養收"，原作"收養"，倒文，據本書卷十五肺病候養生方、《素問》、《太素》移正；"道"，原作"氣"，據卷十五、《素問》改。

〔25〕飧泄　原作"餐泄"，"餐"爲"飧"之形誤，據《素問》、《太素》改。又，此下《素問》有"奉長者少"四字；《太素》有"則奉養者少"五字。

〔26〕五　原作"正"，形近之誤，據《外臺》、周本改。

〔27〕及　如也。《管子·大匡》："豈及彭生而能止之哉？"注："及，如也。"

按語　本候全面論述水穀痢之病因、病機及其預後，相當於全篇之概論。文中認爲，因飲食居處、運動勞役使正氣虛弱，則春傷於風，邪氣留連肌膚。若遇脾胃大腸虛弱，則留邪乘之，成爲水穀痢。在內因方面，着重指出脾胃、大腸虛弱，則不能剋制水穀。在外因方面，由風邪干擾，當時并不即病，以後脾胃氣虛風邪干擾腸胃所致。這對水穀痢之病因病機，闡述具體明白。水穀痢，又名飧泄，外因除風邪外，如濕、寒、熱諸邪客犯腸胃，均可導致，宜加區別。

至於預後，主要據脈診判斷。其原則是：脈證相合爲順，脈證相反爲逆；脈有胃氣者生，脈無胃氣者死。這些，頗有臨床價值。

又，文中"胃風"一證，病情與水穀痢有別，羅列於此，蓋爲比較鑑別之義。

二、久水穀痢候

夫久水穀痢者，由脾胃大腸虛弱，風邪乘之，則泄痢。虛損不復，遂連滯涉引[1]歲月，則爲久痢也。

然痢久則變嘔噦。胃弱氣逆不下食，故嘔逆也。氣逆而外冷氣乘之，與胃氣相折不通，故噦也。

嘔又變爲䘌[2]，蟲動食[3]於五臟也。凡諸蟲在人腹内，居腸胃之間。痢則腸胃虛弱，蟲動侵食，若上食於臟，則心悶，齒齗紫黑，脣白[4]齒齗[5]生瘡；下[6]食於肛門，則穀道[7]傷爛而開也。

亦有變爲水腫。所以然者，水氣入胃，腸虛則泄。大腸金也，脾土也，金土母子也。脾候身之肌肉，性本剋消水穀也。痢由脾弱腸虛，金土氣衰，母子俱病，不復相扶，不能剋水，致水氣流溢，浸漬肌肉，故變腫也。

亦有不及成腫而五臟傷敗，水血並下，而五臟五色隨之而出，謂之五液俱下也。凡如此者多死，而嘔、噦、腫、䘌，治之時有瘥者。若五液俱下者必死，五臟傷敗故也。

〔1〕涉引　猶謂經久；遷延。"涉"，經歷。《集韻》："涉，歷也。""引"，長也，久也。

〔2〕䘌（nì 匿）　同㱡。《集韻》："䘌，或作㱡。"《廣韻》："䘌，蟲蝕病也。"本書卷十八有專論。

〔3〕食　通"蝕"。

〔4〕齒齗紫黑，脣白　本書卷十八濕䘌候作"齒無色，舌上盡白"。"齗"同"齦"，即牙齦。《集韻》："齗，或從艮。"

〔5〕齗　原作"斷"，形近之誤，據本篇久赤白痢候、周本改。

〔6〕下　原作"不"，形近之誤，據本篇久赤白痢候、周本改。

〔7〕穀道　指肛門之内，直腸下端部分。

按語　本候認爲，痢病經久，常可出現種種變證。若胃弱失降，氣逆上衝，則變嘔噦；若腸胃虛弱，蟲動侵蝕，則變爲䘌；若脾弱腸虛，損及肺氣，則母子俱病，既不能剋消水穀，又不能調節水液，致水濕流溢，變爲水腫。然究其致病關鍵，重在脾胃虛弱。如本書卷四十七久利候云："利久則變腫滿，亦變病䘌，亦令嘔噦，皆由利久脾胃虛所爲也。"

至於"五液俱下"，係痢病之兇險證候，《中藏經》曾有記載，本候又補充論述其病機及預後，使内容更加豐富。

又，水穀痢至熱痢候皆先論新病，後述久病及其變證。如是則對一病之新久變化，就有比較全面之認識。一般而論，新病屬實，久病屬虚，但亦有虚實挾雜者，臨證時宜細察之。

三、赤白痢候

凡痢皆由榮衛不足，腸胃虚弱，冷熱之氣，乘虚入客於腸間，腸[1]虚則泄，故爲痢也。然其痢而赤白者，是熱乘於血，血滲腸内則赤也；冷氣入腸，搏於[2]腸間，津液凝滯則白也；冷熱相交，故赤白相雜。重者，狀如膿涕而血雜之；輕者，白膿上有赤脈[3]薄血[4]，狀如魚脂腦[5]，世謂之魚腦痢也。

〔1〕腸　原無，文義不完整，據《外臺》卷二十五赤白痢方補。

〔2〕於　原無，據本卷白滯痢候、《外臺》補。

〔3〕赤脈　猶言血絲，謂膿凍表面有縷縷血絲如脈絡狀。

〔4〕薄血　指少量血液。"薄"，微少。《淮南子·要略》："悉索薄賦。"注："薄，少也。"

〔5〕魚脂腦　宋本、汪本同；《外臺》作"魚腦"；《醫心方》卷十一第二十四作"魚之臟（同"腦"）；周本作"脂腦"。義均同。

按語　本候論述赤白痢之赤、白和赤白相雜三種證候及其不同之病機，認爲赤屬熱，白屬寒，赤白相雜是寒熱相交。這種提法，始於《病源》，對後世影響頗大。但亦不能拘泥，白痢亦有熱證，赤痢亦有寒證，必須結合病因、症狀、脈象審察，才能全面。關於膿血赤白，後世又有氣分、血分之分。認爲濕熱之滯，干於氣分則白，干於血分則赤，赤白兼下，是氣血俱病。故在治則上提出"行氣則後重自除，和血則便膿自愈"之論。這對《病源》之説，又有所發展。

又，《外臺》卷二十五有重下方，文云："此謂赤白滯下也。令人下部疼重，故曰重下。去膿血如雞子白，日夜數十行，繞臍痛也。"注出《病源》第十七卷中，但本卷缺如，當爲脱漏，今録此供參閲。

四、久赤白痢候

久赤白痢者，是冷熱不調，熱[1]乘於血，血滲腸間，與津液[2]相雜而下。甚者腸虚不復，故赤白連滯，久不瘥也。

凡痢久不瘥，脾胃虛弱，則變嘔噦。胃弱氣逆，故嘔也；氣逆而外有冷折之，不通故噦。

亦變爲蠹，蟲食人五臟也。三尸[3]九蟲[4]，常居人腸胃，腸胃虛則動，上食於五臟，則心懊[5]而悶，齒齗、脣口並生瘡；下食於腸，則肛門傷爛，而穀道開也。輕者可治，重者致死也。

〔1〕不調，熱　原無，文義不完整，據《醫心方》卷十一第二十五補。

〔2〕津液　此上《醫心方》有"腸間"二字。

〔3〕三尸　道家認爲，身中有三蟲，爲人作祟，稱之"三尸"，亦名"三蟲"、"三彭"。《太上三尸中經》云："上尸云彭倨，在人頭中；中尸名彭質，在人腹中；下尸名彭矯，在人足中。"班固《漢武帝內傳》："三尸狡亂，玄白失時。"在此三尸似指人體內寄生蟲，本書卷二十三諸尸候有論述。

〔4〕九蟲　指人體內多種寄生蟲。參看本書卷十八之九蟲病諸候。

〔5〕懊　此下《外臺》卷二十五久赤白痢方有"憹"字。"懊"，懊憹，狀心中煩惱。《廣韻》："懊，懊憹。"

按語　本候所述諸變證，如嘔吐、呃逆、蠹病等，與上文久水穀痢候及以下諸久痢候之內容略同，文字雖有差異，但可互相參閱。

五、赤痢候

此由腸胃虛弱，爲風邪所傷，則[1]挾熱，熱乘於血，則血[2]流滲入腸，與痢相雜下，故爲赤痢。

〔1〕則　此下《外臺》卷二十五赤痢方有"成痢"二字。

〔2〕血　原無，據本篇久赤痢候、《外臺》、《醫心方》卷十一第二十二補。

按語　赤痢由於外邪引起，故云爲"風邪所傷"，義較上文赤白痢候云"冷熱之氣"者，更爲明確。當然，赤痢亦有爲飲食所傷者，宜全面診察。

六、久赤痢候

久赤痢者，由體虛熱乘於血，血滲腸間，故痢赤。腸胃虛，不平復，其熱不退，故經久不差。胃氣逆，則變嘔噦也。胃虛穀氣衰，蟲動侵食，則變爲蠚。

七、血痢候

血痢者，熱毒折[1]於血，血滲[2]入大腸故也。血之隨氣，循環經絡，通行臟腑，常[3]無停積。毒熱氣乘之[4]，遇腸虛者，血滲入於腸，腸虛則泄，故爲血痢也。身熱者死，身寒者生。

診其關上脈芤，大便去血，暴下血數升也。

〔1〕折　宋本、汪本、周本同；《外臺》卷二十五血痢方作“乘”，義近。

〔2〕血滲　原無，據本篇久血痢候、《外臺》補。

〔3〕常　宋本、汪本、周本同；《外臺》作“當”，義通。

〔4〕乘之　此上《聖惠方》卷五十九治血痢諸方有“不能”二字。

按語　文中“身熱者死，身寒者生”是從有無發熱判斷血痢之輕重死生，源於《素問·通評虛實論》：“帝曰：腸澼便血何如？岐伯曰：身熱則死，寒則生。”王冰注：“熱爲血敗，故死。寒爲營氣在，故生也。”此可補充前文水穀痢候等從脈象變化判斷預後之內容。

又，脈大而中空爲芤脈，多見於短時間內失血過多之病證。血痢一時下血過多，亦可出現芤脈，但這是一種兇險證候。

八、久血痢候

此由體虛受熱，熱折於血，血滲入腸，故成血痢。熱[1]不歇，胃虛不復，故痢血久不差，多變嘔噦及爲濕蠚。

〔1〕熱　此下《聖惠方》卷五十九治久血痢諸方有“若”字。

按語　血痢與赤痢，同中有異。言其同，兩者都屬熱乘於血，血滲大腸所致。言其異，一是病狀不同，赤痢是痢中夾血，血“與痢相雜下”，而血痢則是痢下純血，或暴下血數升；二是熱之程度亦異，赤痢僅言“風邪”“挾熱”；而血痢則熱邪更甚，稱爲“熱毒”。因此兩者在病情上有輕重之分，臨證時當仔細區別。

九、膿血痢候

夫春陽氣在表，人運動勞役，腠理則開。血氣虛者傷於風，至夏又熱氣乘之，血性得熱則流散。其^[1]遇大腸虛，血滲入焉，與腸間津液相搏，積熱蘊結，血化爲膿，腸虛則泄，故成膿血痢也。所以夏月多苦膿血痢，腸胃虛也。

診其脾脈^[2]微澀者，爲內潰^[3]，多下血膿。又脈懸絶則死，滑大則生。脈微小者生，實急者死。脈沉細虛遲^[4]者生，數疾大而有熱者死。

〔1〕其　假如；如果。

〔2〕診其脾脈　此上原有"秋冬"二字，衍文，據《靈樞·邪氣藏府病形》、《脈經》卷三第三、《甲乙經》卷四第二、《太素》卷十五五臟脈診刪。"脾脈"，指右手關脈。

〔3〕內潰　病名，見《靈樞·邪氣藏府病形》。《太素》卷第十五注："是血多聚於腹中，潰壞而下膿血也。"

〔4〕沉細虛遲　宋本、汪本、周本同；《脈經》卷四第七作"沉小流連"。

十、久膿血痢候

久膿血痢者，熱毒乘經絡，血滲腸內，則變爲膿血痢。熱久不歇，腸胃轉虛，故痢久不斷，皆變成濕䘌及嘔噦也。

十一、冷痢候

冷痢者，由腸胃虛弱，受於寒氣，腸^[1]虛則泄，故爲冷痢也。凡痢色青、色白、色黑，並皆爲冷痢。色黃、色赤，並是熱也。故痢色白，食不消，謂之寒中也。

診其脈，沉則生，浮則死也。

〔1〕腸　此下《醫心方》卷十一第七有"胃"字。

按語　文中"脈沉則生，浮則死"，是從脈證合參而論。冷痢病者，如見脈沉，爲脈證相符，故得生；若脈浮者，是脈證相反，陰盛於內，陽浮於外，有陰陽離決之危，所以云"死"。

十二、久冷痢候

久冷痢者，由腸虛而寒積，故冷痢久不斷也。而廩丘公説云：諸下悉寒也。凡人腸中大便，有寒[1]則常鴨溏，有熱則償鞕[2]。人見病身體發熱而下，便謂熱下，非也。平常恒自將節[3]，飲食衣被調適，其人無宿寒者，大便自調。强人適發越[4]，薄衣冷飲食，表有熱不覺裏冷，而胃內潛冷，冷即下也。今始發熱而下，當與理中湯加大附子一枚，連服三四劑，重覆令微汗出，微汗出則熱除，不復思冷，胃氣温暖，下與發熱俱瘥矣。

宿寒之家，其人常自患冷。躡[5]濕地，若足踏凍地，或衣被薄，皆發。風下最惡，何謂風下？當風吹腰腹，冷氣徹裏而暴下者，難治也。

久痢，胃虛氣逆則變嘔；嘔而氣逆，遇冷折之，氣逆不通則變噦。亦變濕䘌也，胃虛蟲動故也。

〔1〕大便，有寒　據文義，疑爲"有寒，大便"之倒。《金匱要略》第十一有"大腸有寒者，多鶩溏；有熱者，便腸垢"之文，可參。

〔2〕償鞕　指大便硬結。"償"通"絣"；"鞕"，原作"䩉"，今改。

〔3〕將節　將息適度。

〔4〕適發越　謂適逢陽氣發泄之時，例如春夏之天氣暴暖。

〔5〕躡（niè 聶）　踩；履。《説文》："躡，蹈也。""蹈，踐也。"

十三、熱痢候

此由腸胃虛弱，風邪挾熱乘之，腸虛則泄，故爲熱痢也，其色黃。若熱甚，黃而赤也。

按語　本書卷四十四有產後客熱利候，內容與此略同，可以互參。

十四、久熱痢候

此由腸虛熱積，其痢連滯，故久不瘥也。痢久，胃氣虛則變嘔；嘔而氣逆，遇冷折之，氣不通則變噦。亦變濕䘌也，胃虛蟲動故也。

按語　熱痢之重點，是風邪挾熱，乘於腸胃；久熱痢者，則因腸虛熱積，連滯不瘥。其間區別，在於表裏久暫之異。

另外，熱痢所下之物多爲黃色，熱重則見黃而帶赤。這與赤痢、膿血痢諸候之便色有所不同。但熱痢亦可轉爲赤痢、膿血痢者。可見這些證候既有一定區別，亦是互相聯繫，有可分而不可分之處。

十五、冷熱痢候

夫冷熱痢者，由腸[1]胃虛弱，宿有寒，而爲寒[2]熱所傷，冷熱相乘，其痢乍黃乍白是也。若熱搏於血，血滲腸間，則變爲血痢也。而冷伏腸內，搏津液，則變凝白，則成白滯，亦變赤白痢也[3]。其湯熨針石，別有正方，補養宣導，今附於後。

養生方導引法云：泄下有寒者，微引氣，以息內腹，徐吹息[4]。以鼻引氣，氣足復前[5]即愈。其有熱者，微呼以去之。

〔1〕腸　原作“腹”，形近之誤，據《外臺》卷二十五冷熱痢方、周本改。

〔2〕寒　宋本、汪本、周本同；《外臺》作“客”，義長。

〔3〕亦變赤白痢也　此上本書卷四十四產後冷熱痢候有“膿血相雜，冷熱不調”二句，義長。

〔4〕徐吹息　“息”上原有“欲”字，與導引姿式不協，據《外臺》刪。全句謂慢慢以吹字吐氣。

〔5〕氣足復前　謂吸足氣後，再按前法徐徐吹息。

按語　本候養生方導引法云：“其有熱者，微呼以去之”，而卷十五心病候謂：“若冷，呼氣出；若熱，吹氣出”；卷十六腹脹候亦謂：“腹中苦脹，有寒，以口呼出氣。”均與本候有異。在此可以看出，對六字訣之應用，當時已有多種用法。

以上五候，據寒熱病情之不同，對痢病進行分析歸納，有一定臨牀意義；對後世專以濕熱、寒濕論痢者，亦有所啓發。

十六、雜痢候

雜痢，謂痢色無定，或水穀，或膿血，或青，或黃，或赤，或白，變雜無常，或雜色相兼而痢也。挾熱則黃赤，熱甚則變膿血也；冷則白，冷甚則青黑，皆由飲食不節，冷熱不調，胃氣虛，故變易。

按語 本候主要論述雜痢之定義及其病機。論中"雜色相兼而痢"，近似後世所云五色痢，乃指痢疾糞便中雜有多種顏色。此病有虛實之分，實者多因熱毒留滯腸中，症見裹急後重較甚，脈實有力。虛證則因痢病遷延失治，臟腑之氣耗傷，脾腎兩虧所致，症見臍下急痛，頻頻虛坐努責，或五色雜下，頻出無禁，脈弱無力。此病不論虛實，俱為兇險之候。

十七、休息痢候

休息痢者，胃脘_{音管。}有停飲，因痢積久，或冷氣，或熱氣乘之，氣動於飲，則飲動，而腸虛受之，故為痢也。冷熱氣調，其飲則靜，而痢亦休也。腸胃虛弱，易為冷熱，其邪氣或動或靜，故其痢乍發乍止，謂之休息痢也。

按語 休息痢之病名，始見於《肘後備急方》，但作為專門論述者，則以本書為最早。休息痢，是因痢疾經久不瘥，"乍發乍生"，中間有休止時間，因而定名。此由痢疾病久，腸胃虛弱，正虛邪戀，濕熱伏於腸胃，復遇誘因而發作。文中責之"胃脘有停飲"，這是一個創見。後世臨牀對休息痢有用逐飲方法治之者，并獲得一定療效，其源蓋本於此。

十八、白滯痢候

白滯痢者，腸虛而冷氣客之，搏於腸間，津液凝滯成白，故為白滯痢也。

十九、痢如膏候

痢如膏者，是由臟腑虛冷，冷氣入於大腸成痢，冷氣積腸，又虛滑，脂凝如膏也。

二十、蠱注[1]痢候

此由歲時寒暑不調，則有濕毒之氣傷人[2]，隨經脈血氣，漸至於臟腑。大腸虛者，毒氣乘之，毒氣挾熱，與血相搏，則成血痢也。毒氣侵食於臟腑，如病蠱注之家[3]，痢血雜膿瘀黑，有片如雞[4]肝，與血雜下是也。

〔1〕蠱（gǔ鼓）注　"蠱"原作"蟲"，據本書目録、卷四十七蠱毒利候、《外臺》卷二十五蠱注痢方改。"蠱注"，因蠱毒而成注病。"蠱"，《説文》："腹中蟲也。"段注："腹中蟲者，謂腹内中蟲食之毒也。自外而入，故曰中；自内而蝕，故曰蠱。"本書卷二十四蠱注候有詳細論述，可參閱。

〔2〕人　原作"入"，形近之誤，據《外臺》、正保本、周本改。

〔3〕家　宋本、汪本、周本同，《外臺》、《醫心方》卷十一第三十三作"狀"。

〔4〕雞　原作"雜"，形近之誤，據本書卷四十七、《外臺》、《醫心方》改。

按語　本書卷四十七有蠱毒痢候，病情與本候相同，但論述病情較詳，可參閱。

二十一、腸蠱痢候

腸蠱痢者，冷熱之氣入在腸間，先下赤，後下白，連年不愈，侵傷於臟腑，下血雜白，如病蠱之狀，名爲腸蠱痢[1]也。

〔1〕痢　原無，文義不完整，據本候標題及文義補。

二十二、下痢便腸垢候

腸垢者，腸間津汁[1]垢膩也。由熱痢蘊積，腸間虛滑，所以因下痢而便腸垢也。

〔1〕津汁　宋本、汪本、周本同；《外臺》卷二十五久水痢不瘥腸垢方作"津液"。

按語　下痢便腸垢候，《外臺》作"久水痢不瘥腸垢方"。"久水痢不瘥"五字很重要，宜加注意，這是説明本候"下痢便腸垢"之證，不是新病，而是久病。同時，文中"腸間虛滑"一句，亦證實這一點。其腸垢，是腸間虛滑，而津液下脫，不能與新病之濕積阻氣、垢濁滯下相混淆。至於"由熱痢蘊積"之詞，是追溯便腸垢之遠因，謂此病之初屬濕熱痢，但連滯不愈，遂致腸間虛滑，所以便腸垢也。

二十三、不伏水土[1]痢候

夫四方之氣，溫涼不同，隨方嗜欲[2]，因以成性。若移其舊土，多不習伏。必因飲食以入腸胃，腸胃不習，便爲下痢，故名不伏水土痢也，即水穀痢是也。

〔1〕不伏水土　與"不服水土"同。郝懿行曰："伏與服，古字通。"（見《荀子·性惡篇》："伏術爲學"注。）在此謂不能適應於客地之氣候、飲食等。漢·荀悅《漢紀·武帝紀》："中國之人，不知其地勢，不能服其水土。"

〔2〕隨方嗜欲　謂隨着各個地方之特殊性，如自然環境、居處、飲食等，在生活習慣上亦有不同之嗜好與要求。

按語　不服水土而致痢，本候記載較早。又，從本候文義看，所云下痢，實指泄瀉，所以文末云："即水穀痢是也。"

二十四、嘔逆吐痢候

嘔逆吐痢者，由腸胃虛，邪氣并之，臟腑之氣自相乘剋也。《脈經》云：心乘肝則吐痢。心，火也；肝，木也；火木，子母也。火乘於木，子扶母也，此爲二臟偏實也。大腸，金也；胃，土也；金土，母子也。大腸虛則金氣衰微，不能扶土，致令胃氣虛弱，此兩腑偏虛也。木性剋土，火性剋金，是爲火木相扶，心肝俱盛；而金畏於火，土畏於木，則爲腸胃皆弱。腸虛弱則泄痢，胃虛弱則嘔吐，故嘔[1]逆而復吐利也。

診其關上脈數，其人吐。趺陽脈微而澀，微則下痢，澀即吐逆也。

〔1〕嘔　原無，據標題和文義補。

按語　本候認爲，嘔逆吐利，是臟腑之氣自相乘剋，如心火偏實（心肝偏盛），金土虛弱（腸胃偏虛），以實乘虛，則引起嘔逆吐利，這確實是常見病情。此之"痢"，是下利，亦包括泄瀉。故末句云："腸虛弱則泄痢，胃虛弱則嘔吐，故嘔逆而復吐利也"。

至於脈象，在此突出關上脈和趺陽脈，因爲二者俱候脾胃。關脈在手，上以候上，關上脈數，是胃中有熱，故其人吐；趺陽在足，下以候下，趺陽脈微澀，微是脾胃氣血不足而有寒，故見下痢；澀爲氣機澀滯，氣滯則逆，故亦上逆而吐。這種病本相同，而病變又不同，錯綜複雜，亦爲臨牀所常見，應善加分析。

二十五、痢兼煩候

春傷於風，邪氣留連，因飲食不節，腸胃虛弱，邪氣乘之，則變爲痢。痢則腑臟俱虛，水氣相并[1]，上乘於心，心氣不宣暢，否滿在內，故令痢而兼煩者也。

〔1〕水氣相并　在此謂水飲與邪氣兼并。"水"，謂水飲。前休息痢候成因即責之"胃脘有停飲"，可證。

二十六、痢兼渴候

夫水穀之精，化爲血氣津液，以養臟腑。臟腑虛，受風邪，邪入於腸胃，故痢。痢則津液空竭，腑臟虛燥，故痢而兼渴也。渴而引飲，則痢不止，翻益水氣[1]，脾胃已虛，不能剋消水，水氣流溢，浸漬肌肉，則變腫也。

〔1〕翻益水氣　謂渴而引飲，不能正常輸化，反而增益水氣，則痢更不止。"翻"，通"反"。

按語　本候指出，痢而兼渴飲水，脾虛不能剋消，翻益水氣，則變爲腫。其病理演變，可參前久水穀痢候之所論。

又，本書卷四十七利兼渴候，對痢、渴、小便快澀之間關係，論述較此爲詳，可以參考。

二十七、下痢口中及腸內生瘡候

凡痢，口裏生瘡，則腸間亦有瘡也。所以知者，猶如傷寒熱病，胃爛身則發瘡也。此由挾熱痢，臟虛熱氣內結，則瘡生腸間；熱氣上衝，則瘡生口裏。然腸間、口裏生瘡，皆胃之虛熱也。胃虛穀氣弱，則九蟲、三尸發動，則變成蜃。

按語　本候謂"凡痢口裏生瘡，則腸間亦有瘡也"，這是《病源》之創見，此前尚無資料論及。同時，文中又強調病由"胃之虛熱"所致，并與蜃病同論，則此證是屬於久病之變，亦與臨牀所見相符，但不能與急證瘡瘍同例。

二十八、痢兼腫候

痢兼腫者，是痢久脾虛，水氣在於肌肉之所爲也。脾與胃合，俱象土，脾候身之肌肉，胃爲水穀之海，而以脾氣尅消水穀也。風邪在內，腸胃虛弱，則水穀變爲痢也。膀胱與腎合，俱象水，膀胱爲津液之腑。小腸與心合，俱象火，而津液之水行於小腸，下爲小便也。土性本尅水，今因痢，脾胃虛弱，土氣衰微，不能尅制於水，致令水得妄行，不流於小腸而浸漬臟腑，散流皮膚，與氣相搏，腠理壅閉，故痢而腫也。

按語　本候對痢兼腫之病機，論述頗詳，從邪正兩個方面，和脾、腎、心三對臟腑關係，闡發正常異常之演變過程，具體詳明，後世多宗其說。下痢身體浮腫，是久病所致，痢久則脾胃虛弱，不能消化水穀，充實肌肉。而脾胃氣衰，又不能尅制於水，則水氣妄行，不能下流於小腸，則小便不得通行，反浸漬於臟腑，流溢於皮膚，形成爲痢而兼腫，亦屬常見。總之，這是論證久痢兼腫之典型資料，亦堪符臨牀實際，值得重視。

二十九、痢穀道腫痛候

是由風冷客於腸胃，腸胃虛則痢。痢久腸虛，風邪客於肛門，邪氣與真氣相搏，故令腫[1]痛也。

〔1〕腫　原作"疼"，據本候標題、周本改。

三十、痢後虛煩候

夫體虛受風冷，風冷入於腸，故痢。痢後虛煩者，由腑臟尚虛，而氣[1]内搏之所爲也。水穀之精，以養臟腑，痢則水穀減耗，致令腑臟微弱。痢斷之後，氣未調理，不能宣暢，則膚腠還相搏臟腑[2]。臟腑既虛，而使氣還相搏，故令虛煩。

〔1〕氣　指風冷之氣。

〔2〕則膚腠還相搏臟腑　猶言膚腠之風冷，尚未全消，又還搏於臟腑。

按語　本候與痢兼煩候，似同實異。其不同處，一是病變階段不同，痢兼煩候，爲痢未止而兼煩，多出現在病之中後期；而本候則是痢斷之後，又見虛煩，爲病之餘波。二是病機有別，痢兼煩候，爲因痢而腑臟虛弱，水氣交并，上乘於心，心氣不得宣暢所致；而本候則是痢後腑臟尚虛，風冷餘邪還相内搏之故。

三十一、痢後腫候

痢後腫，由脾胃尚虛，肌肉爲風水所乘故也。脾胃虛弱，受於風邪，則水穀變成痢。脾與胃爲表裏，俱象土，胃爲水穀之海，脾候肌肉，土性剋水。而痢者，則脾胃虛弱，土氣衰微，不能剋水，令水妄行，散溢肌肉。痢雖得斷，水猶未消，肌肉先受風邪，風水相搏，膚腠閉密而成腫也。

按語　本候與痢兼腫候，病機基本相同。但痢兼腫候，是下痢未止，而兼身腫；而本候則是痢雖得斷，而水氣未消，繼發水腫，所以同中尚有異也。

三十二、痢後不能食候

痢後不能食，由脾胃虛弱，氣逆胸間之所爲也。風邪入於腸胃而痢，痢則水穀減耗，脾胃虛弱。痢斷之後，脾胃尚虛，不勝於食，邪搏於氣，逆上[1]，胃弱不能食也。

〔1〕逆上　此下《聖惠方》卷五十九治痢後不能食諸方有“則”字。

三十三、痢後腹痛候

痢後腹痛者，體虛受風冷，風冷入於腸胃，則痢後腹痛。是臟氣猶虛，風冷餘熱未盡，臟腑未平復，冷氣在内，與臟腑相搏，真邪相擊，故令腹痛也。

三十四、痢後心下逆滿候

痢後而心下逆滿，此由臟虛，心下有停飲，氣逆乘之所爲也。風邪入腸胃則下痢，下痢則腑臟虛弱。痢斷之後，腑臟猶未調和，邪氣尚不[1]消盡，邪乘於氣則氣逆，與飲食相搏而上，故令心下逆滿也。

〔1〕不　周本作"未"。

按語　痢後諸證，如虛煩、如腫、如不能食、如腹痛、如心下逆滿等，在病理上有其共同之處，即脾胃尚虛，餘邪未盡，或者體虛再遭外感，以致出現諸多變證。但與兼挾證不同，因其出現在"痢雖得斷"之後，病情亦多偏虛。兩相對照，可見《病源》論證之細，并有條理。

三十五、脫肛候

脫肛者，肛門脫出也，多因久痢後大腸虛冷所爲。肛門爲大腸之候，大腸虛而傷於寒，痢而用氣㩒[1]，其氣下衝，則肛門脫出，因謂脫肛也。

〔1〕用氣㩒（yǔn 演）　指大便時屈身用力，摒氣努責。"㩒"，本書卷四十脫肛候、陰挺出下脫候作"偃"，卷五十脫肛候作"軀"。"㩒"、"偃"、"軀"三字，本書互用，字異義同。"軀"，《廣韻》："身向前也。"《類篇》："屈身。"《玉篇》："軀體怒腹也。""怒"，通"努"。

按語　脫肛之名，首見於《肘後備急方》，但以脫肛作爲專條論述者，則以《病源》爲早。脫肛一證，實際病因較多，有因中氣虛寒，不能收攝者；有因腎氣虛弱，關門不固者；亦有濕熱下注，衝發於肛門者。此外，老人氣血已衰，產婦用力太早，小兒號叫傷氣，皆有此證。而本候所論脫肛，乃因久瀉久痢，大腸虛冷所爲，多屬脾腎兩傷，氣陷而脫。又，凡脫肛一努便脫，色淡而不甚腫，其證多虛，爲氣虛下陷，不能升舉；若肛門壅腫，努甚突出，熱赤腫痛，其證多實，爲濕熱下迫，腸氣壅滯。兩者當分別論治。

三十六、大下[1]後噦候

夫風冷在內，入於腸胃則成大下[1]。下斷之後，脾胃虛，氣逆，遇冷折之，其氣不通，則令噦也。

〔1〕大下　在此指嚴重瀉利。

三十七、穀道生瘡候

穀道、肛門，大腸之候也。大腸虛熱，其氣[1]熱結肛門，故令生瘡。

〔1〕氣　此下《醫心方》卷七第十二有"衝"字。

三十八、穀道蟲候

穀道蟲者，由胃弱腸虛而蟯蟲下乘之也。穀道、肛門，大腸之候。蟯蟲者，九蟲之內一蟲也，在於腸間。若腑臟氣實，則蟲不妄動，胃弱腸虛，則蟯蟲乘之。輕者或癢，或蟲從穀道中溢出，重者侵食肛門瘡[1]爛。

〔1〕瘡　宋本、汪本、周本同；正保本作"癢"。

三十九、穀道癢候

穀道癢者，由胃弱腸虛，則蟯蟲下侵穀道。重者食於肛門，輕者但癢也。蟯蟲狀極細微，形如今之蝸蟲狀也。

按語　以上兩候，均是論述痢久腸虛，併發蟲病，尤其是蟯蟲病。從其內容看，基本是一個病；在文字所述，亦是互爲補充者。另外，本書卷十八之九蟲候中，有蟯蟲病專論，內容甚詳，可以參閱。

四十、穀道赤痛候

肛門爲大腸之候，其氣虛，爲風熱所乘，熱氣擊搏，故令穀道赤痛也。

按語　穀道赤痛，與穀道腫痛、穀道生瘡均爲穀道病變，但三者病機不盡相同。穀道赤痛，爲風熱之氣所乘，搏擊肛門所致；穀道腫痛，由痢久腸虛，風冷客於肛門之故；穀道生瘡，則多與熱氣壅結有關。三者以此爲辨。但穀道腫痛，亦不獨爲風冷之故，尚可見於熱證，如張景岳云："無論寒痢熱痢，大孔皆能痛。"

本篇論述痢病，兼涉泄瀉。痢疾是以滯下赤白、腹痛下重爲主證；泄瀉則爲大便稀薄，甚至如水樣，傾瀉而出。自是兩病，不能混同。但滯下之證，古人每與泄瀉同篇，至《三因極一病證方論》始另立條目。考痢疾之病，《素問》稱之爲"大瘕泄"，《傷寒論》、《金匱要略》稱之爲"下利便膿血"、"熱利下重"等，而本書則除以"痢"名其病外，亦用"下利"、"膿血痢"、"滯痢"、"滯下"、"重下"等名稱，但無"腸澼"之說，這亦是別一家言。

本篇論述痢疾病因病機，源於《內經》，又有充實和發揮者。如《靈樞·論疾診尺》曾云："春傷於風，夏生後泄腸澼。"本篇立論，即基於此點，并加以闡發，認爲榮衛不足，腠理開疏，則風邪易傷，并留連肌肉，當時并不發病，需再遇脾胃大腸虛弱，邪氣方能乘之致痢，似乎是伏邪之病。論中又十分強調脾胃氣之盛衰，在下痢病中具有關鍵作用。例證很多，不勝枚舉。以上諸說，在臨牀上有重要意義，對後世論痢亦深有影響。

本篇據痢疾病程新久，病情寒熱，以及大便顏色、性狀等加以論證，并及痢病兼證及痢後諸證，內容頗爲豐富。此外，痢疾亦涉時行，見有表證者，已分別見於傷寒、時氣、熱病、溫病諸篇中，可前後聯繫，滙通研究，則對下痢之認識更臻全面。

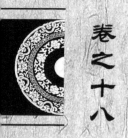

重刊巢氏諸病源候總論卷之十八

濕䘌病諸候凡三論

提要 本篇專論䘌病，對其成因、症狀、病機及預後等，均有詳細敘述。病證祇濕䘌、心䘌、㿗䘌三候。其中，濕䘌似爲概論，心䘌僅是突出一個主證，㿗䘌除一般證候外，尤詳於預後變化。

䘌病爲很多疾病之後期證候，病情重點是脾胃虛弱，濕熱逗留，正虛邪戀，治療棘手，預後較差，本書對此很爲重視。如傷寒、時氣、熱病、雜病如痢病等，均可出現此病。

一、濕䘌候

濕䘌病，由脾胃虛弱，爲水濕所乘，腹內蟲動，侵食成䘌也。多因下利不止，或時病後，客熱結腹內所爲。其狀，不能飲食，忽忽[1]喜睡，綿綿微熱，骨節沉重，齒無色[2]，舌上盡白，細瘡如粟。若上唇生瘡，是蟲食五藏，則心煩懊[3]；若下唇生瘡，是蟲食下部，則肛門爛開；甚者腑臟皆被食，齒下上齗悉生瘡，齒色紫黑，利血而瘜，由水氣也。

脾與胃合，俱象土，胃爲水穀之海，脾氣磨而消之，水穀之精，化爲血氣，以養腑臟。若脾胃和，則土氣強盛，水濕不能侵之。脾胃虛弱，則土氣衰微，或受於冷，乍傷於熱，使水穀不消化，糟粕不償實[4]，則成下利，翻[5]爲水濕所傷。若時病之後，腸胃虛熱，皆令三尸九蟲，因虛動作，侵食五藏，上出脣口，下至肛門。胃虛氣逆，則變嘔噦。蟲食腑臟傷敗，利出瘀血，如此者死。其因脾胃虛微，土氣衰弱，爲水濕所侵，蟲動成蠱，故名濕蠱也。

又云：有天行之濕，初得不覺，行坐不發[6]，恒少氣力，或微利，或不利，病成則變嘔吐，即是蟲內食於臟。

又云：有急結濕[7]，先因腹痛下利，膿血相兼出，病成翻大小便不通，頭項滿[8]痛，小腹急滿，起坐不安，亦是內食五臟。凡如此者[9]，雖初證未發於外，而心腹亦常煩懊，至於臨困[10]，脣口及肛門方復生瘡，即死也。

〔1〕忽忽　身體不爽貌。《素問·玉機真藏論》："太過則令人善忘，忽忽眩冒而巔疾。"王冰注："忽忽，不爽也。"

〔2〕齒無色　本書卷十七久水穀痢候作"齒斷紫黑"。《千金要方》卷十八第七作"齒齦無色"，《聖惠方》卷六十治濕蠱諸方作"齒無光色"。

〔3〕則心煩懊　本書卷十七作"則心悶"。又，久赤白痢候作"心懊而悶"。

〔4〕償實　硬結也。

〔5〕翻　通"反"。

〔6〕發　通"廢"。

〔7〕急結濕　謂濕邪驟然積聚。

〔8〕滿　宋本、汪本、周本同。《聖惠方》作"皆"。"滿"，悶也。

〔9〕者　原無，宋本、汪本、周本亦無。據《聖惠方》補，足句。

〔10〕臨困　猶言及至病勢危重之時。"臨"，及也，及其時也。"困"，危也。《淮南子·主術訓》："效忠者，希不困其身。"注："困，猶危也。"

按語　《千金要方》卷十八第七論濕蠱，分乾濕兩種。其乾蠱文云："亦有乾蠱，不甚泄痢，而下部瘡癢。"可補《病源》之未備。

二、心蠱候

心蠱者，由臟虛，諸蟲在腸胃間，因虛而動，攻食心，謂之心蠱。初不覺他病，忽忽嗜睡，四肢沉重。此蠱或食心，則心煩悶懊痛，後乃侵食餘處。

診其脈沉而細，手足冷，内濕蝨在心也。

三、疳蝨候

人有嗜甘味多，而動腸胃間諸蟲，致令侵食腑臟，此猶是蝨也。凡食五味之物，皆入於胃，其氣隨其腑臟之味而歸之。脾與胃爲表裏，俱象土，其味甘，而甘味柔潤於脾胃。脾胃潤則氣緩，氣緩則蟲動，蟲動則侵食成疳蝨也。但蟲因甘而動，故名之爲疳也。

其初患之狀，手足煩疼[1]，腰脊無力，夜卧煩躁，昏昏[2]喜妄[3]，嘿嘿眼澀，夜夢顛倒[4]，飲食無味，面[5]失顏色，喜睡，起即頭眩，體重，胜[6]脛痠疼。其上食五臟，則心内懊惱[7]；出食咽喉及齒斷，皆生瘡，出黑血，齒色紫黑；下食腸胃，下利黑血；出食肛門，生瘡爛開。胃氣虛[8]逆，則變嘔噦。急者數日便死；亦有緩者，止沉嘿[9]，支節疼重，食飲減少，面無顏色，在内侵食，乃至數年，方上食口齒生瘡，下至肛門傷爛，乃死。

又云：五疳，一是白疳，令人皮膚枯燥，面失顏色。二是赤疳，内食人五臟，令人頭髮焦枯。三是蟯疳，食人脊膂，遊行五臟，體重浮腫。四是疳蝨，食人下部疼癢，腰脊攣急。五是黑疳，食人五臟，多下黑血，數日即死。凡五疳，白者輕，赤者次，蟯疳又次之，疳[10]蝨又次之，黑者最重。皆從腸裏上食，咽喉齒斷並生瘡，下至穀道傷爛，下利膿血，嘔逆，手足心熱，腰痛嗜睡。秋冬可，春夏極[11]。

又云：面青頰赤[12]，眼無精光，唇口燥[13]，腹脹有塊，日日[14]瘦損者是疳。食人五臟，至死不覺。

又云：五疳緩者，則變成五蒸。五蒸者，一曰骨蒸，二曰脈蒸，三曰皮蒸，四曰肉蒸，五曰血蒸。其根源初發形候雖異，至於蒸成，爲病大體略同。皆令人腰疼心滿，虛乏無力，日漸羸瘦，或寒熱無常，或手足煩熱，或逆冷，或利，或澀，或汗也。五蒸別自有論，與虛勞諸病相從也。

〔1〕手足煩疼　宋本、汪本、周本同；《醫心方》卷七第十四作"手足燒疼"。

〔2〕昏昏　不明貌。《孟子·盡心下》："今以其昏昏，使人昭昭。"集注："昏昏，闇也。"在此引申爲神識不爽。

〔3〕妄　通"忘"。《易·無妄》："物與無妄。"虞注："妄，忘也。"《醫心方》、《聖惠方》卷六十治疳䘌諸方亦均作"忘"。

〔4〕夜夢顛倒　指入夜亂夢紛紜，不能安寐。"顛倒"，本謂次序倒置。《詩·齊風·東方未明》："東方未明，顛倒衣裳。"疏："以裳爲衣，令上者在下，是謂顛倒。"引申之，凡與常情、常理、常態相反者，皆謂之顛倒。

〔5〕面　原作"而"，形近之誤，據《聖惠方》、周本改。

〔6〕胜（bì 必）　《聖惠方》、周本作"股"，義同。

〔7〕懊惱　宋本、汪本、周本同；《聖惠方》作"恍惚"。

〔8〕虛　原無，據前濕䘌候、《醫心方》補。

〔9〕止沉嘿　"止"，原作"正"，形近之誤，據《醫心方》、《聖惠方》改。"沉嘿"，宋本、汪本、周本同；醫心方作"沉沉嘿嘿"，義同。

〔10〕疳　原作"甘"，據《聖惠方》、宋本、周本改。

〔11〕極　宋本、汪本、周本同；《聖惠方》作"劇"，義近。

〔12〕面青煩赤　宋本、汪本、周本同；《醫心方》作"面青顏赤"。

〔13〕燥　此上《醫心方》有"燋"字，《聖惠方》有"焦"字。按："燋"、"焦"同。

〔14〕日日　宋本、汪本、周本同；《聖惠方》作"日漸"。

按語　本候云"五疳緩者，則變爲五蒸"，而卷四虛勞骨蒸候則云"久蒸不除，多變成疳"，前後似乎矛盾。實際上，病至虛勞骨蒸或五疳階段，正氣衰憊，抗病能力極差，所見證候錯綜複雜，變化多端，蒸變疳，疳變蒸，都有可能。而且，疳與蒸，亦無一定之傳變規律，兩者既可先後出現，亦可錯雜并見。

古人認爲，"䘌"乃一種隱匿難見之小蟲，而各種證候，是由該蟲侵蝕局部所致。但從所論具體內容看，除包括某些腸道寄生蟲病外，大多是在疾病之後期，因正氣日衰，營養不良引起之繼發感染。正如論中所云，濕䘌"多因下利不止，或時病後，客熱結腹內所爲"。在症狀方面，見於上者，爲口舌生瘡，如唇舌、牙齗、咽喉瘡；見於下部者，如肛門潰瘍。并見食少、喜睡、頭昏目眩、骨節沉重、股脛痠痛等虛弱症狀。見嘔吐呃逆者，胃氣傷敗，病情嚴重，而下黑血者，氣血敗壞，則預後更惡。

濕䘌、心䘌、疳䘌三者，在病因病機上大體相同，不過具體所指則有區別。如濕䘌候相當於䘌病之概論，內容涉及範圍較廣，除指出脾胃虛弱之根本問題外，如水濕、如蟲動、如天行、如急結濕，尤其䘌病之症，均有所論述。心䘌候是重點論述一症，即臟虛，諸蟲乘虛上攻，侵蝕於心，而後及於餘處。疳䘌候，則責之嗜食甘味過多，并涉及五疳之異，疳與蒸之傳變等問題。

九蟲病諸候 凡五論

提要 本篇論述九種寄生蟲病，如伏蟲、蚘蟲、白蟲、肉蟲、肺蟲、胃蟲、弱蟲、赤蟲、蟯蟲病等。并對九種寄生蟲之形態、發病、主證，以及預後等，均作出比較詳細之敘述，其中又重點論證蚘蟲、寸白蟲、蟯蟲三候，因其比較多見，易於發動成病。

論中重點指出："人亦不必盡有，有亦不必盡多"，這比較客觀。而所以發動，強調"腑臟氣實，則不爲害；若虛，則能侵蝕"，亦是符合臨牀所見。此篇是全面論述蟲病之最早資料，堪稱爲中醫學中早期之寄生蟲病學。

一、九蟲候

九蟲者，一曰伏蟲，長四分[1]；二曰蚘[2]蟲，長一尺；三曰白蟲，長一寸；四曰肉蟲，狀如爛杏[3]；五曰肺蟲，狀如蠶[4]；六曰胃蟲，狀如蝦蟇；七曰弱蟲，狀如瓜瓣[5]；八曰赤蟲，狀如生肉[6]；九曰蟯蟲，至細微，形如菜蟲。

伏蟲，羣蟲之主也。蚘蟲，貫心則殺人。白蟲相生，子孫轉多，其母轉大，長至四五尺[7]，亦能殺人。肉蟲，令人煩滿。肺蟲，令人欬嗽。胃蟲，令人嘔吐，胃逆[8]喜噦。弱蟲，又名膈蟲，令人多唾。赤蟲，令人腸鳴。蟯蟲，居胴腸[9]，多則爲痔，極則爲癩，因人瘡處[10]以生諸癰、疽、癬、瘻[11]、痂[12]、疥[13]、齲蟲[14]，無所不爲。

人亦不必盡有，有亦不必盡多，或偏有[15]，或偏無者。此諸蟲依腸胃之間，若腑臟氣實，則不爲害，若虛則能侵蝕，隨其蟲之動而能變成諸患也。

〔1〕伏蟲，長四分 "伏蟲"，相當於鉤蟲。"長四分"，按隋大業年間量制，長度一分相當於今之二點三五毫米，而現在所見之鉤蟲，長度一般爲八至十二毫米，故二者近似。又，"分"，《外臺》卷二十九蟲方作"寸"。

〔2〕蛕蟲 即"蛔蟲"。《廣韻》："蛕，人腹中長蟲。"

〔3〕杏 宋本、汪本、周本同；《醫心方》卷七第十六、《聖惠方》卷五十七治九蟲及五臟長蟲諸方作"李"。

〔4〕蠶 此下《外臺》卷二十六之九蟲方有"形"字。

〔5〕瓜瓣 即瓜子。《説文》："瓣，瓜中實也。"段注："瓜中之實曰瓣，實中之可食者當曰人，如桃杏之人。"

〔6〕赤蟲，狀如生肉 此與現在所見之薑片蟲相似。薑片蟲體肥厚，肌肉豐富，背腹扁平，顏色發紅。一般長二到七點五厘米，寬零點八到二厘米。

〔7〕白蟲相生，子孫轉多，其母轉大，長至四五尺 "子孫轉多，其母轉大"原作"子孫轉大"一句，義不具體，據《千金要方》卷十八第七補。"尺"，《千金要方》作"丈"。"白蟲"，即絛蟲。其頸節不斷分裂、生長，猶如子孫繁殖增多，進而形成爲成串體節，其母體逐步變大變長。又，"白蟲"下文又名"寸白蟲"。

〔8〕令人嘔吐，胃逆 原作"令人嘔逆吐"，據《千金要方》、《外臺》改。

〔9〕胴（dòng 洞）腸 此下《千金要方》有"之間"二字。"胴腸"，即大腸。《玉篇》："胴，大腸也。"

〔10〕處 宋本、汪本、周本同；《千金要方》作"瘦"。

〔11〕瘻 原義爲頸部生瘡，久而不愈，常出膿水之證。《説文》："瘻，頸腫也。"後亦泛指瘡瘍經久不愈，或生瘻孔，漏下膿水不絕之病。在此指後者，可參見本書卷三十四瘻病諸候。

〔12〕瘑（guō 鍋） 瘡名。生於手足間，相對而生，起黃白膿皰，經常癢痛，較難治愈。本書卷三十五有瘑瘡候，可參。

〔13〕疥（jiè 介） 疥瘡。系由疥蟲所致之傳染性皮膚病。《急就篇》："痂疕疥癘癡聾盲。"注："疥，小蟲攻齧皮膚，漼錯如鱗介也。"

〔14〕齲（qǔ 取） 蟲 即蛀牙之蟲。按：齲齒，古人認爲由齲蟲侵蝕所致。現在觀察，則與個人體質、飲食習慣、口腔衛生、口腔内産酸細菌等有關。

〔15〕或偏有 原無，宋本、汪本、周本亦同，文義不全，據《外臺》、《聖惠方》補。

按語 九蟲爲腸道寄生蟲之概稱。其中，除蚘蟲在《内經》、《傷寒論》已有記載外，其餘均至《病源》而始備，并且觀察詳悉，論證具體，真可謂是中醫之寄生蟲病學最早專著。如伏蟲"長四分"、赤蟲"狀如生肉"，與今之鈎蟲、薑片蟲相似。蟯蟲之形態敍述，亦很正確。而白蟲之形態敍述，尤爲具體、確切。云"長一寸"，"能相生，子孫轉多，其母轉大，長至四五尺，亦能殺人"，與現今所論之絛蟲病甚合。據此，《病源》之九蟲候，頗有實踐意義。

文中"若腑臟氣實，則不爲害，若虛則能侵蝕"之語很重要，説明人體正氣與蟲病之發生，是一對矛盾，正勝則邪却，正虛則邪盛。臨牀所見亦充分證明這一點，當人氣血旺盛，正能勝邪，雖有諸蟲寄生，可無症狀出現，或有症狀亦輕微；反之，諸蟲則乘虛騷撓，導致諸多變證。而臨牀醫家善治蟲者，常注意調理脾胃，顧護正氣，其理即淵源於此。

又，文中"因人瘡處，以生諸癰疽癬瘻瘑疥齲蟲"云云，似乎諸病均爲蟯蟲所生，其實是因臟腑氣虛而蟲動，蟲動而脾胃更虛，以致繼發感染，出現各種併發症，諸蟲并不都是直接原因。

二、三蟲候

三蟲者，長蟲[1]、赤蟲、蟯蟲也。爲三蟲，猶是九蟲之數也[2]。長蟲，蚘蟲也，長一尺，動則吐清水，出則心痛[3]，貫心則死。赤蟲，狀如生肉，動則腸鳴。蟯蟲至細微，形如菜蟲也，居胴腸間，多則爲痔，極則爲癩，因人瘡處，以[4]生諸癰、疽、癬、瘻、痀、疥、䘌蟲，無所不爲。

此既是九蟲內之三者，而今別立名，當以其三種偏發動成病，故謂之三蟲也。其湯熨針石，別有正方，補養宣導，今附於後。

養生方導引法云：以兩手著頭相叉，長引[5]氣，即吐之。坐地，緩舒兩脚，以兩手從[6]外抱膝中，疾低頭，入兩膝間，兩手交叉頭上，十二[7]通，愈三尸也。

又云：叩齒二七過[8]，輒咽氣二七過[9]，如此[10]三百通乃止。爲之二十日，邪氣悉去；六十日，小病愈；百日，大病除，三蟲伏尸皆去，面體光澤也。

[1]長蟲　即蚘蟲。

[2]爲三蟲，猶是九蟲之數也　雖稱爲三蟲，但仍然包括在九蟲名數之中。"爲"，訓"曰"。《經傳釋詞》："爲，曰也。"

[3]動則吐清水，出則心痛　"出則"，本書卷五十之三蟲候作一個"而"字。二句文意是指出蚘蟲病之主證。蚘蟲性喜溫，惡寒怕熱，游動好竄，善鑽孔，故當人體脾胃失調，或有全身發熱疾患時，蚘蟲即易在腸中動竄，出現多種病症。在此是言胃寒則蟲動，蟲動則吐清水，并見胃脘痛、心痛等證。

[4]以　宋本、汪本、周本同。《外臺》卷二十六之三蟲方作"即"。

[5]引　原無，宋本、汪本、周本亦無。不合導引法，據《外臺》補。

[6]從　原無，宋本、汪本、周本亦無。據《外臺》補。

[7]二　原作"三"，形近之誤，據本書卷二十五蟲毒候養生方導引法、《外臺》改。

[8]叩齒二七過　此上本書卷二鬼邪候養生方導引法有"仙經治百病之道"一句。

[9]過　原脫，據本書卷二、卷二十三伏尸候養生方導引法補。

[10]此　原脫，據本書卷二十三伏尸候補。又，《外臺》作"是"，義同。《廣雅》："是，此也。"

按語　本候是前九蟲候中部分內容之復述和補充。蓋因蚘蟲、赤蟲、蟯蟲等三蟲，發病較多，爲害亦較大，正如文中所說

"當以其三種偏發動成病"，故另立一候專門闡述。

三、蚘蟲候

蚘蟲者，是九蟲内之一蟲也。長一尺，亦有長五六寸。或因腑臟虛弱而動，或因食甘肥而動。其發動則腹中痛，發作腫聚[1]，去來上下，痛有休息，亦攻心痛。口喜吐涎及吐清水，貫傷心者則死。

診其脈，腹中痛，其脈法當沉弱而弦[2]，今[3]反脈洪而大，則是蚘蟲也。

〔1〕腫聚　謂蚘蟲數量多時，扭結成團，阻塞腸腔，腹部可捫及索狀、團狀塊物。《太素》卷二十六厥心痛楊上善注："蟲食而聚，猶若腫聚也。"

〔2〕沉弱而弦　"而"，原無。據本書卷五十蚘蟲候補。又，《金匱要略》第十九"弱而"二字作一個"若"字。

〔3〕今　原作"令"，形近之誤，據本書卷五十蚘蟲候、《外臺》卷二十六蚘蟲候、周本、正保本改。

四、寸白蟲候

寸白者，九蟲内之一蟲也。長一寸而色白，形小褊[1]，因腑臟虛弱而能發動。或云飲白酒，一云以桑枝貫牛肉炙食，并食[2]生栗[3]所成。

又云：食生魚後，即飲乳酪，亦令生之。其發動則損人精氣，腰腳疼弱。

又云：此蟲生長一尺，則令人死。

〔1〕小褊（biǎn 貶）　同"褊小"，義爲狹小。《説文》："褊，衣小也。"段注："引伸爲凡小之稱。"

〔2〕食　原無，文義不全，據本書卷五十寸白蟲候補。

〔3〕栗　宋本、汪本、周本同；《外臺》卷二十六寸白蟲方作"魚"。

按語　寸白蟲，即九蟲候中之白蟲。其成因，《金匱要略》卷二十四謂："食生肉，飽飲乳，變成白蟲。"本候又加補充，指出其與食用烤牛肉及生魚有關。這些認識，都很正確，已爲現代研究資料所證實。

五、蟯蟲候

蟯蟲，猶是九蟲內之一蟲也。形甚細[1]小，如今之蝸蟲[2]狀。亦因腑臟虛弱，而致發動，甚者則能成痔、瘻、疥、癬、癩、癰、疽、瘑諸瘡。

蟯蟲是人體虛[3]極重者，故蟯蟲因之動作[4]，無所不爲也。

〔1〕細　原無，據前九蟲候、三蟲候補。

〔2〕蝸蟲　九蟲候、三蟲候均作"菜蟲"，義長。

〔3〕虛　此下《外臺》卷二十六蟯蟲方有"弱"字。

〔4〕故蟯蟲因之動作　原作"故爲蟯蟲，因動作"，文字有誤，據《醫心方》卷七第二十、《外臺》改。

按語　本候所述蟯蟲病之證候，尋繹文義，亦是綜合蟯蟲病及其所引起之各種繼發感染症而言。

又，此下無"伏蟲"、"肉蟲"、"肺蟲"、"胃蟲"、"弱蟲"、"赤蟲"諸候之更多敍述，似有缺漏。

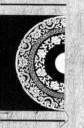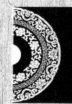

重刊巢氏諸病源候總論卷之十九

積聚病諸候凡六論

提要　本篇論述積聚病，共計六候。

在積聚候中，闡發積聚之病因病理，并對積與聚作出明確之區分，謂積由五臟所生，始發不離其部，上下有所窮已；聚爲六腑所成，故無根本，上下無所留止，其痛無有常處。其後又詳細論述五積病，這是本篇之重點內容。積病以五臟分類，所以文中又分別敍述肝、心、脾、肺、腎五積之病因、脈證和預後。積聚病之常見症狀，爲積聚痼結、心腹痛、心腹脹滿、宿食等。但專爲聚病分論者，內容較少。

又，積聚病與本卷癥瘕病、卷二十癖病、否病等均有一定關聯，可參合研究。

一、積聚候

積聚者，由陰陽不和，腑臟虛弱，受於風邪，搏於腑臟之氣所爲也。腑者，陽也，臟者，陰也；陽浮而動，陰沉而伏。積者陰氣，五臟所生，始發不離其部，故上下有所窮已[1]；聚者陽氣，六腑所成，故無根本[2]，上下無所留止[3]，其痛無有常處。諸臟受邪，初未能爲積聚，留滯不去，乃成積聚。

肝之積，名曰肥氣[4]。在左脅下，如覆杯，有頭足[5]，久不愈，令人發瘧瘧[6]，連歲月[7]不已。以季夏戊已[8]得之，何以言之？肺[9]病當[10]傳肝，肝當傳脾，脾季[11]夏適王，王者不受邪，肝復欲還肺，肺不肯受，故留結爲積，故知之肥氣季夏[12]得之也。

心之積，名曰伏梁[13]。起臍上，大[14]如臂，上至心下，久不愈，令人病煩心[15]。以秋庚辛[16]得之，何以言之？腎病當傳心，心當傳肺，肺秋適王，王者不受邪，心欲復[17]還腎，腎不肯受，故留結爲積，故知伏梁以秋[18]得之也。

脾之積，名曰否氣[19]。在胃脘，覆大如盤，久不愈，令人四支不收，發黃疸，飲食不爲肌膚。以冬壬癸[20]得之，何以言之？肝病當傳脾，脾當傳腎，腎冬適王，王者不受邪，脾欲復還肝，肝不肯受，故留結爲積，故知否氣以冬[21]得之也。

肺之積，名曰息賁[22]。在右脇下，覆大如杯，久不愈，令人洒淅寒熱，喘嗽發肺癰。以春甲乙[23]得之，何以言之？心病當[24]傳肺，肺當傳肝，肝以春適王，王者不受邪，肺欲復還心，心不肯受，故留結爲積，故知息賁以春[25]得之。

腎之積，名曰賁狏[26]。發於少腹，上至心下，若狏賁走之狀，上下無時。久不愈，令人喘逆，骨萎少氣。以夏丙丁[27]得之，何以言之？脾病當傳腎，腎當傳心，心夏適王，王者不受邪，腎欲復還脾，脾不肯受，故留結爲積，故知賁狏以夏[28]得之。此[29]爲五積也。

〔1〕始發不離其部，故上下有所窮已　《難經·五十五難》作"其始發有常處，其痛不離其部，上下有所終始，左右有所窮處"。"有所窮已"，謂積病部位比較固定，而且有一定邊緣。

〔2〕故無根本　《難經》作"其始發無根本"。"故無根本"，謂聚病無固定之根盤。

〔3〕上下無所留止　謂聚病聚散無常，遊移不定。

〔4〕肥氣　病名，爲五積之一，見《難經·五十六難》。楊玄操注："肥氣者，肥盛也。言肥氣聚於左脇之下如覆杯突出，如肉肥盛之狀也。"故名。

〔5〕有頭足　此下《甲乙經》卷八第二有"如龜鼈狀"四字。"有頭

足”，指該積似有頭足樣之塊狀物。

〔6〕痎（jiē 階）瘧　此上《難經·五十六難》有“咳逆”二字。“痎瘧”，又作“痎瘧”，泛指瘧疾。

〔7〕月　宋本、汪本、周本同。《難經》無。

〔8〕季夏戊己　“季”，原無，宋本、汪本、周本亦無。據《難經》、《外臺》卷十二積聚方補。此下《難經》、《外臺》並有“日”字。“戊己”，日名，屬土。在此指季夏之戊己日，就是農曆六月之最後十八天。《禮記·月令》：“中央土，其日戊己。”

〔9〕肺　原作“脾”，形近之誤，據《難經》、《外臺》、周本改。

〔10〕當　原無，據本候心、脾、腎諸積文例，《外臺》補。

〔11〕季　原無，宋本、汪本、周本同，據《難經》、《外臺》補。

〔12〕季夏　原作“仲夏”，與上下文義不協，據《難經》、《外臺》、周本改。又，此下《難經》、《外臺》有“戊己日”三字。

〔13〕伏梁　病名，五積之一，見《難經·五十六難》。《三因方》云：“伏梁者，以其積氣橫架於肓原也。”故名。

〔14〕大　原脱，據本篇伏梁候、《難經》、《外臺》補。

〔15〕久不愈，令人病煩心　原無，宋本、汪本、周本同，文義不完整，據《難經》補。

〔16〕庚辛　此下《難經》、《外臺》有“日”字。“庚辛”，日名，屬金。在此指秋日。見《禮記·月令》。

〔17〕欲復　宋本、汪本、周本同；《難經》作“復欲”。下同。

〔18〕秋　此下《難經》、《外臺》有“庚辛日”三字。

〔19〕否（pǐ 痞）氣　又作“痞氣”。病名，爲五積之一，見《難經·五十六難》。《三因方》云：“痞氣者，以積氣痞塞中脘也。”故名。

〔20〕壬癸　此下《難經》、《外臺》有“日”字。“壬癸”，日名，屬水。在此指冬日。見《禮記·月令》。

〔21〕冬　此下《難經》、《外臺》有“壬癸日”三字。

〔22〕息賁（bēn 奔）　病名，爲五積之一，見《難經·五十六難》。《三因方》云：“息賁者，以其積氣喘息賁溢也。”故名。

〔23〕甲乙　此下《難經》、《外臺》有“日”字。“甲乙”，日名，屬木。此指春日。見《禮記·月令》。

〔24〕當　原無，據本候心、脾、腎諸積文例，《外臺》補。

〔25〕春　此下《難經》、《外臺》有“甲乙日”字。

〔26〕賁豘　又作"奔豚"。病名，爲五積之一，見《難經·五十六難》。楊玄操注："此病狀如豚而上衝心。"故名。"豘"、"豚"古通。

〔27〕丙丁　此下《難經》、《外臺》有"日"字。"丙丁"，日名，屬火。此指夏日。見《禮記·月令》。

〔28〕夏　此下《難經》、《外臺》有"丙丁日"三字。

〔29〕此　此下周本有"五者"二字。

診其脈，駚而緊，積聚。脈浮而牢，積聚。脈橫[1]者，脇下有積聚。脈來小沉實者，胃中有積聚，不下食，食即吐出。脈來細沉[2]附骨者，積也。脈出在左，積在左；脈出在右，積在右；脈兩出，積在中央，以部處之。

診得肺積脈，浮而毛[3]，按之辟易[4]。脇[5]下氣逆，背相引痛，少氣，善忘，目瞑，皮膚寒，秋愈夏劇[6]。主皮中時痛，如蝨緣狀，其甚如針刺之狀，時癢，色白也。

診得心積脈，沉而芤，時[7]上下無常處。病悸[8]，腹中熱，面赤，咽乾，心[9]煩，掌中熱，甚即唾血。主身瘈瘲[10]，主血厥[11]，夏瘥冬劇。色赤也。

診得脾積脈，浮大而長。饑則減，飽則見，臏起與穀爭[12]，累累[13]如桃李，起見於外。腹滿，嘔，泄，腸鳴，四支重，足脛腫，厥不能臥。主肌肉損，季夏瘥春劇[14]，色黃也。

診得肝積脈，弦而細。兩脇下痛，邪走心下，足脛寒，脇痛引小腹，男子積疝[15]也，女子病[16]淋也。身無膏澤，喜轉筋，爪甲枯黑，春瘥秋劇，色青也。

診得腎積脈，沉而急。苦[17]脊與腰相引痛[18]，饑則見，飽則減。病腰痛[19]，小腹裏急，口乾，咽腫傷爛，目茫茫[20]，骨中寒，主髓厥，喜忘，冬瘥夏劇[21]，色黑也。

診得心腹積聚，其脈牢強急者生，脈虛弱急者死。

又積聚之脈，實強者生，沉者死。其湯熨針石，別有正方，補養宣導，今附於後。

〔1〕脈橫　即橫脈，爲積病之脈。《素問·平人氣象論》："結而橫，有積矣。"吳崑注："橫，橫格於指下也。"《脈經》卷八第十二："橫脈，見左積在右，見右積在左。"

〔2〕沉　汪本、周本同。《金匱要略》第十一、《脈經》作"而"，宋本、《外臺》卷十二積聚方作"耎"。

〔3〕毛　毛爲肺脈，肺平脈象，輕浮而虛，如毛羽也。今肺積見毛脈，當爲"毛多胃少曰肺病"之毛。見《素問・平人氣象論》、《素問・宣明五氣》。

〔4〕按之辟（bì 壁）易　謂其脈不耐尋按，按之則"浮而毛"，俱無力，是胃氣已少之徵。"辟易"，退避之意。《史記・項羽本紀》："項王瞋目而叱之，赤泉候人馬俱驚，辟易數里。"在此引申爲按之脈氣不顯著。

〔5〕脅　原作"時"，形近之誤、周本據《脈經》改。

〔6〕秋愈夏劇　據心積、肝積脈診文例，此句應在本段"色白也"之上，疑爲錯簡。本句大意謂秋季肺氣當旺，故病愈。夏季屬火，火能剋金，故病劇。以下諸積俱倣此，主要是據五行生剋關係推斷病情吉凶。另外，可參本書卷十五肝病候有關注釋和按語。

〔7〕時　宋本、汪本、周本同；《脈經》無。

〔8〕病悸　宋本、汪本、周本同；《脈經》作"病胸滿悸"。

〔9〕心　原無，文義不完整，據本卷伏梁候、《脈經》補。

〔10〕瘈瘲（chì zòng 斥縱）　筋脈掣引緩縱，形容手足時伸時縮，抽動不止之狀態，是熱極生風證候。"瘈"，是筋急收縮；"瘲"，是筋緩縱伸。

〔11〕血厥　病名。指因失血過多引起之昏厥。

〔12〕膜起與穀爭　宋本、汪本、周本同；《脈經》作"膜起與穀爭減"，義勝。"膜"，原作"瞋"，形近之誤，據周本、《脈經》改。

〔13〕累累　此上《脈經》有"心下"二字。"累累"，聯貫成串貌。《禮記・樂記》："累累乎端如貫珠。"

〔14〕季夏瘥春劇　原無，據肺、心、肝諸積文例補。

〔15〕積疝　在此是指積與疝兩種病。

〔16〕病　宋本、汪本、周本同；《脈經》作"瘕"，義長。瘕與淋亦是兩種病，與上文"積疝"對稱。

〔17〕苦　原作"若"，形近之誤，據《脈經》、《外臺》改。

〔18〕痛　原無，宋本、汪本、周本同，文義不完整，據《脈經》補。

〔19〕病腰痛　宋本、汪本、周本同；《脈經》無，義長，此句與上文重。

〔20〕茫茫　視物模糊不清貌。韓愈《祭十二郎文》："吾年未四十，而視茫茫。"本書卷二十八目茫茫候有詳細論述，可參。又，《脈經》作"眈

晥",《外臺》作"晥晥",字異義同。

〔21〕冬瘥夏劇　原無，據肺、心、肝諸積文例補。

養生方導引法云：以左足踐右足上。除心下積。

又云：病心下積聚，端坐伸[1]腰，向日仰頭，徐[2]以口[3]内氣，因而咽之，三十過而止，開目作[4]。

又云：左脇側臥，申[5]臂直脚，以口内氣，鼻吐之，週[6]而復始。除積聚，心下不便[7]。

又云：以左手按右脇，舉右手極形[8]。除積及老血。

又云：閉口微息，正坐向王氣[9]，張鼻取氣，逼置臍下，小口微出氣[10]，十二通。以除結聚。低頭不息十二通，以消飲食，令身輕強。行之冬月，令人不寒。

又云：端坐伸腰，直上，展兩臂，仰兩手掌，以鼻内氣閉之，自極七息，名曰蜀上喬[11]。除脇下積聚。

又云：向晨，去枕，正偃臥，伸臂脛，瞑目閉口不息，極張腹、兩足，再息，頃間吸腹仰兩足，倍拳[12]，欲自微息定[13]，復爲之[14]春三、夏五、秋七、冬九。蕩滌五臟，津潤六腑，所病皆愈。腹有疾積聚者，張吸其腹，熱乃止，癥瘕散破，即愈矣。

〔1〕伸　《外臺》卷十二積聚方作"柱"。

〔2〕徐　原作"除"，形近之誤，據宋本、周本、《王子喬導引法》、《外臺》改。

〔3〕口　宋本、汪本、周本同；《王子喬導引法》作"鼻"。

〔4〕開目作　"作"字原脱，宋本、汪本、周本同，據《王子喬導引法》補。該書云："諸欲導引，虛者閉目，實者開目。"

〔5〕申　"伸"之古字。《説文》"申"字段注："古屈伸字作詘申。"《外臺》即作"伸"。

〔6〕週　原作"通"，形近之誤，據汪本、周本改。

〔7〕心下不便　宋本、汪本、《外臺》同；周本作"心下否鞭"。

〔8〕極形　義同"極勢"。"形"，勢也。《戰國策·西周策》："周君形不好小利"注："形，勢也。"

〔9〕向王（wàng 旺）氣　謂面對東方。

〔10〕氣　原置於"十二通"下，錯簡，今按吐納常法移正。

〔11〕喬　宋本、汪本、周本同；《外臺》作"橋"，義同。《詩·周南·漢廣》："南有喬本"，《釋文》："喬·本作橋。"又，《王子喬導引法》作"臺"。

〔12〕倍拳　反向屈曲。

〔13〕欲自微息定　宋本、汪本、周本同；《外臺》作"欲息微定"。

〔14〕之　原無，據本書卷十四咳逆候、本卷癥瘕候養生方導引法補。

按語　本候首論積聚之病因病理，積與聚之區別，次敍肝、心、脾、肺、腎五臟之積，內容大都源於《難經》。其論五臟之積，皆由臟氣不平，遇時相逆，因受勝己之邪，而傳於己之所勝，適當王時，拒而不受，復還於勝己者，勝己者不肯受，因留結而爲積。這是從五行之生克乘侮理論論述，藉以掌握五積之發病規律。再次敍述積聚之診脈大法，以及五積之脈證，亦源於《脈經》，并補充《難經》五積之臨床症狀。最後指出診斷積聚之預後，以及養生導引方法。全篇內容，實際是對前人論積聚病之資料，作出歸納總結，但其中有些問題，如積病之發病規律等，還須進一步研究，才能完全明瞭其究竟。

又，文中"肝之積，名曰肥氣，""久不愈，令人發瘧癖"一段，與《金匱要略》之論"瘧母"，內容相似，但在病理上，亦可再認識。一般是瘧久不愈，而致肥氣，并非先有肥氣，久而不愈才致瘧癖。當然，亦有已生肥氣，又發瘧癖者，但兩者之因果關係不能倒置。

又，本書卷十三之七氣候，卷二十寒疝積聚候，以及卷三十八婦人積聚候和卷四十四產後積聚候等，內容均與本候有聯係，可以互參。

二、積聚痼結[1]候

積聚痼結者，是五臟六腑之氣已積聚於內，重因飲食不節，寒溫不調，邪氣重沓[2]，牢痼盤結者也。若久即成癥。

〔1〕痼結　謂積聚牢固盤結。

〔2〕重沓（chóng tà 蟲榻）　義猶重疊。《顏氏家訓·書證》："重沓，是多饒積厚之意。"《廣韻》："沓，重也。"

按語 本候論述積聚痼結之病因病理，而着重指出是由於邪氣重沓，這一點很重要。病由漸積而成，治亦不能急切求功。至於"若久即成癥"，認爲癥病乃積聚日久而成，似乎積聚與癥、是從病程久暫，病情輕重而分，但在此後癥瘕病諸候中，又未提及這一點。即在後世著作中，亦少如此論證。

三、積聚心腹痛候

積者陰氣，五臟所生，其痛不離其部，故上下有所窮已。聚者陽氣，六府所成，故無根本，上下無所留止，其痛無有常處。此皆由寒氣搏於臟腑，與陰陽氣相擊下上[1]，故心腹痛也。

診其寸口之脈沉而橫，脇下有積，腹中有橫積聚痛[2]。又，寸口脈細沉滑者，有積聚在脇下，左右皆滿，與背相引痛。

又云：寸口脈緊而牢者，脇下腹中有橫積結，痛而泄利。脈微細者生，浮者死。

〔1〕下上 宋本、汪本、周本同；《聖惠方》卷四十八治積聚心腹痛諸方作"上下"。

〔2〕寸口之脈沉而橫，脇下有積，腹中有橫積聚痛 宋本、汪本、周本同；《脈經》卷八第十二作"寸口脈沉而橫者，脇下及腹中有橫積痛"。又，《聖惠方》"橫積聚痛"作"橫積痛"。

四、積聚心腹脹滿候

積者陰氣，五臟所生，其痛不離其部，故上下有所窮已。聚者陽氣，六腑所成，故無根本，上下無所留止，其痛無有常處也。積聚成病，蘊結在內，則氣行不宣通，氣[1]搏於腑臟，故心腹脹滿，心腹脹滿則煩而悶，尤短氣也[2]。

〔1〕氣 宋本、汪本、周本同；《外臺》卷十二積聚心腹脹滿方作"還"。又，《聖惠方》卷四十八治積聚心腹脹滿，諸氣方作"氣還"二字。

〔2〕煩而悶，尤短氣也 宋本、汪本、周本同；《外臺》作"煩而短氣也"。

按語 上候心腹痛，是由寒氣搏於臟腑，與陰陽之氣相擊所致。本候心腹脹滿爲積聚蘊結在內，臟腑之氣不能宣通，故出現心腹脹滿，煩悶短氣。因其不與陰陽之氣相擊，故不痛。這種短氣，亦屬於實證，因其病從積聚蘊結在內，氣行不能宣通所致。

五、積聚宿食候

積者陰氣，五臟所生，其痛不離其部，故上下有所窮已。聚者陽氣，六腑所成，故無根本，上下[1]無所留止，其痛無有常處也。積聚而宿食不消者，由臟腑爲寒氣所乘，脾胃虛冷，故不[2]消化，留爲宿食也。

診其脈來實，心腹積聚，飲食不消，胃中冷[3]也。

〔1〕上下　原作"下上"，倒文，據前積聚候、周本移正。

〔2〕不　此下《外臺》卷十二積聚宿食寒熱方有"能"字。

〔3〕冷　此下《外臺》有"故字"，義長。

按語　以上三候，都是積聚之常見症狀。其病機區別是：積聚心腹痛，爲寒氣與陰陽之氣相擊；積聚心腹脹滿，爲臟腑之氣行不能宣通；積聚宿食，則爲脾胃虛冷，運化失職。病變所見，各有不同，所謂寒勝則痛，氣滯則脹，不消化則爲宿食。而臟腑虛弱，成爲積聚，又是這些證候之共同基礎。

六、伏梁候

伏梁者，此由[1]五臟之積一名也。心之積，名曰伏梁，起於臍上，大如臂。

診得心積脈，沉而芤，時上下無常處。病悸[2]，腹中熱，面赤[3]而咽乾，心煩，掌中熱，甚即唾血，身瘦瘲[4]。夏瘥冬劇，唾膿血者死[5]。又其脈牢[6]強急者生，虛弱急者死。

〔1〕由　宋本、汪本同；周本作"猶"，義同。《經傳釋詞》："由，字或作猶。"

〔2〕悸　原無，宋本、汪本、周本同，據本篇積聚候、《脈經》卷八第十三補。又，此上《脈經》尚有"胸滿"二字。

〔3〕面赤　原無，宋本、汪本、周本同，據本篇積聚候、《脈經》補。

〔4〕身瘦瘲　此下本篇積聚候、《脈經》有"主血厥"三字。

〔5〕唾膿血者死　宋本、汪本、周本同；本篇積聚候、《脈經》作"色

赤也"。

〔6〕牢　原作"卒"，形近之誤，據本篇積聚候、宋本、周本、《脈經》改。

按語　本候內容，與前積聚候文同，疑重出。

癥瘕病諸候凡十八論

提要　本篇主要論述癥瘕病。

在癥瘕候中，總論癥瘕病之病因病機、臨床特徵，以及癥與瘕之區別。如文中所云："其病不動者，直名爲癥；瘕者假也，爲虛假可動也。"在其他候中，則是以病因、證候分類，分別敘述癥病和瘕病。前者包括癥候、暴癥候、鱉癥候、蝨癥候、米癥候、食癥候、髮癥候等；後者則有瘕病候、鱉瘕候、魚瘕候、蛇瘕候、肉瘕候、酒瘕候、穀瘕候等。

至於本篇中腹內有人聲候，蛇龍病候、腹內有毛候，究屬何種病情，有待進一步研究。

一、癥候

癥者，由寒溫失節，致腑臟之氣虛弱，而食飲不消，聚結在內，漸染[1]生長。塊叚[2]盤牢不移動者，是癥也，言其形狀，可徵驗也。若積引歲月，人即柴瘦，腹轉大，遂致[3]死。

診其脈弦而伏，其癥不轉動者，必死。

〔1〕漸染　即"染漸"，聯綿字，義爲逐漸，積漸。《三國志·魏書·文帝丕傳》："自漢德之衰，漸染數世"。

〔2〕塊叚（jiǎ假）　癥塊病。"叚"，通"假"。《集韻》："叚，通作假。""假"，又作"瘕"。《詩·大雅·思齊》："烈假不遐。"正義："鄭讀烈假爲厲瘕，故云皆病也。《說文》：瘕，病也。"

〔3〕致　宋本、汪本、周本同；《外臺》作"至於"二字。

二、癥瘕候

癥瘕者，皆由寒溫不調，飲食不化，與臟氣相搏結所生也。

其病不動者，直名爲癥。若病雖有結瘕，而可推移者，名爲瘕[1]。瘕者，假也，謂虛假可動也。

候其人發語聲嘶，中聲濁而後語乏氣拖舌[2]，語而不出。此人食結在腹，病寒，口裹常水出，四體灑灑常如發瘧，飲食不能，常自悶悶[3]而痛，此食癥病也。

診其脈，沉而中散者，寒食癥也。脈弦緊而細[4]，癥也。若在心下，則寸口脈弦緊；在胃脘，則關上[5]弦緊；在臍下[6]，則尺中弦緊。脈癥法，左手脈橫，癥在左；右手脈橫，癥在右。脈頭大在上，頭小在下。脈來遲[7]而牢者，爲病癥也。腎脈小急，肝脈小急，心脈小急，不鼓，皆爲瘕[8]。寸口脈結者，癥瘕。脈弦[9]而伏，腹中有癥，不可轉動，必死，不治故[10]也。其湯熨針石，別有正方，補養宣導，今附於後。

養生方云：飲食大走[11]，腸胃傷，久成癥瘕，時時結痛。

養生方導引法云：向晨，去枕，正偃臥，伸臂脛，瞑目閉口無息，極張腹、兩足再息。頃[12]間吸腹仰兩足，倍拳，欲自微息定，復爲之。春三、夏五、秋七、冬九。蕩滌五臟，津潤六腑，所病皆愈。腹有疾[13]積聚者，張吸其腹，熱乃止。癥瘕散破即愈矣。

〔1〕瘕　此上原有“癥”字，與上下文義不協，據《醫心方》卷十第十、《聖惠方》卷四十九治癥瘕方刪。

〔2〕中聲濁，而後語乏氣拖舌　“聲”，周本作“滿”；“乏”，原作“之”，缺筆之誤，據宋本、周本改。全句意謂病人發語，中途聲濁不清，而後又出現語氣乏力，舌本轉動不靈活，有拖沓之感。

〔3〕悶悶　宋本、汪本、周本同；《聖惠方》作“鬱鬱”。

〔4〕細　此上《脈經》卷八第十二有“微”字。

〔5〕上　宋本、汪本、周本同；《脈經》無。

〔6〕下　原無，宋本、汪本、周本同，辭義不明確，據《脈經》補。

〔7〕遲　原作“逆”，形近之誤，據《聖惠方》改。

〔8〕心脈小急，不鼓，皆爲瘕　原作“心脈若鼓”一句，文字有脫漏，與上下文義不協，據《素問·大奇論》改。“不鼓”，指脈不鼓動。王冰注：“小急爲寒甚，不鼓則血不流，血不流而寒薄，故血內凝而爲瘕也。”

〔9〕弦　原無，宋本、汪本同，據周本補。

〔10〕故 《聖惠方》、周本無。

〔11〕大走 疾走，奔走。《爾雅·釋宮》："大路謂之奔。"邢昺疏："奔，大走也。"

〔12〕頃 原作"項"，形近之誤，據本書卷十四咳逆候與本卷積聚候養生方導引法、周本改。

〔13〕腹有疾 原無，據本卷積聚候補。

按語 本候首論癥瘕病因病機，次論癥與瘕之區別，然後叙其脈象、預後，最後附養生方導引法，論證全面，是爲癥瘕病之總論。

本候第二段"候其人發語聲嘶"至"此食癥病也"，係叙述食癥之症狀，但下文另有食癥候，置此似不倫類，疑爲錯簡。

又，《病源》於積聚之外，復立癥瘕一篇，并同在一卷中分別論述，積聚謂"由陰陽不和，腑臟虛弱，受於風邪，搏於腑臟之氣所爲也。"癥瘕則謂"由寒溫不調，飲食不化，與臟氣相搏結所生也。"這似指出積聚與癥瘕在病因上之異同。

一般而言，積繫於臟，聚繫於腑，癥繫於血，瘕繫於氣。《聖濟總錄》則又視積聚癥瘕爲名異實同之一類疾病。如該書卷第七十一積聚統論云："然又有癥瘕癖結者，積聚之異名也。症狀不一，原其病本，大略相類。但從其所得，或診其症狀以立名爾。"

三、暴癥候

暴癥者，由腑臟[1]虛弱，食生冷之物，臟既虛弱[2]，不能消之，結聚成塊，卒然而起，其生無漸，名曰暴癥也。本由臟弱，其癥暴生，至於成病，死人則速。

〔1〕腑臟 宋本、汪本、周本同；《外臺》卷十二暴癥方、《醫心方》卷十第七作"臟氣"。

〔2〕虛弱 宋本、汪本、周本同；《外臺》、《醫心方》作"本弱"。

按語 暴癥發病卒急，而且"至於成病，死人則速"，顯然不同於一般癥瘕病，近似於現在所見之某些內臟腫瘤或急腹症一類疾病。

四、鼈癥候

鼈癥者，謂腹內癥結如鼈之形狀。有食鼈觸冷不消生癥者，有食諸雜物得冷不消，變化而作者。此皆脾胃氣弱而遇冷，不能尅消故也。癥病[1]結成，推之不動移是也。

〔1〕癥病　原作"癥瘕"，文義不洽，據宋本改。又，《外臺》作"癥者，其病"。

按語　本候乃據病之所得及癥之形狀命名。其發病，有食鼈觸冷和食雜物得冷之兩途，但究其根本，當爲"脾胃氣弱"，文中强調這一點，對臨牀有指導意義。

五、蝨癥候

人有多蝨而性好齧[1]之，所齧既多，腑臟虛弱，不能消之，不幸變化生癥，而患者亦少。俗云蝨癥人見蝨必齧之，不能禁止。蝨生長在腹內，時有從下部出，亦能斃人。

〔1〕齧（niè 聶）　咬。《説文》："齧，噬也。"

六、米癥候

人有好啞米[1]，轉久彌嗜啞[2]之。若不得米，則胸中清水出，得米[3]水便止，米不消化，遂生癥結。其人常思米，不能飲食[4]，久則斃[5]。

〔1〕啞米　在此作異嗜生米解。《外臺》卷十二米癥方啞米注："今詳啞者，飢而喜食之義也，下同。"可參。又，《聖惠方》卷四十八治米癥諸方"啞米"作"食米"。

〔2〕啞　宋本、汪本、周本同；《聖惠方》無。

〔3〕米　此下《醫心方》卷十第十三有"服"字。

〔4〕不能飲食　此上《外臺》有"而"字。

〔5〕斃　此下《外臺》、宋本、正保本有"人"字，汪本、周本無，均可通。

按語　"米不消化，遂成癥結"，從目前認識來看，應是腸寄生蟲病引起之異嗜證。本文所述，因果似乎倒置。

七、食癥候

有人卒大能食[1]，乖其常分[2]，因飢值生葱，便大食之，乃吐[3]一肉塊，繞畔[4]有口，其病則難[5]愈，故謂食癥。特由不幸，致此妖異[6]成癥，非飲食生冷過度之病也。

〔1〕卒（cù促）大能食　突然非常能吃。"卒"，通"猝"。

〔2〕乖其常分（fèn份）　不同於平常食量。"乖"，不同。

〔3〕吐　原作"生"，據《外臺》卷十二食癥及食魚肉成癥方，《醫心方》卷十第十五改。

〔4〕繞畔　環繞邊界。《說文》："畔，田界也。"段注："畔，引申爲凡界之稱。"

〔5〕難　宋本、汪本、周本同；《外臺》、《醫心方》無。

〔6〕妖異　宋本、汪本、周本同；《醫心方》作"發暴"。

按語　吐一肉塊，繞畔有口，有似現在所見之薑片蟲。可與本書卷十八中九蟲候之赤蟲，聯繫研究。薑片蟲流行地區，患薑片蟲之人或猪之糞便爲傳染源，人食菱、藕、荸薺、茭白等水生植物，易罹患此病。文中"非飲食生冷過度之病"，蓋指食生葱感染而言，并與一般食癥相區別。"其病則難愈"，指反復感染而言。薑片蟲之常見症狀爲腹瀉，上腹部隱痛，食欲怪僻，消化不良等。反復感染嚴重之兒童，可發生營養不良，出現浮腫、貧血等證。

又，食癥一候，古書有幾種記載，如《聖惠方》治食癥諸方謂："夫人飲食不節，生冷過度，脾胃虛弱，不能消化，與臟氣相搏，結聚成塊，日漸生長，盤牢不移，故謂之食癥也。"《聖濟總錄》食癥論謂："夫脾胃虛弱，飲食累傷，積久不去，結在腹內，與正氣交爭，則心腹鞕痛，妨礙飲食，肢體消瘦，以手按之，積塊有形，謂之食癥。"此乃飲食不節，生冷過度所致之食癥，錄此備參。

八、腹内有人聲候

夫有人腹内忽有人聲，或學人語而相答。此乃不幸，致生災變，非關經絡腑臟冷熱虛實所爲也。

九、髮癥候

有人因食飲內誤有頭髮，隨食而入^[1]成癥。胸喉間如有蟲上下來去者是也。

〔1〕隨食而入　此下《外臺》卷十二髮癥方有"胃"字。

十、蛟龍病候

蛟龍病者，云三月八月蛟龍子生在芹菜上，人食芹菜，不幸隨食入人腹，變成蛟龍。其病之狀，發則如癲。

按語　《外臺》卷十二蛟龍病方引《廣濟》對此病叙症較詳，如云："其病發似癲，面色青黃，少腹脹，狀如懷妊。"可參。然蛟龍確指爲何物，尚待進一步研究。

十一、瘕病候

瘕病者，由寒溫不適，飲食不消，與臟氣相搏，積在腹內，結塊瘕痛，隨氣移動是也。言其虛假不牢，故謂之爲瘕也。

十二、鱉瘕候

鱉瘕者，謂腹中瘕結如鱉狀是也。有食鱉觸冷不消而生者，亦有食諸雜肉，得冷^[1]變化而作者。皆由脾胃氣虛弱而遇冷，則不能尅消所致。瘕言假也，謂其有形，假而推移也。昔曾有人共奴俱患鱉瘕，奴在前死，遂破其腹，得一白鱉，仍故^[2]活。有人乘白馬來看此鱉，白馬遂^[3]尿，隨^[4]落鱉上，即縮頭及脚，尋^[5]以馬尿灌之，即化爲水。其主曰：吾將瘥矣。即服之，果如其言，得瘥。

養生方云：六月勿食澤中水，令人成鱉瘕也。

〔1〕諸雜肉，得冷　《外臺》卷十二鱉瘕方作"諸雜冷物"。又，"肉"《醫心方》卷十第九作"物"。

〔2〕仍故　同"仍舊"。"故"，舊也。

〔3〕遂　《外臺》作"忽"，義長。

〔4〕隨 《外臺》作"墮"。

〔5〕尋 旋即。

按語 文中自"昔曾有人共奴俱患鼈瘕"以下一段文字，出自東晉陶潛《搜神後記》卷三，其事曰："昔有一人，與奴同時得腹瘕病，治不能愈。奴既死，乃剖腹視之，得一白鼈，赤眼甚鮮明，乃試以諸毒藥澆灌之，并内藥於鼈口，悉無損動，乃繫鼈於牀脚。忽有一客來看之，乘一白馬，既而馬溺濺鼈，鼈乃惶駭，欲疾走避溺，因繫之不得去，乃縮藏頭頸足焉。病者察之，謂其子曰：吾病或可以救矣。乃試取白馬溺以灌鼈上，須臾便消成數升水。病者乃頓服升餘白馬溺，病豁然愈。"

十三、魚瘕候

有人胃氣虛弱者，食生魚，因爲冷氣所搏，不能消之，結成魚瘕，揣[1]之有形，狀如魚是也。亦有飲陂[2]湖之水，誤有小魚入人腹，不幸便即生長，亦有形，狀如魚[3]也。

養生方云：魚赤目，作鱠食之，生瘕。

〔1〕揣（chuǐ） 量度。《説文》："揣，量也。"在此引申爲揣摸、觸診。

〔2〕陂（bēi杯） 池塘。《説文》："陂，一曰池也。"段注："陂得訓池者，陂言其外之障，池言其中所蓄之水。"

〔3〕狀如魚 此下《聖惠方》卷四十八治魚瘕諸方有"故以名"三字。

十四、蛇瘕候

人有食蛇不消，因腹内生蛇瘕也。亦有蛇之精液誤入飲食内，亦令病之。其狀常苦[1]飢，而食則不下，喉噎塞，食至胸内即吐出。其病在腹，摸揣亦有蛇狀，謂蛇瘕也。

〔1〕苦 原作"若"，形近之誤，據《外臺》卷十二蛇瘕候、《醫心方》卷十第八、《聖惠方》卷四十八治蛇瘕諸方改。

十五、肉瘕候

人有病常思肉[1]，得肉食訖，又思之，名爲肉瘕也。

〔1〕人有病常思肉　《醫心方》卷十第十一作"人有病而常思得肉"。

按語　鼈瘕、魚瘕、蛇瘕、肉瘕等，初非定名，是偶因食物相感而致患，以及瘕之形狀而命名。如食鼈不消，結瘕如鼈，稱爲鼈瘕；食生魚不消，結瘕如魚，稱爲魚瘕；食蛇不消，結瘕如蛇，稱爲蛇瘕；病常思肉，稱爲肉瘕等等。這種命名，比較粗略，經論於此，七癥八瘕，亦不詳出，故後世臨床上已很少運用。

十六、酒瘕候

人有嗜酒，飲酒既多，而食穀常少，積久漸瘦。其病遂當[1]思酒，不得酒即吐，多睡，不復能[2]食。云是胃中有蟲使之然，名爲酒瘕也。

〔1〕當　通"常"。《春秋繁露·陽尊陰卑篇》："是故先愛而後嚴，樂生而哀終，天之當也。"

〔2〕能　宋本、汪本、周本同；湖本作"飲"。

按語　本候論述酒瘕，卷二十復有酒癖候，二者基本是一病，不過在病情上有淺深輕重之異，可互參。瘕者，假也，謂虛假可動，其病雖有結瘕，而推之可移，痛無定處。癖則僻側於脇下，固定不移，推之不動，痛有定處。在《病源》時代，已能對此認識到與飲酒過度有關，確是難能可貴。

十七、穀瘕候

人有能食而不大便，初有不覺爲患，久乃腹內成塊結，推之可動，故名爲穀瘕也。

按語　本候所論，當是便秘病人腸內停留之糞塊，在習慣性便秘和瘦人腸燥便秘時久者，往往可以見到，此病與其人津傷氣燥有關。

十八、腹內有毛候

人有飲食內誤有毛，隨食入腹，則令漸漸羸瘦。但此病不說別有證狀，當以舉因食毛以知之。

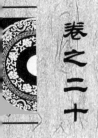

重刊巢氏諸病源候總論卷之二十

疝病諸候 凡十一論

提要 本篇論述疝病，共十一候。

其中諸疝候爲疝病之概論，指出諸疝之候，均爲陰氣積於內，復爲寒氣所加，使榮衛不調，血氣虚弱，故風冷入腹而成疝。其臨牀特徵，是以腹痛爲主證，所謂"疝者，痛也"。

其次分別論述寒疝候、寒疝心痛候、寒疝腹痛候、寒疝心腹痛候，均爲寒疝病之具體證候。七疝候，爲疝病之證候分類，根據疝病之形證和發病部位之不同，分爲厥疝、癥疝、寒疝、氣疝、盤疝、胕疝、狼疝七種。至於五疝候，則爲古人流傳之資料，在范汪録華佗方時即已有名無症，屬於保留資料者。寒疝積聚候、疝瘕候，又爲疝與積聚或瘕之合病。心疝候與寒疝心痛候，雖其病機則一，皆爲冷氣上衝於心而痛，但痛之情況不一，有輕有重。寒疝心痛，上下無常；心疝心痛，如錐刀所刺，脣口變青，而不涉及腹部，這是兩者之不同點。饑疝候，乃指食竟而饑，心痛之證。

一、諸疝候

諸疝者，陰氣積於內，復爲寒氣所加，使榮衛不調，血氣虚弱，故風冷入其腹內而成疝也。疝者，痛也。或少腹痛，不得大小便；或手足厥冷，繞臍痛，白汗[1]出；或冷氣逆上搶心腹，令心痛；或裏急而腹痛。此諸候非一，故云諸疝也。

脈弦緊者，疝也。

〔1〕白汗　因劇痛而出之冷汗。《金匱要略》第十二"寒疝繞臍痛，若發則白汗出，手足厥冷。"

按語　本候爲疝病之概論。指出"疝者，痛也。"皆由營衛虛弱，飲食寒溫失調，風冷邪氣乘虛入於腹中，遂成諸疝。其病發作則少腹痛，或繞臍，或裏急而腹痛，或逆上搶心，引心皆痛，甚則手足厥冷，冷汗出，嘔逆，或不得大小便。并云諸疝之脈，脈當弦緊。蓋弦者寒也，緊者痛也。這對疝病之定義、成因、證候、脈象，均作了概括性敍述。由此觀之，《病源》所云之諸疝，實爲陰寒凝聚，攻撑作痛之寒性腹痛或心腹痛。與後世專指體腔內容物向外突出之病證，如突出於腹壁、腹股溝、或從腹腔下入陰囊之腸段，稱爲疝氣、小腸氣、小腸氣痛者，有所不同。但亦不能絕對分峙，如篇中亦散見疝氣病證，讀時注意分析。

二、寒疝候

寒疝者，陰氣積於內，則衛氣不行，衛氣不行，則寒氣盛也。故令惡寒不欲食，手足厥冷，繞臍痛，白汗出，遇寒即發，故云寒疝也。其脈弦緊者是也。其湯熨針石，別有正方，補養宣導，今附於後。

養生方導引法云：蹲踞，以兩手舉足[1]，蹲極橫。治氣衝腫痛，寒疝入上下。

致腎氣法[2]：蹲踞，以兩手捉趾令離地，低跟極橫挽，自然一通，愈榮衛中痛。

〔1〕足　原誤作"手"，據宋本、正保本、周本、《寧先生導引養生法》改。

〔2〕法　原脫，宋本、汪本、周本亦無，據《寧先生導引養生法》補。并據《寧先生導引養生法》另列。

按語　本候論述寒疝病，指出寒疝多由寒盛而起，寒盛則陽氣不衛於外，故惡寒；陽衰於內，則不欲食。陰寒之氣內積，與正氣相搏，則繞臍痛，痛劇則厥冷汗出。文中又加"遇寒即發"一句，說明寒疝不獨寒氣內盛，且由外寒誘發，外寒與內寒交盛，邪正相搏致病。

三、寒疝心痛候

夫寒疝心痛，陰氣積結所生也。陰氣不散，則寒氣盛；寒氣盛，則痛上下無常，言[1]冷氣上衝於心，故令心痛也。

〔1〕言　宋本、汪本同；周本、《外臺》卷七寒疝心痛方作"處"，連上句讀，亦通。

按語　寒疝心痛，與下文心疝候之心痛，爲同一病機，但痛之情況不一，可聯繫研究。

四、寒疝腹痛候

此由陰氣積於內，寒氣結搏而不散，腑臟虛弱，故風邪冷氣與正氣相擊，則腹痛裏急，故云寒疝腹痛也。

五、寒疝心腹痛候

此由腑臟虛弱，風邪客於其間，與真氣相擊，故痛。其痛隨氣上下，或上衝於心，或[1]在於腹，皆由寒氣所作，所以謂之寒疝心腹痛也。

〔1〕或　原作"故"，文義不協，據周本、《聖惠方》卷四十八治寒疝心腹痛諸方改。

六、寒疝積聚候

積聚者，由寒氣在內所生也。血氣虛弱，風邪搏於腑臟，寒多則氣澀，氣澀則生積聚也。積者陰氣，五臟所生，始發不離其部，故上下有所窮已。聚者陽氣，六腑所生也，故無根本，上下無所留止。但諸臟腑受邪，初未能爲積聚，邪氣留滯不去，乃成積聚。其爲病也，或左右脇下如覆杯；或臍上下如臂；或胃脘間覆大如盤，羸瘦少氣；或洒淅寒熱，四支不收，飲食不爲肌膚；

或累累如桃李；或腹滿嘔泄，寒[1]即痛。故云寒疝積聚也。

其脈駃而緊，積聚；浮而牢，積聚。牢強急者生，虛弱急者死。

〔1〕寒 此上《聖惠方》卷四十八治寒疝積聚方有"遇"字，義長可從。

按語 本候所述寒疝積聚之病因病機，以及積與聚之區分，系復述卷十九積聚候中之文，在此主要之點，是突出遇寒即痛。疝痛與積聚并見，所以稱為寒疝積聚候。

七、七疝候

七疝者，厥疝、癥疝、寒疝、氣疝、盤疝、胕[1]疝、狼疝，此名七疝[2]也。厥逆心痛，足寒，諸飲食吐不下[3]，名曰厥疝也。腹中氣乍滿，心下盡痛，氣積如臂，名曰癥疝也。寒飲食即脅下腹中盡痛，名曰寒疝也。腹中乍滿乍減而痛，名曰氣疝也。腹中痛在臍旁，名曰盤疝也。腹中[4]臍下有積聚，名曰胕疝也。小腹與陰相引而痛，大行難[5]，名曰狼疝也。凡七疝，皆由血氣虛弱，飲食寒溫不調之所生。

〔1〕胕 宋本、汪本、周本同；正保本作"腑"。

〔2〕此名七疝 宋本、汪本、周本同；《外臺》卷七之七疝方、《聖惠方》卷四十八治七疝諸方無此四字。

〔3〕諸飲食吐不下 宋本、汪本、周本同；《聖惠方》作"飲食吐逆不止"，《普濟方》卷二百四十七諸疝附論作"飲食則吐者"。"諸"，《醫心方》卷十第三作"清"，連上句讀。

〔4〕腹中 此下《醫心方》有"在"字，《聖惠方》有"痛在"二字。

〔5〕大行難 宋本同，指大便艱難。汪本、周本、《外臺》即作"大便難"。

按語 七疝之名，始見於《素問·骨空論》"任脈為病，男子內結七疝"，但無七疝之具體名稱和症狀。而以七疝作為專條論述者，當推《病源》為最早。從本候內容來看，除狼疝以下腹部疼痛，涉及向陰部放射外，餘均以腹痛為主，并皆由血氣虛弱，飲食寒溫失調，寒氣凝聚所致。這與《內經》所論之衝疝、狐疝、癲疝、厥疝、癀疝等，以及後世《儒門事親》所論之寒疝、水疝、筋疝、血疝、氣疝、狐疝、癲疝，均不相同。其間不獨形證部位有異，而且有寒熱之分，宜加區別。

八、五疝候

一曰石疝，二曰血疝，三曰陰疝，四曰妬疝，五曰氣疝，是爲五疝也。而范汪所錄華佗[1]太一決疑雙丸，方云治八否、五疝、積聚、伏熱、留飲、往來寒熱，而不的顯[2]五疝之狀。尋[3]此皆由腑臟虛弱，飲食不節，血氣不和，寒溫不調之所生也。

〔1〕佗　原作"他"。據名改。
〔2〕的顯　確實顯示。"的"，確實。
〔3〕尋　探求。《正字通》："尋，探求也。"

按語　本候所論五疝，在原文中指出，范汪錄華佗方時即已有名無症，可知此乃方家沿用之舊名，屬於保留古代資料者。

九、心疝候

疝者，痛也[1]。由陰氣積於內，寒氣不散，上衝於心，故使心痛，謂之心疝也。其痛也，或如錐刀所刺，或陰陰而疼[2]，或四支逆冷，或脣口變青，皆其候也。

〔1〕疝者，痛也　《外臺》卷七心疝方作"心疝者"。
〔2〕或陰陰而疼　《外臺》無此五字。"陰陰"，深慢也。

按語　本候所述心疝，心痛如錐刀所刺，脣口變青，而不涉及腹部，與寒疝心痛候，其痛上下無常者有別，但可以互參。另外，此候亦可與本書卷十六心痛病諸候互相參閱。

十、飢疝候

陰氣在內，寒氣客於足陽明、手少陰之絡，令食竟必飢，心爲之痛，故謂之飢疝。

按語　本候從其敘症來看，當屬胃痛或心胃痛病。

十一、疝瘕候

疝者，痛也；瘕者，假也。其病雖有結瘕，而虛假可推移，故謂之疝瘕也。由寒邪與臟腑相搏所成。其病，腹內急痛，腰背相引痛，亦引小腹痛。

脈沉細而滑者，曰疝瘕；緊急而滑者，曰疝瘕。方云：乾脯曝之[1]不燥者，食之成疝瘕。其湯熨針石，別有正方，補養宣導，今附於後。

養生方導引法云：挽兩足指，五息止，引腹中氣。去疝瘕，利孔竅。

又云：坐，舒兩腳，以兩手捉大拇指，使足上頭下，極挽，五息止，引腹中氣遍行身體。去疝瘕病，利諸孔竅，往來易行。久行精爽[2]，聰明脩長[3]。

[1]乾脯（fǔ 腑）曝（pù 瀑）之 "乾脯"，乾肉。《説文》："脯，乾肉也。""曝"，曬。《集韻》："暴，日乾也。或作曝。"

[2]精爽 在此謂精神明爽。《左傳·昭公七年》："用物精多，則魂魄強，是以有精爽，至於神明。"疏："精亦神也，爽亦明也，精是神之未著，爽是明之未昭。"

[3]脩（xiū 修）長 長久。在此作長壽解。"脩"，久也。《周禮·考工記·弓人》："及其大脩也。"注："脩，猶久也。""脩"通"修"。《集韻》："修，或通作脩。"

按語 疝瘕之名，首出於《內經》。如《素問·平人氣象論》云："寸口脈沉而弱，曰寒熱及疝瘕少腹痛。"又云："脈急者，曰疝瘕少腹痛。"又《玉機真臟論》云："脾傳之腎，病名曰疝瘕，少腹冤熱而痛，出白。"可聯繫研究。

痰飲病諸候 凡十六論

提要 本篇論述痰飲病，對其病因病機、臨床證候等，均詳加探討。其中，痰飲候、痰飲食不消候，是痰與飲合論，以下則具體分論痰病和飲病。

痰病有熱痰、冷痰、痰結實、鬲痰風厥頭痛諸候；飲病有流飲、流飲宿食、留飲、留飲宿食、痰飲、支飲、溢飲、懸飲諸候。至於諸痰候、諸飲候，則又為諸痰、諸飲之總述。較之《金

匱要略》痰飲病篇，在病因病機之闡述和具體證候之分類，均有
所補充和發展。

一、痰飲候

痰飲者，由氣脈[1]閉塞，津液不通，水飲氣停在胸腑，結而
成痰。又其人素盛今瘦，水走腸間，瀝瀝有聲[2]，謂之痰飲。其
爲[3]病也，胸脇脹滿，水穀不消，結在腹內兩肋，水入腸胃，動
作有聲，體重多唾，短氣好眠，胸背痛，甚則上氣欬逆，倚
息[4]，短氣不能[5]臥，其形如腫是也。

脈偏弦爲痰[6]，浮而滑爲飲[7]。其湯熨針石，別有正方，補
養宣導，今附于後。

養生方導引法云：左右側臥，不息十二通，治痰飲不消。右
有飲病，右側臥；左有飲病，左側臥。又有不消[8]，以[9]氣排
之，左右各十有二息。治痰飲也。

〔1〕氣脈　經氣脈絡。

〔2〕瀝瀝（lù 錄）有聲　謂水流腸間，發出瀝瀝之聲響。"瀝瀝"，與
"瀝瀝"通，狀水流之聲。《廣韻》："瀝，滲瀝，又瀝也。"《金匱要略》第
十二即作"瀝瀝"。

〔3〕爲　原無，據《外臺》卷八痰飲論補，文義較完整。

〔4〕倚息　謂因欬逆上氣不能平臥，祇能依靠牀褥，半臥位喘息。

〔5〕能　《金匱要略》作"得"，義通。

〔6〕痰　《金匱要略》、《外臺》作"飲"。

〔7〕浮而滑爲飲　《金匱要略》作"浮而細滑，傷飲。"

〔8〕又有不消　宋本、汪本、周本同；《寧先生導引養生法》作"有不
消者"。

〔9〕以　原脱，宋本、汪本、周本同，據《寧先生導引養生法》補，
以充文義。

按語　痰飲病機，《病源》責之"氣脈閉塞，津液不通"，
是一個新論點。蓋因水之所化，憑氣脈以宣流。三焦者，水穀之
道路，氣之所終始。三焦調適，氣脈順勻，則能宣通水液，灌溉
周身；三焦氣澀，脈道閉塞，則水飲停滯，不得宣行，聚爲痰

飲。所以氣行則水行，氣滯則水滯。故善療此者，要以宣通氣脈爲先，則水飲無所凝滯。後世常云治痰先治氣，氣順痰自下，其說蓋源於此。

又，本候所論痰飲病之具體證候，包括《金匱要略》之狹義痰飲和支飲；在病機闡述上，亦於《金匱要略》有所補充，但互相參閱，其義更明。

本候養生方導引法，《寧先生導引養生法》稱作蝦蟇行氣法。

二、痰飲食不消候

此由痰水結聚在胸腑、膀胱之間，久而不散，流行於脾胃。脾惡濕，得水則脹，脹則不能消食也。或今腹裏虛滿，或水穀不消化，或時嘔逆，皆其候也。

三、熱痰候

熱痰者，謂飲水漿結積所生也。言陰陽否隔，上焦生熱，熱氣與痰水相搏，聚而不散，故令身體虛熱，逆害飲食[1]，頭面噏噏[2]而熱，故云熱痰也。

〔1〕逆害飲食　猶謂反而妨礙飲食。"逆"，反也。《國語·晉語》："未退而逆之。"注："逆，反也。"

〔2〕噏噏　發熱貌。

四、冷痰候

冷痰者，言胃氣虛弱，不能宣行水穀，故使痰水結聚，停於胸膈之間，時[1]令人吞酸氣逆，四支變青，不能食飲也。

〔1〕時　宋本、汪本、周本同；《外臺》卷八冷痰方作"遂"。

五、痰結實候

此由痰水積聚，在於胸腑，遇冷熱之氣相搏，結實不消，故令人心腹否滿，氣息不安[1]，頭眩目暗，常欲嘔逆，故言痰結實。

〔1〕不安　宋本、汪本、周本同；《聖惠方》卷五十一治痰結實諸方作"不利"。

六、膈痰風厥頭痛候

膈痰者，謂痰水在於胸膈之上，又犯大寒，使陽氣不行，令痰水結聚不散，而陰氣逆上，上與風痰相結，上衝於頭，即令頭痛。或數歲不已，久連腦痛，故云膈痰風厥頭痛。若手足寒冷至節即死。

按語　本候病名，《外臺》名之曰"痰厥頭痛"，比較扼要明白，爲後世所沿用，并將此病列入頭痛門，爲頭痛病證之一。痰厥頭痛，常見頭苦痛欲裂，目黑頭旋，身重，心神不安，胸悶噁心，泛吐痰涎或清水，煩亂氣促，四肢厥冷，脈弦滑等證。

七、諸痰候

諸痰者，此由血脈壅塞，飲水積聚而不消散，故成痰也。或冷，或熱，或結實，或食不消，或胸腹否滿，或短氣好眠，諸候非一，故云諸痰。

按語　《金匱要略》論痰飲，是重於飲而略於痰，至於《病源》，則既有合論，又有分論。如上文熱痰候、冷痰候，就是按病理變化將痰病分爲二類，成爲後世五痰分類之淵源。并據痰在胸腑，或在胸膈之上，上衝於頭等病位不同，分列痰結實候與膈痰風厥頭痛候。而本候内容，是總括痰病病機，及其臨牀表現而統論之。

八、流飲候

流飲者，由飲水多，水流走於腸胃之間，瀝瀝有聲，謂之流飲。遇血氣否澀，經絡不行，水不宣通，停聚溢於膀胱之間，即令人短氣。將息遇冷，亦能虛脹。久不瘥，結聚而成癖也。

按語　流飲從其叙證而論，猶是痰飲病，不過飲水流走較甚，停聚亦多，令人短氣。遇冷能致虛脹，久不瘥結聚成癖，亦爲痰飲病發展之共同變化。

九、流飲宿食候

流飲宿食者，由飲水過多，水氣流行在脾胃之間，脾得濕氣則不能消食，令人噫則有宿食之氣，腹脹滿，亦壯熱，或吞酸，皆其候也。

按語 流飲宿食證，與一般之宿食不消候有別，最主要者，此證是由流飲病引起脾胃運化日衰所致，飲不消而食更不化也。

十、留飲候

留飲者，由飲酒後飲水多，水氣停留於胸膈之間，而不宣散，乃令人脇下痛，短氣而渴，皆其候也。

按語 留飲仍爲痰飲病之一種，因飲邪日久不化，留而不去，故名。如飲留於脇，氣機失暢則脇痛；飲留於胸中，則肺氣失宣，氣不布津，故短氣而渴。本候僅是舉例説明而已，其實見症尚不止此，如飲留心下，其人背寒，冷如掌大；飲留經絡，則四肢歷節痛等。諸如此類，當一隅而三反之。

十一、留飲宿食候

留飲宿食者，由飲酒[1]後飲水多，水氣停留於脾胃之間，脾得濕氣則不能消食，令人噫氣酸臭，腹脹滿[2]，吞酸，所以謂之留飲宿食也。

〔1〕飲酒 此下《外臺》卷八留飲宿食方有"宿食"二字。

〔2〕腹脹滿 此下《外臺》有"亦壯熱，或"四字。

十二、癖飲候

此由飲水多，水氣停聚兩脇之間，遇寒氣相搏，則結聚而成塊，謂之癖飲。在[1]脇下，弦亘[2]起，按之則作水聲。

〔1〕在 此下《外臺》卷八癖飲方有"於兩"二字。

〔2〕弦亘（gèn 艮） 狀形癖塊如弓弦橫貫於脇下。"亘"，橫貫。張衡《西京賦》："亘雄虹之長梁。"

十三、諸飲候

諸飲者，皆由榮衛氣否澀，三焦不調，而因飲水多，停積而成痰飲。其爲病也，或兩脇脹滿，或心胸煩悶，或眼暗口乾，或嘔逆短氣，諸候非一，故云諸飲。其湯熨針石，別有正方，補養宣導，今附於後。

養生方導引法云：行左之右之側臥[1]，閉目，氣不息十二通，治諸飲不消。右有飲病，右[2]不息，排下消之。

又云：鶩行氣，低頭倚壁，不息十二通，以意排之，痰飲宿食從下部出，自愈[3]。鶩行氣者，身直頸曲，排氣下行而一通，愈宿食。久行自[4]然能出，不須孔塞也。

〔1〕行左之右之側臥　謂行用右有飲病右側臥，左有飲病左側臥之導引法。參閱本篇痰飲候養生方導引法。"行"，用。《周禮・夏官・司爟》："掌行火之政令。"注："行猶用也。"

〔2〕右　原作"左"，形近之誤，據本篇痰飲候養生方導引法改。

〔3〕自愈　原作一個"息"字，文義不協，據本書卷二十一宿食不消病諸候養生方導引法補改。

〔4〕自　原作"息"，據本條上下文義、周本改。

按語　本候實爲諸飲病之分段小結，按照諸痰候排列體例，本候當列在最後懸飲候之下，疑錯簡於此者。

十四、支飲候

支飲，謂飲水過多，停積於胸膈之間[1]，支乘[2]於心，故云支飲。其病，令人欬逆喘息[3]，身體如腫之狀，謂之支飲也。

〔1〕謂飲水過多，停積於胸膈之間　宋本、汪本、周本同；《外臺》卷八支飲方作"謂水飲停於胸膈之間"。

〔2〕支乘　支撑上乘。"支"，上撑。

〔3〕喘息　《金匱要略》第十二作"倚息"，此下尚有"短氣不得臥"一句，可參。

十五、溢飲候

溢飲，謂因大渴而暴飲水[1]，水氣溢於腸胃之外，在於皮膚之間，故言溢飲。令人身體疼重而多汗，是其候也。

〔1〕飲水　此下《聖惠方》卷五十一治溢飲諸方有"過多"二字。

按語　文中"而多汗"三字，可疑，汗多則腫消，溢飲亦不復存在，所以《金匱要略》第十二云："病溢飲者，當發其汗，大青龍湯主之，小青龍湯亦主之。"再尋《金匱要略》之文，謂"飲水流行，歸於四肢，當汗出而不汗出，身體疼重，謂之溢飲。"而在此，身體疼重之下加"而多汗"三字，實與病情不合。《外臺》、《聖惠方》亦照抄不誤，故特拈出，以供進一步研究。

十六、懸飲候

懸飲，謂飲水過多，留注[1]脅下，令脅間懸痛，咳唾引脅痛，故云懸飲。

〔1〕注　汪本、周本同；《外臺》卷八懸飲方、宋本作"在"。

按語　痰飲、支飲、溢飲、懸飲、留飲、伏飲諸病，《金匱要略》中均詳細論述，故此處從簡。本篇重點、在於病因病理之闡發，如謂痰飲"由氣脈閉塞，津液不通，水飲氣停在胸府"；支飲"由飲水過多，水飲停於胸膈之間"；留飲"由飲酒後飲水多，水氣停留於胸膈之間，而不宣散"；溢飲，"因大渴而暴飲水，水氣溢於腸胃之外，在於皮膚之間"等等，對《金匱要略》有所補充。如能匯而觀之，參合研究，則對痰飲病之認識，更臻全面。

癖病諸候 凡十一論

提要　本篇論述癖病之病因病機、證候分類。其中癖候、久癖候，是總述癖病之病機，并及新病與久病之變化。

文中指出癖病之特徵，是"僻側在於兩脅之間，有時而痛"。癖結、癖食不消，是癖病之常見證候。而寒癖、飲癖、痰癖、懸癖，又是分論癖病之不同成因及其臨牀症狀。至於酒癖、酒癖宿食不消、酒癖蓄痰三候，是論飲酒致癖，與以上諸癖，又有不同之處。

又，癖病與痰飲病有密切關係，癖病往往由痰飲久不消散，僻側於兩脇而成，如論中之飲癖、痰癖、懸癖等即是。

一、癖候

夫五臟調和，則榮衛氣理，榮衛氣理，則津液通流，雖復多飲水漿，不能爲病。若攝養乖方[1]，則[2]三焦否隔，三焦否隔，則腸胃[3]不能宣行，因飲水漿過多，便令停滯不散[4]，更遇寒氣，積聚[5]而成癖。癖者，謂僻側在於兩脇之間，有時而痛是也。其湯熨針石，別有正方，補養宣導，今附於後。

養生方云：臥覺，勿飲水更眠，令人作水癖。

又云：飲水勿[6]急咽，久成水癖。

養生方導引法云[7]：舉兩膝，夾兩頰邊，兩手據地蹲坐，故[8]久行之，愈伏梁[9]。伏梁者，宿食不消成癖，腹中如杯如盤。宿癥者，宿水宿氣癖數生癥。久行，腸化爲筋，骨變爲實[10]。

[1]乖方　猶謂違背常度，失當。"乖"，背也。"方"，法；常度。

[2]則　原無，據本候文例、《外臺》卷十二療癖方補。

[3]腸胃　此下《外臺》有"亦"字。

[4]不散　宋本、汪本、周本同；《醫心方》卷九第八作"不能行"。

[5]積聚　本書卷四十四產後癖候作"結聚"，義同。

[6]勿　原作"忽"，誤，據本書卷十三上氣候養生方、《外臺》改。

[7]養生方導引法云　原作"又云"，據養生導引文例改。

[8]故　有如使之意。《說文》："故，使爲之也。"

[9]伏梁　據下文所述，此下疑脫"宿癥"二字。

[10]腸化爲筋，骨變爲實　《至游子·百問篇》作"其骨化玉，其腸化筋"。這是久行修真還丹之成果。

按語　養生方導引法文中"腸化爲筋，骨變爲實"之義，《至游子·百問篇》內容可參，如云："還丹，九年而成者也。其目點漆，其膚凝脂，其骨化玉，其腸化筋，白毫生於眉，金光周於身，行軼六驥，洞視百步之外，口鼻常有清香之味。"又，本卷十三逆氣候有言及"除癖"之養生方導引法，可參。

二、久癖候

久癖，謂因飲水過多，水氣壅滯，遇寒熱氣相搏，便成癖。在於兩肋[1]下，經久不瘥，乃結聚成形，弦亘[2]而起，按之乃水鳴，積有歲年，故云久癖。

〔1〕肋　脅骨。《説文》："肋，脅骨也。"《外臺》卷十二久癖候即作"脅"。

〔2〕弦亘　原作一個"叚"字，文義不協，據本卷癖飲候、癖結候、懸癖候文例改。

按語　久癖爲癖病經久不瘥，積有歲月之證，與癖候相較，在病程上有新久之別，在病情上則更深一層，因而其癖塊亦明顯可見。

又，本候與痰飲病篇中癖飲候有相似之處，可以互參。

三、癖結候

此由飲水聚停不散，復因飲食相搏，致使結積在於脅下，時有弦亘起，或脹痛，或喘息，短氣，故云癖結。

脈緊實者，癖結也。

按語　癖結，積聚之類。癖者，僻側在於脅肋；結者，邪結伏聚於内，久久不散；合而言之，謂之癖結。有得之於水，有得之於食，有得之於寒。本候癖結，先由飲水停聚不散，復因飲食相搏所致，使血氣沉滯，留結而爲病。

四、癖食不消候

此由飲水結聚在於膀胱，遇冷熱氣相搏，因而作癖。癖者，冷氣也。冷氣久乘於脾，脾得濕冷，則不能消穀，故令食不消。使人羸瘦不能食，時泄利，腹内痛，氣力乏弱，顏色梨黑[1]是也。

關脈細微而絶者，腹内有癖，不能食也。

[1]梨黑　又作"黎黑"、"黧黑"，指色黑而黄。《一切經音義》黧黑：
"黑而又黄也。"

五、寒癖候

寒癖之爲病，是水飲停積，脇下弦强是也。因遇寒即痛，所
以謂之寒癖。

脈弦而大者，寒癖也。

六、飲癖候

飲癖者，由飲水過多，在於脇下不散，又遇冷氣相觸而痛，
即呼爲飲癖也。其狀，脇下弦急，時有水聲。

按語　本候叙症，與本卷痰飲諸病中癖飲候大體相同，惟叙
述重點各有側重，可以互參。

七、痰癖候

痰癖者，由飲水未散，在於胸腑之間，因遇寒熱之氣相搏，
沉滯而成痰也。痰又停聚流移於脇肋之間，有時而痛，即謂之
痰癖。

按語　本病與飲癖相類似，但其間有寒熱之分，可參閱飲
癖候。

八、懸癖候

懸癖者，謂癖氣在脇肋之間，弦亘而起，欬唾則引脇下懸
痛，所以謂之懸癖。

九、酒癖候

夫酒癖者，因大飲酒後，渴而引飲無度，酒與飲俱不散，停
滯在於脇肋下，結聚成癖，時時而痛，因即呼爲酒癖。其狀，脇
下弦[1]急而痛。

[1]弦　原作"氣"，據宋本、《外臺》卷八酒澼飲方改。

按語　本候所述，似與酒精中毒所致之肝硬化病相近。可參

本書卷十九酒癖候。

十、酒癖宿食不消候

此由飲酒多食魚膾之類，腹內否滿，因而成渴，渴又飲水，水氣與食結聚，兼遇寒氣相加，所以成癖。癖氣停聚，乘於脾胃，脾[1]胃得癖氣不能消化，故令宿食不消。腹內脹滿，噫氣酸臭，吞酸，氣急，所以謂之酒癖宿食不消也。

〔1〕脾　原無，據上句文例、《聖惠方》卷四十九治酒癖宿食不消諸方補。

按語　對食魚膾之類而生癖積等病，李時珍在《本草綱目·鱗部》亦有敘述，謂："旋烹不熟，食猶害人。況魚膾肉生，損人尤甚，爲瘕癥，爲痼疾，爲奇病，不可不知。"而《病源》早已及此。

十一、飲酒人瘀癖菹痰候

夫飲酒人大渴，渴而飲水，水與酒停聚胸膈之上，蘊積不散而成癖也。則令嘔吐宿水，色如菹汁[1]，小豆汁之類，酸苦者，故謂之酒癖菹痰也。

〔1〕菹（zū 租）汁　謂嘔出物如腌菜汁。"菹"，又作"葅"，指腌菜。《玉篇》："菹，同葅。"《説文》："葅，酢菜也。"

按語　以上三候，集中論述飲酒過度成癖之臨床證候。其病因病理變化，與前文諸癖有所不同，即飲酒與飲水過多并存，故其爲害亦不一。飲水過多，水飲停積不散，每易形成飲癖；飲酒過度，每易形成酒癖，而在此則兼而有之。臨床所見，除損傷腸胃外，又每每損傷及肝臟，形成肝硬化之病。

否噎病諸候　凡八論

提要　本篇論述否病與噎病。否病有八否候、諸否候，文中指出，否病是由"榮衛不和，陰陽隔絕，腑臟否塞，而不宣通"所致。噎病有噎候、五噎候、氣噎候、食噎候等，其中噎候，爲專論噎病之病因病機，并強調指出，噎由"憂恚嗔怒所生"。這個論點，對後世頗有影響。五噎候，爲噎病之分類。氣噎候、食噎候爲噎病之具體論述。總之，否、噎兩病，均與氣機壅塞不通有關，所謂"否者塞也"，"噎者噎塞不通也"，故相提并論。

又，本篇之末有久寒積冷候、腹内結強候兩條，内容與否、噎病不相類，似爲積聚之文錯簡於此者。

一、八否候

夫八否者，榮衛不和，陰陽隔絕[1]，而風邪外入，與衛氣相搏，血氣壅塞不通，而成否也。否者，塞也，言腑臟否塞不宣通也。由憂恚氣積，或墜墮内損所致。其病腹内氣結脹滿，時時壯熱是也。其名有八，故云八否。而方家不的顯其證狀，范汪所錄華佗太一決疑雙丸方，云治八否、五疝、積聚、伏熱、留飲、往來寒熱，亦不説八否之名也。

[1]陰陽隔絕　謂陰陽二氣阻隔不通。

按語　《素問·五常政大論》："備化之紀，其病否。"否者，痞也，不通泰也。痞之爲病，乃由陰陽否隔，脾之清氣不升，胃之濁氣不降，氣血不運，壅塞不通而成。主要見症爲中上腹部滿悶，按之柔軟而不痛，與脹滿有別。痞是内覺否悶，而外無脹急之形；脹滿則内見氣滯，外表有形。文中云八否，而方家不的顯其症狀，這是對痞之分證而言。然致痞之因，亦很複雜，前人所論，多指誤下所致，誤下則裏氣虛，傷寒之表邪，乘虛入於心下而爲痞。至於雜病，則所受之邪氣，蓄於心下，亦致痞。亦有不因誤下而得者，如七情鬱結，氣機阻滯，亦能成痞；并有寒熱夾雜，脾胃陰陽之氣升降失常而痞者；有脾胃濕熱太甚，氣機窒塞而痞者；有因飲食痰積，不能施化而痞者；有因中氣虛弱，不能運化精微爲痞者，痞證之因多端，當隨其病之所因而調之。

二、諸否候

諸否者，榮衛不和，陰陽隔絕，腑臟否塞而不宣通，故謂之否。但方有八否、五否或六否，以其名狀非一，故云諸否。其病之候，但腹內氣結脹滿，閉塞不通，有時壯熱，與前八否之勢不殊，故云諸否。其湯熨針石，別有正方；補養宣導，今附於後。

養生方導引法云：正坐努腰，胸仰舉頭，將兩手指相對，向前捋席使急，身如[1]共頭胸向下，欲至席還起，上下來去二匕。去胸肋否，臟冷，臑[2]疼悶，腰脊悶也。

〔1〕如　應當。《左傳》僖公二十二年：「若愛重傷，則如勿傷。」《經傳釋詞》：「如，猶當也。言若愛重傷，則當勿傷之。」

〔2〕臑（nào 鬧）　本指動物之前肢。《說文》：「臑，臂。羊豕曰臑。」段注：「許書嚴人物之辨，人曰臂，羊豕曰臑。」後人之上臂亦可稱「臑」。《正字通》：「臂，今謂自肩至肘曰臑。」

三、噎[1]候

夫陰陽不和，則三焦隔絕，三焦隔絕，則津液不利，故令氣塞不調理也，是以成噎。此由憂恚所致，憂恚則氣結，氣結則不宣流，使噎。噎者，噎塞不通也。

〔1〕噎（yē 椰）　食物入而不下，咽喉胸膈間有所阻塞。《說文》：「噎，飯窒也。」後凡咽喉、胸膈有所阻塞不利，皆可稱「噎」。

四、五噎候

夫五噎，謂一曰氣噎，二曰憂[1]噎，三曰食噎，四曰勞噎，五曰思噎。雖有五名，皆由陰陽不和，三焦隔絕，津液不行，憂恚嗔怒[2]所生，謂之五噎。噎者，噎塞不通也。

〔1〕憂　此下《聖惠方》卷五十治五噎諸方有「恚」字。

〔2〕嗔（chēn 瞋）怒　謂盛氣凌人，怒形於色。《北史·列女鄭善果母崔女傳》：「每善果行事不允，或妄嗔怒，母乃還堂，蒙袂而泣。」「嗔」，《說文》：「盛氣也」；《廣韻》：「怒也」。

按語　本候將噎病分爲氣噎、憂噎、食噎、勞噎、思噎五種，這是噎病之分類命名。但究其病理變化，則基本一致，所以文中指出：「雖有五名，皆由陰陽不和，三焦隔絕，津液不行，憂恚嗔怒所生。」後世張雞峯亦云：「噎當是神思間病」，此言深中病情，蓋亦是受《病源》之啟迪。

又，五噎之病，下文只有氣噎、食噎兩候，而無其他三候，似有脫簡。《外臺》卷八之五噎方引《古今錄驗》五噎丸，載有五噎證候："氣噎者，心悸，上下不通，噦噫不徹，胸脇苦痛。憂噎者，天陰苦厥逆，心下悸動，手足逆冷。勞噎者，苦氣膈，脇下支滿，胸中填塞，令手足逆冷，不能自溫。食噎者，食無多少，唯胸中苦塞常痛，不得喘息。思噎者，心悸動喜忘，目視䀮䀮。"錄此以供參考。

五、氣噎候

此由陰陽不和，臟氣不理[1]，寒氣填於胸膈，故氣噎塞不通，而謂之氣噎。令人喘悸，胸背痛也。

〔1〕不理　猶謂不調。"理"，調理。常語也。

按語　文中敘症較簡，可參前《古今錄驗方》五噎丸之氣噎敘證。

六、食噎候

此由臟氣冷而不理，津液澀少而不能傳行飲食，故飲[1]食入則噎塞不通，故謂之食噎。胸內痛，不得喘息，食不下，是故噎也。

〔1〕飲　宋本、汪本、周本同；《外臺》卷八卒食噎方無。

按語　據本候所述病情，胸內痛，不得喘息，食不下，已非一般或一時性之食噎，近似於食道癌，宜加重視。

七、久寒積冷候

此患由血氣衰少，腑臟虛弱，故令風冷之氣獨盛於內，其冷氣久積不散，所以謂之久寒積冷也。其病，令人羸瘦，不能飲食，久久不瘥，更觸犯寒氣，乃變成積聚，吐利而嘔逆也。

八、腹內結強候

此由榮衛虛弱，三焦不調，則令虛冷在內，蓄積而不散也。

又飲食氣與冷氣相搏，結強而成塊，有上有下，或沉或浮，亦有根亦無根，或左或右也，故謂之腹內結強。久而不瘥，積於年歲，轉轉[1]長大，乃變成癥瘕病也。

〔1〕轉轉　猶謂逐漸。《漢書·貢禹傳》：“後世爭爲奢侈，轉轉益甚。”

按語　上候和本候，與本篇所述之否與噎，病情不相類，却與積聚有關，蓋錯簡於此者。

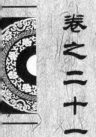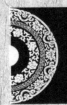

重刊巢氏諸病源候總論卷之二十一

脾胃病諸候[1] 凡五論[2]

提要 本篇論脾胃諸病。

内容共五候，其中三候是論述脾胃氣虛弱不能飲食、脾胃氣不和不能飲食及胃反候。餘如五臟及身體熱候，乃論脾胃虛弱，營衛不調所致之内傷發熱。

至於肺痿候，則不屬脾胃病，疑爲他卷内容錯簡於此者。

又，本書卷十五有脾脹病候、卷三十一有嗜眠候，其所述内容，與本篇論脾胃諸病相類，可以滙通研究。

〔1〕脾胃病諸候　原作“脾胃諸病”，據本書目録和全書體例改。

〔2〕論　原作“門”，據本書目録和全書體例改。

一、脾胃氣虛弱不能飲食候

脾者，臟也；胃者，腑也。脾胃二氣，相爲表裏。胃爲水谷之海，主受盛飲食者也；脾氣[1]磨而消之，則能食[2]。今脾胃二氣俱虛弱，故不能飲食也。

尺脈浮滑，不能飲食；速疾者，食不消，脾不磨也[3]。

〔1〕氣　宋本、汪本、周本同；《聖惠方》卷五治脾胃氣虛弱不能飲食諸方作“主”。

〔2〕食　此上《聖惠方》有“嗜”字。

〔3〕尺脈浮滑，不能飲食；速疾者，食不消，脾不磨也　宋本、汪本、

周本同；《脈經》卷四第二作"浮滑而疾者，食不消，脾不磨"，《千金要方》卷二十八第四作"浮而滑者，宿食；浮滑而疾者，食不消，脾不磨。"《外臺》卷八脾胃弱不能食方無"不能飲食"四字。

二、脾胃氣不和不能飲食候

脾者，臟也。胃者，腑也。脾胃二氣，相爲表裏。胃受穀而脾磨之，二氣平調，則穀化而能食。若虛實不等，水穀不消，故令腹內虛脹，或泄，不能飲食，所以謂之脾胃氣不和不能飲食也。其湯熨針石，別有正方，補養宣導，今附於後。

養生方導引法云：欹身，兩手一向偏側，急努身舒頭[1]，共手[2]競扒相牽[3]，漸漸一時盡勢。氣共力皆和，來去左右亦然，各三七。項前後兩角緩舒手，如是似向外扒，放縱身心，搖三七，遞互[4]亦然。去太倉[5]不和，臂腰虛悶也。

〔1〕努身舒頭　用力挺起身體，舒展頭部。

〔2〕共手　拱手。"共"通"拱"。《儀禮·鄉飲禮》："退，共，少立。"鄭玄注："共，拱手也。"本書卷一風痺手足不隨候養生方導引法即作"拱手"。

〔3〕競扒相牽　意謂雙手屈指，互相抓住，用力牽拉。

〔4〕互　原作"牙"，形誤，據周本改。

〔5〕太倉　胃也。《靈樞·脹論》："胃者，太倉也。"《上清黃庭內景經》脾長章第十五："脾長一尺掩太倉，太倉，胃也。"

按語　以上兩候，論述脾胃受納飲食和運化水穀之生理，及其不能食之病理。不能納穀，重點在胃，故云"脾胃二氣俱虛弱，故不能飲食也。"不能運化，重點在脾，所以云"若虛實不等，水穀不消，故令腹內虛脹，或泄，不能飲食。"但病根還是一個，在於"脾胃氣虛弱"或"脾胃氣不和"，有分而不可分之處，原文亦是"脾胃"并提，應該全面考慮。

三、胃反候

榮衛俱虛，其血氣不足，停水積飲在胃脘則臟冷，臟冷則脾不磨，脾不磨則宿穀不化，其氣逆而成胃反也。則朝食暮吐，暮食朝吐，心下牢，大如杯，往往[1]寒熱，甚者食已即吐。

其脈緊而絃，緊則爲寒，絃則爲虛，虛寒相搏，故食已即吐，名爲胃反。

〔1〕往往　宋本、汪本、周本同；《外臺》卷八胃反方作"往來"。

按語　胃反之名，見載於《金匱要略》第十七，《聖惠方》卷四十七治反胃嘔噦諸方稱爲"反胃"，《衛生家寶》稱爲"翻胃"，《醫林方》名爲"返胃"，《吳氏集驗方》又謂"番胃"，字異義均同。

胃反一證，大多由於脾胃虛寒，臟冷氣逆，不能熟腐水穀，遂致宿食不化，朝食暮吐，暮食朝吐。治宜扶陽消陰，溫中降逆爲大法。但亦有兼挾氣滯、瘀血、痰飲，或久吐傷津，氣陰并虛，以及腎陽衰微者，則宜辨證施治。

四、五臟及身體熱候

榮衛不調，陰陽否隔，若陽氣虛，陰氣盛，則生寒冷之病。今陰氣虛、陽氣實，故身體五臟皆生熱，其狀噏噏[1]而熱，脣口乾，小便赤也。

〔1〕噏噏　發熱貌，通"翕翕"。

按語　陽虛則外寒，陰虛則內熱，是虛寒虛熱；陽勝則熱，陰勝則寒，是實寒實熱。在此論五臟及身體熱候，未言外邪，蓋是脾胃虛弱，營衛不調所致之內傷發熱，所以別出於傷寒、時氣、熱病及溫病之外，而列入脾胃病中。外感發熱，爲有餘之證，內傷發熱，爲不足之病。東垣有內外傷辨，論之其詳，可參。

又，本候內容，可與卷十二冷熱病諸候互參。

五、肺萎候

肺主氣，爲五[1]臟上蓋。氣主皮毛[2]，故易傷於風邪。風邪傷於腑臟，而血氣虛弱，又因勞役，大汗之後，或經大下，而亡津液，津液竭絕，肺氣壅塞[3]，不能宣通諸臟之氣，因成肺萎也。其病欬唾而嘔逆涎沫[4]，小便數[5]是也。欬唾咽燥，欲飲者，必愈。欲欬而不能欬，唾乾沫[6]而[7]小便不利者，難治。

診其寸口脈數，肺萎也，甚則脈浮弱。

〔1〕五　宋本、汪本、周本同；《聖惠方》卷六治肺萎諸方作“四”。

〔2〕氣主皮毛　“氣”指肺氣。《素問·五藏生成》：“肺之合皮也，其榮毛也。”

〔3〕壅塞　宋本、汪本、周本同；《聖惠方》作“不足”。

〔4〕涎沫　此上《聖惠方》有“多吐”二字，并且分別成句。

〔5〕小便數　《聖惠方》作“小便滑數”，義長。

〔6〕唾乾沫　宋本、汪本、周本同；《脈經》卷八第十五作“欬則出乾沫”，《聖惠方》作“吐沫相黏膿血”。

〔7〕而　宋本、汪本、周本同；《脈經》作“久久”。

按語　肺萎又作“肺痿”，詞異義同。尤在涇《金匱要略心典》注：“痿者，萎也，如草木之萎而不榮，爲津液灼而肺焦也。”

肺痿病因病機、《金匱要略》論之甚詳，如云：“或從汗出，或從嘔吐，或從消渴，小便利數，或從便難，又被快藥下利，重亡津液，故得之。”又曰：“肺痿吐涎沫而不咳者，其人不渴，必遺尿，小便數，所以然者，以上虛不能制下故也。此爲肺中冷，必眩，多涎唾。”從臨牀所見，肺萎一證，具體病情，尚有細別，即屬於虛熱之用麥門冬湯證，和屬於虛寒之用甘草乾薑湯證。本候所論，未加分述，臨證之際，應辨析處理。

本候所論，與脾胃諸病不相聯屬，殆爲他卷内容錯簡於此者。

又，本候内容，可與卷八傷寒肺痿候互參。

嘔噦病諸候[1] 凡六論

提要　本篇論述嘔噦病諸候，内容有嘔、噦、吐、噫醋，惡心等證，其病機重點在於脾胃虛弱，穀氣不化，水飲内停，氣機上逆，以及受於風寒等，是總結前人成就者；尤其分證含義，爲

臨牀所常用。但這些證候，變化多端，往往有可分而不可分之
處。病情方面，後世亦有新發現，宜詳加辨析。

〔1〕嘔噦病諸候　原作"嘔噦諸病"，據本書目錄和全書體例改。

一、乾嘔候

乾嘔者，胃氣逆故也。但嘔而欲吐，吐而無所出，故謂之
乾嘔。

二、嘔噦候

嘔噦之病者，由脾胃有邪，穀氣不治[1]所爲也。胃受邪氣，
逆[2]則嘔；脾受邪氣，脾脹氣逆，遇冷折之，氣逆不通則噦也。

〔1〕治　義同"理"、"化"，《廣韻》："治，亦理也。"又《素問·五
常政大論》："治而善下"王冰注："治，化也。"

〔2〕逆　原無，宋本、汪本、周本同，文義不完整，據《外臺》卷六
嘔噦方補。此下第二個"逆"字，據補同。

三、噦候

脾胃俱虛，受於風邪，故令新穀入胃，不能傳化，故穀之氣
與新穀相干，胃氣則逆，胃逆則脾脹氣逆[1]，因遇冷折之，則
噦也。

右手關上脈沉而虛者，善[2]噦也。

〔1〕氣逆　此上《外臺》卷六噦方有"脾脹則"三字。

〔2〕善　此上《外臺》有"病"字。

四、嘔吐候

嘔吐者，皆由脾胃虛弱，受於風邪所爲也。若風邪在胃，則
嘔；膈間有停飲，胃內有久寒，則嘔而吐。其狀：長大息[1]，心
裹澹澹然[2]，或煩滿而大便難，或溏泄，並其候也。其湯熨針
石，別有正方，補養宣導，今附於後。

養生方云：八月勿食薑，一云被霜瓜[3]，向冬發寒熱及温
病，食欲吐，或心中停飲不消，或爲反胃。

養生方導引法云：正坐，兩手向後捉腕，反向[4]拓席，盡勢，使腹絃絃[5]，上下七，左右换手亦然。除腹肚冷風，宿氣積[6]，胃口冷，食飲進退吐逆不下[7]。

又云：偃卧，展兩[8]脛兩手，左右[9]蹻[10]兩足踵[11]，以鼻内氣，自極七息。除腹[12]中病，食苦嘔。

又云：坐，直舒兩脚，以兩手挽兩足，自極十二通。愈腸胃不能受食，吐逆。以兩手直叉兩脚底，兩脚痛，舒。以頭抵[13]膝上，自極十二通，愈腸胃不能受食，吐逆。

〔1〕大息　即太息，長歎息也。太、“大”音義通。

〔2〕澹澹然　動蕩不安貌。

〔3〕被（bèi 倍）霜瓜　被覆秋霜之瓜，俗稱霜打瓜。《楚辭·宋玉·招魂》：“皋蘭被徑兮。”注：“被，覆也。”

〔4〕向　原無，宋本、汪本、周本同，文義未完，據本書卷二風冷候、《外臺》卷六嘔逆吐方補。

〔5〕絃絃　同“弦弦”。

〔6〕積　宋本、汪本、周本同；《外臺》卷六嘔逆吐方作“或”。

〔7〕下　原脱，據本書卷二風冷候補。

〔8〕兩　原脱，宋本、汪本、周本亦無，據《外臺》補。

〔9〕右　原脱，宋本、汪本、周本亦無，據《外臺》補。

〔10〕蹻　舉足。《説文》：“蹻，舉足行高也。”

〔11〕踵　原作“腫”，形近之誤，據正保本、周本、《外臺》改。

〔12〕腹　原作“腰”，文義不合，據《外臺》改。

〔13〕抵　原作“枕”，誤，據《外臺》改。

五、噫醋候

噫醋者，由上焦有停痰，脾胃有宿冷，故不能消穀，穀不消則脹滿而氣逆，所以好噫而吞酸，氣息醋臭[1]。

〔1〕醋臭　《外臺》卷六噫醋方、《醫心方》卷九治噫醋方第十五作“酸臭”，義同。

六、惡心候

惡心者，由心下有停水積飲所爲也。心主火，脾主土，土性剋水，今脾虛則土氣衰弱，不能剋消水飲，水飲之氣不散，上乘於心，復[1]遇冷氣所加之，故令火氣不宣，則心裏澹澹然欲吐，名爲惡心也。

〔1〕復　原作"腹"，形近之誤，據周本改。

按語　以上六候，論述嘔吐、呃逆、噫醋等證，都是胃氣上逆之變。中焦之氣，"脾宜升則健，胃宜降則和"，反之，脾不健、胃不和，則氣反上逆，諸症隨起。然致胃氣上逆之因很多，病情亦有虛實寒熱之分。在此所論，重點在脾胃虛弱，水飲內停，穀食不化，以及風寒所傷等，臨牀所見，還不僅止此。

又，上述六候之證候含義及其區分，以《病源》論述爲最早，後世臨牀，大都據此分證施治。其辨治之法可參《金匱要略》嘔吐噦下利篇，後世尚多闡發。

宿食不消病諸候凡四論

提要　本篇論述宿食不消諸證，共四候。其病機，有脾胃虛寒、脾胃虛弱、脾胃伏熱、過於食飽，或并非食飽，而爲本虛，脾不磨化者。總之，宿食不消之病，病情尚有寒熱虛實之異。至於臨牀症狀，以腹脹、噫氣醋臭爲主症外，亦有病如瘧狀，或似傷寒，或喘息煩悶，睡臥不安，以及體重嗜臥等症。

一、宿食不消候

宿食不消，由臟氣[1]虛弱，寒氣在於脾胃之間，故使穀不化也。宿穀未消，新穀又入，脾氣既弱，故不能磨之，則經宿而不消也。令人腹脹氣急，噫氣醋臭，時復增[2]寒壯熱是也，或頭痛如瘧之狀。

寸口脈浮大，按之反澀，尺脈亦微而澀者，則宿食不消也。其湯熨針石，別有正方，補養宣導，今附於後。

養生方導引法云：凡食訖，覺腹內過飽，腸內先有宿氣，常須食前後，兩手撩膝[3]，左右欹身，肚腹向前，努腰就肚[4]，左三七，右二七，轉身按腰脊極勢。去太倉腹內宿氣不化，脾痺腸瘦，臟腑不和。得令腹脹滿，日日消除。

又云：閉口微息，正坐向王氣，張鼻取氣，逼置齊下，小口微出氣[5]十二通，以除結聚，低頭不息十二通，以消飲食，令身輕強，行之，冬月不寒[6]。

又云：端坐伸腰，舉左手，仰掌，以右手承右脇[7]，以鼻內氣，自極七息[8]，除胃中寒食不消。

又云：端坐伸[9]腰，舉右手，仰掌，以左手承左脇。以鼻內氣，自極七息。所[10]除胃寒，食不變，則愈。

又云：鷔[11]行氣，低頭倚壁，不息十二通。以意排之[12]，痰飲宿食從下部出，自愈。鷔行氣者，身直頸曲，排氣下行十二通[13]，愈宿食。

又云：雁行氣，低臂推[14]膝踞，以繩自縛拘左，低頭倚臂[15]，不息十二通[16]。消食輕身，益精神，惡氣不入，去萬邪。一本云：正坐，仰天，呼吸天精[17]，解酒食飲飽。出氣吐之數十，須臾立饑且醒。夏月行之，令人清凉。

〔1〕臟氣　宋本、汪本、周本同；《醫心方》卷九第十作"五臟氣"。

〔2〕增　通"憎"。《墨子·非命下》："於下帝式是增"孫詒讓閒詁引江聲云："增，讀當爲憎。"周本即作"憎"。

〔3〕撩膝　汪本、周本同；宋本作"捺膝"。"撩膝"，扶着兩膝。《字彙》："撩，扶也。"

〔4〕就肚　鼓起肚腹。《説文》"就，高也。"引申作突起、鼓起解。

〔5〕氣　原置於"十二通"下，錯簡，今按吐納常法移正。

〔6〕不寒　此上本書卷十九積聚候養生方導引法第五條有"令人"二字。

〔7〕舉左手，仰掌，以右手承右脇　原作"舉右手，承左脇"，文字有脱訛，與導引姿勢不協。據本書卷十三結氣候養生方導引法改。又，周本無此條。

〔8〕以鼻納氣，自極七息　原作"鼻內氣七息"，文字有脱，據本書卷十三補整。

〔9〕伸　原作"生"，誤，據宋本改。

〔10〕所　完全，全部。《廣雅》："所，盡也。"

〔11〕鶩　原作"騖"，形近之誤，據本書卷二十諸飲候養生方導引法改。下一個"騖"字據改同。

〔12〕之　原無，據本書卷二十補。

〔13〕十二通　本書卷二十作"而一通"。

〔14〕推　原作"性"，形近之誤，據汪本、周本改。

〔15〕倚臂　原無，宋本、汪本、周本同，據《寧先生養生導引法》補。

〔16〕不息十二通　此下《寧先生養生導引法》有"以意排留飲宿食，從下部出息，愈。"二句。

〔17〕天精　天然之純粹精氣。《法言·問神》："天精天粹，萬物作類。"注："天以精粹覆萬物，各成其類。"

二、食傷飽候

夫食過於飽，則脾不能磨消，令氣急煩悶，睡[1]臥不安。

寸口脈盛而緊者，傷於食。脈緩大而實者，傷於食也。其湯熨針石，別有正方，補養宣導，今附於後。

養生方導引法云：若腹中滿，食飲苦[2]飽，端坐伸腰，以口內氣數十，滿，吐之，以便爲故[3]，不便復爲之。有寒氣，腹中不安，亦行[4]之。

又云：端坐伸腰，口內氣數十[5]。除腹中滿，食飲過飽，寒熱，腹中痛病。

〔1〕睡　原作"睡"，形近之誤，據宋本、汪本、周本改。

〔2〕苦　原作"若"，形近之誤，據本書卷十六腹脹候養生方導引法改。

〔3〕以便爲故　以病情安和爲法。

〔4〕行　原作"得"。據本書卷十六改。

〔5〕口內氣數十　按上條導引法，此下當脫"滿，吐之"三字，否則成爲有內無吐，不合導引吐納常法。

按語　以上兩候，皆宿食不消之證，但前者是脾胃虛寒，運化不及，水穀不化所致；而後者則是食過於飽，胃氣受損，食積停滯，有礙於脾之運化而成。其食積雖同，但有從本從標之異。其見於脈象，一者寸口脈浮大，按之反澀，尺脈亦微而澀；一者則寸口脈盛而緊，或緩大而實。虛實兩端，區別亦很判然，臨證宜加分析。

三、穀勞候

脾胃虛弱，不能傳消穀食，使腑臟氣否塞，其狀，令人食已則臥，支體煩重而嗜眠是也。

按語 穀勞一證，《病源》最早提出，實際是脾胃內傷，運化不及，而元氣虧損者，可謂是李東垣內傷學說之濫觴。

四、卒食病似傷寒候

此由脾胃有伏熱，因食不消，所以發熱，狀似傷寒，但言身不疼痛爲異也。

按語 本候所論發熱，雖狀如傷寒，但由卒然傷食，脾胃有伏熱所致，文中指出這一點很重要，是與傷寒之"或已發熱，或未發熱，必惡寒體痛"，作出鑑別者。此候行文，已發展《傷寒論》之所論。

水腫病諸候 凡二十二論

提要 本篇專論水腫諸證，對其病因、證候分類及預後等，均有詳細敘述。其中水腫候、水通身腫候、身面卒洪腫候等，爲水病之通論，全面揭櫫病機症狀，並判別預後。如風水、皮水、毛水、石水及燥水、濕水諸候，是水腫之證候分類。十水候、二十四水候等，乃古水病病名之詮釋。又如腫從腳起候，爲心性水腫。大腹水腫候、疸水候、水癥候、水瘕候、水蠱候及水癖候等，又是論臟腑之水，而尤詳於腹水臟脹，實際不同於一般之水腫病，大都爲肝病後期證候。至若犯土腫候，似爲過敏性疾患，不伏水土候，又爲脾虛水腫。

病情與水腫病有關者，如痰飲、癥瘕、癖病等，可以聯繫參觀。又，本書卷二十四有水注候，論水病之"淹滯積久"，與本篇關係密切，可結合研究。

一、水腫候

腎者主水，脾胃俱主土，土性剋水。脾與胃合，相爲表裏。胃爲水穀之海，今胃虛不能傳化水氣，使水氣滲液[1]經絡，浸漬腑臟。脾得水濕之氣，加之則病，脾病則不能制水，故水氣獨歸於腎。三焦不寫，經脈閉塞，故水氣溢於皮膚而令腫也。其狀：目裏上微腫，如新臥起之狀[2]，頸脈動，時欬，股間冷，以手按腫處，隨手而起，如物[3]裹水之狀，口苦舌乾，不得正偃，偃則欬清水；不得臥，臥則驚，驚則欬甚；小便黃澀是也。

水病有五不可治：第一脣黑傷肝，第二缺盆平傷心，第三臍出[4]傷脾，第四足下平滿傷腎，第五背平傷肺。凡此五傷，必不可治。

脈沉者水也。脈洪大者可治，微細者死。其湯熨針石、別有正方，補養宣導，今附於後。

養生方云：十一月，勿食經夏自死肉脯，內動於腎，喜成水病。

又云[5]：人臥，勿以脚懸踚[6]高處，不久遂致成腎水也。

養生方導引法云：蝦蟇行氣，正坐，動搖兩臂，不息十二通。以治五勞、水腫之病。

〔1〕液　宋本同　《外臺》卷二十水腫方、汪本、周本均作"溢"，義長。

〔2〕目裏上微腫，如新臥起之狀　宋本、汪本、周本同；《聖惠方》卷五十四水病論作"目上瞼微腫，如臥蠶之狀"。"裏"，《靈樞·水脹》作"窠"。"目裏"，即眼胞。

〔3〕物　宋本、汪本、周本同；《靈樞》無，《聖惠方》作"皮"。

〔4〕出　突出，凸起。《外臺》、《聖惠方》即作"凸"。

〔5〕又云　本條原錯置於養生方導引法之後，據本書體例移此。

〔6〕踚　同"踏"。

按語　本候所述，似爲水腫病之概論。對其病機症狀，都很具體，並及預後，提出五不治證，一直爲臨牀所沿用。

又，水腫病機，《素問》責之"其本在腎，其末在肺。"統觀《病源》水腫病諸候，則着重在腎、脾二經，並指出與胃有關。如文中所云："腎者主水，脾胃俱主土，土性剋水，脾與胃合，相爲表裏，胃爲水穀之海，今胃虛不能傳化水氣，使水氣滲溢經絡，浸漬腑臟，故水氣溢於皮膚而令腫也。"這在《內經》所論之基礎上，又有所發展。

二、水通身腫候

水病者，由腎脾俱虛故也。腎虛不能宣通水氣，脾虛又不能制水，故水氣盈溢，滲液[1]皮膚，流徧四支，所以通身腫也。令人上氣，體重，小便黃澀，腫處按之隨手而起是也。

〔1〕滲液　宋本、汪本、周本同；《外臺》卷二十水通身腫方作"滲入"。

三、風水候

風水病者，由脾腎氣虛弱所爲也。腎勞則虛，虛則汗出，汗出逢風，風氣內入，還客於腎，脾虛又不能制於水，故水散溢皮膚，又與風濕相搏，故云風水也。令人身浮腫，如[1]裏水之狀，頸脈動，時欬，按腫上凹而不起也[2]，骨節疼痛而惡風是也。

脈浮大者，名曰風水也。

〔1〕如　此下《聖惠方》卷五十四治風水腫諸方有"皮囊"二字。

〔2〕凹而不起也　宋本、汪本、周本同，《聖惠方》作"隨手凹也"。

四、十水候

十水者，青水、赤水、黃水、白水、黑水、懸水[1]、風水、石水、暴水[2]、氣水也。青水者，先從面目，腫徧一身，其根在肝。赤水者，先從心腫[3]，其根在心。黃水者，先從腹腫，其根在脾。白水者，先從腳腫，上氣而欬[4]，其根在肺。黑水者，先從腳趺[5]腫，其根在腎。懸水者，先從面腫至足，其根在膽。風水者，先從四支起，腹滿大，身[6]盡腫，其根在胃。石水者，先從四支，小腹腫獨大[7]，其根在膀胱。暴水者，先腹滿[8]，其根在小腸。氣水者，乍盛乍虛，乍來乍去，其根在大腸。皆由榮衛否澀，三焦不調，腑臟虛弱所生。雖名證不同，並令身體虛腫，喘息上氣，小便黃澀也。

〔1〕懸水　宋本、汪本、周本同；《中藏經》卷中第四十三、《千金翼方》卷十九第三作“玄水”。下一個“懸水”同。

〔2〕暴水　宋本、汪本、周本同；《中藏經》、《外臺》卷二十之十水方、《醫心方》卷十第二十、《聖惠方》卷五十四治十水腫諸方均作“裹水”。下一個“暴水”同。

〔3〕心腫　宋本、汪本、周本同；《中藏經》作“胸腫”。

〔4〕上氣而欬　宋本、汪本、周本同；《中藏經》作“上氣喘嗽”。

〔5〕腳趺　“腳”下《外臺》有“足”字。“趺”，腳背。《玉篇》：“趺，同跗，足上也。”

〔6〕身　原作“目”，形近之誤，據《中藏經》、《千金翼方》改。

〔7〕先從四支，小腹腫獨大　宋本、汪本、周本同；《中藏經》作“起臍下而腹獨大”。《聖惠方》作“四肢小腫，其腹獨大”。

〔8〕先腹滿　宋本、汪本、周本同；《中藏經》作“先從小腹，脹而不腫，漸漸而腫也。”並注云：“一作小腹脹而暴腫也。”又，“先”下《外臺》有“從”字。

五、大腹水腫候

夫水腫病者，皆由榮衛否澀，腎脾虛弱所爲。而大腹水腫者，或因大病之後，或積虛勞損，或新熱食竟[1]，入於水[2]，自漬及浴，令水氣不散，流溢腸外，三焦閉塞，小便不通，水氣結聚於內，乃腹大而腫。故四支小，陰下濕，手足逆冷，腰痛，上氣，欬嗽，煩疼，故云大腹水腫。

〔1〕竟　宋本、汪本、周本同；《外臺》卷二十大腹水腫方作“訖”，《聖惠方》卷五十四治大腹水腫諸方作“畢”。字異義同。

〔2〕入於水　此下《聖惠方》有“中”字。

按語　本候論大腹水腫，區別於一般水腫，這個鑑別診斷很爲重要，在臨牀所見，往往是水腫則一，而實際爲兩種病情，不僅腫勢之發生發展不同，特別是病之本質和預後不同。文中所敘原因，亦屬一般所見，其實還不止此。至於所敘症狀，如腹大而腫，四支小，陰下濕，手足逆冷，腰痛等等，很似臟腑病。

六、身面卒洪腫[1]候

身面卒洪腫者，亦水病之候，腎脾虛弱所爲。腎主水，腎虛故水妄行；脾主土，脾虛不能剋制水，故水流溢，散於皮膚，令身體卒然洪腫，股間寒，足骭壅[2]是也[3]。

〔1〕洪腫　大腫。

〔2〕足骭壅　謂足脛因水氣壅聚而浮腫。"骭"同"胻"。"壅"，聚也。

〔3〕也　原脱，據汪本、周本補。

七、石水候

腎主水，腎虛則水氣妄行，不依經絡，停聚結在臍間，小腹腫大，鞕[1]如石，故云石水。其候，引脅下脹痛，而不喘是也。

脈沉者，名曰石水。尺脈微大，亦爲石水。腫起臍下，至小腹垂垂然[2]，上至胃脘，則死不治。

〔1〕鞕　原作"䩞"，據《外臺》卷二十石水方改。《聖惠方》卷五十四治石水腫諸方作"結硬"二字。

〔2〕垂垂然　形容臍下至小腹腫大下垂之狀。《正字通》："垂，自上縋下也。"

八、皮水候

肺主於皮毛，腎主於水。腎虛則水妄行，流溢於皮膚，故令身體面目悉腫，按之没指，而無汗也。腹如故而不滿，亦不渴，四支重而不惡風是也。

脈浮者，名曰皮水也。

按語　皮水與風水，同見水腫脈浮，但實質有異。本候云"四支重而不惡風"，是無風邪表證，而風水則"骨節疼痛而惡風"，顯由外感風邪引起，故云"汗出逢風，風氣內入"。兩者區別，以此爲辨。

九、水腫欬逆上氣候

腎主水，肺主氣。腎虛不能制水，故水妄行，浸溢皮膚，而身體腫滿。流散不已，上乘於肺，肺得水而浮，浮則上氣而欬嗽也。

按語　水腫見欬逆上氣，從臨牀觀察，一般有兩種病情，一者爲兼挾證，即水腫兼挾欬喘；一者爲水病之發展，水氣乘肺，致生欬喘，如文中所云。本候所論，屬於後者。

十、水腫從脚起候

腎者陰氣，主於水而又主腰脚。腎虛則腰脚血氣不足，水之流溢，先從虛而入，故腰[1]脚先腫也。

〔1〕腰　宋本、汪本、周本同；《外臺》卷二十水腫從脚起方無，義長。

按語　腫從脚起，與腫從面目起者，是兩種不同之病情，在此專列一候，對臨牀鑑別診斷很有用。足徵《病源》論證之詳悉。

十一、水分候

水分者，言腎氣虛弱，不能制水，令水氣分散，流布四支，故云水分。但四支皮膚虛腫，聶聶[1]而動者，名水分也。

〔1〕聶聶　樹葉動貌。《集韻》"聶，木葉動貌。""聶聶"，"聶"之重言。在此狀其四肢皮膚腫，并有瞤動之感。《金匱要略》第十四皮水："四肢聶聶動者。"

按語　本候所論水分，是水病之四肢皮膚腫，猶如皮水，與《金匱要略》所論之水分，"先病水，後經水斷"者，病情不同，應加分別。

十二、毛水候

夫水之病，皆由腎虛所爲，腎虛則水流散經絡，始溢皮毛。今此毛水者，乃肺家停積之水，流溢於外。肺主皮毛、故餘經未傷，皮毛先腫，因名毛水也。

按語 毛水病情，從文中所述，與皮水相近，兩者可以合參。

十三、疸水候

水病無不由脾腎虛所爲。脾腎虛則水妄行，盈溢皮膚而令身體腫滿。此疸水者，言脾胃有熱，熱氣流於膀胱，使小便澀而身面盡黃，腹滿如水狀，因名疸水也。

按語 本候所論疸水，實際并非水病，而是黃疸病兼水腫者。特別文中指出，"腹滿如水狀"，明顯是肝腹水。此證臨牀並不少見，而且病情類多凶險，預後亦差。這一資料，《病源》記述最早，殊堪寶貴，宜與本書卷十二黃疸病諸候合參。

十四、燥水候

燥水，謂水氣溢於皮膚，因令腫滿，以指畫肉上，則隱隱成文字者，名曰燥水也。

十五、濕水候

濕水者，謂水氣溢於皮膚，因令腫滿，以指畫肉上，隨畫隨散，不成文字者，名曰濕水故也。

按語 以上兩候，以切診鑑別燥水與濕水，言簡意著。這些症狀，大都在久腫不愈，或者病至晚期可以出現，是氣虛、血瘀之變。

十六、犯土腫候

犯土之病，由居住之處，穿鑿地土，犯之[1]土氣而致病也。令人身之肌肉、頭面、徧體盡腫滿、氣急，故謂之犯土也。

〔1〕之 宋本、汪本、周本同；《醫心方》卷十第二十四作"觸"，義勝。

按語 本候所述，似爲一種過敏性疾患，來勢很急，突然頭面遍體盡腫滿，並且氣急。蓋見其腫，故列本篇，實際與水腫病大異。所謂"犯土"者，亦是隨其所見個別病例而言，并非真正病因。

十七、不伏水土候

不伏水土者，言人越在他境[1]，乍離封邑[2]，氣候既殊，水土亦別，因而生病，故云不伏水土。病之狀，身體虛腫，或下利而不能食，煩滿氣上是也。

〔1〕越在他境　遠居他鄉。《左傳·襄公十四年》："越在他境"杜預注："越，遠也。"

〔2〕封邑　諸侯領地，在此借指祖居之故土。

按語　不伏水土之證，在久居一地，偶去他鄉，或其人脾胃薄弱者，比較多見，常爲或吐或瀉，或水腫，或寒熱不食等證，嚴重者可以久久臥牀不能起。本書卷十七有不伏水土痢候，可以互參。

十八、二十四水候

夫水之病，皆生於腑臟。方家所出，立名不同，亦有二十四水，或十八水，或十二水，或五水，不的顯[1]名證。尋其病根，皆由榮衛不調，經脈否澀，脾胃虛弱，使水氣流溢，盈散皮膚，故令遍體腫滿，喘息上氣，目果[2]浮腫，頸脈急動，不得眠臥，股間冷，小便不通，是其候也。

〔1〕的顯　確實顯示。

〔2〕目果　宋本作"眼下"。"果"通"裹"。《史記·貨殖傳》："果隋"注，正義："隋，今爲種，音同，上古少字也。果種，猶種疊包裹也。今楚越之俗，尚有裹種之語。"

十九、水癥候

水癥者，由經絡否澀，水氣停聚，在於腹内，大小腸不利所爲也。其病腹内有結塊堅[1]强，在兩脇間，膨膨脹滿，徧身腫，所以謂之水癥。

〔1〕堅　原作"聊"，據《外臺》卷二十水癥方改。

二十、水瘕候

水瘕者，由經絡否澀，水氣停聚，在於心下，腎經又虛，不能宣利溲便，致令水氣結聚，而成形段[1]，在於心腹之間，抑按作水聲，但欲飲而不用食，徧身虛腫是也。

〔1〕段　通"瘕"。《外臺》卷二十水瘕方、《醫心方》卷十第十四即作"瘕"。

按語　水癥、水瘕、水蠱、水癖四候，從其敘證而論，仍似肝腹水之證，不過病情有輕重，但與一般水腫病不同，宜加區別；並可與前疸水候聯係參觀。

二十一、水蠱候

此由水毒[1]氣結聚於內，令腹漸大，動搖有聲，常欲飲水，皮膚粗黑，如似腫狀，名水蠱也。

〔1〕水毒　病名。見本書卷二十五水毒候。

按語　水蠱候指出由於"水毒氣"所致，似爲血吸蟲病肝硬化之腹水病。在《病源》時代，已能認識到此，詳論水蠱病與水源感染之密切關係，及其症狀，這種資料，彌足珍視。

二十二、水癖候

水癖，由飲水漿不消，水氣結聚而成癖，在於兩脇之側，轉動便痛，不耐風寒，不欲食而短氣是也。癖者，謂僻[1]側在於脇間，故受名也。

〔1〕僻　原作"癖"，據本書卷二十癖候改。

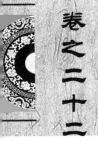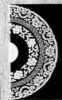

重刊巢氏諸病源候總論卷之二十二

霍亂病諸候 凡二十四論

提要 本篇論述霍亂病，對其病因、病機、症狀、預後，都有所論及。

其中霍亂候，爲本病之概論。霍亂心腹痛、嘔吐、心腹脹滿、下利諸候，分述常見症狀。霍亂下利不止、欲死、嘔噦、煩渴、心煩、乾嘔、心腹築悸、嘔而煩、四逆、轉筋諸候，是論霍亂病之變證。乾霍亂候，不吐不利，但腹滿絞痛，煩亂不可忍者，爲霍亂病之另一類型。中惡霍亂候，當指霍亂來勢急迫，猝然心腹絞痛而吐利之症。霍亂後諸病、煩躁臥不安及不除三候，是論霍亂吐利後之病證。

至若轉筋、筋急、結筋三候，不專屬於霍亂病，蓋是與霍亂轉筋候比類而及者。

一、霍亂候

霍亂者，由人温涼不調，陰陽清濁二氣[1]，有相干亂之時[2]，其亂在於腸胃之間者，因遇飲食而變發，則心腹絞痛。其有先心痛[3]者，則先吐；先腹痛者，則先利；心腹並痛者，則吐利俱發。挾風而實者，身發熱，頭痛體疼而復吐利；虛者，但吐利，心腹刺痛而已。亦有飲酒食肉，腥膾[4]，生冷過度，因[5]居處不節，或露臥濕地，或當風取凉，而風冷之氣歸於三焦，傳於脾胃，脾胃得冷則不磨，不磨則水穀不[6]消化，亦令清濁二氣相干，脾胃虛弱，便則[7]吐利，水穀不消，則[8]心腹脹滿，皆成霍亂。

霍亂有三名，一名胃反[9]，言其胃氣虛逆，反吐飲食也。二名霍亂，言其病揮霍[10]之間，便致繚亂[11]也。三名走哺，言其哺食變[12]逆者也。

診其脈來代者，霍亂；又脈代而絶者，亦霍亂也。霍亂，脈大可治，微細不可治。霍亂吐下，脈微遲，氣息劣[13]，口不欲言者，不可治。

養生方云：七月食蜜[14]，令人暴下，發霍亂。

〔1〕陰陽清濁二氣　指人體清陽與濁陰二氣。《素問·陰陽應象大論》："清陽出上竅，濁陰出下竅；清陽發腠理，濁陰走五臟；清陽實四肢，濁陰歸六腑。"其清陽升而濁陰降者，是爲和平。

〔2〕之時　宋本、汪本、周本同；《聖惠方》卷四十七霍亂論無。

〔3〕心痛　在此當指胃脘痛。《靈樞·邪氣藏府病形》："胃病者，腹䐜脹，胃脘當心而痛。"

〔4〕腥膾　此上《外臺》卷六霍亂病源論有"好湌"二字。《聖惠方》有"好食"二字。"腥膾"，指腥羶葷食而言。《禮記·禮器》："大饗腥"，孔穎達疏："腥，生肉也。"《説文》："膾，細切肉也。"

〔5〕因　宋本、汪本、周本同；《聖惠方》作"或"。

〔6〕不　此下《聖惠方》有"能"字。

〔7〕則　《外臺》作"生"，《醫心方》卷十一第一作"致"，周本作"爲"。"則"，通"即"。《廣雅》："則，即也。"

〔8〕則　此下《外臺》、《醫心方》有"令"字。

〔9〕胃反　宋本、汪本、周本同；《聖惠方》作"反胃"。

〔10〕揮霍　猝然，急遽。《集韻》："揮霍，猝遽也。"

〔11〕繚亂　紛亂也。王昌齡《從軍行》："繚亂邊愁聽不盡，高高秋月照長城。"在此借喻其心腹絞痛，吐瀉遽然交作，一發不可遏止之狀。《外臺》作"撩亂"，義同。

〔12〕變　宋本、汪本、周本同；《聖惠方》作"反"。

〔13〕氣息劣　指氣息微弱。《説文》："劣，弱也。"

〔14〕食蜜　宋本、汪本、周本同；《千金要方》卷二十六第五作"勿食生蜜"。

按語　霍亂病，是因飲食不節，或居處失宜，感受邪氣，致清濁相干，氣機逆亂，脾胃傷損，運化不及，升降失司，而猝然發生心腹絞痛，上吐下瀉之證。以其發病急遽，頃刻之間，揮霍繚亂，因此爲名。但心腹脹滿攪痛，煩亂不可忍，求吐不能，欲利不下者，又謂之乾霍亂，後世又將吐利無限者，名爲濕霍亂。

《病源》論霍亂，謂由陰陽清濁二氣相干，亂於腸胃之間，因遇飲食而變發。其理論源於《靈樞‧五亂》："清氣在陰，濁氣在陽，營氣順脈，衛氣逆行，清濁相干，亂於腸胃，則爲霍亂。"

又云：霍亂有三名，曰胃反，曰霍亂，曰走哺。可見古人將胃反、走哺之症，亦以霍亂名之。其實胃反和走哺，與揮霍繚亂之霍亂，大相逕庭，故後世又將胃反、走哺從霍亂中劃出，分條另立，不再以霍亂名之。

考之《素問》，早有霍亂之論，如七篇大論中云："太陰所至，爲中滿，霍亂吐下。"又云："土鬱之發，民病嘔吐霍亂注下。"此言濕土霍亂也。有"歲土不及，風乃大行，民病霍亂飧泄。"此言土虛風勝霍亂也。有"熱至則身熱，霍亂吐下。"此言熱霍亂也。清代王孟英撰《霍亂論》，書中論述霍亂之各種病情，尤其對濕熱霍亂更詳，並及防治方法，前人和作者之治案等，可資參考。

二、霍亂心腹痛候

冷熱不調，飲食不節，使人[1]陰陽清濁之氣相干，而變亂於腸胃之間，則成霍亂。霍亂而心腹痛者，是風邪[2]之氣客於臟腑之間，冷氣與真氣相擊，或上攻心，或下攻腹，故心腹痛也。

〔1〕使人　宋本、汪本、周本同；《聖惠方》卷四十七治霍亂心腹痛諸方作"則致"。

〔2〕風邪　《醫心方》卷十一第二作"風冷"，義長，能與下文"冷氣與真氣相擊"句相呼應。

按語 心腹痛，爲霍亂常見症狀之一，但本候重申霍亂病因病機，突出風冷之氣與真氣相擊，如此則心腹痛病情，屬於風冷之證；而下文嘔吐、下利等證，亦强調冷氣爲患，從此可知，《病源》之論霍亂，以寒霍亂爲主。

三、霍亂嘔吐候

冷熱不調，飲食不節，使人陰陽清濁之氣相干，而變亂於腸胃之間，則成霍亂。霍亂而嘔吐者，是冷氣客於腑臟之間，或上攻於心，則心痛，或下攻於腹，則腹痛。若先心痛者，則先吐，先腹痛者，則先利。而此嘔吐，是冷[1]入於胃，胃氣變亂，冷邪既盛，穀氣不和，胃氣逆上，故[2]嘔吐也。

〔1〕冷　此下《醫心方》卷十一第六有“氣”字。
〔2〕故　原作“放”，形近之誤，據宋本、汪本、正保本、周本改。

四、霍亂心腹脹滿候

冷熱不調，飲食不節，使人陰陽清濁之氣相干，而變亂於腸胃之間，則成霍亂。霍亂而心腹脹滿者，是寒氣與臟氣相搏，真邪相攻，不得吐利，故令心腹脹滿。其有吐利過多，臟虛，邪猶未盡，邪搏於氣[1]，氣不宣發，亦令心腹脹滿。

〔1〕邪搏於氣　宋本、汪本、周本同；《聖惠方》卷四十七治霍亂心腹脹滿諸方作“邪客於脾”。

按語 本候論霍亂心腹脹滿，病情有二，一爲“真邪相攻，不得吐利”；一爲“吐利過多，臟虛邪猶未盡”。前者多見於得病之始，病情屬實；後者多見於病程之末，病情屬虛。其證似同，而邪正盛衰不同，虛實互異、頗具辨證意義。但霍亂而言虛者、與一般所謂虛證不同，不能早進飲食，或用補劑，文中“邪猶未盡”一句很重要。臨牀要重視。

又，“真邪相攻，不得吐利”之心腹脹滿，似爲乾霍亂證，可與後乾霍亂候互參。

五、霍亂下利候

冷熱不調，飲食不節，使人陰陽清濁之氣相干，而變亂於腸胃之間，則成霍亂。霍亂而下利，是冷氣先入於腸胃，腸胃之氣得冷則交擊而痛，故霍亂若先腹痛者，則先利也。

六、霍亂下利不止候

冷熱不調，飲食不節，使人陰陽清濁之氣相干，而變亂於腸胃之間，則成霍亂。霍亂而下利不止者[1]，因[2]腸胃俱冷，而挾宿虛，穀氣不消[3]，腸滑故洞下不止也。利不止，虛冷氣極，冷入於筋，則變轉筋[4]。其胃虛，冷氣乘之，亦變嘔噦。

〔1〕者　原作“首”，形近之誤，據周本改。

〔2〕因　汪本、周本同；宋本作“是”。

〔3〕消　汪本、周本同；宋本作“治”。

〔4〕轉筋　證名，俗名抽筋，參本篇霍亂轉筋候、轉筋候、筋急候，及卷三虛勞候按語。

七、霍亂欲死候

冷熱不調，飲食不節，使人陰陽清濁之氣相干，而變亂於腸胃之間，則成霍亂。霍亂欲死者，由飲食不消，冷氣內搏，或未得吐利，或雖得吐[1]利，冷氣未歇，致真邪相干，陰陽交爭，氣厥不理[2]，則煩悶逆滿困乏，故欲死也。

〔1〕吐　原作“叶”，缺筆之誤，據汪本、正保本改。

〔2〕不理　猶謂不順。《廣雅》：“理，順也。”

八、霍亂嘔噦候

冷熱不調，飲食不節，使人陰陽清濁之氣相干，而變亂於腸胃之間，則成霍亂。霍亂而嘔噦者，由吐利後，胃虛而逆則嘔[1]；氣逆遇冷折之，氣不通則噦。

〔1〕嘔　此下原有“噦”字，衍文據本候文義、周本刪。

按語　本候所述嘔噦，爲霍亂吐利後之變證。因爲霍亂吐利之後，脾胃虛弱，胃虛氣逆則嘔；若更遇冷，冷折胃氣，則胃氣不通而變噦。其着眼點是“由吐利後”一句。與前霍亂嘔吐候相較，兩者之間，發病時間及病情虛實，迥然不同。

九、霍亂煩渴候

冷熱不調，飲食不節，使人陰陽清濁之氣相干，而變亂於腸胃之間，則成霍亂。霍亂而煩渴者，由大吐逆，上焦虛，氣不調理，氣乘於心則煩悶；大利則津液竭，津液竭則臟燥，臟燥則渴。煩渴不止則引飲，引飲則利亦不止也。

按語 煩渴爲霍亂病之常見症狀、其因都由大吐大利，上焦虛而氣乘於心，則見煩悶；津液大傷，臟燥則渴。在此着眼點是"上焦虛"和"臟燥"之病情，與一般邪熱甚而煩渴者，猶有區別。

十、霍亂心煩候

冷熱不調，飲食不節，使人陰陽清濁之氣相干，而變亂於腸胃之間，則成霍亂。霍亂而心煩者，由大吐大利，腑臟氣暴極。夫吐者，胃氣逆也；利者，腸虛也。若大吐大利，虛逆則甚，三焦不理，五臟未和，冷搏於氣，逆上乘心，故心煩。亦有未經吐利心煩者，是冷氣入於腸胃，水穀得冷則不消，蘊瘀不宣，氣亦逆上，故亦心煩。

按語 本條承接霍亂煩渴候而論心煩，指出是"由大吐大利，腑臟氣暴極"所致，則其病情，較前者所述，更爲嚴重。文中又列未經吐利之心煩，在辨證上猶有虛實之分。

十一、霍亂乾嘔候

冷熱不調，飲食不節，使人陰陽清濁之氣相干，而變亂於腸胃之間，則成霍亂。霍亂乾嘔者，由吐下之後，脾胃虛極[1]，三焦不理，氣否結於心下，氣時逆上，故乾嘔。乾嘔者，謂欲嘔而無所出也。若更遇冷，冷折於胃氣，胃氣不通，則變成噦。

〔1〕極　宋本、汪本、周本同；《醫心方》卷十一第八作"冷"。

十二、霍亂心腹築悸[1]候

冷熱不調，飲食不節，使人陰陽清濁之氣相干，而變亂於腸胃之間，則成霍亂。霍亂而心腹[2]築悸者，由吐下之後，三焦五臟不和，而水氣上乘於心故也。腎主水，其氣通於陰，吐下[3]三焦五臟不和，故腎[4]氣亦虛，不能制水，水不下宣，與氣俱上乘心。其狀起齊下，上從腹[5]至心，氣築築然而悸動不定也。

〔1〕築悸　即築築然悸動。"築"，搗。《說文》"築"字段注："築者，直舂之罷。"在此借喻心腹悸動如舂搗之狀。

〔2〕心腹　宋本、汪本、周本同，《外臺》卷六霍亂臍上築方作一個"氣"字。

〔3〕吐下　宋本、汪本、周本同；《外臺》作"若吐下則"，義勝。

〔4〕腎　宋本、汪本同；《聖惠方》卷四十七治霍亂心腹築悸諸方、周本作"脾"。

〔5〕腹　原作"臨"，誤，據《外臺》、宋本、正保本、周本改。

十三、霍亂嘔而煩候

冷熱不調，飲食不節，使人陰陽清濁之氣相干，而變亂於腸胃之間，則成霍亂。霍亂嘔而煩者，由吐下後胃虛而氣逆，故嘔也；氣逆乘心，故煩。所以嘔而煩也。

按語　自霍亂嘔吐候至本條，言嘔吐者有四，其病機大體相同，責之於胃氣變亂。所異者，第一條是霍亂本病之嘔吐症。其餘三條，則為霍亂吐下之後，胃氣虛損所致，或嘔噦、或乾嘔、或嘔而兼煩，皆胃虛氣逆之變。其氣痞結於心下，氣時上逆為乾嘔，氣逆乘心為煩，胃虛氣逆而復遇冷氣折之則噦，同中有異、宜細辨之。

十四、乾霍亂候

冷熱不調，飲食不節，使人陰陽清濁之氣相干，而變亂於腸胃之間，則成霍亂。霍亂者，多吐利也。乾霍亂者，是冷氣搏於腸[1]胃，致飲食不消，但腹滿煩亂，絞痛，短氣。其腸胃先挾實，故不吐利，名為乾霍亂也。

〔1〕腸　宋本、汪本、周本同；《外臺》卷六乾濕霍亂及痰飲方無。

按語　乾霍亂之記載，《病源》為最早，後世俗稱"攪腸痧"。乃因飲食傷中，又感穢濁之氣，邪阻中焦，升降窒塞，上下不通，以致不吐不利，而但腹滿絞痛，煩躁悶亂，正如本文所云。其中"腸胃挾實，故不吐利"之"實"字，是指出乾霍亂病機之關鍵所在，宜予重視。

十五、霍亂四逆候

冷熱不調，飲食不節，使人陰陽清濁之氣相干，而變亂於腸胃之間，則成霍亂。霍亂而大吐下後，其腸胃俱虛，乃至汗出，其脈欲絶，手足皆冷，名爲四逆。四逆者，謂陰陽卒厥絶也。

按語 霍亂大吐大利之後，陰氣暴竭，陽氣欲亡，因見冷汗出，四肢厥逆，脈微欲絶等症，這是臨牀上所常見者。而文中突出"四逆"一證，并"謂陰陽卒厥絶也。"其爲亡陽之危候可知，當急救將亡之陽。輕則理中湯，重則四逆湯、通脈四逆湯等，急急溫中回陽。如其惡寒厥逆，踡臥煩躁，吐利而脈不至者，每爲死證。

十六、霍亂轉筋候

冷熱不調，飲食不節，使人陰陽清濁之氣相干，而變亂於腸胃之間，則成霍亂。霍亂而轉筋者，由冷氣入於筋故也。足之三陰三陽之筋起於人[1]足指，手之三陰三陽之筋，起於手指，並循絡於身。夫霍亂大吐下之後，陰陽俱虛，其血氣虛極，則手足逆冷，而榮衛不理，冷搏於筋，則筋爲之轉。冷入於足之三陰三陽，則脚筋轉；入於手之三陰三陽，則手筋轉。隨冷所入之筋，筋則轉。轉者，皆由邪冷之氣擊動其筋而移轉也。

〔1〕人 《外臺》卷六霍亂轉筋方無。

按語 霍亂吐利頻作，津液大耗，筋失濡養，加之風冷寒濕，"擊動其筋"，因而筋轉拘急，腹中攣痛。本候從經絡經筋之說，闡述霍亂轉筋之病理，詳細確切，對於理解本候發病機理，頗多幫助。

又，"轉筋"一症，並非霍亂病所獨具，凡他病之有血氣虧

虚，榮衛失調，筋脈失養，或風冷寒濕之邪中於筋脈者，皆能發
生轉筋。本篇末另有“轉筋候”“筋急候”等，可以互參。

十七、中惡霍亂候

冷熱不調，飲食不節，使人陰陽清濁之氣相干，而變亂於腸
胃之間，則成霍亂。而云中惡者，謂鬼氣[1]卒中於人也。其狀卒
然心腹絞痛，而客邪內擊，與飲食、寒冷相搏，致陰陽之氣亦相
干亂，腸胃虛，則變吐利煩毒[2]，爲中惡霍亂也。

〔1〕鬼氣　邪氣。

〔2〕煩毒　煩悶之極。“毒”，病之甚也。

按語　中惡霍亂是指霍亂病之來勢急迫，猝然心腹絞痛而吐
利之證。文中“鬼氣”二字，可作邪氣理解。《千金要方》云：
“霍亂之爲病，皆因飲食，非關鬼神”，指出霍亂皆由飲食生冷
不潔所致，頗符合實際。

又，中惡，病名。詳見本書卷二十三中惡病諸候。

十八、霍亂諸病候

霍亂之病，由冷熱不調，飲食不節，陰陽錯亂，清濁之氣相
干在腸胃之間。發則心腹絞痛吐利。腑臟虛弱，或煩、或渴、或
嘔噦、或手足冷、或本挾宿疹，今因虛而發也。

按語　本條所列諸病證，乃以上各候之總括，並提示霍亂以
後諸證，爲承上啟下之論述。

十九、霍亂後諸病候

冷熱不調，飲食不節，使人陰陽清濁之氣相干，而變亂於腸
胃之間，則成霍亂。而霍亂之後，榮衛未和調，腑臟尚虛冷，或
吐利不止，嘔逆未定，或宿疹乘虛而發，更生諸病也。

按語　從本候所論，反映作者對真氣之重視。霍亂之後，真
氣受損，榮衛猶未調和，腑臟尚是虛冷，雖有吐利不止，或嘔逆
未定，或宿疾乘虛而發，或更生他病，不可單一以祛邪爲治，當

正邪兼顧，徐徐用藥以調之。

二十、霍亂後煩躁臥不安候

冷熱不調，飲食不節，使人陰陽清濁之氣相干，而變亂於腸胃之間，則成霍亂。霍亂之後而煩躁臥不安者，由吐下之後，腑臟虛極，陰陽未理，血虛氣亂，故血氣之行未復常度，內乘於腑臟，故煩躁而不得安臥也。

二十一、霍亂後不除候

冷熱不調，飲食不節，使人陰陽清濁之氣相干，而變亂於腸胃之間，則成霍亂。霍亂之後而不除者，由吐胸膈宿食不盡，或不得吐而但利，其冷氣不散，因而著食[1]入胃，胃氣未和，故猶脹痛煩滿，謂之不除也。

〔1〕著食　即進飲食。

二十二、轉筋候

轉筋者，由榮衛氣虛，風冷氣搏於筋故也。手足之三陰三陽之筋，皆起於手足指，而並絡於身。若血氣不足，陰陽虛者，風冷邪氣中於筋，隨邪所中之筋，筋則轉。轉者，謂其轉動也。經云：足太陽下，血氣皆少，則喜轉筋，喜[1]踵下痛者，是血氣少則易[2]虛，虛而風冷乘之故也。

診其左手關上，肝脈也。沉爲陰，陰實者，肝實也，苦肉動轉筋[3]。左手尺中名[4]神門以後脈，足少陰經也，浮爲陽，陽虛者，病苦轉筋[5]。其湯熨針石，別有正方，補養宣導，今附於後。

養生方導引法云[6]：偃臥，展兩脛兩手，足外踵，指相向[7]，以[8]鼻內氣，自極七息。除兩膝寒，脛骨疼，轉筋。

又法[9]：覆臥，傍視[10]，立兩踵，伸腰，鼻內氣。去轉筋。

又云：張脛兩足指，號[11]五息止[12]，令人不轉筋。極自用力張腳，痛挽兩足指[13]，號言寬大[14]，去筋節急攣躄[15]痛。久行，身開張[16]。

又云：覆臥，傍視，立兩踵，伸腰，以鼻内氣，自極七息已。除腳中弦痛，轉筋，腳[17]酸疼。一本云：治腳弱。

〔1〕喜　宋本、汪本、周本同；《靈樞·陰陽二十五人》無，下句連續上文。《外臺》卷六霍亂轉筋方作“若”、作爲轉語詞，與上文分列。

〔2〕易　《外臺》作“陽”。

〔3〕苦肉動轉筋　《脈經》卷二第一作“苦肉中痛動，善轉筋。”“苦”，原作“若”，形近之誤，據《脈經》、《外臺》、宋本、正保本、周本改。

〔4〕名　宋本、汪本、周本同；《脈經》卷二第二無。

〔5〕浮爲陽，陽虛者，病苦轉筋　宋本、汪本、周本同；《脈經》作“陽虛者，足太陽經也，病苦腳中筋急。”

〔6〕養生方導引法云　此下本書卷一風不仁候養生方導引法有“赤松子曰”四字。

〔7〕足外踵，指相向　原作“外踵者相向”，誤，據本書卷一改。

〔8〕以　原作“亦”，誤，據本書卷一、周本改。

〔9〕法　宋本、汪本、周本同；《外臺》作“云”。

〔10〕傍視　即旁視，兩目側視。《廣韻》：“傍，亦作旁，側也。”

〔11〕號　呼號，嗁叫。《爾雅》：“號，呼也。”在此引申爲大聲呼氣。

〔12〕止　原無，據後文筋急候補。

〔13〕痛挽兩足指　“足”，原無，據筋急候補。“痛挽兩足指”者，謂盡力牽拉兩腳之趾。“痛”，極盡全力。《管子·七臣七主》：“姦臣痛言人情以驚主”注：“痛，甚極之辭。”

〔14〕寬大　舒緩且宏亮。《字彙》：“寬，舒也。”《集韻》：“寬，一曰緩也。”

〔15〕躄（bì 避）　足跛不能行。《禮記·王制》：“瘖聾跛躄”《釋文》：“躄，兩足不能作也。”

〔16〕開張　聯綿字，“開”亦“張”也，施弓之意。《説文》：“開，張也。”“張，彄弓弦也。”在此引申爲身體舒展。

〔17〕脚　宋本、汪本、周本同；《外臺》無。

按語　本候論轉筋之病機，謂由營衛血氣不足，陰陽先虛，筋脈失於陽氣之温煦，陰液之濡養，更遇風冷邪氣中於筋，則筋脈攣急，故易爲之轉。頗稱全面。

又，本候轉筋，未冠霍亂之名，蓋因轉筋一證，不僅見於霍亂，其他疾病亦能見之，如本書虛勞候即有轉筋，這裏專條論述，蓋示人以比類分析之意。

二十三、筋急候

凡筋中於風熱則弛縱[1]，中於風冷則攣急。十二經筋皆起於手足指，循絡於身也。體虛弱，若中風寒，隨邪所中之筋則攣急，不可屈伸。其湯熨針石，別有正方，補養宣導，今附於後。

養生方導引法云：兩手抱足。頭不動，足向口面，受氣[2]，衆節氣散[3]，來往三七。欲得捉足，左右側身，各各急挽，腰不動。去四支腰上下髓內冷，血脈冷，筋急。

又云：一足向前互跪，押踹極勢；一手向前，長努拓[4]勢；一足向後屈，一手搦解豀，急挽盡勢；膝頭搜[5]席使急，面頭漸舉，氣融散流向下[6]，左右換易四七。去腰、伏菟[7]，掖下悶疼，髓筋急。

又云：長舒一足，一腳屈，兩手抱[8]膝三里，努膝向前，身却挽，一時[9]取勢，氣內散消，如似骨解，遞[10]互換足，各別三七。漸漸去髀脊冷風，冷血筋急。

又云：張脛[11]兩足指，號[12]五息止。令人不轉筋。極自用力張腳，痛挽兩足指，號言寬大。去筋節急攣躄痛。久行，身開張。

又云：雙手反向拓腰，仰頭向後努急，手拓處不動，展兩肘頭相向，極勢三七。去兩臂髀筋急冷血，咽骨掘[13]弱。

又云：一手拓前極勢長努，一手向後長舒盡勢，身似夫形，左右迭互換手亦二七，腰脊不動。去身內八節[14]骨肉冷血，筋髓虛，頸[15]項髀急。

又云：一足蹹地，一手向前長舒，一足向後極勢，長舒一手一足，一時盡意，急振二七。左右亦然。去髓疼筋急，百脈不和。

又云：兩手掌倒拓兩髀并前極勢，上下傍兩掖，急努振搖，來去三七竟，手不移處，努兩肘向上急勢，上下振搖二七、欲得捲兩手七，自[16]相將三七。去項髀筋脈急勞。一手屈捲向後左，一手捉肘頭向內挽之，上下一時盡勢，屈手散放，舒指三，方[17]轉手，皆極勢四七。調肘髆骨筋急强[18]。兩手拓向上極勢，上下來往三七，手不動，將兩肘向上[19]極勢七，不動手肘臂，側身極勢，左右迴三七。去頸[20]骨冷氣風急。

〔1〕弛縱　同"弛縱"，弛緩放縱之意。《集韻》："弛，或作弛。"

〔2〕受氣　此上原有"不"字，於義不洽，據本書卷三十四諸痔候養生方導引法第三條删。

〔3〕衆節氣散　謂自覺全身各關節氣脈舒散。

〔4〕拓　宋本、汪本、周本同；湖本作"極"。

〔5〕摍　原作"樓"，形近之誤，據宋本改。"摍"，牽曳。

〔6〕向下　宋本、汪本同；周本作"上下"。

〔7〕伏菟　同"伏兔"。部位名，在股前部。伸腿時該處肌肉高高隆起，狀如伏兔，故以名之。相當於股直肌部位。

〔8〕抱　本書卷二風冷候養生方導引法作"挽"。

〔9〕時　原作"肘"，形近之誤，據本書卷二改。

〔10〕遞　本書卷二作"迭"；義同。

〔11〕脛　宋本、汪本、周本同；《彭祖導引法》作"腳"，義長。

〔12〕虢　宋本、汪本、周本同；《彭祖導引法》無此字。

〔13〕掘　通"屈"。《老子》："虛而不掘，動而愈出。"《釋文》："掘，河上本作屈。"

〔14〕八節　指人體之肩、肘、髖、膝八個關節。《靈樞‧九鍼論》："人之股肱八節"馬元臺注："人之手足，各有股肱關節計八，故謂八節。"在此有指週身關節之意。

〔15〕頸　原作"項"，形近之誤，據宋本改。又周本無。

〔16〕自　本書卷二作"因"。

〔17〕方　原作"左"，誤，據本書卷二改。

〔18〕强　原作"張"，誤，據本書卷二改。

〔19〕上　原無，據本書卷二補。

〔20〕頸　原作"脛"，誤，據本書卷二改。

二十四、結筋候

凡筋中於風熱則弛縱，中於風冷則攣急。十二經之筋皆起於手足指，而絡於身也。體虛者，風冷之氣中之，冷氣停積，故結聚，謂之結筋也。

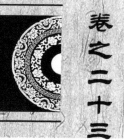

重刊巢氏諸病源候總論卷之二十三

中惡病諸候 凡十四論

提要 本篇論述中惡病，多爲目前通稱之急症。

其內容有以下幾類：①突然心腹劇痛，出血或昏厥者，如中惡候、中惡死候、卒忤候、卒忤死候、鬼擊候、卒死候、尸厥候等；②精神方面病變者，有卒魘候、魘不寤候等；③屬於自盡或意外事故者，有自縊死候、溺死候等；④爲酷暑、嚴寒所傷而致病者，有中熱暍候、冒熱困乏候、凍死候等；

文中用詞，似有迷信荒誕之處，但其多爲急症、危重症，并有某些急救方法，故不能以辭害義，應求其實際，重視研究。

一、中惡候

中惡者，是人精神衰弱，爲鬼神之氣[1]卒中之也。夫人陰陽順理，榮衛調平，神守則強，邪不干正。若將攝失宜，精神衰弱，便中鬼毒之氣。其狀：卒然心腹刺痛，悶亂欲死。

凡卒中惡，腹大而滿者[2]，診其脈，緊大而浮者死[3]；緊細而微者生[4]。

又，中惡吐血數[5]升，脈沉數細者死；浮焱如疾[6]者生。

中惡者[7]差後，餘勢停滯，發作則變成注[8]。

[1]鬼神之氣　宋本、汪本、周本同；《外臺》卷二十八中惡方作"鬼

邪之氣"，義同，均指致病之邪氣。因其病卒然而至，無以名之，故曰"鬼神之氣"。

〔2〕腹大而滿者　宋本、汪本、周本同；《脈經》卷四第七作"腹大，四肢滿"。

〔3〕緊大而浮者死　此上《脈經》卷四第七有"大而緩者生"五字。

〔4〕生　此上《脈經》有"亦"字。

〔5〕數　原誤作"故"，據《脈經》、宋本、汪本、周本改。

〔6〕浮焱（yàn 熖）如疾　宋本、汪本、周本同；《脈經》作"浮大疾快"。"焱"，火熖。《説文》："焱，火華也。从三火"，段注："凡物盛則三之"。在此借喻脈象之浮大，如同火熖泛泛浮動而盛大。《脈經》"浮焱"即作"浮大"，可證。

〔7〕者　宋本、汪本、周本同；《外臺》作"有"。

〔8〕注　病名。謂邪氣在人體内留連停住，成爲慢性反復發作之疾病。詳見本書卷二十四諸注候。

按語　本候論述中惡之病因病機，其内因責之精神衰弱，保養失調，而外因是猝然感受邪惡之氣，内外相因而發病。其中"神守則强"和"將攝失宜"，與急症之發作有密切關係，宜加重視。

通過脈診判斷預後，對於急症來説，亦是診治之重要環節。但文中所謂"死"、"生"等詞當活看，不能拘泥。

二、中惡死候

中鬼邪之氣，卒然心腹絞痛悶絶，此是客邪暴盛，陰陽爲之離絶，上下不通，故氣暴厥絶如死；良久，其真氣復[1]，生也。而有乘年之衰[2]，逢月之空[3]，失時之和[4]，謂之三虛[5]；三虛而腑臟衰弱，精神微羸，中之則真氣竭絶，則死。其得瘥者，若餘勢停滯，發作則變成注。

〔1〕生　此上《外臺》卷二十八中惡方有"則"字，義長。

〔2〕乘年之衰　適逢歲氣不及之年。"衰"，指五運之氣不及而衰少。運氣學説認爲，凡陰干之年，均爲運氣不及之年。

〔3〕逢月之空　逢到月缺無光之時。"空"，指月缺，月虧。《集韻》："空，缺也。"《靈樞·歲露論》認爲，人與天地相參，與日月相應，月滿

則人氣血旺，邪不能傷，月虧則人氣血虛，易受邪侵。

〔4〕失時之和　時令失和，氣候反常。如春不溫，夏不熱等。

〔5〕三虛　指上文年、月、時三虛。語出《靈樞·歲露論》。《類經》卷二十七第三十六注：“三虛在天，又必因人之虛，氣有失守，乃易犯之，故爲賊風所傷，而致暴死暴病，使知調攝避忌，則邪不能害。故曰乘，曰逢，曰失者，蓋兼人事爲言也。”可參。

三、尸厥候

尸厥者，陰[1]氣逆也。此由陽脈卒下墜，陰脈卒上升，陰陽離居，榮衛不通，真氣厥亂，客邪乘之，其狀如死，猶微有息而不恒，脈尚動而形無知也[2]。聽其耳內，循循[3]有如嘯之聲，而股間暖[4]是也。耳內雖無嘯聲，而脈動者，故當以尸厥治之。

診其寸口脈，沉大而滑，沉即爲實，滑即爲氣，實氣相搏[5]，身溫而汗，此爲入腑，雖卒厥不知人，氣復則自愈也。若脣正[6]青，身冷，此爲入臟，亦卒厥不知人，即死。候其左手關上脈，陰陽[7]俱虛者，足厥陰、足少陽俱虛[8]也，病苦恍惚，尸厥[9]不知人，妄有所見。

〔1〕陰　此下《聖惠方》卷五十六治尸厥諸方有“陽”字。

〔2〕猶微有息而不恒，脈尚動而形無知也　猶謂還有微弱之呼吸，但不像常人之氣息；脈搏雖然跳動，而形體却沒有知覺。“恒”，原作“怕”，缺筆避諱字，今改正。下同。

〔3〕循循　象聲詞，狀風聲。通“修修”。《莊子·大宗師》：“以德爲循”，《釋文》：“循，本作修。”《醫心方》卷十四第六、《聖惠方》即作“修修”。

〔4〕暖　同“暖”。《集韻》：“煖，或作暖、暖。”又，此下《聖惠方》有“者”字。

〔5〕沉即爲實，滑即爲氣，實氣相搏　宋本、汪本、周本同；《千金要方》卷二十八第六作“沉即爲血實，滑即爲氣實，血氣相搏”。又，“搏”下《金匱要略》第一有“血氣入臟即死，入腑即愈，此爲卒厥”十四字。

〔6〕正　宋本、汪本、周本同；《金匱要略》作“口”；《聖惠方》作“面”。

〔7〕陰陽　在此指浮取沉取。

〔8〕足厥陰、足少陽俱虛　足厥陰與足少陽兩經俱虛，在此指肝、膽主謀慮決斷之功能失常，故見精神恍惚、尸厥、不知人事，或妄有所見等症狀。

〔9〕尸厥　《外臺》卷二十八尸厥方無此二字。

按語　診察尸厥病，文中之聽耳內有無嘯聲之説，蓋源於《史記・扁鵲倉公列傳》扁鵲診治虢太子尸厥病之文，如云："試入診太子，當聞其耳鳴而鼻張，循其兩股以至於陰，當尚溫也。"《素問・繆刺論》論尸厥，謂"邪客於手足少陰、太陰、足陽明之絡，此五絡皆會於耳中。"苟爲邪所客，則其氣厥逆，故聽其耳內，循循有如嘯之聲。

對於尸厥病有"入腑"、"入臟"之分，此説源於《金匱要略》，謂血氣入腑，病勢向外，所以氣復返則生；血氣入臟，病勢向內，氣不得返，所以即死。

四、卒死候

卒死者，由三虛而遇賊風所爲也。三虛，謂乘年之衰，一也；逢月之空，二也；失時之和，三也。人有此三虛，而爲賊風所傷，使陰氣偏竭於內，陽氣阻隔於外，二[1]氣壅閉，故暴絕如死。若腑臟氣未竭者，良久乃蘇。

然亦有挾鬼神[2]之氣而卒死者，皆有頃邪退，乃活也。凡中惡及卒忤，卒然氣絕，其後得蘇。若其邪氣不盡者，停滯心腹，或心腹痛，或身體沉重，不能飲食，而成宿疹，皆變成注。

〔1〕二　本書卷四十六卒死候作"而"。

〔2〕鬼神　宋本、汪本、周本同；《聖惠方》卷五十六治卒死諸方作"鬼邪"。

按語　文中所謂"卒忤"，爲病名。其證詳見"卒忤候"。《肘後備急方》卷一第三云："客忤者，中惡之類也。"又云："客者，客氣也；忤者，犯也；謂客氣犯人也。""此病即今人所謂中惡者，與卒死、鬼擊亦相類。爲治，參取而用之。"從此可知，卒忤、客忤、中惡、卒死、鬼擊等候，在病情上乃是大同而小異者。

五、卒忤候

卒忤者，亦名客忤，謂邪客之氣，卒犯忤人精神也。此是鬼屬[1]之毒氣，中惡之類。人有魂魄衰弱者，則爲鬼氣所犯忤，喜[2]於道間門外得之。其狀：心腹絞痛脹滿，氣衝心胸，或即悶絶，不復識人，肉色變異，腑臟虛竭者，不即治，乃至於死。然其毒氣有輕重，輕者微治而瘥，重者侵尅腑臟，雖當時救療，餘氣停滯，久後猶發，乃變成注。

〔1〕鬼屬　惡鬼。《左傳·成公十年》："晉侯夢大厲"，注："厲，鬼也。"《廣韻》："厲，惡也。"

〔2〕喜　宋本、汪本、周本同；《肘後備急方》卷一第三作"多"，義通。古醫書對"喜"、"善"、"多"三字往往互用。

六、卒忤死候

犯卒忤，客邪鬼氣卒急傷人，入於腑臟，使陰陽離絶，氣血暴不通流，奄然[1]厥絶如死狀也。良久，陰陽之氣和，乃蘇；若腑臟虛弱者，即死。亦有雖瘥[2]而毒氣不盡，時發，則心腹刺[3]痛，連滯變成注。

〔1〕奄然　猶"奄忽"，迅疾貌。

〔2〕瘥　宋本、汪本、周本同；《外臺》卷二十八卒死方作"蘇"。

〔3〕刺　原作"利"，形近之誤，據周本《外臺》改。

七、鬼擊候

鬼擊者，謂鬼屬之氣擊著於人也。得之無漸[1]，卒著如人[2]以刀矛刺狀，胸脅腹內絞急切痛，不可抑按，或[3]吐血，或鼻中出血，或下血。

一名爲鬼排，言鬼排觸於人也。人有氣血虛弱，精魂衰微，忽與鬼神遇相觸突，致爲其所排擊，輕者困[4]而獲免[5]，重者多死。

〔1〕得之無漸　謂其病突然發生，無漸變過程。

〔2〕如人　宋本、汪本、周本同；《千金要方》卷二十五第一作"人

如"，"人"字下斷句。

〔3〕或 此下《肘後備急方》卷一第四、《外臺》卷二十八鬼擊方、《醫心方》卷十四第三有"即"字。

〔4〕困 《外臺》作"因"。

〔5〕免 《聖惠方》卷五十六治鬼擊諸方作"病"。

八、卒魘[1]候

卒魘者，屈[2]也，謂夢裏爲鬼邪之所魘屈。人卧不悟[3]，皆是魂魄外遊，爲他邪所執録[4]，欲還未得，致成魘也。忌[5]火照，火照則神魂[6]遂不復入，乃至於死。而人有於燈光前魘者，是本由明出[7]，是以不忌火也。

又云[8]：人魘，忽然[9]明唤之，魘死不疑。闇唤之好。唯[10]得遠唤，亦不得近而急唤，亦喜失魂魄也。其湯熨針石，別有正方，補養宣導，今附於後。

養生方導引法云：拘魂門，制魄户，名曰握固法[11]。屈大母指，著四小指内抱之，積習不止，眠時亦不復開，令人不魘魅。

〔1〕魘（yǎn 演） 夢魘。夢中遇可怕之事而呻吟、驚叫。

〔2〕屈 屈服；摧折。《孟子·滕文公下》："威武不能屈。"

〔3〕悟 通"寤"，《外臺》卷二十八卒魘方即作"寤"。覺醒；醒悟。《説文》："悟，覺也。"

〔4〕執録 原義爲拘禁并省察囚徒情狀而記録之，在此乃迷信鬼神之説。"執"，拘捕；囚禁。《吕氏春秋·慎行》："使執連尹"，注："執，囚也。""録"，省察記録。《漢書·雋不疑傳》："每行縣録囚徒還"，顔注："省録之，知其情狀有冤滯與不也。"

〔5〕忌 此下《聖惠方》卷五十六治卒魘諸方有"燈"字。

〔6〕神魂 宋本、汪本、周本同；《外臺》作"魂魄"。

〔7〕本由明出 指魂魄本由燈光照明時外游。

〔8〕又云 此下至"亦喜失魂魄也"一段，原錯置於本候養生方導引法之後，今據文義移前。

〔9〕忽然 原作"勿然"，據《外臺》改。

〔10〕好。唯 原倒作"唯好"，據《外臺》移正。

〔11〕拘魂門，制魄户，名曰握固法　《養性延命録》云："按經云：拘魂門，制魄户，名曰握固，與魂魄安門户也。此固精明目，留年還魂之法。若能終日握之，邪氣百毒不得入。"

九、魘不寤候

人眠睡，則魂魄外遊，爲鬼邪所魘屈，其精神弱者，魘則久不得寤，乃至氣暴絶。所以須傍人助喚，并以方術治之，乃蘇。

按語　卒魘、魘不寤候，均是噩夢驚駭之證。文中指出："精神弱者，魘則久不得寤。"在今天看來仍很正確。此證臨牀多見於精神衰弱患者。

至於將病因歸結於魂魄爲鬼神所拘，此乃當時因認識水平所限，并迷信於鬼神之説，可存而不論。

文中"乃至氣暴絶"，是喻噩夢驚恐時，病人覺得似有重物壓住胸口，動彈不得，幾如氣絶，有時驚汗一身乃蘇醒。然此爲夢魘之症，與中惡之"氣暴厥絶"、卒忤之"悶絶"、"奄然厥絶"不同，當分析而論。

又，文中提出解除夢魘方法，須"傍人助喚"、"闇喚之"、"遠喚"，今天已成爲人們常識，然其始當源於此。

十、自縊死候

人有不得意志者，多生忿恨，往往自縊，以繩物繫頸，自懸挂致死，呼爲自縊。若覺早，雖已死，徐徐捧下[1]，其陰陽經絡雖暴壅閉，而臟腑真氣故[2]有未盡，所以猶可救療，故有得活者。若見其懸挂，便忽遽截斷其繩，舊云則不可救。此言氣已壅閉，繩忽暴斷，其氣雖通，而奔迸運悶故[3]，則氣不能還，即不得復生。

又云：自縊死，旦至暮，雖已冷，必可治；暮至旦，則難治[4]。此謂其晝則陽盛，其氣易通；夜則陰盛，其氣難通。

又云：夏則夜短，又熱，則易活。

又云：氣雖已斷[5]，而心[6]微温者，一日已上，猶可活也。

〔1〕捧下　宋本、汪本、周本同；《金匱要略》第二十三作"抱解"。

〔2〕故　猶乃也。《經傳釋詞》："固，猶乃也；或作故。"又猶尚也。《助字辨略》："《唐書·吳兢傳》：其草故在。故在，猶云尚在。"

〔3〕奔迸運悶故　宋本、汪本、周本同；《外臺》卷二十八自縊死方無"故"字。全句意爲：因繩忽暴斷，身體突然下墜，其氣奔迸上逆，反使心亂而悶絕之故。所以下文云："氣不能還，即不得復生"。"運"，《一切經音義》："心亂曰運。"

〔4〕則難治　宋本、汪本、周本同；《金匱要略》作"小難也"。

〔5〕氣雖已斷　《金匱要略》無此句。

〔6〕心　此下《金匱要略》有"下"字。

按語　本候對於自縊之急救，祗云"徐徐捧下"，過於簡省，考本候文字，源於《金匱要略》第二十三，其於救治方法，論述頗詳，與現代醫學之心肺復蘇術很相似，宜參閱。

十一、溺死候

人爲水所没溺，水從孔竅入，灌注腑臟，其氣壅閉，故死。若早拯救得出，即泄瀝其水，令氣血得通，便得活。

又云：經半日及一日，猶可活；氣若已絕，心上[1]暖[2]，亦可活。

〔1〕上　宋本、汪本、周本同；《外臺》卷二十八溺死方作"下"。

〔2〕暖　暖。《廣韻》："暖，音煖，亦作暖，温也。"

十二、中熱暍[1]候

夏月炎熱，人冒涉途路，熱毒入内，與五臟相并，客邪熾盛，或鬱瘀不宣，致陰氣卒絕，陽氣暴壅，經絡不通，故奄然悶絕，謂之暍。然此乃外邪所擊，真臟未壞，若便遇治救，氣宣則蘇。

夫熱暍不可得冷，得冷便死[2]，此謂外[3]卒以冷觸其熱，蘊[4]積於内，不得宣發故也。

〔1〕暍（yē 噎）　中暑。《説文》："暍，傷暑也。"

〔2〕便死　宋本、汪本、周本同；《聖惠方》卷五十六治熱暍諸方作"即因"。

〔3〕外　此下《外臺》卷二十八熱暍方有"邪"字。

〔4〕蘊　此上《聖惠方》有"熱毒"二字，義長。

按語 中暑急救，應立即將患者移至陰凉通風處，并給以清凉飲料，針灸、服藥等治法；如體温甚高，并須及時降温散熱。文中云："熱暍不可得冷，得冷便死"，這是一個經驗，可以防止皮膚血管驟然收縮，周圍血循環停滯。但應靈活看待，現時對中暑高熱有物理降温，用冷水、冰塊或酒精擦身等，但須邊擦邊按摩，降温又散熱。

十三、冒熱困乏候

人盛暑之時，觸冒[1]大熱，熱毒氣入臟腑，則令人煩悶鬱冒[2]，至於困乏也。

〔1〕觸冒　觸犯。"冒"，犯。《漢書·李陵傳》："冒白刃"，顏注："冒，犯也。"

〔2〕鬱冒　鬱悶昏眩。

按語 本候爲中暑之輕證，現在臨牀謂之"傷暑"，與前中熱暍候有程度輕重之别。

十四、凍死候

人有在於途路，逢凄風[1]苦雨，繁霜[2]大雪，衣服霑濡[3]，冷氣入臟，致令陰氣閉於内，陽氣絶於外，榮衛結澀，不復流通，故致噤絶而死。若早得救療，血温氣通則生。

又云：凍死一日猶可治，過此則不可治也[4]。

〔1〕凄風　寒風。《玉篇》："凄，寒也。"

〔2〕繁霜　濃霜。《詩·小雅·正月》："正月繁霜"，傳："繁，多也。"

〔3〕霑濡　即"沾濡"。濕也。《楚辭·惜誓》："離四海之霑濡"。

〔4〕治也　原無，據《醫心方》卷十四第九補，足句。

尸病諸候 凡十二論

提要 本篇論述尸病諸候，其中諸尸候相當於尸病之概論。

飛尸、遁尸、沉尸、風尸、尸注等五候，通稱爲"五尸"，是分述尸病發作之常見諸證；伏尸、冷尸、寒尸、喪尸、尸氣等候，則又是從尸病發作之誘因，或病情之特點分別加以論述者。尸病病情，誠如諸尸候所指出，"變狀多端，其病大體略同，而有小異"，唯陰尸一候，病情較爲特殊。

一、諸尸候

人身內自有三尸諸蟲，與人俱生，而此蟲忌惡[1]，能與鬼靈相通，常接引外邪，爲人患害。其發作之狀，或沉沉默默，不的[2]知所苦，而無處不惡[3]，或腹痛脹急，或礧塊踴起[4]，或攣引腰脊，或精神雜錯。變狀多端，其病大體略同，而有小異，但以一方[5]治之者，故名諸尸也。

〔1〕忌惡　"惡"上原有"血"字，衍文，據本篇喪尸候、卷四十七尸注候、《醫心方》卷十四第十二删。"忌惡"，謂三尸蟲禁忌邪惡、兇殘等事物，人有罪過，則作祟爲害。宋·葉夢得《避暑録話》卷下："道家有言三尸，或謂之三彭，以爲人身中有是三蟲，能記人過失，至庚申日，乘人睡去，而讒之上帝。"此爲迷信之言。"惡"，過錯；過失。《説文》："惡，過也"。

〔2〕的　明確。

〔3〕惡　病。《左傳》成公六年："其惡易覯"，注："惡，疾疢。"

〔4〕礧塊踴起　謂腹部脹大，如同磊磊塊狀隆起貌。"礧"，同"磊"，石累積貌。《集韻》："磊，《説文》：衆石也。或從累。""踴"，《肘後備急方》作"湧"。"踴"，原意爲"跳"，在此引申作隆起解。

〔5〕一方　此下《聖惠方》卷五十六治諸尸諸方有"共"字。

按語　諸尸候概論尸病各點，如尸病病因，提到三尸諸蟲，這反映當時道家思想對醫學之滲透與影響。但就文中云三尸諸蟲"與人俱生"、"其病大體略同，而有小異"言之，則與今之寄生蟲、微生物引起之流行病、傳染病，又有一定聯繫，其客觀實在性，可進一步探討。

此病在古代醫書上均有記載，但至金元四家，則很少論及，尤其到清代，幾乎不用這種病名。至於治療，從《肘後備急方》、《千金要方》、《外臺》所載方藥來看，大都是用芳香解毒辟穢，辛溫理氣止痛，苦寒通腑泄熱，以及祛風解痙，個別還用抗癆藥，另有鍼灸、薄貼等。其中治療痛證似乎是個重點，所以往往與中惡、客忤、賊風之治，又有一定相似之處。

二、飛尸候

飛尸者，發無由漸，忽然而至，若飛走之急疾，故謂之飛尸。其狀：心腹刺痛，氣息喘急脹滿，上衝心胸者是也。

按語 自此以下，分論五尸：飛尸、遁尸、沉尸、風尸、尸注。所謂飛、遁、沉、風、注，是狀形五尸發病之不同證候，并非病情上有所特殊，觀其主證則一：「心腹刺痛，氣息喘急脹滿，上衝心胸是也。」但風尸候證候與此有別，這又是同中之異。

三、遁尸候

遁尸者，言其停遁[1]在人肌肉血脈之間，若卒有犯觸，即發動。亦令人心腹脹滿刺痛，氣息喘急，傍攻兩脇，上衝心胸，瘥後復發，停遁不消，故謂之遁尸也。

〔1〕停遁 停滯隱匿之意。《廣雅》：「遁，隱也。」

四、沉尸候

沉尸者，發時亦心腹絞痛，脹滿喘急，衝刺心胸，攻擊脇肋。雖歇之後，猶沉痼[1]在人腑臟，令人四體無處不惡，故謂之沉尸。

〔1〕沉痼 沉伏固結。「痼」，久而不愈之病也。《廣韻》：「痼，久病。」在此作爲病邪留滯固結解。

五、風尸候

風尸者，在人四肢，循環經絡，其狀：淫[1]躍去來，沉沉默默，不知痛處，若衝[2]風則發是也。

〔1〕淫 原作「冷」，誤，據周本、《肘後備急方》卷一第六改。

〔2〕衝 向着；對着。《山海經·海外北經》：「有一蛇，虎色，首衝南方。」

按語 風尸候，「在人四肢，循環經絡，其狀淫躍去來，不知痛處"，此乃感受風邪發病之見症。因風性浮越善走，所以四肢經絡肌表症狀爲明顯。此與其餘四種尸病有異，叙證亦較輕。

六、尸注候

尸注病者，則是五尸内之尸注，而挾外[1]鬼邪[2]之氣，流注身體，令人寒熱淋瀝[3]，沉沉[4]默默，不的知所苦，而無處不惡[5]。或腹痛脹滿，喘急不得氣息，上衝心胸，傍攻兩脇；或磊塊踊起；或攣引腰脊；或擧身沉重，精神雜錯，恒覺惛謬[6]。每節氣改變，輒致大惡[7]，積月累年，漸就頓滯[8]，以至於死。死後復易傍人，乃至滅門。以其尸病注易傍人，故爲尸注。

〔1〕外　宋本、汪本、周本同；《肘後備急方》卷一第七作"諸"。

〔2〕邪　此下《聖惠方》卷五十六治尸注諸方有"毒"字。

〔3〕寒熱淋瀝　寒熱連綿不止。"淋瀝"，原義爲水液滴瀝而下，連綿不斷。盧師道《祭澡湖文》："雨師止其淋瀝，雲母卷其蔚薈。"在此引申爲連綿不斷之意。本書卷四十七尸注候作"寒熱淋瀝，涉引歲月"，可證。

〔4〕沉沉　宋本、汪本、周本同；《肘後備急方》作"怳怳"。

〔5〕而無處不惡　《聖惠方》卷五十六治尸疰諸方無此句。

〔6〕惛（hūn 昏）謬　神志昏亂，而致謬誤。"惛"，昏亂；糊塗。通"昏"。《外臺》卷十三尸疰方即作"昏"。

〔7〕大惡　大病。"惡"，疾病。《外臺》"惡"作"患"。

〔8〕頓滯　身體困頓，淹久不愈。"頓"，困頓；疲勞。《戰國策·秦策》："吾甲兵頓"，注："頓，罷也。""罷"通"疲"。"滯"，淹滯；久留。《國語·魯語上》："敢告滯積，以紓執事"，注："滯，久也。"

按語　尸注候在尸病主症之外，又提出以下幾點：一是"挾外鬼邪之氣，流注身體，令人寒熱淋瀝"；二是"每節氣改變，輒致大惡"；三是"死後復易傍人，乃至滅門"。尤其第三點，與現在所說之傳染性疾病相近似，可作進一步探討。

關於五尸之症狀特點，《肘後備急方》卷一第六有詳細描述，其叙症與本書稍異，可以參閲。

七、伏尸候

伏尸者，謂其病隱伏在人五臟内，積年不除。未發之時，身體平調，都如無患；若發動，則心腹刺痛，脹滿喘急。其湯熨針石，別有正方，補養宣導，今附於後。

養生方導引法云：叩齒[1]二七過，輒咽氣二七過，如此三百通乃止。爲之二十日[2]，邪氣悉去；六十日，小病愈；百日，大病除，伏尸皆去，面體光澤。

〔1〕叩齒　此上本書卷二鬼邪候養生方有"仙經治百病之道"一句。

〔2〕二十日　此下原重一"日"字，衍文，據本書卷二、卷十八三蟲候删。

按語　伏尸與前遁尸、沉尸相似，都是論述尸病有發作性之特點，即病根停遁沉痼隱伏，不能祛除，而其病反復發作無時。故各候可以互參。

本候養生方導引法與本書卷二鬼邪候養生方第二條、卷十八三蟲候導引法第二條同，説明叩齒方法可以治療多種疾病，不失爲一種祛邪健身之好方法，故卷二在此法前冠有"仙經治百病之道"一句。時至今日，許多氣功家仍在采用這一方法。關於其作用機理，清·王祖源撰《內功圖説·十二段錦》云："上下牙齒相叩作響，宜三十六聲。叩齒以集身內之神，使不散也。"此説可供參考。

八、陰尸候

陰尸者，由體虛受於外邪，搏於陰氣，陰氣壅積。初著之狀，起於皮膚內，卒有物，狀似蝦蟇，經宿與身內尸蟲相搏，如杯大，動搖掣痛，不可堪忍。此多因天雨得之，過數日不治即死。

按語　陰尸證候，考《肘後備急方》亦有類似記載，但其文略異。如卷一第六云："治卒有物在皮中，如蝦蟆，宿昔下入腹中，如杯不動搖，掣痛不可堪，過數日即煞人。"又云："此本在雜治中，病名曰陰尸，得者多死。"但至《千金要方》、《外臺》、《聖惠方》，均已不載。本候危急若此，究指何病，有待進一步考察。

九、冷尸候

冷尸者，由[1]是身內尸蟲與外邪相接引爲病。發動亦心腹脹滿刺痛，氣急，但因觸冷即發，故謂之冷尸。

〔1〕由　通"猶"。

十、寒尸候

寒尸者，由身內尸蟲與外邪相引接所成。發動亦令人心腹脹滿刺痛。但以其至冬月感於寒氣則發，故謂之寒尸。

十一、喪尸候

人有年命[1]衰弱，至於喪死之處，而心意忽有所畏惡，其身內尸蟲，性既忌惡，便更接引外邪，共爲疹病[2]。其發亦心腹刺痛，脹滿氣急。但逢喪處，其病則發，故謂之喪尸。

〔1〕年命　壽命。《漢書·刑法志》："功成事立，則受天祿而永年命。"

〔2〕疹病　久病。

十二、尸氣候

人有觸值死尸，或臨尸，其尸氣入腹內，與尸蟲相接成病。其發亦心腹刺痛，脹滿氣急。但聞尸氣則發，故謂之尸氣。

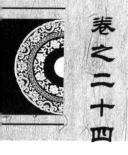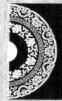

重刊巢氏諸病源候總論卷之二十四

注病諸候 凡三十四論

提要 本篇論述注病諸候。"注"，不是獨立之疾病，而是就其病理特點而言。凡病情久延，反復發作，或注易旁人者，均可稱爲注病。其中亦包括證候之一種分類方法。

全篇內容可分爲如下幾類：以常見病因分類者，如風注、氣注、寒注、寒熱注、冷注、食注、勞注等；以惡毒邪氣分類者，如鬼注、蠱注、毒注、惡注等；有屬常見之病而發展變化成爲注病者，如溫注、水注、骨注、濕痹注、飲注等；有屬傳染性疾病者，如生注、死注、殃注等。他如五注、轉注、三十六注、九十九注等，皆是古代所傳之名稱，而并未敍述具體形證，蓋屬保存文獻資料者。

一、諸注[1]候

凡注之言住也，謂邪氣居住人身內，故名爲注。此由陰陽失守[2]，經絡空虛，風[3]寒暑濕飲食[4]勞倦之所致也。其傷寒不時[5]發汗，或發汗不得真汗，三陽傳於諸陰，入於五臟，不時除瘥，留滯宿食；或[6]冷熱不調，邪氣流注；或乍感生死之氣[7]；或[8]卒犯鬼物之精，皆能成此病。其變狀多端，乃至三十六種，九十九種，而方[9]不皆顯其名也。

又有九種注：一曰風注。皮肉掣振[10]，或遊易不定[11]，一年之後，頭髮墮落，頸項掣痛，骨立解鳴[12]，兩目疼，鼻中酸切[13]，牙齒蟲蝕[14]。又云[15]：其病人欲得解頭却巾[16]，頭痛，此名溫風。病人體熱頭痛，骨節厥強[17]，此名汗風[18]。或遊腫在腹[19]，或在手脚，此名柔風。或噉[20]食眠臥汗出，此名水風。或腦轉肉裂，目中系痛[21]，不欲聞人語聲，此名大風。或不覺絕倒[22]，口有白沫，此名絕風。或被髮狂走，打破人物[23]，此名顛風。或叫呼罵詈，獨語談笑，此名狂風。或口噤面喎戾[24]，四支不隨，此名寄風。或體上生瘡，眉毛墮落，此名糾風[25]。或頑痺如蚝螫[26]，或瘡或癢或痛，此名蚝風。或舉身戰動，或鼻塞，此名罩風。又云：人死三年之外，魂[27]神因作風塵，著人成病，則名風注。

二曰寒注。心腹懊痛嘔沫，二年之後，大便便血，吐逆青沫，心懊痛鞭[28]，腹滿，腰脊疼強痛。

三曰氣注。走入神機[29]，妄言，百日之後，體皮腫起，乍來乍去，一年之後，體滿失顏色，三年之後，變吐作蟲，難治。

四曰生注。心脇痛，轉移無常，三日之後，體中痛，移易牽掣，衝絞心脇，一年之後，顏目赤，精澤[30]青黑，二年之後，欬逆下痢，變作蟲，難治。

五曰涼注。心下乍熱乍寒，一年之後，四支重，喜臥噫酢[31]，體常浮腫，往來不時，皮肉黑，羸瘦，生㿈[32]，目黃，爪甲及口脣青。

六曰酒注。體氣動，熱氣從胸中上下，無處不痛，一年之後，四支重，喜臥，喜噦噫酸，體面浮腫，往來不時。

七曰食注。心下鞭痛懊憹徹背，一年之後，令人羸瘦虛腫，先從脚起，體肉變黑，臍內時絞痛。

八曰水注。手脚起腫，百日之後，體肉變黃，髮落，目失明，一年之後難治。三年身體腫，水轉盛，體生蟲，死不可治。

九曰尸注。體痛牽掣非常，七日之後，體肉變白駁[33]，咽喉內吞如有物，兩脇裹鞭，時痛。

凡欲知是注非注，取紙覆痛處，燒頭髮令焦[34]，以簇[35]紙上，若是注，髮黏著紙，此注氣引之也。若非注，髮即不著紙。

診其注病，脈浮大可治，細而數難治。

養生方云：諸濕食不見影[36]，食之成卒注。

〔1〕注 《聖惠方》卷五十六治諸疰諸方作"疰"，義通。《釋名·釋疾病》"注病"畢沅注："注，《御覽》引作疰。"

〔2〕此由陰陽失守 宋本、汪本、周本同；《聖濟總錄》卷一百諸注統論作"皆因精神衰弱"。

〔3〕風 此上《聖濟總錄》、《普濟方》卷二百三十八諸疰有"傷於"二字。

〔4〕飲食 原無，宋本、汪本、周本同，據《醫心方》卷十四第十一、《聖惠方》、《聖濟總錄》、《普濟方》補。

〔5〕不時 猶言未能及時。"時"，在此作"及時"解。此下"不時"義同。

〔6〕宿食；或 原"宿食"與"或"互倒，據《聖惠方》、《普濟方》乙正。

〔7〕生死之氣 《醫心方》作"卒死之氣"《聖濟總錄》作"死氣"。義近，均指能致人死命之邪氣。"生死"，偏義復詞，猶言"死"、"決人生死"。又，此下《醫心方》有"或"字，連下句讀。

〔8〕或 原無，據《醫心方》補。

〔9〕方 方書；方家。

〔10〕掣振 抽搐跳動。《玉篇》："掣，同瘈，牽也。"《六書故》："掣，搐也。""振，動也。"

〔11〕或遊易不定 本篇風注候作"遊易往來，痛無常處"。

〔12〕骨立解鳴 "立"，汪本、周本同；宋本、正保本、《聖濟總錄》、《普濟方》作"拉"。"骨立解鳴"，謂形瘦骨立，關節活動有聲響。"解"，骨解，關節。

〔13〕酸切 酸之甚也。"切"，深切。《漢書·霍光傳》："切讓王莽"，顏注："切，深也。"《孟子·滕文公上》："面深墨"，注："深，甚也。"

〔14〕牙齒蟲蝕 宋本、汪本、周本同；《聖濟總錄》、《普濟方》作"牙蚛之證"。

〔15〕又云 宋本、汪本、周本同；《聖濟總錄》作"又十二風所注不同"，義長，可與下文啣接。

〔16〕解頭却巾　解散髮髻，除去頭巾。

〔17〕厥強　原作"兩強"，文義不通，據《普濟方》改。

〔18〕汗風　宋本、汪本、周本同；《普濟方》作"寒風"，義長。

〔19〕腹　原作"眼"，形近之誤，據本書卷一柔風候文義、《聖濟總錄》改。

〔20〕或瘶　此上原有"結"字，衍文，據《聖濟總錄》、《普濟方》刪。"瘶"，同"欬"。

〔21〕目中系痛　《聖濟總錄》、《普濟方》無"中"字。據本書卷二風頭眩候文意，當以"目系痛"或"目系中痛"爲是。

〔22〕不覺絶倒　宋本、汪本、周本同；《聖濟總錄》作"暴倒仆"。"不覺絶倒"，蓋謂突然喪失知覺，倒地如絶。

〔23〕打破人物　宋本、汪本、周本同，《聖濟總錄》作"遇物擊破"。在此猶言打人毀物。

〔24〕面喎戾　面部肌肉喎斜扭曲。"戾"，扭轉；扭曲。《説文》："戾，曲也。"

〔25〕紏風　宋本、汪本、正保本、周本作"斜風"，湖本作"斜風"。

〔26〕蚝螫（cì shì 次試）　毛蟲刺人。"蚝"，蟲名。

〔27〕魂　宋本、周本同；汪本作"鬼"。

〔28〕鞕　原作"聊"，今改。此下食注、尸注兩個"鞕"字同。

〔29〕神機　神明之機要。《素問‧六微旨大論》："出入廢則神機化滅。"王冰注："夫毛羽倮鱗介，及飛走跂行，皆生氣根於身中，以神爲動靜之主，故曰神機也。"

〔30〕精澤　指瞳子之色澤。《正字通》："精，目中黑粒有光者。"

〔31〕噫酢（ài cù 愛醋）　噯出酸水或酸氣。"酢"，酸味。

〔32〕生澼　患痢疾。"澼"，腸澼，痢疾也。

〔33〕白駁　即"白駁"。白斑、白癜。"駁"通"駁"。

〔34〕焦　原作"熱"，形近之誤，據《普濟方》改。

〔35〕簇　叢聚也。韋莊《聽趙秀才彈琴》詩："蜂簇野花吟細韻"在此指堆聚，堆積。

〔36〕諸濕食不見影　宋本、汪本、周本同；《千金要方》卷二十七第二作"濕食及酒漿臨上看之，不見人物影者"。

按語　本候全面敍述九注之症狀，病情變化及其預後。是爲注病之概論。其中風注、生注、氣注、寒注、食注、水注等，此後尚有專論，可以互參。

本篇注病，所涉範圍甚廣，內容亦較龐雜，但文中首先明確定義："凡注之言住也"，即邪住於身，久而不去之病。凡屬此者，皆可稱之爲注病。故文中部分內容與他卷有關病候相重，如風注中之癲風、絕風、狂風，與卷二風病諸候中之風癲、風狂候同；蚘風與諸癩候所述亦相類。

其餘內容，有易於領會者，臨床亦可見到；但亦有較難理解者，尚待考證，如文末測試注病之法等。

二、風注候

注之言住也，言其連滯[1]停住也。風注之狀，皮膚遊易往來，痛無常處是也。由體虛受風邪[2]，邪氣客於榮衛，隨氣行遊，故謂風注。其湯燙針石，別有正方，補養宣導，今附於後。

養生方導引法云：兩手交拓兩髆頭面[3]，兩肘頭仰上極勢，身平頭仰，同時取勢，肘頭上下三七搖之。去髆肘風注，咽項急，血脈不通。

〔1〕連滯　留連停滯。

〔2〕風邪　宋本、汪本、周本同；《聖惠方》卷五十六治風疰諸方無"邪"字。湖本作"邪風"。

〔3〕兩髆頭面　謂兩髆頭前。"面"，《廣韻》："面，前也。"

按語　本候風注症狀，主要爲皮膚肌肉掣痛，遊走無定，是因體虛受風邪，客於榮衛，邪氣遊走所致，較易理解。但參前諸注候之風注症狀，"一年之後，頭髮墮落，頸項掣痛，骨立解鳴，兩目疼，鼻中酸切，牙齒蟲蝕"等等，頗爲複雜，而且預後亦差。兩者雖同爲風注，而症情則迥異。

三、鬼注候

注之言住也，言其連滯停住也。人有先無他病，忽被鬼排擊[1]，當[2]時或[3]心腹刺痛，或悶絕倒地，如中惡之類[4]，其得差之後，餘氣不歇，停住積久，有時發動，連滯停住[5]，乃至於死。死後注易傍人，故謂之鬼注。

〔1〕排擊　宋本、汪本、周本同；《聖惠方》卷五十六作"邪所擊"。"排擊"，意謂被鬼邪打擊傷害。可參卷二十三鬼擊候。

〔2〕當　《外臺》卷十三鬼疰方無。

〔3〕或　宋本、汪本、周本同；《聖惠方》無此字，《聖濟總録》卷一百鬼注作"即病"。

〔4〕之類　宋本、汪本、周本同；《聖濟總録》作一個"狀"字。

〔5〕停住　宋本、汪本、周本同；《聖濟總録》作"不已"。

按語　鬼注，爲中惡鬼擊之類，經治緩解之後，餘氣停住，時而復發，其症仍是卒然心腹劇痛，甚致悶絶倒仆等，直至於死，故謂之鬼注。可參看本書卷二十三中惡、鬼擊諸病候。

自本候以下諸條，所論"注候"有"死後注易傍人"之説，蓋言其病有傳染性，死後猶可轉著他人。對此論點，尚得進一步研究。

四、五注候

注者住也，言其連滯停住，死又注易傍人也。注病之狀，或乍寒乍熱，或皮膚淫躍[1]，或心腹脹刺痛，或支節沉重，變狀多端，而方云三十六種，九十九種，及此等五注病，皆不顯出其名，大體與諸注皆同。

〔1〕淫躍　遊走跳動。

按語　關於五注症狀，文中言其表現不一。然據《外臺》卷十三五疰方引《删繁》華佗録帙五疰丸療"胸脇急痛"，又引《小品》五疰湯主"心腹刺痛大脹急"，又引《古今録驗》五疰丸療"心痛上氣"，五野丸療"兩脇下痛，引背腰脊"等，則五注之主症，當爲心腹胸脇刺痛急脹，或心痛上氣等證。

又，《外臺》所引《古今録驗》"五野丸療五疰：尸疰、哭疰、冷疰、寒疰、熱疰"，其中五注之名，可供參考。

五、轉注候

轉注，言死又注易傍人。轉注之狀，與諸注略同，以其在於身内移轉無常，故謂之轉注。

按語 本候所論轉注，其義有二，一指其病有傳染性，即"死又注易傍人"；一指其病症變化不定，即"在於身内移轉無常"，這就是"轉注"之定義。但《外臺》卷十三五疰方引《古今録驗》五疰丸，一名轉疰丸，則五注之與轉注，似又無嚴格之區分。但此等病名，後世已少沿用。

六、生注候

注者住也，言其病連滯停住，死又注易傍人也。人有陰陽不調和，血氣虛弱，與患注人同共居處，或看侍扶接，而注氣流移，染易得上[1]，與病者相似，故名生注。

〔1〕上　宋本、正保本、周本作"注"。"上"，助詞。《戰國策·秦策》："人生世上，勢位富厚。"

按語 本候論"生注"，謂注病之生前傳染，有别於以上諸候之"死又注易傍人"，死後傳染者，并指出以"陰陽不調和，血氣虛弱"爲被染注氣之内因，這種觀察很細致，論點亦正確。

又，前諸注候中亦有"生注"，敍證頗詳。蓋前者言其證，而在此是僅言其因，可以互參。

七、死注候

人有病注死者，人至其家，染病與死者相似，遂至於死，復易傍人，故謂之死注。

按語 本候言死注，蓋與前生注相對而言。本篇其餘諸候，大都言"死又注易傍人"，則此候是概言其共性而已。

注病患者染易他人，無論生前或死後，其致病因素則一，并無實質區别，不可認作兩種疾病。

八、邪注候

注者住也，言其病連滯停住，死又注易傍人也。凡云邪者，不正之氣也，謂人之腑臟血氣爲正氣，其風寒暑濕，魅魅魍魎[1]，皆謂爲邪也。邪注者，由人體虛弱，爲邪氣所傷，貫注經絡，留滯腑臟，令人神志不定，或悲或恐，故謂之邪注。

〔1〕魅魃魍魎（mèi jì wǎng liǎng 妹技綱兩）　皆古代傳説之鬼怪。"魅"，精怪，物老則成魅。《説文》："彪，老物精也；或從未。""魃"，小兒鬼。《説文》："魃，一曰小兒鬼。""魍魎"，山川精怪。《説文》："蜽蝄，山川之精物也"，段注："俗作魍魎。"

按語　本候名曰"邪注"，除揭示其病因爲邪惡之氣外，而在症狀上，則多爲神志受傷，悲恐恍惚，如鬼精邪怪，并非泛指病因之廣義邪氣。

九、氣注候

注者住也，言其病連滯停住，死又注易傍人也。風邪搏於肺氣所爲也，肺主氣，氣通行表裏，邪乘虛弱，故相搏之，隨氣遊走衝擊，痛無定所，故名爲氣注。

按語　氣注症狀，以"隨氣遊走衝擊，痛無定所"之竄痛爲主，其病因爲風邪搏於肺，而肺主氣，故名氣注，似易理解，但前諸注候中亦有氣注，敍證則較複雜，宜兩觀之。

又，《聖濟總録》卷一百所論氣注，除上述病因、病機外，在症狀上尚有"上喘奔急，飲食不下"，可供參考。

十、寒注候

人虛爲寒邪所傷，又搏於陰，陰氣久不泄，從外流内結積。其病之狀，心腹痛而嘔沫，爪青，休作有時，至冬便劇，故名爲寒注也。

十一、寒熱注候

注者住也，言其病連滯停住，死又注易傍人也。陰陽俱虛，腑臟不和，爲風邪搏於血氣。血者陰也，氣者陽也，邪搏於陰則寒，搏於陽則熱，致使陰陽不調，互相乘加，故發寒熱，去來連年，有時暫瘥而復發，故謂之寒熱注。

十二、冷注候

注者住也，言其病連滯停住，死又注易傍人也。陰陽偏虛，爲冷邪所傷，留連腑臟，停滯經絡，內外貫注，得冷則發，腹內時時痛，骨節㿏疼[1]，故謂之冷注。其湯熨針石，別有正方，補養宣導，今附於後。

養生方導引法云：一手長舒，令掌仰[2]，一手捉頦[3]，挽之向外，一時極勢二七。左右亦然。手不動，兩向側極[4]勢，急挽之二七。去頸骨急強，頭風腦旋，喉痺，髀內冷注偏風。

〔1〕㿏（yuān 淵）疼　瘐痛。

〔2〕令掌仰　原作“合掌”二字，據本書卷二風頭眩候養生方導引法改。

〔3〕頦　本書卷二風頭眩候作“頤”。

〔4〕極　原脫，據卷二補。

按語　寒注、寒熱注、冷注等與風注、生注候文例相同，都是就其病因、病機而言者，具體證候，可與諸注候互參。

十三、蠱注候

注者住也，言其病連滯停住，死又注易傍人也。蠱是聚蛇蟲之類，以器皿盛之，令其自相噉食，餘有一箇存者，爲蠱也，而能變化[1]。人有造作[2]敬事[3]之者，以毒害於佗[4]，多於飲食內而行用之。人中之者，心悶腹痛[5]，其食五臟盡則死。有緩有急，急者倉卒，十數日之間[6]便死；緩者延引歲月，遊走腹內，常氣力羸憊，骨節沉重，發則心腹煩懊[7]而痛，令人所食之物亦變化爲蠱，漸侵食腑臟盡而死，死[8]則病流注染著傍人，故謂之蠱注。

〔1〕變化　本書卷二十五蠱毒候作“變惑”。

〔2〕造作　謂人爲而非出於自然也。在此言製造、培育蠱蟲。

〔3〕敬事　宋本、汪本、周本同；《外臺》卷二十八蠱注方作“欽事”，《聖惠方》卷五十六治蠱疰諸方作“蓄事”，《普濟方》卷二百三十八蠱疰作“蓄聚”。“敬事”，恭敬奉事。《尚書·立政》：“以敬事上帝”。

〔4〕佗　同"他"。《外臺》即作"他"，《普濟方》作"他人"。

〔5〕心悶腹痛　本書卷四十七蠱注候作"心腹刺痛，懊悶"，義長。

〔6〕之間　《外臺》無。

〔7〕煩懊　《聖惠方》作"煩躁"。

〔8〕死　原脫，據《外臺》補。

按語　本候所論，是蠱病死後而又注易傍人，所以稱爲蠱注。至於"蠱"之爲病，可以參閱本書卷二十五蠱毒候，有更詳之論述。

十四、毒注候

注者住也，言其病連滯停住，死又注易傍人也。毒者，是鬼毒之氣，因飲食入人腹內，或上至喉間，狀如有物，吞吐不出；或遊走身體，痛如錐刀所刺。連滯停久，故謂之毒注。

按語　本候所述，謂"鬼毒之氣因飲食入人腹內"，發生諸症，似屬食物中毒一類病情，與蠱注候有相類之處，但本候特徵是"連滯停久"，無重申染易他人之文。

十五、惡注候

注者住也，言其病連滯停住，死又注易傍人也。惡注者，惡毒之氣，人體虛者受之，毒氣入於經絡，遂流移心腹。其狀往來擊痛[1]，痛不一處，故名爲惡注。

〔1〕往來擊痛　攻擊疼痛，走竄不定。

按語　本候敍症簡畧，《聖惠方》卷五十六有治惡疰諸方，較此爲詳，如云"邪氣往來，心痛徹胸背，或入皮膚，移動不定，四肢煩疼，羸乏短氣"。又云："扱（插，引也）脇連心痛"、"心痛悶絕欲死"、"腹痛不可忍"等，症狀毒烈，與"惡"字義相協，可供參考。

又，關於"惡毒之氣"，觀《聖惠方》所載方藥，大都爲辟穢解毒，辛香溫散，扶正固本諸藥，間有佐以苦寒通泄者，由是而論，所謂惡毒之氣，殆是穢惡寒毒之氣。

十六、注忤候

注者住也，言其病連滯停住，死又注易傍人也。忤者，犯也。人有卒然心腹擊痛，乃至頓悶[1]，謂之客忤[2]，是觸犯鬼邪之毒氣。當時療治雖歇，餘毒不盡，留住身體，隨血氣而行，發則四肢肌肉淫奕[3]，或五内刺痛，時休時作，其變動無常，是因犯忤得之成注，故名爲注忤。

〔1〕頓悶　遽然憋悶；突然悶絕。《正字通》：“頓，遽也。”

〔2〕客忤　即“卒忤”，見本書卷二十三卒忤候。

〔3〕淫奕　遊走瞤動感。義同“游游奕奕”。

十七、遁注候

注者住也，言其病連滯停住，死又注易傍人也。由人體虛，受邪毒之氣，停遁[1]經絡臟腑之間，發則四支沉重，而腹内刺痛，發作無時，病亦無定，以其停遁不差，故謂之遁注。

養生方云：背汗倚壁，成遁注。又雞肉合獺[2]肉食之，令人病成遁注[3]。

〔1〕停遁　停留隱匿。《廣雅》：“遁，隱也。”

〔2〕獺（tǎ塔）　水獺。《説文》：“獺，水狗也。”水居食魚。另有旱居之旱獺。

〔3〕遁注　宋本、汪本、周本同；《千金要方》卷二十六第五作“遁尸注”。

按語　遁注，與前毒注、惡注、注忤三候，所致之因大體相似，即感受“鬼毒之氣”、“惡毒之氣”、“鬼邪之毒氣”、“邪毒之氣”等。各候所出症狀，亦多類似。殆是同一類疾病，之所以命名不一，或由觀察用詞不同，或由資料來源各異，故諸候并列者，可以匯而觀之。

十八、走注候

注者住也，言其病連滯停住，死又注易傍人也。人體虛，受邪氣，邪氣隨血而行，或溢奕[1]皮膚，去來擊痛，遊走無有常所，故名爲走注。

養生方云：食米甘甜粥，變成走注。又兩脇也。

〔1〕或淫奕　《普濟方》卷二百三十八走疰作"則淫溢"。

十九、溫注候

注者住也，言其病連滯停住，死又注易傍人也。人有染溫熱之病，瘥後餘毒不除，停滯皮膚之間，流入臟腑之內，令人血氣虛弱，不甚變[1]食，或起或臥，沉滯不瘥，時時發熱，名爲溫注。

〔1〕變　汪本、周本同；宋本作"廢"。

按語　本候是敍述溫熱病後，餘邪未盡，遷延日久不愈之證。病者時時發熱，納穀不馨，虛煩不寧，是氣陰兩傷，正虛邪戀，腑臟未和者。這種記載，殊堪珍視，是溫熱病中不可忽視之一種證候，而且論及最早者。

二十、喪注候

注者住也，言其病連滯停住，死又注易傍人也。人有臨尸喪，體虛者則受其氣，停經絡腑臟。若觸見喪柩[1]，便即動，則心腹刺痛，乃至變吐，故謂之喪注。

〔1〕柩（jiù 舊）　已盛尸之棺。《禮記·曲禮下》："在牀曰尸，在棺曰柩。"

二十一、哭注候

注者住也，言其病連滯停住，死又注易傍人也。人有因哭泣悲傷，情性感動，腑臟致虛，兇[1]邪之氣因入腹內，使人四肢沉重。其後若自哭及聞哭聲，悵然[2]不能自禁持[3]，悲感不已，故謂之哭注。

〔1〕兇　不吉也。《說文》："凶，惡也。"

〔2〕悵然　失意貌；抑鬱貌。《淮南子·覽冥訓》："悵然有喪"高誘注："言羿悵然失志，若有所喪亡。"

〔3〕禁持　克制。"禁"，《廣雅》："止也。"《集韻》："制也。""持"，

亦制也。《荀子·正名》：“猶引繩墨以持曲直”注：“持，制也。”

按語 本候所言，是情志感動，傷及臟腑，虛弱而染注病。病久留滯，更傷氣血，臟燥失養，五志不寧，故悲感傷情而難自克制。其病類似於《金匱要略》所述之百合病、臟躁等，可以參合研究。

二十二、殃[1]注候

注者住也，言其病連滯停住，死又注易傍人也。人有染疫癘之氣致死，其餘殃不息，流注子孫親族，得病證狀，與死者相似，故名爲殃注。

〔1〕殃　禍害，災難。《説文》：“殃，咎也。”

按語 從本候所論，當時已經深切瞭解感染疫癘之氣死後，其病能傳染於親屬，因爲是與病者接觸較多之故。其實不必死後傳染，生前之感染機會更多，可與前生注候聯繫研究。

二十三、食注候

注者住也，言其病連滯停住，死又注易傍人也。人有因吉兇坐席[1]飲噉，而有外邪惡毒之氣，隨食飲入五臟，沉滯在內，流注於外，使人支體沉重，心腹絞痛，乍瘥乍發。以其因食得之，故謂之食注。

〔1〕吉兇坐席　謂赴喜事或喪事人家之宴席。

按語 前諸注候中已有“食注”，敍症、預後較此爲詳，可以聯繫研究。

二十四、水注候

注者住也，言其病連滯停住，死又注易傍人也。人腎虛受邪，不能通傳水液故也。腎與膀胱合，俱主水，膀胱爲津液之腑，腎氣下通于陰，若腎氣平和，則能通傳水液，若虛則不能通傳。脾與胃合，俱主土，胃爲水穀之海，脾候身之肌肉，土性本尅水，今腎不能通傳，則水氣盛溢，致令脾胃翻[1]弱，不能尅水，故水氣流散四支[2]，內潰[3]五臟，令人身體虛腫，腹內鼓脈，淹滯[4]積久，乍瘥乍甚，故謂之水注。

　〔1〕翻　通"反"。

　〔2〕支　原作"皮"，形近之誤，據宋本、汪本、正保本、周本改。

　〔3〕潰　疑"漬"字之訛。

　〔4〕淹滯　連綿字。義同"淹留"。久留也。"淹"，久、亦滯也。《爾雅》："淹，久也。"《廣韻》："淹，滯也。""滯"，亦留也。

　按語　水注之主證是"身體虛腫，腹內鼓脹，淹滯積久，乍瘥乍甚"，明顯是一個腫脹延久不愈之病情，應與本書卷二十一水病諸候合參。而在此列入注病者，因其病"連滯停住"而已，并無別義。

二十五、骨注候

　注者住也，言其病連滯停住，死又注易傍人也。凡人血氣虛，爲風邪所傷，初始客在皮膚，後重遇氣血勞損，骨髓空虛，遂流注停滯，令人氣血減耗，肌肉消盡，骨髓間時噏噏[1]而熱，或溰溰[2]而汗，柴瘦骨立，故謂之骨注。

　〔1〕噏噏　發熱貌。同"翕翕"。

　〔2〕溰溰　汗出貌。

　按語　本候主證是"骨髓間時噏噏而熱，或溰溰而汗，柴瘦骨立"，并因此而命名。其因是"骨髓空虛"。整個病情，頗似虛勞骨蒸之一候，可與本書卷四虛勞骨蒸候互參。

二十六、血注候

　注者住也，言其病連滯停住，死又注易傍人也。人血氣虛，爲邪所乘故也。心主血脈，心爲五臟之主，血虛受邪，心氣亦不足。其狀，邪氣與血并心，心守[1]虛，恍惚不定。邪并於血，則經脈之內，滔奕沉重，往來休作有時，連注不差，故謂之血注。

　〔1〕心守　即"心神"、"神守"。以心藏神，宜內守，故稱。《素問·陰陽應象大論》："在臟爲心"王冰注引《道經義》曰："神處心，神守則血脈流通。"

二十七、濕痹注候

注者住也，言其病連滯停住，死又注易傍人也。凡有人風寒濕三氣合至，而爲痹也。濕痹者，是濕氣多也，名爲濕痹。濕痹之狀，四支或緩或急，骨節疼痛。邪氣往來，連注不差，休作無度，故爲濕痹注。

按語 濕痹病情纏綿，反復發作，具有注病"連滯停住"之特點，故本候稱爲"濕痹注"，并附於注病諸候中。然隰痹本無傳染，不會注易傍人，讀時應加分析，可與本書卷一風濕痹候參閱。

二十八、勞注候

注者住也，言其病連滯停住，死又注易傍人也。人大勞，虛而血氣空竭，爲風邪所乘，致不平復，小運動，便四肢體節沉重，虛噏啜乏[1]，汗出，連滯不差，小勞則極，故謂之勞注。

〔1〕虛噏啜乏 短氣言語乏力。《廣韻》："噏與吸同。""虛噏"同"虛吸"，即短氣。"啜"同"諁"。《集韻》："言多不止謂之諁。或從口。""啜乏"，謂言多則氣力疲乏。

二十九、微注候

注者住也，言其病連滯停住，死又注易傍人也。人血氣虛損，爲微風所乘，搏人血氣，在於皮膚絡脈之間，隨氣遊走，與氣相擊而痛，去來無有常處，但邪勢浮薄[1]，去來幾微[2]，而連滯不瘥，故謂之微注。

〔1〕浮薄 表淺而輕微。

〔2〕幾微 連綿字。微細。極言其少也。《後漢書·陳寵傳》："今不蒙忠能之賞，而計幾微之故。"注："幾微，言微細也。"在此有微小之意。

按語 從微注證候看，似爲風注之輕者。血氣虛而受風邪，皮膚肌肉痛，游走無常處，兩者相同。不過，風注爲邪氣客於榮衛，微注則邪客皮膚絡脈之間。比較而論，邪有微盛，發有輕重，蓋是一病而分爲兩等者。

三十、泄注候

注者住也，言其病連滯停住，死又注易傍人也。人腑臟虛弱，真氣外泄，致風邪內侵，邪搏於氣，乘心之經絡，則心痛如蟲嚙，氣上搏喉間，如有物之狀，吞吐不去，發作有時，連注不瘥，故謂之泄注。

按語 泄注證候，涉及風、氣與心之經絡三者爲病，而根本歸之於"真氣外泄"，蓋是辨其證屬內傷，而風邪僅是誘因而已。

三十一、石注候

注者住也，言其病連滯停住，死又注易傍人也。人血氣虛，爲風冷邪氣客在皮膚，折於血氣，或痛或腫，其牢強如石，故謂之石注。

按語 本候所謂之石注，似石癰、石疽之類，因其病程纏綿遷延，故又名爲石注。可參本書卷三十二石癰候、三十三石疽候。

三十二、產注候

注者住也。言其病連滯停住，死又注易傍人也。人產後經絡空虛，血氣傷竭，爲風邪所搏，致不平復，虛乏羸極，血氣減少，形體柴瘦，沉痼不已，因產後得之，故謂之產注。

按語 產注爲婦人產後虛勞之證，可與婦人產後虛羸候聯繫研究。

三十三、土注候

注者住也，言其病連滯停住，死又注易傍人也。夫五行金木水火土，六甲之辰，並有禁忌。人稟陰陽而生，含血氣而長，人之五臟，配合五行，土內主於脾氣，爲五行五臟之主，其所禁忌，尤難觸犯。人有居住穿鑿地土，不擇便利[1]，觸犯禁害，土氣與人血氣相感，便致疾病。其狀，土氣流注皮膚，連入腑臟，骨節沉重，遍身虛腫，其腫自破，故謂之土注。

〔1〕便利　猶謂適宜，在此意指吉利之日。

按語　本書卷二十一有犯土腫候，內容與此畧同，而且敍症較詳，可參合研究。

三十四、飲注候

注者住也，言其病連滯停住，死又注易傍人也。人飲水漿多，水氣不消，停積爲飲，而重因體虛受風冷，風冷搏於飲，則成結實，風飲俱乘於腑臟，使陰陽不宣，寒熱來往，沉滯積月累時，故名爲飲注。

按語　本候內容，爲飲病之一證，可與本書卷二十痰飲病諸候合參。

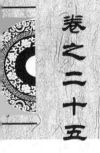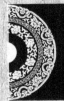

重刊巢氏諸病源候總論卷之二十五

蠱毒病諸候上　凡九論

提要　本篇論述蠱毒病諸候,包括卷二十五、卷二十六兩卷。

卷二十五論述兩類病,一類是蠱毒,有蠱毒候、蠱吐血、蠱下血候等,都是重症、危急中毒病症。至如氏羌毒、猫鬼及野道候,則是類於蠱毒之相關證候。另一類是射工、沙蝨、水毒諸候,多發生於山林水網地帶,多爲地方性、水源性、流行性傳染病。

卷二十六論述中藥毒和飲食毒。前者有解諸毒、解諸藥毒、并服藥失度候等。後者爲飲食中毒,有三種病情:一種是禽獸魚蟲中毒,如食獸肉、食有毒之魚及其肝中毒;一種是食諸菫菌中毒;一種是飲酒中毒。本篇以蠱毒爲首,包括各種中毒疾病,以及少數食傷等證。尋繹內容,有很多寶貴資料,如地方性、流行性疾病,諸多食物中毒等,值得進一步研究,對發展地方病學,食品衛生事業,有一定參考價值。

一、蠱毒候

凡蠱毒有數種,皆是變惑之氣[1]。人有故造作之,多取蟲蛇之類,以器皿盛貯,任其自相噉食,唯有一物獨在者[2],即謂之爲蠱。便能變惑,隨逐酒食,爲人患禍。患禍於佗[3],則蠱主[4]

吉利，所以不羈之徒[5]而畜事之。又有飛蠱，去來無由，漸狀如鬼氣者，得之卒重。凡中蠱病，多趨於死。以其毒害勢甚，故云蠱毒[6]。

著蠱毒，面色青黄者，是蛇蠱，其脈洪壯。病發之時，腹内熱悶，胷脇支滿，舌本脹強，不喜言語，身體恒痛；又心腹似如蟲行，顔色赤，脣口干燥。經年不治，肝鬲爛而死。

其面色赤黄者，是蜥蜴[7]蠱，其脈浮滑而短。病發之時，腰背微滿，手脚脣口，悉皆習習[8]。而喉脈[9]急，舌上生瘡。二百日不治，噉人心肝盡爛[10]，下膿血，羸瘦，顔色枯黑而死。

其面色青白，又云[11]：其脈沉濡。病發時咽喉塞，不欲聞人語，腹内鳴唤，或下或上[12]，天陰雨[13]轉劇，皮内[14]如蟲行，手脚煩熱，嗜醋食，欬唾膿血，顔色乍白乍青，腹内脹滿，狀如蝦蟇。若成蠱，吐出如科斗[15]形，是蝦蟇蠱。經年不治，噉人脾胃盡，脣口裂而死。

其脈緩而散者，病發之時，身體乍冷乍熱手脚煩疼，無時節吐逆，小便赤黄，腹内悶，胸痛，顔色多青，毒或吐出[16]似蜣蜋有足翅，是蜣蜋蠱。經年不治，噉人血脈，枯盡而死。

欲知是蠱與非，當令病人唾水内，沉者是蠱，浮者非蠱。

又云：旦起取井花水[17]，未食前，當令病人唾水内，唾如柱脚，直下沉者，是蠱毒。沉[18]散不至下者，草毒[19]。

又云：含大豆，若是蠱豆脹皮脱；若非蠱，豆不爛脱。

又云：以鵠[20]皮置病人卧下，勿令病人知，若病劇者，是蠱也。

又云：取新生雞子煮熟，去皮，留黄白，令完全，日晚口含，以齒微微噫[21]之，勿令破，作兩炊時[22]，夜吐一瓦[23]上，著霜露内，旦看大青，是蠱毒也。

昔有人食新變鯉魚中毒，病心腹痛，心下鞕[24]，發熱煩冤[25]，欲得水洗沃，身體摇動，如魚得水狀。有人診云：是蠱。其家云：野間相承無此毒[26]，不作蠱治，遂死。其湯熨針石，別有正方，補養宣導，今附於後。

養生方導引法云：兩手著頭相叉，長引氣，即吐之[27]。坐地，緩舒兩脚，以兩手從外抱膝中，疾[28]低頭入兩膝間，兩手交叉頭上[29]十二通，愈蠱毒及三尸[30]毒，腰中大氣[31]。

又云：行大道[32]，常度日月星辰，清淨，以雞鳴，安身臥，嗽口三咽之。調五臟，殺蠱蟲，治心腹痛，令人長生[33]。

又云：《無生經》曰[34]：治百病邪蠱[35]，當正偃臥，閉目閉氣，內視丹田，以鼻徐徐內氣，令腹極滿，徐徐以口吐之，勿令有聲，令入多出少，以微爲之[36]。故存視五臟，各如其形色；又存[37]胃中，令鮮明[38]潔白如素。爲之倦極，汗出乃止，以粉粉身，摩捋形體。汗不出而倦者，亦可止。明日復爲之。

又當存作大雷電，隆晃[39]走入腹中，爲之不止，病自除。

〔1〕變惑之氣　使人變亂迷惑之邪氣。“惑”，迷也；亂也。《説文》：“惑，亂也。”《廣韻》：“惑，迷惑。”

〔2〕唯有一物獨在者　本書卷二十四蠱注候作“餘有一箇存者”，義較明確。

〔3〕佗　通“他”。

〔4〕蠱主　指造蠱之人。

〔5〕不羈之徒　宋本、汪本、周本同；《聖惠方》卷五十六治蠱毒諸方作“蠱害之徒”。“不羈之徒”，指不可約束，爲非作惡之徒。

〔6〕蠱毒　原作“蟲毒”，據《外臺》卷二十八中蠱毒方，《聖惠方》，正保本、周本改。

〔7〕蜥蜴　原作“蜴蜥”，宋本、汪本、周本同，倒文，據《神農本草經》卷二石龍子條、《聖惠方》、《聖濟總錄》卷一百四十七蠱毒方移正。“蜥蜴”，爬行動物，即俗稱四脚蛇。

〔8〕習習　遊走如蟲行感。

〔9〕喉脈　頸部夾喉之脈，指人迎脈。

〔10〕爛　原作“亂”，誤，據《外臺》改。

〔11〕又云　文義不貫，疑衍。

〔12〕或下或上　宋本、汪本、周本同；《聖惠方》作“或下利”。

〔13〕雨　此上《聖惠方》、《聖濟總錄》有“久”字。

〔14〕內　宋本、汪本、周本同；《聖惠方》、《聖濟總錄》作“肉”。

〔15〕科斗　即“蝌蚪”，蛙類之幼體。《爾雅》郭璞注：“科斗，蝦

蠱子。"

〔16〕毒或吐出 宋本、汪本、周本同；《醫心方》卷十八第五十四作"毒成吐出"，《聖惠方》、《聖濟總録》、《普濟方》均無"毒"字。

〔17〕井花水 又作"井華水"，謂旦起初汲之井水。《本草綱目》井泉水條集解引汪穎曰："井水新汲，療病利人，平旦第一汲爲井華水。"

〔18〕沉 宋本、汪本、周本同；《聖惠方》作"浮"，義勝。

〔19〕草毒 宋本、汪本、周本同；《聖惠方》作"草蠱"，《聖濟總録》、《普濟方》作"草蠱毒"。

〔20〕鵠（hú 胡） 水鳥，俗呼爲"天鵝"。

〔21〕嗢（wěn 穩） 原作"隱"，形近之誤，據《聖濟總録》改。《廣韻》："嗢，小口。"在此引申作輕咬。又《外臺》作"齧"，亦通。

〔22〕兩炊時 燒兩頓飯時間。

〔23〕瓦 原作"丸"，形近之誤，據《外臺》、宋本、正保本、周本改。

〔24〕鞕 原作"聊"，據《外臺》改。

〔25〕煩宛 即"煩悗"。煩熱鬱悶。

〔26〕野間相承無此毒 "無"上《外臺》有"從字"。全句猶言當地歷來并無這種蠱毒。"野間"，田野道路之間，參見本篇野道候。

〔27〕長引氣，即吐之 原無，據本書卷十八之三蟲候補。

〔28〕疾 原作"痛"，誤，據本書卷十八、《外臺》改，《普濟方》卷二百五十二導引法作"曲"，亦通。

〔29〕上 原無，據本書卷十八補。

〔30〕三尸 原作"三刀"，形近之誤，據本書卷十八、《外臺》、正保本、周本改。

〔31〕大氣 大邪之氣。《素問·熱論》："大氣皆去"，王冰注："大氣，謂大邪之氣也。"

〔32〕行大道 原無，據本書卷十六心腹痛候養生方導引法補。

〔33〕治心腹痛，令人長生 原作"令人長生，治心腹痛。"誤倒，今據文義和養生方導引法文例移正。

〔34〕《無生經》曰 原無，據本書卷二鬼邪候養生方導引法補。

〔35〕邪蠱 本書卷二作"邪鬼蠱毒"。

〔36〕之 原無，據本書卷二補。

〔37〕存 此下似脱"想"字或"視"字。下一個"存"字同。

〔38〕鮮明　原作"解明"，形近之誤，據本書卷二、《外臺》、正保本、周本改。

〔39〕隆晃　本書卷二作"隆隆鬼鬼"。"隆晃"，狀雷電之聲、光。

按語　蠱病多因感染變惑之氣，即中蠱毒所致。症狀複雜，變化不一，病情一般較重。從其症狀敘述，略可窺見一斑。蠱毒之證候，亦可見於一些危急病症。如急、慢性血吸蟲病、重症肝炎、肝硬化、重症菌痢、阿米巴痢等病，所以在相關條文中，均提到蠱毒，作病因之一。但是否即爲中蠱毒，實際不一定，主要是取其證候而言。至於文中造蠱之法，試蠱方法等，亦均待進一步考證與研究。

二、蠱吐血候

蠱是合聚蟲蛇之類，以器皿盛之，任其相噉食，餘一存者，名爲蠱。能害人，食[1]人腑臟，其狀，心切痛[2]，如被物齧[3]，或鞕[4]，面目青黃，病變無常，是先傷於膈上，則吐血也。不即治之，食臟腑盡則死。

〔1〕食　通"蝕"。下同。

〔2〕心切痛　《聖惠方》卷五十六治蠱毒吐血諸方作"心中切痛"。又，"切"，宋本作"㶽"。《玉篇》："㶽，熱也。"

〔3〕齧（niè 聶）　咬。

〔4〕鞕　原作"軸"，據《外臺》卷二十八蠱吐血方改。又，《千金要方》卷二十四第四、《聖惠方》、《普濟方》卷二百五十三蠱毒吐血附論均無此字。

三、蠱下血候

蠱是合聚蟲蛇之類，以器皿盛之，任其自相食噉，餘留一存者爲蠱。能變化爲毒，害人。有事之以毒害[1]，多因[2]飲食内行之。人中之者，心腹懊痛，煩毒[3]不可忍，食人五臟，下血瘀黑如爛雞肝。

〔1〕有事之以毒害　宋本、汪本、周本同；《聖惠方》卷五十六治蠱毒下血諸方作"有蓄事者，以毒害人"，《普濟方》卷二百五十二蠱毒下血附

論作"有事之者，以毒害人"。義勝。

〔2〕因　由。《經傳釋詞》："因，由也，聲之轉也。"

〔3〕煩毒　煩極之意。"毒"，至極。

按語　上候謂"心切痛，如被物齧，或鞭，面目青黄"，是蠱毒先傷於膈上，故吐血；本候則謂"心腹憒痛，煩毒不可忍"，是蠱毒傷於下，蝕人五臟，故下血。從證候而言，出血有上下之分，病位亦有上下之異，然總歸一病，不能截然分割，宜相互聯繫研究。亦有吐血下血，一時上下同病者，如下文之氐羌毒候。

又，本候未言預後，蓋因承上文而言，則前條之"不即治之，食臟腑盡則死"之意，亦賅括本候在内。

四、氐羌[1]毒候

氐羌毒者，猶是蠱毒之類。於氐羌界域得之，故名焉。然其發病之狀，猶如中蠱毒，心腹刺痛，食人五臟，吐血利血[2]，故是蠱之類也。

〔1〕氐羌（dī qiāng 低槍）　古族名，分佈於今之陝西、甘肅、青海、四川等地。"氐"，北魏時爲漢族和羌族并吞。"羌"，又作"羗"、"羌"，又稱"西戎"。唐以後漸與漢族及其他少數民族融合，僅岷江上游之一支發展爲今之羌族。《説文》："羌，西戎，羊種也。"

〔2〕利血　在此指下血。

五、猫鬼[1]候

猫鬼者，云是老狸野物之精，變爲鬼魅[2]，而依附於人。人畜事之，猶如事蠱，以毒害人。其病狀，心腹刺痛。食人腑臟，吐血利血而死。

〔1〕猫鬼　古時相傳，有人專事猫鬼，能殺人奪財，其事如事蠱者之類。《隋書·獨孤陁傳》："陁婢徐阿尼言，本從陁母家來，常事猫鬼。每以子日夜祀之。言子者鼠也。其猫鬼每殺人者，所死家財，物潛移於畜猫鬼家。""猫鬼"，即下文"老狸野物"之類。

〔2〕魅（yù 育）　古代傳説中一種能含沙射人，使人發病之動物。亦稱"短狐"、"射工"、"水弩"。《詩·小雅·何人斯》："爲鬼爲魅，則不

可得。"毛傳："蜮，短狐也。"《釋文》："蜮，狀如鼈，三足。一名射工，俗呼爲水弩。在水中含沙射人，一云射人影。"參見下射工候條。

按語 本候題曰"貓鬼"，並云："老狸野物之精變爲鬼蜮"，以及下文野道候等，其症皆與蠱毒相類。但這些病名，久已不復應用。

六、野道候

野道者，是無主之蠱也。人有畜事蠱，以毒害人，爲惡既積，乃至死滅絕，其蠱則無所依止[1]，浮游田野道路之間，有犯害人者。其病發，猶是蠱之狀。但以其於田野道路得之，故以謂之野道。

[1]依止　依靠留住。《周禮·春官·肆師》"祭兵于山川"注："山川，蓋軍之所依止。"

七、射工候

江南有射工毒蠱，一名短狐，一名蜮，常在山澗水內。此蠱口內有橫骨，狀如角弓[1]，其蟲形正黑，狀如大蜚[2]，生齒[3]髮，而有雌雄[4]，雄者口邊兩角[5]，角端有桠[6]，能屈伸。冬月并在土內蟄[7]，其上氣蒸休休[8]，冬月有雪，落其上不凝。夏月在水內，人行水上，及以水洗浴，或因大雨潦[9]時，仍逐水，便流入人家，或遇道上牛馬等跡內即停住，其含沙射人影，便病。

初得時，或如傷寒，或似中惡，或口不能語，或身體苦強，或惡寒壯[10]熱，四支拘急，頭痛，骨怕[11]屈伸，張口欠㰦[12]，或清朝小蘇[13]晡夕則劇。劇者不過三日，則齒間有血出，不即治殺人。又云：初始證候，先寒熱惡冷，欠㰦，筋急，頭痛目疼，狀如傷寒，亦如中尸[14]，便不能語，朝旦小蘇，晡夕輒劇，寒熱悶亂是也。始得三四日可治，急者七日皆死，緩者二七日，遠不過三七日皆死。

其毒中人，初未有瘡，但惡風瘆瘰[15]寒熱，或如針刺。及其成瘡，初如豆粒黑子，或如火燒，或如蠷螋尿瘡[16]，皆肉內有穿空如大針孔也。其射中人頭面尤急，腰以上去人心近者多死，中人腰以下者小寬[17]，不治亦死；雖不死，皆百日内不[18]可保瘥。

又云：瘡有數種，其一種，中人瘡正黑如㾦子[19]狀，或周徧悉赤，衣被犯之，如有芒刺痛。其一種，作瘡久即穿陷，或晡間[20]寒熱。其一種，如火炙人肉，熛起[21]作瘡，此最急，數日殺人。其一種，突起如石癰[22]狀。俱能殺人，自有遲速耳。大都此病多令人寒熱欠伸，張口閉眼。

此蟲冬月蟄在土内，人有識之者，取帶之溪邊行亦佳[23]。若得此病毒，仍[24]以爲屑[25]漸服之。夏月在水中者，則不可用。

〔1〕角弓　宋本、汪本、周本同；《肘後備急方》卷七第六十五作"角弩"，《聖惠方》卷五十七治射工中人瘡諸方、《聖濟總錄》卷一百四十九射工中人瘡作"弓弩"，義同。"角弓"，弓之有角飾之者。在此均是狀其横骨之形如弓。

〔2〕大蜚（fěi 匪）　原作"肉蛮"，字義不通。據正保本、周本、《外臺》卷四十射工毒方引備急論射工毒、《醫心方》卷十八第五十、《聖惠方》、《聖濟總錄》改。

〔3〕齒　原作"齧"，形近之誤，據《醫心方》改。

〔4〕雄　原脱　宋本、汪本、周本亦無，文義未完，據《外臺》、《醫心方》、《聖惠方》、《聖濟總錄》補。

〔5〕兩角　宋本、汪本、周本同；《外臺》、《聖惠方》作"有兩横角"。

〔6〕椏（yā 押）　原作"掗"，形近之誤，據本候文義改。《玉篇》："椏，木椏杈。"在此喻角端有分叉如樹椏杈狀。

〔7〕蟄　伏藏。《説文》："蟄，藏也。"段注："凡蟲之伏爲蟄。"

〔8〕休休　原作"怴怴"，乃"伏伏"之形誤，《外臺》、《醫心方》即作"伏"，"伏"系"休"之譌字。今改正。"休"通"煦"，《周禮·考工記·弓人》："蠜於剒而休於氣。"鄭玄注："休讀爲煦。"《玉篇》："煦，熱也。"故"休休"即"煦煦"，熱氣上蒸貌。

〔9〕潦（lào 勞）　通"澇"，水淹也。《廣韻》："澇，淹也。或作潦。"

〔10〕壯　原脱，宋本、汪本、周本亦無，據《外臺》補。

〔11〕悁（yuān 冤）　通"痌"。《文選·謝靈運·登臨海嶠》："顧望脰未悁"，李善注："痌與悁通。"痌痠痛。

〔12〕欠㰦（qù 去）　"㰦"，原作"欵"，形近之誤，據本候下文、宋本、正保本、周本、陸心源校改。"欠㰦"，張口舒氣，即俗所謂打呵欠。服虔《通俗文》："張口，口運氣謂欠㰦。"

〔13〕小蘇　即稍爲清醒，蘇醒。《楚辭·九章·橘頌》："蘇世獨立"，注："蘇，寤也。"後水毒候即作"旦醒暮劇"。

〔14〕中尸　卒中尸病之氣。參見本書卷二十三尸病諸候。

〔15〕瘮凜（shèn lǐn 慎廩）　寒噤戰慄。《廣韻》："瘮，同瘁。"《説文》："瘁，寒病。""凜"，《廣韻》："粟體。"

〔16〕蠷螋（qú sōu 瞿搜）尿瘡　病證名。參見本書卷三十六蠷螋尿候。

〔17〕小寬　稍緩。

〔18〕不　原作"乃"，有悖句義，據《聖惠方》改。

〔19〕黶子　即黑痣。《史記·高祖本紀》："左股有七十二黑子"，張守節正義："黑子者，許北人呼爲黶黑子，吳楚謂之誌。""誌"，與"痣"通。

〔20〕晡間　原作一個"鎮"字，誤，據《千金要方》、《外臺》改。"晡間"，猶言晡時，申刻也，年後三至五時。

〔21〕熛起　喻病發迅疾，驟起如火飛。《廣韻》："熛，飛火。"《漢書·敘傳》："勝廣熛起，梁籍扇烈。"顏注：飛火曰熛。"

〔22〕瘟　宋本、汪本、周本同，《外臺》作"癰"。

〔23〕取帶之溪邊行亦佳　謂將射工毒蟲取出，帶在身邊，作爲溪邊行走時之預防，有較好效果。

〔24〕仍　通"乃"。《爾雅》："仍，乃。"

〔25〕屑　以射工毒蟲研成之碎末。"屑"，碎末。

按語　射工，又名溪鬼蟲，古代相傳，爲一種能含沙射人影成病之毒蟲。《本草綱目》卷四十二蟲部，溪鬼蟲條集解，對射工形態有較詳細之敘述，可參。

八、沙蝨[1]候

山內水間有沙蝨，其蟲甚細，不可見。人入水浴及汲水澡浴，此蟲著身，及陰雨日行草間亦著人，便鑽入皮裏。其診法[2]，初得時，皮上正赤，如小豆黍粟[3]，以手摩赤上，痛如刺[4]。過三日之後，令百節強[5]，疼痛，寒熱，赤上發瘡。此蟲漸入至骨，則殺人。

人在山澗洗浴竟，巾拭爁爁[6]如芒毛針刺，熟看見處[7]，以竹箄[8]挑[9]拂去之。已深者，用針挑取蟲子，正如疥蟲，著爪上，映光方[10]見行動也。挑不得，灸上三七壯[11]，則蟲死病除。若止兩三處[12]，不能爲害，多處不可盡挑灸。挑灸其上而猶覺昏昏，是其已大[13]深，便應溳依土俗[14]作方術拂出之，并作諸藥湯浴，皆得一二升，出都盡乃止。

此七日內宜瘥，不爾則續有飛蟲[15]來，入攻啖心臟便死[16]。飛蟲，白色，如韭葉大，長四五寸，初著腹脇，腫痛如刺，即破雞擣之[17]，盡[18]出食雞，或得三四數過[19]，與取盡乃止，兼取[20]麝香犀角護其內，作此治可瘥，勿謂小小[21]，不速治，則殺人。

彼土呼此病爲呼蚆[22]，吳音沙作蚆。讀如鳥長尾蚆蚆音也。言此蟲能招呼沙蝨入人體內。人行有得沙蝨，還至即以火自灸燎令徧，則此蟲自墮地也。

〔1〕沙蝨　又名“蜒蟻”、“蓬活”，生於水邊草地間之毒蟲，色赤大如蟻，能入人皮膚害人。《本草綱目》蟲部·沙蝨條集解引郭義恭《廣志》云：“沙蝨在水中，色赤，大不過蟻，入人皮中殺人。”

〔2〕診法　宋本、汪本、周本同，《聖惠方》卷五十七治沙蝨毒諸方作“驗法”。

〔3〕黍粟　宋本、汪本、周本同；《肘後備急方》卷七第六十六作“黍米粟粒”。

〔4〕刺　此上《聖惠方》有“錐”字。

〔5〕強　原在“疼”字下，宋本、汪本、周本同，倒文，據《肘後備急方》移正。

〔6〕爁爁（huò 穫）　《外臺》卷四十沙蝨毒方引《肘後方》作“爍爍”，義同。陸心源校本作“懂懂”。“爁爁”，狀芒毛針刺樣燒灼感。“爁”，《集韻》：“熱也。”

〔7〕熟看見處　仔細觀察疼痛部位。“熟”，精審。“熟看”，細看，精審觀察。

〔8〕竹簪　以竹製成之簪子，亦即竹籤、竹鍼之類。

〔9〕挑　原作"桃"，形近之誤，據汪本、周本改。下同。

〔10〕方　原作"劣"，形近之誤，據《肘後備急方》改。又，正保本、周本作"易"，亦通。

〔11〕灸上三七壯　此上《肘後備急方》有"便就上"三字，又"三七壯"作"三四壯"。

〔12〕處　原無，據《外臺》引《肘後備急方》補，足句。

〔13〕大　宋本、汪本同；周本作"入"。

〔14〕土俗　地方風俗習慣。

〔15〕飛蠱　原作"飛蟲"，據本篇前後文例、宋本、《聖惠方》改。下同。

〔16〕死　此下《肘後備急方》有"慎不可輕"一句。

〔17〕破雞搨之　謂破開雞肚，將其罨拓於痛處。"搨"同"揭"，《集韻》："揭，或作搨。"《外臺》即作"揭"。《集韻》："揭，冒也。"在此作覆蓋罨拓解。

〔18〕盡　《外臺》作"蟲"，義勝。

〔19〕過　遍也。

〔20〕取　《外臺》、正保本、《聖惠方》作"服"，義均可通。

〔21〕小小　小之甚也。在此猶謂小病。

〔22〕呼蜤（suō 娑）　《外臺》作，虾沙蟲"。

按語　本候文字，源於晉葛仙翁《肘後備急方》。文中論述沙蝨之蟲甚細，人入水浴，或陰雨日行草間，此蟲多着人，鑽入皮裏。指明沙蝨病之致病原因和感染途徑。并論述沙蝨病之特徵有三：①"皮上正赤，如小豆黍粟"；②"寒熱"；③"赤上發瘡"。除此而外，還叙述以肉眼觀察沙蝨之方法："著爪上，映光方見（蟲）行動也。"文較具體。

沙蝨，郭義恭《廣志》云："沙蝨在水中，色赤，大不過蟻，入皮中殺人。"葛洪《抱樸子》云："沙蝨，水陸皆有之。雨後及晨暮踐沙，必着人，如毛髮刺人，便入皮裏。"綜合本病之感染途徑、症狀特點，近似於現在所說感染沙蟎而發生之恙蟲病。

九、水毒候

自三吳[1]已東及南，諸山郡山縣，有山谷溪源處，有水毒病，春秋輒得[2]。一名中水，一名中溪，一名中㿻，蘇駭反。一名水中[3]病，亦名溪溫。今[4]人中溪，以其病與射工診候相似，通呼溪病。其實有異，有瘡是射工，無瘡是溪病。

初得惡寒，頭微痛，目眶疼，心內煩懊，四支振㿏[5]，腰背骨節皆強[6]，兩膝疼，或嗡嗡熱，但欲睡，且醒暮劇，手足指逆冷至肘膝。二三日則腹[7]生蟲，食下部，肛內有瘡，不癢不痛，令人不覺，視之乃知。不即治，六七日[8]下部便膿潰，虫上食五臟，熱盛煩毒，注下不禁，八九日死。一云十餘日死。

水毒有陰陽，覺之急視下部。若有瘡正赤[9]如截肉[10]者，爲陽毒，最急；若瘡如鱧魚齒者，爲陰毒，猶小緩。皆[11]殺人，不過二十日。又云，水毒有雌雄，脈洪大而數者爲陽，是雄溪，易治，宜先發汗及浴。脈沉細遲者爲陰，是雌溪，難治。

欲知審是中水者，手足指冷即是，若不冷非也。其冷或一寸，或至腕，或至肘膝。冷至二寸爲微，至肘膝爲劇。又云：作數斗湯，以蒜四五升擣碎投湯內，消息視之，莫令大熱[12]，絞[13]去滓，適寒溫，以自浴，若身體發赤斑文者是也[14]。又云：若有發瘡處，但如黑點，繞邊赤，狀似雞眼。在高處難治，下處易治。餘診同，無復異，但覺寒熱頭痛[15]，腰背急強，手腳冷，欠㰦欲眠，朝瘥暮劇，便判是溪病，不假蒜湯及視下部瘡也[16]。

此證者，至困[17]時亦不[18]皆洞利及齒間血出，惟熱勢猛者，則心腹煩亂，不食而狂語，或有下血物如爛肝，十餘日至二十日則死。不測，虫食五臟，肛傷，以不治[19]。

又云：溪病不歇[20]，仍[21]飛蟲[22]來入，或皮膚腹脇間突起，如燒痛，如刺[23]，登[24]破生雞擣上，輒得白虫，狀似蛆，長四五六七寸，或三四六八枚無定。此即應是所云虫噉食五臟及下部之事。又云：中溪及射工法急救，令七日內瘥，不爾則有飛蠱來入人身內，攻噉五臟便死。彼土辟却[25]之法，略與射工相似。

〔1〕三吳　地名。《名義考》：「三吳，蘇州，東吳也；潤州（今鎮江），中吳也；湖州，西吳也。」在此泛指今之江南地區。

〔2〕輒得　每得，即患。「輒」，每、即。

〔3〕中　《肘後備急方》卷七第六十四無。

〔4〕今　原作「令」，形近之誤，據《醫心方》、《聖惠方》卷五十七解水毒諸方「改」。

〔5〕振焮（xīn 新）　「焮」，《醫心方》引葛氏方作「炘」，義同。《玉篇》：「焮，炙也，炘同焮。」「振焮」，謂腫起熱赤疼痛。

〔6〕強　此下《外臺》卷四十溪毒方引《肘後》有「筋急」二字。

〔7〕腹　此下《外臺》、《醫心方》有「中」字。

〔8〕六七日　此上《肘後備急方》有「過」字。

〔9〕赤　原作「亦」，形近之誤，據《肘後備急方》改。

〔10〕截肉　切肉。《後漢書・陸績傳》：「母常截肉。」

〔11〕皆　此上《肘後備急方》有「要」字。

〔12〕大熱　此下《肘後備急方》有「熱即無力」一句。

〔13〕絞　宋本、汪本、周本同；《肘後備急方》作「捩」，義均可通。

〔14〕是也　此下《外臺》有「其無者非也，當作他病療之」二句。

〔15〕餘診同，無復異，但覺寒熱頭痛　原作「無復餘異診，但同覺寒熱頑痛」，文義不通，據周本改。

〔16〕不假蒜湯及視下部瘡也　「假」，借也；借助之意。全句意謂：不須用蒜湯自浴，亦不必觀察下部肛內有無瘡腫，便可判斷爲溪病。

〔17〕至困　病極嚴重。「困」，病重。

〔18〕不　宋本、汪本、周本同；《聖惠方》無。

〔19〕不測，蟲食五臟，肛傷，以不治　周本無此十二字。「不測」，謂萬一也。「治」，原作「死」，音近之誤，今據文義改。

〔20〕歇　宋本、汪本、周本同；《聖惠方》作「差」，義近。

〔21〕仍　乃也。《聖惠方》即作「乃」。

〔22〕飛蠱　原作「飛蟲」，據宋本、汪本、周本改。

〔23〕刺　此上《聖惠方》有「針」字。

〔24〕登　宋本、汪本、周本同；《聖惠方》作「則」。「登」，登時。《陔餘叢考》：「登時，俗謂俄頃間曰登時，亦云即刻。」

〔25〕辟却　辟邪却病。

按語　水毒之名，出《肘後備急方》卷七第六十四。本候論述水毒，對此病之流行地區、患病症狀及防治方法，均較詳細。從本病流行地區及症狀特點分析，這與現在所云之血吸蟲病急性發作期，極相吻合。近年湖南長沙馬王堆漢墓出土之女尸腸壁上，已檢得血吸蟲卵，這就進一步證實，隋唐時期之南方地區已有血吸蟲病流行病史。

又，本病與射工候有密切聯繫，故云"通呼溪病"。所不同者，"有瘡是射工"，而"無瘡是溪病"。射工、沙蝨、水毒三候，古人認爲都是水源感染性疾患，并且指出沙蝨不獨入水爲患，且陸地亦能得之，"陰雨日行草間亦着人"，可見前人對病源觀察之細緻，積累、保存了可貴的地方流行病史料。

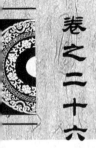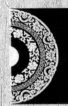

重刊巢氏諸病源候總論卷之二十六

蠱毒病諸候下 凡二十七論

十、解諸毒候

凡藥有大毒，不可入口鼻耳目，即殺人者，一曰鈎吻[1]，生朱崖[2]；二曰鴆[3]，又名鴆日[4]，狀如黑雄雞，生山中；三曰陰命[5]，赤色，著木懸其子，生山海；四曰海薑，狀如龍芮[6]，赤色，生海中；五曰鴆[7]羽，狀如雀[8]，黑項赤喙[9]，食蝮蛇[10]，生海內。但被此諸毒藥，發動之狀，皆似勞黃，頭項強直，背痛而欲寒，四支酸㵟[11]，毛[12]悴色枯，肌肉纏急，神情不樂。又欲似瘴病[13]，或振寒如瘧，或壯熱似時行，或吐或利，多苦[14]頭痛。又言人齒色黑，舌色赤多黑少[15]，並著藥之候也。

嶺南俚人[16]別有不強藥[17]，有藍藥[18]，有焦銅藥[19]，金藥[20]，菌藥[21]，此五種藥中人者，亦能殺人。但此毒初著，人不能知，欲知是毒非毒者，初得便以灰磨洗好熟銀令淨，復以水楊枝洗口齒，含此銀一宿臥，明旦吐出看之，銀黑者是不強藥，銀青黑者，是藍藥，銀紫斑者，是焦銅藥。此三種，但以不強藥最急毒。若熱酒食裏著[22]者，六七日便覺異；若冷酒食裏著[23]，經半月始可知耳。若含銀，銀色不異，而病候與著藥之

489

狀不殊，心疑是毒，欲得即知者，可食鯉魚鱠[24]，食竟此毒即發。亦空腹取銀口含之，可兩食頃，出著露下，明旦看銀色，若變黑，即是藥毒。又言取雞子黃去殼，令病人齒齧雞子白處，亦著露下，若齒齧痕處黑，即是也。又言覺四大不調[25]，即須[26]空腹食炙雞、炙狗、鴨等肉，觸犯令藥發，即治之便瘥；若久不治，毒侵腸胃，難復攻治。若定知著藥，而四大未羸[27]者，取大戟長三寸許食之[28]，必大吐利，若色青者，是焦銅藥；色赤者，是金藥；吐菌子者，是菌藥。此外，雜藥利亦無定色，但小異常利[29]耳。

又有兩種毒藥，並名當孤草[30]。其一種著人時，脈浮大而洪，病發時嗇嗇惡寒，頭微痛，乾嘔，背迫急，口噤，不覺嚼舌，大小便秘澀，眼匡[31]脣口指甲顏色皆青是也。又一種當孤草毒者，其病發時，口噤而乾，舌不得言，咽喉如錐刀刺，胸中甚熱，髀胛滿[32]，不至百日，身體脣口手脚指甲青而死。

又著烏頭毒者，其病發時，咽喉強而眼睛疼，鼻中艾臭[33]，手脚沉重，常嘔吐，腹中熱悶，脣口習習[34]，顏色乍青乍赤，經百日死。

凡人若色黑、大骨及[35]肥者，皆胃厚，則勝毒；若瘦者，則胃薄，不勝毒也。

〔1〕鈎吻　又名野葛、斷腸草。爲馬錢科植物。辛溫，有大毒。《本草綱目》鈎吻條引陶弘景：“言其入口則鈎人喉吻也。或言：吻當作挽字，牽挽人腸而絶之也。”李時珍曰：“入人畜腹內，即粘腸上，半日則黑爛，又名爛腸草。”

〔2〕朱崖　宋本、汪本、周本同；《外臺》無“朱”字。“朱崖”，地名，亦作“珠厓”，漢元鼎六年置郡，治所於瞫都。在今廣東省瓊山縣東南，海南島東北。

〔3〕鴆　字書無此字，音不詳，義見注〔4〕。

〔4〕鵉（yùn運）日　字書以爲即“鴍”，一説“雄鴍”。《説文》：“鴍，毒鳥也。一曰鵉日。”《集韻》：“鵉，一曰雄鴍。”然據本候内容，“鵉日”即“鴆”，與下文“鴍”非一物。《本草綱目》鴍條引陶弘景：“鴍與鵉日是兩種。鴍鳥狀如孔雀，五色雜斑，高大，黑頸赤喙”，此與本

候"鳩"合；又謂"鴲日狀如黑傖雞"，則是本候之"鴲"。故本候"鴲，又名鴲日"與"鳩"是兩種不同鳥類。

〔5〕陰命、海薑 以上二味是傳説中之劇毒藥，今未詳。《本草綱目》引陳藏器云："今無的識者。"

〔6〕芮 原無，宋本、汪本、周本同；據《政和本草》卷十一蔭命條補。

〔7〕鴆 鳥名。有大毒。傳云以其羽毛浸酒，飲之立死。《本草綱目》引陶弘景："昔人以鴆毛爲毒酒，故名鴆酒，頃不復爾。"

〔8〕雀 宋本、汪本、周本同；《外臺》卷三十一辨五大毒引《古今録驗》作"鸛雀"。《證類本草》引《別録》作"孔雀"。

〔9〕黑項赤喙 宋本、汪本、周本同；《外臺》作"黑頭赤足"。

〔10〕蝮（fù复）蛇 別名草上飛。爲蝮蛇科動物。有毒。

〔11〕酸灑 四肢酸楚，骨節如散。"灑"，散。《文選》陸機《演連珠》："時風夕灑"注：瀚曰："灑，猶散也。"

〔12〕毛 原作"手"，形近之誤，據《聖惠方》卷三十九解俚人藥毒諸方、周本改。

〔13〕瘴病 瘴氣所致之病。參見本書卷十瘴氣候。

〔14〕苦 原作"舌"，形近之誤，據宋本、《聖惠方》改。

〔15〕舌色赤多黑少 宋本、汪本、周本同；《聖惠方》作"舌色赤，面多青者"。

〔16〕嶺南俚人 "嶺南"，泛指五嶺以南地區。"俚人"，南方之人，即今之黎人。《廣東通志》："粤俗呼山嶺爲黎，俚人居其中，因譌爲黎，今居瓊州之五指山，其在廣西者，亦稱狸。"

〔17〕不強藥 未詳何物。

〔18〕藍藥 以藍蛇頭製成之毒藥。《本草綱目》藍蛇條引陳藏器曰："出蒼梧諸縣。狀如蝮有約，從約斷之，頭毒尾良，嶺南人呼爲藍藥。""用頭合毒藥，毒人至死。以尾作脯，食之即解。"

〔19〕焦銅藥 以焦銅製成之毒藥。本書卷三十六毒箭所傷候云："嶺南夷俚用焦銅作箭鏃。"

〔20〕金藥 以生金製成之毒藥。《本草綱目》金條引陳藏器曰："生金，有大毒，殺人。"

〔21〕菌藥 以毒菌製成之毒藥。《證類本草》引陳藏器曰："南土毒死人，懸尸樹上，汁滴地上生菌子，收之名菌藥。"

〔22〕著　《聖惠方》作“中”。“著”，染着，亦即“中”之意。

〔23〕著　《聖惠方》作“中者”二字。

〔24〕魚鱠　同“魚膾”。細切涼拌之魚肉。《本草綱目》魚膾條云“凡諸魚鮮活者，薄切，洗盡血腥，沃以蒜薤薑醋五味食之。”

〔25〕四大不調　“四大”，釋家語。“四大不調”，在此猶謂身體不適。

〔26〕須　宋本、汪本、周本同；《聖惠方》作“飲酒”二字。

〔27〕四大未羸　言身體尚實，並不瘦弱。

〔28〕食之　宋本、汪本、周本同；《聖惠方》作“爲末水服”。

〔29〕常利　一般下利；通常下利。

〔30〕當孤草　本草無載，所指未詳。

〔31〕匡　通“眶”，《正字通》：“匡，又目匡，別作眶。”《素問·刺禁論》：“刺匡上陷骨中脈”王冰注：“匡，目匡也。”《聖惠方》即作“眶”。

〔32〕滿　此下《聖惠方》有“悶”字。

〔33〕艾臭　宋本、汪本、周本同；《聖惠方》作“聞臭”。“艾臭”，艾葉之臭氣。

〔34〕習習　宋本、汪本、周本同；《聖惠方》作一個“青”字。“習習”形容脣口發麻，狀似蟻行感。

〔35〕及　宋本、汪本、周本同；《聖惠方》作“肉”。

按語　本候所述中毒，如五大毒、嶺南五種毒藥、二種當孤草毒及烏頭毒等，其中大部分內容，現在已難驗證。惟著烏頭毒一候，今仍可見。文中所述症狀，與現代觀察烏頭中毒症大體相似。然謂“經百日死”者，應加分析，一般所見，中烏頭毒者，重則服藥後半小時內，輕則一二小時許即發，劇者致危。倘能及時搶救，又大都可以恢復。

本候敘述諸種中毒症狀，驗毒方法，值得注意，爲臨證實踐之經驗，亦屬總結《內經》、《神農本草經》以後，至隋以前之學術成就，具有一定之歷史價值。

十一、解諸藥毒候

凡藥物云有毒及有大毒者，皆能變亂於人爲害，亦能殺人。但毒有大小，自可隨所犯而救解之。但著毒重者，亦令人發病時咽喉强直，而兩眼睛疼，鼻乾，手脚沉重，常嘔吐，腹裏熱悶，脣口習習，顏色乍青乍赤，經百日便死。其輕者，乃身體習習而痺，心胸涌涌然[1]而吐，或利無度是也。但從酒得者難治，言酒性行諸血脈，流徧周體，故難治；因食得者易愈，言食與藥俱入胃，胃能容雜毒，又逐大便泄毒氣，毒氣未流入血脈，故易治。若但覺有前諸候，便以解毒藥法救之。

〔1〕涌涌然　形容胸中氣鬱滿悶。"涌"通"恫"，《方言》："恫，愊滿也。"箋疏："涌與恫同"。"涌涌"爲"涌"之重言形況詞。

按語　文中將藥物中毒分爲輕重兩類，據證分析，輕者，中毒淺，多見肌膚經絡之症；重者則中毒深，多見腑臟營血之症。又謂毒藥因酒或食得之，其中毒亦有輕重緩急之別，預後亦隨之而有異。説理明晰，符合臨牀所見，切於實用，并有史料價值。

十二、服藥失度候

凡合和湯藥，自有限劑，至於圭、銖、分、兩[1]，不可乖違，若增加失宜，便生他疾。其爲病也，令人吐下不已，嘔逆而悶亂，手足厥冷，腹痛轉筋。久不以藥解之，亦能致死，速治即無害。

〔1〕圭（guī 歸）、銖（zhū 朱）、分、兩　古代重量單位。《後漢書·歷律志上》："量有輕重，平以權衡"注引《説苑》："十粟重一圭，十圭重一銖，二十四銖重一兩。"漢制又以六銖爲分。在此是言服藥限劑，應嚴格定量，圭、銖、分、兩不誤，謹慎從事。

十三、諸飲食中毒候

凡人往往因飲食忽然困悶，少時致甚，乃至死者，名爲飲食中毒，言人假[1]以毒物投食裏而殺人。但其病煩內或懸癱[2]內初如酸棗大，漸漸長大，是中毒也。急治則差，久不治，毒入腹[3]則死。

但診其脈，浮之無陽，微細而不可知者，中毒也[4]。

〔1〕假　因。《莊子·大宗師》："假於異物"注："假，因也。"
〔2〕懸癱　即"懸雍"。

〔3〕腹　此下《聖惠方》卷三十九治諸飲食中毒諸方有"臟"字。

〔4〕中毒也　此下《聖惠方》有"凡食飲有毒者，傾於地下墳起者，皆殺人也。"三句。

十四、食諸肉中毒候

凡可食之肉，無甚有毒。自死者，多因疫氣所斃，其肉則有毒。若食此毒肉，便令人困悶，吐利無度，是中毒。

十五、食牛肉中毒候

凡食牛肉有毒者，由毒蛇在草，牛食因誤噉蛇則死；亦有蛇吐毒著草，牛食其草亦死，此牛肉則有大毒。又因疫病而死者，亦有毒。食此牛肉，則令人心悶，身體痺，甚者乃吐逆下利，腹痛不可堪，因而致死[1]者非一也。

〔1〕死　原無，汪本亦無，據宋本、周本補。

十六、食馬肉[1]中毒候

凡駿馬肉及馬鞍下肉，皆有毒，不可食之，食之則死。其有凡馬[2]肉則無毒。因疫病死者，肉亦有毒。此毒中人，多洞下而煩亂。

〔1〕肉　原作"因"，形近之誤，據本書目錄改。

〔2〕凡馬　通常之馬。"凡"，常也。

按語　文中云"駿馬肉及馬鞍下肉皆有毒"，此説可商，馬肉有毒，都有其原因，如疫死之馬或馬肉腐壞變質，致生毒素。食之中毒，與前食牛肉中毒候類似。然本候及前後諸候提出：凡可食之動物，若因"疫氣致斃"，則其肉不可食，此論甚確。

十七、食六畜肉中毒候

六畜者，謂牛、馬、豬、羊、雞、狗也。凡此等肉本無毒，不害人。其自死及著疫死者，皆有毒。中此毒者，亦令人心煩悶而吐利無度。

十八、食六畜百獸肝中毒候

凡禽獸六畜自死者，肝皆有毒，不可食，往往傷人。其疫死者彌甚。被其毒者，多洞利嘔吐而煩悶不安。

十九、食鬱肉[1]中毒候

鬱肉毒者，謂諸生肉及熟肉内器中，密閉頭[2]，其氣壅積不泄，則爲鬱肉，有毒。不幸而食之，乃殺人。其輕者，亦吐利煩亂不安[3]。

〔1〕鬱肉　《金匱要略》第二十四治食鬱肉漏脯中毒方原注："鬱肉，密器蓋之隔宿者是也。"

〔2〕頭　《聖惠方》卷三十九治食鬱肉中毒諸方無。"頭"，頂也。如器皿之頂蓋，蓋頭。

〔3〕不安　此下原有"有脯炙之不動，得水而動，食之亦殺人"十五字，乃後文食漏脯中毒候文字，錯簡於此，據《聖惠方》删。

按語　本候内容，爲存放不當，而致肉食變質，鬱而生毒，所以稱爲"鬱肉"。此爲日常生活中常見之事，《病源》已作爲一個問題提出，足見食物衛生知識，先民早已十分講究。

二十、食狗肉中毒候

凡狗肉性甚躁[1]熱，其疫死及狂死[2]者，皆有毒，食之難消，故令人煩毒悶亂。

〔1〕躁　在此義通"燥"，《聖惠方》卷三十九治食狗肉中毒方即作"燥"。

〔2〕狂死　指因狂犬病而死亡者。

二十一、食豬肉中毒候

凡豬肉本無毒，其野田間放，或食雜毒物而遇死者，此肉則有毒。人食之則毒氣攻臟，故令人吐利，困悶不安。

二十二、食射罔[1]肉中毒候

射獵人多用射罔藥塗箭頭，以射蟲[2]鹿，傷皮則死，以其有毒故也。人獲此肉，除箭處毒肉不盡，食之則被毒致死。其不死者，所誤食肉處去毒箭遠，毒氣不深，其毒則輕，雖不死，猶能令人困悶吐利，身體痺不安。

薗藥者，以生烏頭搗汁，日作之[3]是也。

〔1〕射薗（wǎng 罔） 原作“射茵”，據本書目録改。下一個“薗”字同。“射薗”，一作“射罔”。爲毛茛科植物草烏頭汁製成之膏劑。《神農本草經》烏頭條云：“其汁煎之名射罔，殺禽獸。”《名醫別録》云：“射罔味苦，有大毒。”

〔2〕蟲 動物之通名。《禮記·儒行》：“鷙蟲攫搏”疏：“蟲是鳥獸通名。”

〔3〕日作之 將藥汁曝曬而成薗藥。《聖惠方》卷三十九治食射罔肉中毒方作“煎之”。

二十三、食鴨肉成病候

鴨肉本無毒，不能損人。偶食觸冷不消，因結聚成腹内之病。

按語 本候非中毒，乃由食鴨肉不消，而成積聚之病，其病與前後文所述亦不同，蓋是因論禽獸之病，連類相及者。

二十四、食漏脯[1]中毒候

凡諸肉脯，若爲久故茅草屋漏所濕，則有大毒，食之三日，乃成暴癥，不可治，亦有即殺人者。凡脯，炙之不動，得水則動，亦殺人。

〔1〕漏脯 “脯”，乾肉。“漏脯”，茅屋漏雨所濕之肉。《金匱要略》第二十四治食鬱肉漏脯中毒方原注：“漏脯，茅屋漏下沾著者是也。”

二十五、食魚鱠中毒候

凡人食魚鱠者，皆是使生冷之物，食之甚利口[1]，人多嗜之，食傷[2]多，則難消化，令人心腹否滿，煩亂不安。

〔1〕利口 在此猶言可口。

〔2〕傷 宋本、汪本、周本同；正保本無，義長。

按語 文中内容，實爲多食生冷魚腥，消化不良，通稱食傷，并非食物中毒。殆亦證候相類，并列討論者。

二十六、食諸魚中毒候

凡食諸魚有中毒者，皆由魚在水中，食毒蟲惡草則有毒，人食之，不能消化，即令悶亂不安也。

二十七、食鱸魚肝中毒候

此魚肝有毒，人食之中其毒者，即面皮剥落，雖爾，不至於死。

按語 本候所述，與現在所知過敏性剥脱性皮膚疾病相似。證之臨牀，確有誤食某些魚肝魚膽而發此病者。

二十八、食鯸鮐[1]魚中毒候

此魚肝及腹内子有大毒，不可食，食之往往致死。

[1]鯸鮐（hóu tái 侯台） 又稱"鯸鯠"、"鯢"，即河豚。有大毒，但肉鮮可食。《説文》段注："鮐，亦名候鮐，即今之河豚也。"

按語 河豚魚之血、卵巢、皮、肝等皆有毒，或肌肉亦含有毒。但此魚種類很多，含毒之多寡，亦因魚之種類、季節不同而有異。若食之中毒，每於半小時至一、二小時内發病，初覺脘中不適，惡心腹瀉等，旋即全身不適，脣舌肢端麻木，四肢無力，癱軟，重者呼吸困難，言語不能，昏迷，終致呼吸循環衰竭而死亡。故食用時宜注意。

二十九、食蟹中毒候

此蟹食水茛[1]，水茛有大毒，故蟹亦有毒。中其毒則悶亂欲死。若經霜已後，遇毒即不能害人，未被霜蟹，賣食之則多有中毒，令人悶亂，精神不安。

[1]水茛（gèn 亘） 原作"水茛"，誤，據宋本、《醫心方》卷二十九第三十九改。下一"茛"字同。"水茛"、即毛茛。

按語 食蟹中毒，臨牀所見，皆因蟹肉腐敗變質，産生毒素，傷人胃腸，或食不如法所致。中毒後狀如霍亂，腹痛吐利無度；或欲吐利而不得，悶亂欲死。至於蟹食水莨，或已否經霜，能使人中毒，後世尚少報道，可以存而再議。

三十、食諸菜蕈菌[1]中毒候

凡園圃所種之菜本無毒，但蕈、菌等物，皆是草木變化所生，出於樹者爲蕈，生於地者爲菌，並是鬱蒸濕氣變化所生，故或有毒者。人食遇此毒，多致死，甚疾速[2]；其不死者，猶能令煩悶吐利，良久始醒。

〔1〕蕈（xùn訓）菌　屬真菌類植物，其傘菌類者，通稱之爲"蕈"，無毒者可食用，如香菇、蘑菇等。

〔2〕疾速　宋本作"忩速"，《聖惠方》卷三十九治食諸菜蕈菌中毒諸方作"忽速"。文異義同。

按語　毒蕈種類很多，所含毒性成分不同，故其中毒亦有輕重緩急之異。有食後即皮膚潮紅，汗出，流涎，繼以瞳孔縮小，目視模糊，頭昏目眩，吐瀉腹痛，終至虛脫而死。亦有食後數小時，遽然腹痛吐瀉，延至二三日後，毒攻肝膽，因見黃疸，陷於昏迷而死者。本候雖寥寥數語，但言之確切。故凡食用蕈菌之類，必須謹慎鑒別，免遭中毒，一旦誤食，應及時圖治，切勿延誤病機。

三十一、食諸蟲中毒候

野菜芹荇[1]之類，多有毒蟲水蛭附之，人誤食之，使中其毒，亦能悶亂，煩躁不安。

〔1〕荇（xìng杏）　荇菜，亦作"莕"，又名"接余"。水生植物，嫩時可食用。《詩·周南·關雎》："參差荇菜，左右流之。"傳："荇，接余也。"疏："接余，白莖，葉紫赤色，正圓，徑寸餘，浮在水上，根在水底。"

三十二、飲酒[1]大醉連日不解候

飲酒過多，酒毒漬於腸胃，流溢經絡，使血脈充滿，令人煩

毒惛亂[2]，嘔吐無度，乃至累日不醒。往往有腹背穿穴者，是酒熱毒氣所爲。故須[3]摇動其身，以消散也。

〔1〕酒　原作“食”，誤，據本書目録及下文内容改。

〔2〕煩毒惛亂　宋本、汪本、周本同；《聖惠方》卷三十九治飲酒大醉不解諸方無“毒惛”二字。“煩毒”，煩極之意。“惛”通“昏”。

〔3〕須　此上《聖惠方》有“飲酒”二字。

按語　文中謂“往往有腹背穿穴者”，此症在臨牀上不多見，除非此人原有胃腸胸腹疾患，因飲酒過多而觸發，形成急性穿孔。同時，亦有文獻記載，如《本草綱目》卷二十五酒條發明下引汪機曰：“按扁鵲云，過飲腐腸爛胃，漬髓蒸筋，傷神損壽。昔有客訪周顗，出美酒二石。顗飲一石二斗，客飲八斗。次明，顗無所苦，客已脇穿而死矣。”

又，文中云，醉酒之後，不能安臥不動，須不時摇動其身，以消散酒熱毒氣，此説可參。

三十三、飲酒中毒候

凡酒性有毒，人若飲之，有不能消，便令人煩毒悶亂。其湯熨針石，別有正方，補養宣導，今附於後。

養生方云：正坐仰天，呼出酒食醉飽之氣。出氣之後，立飢且醒。

三十四、飲酒腹滿不消候

夫酒性宣通[1]而不停聚，故醉而復醒，隨血脈流散故也。今人有榮衛否澀，痰水停積者，因復飲酒，不至大醉大吐，故酒與痰相搏，不能消散，故令腹滿不消。

〔1〕宣通　在此猶云走散，行散。

按語　營衛否澀，痰水停積之人飲酒，不能消散，而致腹滿不消，在臨牀上屢可見到，其因是酒與水類，陰凝不化，陽氣鬱滯所致，每每成爲酒癖之漸。而《病源》早已論及，可見其觀察之細緻，不要草草讀過。

三十五、惡酒[1]候

酒者，水穀之精也，其[2]氣慓悍而有大毒。入於胃則胃[3]脹氣逆，上逆於胸，內蘸[4]於肝膽，故令肝浮膽橫[5]，而狂悖[6]變怒，失於常性，故云惡酒也。

〔1〕惡酒　“惡”，害也。《淮南子·説林訓》：“反爲惡”注：“惡，猶害也。”故“惡酒”即“害酒”，在此作“酒害”解。

〔2〕其　此上《靈樞·論勇》有“熟穀之液也”一句。

〔3〕胃　原作“酒”，誤，據《靈樞》改。

〔4〕蘸（zhàn 站）　宋本、汪本同；《聖惠方》卷三十九治惡酒諸方作“醮”，周本作“薰”。“蘸”，浸没。《楚辭·太招》：“魂乎無東，湯浴宗只”王逸注：“或曰：宗，又蘸之貌。”洪興祖補注：“蘸，没也。”在此作浸漬解。

〔5〕肝浮膽橫　猶言肝膽之氣橫逆，上衝心胸，失於疏泄之常。

〔6〕狂悖　謂放蕩而違背於事理。《三國志·魏書·管輅傳》：“舅大怒，謂輅狂悖。”

三十六、飲酒後諸病候

酒性有毒，而復大熱，飲之過多，故毒熱氣滲溢經絡，浸溢[1]腑臟，而生諸病也。或煩毒壯熱而似傷寒；或洒淅惡寒，有同温瘧；或吐利不安；或嘔逆煩悶，隨臟氣虛實而生病焉。病候非一，故云諸病。

〔1〕溢　汪本同；宋本作“液”；周本、《聖惠方》卷三十九治飲酒後諸病諸方作“漬”。

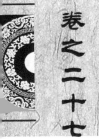

重刊巢氏諸病源候總論卷之二十七

血病諸候 凡九論

提要 本篇論述出血諸病。

內容有吐血、嘔血、唾血、舌上出血、大便、小便出血、汗血等候，其文是從九竅出血分論。其中，吐血候是重點，詳述病因病機，多責之於臟腑傷損，尤以肺、心、肝諸臟爲主，但亦具有普遍意義。同時，飲酒過度，情志不節、寒熱之邪所加，均可致血液不循常道，逆而外溢，成爲諸多出血之證。驗之臨牀，信而有徵。

一、吐血候

夫吐血者，皆由大虛損及飲酒、勞損所致也。但肺者，五臟上蓋也，心肝又俱主於血。上焦有邪，則傷諸臟，臟傷[1]血下入於胃，胃得血則悶滿[2]氣逆，氣逆[3]故吐血也。

但吐血有三種：一曰內衄，二曰肺疽，三曰傷胃。內衄者，出血如鼻衄，但不從鼻孔出，是近心肺間津[4]出，還流入胃內。或如豆汁[5]，或如衃血[6]，凝停胃裏，因即滿悶便吐，或去數升乃至一斗是也[7]。肺疽者，言飲酒之後，毒滿便吐，吐已後有一合二合，或半升一升是也。傷胃者，是飲食大飽之後，胃內冷，不能消化，則便煩悶，強嘔吐之，所食之物與氣共上衝踧[8]，因傷損[9]胃口，便吐血，色鮮正赤是也[10]。

凡吐血之後，體恒[11]，俺俺然[12]，心裏煩躁，悶亂紛紛[13]，顛倒不安[14]。

寸口脈微而弱，血氣俱虛，則吐血。關上脈微而芤，亦吐血。脈細沉者生，喘欬上氣，脈數浮大者死。久[15]不瘥，面色黃黑，無復血氣，時寒時熱[16]，難治也[17]。

養生方云：思慮傷心，心傷則吐衄，發則髮焦也。

〔1〕臟傷　此下《聖惠方》卷三十七吐血論有"則"字，語義較完整，且與上下文例相協。

〔2〕悶滿　宋本、汪本、周本同，《聖惠方》作"滯悶"。

〔3〕氣逆　此下《聖惠方》有"上衝"二字。

〔4〕津　此下《千金要方》卷十二第六、《千金翼方》卷十八第四有"液"字。

〔5〕豆汁　宋本、汪本、周本同；《千金要方》、《千金翼方》作"豆羹汁"。"豆汁"，指赤小豆羹汁，借喻血色暗赤。

〔6〕或如衉（kǎn 坎）血　《聖惠方》無此四字。"衉"，原作"衈"，形近之誤，據《千金要方》改。"衉血"，在此指凝結之血。《説文》："衉，羊凝血也。"

〔7〕一斗是也　"斗"，原作"斛"，數量太大，據《千金翼方》改。又，此句下《千金要方》、《千金翼方》有"得之於勞倦飲食過常所爲也"一句。

〔8〕踧（cù 促）　困迫。通"蹙"。《正字通》："踧，困迫也。與蹙通。"《千金翼方》即作"蹙"。

〔9〕損　宋本、汪本、周本同；《千金要方》、《千金翼方》作"裂"。

〔10〕色鮮正赤是也　此下《千金要方》、《千金翼方》有"腹絞痛，白（《千金翼方》作"自"）汗出，其脈緊而數者，爲難治也"四句。

〔11〕恒　宋本、汪本、周本同；《千金翼方》作"中但"二字。

〔12〕俺俺（yān yān 淹淹）然　困迫、氣息微弱貌。《千金翼方》作"奄奄"，字異義同。又，此下《千金翼方》有"心中不悶者，輒自愈，假令"十字。

〔13〕紛紛　此下《千金翼方》有"欲吐"二字。

〔14〕不安　此下《千金翼方》有"卒至不救"四字。

〔15〕久　此下《聖惠方》有"吐"字。

〔16〕時寒時熱 宋本、汪本、周本同；《聖惠方》作"或發寒熱，或惡寒者"。

〔17〕難治也 原無，文義不完整，據《聖惠方》補。

二、吐血後虛熱胸中否口燥候

吐血之後，臟腑虛竭，榮衛不理，陰陽隔絕[1]，陽虛於上，故身體虛熱，胸中否，則[2]口燥。

〔1〕陰陽隔絕 謂陰陽二氣阻隔不通。

〔2〕則 通"而"，周本即作"而"。《經傳釋詞》："則，猶而也。文二年《左傳》曰：《周志》有之，勇則害上，不登於明堂。言勇而害上也。"

三、嘔血候

夫心者，主血；肝者，藏血。愁憂思慮則傷心，恚怒氣逆，上而不下則傷肝。肝心二臟傷，故血流散不止，氣逆則嘔而出血[1]。

〔1〕嘔而出血 汪本、周本同；宋本無"血"字；《醫心方》卷五第四十六作"嘔血出也"。

按語 本候所論，可與卷四虛勞嘔血候比較分析。卷四所論屬虛勞，責之勞傷於血氣，肺氣上逆，病變在肺與肝；本候病為血證，責之憂愁思慮恚怒，肝氣上逆，病變在心與肝。臨證施治，當有所別。

四、唾血候

唾血者，由傷損肺所為[1]。肺者為五臟上蓋，易為傷損，若為熱氣所加則唾血。唾上如紅縷[2]者，此傷肺也；脇下痛，唾鮮血者，此傷肝。

關上脈微芤，則唾血。脈沉弱者生，牢實者死。其湯熨針石，別有正方，補養宣導，今附於後。

養生方導引法云：伸兩腳，兩手指着足五指上，愈腰折不能低著[3]。若唾血，久疼，為之愈。

長伸兩脚，以兩手捉足[4]五指七遍。愈腰折不能低仰，若[5]唾血、久疼、血病。久行，身則可卷轉也。

〔1〕所爲　原無，文義未完，據《醫心方》卷五第四十八補。

〔2〕紅縷　此下《醫心方》有"絡"字。"紅縷"，指唾中帶血如紅絲。

〔3〕著　原無，據本書卷五腰痛不得俛仰候養生方導引法補。

〔4〕足　原無，文義不明，據前條養生方導引法補。

〔5〕若　在此作"及"字解。《經傳釋詞》："若，猶及也。《吳語》：王若今起師以會。言及今起師以會戰也。"

按語　本候論唾血，指出有兩種病情，一者"唾上如紅縷"，一者"脅下痛，唾鮮血"，見症不同，病情亦不同，分屬於傷肺或傷肝。然究其原因，"熱氣所加"則又是相同者。此條又可與卷四虛勞嘔逆唾血候相對照。前者病爲虛勞，唾血責之肝腎，與本候所論有虛實新久之分。

又，《聖惠方》卷三十七治唾血候，闡述肺傷唾血病機較詳，附錄供參："肺爲五臟之華蓋，其體輕虛，怕熱而惡寒，則易傷損也。若或邪熱之氣，伏留在臟，傷於經絡，致榮衛否澀，胸膈壅滯，故唾血也。"

五、舌上出血候

心主血脈而候於舌，若心臟有熱，則舌上出血如涌泉。

按語　舌上出血，又名舌衄，臨牀上雖不多見，却是急症危症。本候謂"舌上出血如涌泉"，則其病情嚴重危急，一望可知。此病大多由於心肝之火亢盛，迫血妄行所致。亦有因脾腎虛火所致者，則其病情與本條殊異，當仔細辨別。

六、大便下血候

此由五臟傷損所爲。臟氣既傷，則風邪易入，熱氣在內，亦大便下血，鮮而腹痛。冷氣在內，亦大便血下，其色如小豆汁，出時疼而不甚痛。

前便後下血者，血來遠；前下血後便者，血來近。遠近者，言病在上焦、下焦也。令人面無血色，時寒時熱。

脈浮弱，按之絶者，下血。

按語 遠血、近血之分，《金匱要略》第十六已有所論，本候內容更詳，謂"遠近者，言病在上焦、下焦也"。臨牀尚有辨別出血之顏色，用以診斷出血部位遠近，如血色鮮紅者，其來較近；血色紫暗成塊者，其來較遠。

七、小便血候

心主於血，與小腸合。若心家有熱，結[1]於小腸，故小便血也。

下部脈急而絃[2]者，風邪入於少陰，則尿血。尺脈微而芤，亦尿血。

養生方云：人食甜酪，勿食大酢，必變爲尿血。

[1]結 宋本、汪本、周本同；《聖惠方》卷三十七治小便出血諸方作"流注"二字。又，此上有"積蓄不散"四字，義長。

[2]急而絃 《聖惠方》作"急強"。"絃"，通"弦"。《集韻》："絃，八音之絲也，通作弦。"

八、九竅四支出血候

凡榮衛大虛，腑臟傷損，血脈空竭，因而恚[1]怒失節，驚恣過度，暴氣逆[2]溢，致令腠理開張，血脈流散也，故[3]九竅出血。

喘欬而上氣逆[4]，其脈數有熱，不得臥者死。

[1]恚 宋本、汪本、周本同；《醫心方》卷五第四十五作"喜"。

[2]逆 宋本、汪本、周本同；《醫心方》作"迸"。

[3]故 原作"言"，誤，據周本改。

[4]逆 《醫心方》、《聖惠方》無。

按語 本候標題爲"九竅四支出血"，而文中未及四肢出血，當有脫簡。又，文中謂"腠理開張，血脈流散"，據此則又似賅有皮膚出血，如肌衄者。

九、汗血候

肝藏血，心之液爲汗。言肝心俱傷於邪，故血從膚腠而出也。

毛髮[1]病諸候 凡十三論

提要 本篇論述毛髮諸病。

內容有鬚髮禿落、令生髭、白髮、令長髮、令髮潤澤、髮黃、鬚黃、令生眉毛等，分別論述鬚、髮、眉、髭之榮枯，與足少陽、陽明、太陽、少陰及手陽明諸經脈之血氣盛衰，有密切關係。并闡述毛髮黃、白、悴、禿，以及異毛惡髮、火燒處不生等病理和治療，內容校詳。另有鬼舐頭一候，即今稱之斑禿。至於白禿、赤禿二候，實爲皮膚病，因伴有頭髮禿落，故在此一併加以論述。

〔1〕毛髮　原作“髮毛”，據本書目錄移正。

一、鬚髮禿落候

足少陽，膽之經也，其榮在鬚；足少陰，腎之經也，其華在髮。衝任之脈，爲十二經之海，謂之血海，其別絡上脣口。若血盛則榮於鬚[1]髮，故鬚髮美；若血氣衰弱，經脈虛竭，不能榮潤，故鬚髮禿落。其湯熨針石，別有正方。補養宣導，今附於後。

養生方云：熱食汗出，勿傷風，令髮墮落。

又云：欲理髮，向王地[2]，既櫛髮[3]之始，叩齒九通[4]，而微呪[5]曰：太帝散靈，五老返真[6]，泥丸[7]玄華[8]，保精長存。左拘隱月，右引日根[9]，六合清煉，百神受恩。呪畢，嚥唾三過。能常行之，髮不落而生。

又云：當數易櫛，櫛之取多，不得使痛。亦可令侍者櫛。取多，血液[10]不滯，髮根常牢。

〔1〕鬚　原作“頭”，據本候上下文例、《聖惠方》卷四十一治鬚髮禿落諸方改。

〔2〕王地　本篇白髮候、本書卷二十九齒痛候養生方作“本命日”。“王地”，亦即“王氣”，指東方。

〔3〕櫛髮　梳理頭髮。

〔4〕叩齒九通　原無，文義不全，據本書卷二十九補。

〔5〕而微呪（zhòu 咒）　本書卷二十九作"陰呪"。"呪"，禱祝也。"祝"之或字。《集韻》："祝，詛也；或從口。"《正字通》："經傳以祝爲呪。"

〔6〕太帝散靈，五老返真　原脱，據本書卷二十九、《修真旨要》補。"真"，《修真旨要》作"神"。"太帝"，即"天帝"。《淮南子·墜形訓》："是謂太帝之居"，注："太帝，天帝。""五老"，神話傳説中之五星之精。《竹書紀年·帝堯陶唐氏》："有五老游焉，蓋五星之精也。"

〔7〕泥丸　道教名詞。指腦，即上丹田。

〔8〕玄華　髮神。《酉陽雜俎·廣知》："髮神曰玄華。"《太微帝君太乙造形紫玄内二十四神回元經》云："髮神名玄文華，字道衡。"

〔9〕左拘隱月，右引日根　原作"左爲隱月，右爲日根"，據《修真旨要》改。

〔10〕血液　宋本、汪本、周本同；《修真旨要》作"血脉"，義長。

按語　本候養生方第三條與卷一風濕候養生方真誥文近似，可參閱。

二、令生髭[1]候

手陽明爲大腸之經，其支絡缺盆，上頸貫頰，入下齒間。髭者，是血氣之所生也。若手陽明之經血盛，則髭美而長，血氣衰少則不生。

〔1〕髭（zī 滋）　口脣上之胡鬚。《釋名》："口上曰髭。"

三、白髮候

足少陰腎之經也，腎主骨髓，其華在髮。若血氣盛，則腎氣强，腎氣强，則骨髓充滿，故髮潤而黑；若血氣虚，則腎氣弱，腎氣弱，則骨髓枯竭，故[1]髮變白也。其湯熨針石，別有正方。補養宣導，今附於後。

養生方云[2]：正月十日沐髮，髮白更[3]黑。

又云：千過[4]梳頭，頭不白。

又云：正月一日，取五香煮作湯，沐頭不白。

又云：十日沐浴，頭不白。

又云：十四日沐浴，令齒牢髮黑。

又云：常向本命日[5]，櫛髮之始，叩齒九通，陰呪[6]曰：太帝[7]散靈，五老返真[8]，泥丸玄華，保精長存。左拘隱月[9]，右引日根；六合清煉，百神受恩[10]。呪畢[11]，咽唾三過。常數行之，使人齒不痛，髮牢不白。一云[12]頭腦不痛[13]。

養生方導引法云：解髮，東向坐；握固不息一通。舉手[14]左右導引，手掩兩耳。以手復挼頭五，通脈也[15]。治頭風，令髮不白[16]。

又云：清旦初起，左右手交互，從頭上挽兩耳，舉；又引鬢髮，即面氣[17]流通。令頭不白，耳不聾[18]。

又云：坐地，直兩脚，以兩手指[19]脚脛，以頭至地。調脊諸椎，利髮根，令長美。坐舒兩脚，相去一尺，以扼脚兩脛，以頂至地十二通。調身脊無患害，致精氣潤澤。髮根長美者，令青黑柔濡滑澤，髮恒不白。

又云：伏，解髮東向，握固，不息一通，舉手左右導引，掩兩耳。令髮黑不白。伏者，雙膝著地，額直至地，解髮，破髻[20]，舒頭，長敷在地。向東者，向長生之術。握固，兩手如嬰兒握，不令氣出。不息，不使息出，極悶已，三噓[21]而長細引。一通者，一爲之，令此身囊之中滿其氣。引之者，引此舊身內惡邪伏氣，隨引而出，故名導引。舉左右手各一通，掩兩耳，塞鼻孔三通，除白髮患也。

又云：蹲踞，以兩手舉足五趾，低頭自極，則五臟氣偏至。治耳不聞[22]，目不明。久爲之，則令髮白復黑。

又云：思心氣上下四布，正赤，通天地，自身[23]大且長。令人氣力增益，髮白更黑，齒落再生。

〔1〕故　此上宋本重"枯竭"二字。

〔2〕養生方云　原作"又云"，據養生方文例改。

〔3〕更（gēng 耕）　變。《漢書·王嘉傳》："又數更政事。"注："更，亦變也。"

〔4〕千過　即千遍。"過"，遍也。

〔5〕本命日　"日"原無，據本書卷二十九齒痛候養生方補。"本命"，出生年之干支。具體有"本命日"，即出生日；"本命年"，即出生年份。如生於子年屬鼠，生於丑年屬牛等等。

〔6〕陰呪　默默禱祝。"陰"，默默。《書·説命》："亮陰三祀"，傳："陰，默也。"

〔7〕太帝　原作"太常"，據本書卷二十九、《修真旨要》改。

〔8〕真　《修真旨要》作"神"。

〔9〕左拘隱月　原作"左迴拘月"，據《修真旨要》改。

〔10〕百神受恩　原作"百疾愈因"，據前鬢髮脱落候、《修真旨要》、《至游子·真誥篇》改。

〔11〕呪畢　原無，文義不完整，據前鬢髮秃落候補。

〔12〕一云　本書卷二十九無。

〔13〕頭腦不痛　此上六條原誤置於導引法第五條下，今據養生方和養生方導引法文例移正。

〔14〕手　原錯置於"左右"之下，據本書卷二頭面風候養生方導引法、《彭祖導引法》移正。

〔15〕以手復捋頭五，通脈也　宋本、汪本、周本同，《彭祖導引法》作"以指搯兩脈邊五通"。又，此二句原在文末，今據《彭祖導引法》移正。"捋"，原作"持"，形近之誤，據本書卷二頭面風候養生方導引法改。

〔16〕治頭風，令髮不白　宋本、汪本、周本同，《彭祖導引法》作"令人目明，髮黑不白，治頭風"。

〔17〕面氣　原無，文義不明，據《千金翼方》卷十二養性禁忌補。

〔18〕令頭不白，耳不聾　原無，文義未完，據本書卷九時氣候養生方導引法補。

〔19〕指　文義不通，疑"按"或"扼"字之形誤。

〔20〕髻（jì寄）　總髮，挽髮結之於頂。古亦作"結"。《説文新附》："髻，總髮也。"在此作名詞，義指髮髻。

〔21〕噓（xū需）　呼氣。出氣急曰吹，緩曰噓。《莊子·齊物論》："仰天而噓。"釋文："噓，息也。吐氣爲噓。"

〔22〕耳不聞　此下本書卷二十八目暗不明候養生方導引法第一條有"人語聲"三字。

〔23〕身　原作"於"，據周本改。

按語　本候養生方導引法第四條，爲導引法基本動作幾個術語之詮釋。如"伏"、"東向"、"握固"、"不息"、"一通"、"引之"等，對其方法和意義，均有詳明叙述。這是導引法中之重要條文。

四、令長髮候

髮是足少陰之經血所榮也。血氣盛，則髮長美；若血虛少，則髮不長，須以藥治之令長。

五、令髮潤澤候

足少陰之經血，外養於髮。血氣盛，髮則光潤；若虛則血不能養髮，故髮無潤澤也。則須以藥治[1]，令其潤澤。

〔1〕治　原無，據《聖惠方》卷四十一令髮潤澤諸方補。

六、髮黃候

足少陰之經血，外養於髮。血氣盛，髮則潤黑；虛竭者，不能榮髮，故令髮變黃。

七、鬚黃候

足少陽之經血，外榮於鬚。血氣盛，鬚則美而長；若虛少不足，不能榮潤於外，故令鬚黃。

八、令生眉毛候

足太陽之經，其脈起於目內眥，上額交巓。血氣盛，則眉美有毫[1]，血少則眉惡[2]。眉爲風邪所傷，則眉脫，皆是血氣傷損，不能榮養，故須以藥生之。

〔1〕毫　本指細毛，在此指眉中長毛。《廣韻》："毫，長毛。"

〔2〕惡　醜，劣。與"美"、"好"相對。《莊子·德充符》："衞有惡人焉。"注："惡，醜也。"在此形容眉毛枯焦稀脫。

九、火燒處髮不生候

夫髮之生，血氣所潤養也。火燒之處，瘡痕緻密，則氣血下沉，不能榮宣腠理，故髮不生。

按語 本條論述瘡痕不生髮候，謂"氣血下沉，不能榮宣腠理"，頗有深意。這是認真觀察之成果，對於臨牀研究滅斑痕法者，大可考究。

十、令毛髮不生候

足少陰之血氣，其華在髮。足太陽之血氣盛，則眉美；足少陽之血氣盛，則鬚美；足陽明之血氣盛，則髮美；手陽明之血氣盛，則髭美。諸經血氣盛，則眉、髭、鬚、髮美澤。若虛少枯竭，則變黃、白、悴、禿。若風邪乘其經絡，血氣改變，則異毛惡髮妄生也，則須以藥敷，令不生也。

按語 本篇從鬚髮禿落候至令生眉毛候，已分別論述鬚髮髭眉之榮枯，與各經脈血氣盛衰有密切關係。本候又匯總其說，指出："諸經血氣盛，則眉髭、鬚、髮美澤；若虛少枯竭，則變黃、白、悴、禿。"但重點是在下文，即風邪乘其經絡，血氣改變，"則異毛惡髮妄生，須以藥敷，令不生也。"《聖惠方》卷四十一治眉髮鬚不生諸方之文，與此稍異。如云："若血氣虛少枯竭，則變黃白不生。若風邪乘其經絡，血氣改變，則異色惡髮妄生也。則宜以藥敷之，令生好髮也。"文中有兩層用意，一是髮變黃白不生，二是用藥治療，令生好髮。可以互參。

十一、白禿候

凡人皆有九蟲在腹内，值血氣虛則能侵食。而蟯蟲發動，最能生瘡，乃成疽、癬、痂、疥之屬，無所不爲。言白禿者，皆由此蟲所作，謂在頭生瘡，有蟲，白痂，甚癢[1]，其上髮並禿落不生，故謂之白禿。

〔1〕謂在頭生瘡，有蟲、白痂，甚癢　宋本、汪本、周本同；《醫心方》卷五第七、《聖惠方》卷四十一治頭瘡白禿諸方作"謂頭上生瘡，有白痂，甚癢"。

按語 白禿之名，最早見於《劉涓子鬼遺方》，相當於白癬。其病原體是真菌，而非蟯蟲。其病多見於兒童，尤以男孩爲多。對於本病之成因及傳染途徑，《外科正宗》論述較詳，如云："白禿瘡因剃髮腠理洞開，外風襲入，結聚不散，致氣血不潮，皮肉干枯，發爲白禿。久則髮落，根無營養，如禿斑。"錄此供參。

又，本書卷五十白禿候之叙證，亦較此爲詳，可參閱。

十二、赤禿候

此由頭瘡，蟲食髮禿落，無白痂，有汁，皮赤而癢，故謂之赤禿。

按語 本候所論，赤禿具有傳染性，多發生於兒童。在流行地區，成人亦可發生。

十三、鬼舐[1]頭候

人有風邪在於頭，有偏虚處，則髮禿落，肌肉枯死。或如錢大，或如指大，髮不生，亦不癢，故謂之鬼舐頭。

[1]舐（shì 示） 以舌舐食。《一切經音義》"舐血"注："顧野王云：舐，以舌取食也。"

按語 鬼舐頭，後人有稱之爲油風，即今之斑禿。其病因病機，本候責之"風邪在於頭，有偏虚處"，這是後世血虚風燥説之濫觴。陳實功《外科正宗》云："油風乃血虚不能隨氣榮養肌膚"，"此皆風熱乘虚攻注而然"。可參。

面體病諸候凡五論

提要 本篇論述面體諸病，内容較少，僅有蛇身、面皰、面皯䵟、酒皶、嗣面等五候，均屬皮膚之病變。其中，蛇身一候，多爲體質遺傳，不能作爲一般病態看待。面皰與嗣面，症狀相似，後人均謂之粉刺。但嗣面中有因敷胡粉而致者，屬於另一種病情。面皯䵟，俗謂雀斑；酒皶，俗謂酒齄鼻。這些病證，確爲臨牀上所多見。

一、蛇身候

蛇身者，謂人皮膚上如蛇皮而有鱗甲，世謂之蛇身也。此由血氣否澀，不通潤於皮膚故也。

按語 蛇身病證，多與遺傳有關。至於臨牀因虛勞而致之肌膚甲錯，與本候病情不同，見症亦異，應加區別。

二、面皰候

面皰[1]者，謂面上有風熱氣生皰，頭[2]如米大，亦如穀大，白色者是。

養生方云：醉不可露臥，令人面發瘡皰。

又云：飲酒熱未解，以冷水洗面，令人面發瘡，輕者皶[3]皰。

〔1〕面皰 發於顏面部之白色瘡皰，又名粉刺。"皰"，同"疱"。

〔2〕頭 宋本、汪本、周本同；《醫心方》卷四第十四、《聖惠方》卷四十治面皰諸方作"或"。

〔3〕皶（zhā 渣） 同"齇"。《集韻》："齇，或從鼻，亦作皶。"指面部所生小瘡粒，含有白色脂肪質。《素問·生氣通天論》："勞汗當風，寒薄爲皶。"王注："皶刺長於皮中，形如米，或如針，久者上黑，長一分餘。俗曰粉刺"。

按語 "面皰"，亦名"粉刺"，好發於男女之青春發育期。病因皮脂腺分泌過旺，腺口堵塞，皮脂鬱結感染所致。本候責之於面上有風熱氣，尤其是關乎肺經之風熱。

又，臨牀上有些過食辛辣油膩之人，濕熱蘊結腸胃，凝滯肌膚，亦可導致本病。其發生部位，除面部外，尚有胸背上部、頸後、臀部等處。

三、面奸䵟[1]候

人面皮上，或有如烏麻[2]，或如雀卵上之色是也。此由風邪[3]客於皮膚，痰飲漬於腑臟，故生奸䵟。

養生方云：飽食而坐，不行步，有所作務，不但無益，乃使人得積聚不消之病，及手足痹，面目梨皯[4]。

〔1〕皯䵟（gǎn yùn 桿運）　《聖惠方》卷四十治面皯皰諸方作"皯皰"。"皯䵟"，面上黑色斑點，俗稱雀斑。《説文》："皯，面黑氣也。"《玉篇》："䵟，面黑也。"《集韵》："面黑子謂之䵟。"

〔2〕烏麻　即黑脂麻。

〔3〕風邪　宋本、汪本、周本同；《聖惠方》作"風冷"。

〔4〕梨皯　形容面色黧黑。"梨"，通"黧"。

按語　面皯䵟，屬於色素沉着性皮膚病，與日光曝曬和遺傳有關，夏季更爲明顯。文中"此由風邪客於皮膚，痰飲漬於腑臟"之病機，對臨牀審因論治有所啟發，可進一步研究。

四、酒皶[1]候

此由飲酒，熱勢衝面，而遇風冷之氣相搏所生，故令鼻面生皶，赤皰帀帀然[2]也。

〔1〕酒皶　鼻尖發暗紅色疱疹。俗稱酒齇鼻，亦謂酒糟鼻。"皶"，與"齇"、"齇"同。　《正字通》："齇，紅暈似瘡，浮起著鼻者，俗曰酒齇。"

〔2〕赤皰帀帀然　謂遍布顆顆紅色小疱。

按語　酒皶鼻，是因鼻色紫紅如酒渣而得名。其病早在《内經》即有類似記載。而《病源》認爲，此病與飲酒有關，多因"飲酒，熱勢衝面，而遇風冷之氣，相搏所生"。這在病因病機之叙述，尚屬首見。但在臨牀，本病雖易見於嗜酒之人，但并不盡然，如脾胃有積熱者，其氣上蒸，肺氣不清，復遇風冷外乘，邪瘀礙血，亦可出現。

五、嗣面候

嗣面[1]者，云面皮上有滓[2]如米粒者也。此由膚腠受於風邪，搏於津液，津液之氣，因虛作之也。亦言因傅胡粉[3]而皮膚虛者，粉氣入腠理化生之也。

〔1〕嗣（sì 飼）面　《醫心方》卷四第十七作"飼面"，《聖惠方》卷四十治粉刺諸方作"粉刺"。

〔2〕滓　宋本、汪本、周本同；《聖惠方》作"皻"。

〔3〕胡粉　即鉛粉。

按語　嗣面證候，有兩種病情，一者與前面皰候相類，故《聖惠方》即名"粉刺"。其病與膚腠受風邪，搏於津液有關。另一種是，常敷胡粉，"皮膚虛者，而粉氣入腠理"所致，多見於戲劇演員，但與通常所説之粉刺，病情不同。

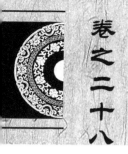

重刊巢氏諸病源候總論卷之二十八

目病諸候 凡三十八論

提要 本篇專論目病。

在病因病機上，不僅論述風、寒、熱、毒諸邪之侵襲，而且強調臟腑經絡陰陽血氣與眼之密切關係，這是治病求本之論。

在具體證候上，有三十八論，如外眼病有目赤痛、目胎赤、目風赤、目赤爛眥、目數十年赤、目風腫、目風淚出、目淚出不止、目膚翳、目息肉淫膚、目珠管、目澀、目飛血、目暈、睊目、目眵瞙、睢目、目蜡、目肥、目皰瘡、目膿漏、目封塞、目內有丁、目眇、針眼等；在內眼病，有目暗不明、目青盲、目茫茫等。其他尚有雀目、目不能遠視、目眩、目黑、目視一物爲兩、目偏視、目珠子脫出諸眼病等等。而割目後除痛止血候，則又論及目病之手術治療、以及術後之處理。所有這些，已成爲中醫眼科學之專門文獻，爲以後中醫眼科之獨立發展，奠定了堅實基礎。

一、目赤痛候

凡人肝氣通於目。言[1]肝氣有熱，熱衝於目，故令赤痛。

[1]言 宋本、汪本、周本同；《外臺》卷二十一目赤痛方作“若”。《經傳釋詞》：“言，云也；語詞也。”“若，詞也。”二字義均可通。

按語 目赤痛，是許多眼病之共同見症，而其成因不一，有外感風熱壅盛者，其目赤痛而多分泌物，眵淚膠粘；有臟腑氣熱上衝者，其目赤且腫疼，熱淚交流，脈實有力，二便不利。相應見症不同，臨床當結合具體病情辨析。

二、目胎赤候

胎赤者，是人初生，洗目不淨，令穢汁浸漬於眥[1]，使瞼赤爛，至大不瘥[2]，故云胎赤。

〔1〕眥 宋本、汪本、周本同；《外臺》卷二十一胎赤久赤方作"眼"。又，《聖惠方》卷三十二治眼胎赤諸方在"眥"上有"眼"字。

〔2〕至大不瘥 宋本、汪本、周本同；《聖惠方》作"漸至長大，終不能瘥。"

按語 《世醫得效方》有"胎風赤爛"，認爲"小兒初生便有此證，至三四歲，雙目紅而弦邊赤爛，時復癢痛"。敘述較詳，可參。

又，"胎赤"一詞，前人有作爲先天胎毒致眼瞼赤爛者，其說不確，文中明白指出："是人初生，洗目不淨，令穢汁浸漬於眥"，顯屬後天感染所致。

三、目風赤候

目者，肝之竅，風熱在內乘肝，其氣外衝於目，故見風淚出，目瞼眥赤。

按語 《聖惠方》卷三十二治眼風赤諸方，論述內容與本條略異，錄附供參："若血氣壅滯，風熱相併，伏留於心肝二臟。心生于血脈，其肝含於血，相引上注於目，故令目赤痛也。"

四、目赤爛眥候

此由冒觸風日，風熱之氣傷於目，而眥瞼皆赤爛，見風彌甚，世亦云風眼。

按語 目赤爛眥，謂瞼眥俱赤且爛，見風益甚，又謂之風眼、風赤眼，由風熱之氣傷於瞼眥，與津液相搏，故令赤爛，迎風則作癢，遇熱則傷爛眥多。本候相當於今之瞼緣炎，俗名"爛弦風"。其發於嬰兒者，則名"胎風赤爛"，可與本卷目胎赤候相參。赤爛限於眥部者，則又稱眥帷赤爛。可參下條目數十年赤候。

五、目數十年赤候

風熱傷於目眥，則眥赤爛。其風熱不去，故眥常赤爛，積年不瘥。

六、目風腫候

目爲肝之外候，肝虛不足，爲冷熱之氣所干，故氣上衝於目，外復遇風冷所擊，冷熱相搏而令瞼內結腫，或如杏核大，或如酸棗之狀。腫而因風所發，故謂之風腫。

按語 本病是指瞼胞內生核狀硬結，而又不紅不痛之眼病。《龍樹菩薩眼論》對本病之診治已有記載。如云："若眼上瞼皮裹，有核子如米豆粒，漸長，或如梅李大者，此因熱生，可針破，捻去物，狀如厚膿，或如桃李膠，去之，眼差。須翻眼皮向裹，然後可針；外針作痕，又恐風入。"《證治准繩·雜病·七竅門》稱此爲脾生痰核。本病相當於今之霰粒腫。其腫核小者，一般無須治療，可任其自消，大者或已破潰者，宜於手術治療。

七、目風淚出候

目爲肝之外候，若被風邪傷肝，肝氣不足，故令目淚出。其湯熨針石，別有正方，補養宣導，今附於後。

養生方導引法云：踞坐[1]，伸右腳，兩手抱左膝頭，伸腰，以鼻內氣，自極七息，展右足著外[2]。除難屈伸拜起，去脛中痛痺，風目耳聾。

又云：踞，伸左腳，兩手抱右膝頭[3]，伸腰，以鼻內氣，自極七息，展左足著外。除難屈伸拜起，去脛中疼。一本云，除風目暗，耳聾。

又云：以鼻內氣，左手持鼻，除目暗泣出。鼻內氣，口閉，自極七息。除兩脅下積血氣[4]。

又云：端坐，伸腰，徐徐[5]以鼻內氣，以右[6]手持[7]鼻，徐徐閉目吐氣[8]。除目暗，淚苦[9]出，鼻中息肉，耳聾；亦能除傷寒頭痛洗洗，皆當以汗出爲度[10]。

〔1〕坐　原無，據本書卷一風四肢拘攣不得屈伸候養生方導引法第四條補。

〔2〕展右足著外　原無，文義不完整，據本書卷一、本候導引法第二條文例補。

〔3〕頭　原無，據本候導引法第一條文例補。

〔4〕鼻內氣，口閉，自極七息。除兩脅下積血氣　此段文字爲本書卷三十六卒被損瘀血候養生方導引法第二條之重文，在此當爲錯簡。

〔5〕徐　原本不重，據本書卷二十九鼻息肉候養生方導引法補。

〔6〕右　《外臺》卷二十一目風淚出方無。

〔7〕持　本書卷七傷寒候養生方導引法同，卷二十九第一條作“捻”，義通。

〔8〕徐徐閉目吐氣　“徐徐”二字原無，據本書卷二十九補。“閉目吐氣”四字原誤置於“除目暗，淚苦出”之下，據本書卷七移正。

〔9〕苦　原作“若”，形近之誤，據本書卷二十九改。

〔10〕鼻中息肉，耳聾；亦能除傷寒頭痛洗洗，皆當以汗出爲度　《外臺》無此段文字。“能”，原作“然”，據本書卷二十九改。

按語　目風淚出，有熱淚與冷淚之分。《證治准繩·雜病·七竅門》謂：“迎風熱淚證，不論何時何風，見之則流熱淚，乃肝、膽、腎水木之精液不足，故因虛竅不密，而風邪引出其淚，水中有隱伏之火發，故淚流而熱。”臨牀所見，熱淚多爲暴風客熱，天行赤眼等外障眼病之症狀，如上文目風赤候之見風淚出，即爲熱淚。至於冷淚，則淚液清稀，而無熱感，一般多屬氣血不足，或肝腎兩虛。

八、目淚出不止候

夫五臟六腑皆有津液，通於目者爲淚。若臟氣不足，則不能收制其液，故目自然淚出。亦不因風而出不止，本無赤痛。

按語　本候目淚出不止，文中指出，目本無赤痛，亦不因風而致，祇是淚常流出，顯屬"冷淚"之例，《證治準繩・雜病・七竅門》稱之謂"無時冷淚證"。此非迎風冷淚，因虛遇風，邪引淚出，輕淺之病，而爲精液耗傷，肝膽氣弱，內傷不足之病。多見於精血衰敗之人，及悲傷哭泣久鬱者。又如產後悲泣太過，亦能致此。若久而失治，則有內障、青盲、視瞻昏眇之患。

九、目膚翳[1]候

陰陽之氣，皆上注於目，若風邪痰氣乘於腑臟，腑臟之氣，虛實不調，故氣衝於目，久不散，變生膚翳。膚翳者，明[2]眼睛上有物如蠅翅者即是。

〔1〕膚翳　謂其翳膜淺薄，猶如皮膚。下文形容其如蠅翅，義同。

〔2〕明　宋本、汪本、周本同；《聖惠方》卷三十三治眼生膚翳諸方無。"明"，視也；察也。《書經・洪範》："視曰明"。《管子・宙合》："見察謂之明。"

十、目膚翳覆瞳子候

此言肝臟不足，爲風熱之氣所干，故於[1]目睛上生翳，翳久不散，漸漸長，侵覆瞳子。

〔1〕於　宋本、汪本、周本同；《外臺》卷二十一目膚翳方作"令"，義均可通。

按語　本候與上候均論目生膚翳，實際是一個病，故《外臺》即將兩候併而爲一。但在病情上，有輕重之分，本候膚翳已漸漸長大，侵覆瞳子，影響視力，病情已經發展，趨向嚴重。

十一、目息肉淫膚候

息肉淫膚者，此由邪熱在臟，氣衝[1]於目，熱氣切[2]於血脈，蘊積不散，結而生息肉，在於白睛膚瞼[3]之間，即謂之息肉淫膚也。

〔1〕氣衝　宋本、汪本、周本同；《醫心方》卷五第十八作一個"薰"字。

〔2〕切　宋本、汪本、周本同；《外臺》卷二十一生膚息肉方作"攻"；《醫心方》、《永樂大典》卷一萬一千四百一十二目息肉淫膚作"加"。"切"，深入。

〔3〕瞼　原作"臉"，形近之誤，據《外臺》改。

按語　本條之後，《永樂大典》卷一萬一千四百一十二目息肉淫膚引《巢元方病源》尚有以下文字："又云：夫目生淫膚息肉，其根皆從目眥染漸而起。五臟六腑之精華，上注於目；目，宗脈之所聚，肝之外候也。肝藏血，十二經脈有起內眥、銳眥者，風熱乘於臟腑，臟腑生熱，熱氣熏肝，衝發於目，熱搏血結，故生淫膚息肉。割之傷經脈者，則令痛不止，血出不住，即須方藥除療之。"該段文字，對胬肉發生之機制，作出了較詳論述。從文中還可看出，我國很早就能手術割除胬肉，殊有史料價值。特附錄以供參考。

本病自《世醫得效方》稱之為胬肉攀睛，後世眼科亦多沿用此名，相當於今之翼狀胬肉。此病為目中胬肉由眥角橫貫白睛，攀侵黑睛，故名。本病變化，進行緩慢，往往須經數月或數年始侵入黑睛；甚者可掩及瞳神，影響視力。亦有停止發展者。其因多由心肺兩經風熱，加之脾胃積熱上壅，氣血瘀滯而成；亦有陰虛火旺而致者。

十二、目暗不明候

夫目者，五臟六腑陰陽精氣，皆上注於目。若為血氣充實，則視瞻分明；血氣虛竭，則風邪所侵，令[1]目暗不明。其湯熨針石，別有正方，補養宣導，今附於後。

養生方云：恣樂傷魂，魂[2]通於目，損於肝，則目暗。

養生方導引法云：蹲踞，以兩手舉足五趾，低[3]頭自極，則五臟氣偏至[4]。治耳不聞人語聲，目不明。久為之，則令髮白復黑。

又云：仰[5]兩足指，五息止。引腰背痺，偏枯，令人耳聞聲。久[6]行，眼耳諸根，無有罣礙[7]。

又云：伸[8]左脛，屈右膝內壓之，五息止。引肺氣[9]，去風虛，令人目䀮。依經爲之，引肺中氣，去風虛病，令人目明，夜中見色，與晝無異。

又云：雞鳴以兩手相摩令熱，以熨目，三行，以指抑目，左右有神光。令目明，不病痛。

又云：東向坐，不息再[10]通，以兩手中指口唾之二七，相摩拭目。令人目明。以甘泉[11]漱之，洗目，去其翳垢，令目清明。上以内氣洗身中，令内睛潔，此以外洗，去其塵障。

又云：卧，引爲三，以手爪[12]項邊脈五通，令人目明。卧正偃，頭下却亢[13]引三通，以兩手指爪項邊大脈爲五通。除目暗患。久行，令人眼夜能見色。爲久不已，通見十方[14]，無有劑限[15]。

〔1〕則風邪所侵，令　宋本、汪本、周本同；《醫心方》卷五第十三作"若爲風邪所侵，則令"。

〔2〕魂　原作"魄"，文義不協，據《醫心方》改。"魂"，在此義指肝，以肝藏魂故也。

〔3〕低　原無，據本書卷二十七白髮候養生方導引法第五條補。

〔4〕至　原作"主"，形近之誤，據本書卷二十七改。

〔5〕仰　原無，據本書卷一風偏枯候養生方導引法補。

〔6〕久　本書卷一作"常"，義均可通。

〔7〕眼耳諸根，無有窒礙　根、窒礙均爲佛教語。"根"，爲功能發生之根本。"窒礙"，牽掛妨礙。

〔8〕伸　宋本、汪本、周本同；《彭祖導引法》作"掩"。

〔9〕氣　原脱，文義未完，據《彭祖導引法》補。

〔10〕再　兩。《玉篇》："再，兩也。"

〔11〕甘泉　在此指唾液。

〔12〕爪　"抓"之古字，義同"搔"。

〔13〕亢　舉；擡。《新方言·釋言》："淮西謂戴物頭上舉之曰亢。"

〔14〕十方　指東、南、西、北、東南、西南、東北、西北、上、下十方。《宋書·夷蠻傳》："眉間白豪，普照十方。"

〔15〕劑限　截止之界限。猶言"極限"。《爾雅》："劑，剪齊也。"疏："齊截也。"限，即界限。

按語　本候强調臟腑精氣盛衰與視力之密切關係，是對《内經》："目受血而能視"，"肝虛則目䀮䀮無所見" 等說之發揮。

本病外眼無異常，但自視昏眇，模糊不清，《證治准繩·雜病·七竅門》稱之爲"視瞻昏眇證"。類似於今之脈絡膜、視網膜疾患。目暗不明，除由"血氣虛竭"，"風邪所侵" 引起外，亦可因情志不舒，氣滯血鬱，或濕熱痰濁內蘊，上犯清竅而致。古人對於此病，認爲是由神勞、血少、元虛、精虧所致，故在治療上強調補虛培本，但證之臨牀，內眼病變多種多樣，其間有虛有實，須結合全身症狀辨證施治。

十三、目青盲候

青[1]盲者，謂眼本無異，瞳子黑白分明，直[2]不見物耳。但五臟六腑之精氣，皆上注於目，若臟虛有風邪痰飲乘之，有熱則赤痛，無熱但內生鄣[3]，是腑臟血氣不榮於睛，故外狀不異，只不見物而已。是之謂青盲。

養生方云：勿塞故井及水瀆，令人耳聾目盲。

又云：正月八日沐浴，除目盲。

〔1〕青　原作"清"，據目錄改。青，通"清"。《釋名》："清，青也。去濁遠穢，色如青也。"

〔2〕直　特；但。

〔3〕鄣　"障"之本字。

按語　眼外觀正常，而視力漸漸消失至盲無所見，謂之青盲眼。其病名首見於《神農本草經》，而具體叙述症狀，論其病機者，則以《病源》此論爲最早。此病病程較長，有一個慢性發展趨向，類似於今之視神經萎縮，臨牀上又可分爲原發性和繼發性兩類。亦有個別突然出現目盲無見者，每爲腦部腫瘤影響，應與目青盲鑑別。

十四、目青[1]盲有翳候

白黑二睛無有損傷，瞳子分明，但不見物，名爲青盲，更加以風熱乘之，氣不外泄，蘊積於睛間，而生翳似蠅翅者，覆瞳子上，故爲清盲翳也。

〔1〕青　原作"清"，據目錄改。以下"青"字同。

按語　本候是内外眼俱病，内則爲青盲，外則爲膚翳覆瞳子，病情較複雜，治療亦當内外兼顧。

十五、目茫茫[1]候

夫目是五臟六腑之精華，宗脈[2]之所聚，肝之外候也。腑臟虛損，爲風邪痰熱所乘，氣傳[3]於肝，上衝於目，故令視瞻不分明，謂之茫茫也。凡目病若肝氣不足，兼胸膈風痰勞熱，則目不能遠視，視物則茫茫漠漠[4]也。若心氣虛，亦令目茫茫，或惡見火光，視見蜚蠅[5]黄黑也。

診其左手尺中脈，沉爲陰，陰實者目視茫茫。其脈浮大而緩者，此爲逆，必死。其湯熨針石，別有正方，補養宣導，今附於後。

養生方導引法云：雞鳴欲起，先屈左手噉鹽指[6]，以指相摩，呪[7]曰：西王母女，名曰益愈，賜我目，受之於口。即精摩形。常雞鳴二七著唾，除目茫茫，致其精光，徹視萬里，徧見四方。咽二七唾之，以熱指摩目二七，令人目不瞑[8]。

〔1〕茫茫　視物模糊不清貌。

〔2〕宗脈　總脈。《類經》卷十八"目者，宗脈之所聚也，上液之道也"注："宗，總也。凡五臟六腑之精氣，皆上注於目，而爲之精，故目爲宗脈之所聚，又爲上液之道"。

〔3〕氣傳　宋本、汪本、周本同；《聖惠方》卷三十三眼䀮䀮諸方作"傳注"。

〔4〕漠漠　昏暗貌。《杜甫秋日夔府詠懷百韻詩》："兵戈塵漠漠"。

〔5〕蜚（fēi 飛）蠅　即飛蠅。形容眼目視物昏花，如有黄黑蠅飛。"蜚"，通"飛"。《漢書·五行志》："殺蜚禽"注："蜚讀曰飛。"

〔6〕噉鹽指　又作"嗜鹽指"，即食指。《左傳》宣公四年："子公之食指動"，疏："食指者，食所偏用。服虔云：俗所謂嗜鹽指也。"

〔7〕呪　同"祝"，禱祝也。

〔8〕瞑（míng 名）　昏暗。《廣韻》："瞑，晦瞑也。"

按語　《内經》云："肝虛則目䀮䀮無所見"，又云："腎足少陰之脈，是動則病坐而欲起，目䀮䀮如無所見。"是言肝、腎不足之目昏也。而本候論述目茫茫，病情比較複雜，臟腑虛損，又爲風邪痰熱所乘者，有肝氣不足，兼有風痰熱邪留於胸膈者；更有心氣虛者，并不一概而論。可見，目茫茫之病，有虛有實，有虛實挾雜者，宜辨別施治。

十六、雀目候

人有晝而睛明，至暝[1]則不見物，世謂之雀目。言其如鳥雀，暝便無所見也。

〔1〕暝　天黑，日暮。《玉篇》："暝，夜也。"《醫心方》卷五第十五即作"暮"。

按語　《龍樹菩薩眼論》對本病記載較早，謂"若眼無別患，唯至黃昏，即不見物者，名爲雀目。無所長暗，久即傷之，名之鳥目。此疾從肝中虛熱，兼風勞作主，亦因患後衝風，又兼肝氣不足致然。亦於後變爲青盲。"這對雀目病之病因病機及其預後，較此爲詳，可參。

本病一般稱肝虛雀目，多見於小兒脾失健運，肝虛血少，目失所養而致。常爲小兒疳積上目之早期症候，類於今之維生素 A 缺乏所致之夜盲。另一種爲高風雀目，具有先天性遺傳因素，病程較長，病狀隨病程延長而加重，預後不良，後期可發展成青盲等病，相當於今之原發性視網膜色素變性。因此，臨床應仔細辨別，予以不同治療。

十七、目珠管候

目是五臟六腑之精華，宗脈之所聚，肝之外候也。肝臟血，若腑臟氣血調和，則目精彩明淨[1]，若風熱痰飲漬於臟腑[2]，使肝臟血氣蘊積，衝發於眼，津液[3]變生結聚，狀如珠管。

〔1〕精彩明淨　猶言目睛黑白分明，視物清晰，炯炯有神。

〔2〕臟腑　宋本、汪本、周本同；《聖惠方》卷三十三治眼生珠管諸方作"上焦"。

〔3〕津液　宋本、汪本、周本同；《聖惠方》作"則令眼津"。

十八、目珠子脱出候

目，是臟腑陰陽之精華，宗脈之所聚，上液之道[1]，肝之外候。凡人風熱痰飲漬於臟腑，陰陽[2]不和，肝氣蘊積生熱，熱衝於目，使目睛疼痛，熱氣衝擊其珠子，故令脱出。

[1]上液之道　謂目爲臟腑津液上行之通道。

[2]陰陽　此上《醫心方》有"則"字。

按語　眼球突出，多爲眼眶内占位性病變所致，亦有部分係内分泌紊亂或眶内組織炎症而致者。本候所論，兼有眼珠疼痛，類似於今之化膿性炎性突眼，單眼者，常爲眶内或副鼻竇之炎症所引起，治療以瀉臟腑熱邪，清熱解毒爲法，尤以瀉肝熱爲主。

此病《龍樹菩薩眼論》已有記載，録附供參："若眼患疼痛突出者，是五臟俱熱，兼毒風相擊，唯宜先服冷湯瀉之，後服丸，漸自消。如瞳人脹起者，水輪脹也。或如病難卒效，漸漸療之即可，終不全惺惺，可用氣針引之，出惡清汁，當時即消。更來，宜再針。"

十九、目不能遠視候

夫目不能遠視者，由目爲肝之外候，腑臟之精華，若勞傷腑臟，肝氣不足，兼受風邪，使精華之氣衰弱，故不能遠視。

按語　目不能遠視，又稱能近怯遠症，至《目經大成》始稱"近視"。它以視近清楚，視遠模糊爲特徵。有由先天生成，近視程度較高者，又有近覷之稱，俗名覷覷眼。

二十、目澀候

目，肝之外候也，腑臟之精華，宗脈之所聚，上液之道。若悲哀内動腑臟，則液道開而泣下，其液竭者，則目澀。又風邪内乘其腑臟，外傳於液道，亦令泣下而數欠，泣竭則目澀。若腑臟勞熱，熱氣乘於肝，而衝發於目，則目熱而澀也，甚則赤痛。

按語　目澀，爲自覺目乾澀而不爽利。本候所論，其因有三，一爲悲哀哭泣，液竭則目澀，亦有勞瞻視竭，過慮多思，有傷神水而致者，多爲肝腎陰虛不足之證。二爲風邪內乘其腑臟，外傳於液道，令淚下液竭而目澀。風在五行爲木，在臟爲肝，在竅爲目，本乎一氣。久風必鬱，鬱則生火，火性炎上，致目失潤澤而發乾澀。三爲腑臟有熱，熱氣乘於肝，上衝於目，則目熱而澀。甚則赤痛。一般而論，目熱澀而赤痛者，證多屬熱屬實。

二十一、目眩候

目者，五臟六腑之精華，宗脈之所聚也。筋骨血氣之精，與脈并爲目系[1]，系上屬於腦，若腑臟虛，風邪乘虛隨目系入於腦，則令腦轉而目系急，則目眴[2]而眩也。

〔1〕目系　又名眼系、目本。

〔2〕眴（xuàn 炫）　目睛轉動。

二十二、目視一物爲兩候

目，是五臟六腑之精華。凡人腑臟不足，精虛而邪氣乘之，則精散，故視一物爲兩也。

按語　目視一物爲兩，即通稱之復視，《靈樞·大惑論》稱爲"視歧"。其病責之邪干精散，當爲本候所本。從臨牀所見，病情不一，甚至有屬腫瘤而致者，應及時檢查確診，有針對性之治療。

二十三、目偏視候

目，是五臟六腑之精華。人腑臟虛而風邪入於目，而瞳子被風所射，睛不正則偏視。此患亦有從小而得之者，亦有長大方病之者，皆由目之精氣虛，而受風邪所射故也。

按語　目偏視，相當於今之斜視。在嬰幼兒，多由脾氣虛弱，約束無權，或由不良習慣所致。成人若一眼或兩目驟然偏斜，并伴有復視者，應及時檢查，排除嚴重病變。

二十四、目飛血候

目，肝之外候也。肝藏血，足厥陰也，其脈起足大趾之聚毛[1]，入連於目系。其經脈之血氣虛，而爲風熱所乘，故血脈生於白睛之上，謂之飛血。

〔1〕聚毛　汪本同；宋本、周本作"叢毛"，義同。此指足大趾上毫毛叢生處，相當於大敦穴部位。

二十五、目黑候

目黑者，肝虛故也。目是臟腑之精華，肝之外候，而肝藏血。腑臟虛損，血氣不足，故肝虛不能榮於目，致精彩不分明，故目黑。

二十六、目暈[1]候

五臟六腑之精華，皆上注於目，目爲肝之外候。肝藏血，血氣不足，則肝虛，致受風邪，風邪搏於精氣，故精氣聚生於白睛之上，繞於黑睛之際，精彩昏濁，黑白不明審，謂之目暈。

〔1〕目暈　一名"暈翳"，亦名"翳暈"。

按語　目暈，在臨牀上有兩種病情，一爲本候所述之症，指沿黑睛與白睛交界處出現之灰白色環狀混濁，屬外眼病；另一則指患眼觀燈光時有紅綠色彩環圍繞，類今所稱之虹視現象，係內眼病。兩者病因病機不同，應加鑑別。

二十七、睊[1]目候睊,公縣切

睊目者，是風氣客於瞼眥之間，與血氣津液相搏，使目眥癢而淚出，目眥恒濕，故謂之睊目。

〔1〕睊（juān 絹）　古義通"涓"。在此形容目淚涓涓漏出。

按語　本病在《龍樹菩薩眼論》稱之謂"漏睛眼"。其狀，大眥頭皮色如常，或微有紅赤，或見睛明穴下方微有隆起，自覺隱澀不舒但無痛感，不時淚下，眥頭常濕。此證病情緩慢，難以消除，類於今之慢性淚囊炎。

二十八、目眵𥄮候

目，是腑臟之精華，肝之外候。夫目上液之道，腑臟有熱，氣熏於肝，衝發於目眦瞼，使液道熱澀，滯結成眵𥄮[1]也。

〔1〕眵𥄮（chī miè 痴滅）　眼眵；俗稱眼屎。《呂氏春秋·盡數》："處目則爲𥄮爲盲"，注："𥄮，眵也。"

二十九、睢目[1]候

目，是腑臟血氣之精華，肝之外候，然則五臟六腑之血氣，皆上榮於目也。若血氣虛，則膚腠開而受風，風客於瞼膚之間，所以其皮緩縱，垂覆於目，則不能開，世呼爲睢目，亦名侵風。

〔1〕睢（huī 灰）目　指上瞼下垂，不能提起，以致瞼裂變小，視物受阻礙之證。"睢"，仰視貌。《説文》："睢，仰目也。"在此指因上瞼下垂，而病人每欲提起上瞼，故形成仰視貌。

按語　睢目，又名侵風脾倦。病有先天和後天之分。發病亦有單側和雙側之別。先天者，是由於提上瞼肌發育不全，多爲雙側性。後天而得者，多因脾氣虛弱，血脈不和，或風邪客瞼，脈絡弛緩；或因外傷，氣滯血瘀，其病多爲單側。臨牀所見，以重症肌無力，動眼神經麻痹引起者爲多。

三十、目眇[1]候

目者，腑臟之精華，宗脈之所聚，肝之外候也。風邪停飲在於臟腑，侵於肝氣，上衝於眼，則生翳郭[2]、管珠、息肉。其經絡有偏虛者，翳郭則偏覆一瞳子，故偏不見物，謂之眇目。

〔1〕眇（miǎo 秒）　偏盲。《正韻》："眇，偏盲也。"

〔2〕翳郭　原作"郭翳"，據本候下文、湖本移正。

三十一、目蟨[1]候蟨，音即

蟨目者，是蠅蛆目眥成瘡，故謂之蟨目。

〔1〕蟨（qù 去）　蠅蛆。《説文》："蟨，蠅蛆也。"

按語　蠅蛆在眼瞼內面與白睛皺壁之間寄生繁殖，引起瘡瘍，出現目腫瘑痛者，稱蠟目。相當於今之結膜蠅蛆病。

三十二、目肥候

肥目者，白睛上生點注，或如浮萍，或如榆莢，有如胡粉色者，有作青黑色者，似羹上脂，致令目暗，世呼爲肥目。五臟六腑之精華，皆上注於目，爲肝之外候，宗脈所聚，上液之道。此由腑臟氣虛，精液爲邪所搏，變化而生也。

按語 本候所述證候，與今之瞼裂斑、較大之結膜疱疹、色素斑，或上皮性結膜乾燥症在球結膜上出現結膜乾燥斑（畢脱氏斑）等相似。其中除結膜乾燥症可合併夜盲外，其他幾種疾病不會引起視覺障碍。若同時兼有眼底病，則視力減退，能够使人目暗。

三十三、目皰瘡候

目，肝之候也。五臟六腑之精華，上榮於目，腑臟有熱，氣乘於肝，衝發於目，熱氣結聚，故睛上生皰瘡也。

按語 本候論目皰瘡，責之臟腑有熱，衝發於目，熱氣結聚，故睛上生疱瘡，但未指出瘡在睛上部位。從臨牀所見，如瘡位於結膜上者，則類似於疱疹性結膜炎；如位於黑睛上者，則類似黑睛生翳；如位於眼瞼上者，則爲帶狀疱疹、瞼緣炎之類疾病，宜分別施治。

三十四、目膿漏候

目，是肝之外候，上液之道。風熱客於瞼眥之間，熱搏於血液，令眥内結聚，津液乘之不止，故成膿汁不盡，謂之膿漏。

按語 目漏膿，系指膿液或粘濁淚水自内眥外漏，故後世又稱漏睛瘡。漏睛瘡是大眥附近，睛明穴下方突發赤腫高起，繼之潰破出膿之病症。相當於今之急性淚囊炎。當及時施治否則可演變成漏睛。甚者逢黑睛有破損時，可引起凝脂翳、黄液上衝等嚴重眼病，如《聖惠方》卷三十三治眼漏膿諸方即云："若不早治，日久眼生黑點，微有黶色，侵蝕於目，即難治也。"

三十五、目封塞候

目，肝之外候也，肝氣通於目。風邪毒氣客於瞼膚之間，結聚成腫，腫而瞼合不開，故謂之封塞。然外爲風毒結腫，內則蘊積生熱，若腫不即消，熱勢留滯，則變生膚翳、息肉、白朒也。

按語 目封塞，又名胞腫如桃、腫脹如杯證，猶今之眼瞼炎性水腫。臨牀所見，目赤痛、目風赤、針眼諸疾，均可引起此證。其病機，本候責之外爲風毒，內有蘊熱。若爲暴風客熱作腫者，必熱淚多而珠痛稍緩，治亦易愈。若爲肝火熾甚，乘脾土，肝火與脾濕搏結於胞瞼，其珠必疼重而瞼亦急硬，病退亦遲，重則疼滯閉塞，血灌睛中，變證多端。又有心經實熱入營，血熱上壅胞瞼而發病者，治療當予清營涼血，瀉火解毒，與本候所述又有所不同。

三十六、目內有丁候

目，肝之外候也。臟腑熱盛，熱乘於肝[1]，氣衝於目，熱氣結聚，而目內變生狀如丁[2]也。

〔1〕肝　原作"腑"，據本卷目眵瞙候、目胞瘇候文例及本候文義改。

〔2〕丁　疔瘡。《素問·生氣通天論》："足生大丁。"張隱菴集注："丁即疔。"

三十七、針眼候

人有眼內眥頭忽結成皰，三五日間便生膿汁，世呼爲偷針。此由熱氣客在眥間，熱搏於津液所成。但其熱勢輕者，故止小小結聚，汁潰熱歇乃瘥。

按語 針眼一證，首見於《病源》，俗名"偷針眼"，後世又稱"土疳"、"土瘍"，亦即今稱之麥粒腫。是指胞瞼生小癤腫，形似麥粒，易於潰膿之眼病。其病除生於內眥外，亦可生於瞼緣之任何部位。多由脾胃蘊積熱毒，外受風邪，風熱鬱結而成。《證治准繩》謂"世傳眼眥初生小皰，視其背上即有細紅點如瘡，以針刺破，眼時即瘥，故名偷針，實解太陽經結熱也。"若針眼餘毒未盡，素體又虛者，常可反復發作。

三十八、割目後除痛止血候

夫目生淫膚息肉，其根皆從目眥染漸而起。五臟六腑之精華，上注於目。目，宗脈之所聚，肝之外候也。肝藏血。十二經脈，有起內眥兌眥[1]者，風熱氣乘其臟腑，臟腑生熱，熱氣熏肝，衝發於目，熱搏血結，故生淫膚息肉。割之而傷經脈者，則令痛不止，血出不住，即須方藥除療之。

〔1〕兌眥　銳眥，即外眥。《荀子·議兵》："兌則若莫邪之利鋒"，郝懿行曰："兌，與銳通。"

按語　中醫以手術治療眼疾，起源很早。如《晉書》云："帝目有瘤疾，使人割之。"本候亦云，對目之淫膚息肉，可施行手術割之；并明確提出，對術後出現之疼痛、出血不止等症，"須方藥除療之"。這些內容，是中醫眼科手術史上之珍貴資料。

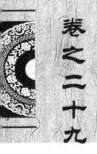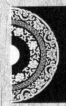

重刊巢氏諸病源候總論卷之二十九

鼻病諸候 凡十一論

提要 本篇專論鼻病諸候，内容有三類病情：①衄血。如鼻衄、鼻衄不止、鼻大衄、鼻久衄等。其中鼻衄候，相當於衄血之概論，詳述病因病機、診斷、預後，甚爲全面。其餘是分別論述鼻衄之輕重、新久病證。②鼻道病變。如鼻齆、鼻息肉、鼻窒塞氣息不通、鼻生瘡、鼻痛候等，論證均聯係於肺和血氣寒熱之變化。③如鼻涕候、食諸物誤入鼻内候，内容與上略異，前者不一定都是病變，每於怯弱之體，遇風寒即流涕者；後者亦屬偶然，每每不治自愈。

一、鼻衄候

經云：脾移熱於肝，則爲驚衄。脾，土也，肝，木也，木本剋土，今脾熱，爲土氣翻[1]盛，逆往乘木，是木之虛，不能制土，故受脾之移熱也。肝之神爲魂，而藏血，虛熱則魂神不定，故驚[2]也。凡血與氣，内榮腑臟，外循經絡，相隨而行於身，周而復始。血性得寒則凝澀，熱則流散；而氣，肺之所主[3]也，肺開竅於鼻，熱乘於肺[4]，則氣亦熱也。血氣俱熱，血隨氣發出於鼻，爲鼻衄。

診其寸口[5]微芤者，衄血。寸脈微，苦寒，爲是衄血。

寸脈微弱，尺脈澀，弱則發熱，澀爲無血[6]，其人必厥[7]，微嘔。夫厥當眩不眩，而反頭痛，痛爲實，下虛上實，必衄也。

肝脈大，喜爲衄。脈陰陽錯[8]而浮，必衄血。脈細而數，數反在上，法當吐而不吐，其面顴上小赤，眼中白膚[9]上自有細赤脈如髮，其趣[10]至黑瞳子上者，當衄。病人面無血色，無[11]寒熱，脈沉弦者，衄也。

衄發從春至夏，爲太陽衄；從秋至冬，爲陽明衄。連日不止者，其脈輕輕在肌，尺中自浮，目精暈黃[12]，衄必[13]未止；若暈黃去[14]，目睛了慧[15]，知衄今止[16]。

脈[17]滑小弱者生，實大者死。診衄人[18]，其脈小滑者生，大躁者死不治也。鼻衄，脈沉細者生，浮大而牢者死。

養生方云：思慮則傷心，心傷則吐、衄血。

〔1〕翻　在此通“反”。

〔2〕驚　此下疑有“衄”字，方與上文相應。

〔3〕主　原作“生”，形近之誤，據本書卷十三卒上氣候、卷十五肺痿候、本篇鼻衄不止候、《聖惠方》卷三十七鼻衄論改。

〔4〕肺　原作“血”，文義不協，據《醫心方》卷五第三十六、《聖惠方》改。

〔5〕寸口　此下《聖惠方》有“脈”字。

〔6〕弱則發熱，澀爲無血　原作“發熱，弱爲無血”，文字有脫誤，據《脈經》卷八第十三改。

〔7〕其人必厥　原作“必厥其人”，倒文，據《脈經》乙正。

〔8〕脈陰陽錯　謂陰脈、陽脈之出現部位發生錯亂。如關前爲陽，關後爲陰。若關前見沉、澀、短等陰脈，關後見浮、滑、長等陽脈，稱爲“脈陰陽錯”。

〔9〕白膚　即白睛。

〔10〕趣　趨向。《詩·大雅·棫樸》：“左右趣之”，傳：“趣，趨也。”又，《文選·謝惠連·西陵遇風獻康樂詩》：“趣途遠有斯，”注：翰曰：“趣，向也。”

〔11〕無　原無，宋本、汪本、周本同，據《金匱要略》第十六補。

〔12〕目精暈黃　指病人目精昏黃不清。“精”，通“睛”。“暈”，日月旁氣，如日暈、月暈。在此指目睛上有昏黃色氣暈。

〔13〕必　《金匱要略》無。

〔14〕暈黃去　原無，宋本、汪本、周本同，據《金匱要略》、《脈經》補。

〔15〕了慧　聯緜字，亦作"慧了"，《金匱要略》、《脈經》、《聖惠方》即作"慧了"。"了"讀爲"憭"，憭亦慧也。

〔16〕知衄今止　原作"如衄令止"，"如"、"令"二字爲"知"、"今"形近之誤，據《金匱要略》、《聖惠方》、周本改。

〔17〕脈　此上《聖惠方》有"衄血"二字。

〔18〕衄人　原作"人衄"，倒文，據正保本、陸心源校移正。

按語　本候詳細論述鼻衄之病因病機，診斷預後，爲鼻衄之概論。在病機上，主要責之肝、脾、肺三臟有熱，熱迫於血，以致血從上溢。在診斷預後，主要從脈診上闡發，論及表裏上下，寒熱虛實生死等，內容豐富。惟在臨床，尚見胃火熾盛，火盛灼肺，以致絡傷鼻衄者，這裏沒有涉及。

又，鼻衄固然是一個獨立病證，但亦爲多種疾病之兼見症，如本書傷寒、時氣、熱病、溫病以及虛勞諸篇中，均曾論及，當加參閱。

二、鼻衄不止候

肝藏血；肺主氣，開竅於鼻。血之與氣，相隨而行，內榮腑臟，外循經絡。腑臟有熱，熱乘血氣，血性得熱即流溢妄行，發於鼻者爲鼻衄。臟虛血盛[1]，故衄不止。

〔1〕血盛　"盛"謂邪氣盛，即上文熱乘於血，血得熱則流溢妄行之義。《靈樞·禁服》："盛則爲熱。"《素問·通評虛實論》："邪氣盛則實。"可參。

三、鼻大衄候

鼻衄，由血[1]氣虛熱故也。肝藏血；肺主氣，而開竅於鼻。血之與氣，相隨而行，循於經絡，榮於腑臟。若勞傷過度，腑臟生熱，熱乘血氣，血性得熱則流散妄行。從鼻出者，謂之衄。其云鼻大衄者，是因鼻衄而口、耳、鼻皆出血，故云鼻大衄也。

〔1〕血　原無，宋本、汪本、周本同，文義不完整，據《聖惠方》卷三十七治鼻大衄諸方補。

按語　鼻大衄，又名大衄、腦衄、鼻洪，是指鼻衄同時，口和耳亦皆出血，係鼻衄之重症、危症，臨證當加重視。

四、鼻久衄候

鼻衄，由熱乘血氣也。肝藏血；肺主氣，開竅於鼻。勞損臟腑，血氣生熱，血得熱則流散妄行，隨氣發於鼻者，各爲鼻衄。臟虛不復，勞熱停積，故衄經久不瘥。

按語　本候與上文鼻衄不止候、鼻大衄候，都是承前鼻衄候而言，進一步論述各種不同之證型。病位相同，而病機略異，如"臟虛血盛"，則衄不止；"勞傷過度，腑臟生熱"，"口耳鼻皆出血"，則爲鼻大衄；"臟虛不復，勞熱停積"，則衄血經久不瘥。這些同異之處，應加細緻辨別。

五、鼻齆[1]候

肺主氣，其經手太陰之脈也，其氣通鼻。若肺臟調和，則鼻氣通利，而知臭香。若風冷傷於臟腑，而邪氣乘於太陰之經，其氣蘊積於鼻者，則津液壅塞，鼻氣不宣調，故不知香臭，而爲齆也。其湯熨針石，別有正方。補養宣導，今附於後。

養生方導引法云：東向坐，不息三通，手捻鼻兩孔。治鼻中患[2]。交脚跌坐。治鼻中患，通脚癰瘡[3]，去其涕唾，令鼻道通，得聞香臭。久行不已，徹聞十方[4]。

〔1〕鼻齆（wèng 瓮）　鼻道不利，發音重濁不清，不聞香臭，俗稱齆鼻腔。《字彙》："鼻塞曰齆。"

〔2〕鼻中患　宋本、汪本、周本同；《寧先生導引法》作"鼻宿息肉愈。"義長。

〔3〕通脚癰瘡　"脚"，於義不通，疑"鼻"或"肺"字之誤。"癰"通"壅"。下文鼻息肉候云："鼻氣不和，津液壅塞，而爲鼻齆。"可證。

〔4〕徹聞十方　嗅覺靈敏，能夠通達十方。"徹"，通達。

按語　本書卷四十八有齆鼻候，論述病理變化，較此爲詳，可以參閱。

六、鼻生瘡候

鼻是肺之候，肺氣通於鼻。其臟有熱，氣衝於鼻，故生瘡也。其湯熨針石，別有正方。補養宣導，今附於後。

養生方導引法云：踞坐，合兩膝，張兩足，不息五通。治鼻瘡。

按語 《聖惠方》卷三十七治鼻中生瘡諸方敘述病機，較此爲詳，錄附供參："若臟腑不調，陰陽否塞，氣血壅滯，榮衛不通，則上焦生邪熱之氣，伏留不散，上攻於鼻，故令鼻中生瘡也。"

七、鼻息肉候

肺氣通於鼻。肺臟爲風冷所乘，則鼻氣不和，津液壅塞，而爲鼻齆。冷搏於血氣，停結鼻內，故變生息肉。其湯熨針石，別有正方。補養宣導，今附於後。

養生方導引法云：端坐伸腰，徐徐以鼻內氣，以右手捻[1]鼻，徐徐閉目吐氣[2]。除目闇，淚苦出，鼻中息肉，耳聾；亦能除傷寒頭痛洗洗，皆當以汗出爲度[3]。

又云：東向坐，不息三通，以手捻鼻兩孔。治鼻中息肉。

〔1〕捻 本書卷七傷寒候養生方導引法第一條作"持"。義近。

〔2〕徐徐閉目吐氣 原錯簡於"除目闇，淚苦出"之下，據本書卷七移正。

〔3〕度 原作"渡"，形近之誤，據本書卷七、《王子喬導引法》改。

按語 鼻息肉爲多見病，《外科正宗》卷四論述較具體，如云："鼻內息肉如榴子，漸大下垂，閉塞孔竅，使氣不宣通。"

八、鼻窒塞氣息不通候

肺氣通於鼻。其臟爲風冷[1]所傷，故鼻氣不宣利，壅塞成齆。冷氣結聚，搏於血氣，則生息肉。冷氣盛者，則息肉生長，氣息窒塞不通也。

〔1〕風冷　原作“冷風”，倒文，據本篇鼻齆候、鼻息肉候文例移正。

九、鼻涕候

夫津液涕唾[1]，得熱即乾燥，得冷則流溢[2]，不能自收。肺氣通於鼻，其臟有冷，冷隨氣入乘於鼻，故使津涕[3]不能自收。

〔1〕唾　宋本、汪本、周本同；《聖惠方》卷三十七治鼻流清涕諸方無。

〔2〕流溢　宋本、汪本、周本同；《醫心方》卷五第三十一作“流逸”，義同。“溢”與“逸”爲音轉字。

〔3〕津涕　宋本、汪本、周本同；《醫心方》作“津液涕”，《聖惠方》作“津液流涕”。

十、鼻痛候

肺[1]氣通於鼻。風邪隨氣入於鼻內，搏於血氣[2]，邪正相擊，氣道不宣，故鼻痛。

〔1〕肺　此上《聖惠方》卷三十七治鼻痛諸方有“夫鼻痛不能忍者，由風冷傷於肺臟故也”二句。

〔2〕血氣　宋本、汪本、周本同；《聖惠方》作“正氣”。

十一、食諸物誤落鼻內候

頏_{音亢。}顙[1]之間，通於鼻道。氣入，有食物未及下喉[2]，或因言語，或因嚏欬而氣則逆，故食物因氣逆者誤落鼻內。

〔1〕頏顙（háng sǎng 航嗓）　“頏”，原作“頑”，形近之誤，據本候文義、周本改。“頏顙”，人體部位名，即鼻咽部，亦稱後鼻道。爲人體與外界交換氣體之必經通路。

〔2〕喉　應作“咽”字理解。

耳病諸候_{凡九論}

提要　本篇專論耳病。

內容有耳聾、耳風聾、勞重聾、久聾、耳鳴、聤耳、耳疼痛、耳耵聹、耳瘡諸候。其中，耳聾候論述較詳，爲耳病之概論。而耳風聾、勞重聾、久聾三候，是分別論述耳聾之不同證候。耳鳴候，論述病機脈證亦頗詳，并提出"耳鳴不止，則變成聾"之論點，說明耳鳴與耳聾，有一定之發展傳變關係。耳疼痛候中，論及耳疼痛不治，有能傳變爲瘑病者，這一點很重要，說明當時已瞭解到耳病能發展成爲顱內病變。本書卷一風瘑候亦有類似記載，可以互參。

篇中論證重點，主要圍繞"腎氣通於耳"和"耳爲宗脈之所聚"兩者進行闡發，并引申及肺與膀胱，則說理更爲全面。同時指出，外感、內傷，均能致病，外感重視風邪風熱，內傷則從勞傷損腎爲多，亦均符合於臨牀所見。

又，本書卷四十八有耳中風聾痛候，詳論耳鳴與聾痛、脓汁出之病理變化，爲本篇之所未及，可以結合研究。

一、耳聾候

腎爲足少陰之經而藏精，氣[1]通於耳。耳，宗脈[2]之所聚也。若精氣調和，則腎臟[3]強盛，耳聞五音。若勞傷血氣，兼受風邪，損於腎臟而精脫，精脫者，則耳聾。然五臟六腑、十二經脈，有絡於耳者，其陰陽經氣有相并時，并則有臟氣逆，名之爲厥，厥氣相搏，入於耳之脈，則令聾。

其腎病精脫耳聾者，候頰顴，其[4]色黑。手少陽之脈動[5]，而氣厥逆，而耳聾者，其候耳內煇煇焞焞[6]也。手太陽厥[7]而聾者，其候聾而耳內氣滿。其湯熨針石，別有正方。補養宣導，今附於後。

養生方云：勿塞故井及水瀆，令人耳聾目盲。

養生方導引法云：坐地，交叉兩脚，以兩手從曲脚中入，低頭叉手[8]項上。治久寒[9]不能自溫，耳不聞聲。

又云：脚著項上，不息十二通。必[10]愈大寒[11]，不覺暖熱，久頑冷患，耳聾目眩。久行即成法，法身[12]五六，不能變。

〔1〕氣　此上《醫心方》卷五第一有"其"字。

〔2〕宗脈 衆脈、總脈。在此具體所指，即下文"五臟六腑，十二經脈，有絡於耳者。"

〔3〕腎臟 宋本、汪本、周本同；《外臺》卷二十二耳聾方作"腎氣"。下一個"腎藏"同。

〔4〕其 宋本、汪本同；《外臺》、周本此字在"候煩顴"之上。

〔5〕手少陽之脈動 謂手少陽脈之自動病。《靈樞·經脈》："三焦手少陽之脈，是動則病耳聾，渾渾焞焞"。

〔6〕煇（hún 渾）煇焞（tūn 吞）焞 形容耳鳴有聲。《靈樞·經脈》作"渾渾焞焞"，《太素》卷八經脈之一作"渾渾淳淳"，字異義同。楊上善注："渾渾淳淳，耳聾聲也。"

〔7〕手太陽厥 謂手太陽所生病，《靈樞·經脈》："小腸手太陽之脈，所生病者，耳聾。"

〔8〕手 原無，義不可通，據本書卷三虛勞寒冷候養生方導引法補。

〔9〕寒 原作"塞"，形近之誤，據本書卷二風頭眩候養生方導引法第五條改。

〔10〕必 本書卷二風頭眩候養生方導引法第六條無。

〔11〕寒 原作"塞"，形近之誤，據本書卷二改。

〔12〕法身 佛教名詞。亦稱"佛身"。

按語 本候首論耳之生理，次述耳聾病因病機，繼之又舉例說明不同耳聾之臨牀症狀，内容豐富，條理清楚，可視爲耳聾病之概論。

關於耳聾之病因病機，本候内容有二，一是腎虛精脫，兼受風邪；一爲諸臟腑經絡厥氣相併。而以下諸候，除風聾候外，却大都採用前一種論點。

二、耳風聾候

足少陰，腎之經，其氣通於耳。耳，宗脈之所聚[1]。其經脈虛，風邪乘之，風入於耳之脈，使經氣否塞不宣，故爲風聾。風隨氣脈[2]，行於頭腦，則聾而時頭痛，故謂之風聾。

〔1〕耳，宗脈之所聚 "耳"，原無，全句原書錯置於"其氣通於耳"之上，文義不協，今據前耳聾候補字并移正。

〔2〕氣脈 經氣脈絡。

三、勞重聾[1]候

足少陰[2]，腎之經，其氣通於耳。耳，宗脈之所聚[3]。勞傷於腎，宗脈虛損，血氣不足，故爲勞聾。勞聾爲病，因勞則甚。有[4]時將適[5]得所，血氣平和，其聾則輕[6]。

〔1〕重聾　宋本、汪本、周本同；《聖惠方》卷三十六治勞聾諸方作一個"聾"字。"重聾"，猶言重聽。

〔2〕足少陰　此上《聖惠方》有"夫勞聾者，是腎氣虛乏故也"二句。

〔3〕耳，宗脈之所聚　"耳"原無。全句原書錯置於"其氣通於耳"之上，文義不協，今據前耳聾候補字并移正。

〔4〕有　此上《聖惠方》有"若"字。

〔5〕將適　宋本、汪本、周本同；《聖惠方》作"將息"，義通。

〔6〕輕　此下《聖惠方》有"或房室不節，其聾則甚也"二句，可參。

四、久聾候

足少陰，腎之經，其氣通於耳。耳，宗脈之所聚[1]。勞傷於腎，宗脈虛損，血氣不足，爲風邪所乘，故成耳聾。勞傷甚者，血氣虛極[2]，風邪停滯，故爲久聾。

〔1〕耳，宗脈之所聚　"耳"原無。全句原書錯置於"其氣通於耳"之上，文義不協，今據前耳聾候補字并移正。

〔2〕血氣虛極　原作"血虛氣極"，據以上文例、《外臺》卷二十二久聾方改。

按語　以上耳風聾、勞重聾、久聾三候，是承耳聾候而分論不同證型者。三者病情基本相同，都屬腎虛兼受風邪，但在具體病變上，亦略有所異，如耳風聾，重點與耳脈"經氣不宣"有關，并見"時頭痛"，反映風邪所傷之特點；勞重聾，是"因勞則甚"，安閑則輕，所以突出一個"勞"字；久聾，則是勞傷過甚，血氣虛極，風邪停滯所致，所以久久不能痊愈。臨證之際，當仔細診察。

五、耳鳴候

腎氣通於耳，足少陰，腎之經，宗脈之所聚。勞動經血，而血氣不足，宗脈則虛，風邪乘虛隨脈入耳，與氣相擊，故爲耳鳴。

診其右手脈，寸口名曰[1]氣口以前脈，浮則爲陽，手陽明大腸脈也；沉則爲陰，手太陰肺脈也。陰陽俱虛者，此爲血氣虛損，宗脈不足，病苦耳鳴嘈嘈[2]，眼時妄見光[3]，此是肺與大腸俱虛也。

右手尺中神門以後脈[4]，浮爲陽，足太陽膀胱脈也。虛者，膀胱虛也。腎與膀胱合，病苦耳鳴[5]，忽然[6]不聞，時惡風[7]。膀胱虛則三焦實也。膀胱爲津液之府，若三焦實，則剋消津液，剋消津液，故膀胱虛也。耳鳴不止，則變成聾。

〔1〕名曰　《脈經》卷二第二無。

〔2〕嘈嘈　喧聲。《文選·魯靈光殿賦》："耳嘈嘈以失聽。"李善注引《埤蒼》："嘈嘈，衆聲也。"在此形容耳鳴有嘈雜之聲。

〔3〕光　宋本、汪本、周本同；《脈經》作"光明"二字。《外臺》卷二十二耳鳴方作"花"。

〔4〕右手尺中神門以後脈　原作"左手尺中名曰神門其脈"，文字有誤，據《脈經》改。

〔5〕耳鳴　《脈經》作"耳聾"。

〔6〕忽然　通"忽忽"，《脈經》即作"忽忽"。

〔7〕時惡風　宋本、汪本、周本同；《脈經》無"時"字，《聖惠方》卷三十六治耳虛鳴諸方重"時"字。又，此句下《脈經》有"颼颼作聲"四字。

按語　本候論耳鳴，主要責之腎與宗脈俱虛，血氣不足，風邪外侵所致。但在臨床，亦有屬於肝火上炎，痰火壅塞清竅，以致耳鳴者，不可不知。

文中又論及肺與大腸俱虛之耳鳴，腎與膀胱俱虛之耳鳴，前者仍是宗脈之引伸，因爲肺朝百脈，舉出肺則更爲全面；後者亦是腎之引伸，更補充陰虛火旺之病情。如此則說理更爲具體。至於"耳鳴不已，則變成聾"。亦說明耳鳴與耳聾，有一定之發展傳變關係。這些論述，頗多啟發。清代沈金鰲《雜病源流犀燭》卷二十三指出："耳鳴者，聾之漸也。惟氣閉而聾者，則不鳴，其餘諸般耳聾，未有不先鳴者"。蓋源於此。

六、聤耳候

耳者，宗脈之所聚，腎氣之所通。足少陰，腎之經也。勞傷血氣，熱乘虛也[1]，入於其經，邪隨血氣至耳，熱氣聚則生膿汁，故謂之聤耳。

〔1〕熱乘虛也　宋本、汪本同；《醫心方》卷五第四作"風熱乘虛"。"也"，周本作"而"。

按語　"聤耳"，又稱"膿耳"，以耳中流膿汁爲主要證候，甚至耳膜穿孔，耳內經常或反復流出膿汁，相當於今之化膿性中耳炎。本病病情有緩急之分，病程亦有長短之別。急者流膿初起，多屬實證，黃膿者多爲濕熱，膿紅色者，多爲肝膽火熱；緩者流膿日久，多屬虛證，或虛中夾實，每由腎元虧損，邪毒滯留所致。聤耳爲耳科常見病，多發病，尤多見於小兒。本病每致聽力損害，甚至可出現煩躁、神昏、抽搐、項強、嘔吐等腦性併發症，危及生命，故應積極防治。

七、耳疼痛候

凡患耳中策策痛[1]者，皆是風入於腎之經也。不治，流入腎，則卒然變脊強背直成痙也。若因痛而腫，生癰癤，膿潰邪氣歇，則不成痙。所以然者，足少陰爲腎之經，宗脈之所聚，其氣通於耳。上焦有風邪，入於頭腦，流至耳內，與氣相擊，故耳中痛。耳爲腎候，其氣相通，腎候腰脊，主骨髓，故邪流入腎，脊強背直。

〔1〕策策痛　小痛，刺痛，針扎樣疼痛。

按語　本候論耳中疼痛，可以發展成痙，明·孫一奎《赤水玄珠》認爲是黄耳傷寒，或稱黄耳類傷寒，是膿耳失治變證中之重症，相當於化膿性中耳炎顱內併發症之危重階段。《病源》早經發現，并詳述其病理變化，頗足珍視。

又，本書卷一風痙候亦論及耳中策策痛，以致成痙，兩者有一定之聯繫，可互參。

八、耳耵聹[1]候

耳耵聹[1]者，耳裏津液結聚所成。人耳皆有之，輕者不能爲患；若加以風熱乘之，則結鞕[2]成丸核塞耳，亦令耳暴聾。

〔1〕耵聹（dīng níng 叮寧）　原作"聤聹"，文義不通，據《靈樞·厥病》、《醫心方》卷五第五、《聖惠方》卷三十六治耳耵聹諸方改。"耵聹"，亦稱"耳垢"、"耳屎"，指外耳道皮脂腺分泌之蠟狀物質。《玉篇》："耵，耵聹，耳垢也。"

〔2〕鞕　原作"靰"，據《醫心方》改。

九、耳瘡候

足少陰爲腎之經，其氣通於耳。其經虛，風熱乘之，隨脈入於耳，與血氣相搏，故耳生瘡。

按語　耳瘡，似爲外耳道瀰漫性紅腫，或有滲液，相當於今之外耳道炎。

牙齒病諸候 凡二十一論

提要　本篇專論牙齒病。

內容較多，圍繞幾個主證進行敍述，如痛證，有齒痛候等；如蟲證，有牙齒蟲、齒䘌等；如齒動齒色，有齒挺、齒動搖、齒落不生、齒音離、牙齒歷蠹、齒黃黑等。又如牙齗病，有風齒、齒齗腫，齒間出血、齒齲注、齒漏、齒齻、拔齒損等。資料豐富，敍證詳細，堪稱最早之牙科專輯。

但在論中，有三點須加注意。一是對牙與齒，時而合論，時而分論，其實沒有明顯之區別。二是對循行牙齒之經脈，除少數病候中，合手、足陽明經而論外，多數則僅言及手陽明經，雖然如此，亦不可拘，應視病位而定。三是限於歷史條件，把蟲蝕作爲若干牙齒病之原因，實際并不盡然。這些問題，讀時應予分析。

一、牙齒痛候

牙齒痛者，是牙齒相引痛[1]。牙齒是骨之所終[2]，髓之所養。手陽明之支脈，入於齒，若髓氣不足，陽明脈虛，不能榮於牙齒，爲風冷所傷，故疼痛也。又有蟲食於牙齒，則齒根有孔，蟲居其間，又傳受[3]餘齒，亦皆疼痛。此則針灸不瘥，傅藥蟲死，乃痛止。

〔1〕相引痛　謂相引掣痛。"引"，搐引。

〔2〕所終　宋本、汪本、周本同；《聖惠方》卷三十四治牙齒疼痛諸方作一個"餘"字。

〔3〕受　宋本、汪本、周本同；《外臺》卷二十三牙齒疼痛方作"變"。"受"，付予。《說文》："受，相付也。"亦通"授"。

按語　牙與齒，統言則同，析言則異。《說文》："牙，壯齒也。"段注："壯齒者，齒之大者也。統言之，皆稱齒、稱牙；析言之，則前當唇者稱齒，後在輔車者稱牙。牙較大於齒。"本篇論牙齒諸病，有時統而言之，有時析而言之，讀時注意。

循行於牙齒之經絡有二，一爲手陽明大腸經，挾口入下牙齒中；一爲足陽明胃經，入上牙齒中，出挾口環脣。而本篇論牙齒諸病，除在齒齲注、齒動搖、齒落不生、牙齒歷蠹、拔齒損及齒黃黑數候中論及足陽明經外，其餘諸候祇言及手陽明經。實際上，手、足陽明經之間，亦有着密切聯繫，很難截然分割。因此，對條文所論，應靈活看待，全面考慮。

不少牙齒病，如疼痛、齲注等，每言由蟲蝕所致，這是前人之看法，其實與病人體質、飲食習慣、口腔衛生等諸方面因素有密切關係。

二、牙痛候

牙齒皆是骨之所終，髓氣所養，而手陽明支脈入於齒。脈虛髓氣不足，風冷傷之，故疼痛也。又蟲食於齒，則根有孔，蟲於其間，又傳受餘齒，亦痛掣難忍。若蟲痛，非針灸可瘥，傅藥蟲死，乃痛止。

按語　本候標題論牙痛，但文中多用齒字，如"蟲食於齒"、"傳受餘齒"等。"齒"字均應作"牙"理解，始與標題相合，亦可與下文齒痛候相區別。

三、齒痛候

手陽明之支脈入於齒，齒是骨之所終[1]，髓之所養。若風冷客於經絡，傷於骨髓，冷氣入齒根，則齒痛。若蟲食齒而痛者，齒根有孔，蟲在其間，此則針灸不瘥，傅藥蟲死，痛乃止。其湯熨針石，別有正方。補養宣導，今附於後。

養生方云：常向本命日[2]，櫛髮之始，叩齒九通，陰呪曰：太帝散靈，五老反真[3]；泥丸玄華，保精長存；左拘隱月[4]，右引日根；六合清練，百神受恩[5]。呪畢[6]，咽唾三過。常數行之。使齒不痛，髮牢不白，頭腦不痛。

養生方導引法云[7]：東向坐，不息四通，琢齒二七。治齒痛病。大張口，琢齒二七，一通二七。又解[8]，四通中間，其二七大勢，以意消息，瘥病而已，不復疼痛。解病，鮮白不梨[9]，亦不疎離[10]。久行不已，能破金剛。

又云：東向坐，不息四通，上下琢齒三十六下。治齒痛。

〔1〕所終　宋本、汪本、周本同；《聖惠方》卷三十四治齒疼諸方作一個"餘"字。

〔2〕本命日　出生日。

〔3〕真　宋本、汪本、周本同；《修真旨要》作"神"。

〔4〕左拘隱月　原作"左迴拘月"，宋本、汪本、周本同；據《修真旨要》改。

〔5〕百神受恩　原作"百疾愈因"，宋本、汪本、周本同；據本書卷二十七、《修真旨要》、《至游子·真誥篇》改。

〔6〕呪畢　原無，文義不貫，據本書卷二十七鬚髮禿落候，白髮候養生方補。

〔7〕養生方導引法云　原作"又云"，據本書養生方導引法文例改。

〔8〕解　解說。《漢書·翟方進傳》："微自解說。"顏注："解說，猶今言分疏。"

〔9〕鮮白不梨　謂牙齒潔白不黑。"梨"，黧黑。

〔10〕疎離　謂牙齒稀疏脫落。"離"，《廣雅》"去也。"

按語　以上三候，論牙齒疼痛，對病因病機主要責之陽明脈虛，風冷外襲，以及蟲食。而臨牀所見，尚有風熱外侵，胃熱上蒸，或虛火上炎等，均能致病，治宜仔細辨別。以下數候，亦有類似情況，可以例推。

四、風齒候

手陽明之支脈入於齒。頭面有風，陽明之脈虛，風乘虛隨脈流入於齒者，則令齒有風，微腫而根浮也。其湯熨針石，別有正方。補養宣導，今附於後。

養生方導引法云：凡人常[1]覺脊背皆崛強[2]而悶[3]，不問時節，縮咽髆內，仰面努髆井向上，頭左右兩向捼[4]之，左右三七，一住，待血行氣動定，然始更用。初緩後急，不得先急後緩。若無病人，常欲得旦起、午時、日沒三辰，如用，辰別三七[5]。除寒熱病，脊、腰、頸、項痛，風痺。口內生瘡，牙齒風，頭眩，終盡除也。

〔1〕常　原無，據本書卷一風痺候養生方導引法第十條補。

〔2〕崛強　在此形容脊背強直不舒。"崛"，同"倔"。《文選·班彪王命論》："而得崛起在此位者也。"李善注："埤蒼曰：崛與倔同。"本書卷一即作"倔"。

〔3〕而悶　原無，據本書卷一補。

〔4〕捼　原作"按"，導引姿勢不洽，據本書卷一改。"捼"，挪動。

〔5〕三七　本書卷一、卷二風頭眩候、卷三十口舌瘡候養生方導引法作"二七"。

五、齒齗[1]腫候

手陽明之支脈入於齒。頭面有風，風氣流入於陽明之脈，與齗間血氣相搏，故成腫。

養生方云：水銀不得近牙齒，發齗[2]腫，善落齒。

〔1〕齒齗（yín 銀）　齒根肉。

〔2〕齗　原無，宋本、汪本、周本同，文義不完整，據《醫心方》卷五第六十四補。

六、齒間血出候

手陽明之支脈入於齒。頭面有風，而陽明脈虛，風挾熱乘虛入齒斷，搏於血，故血出也。

按語　齒間血出，即齒衄。本候所論，是由陽明脈虛，風熱入齒搏血而致，屬於外感病變。尚有胃火上炎，或肝腎虛火，以及脾氣不足，統血失職，而成此病者，多屬內因病變，臨牀宜全面考慮。

七、牙齒蟲候

牙齒蟲是蟲食牙，又食於齒，亦令牙齒疼痛。皆牙齒根有孔，蟲居其內，食牙齒盡，又度[1]食餘牙齒。

〔1〕度　通“渡”。過渡。《漢書·賈誼傳》：“猶度江河，亡維楫。”

八、牙蟲候

牙蟲是蟲食於牙，牙根有孔，蟲在其間，亦令[1]牙疼痛。食一牙盡，又度食餘牙。

〔1〕令　原作“食”，文義不協，據本篇牙齒蟲候、周本改。

九、齒蟲候

齒蟲是蟲食於齒，齒根有孔，蟲在其間，亦令[1]齒疼痛。食一齒盡，又度食餘齒。

養生方云：雞鳴時，常叩齒三十六下。長行之，齒不蠹蟲[2]，令人齒牢。

又云：朝未起，早漱口中唾，滿口乃吞之[3]，輒琢齒二七過。如此者三，乃止，名曰煉精[4]。使人丁壯有顏色，去蟲而牢齒。

又云：人能恒服玉泉[5]，必可丁壯妍悦，去蟲[6]牢齒。玉泉[7]，謂口中唾也。

〔1〕令　原作"全"，形近之誤，據本篇牙齒蟲候，周本改。

〔2〕蠹（dù度）蟲　即蛀蟲。《說文》："蠹，木中蟲。"段注："在木中食木者也。今俗謂之蛀。"

〔3〕朝未起，早漱口中唾，滿口乃吞之　宋本、汪本、周本同；《千金要方》卷二十七第一養性序作"朝旦未起，早漱津，令滿口，乃吞之"。義勝。

〔4〕如此者三，乃止，名曰煉精　原無，據本書卷三虛勞羸瘦候養生方補。

〔5〕玉泉　此下《千金要方》有"琢齒"二字。

〔6〕去蟲　宋本、汪本、周本同；《千金要方》作"去三蟲"。

〔7〕玉泉　原脫，據本書卷三補。

十、齒齲注候

手陽明之支脈入於齒，足陽明[1]脈有入於頰，遍於齒者。其經虛，風氣客之，結[2]搏齒間，與血氣相乘[3]，則齗腫[4]。熱氣加之，膿汁出而臭，侵食齒齗，謂之齲齒，亦曰風齲。

養生方云：朝夕琢齒，齒不齲。

又云：食畢，常漱口數過。不爾，使人病齲齒[5]。

〔1〕陽明　原作"太陽"，文義不協，據湖本改。

〔2〕結　原作"絡"，形近之誤，據《醫心方》卷五第五十八、《聖惠方》卷三十四治齒齲諸方改。

〔3〕乘　宋本、汪本、周本同；《醫心方》作"蒸"。

〔4〕腫　原誤植在"乘"字之上，倒文，據宋本、周本移正。

〔5〕不爾，使人病齲齒　宋本、汪本、周本同；《千金要方》卷二十七第二作"令人牙齒不敗，口香。"

按語　本候所論齒齲注，是言齒齲病連滯停住，經久不愈，又再感染而成牙癬。本書卷二十四風注候云："注之言，住也，言其連滯停住也。"文中所述齗腫，熱氣加之則化膿，膿汁出而臭，其證即是牙癬，相當於今之牙周圍膿腫。本病若久治不愈，則瘡口不收，經常溢膿，可形成爲牙漏。

十一、齒䘌候

齒䘌者,是蟲食齒至齗,膿爛汁臭,如蝕之狀[1],故謂之齒䘌。

[1]蝕之狀　原作"屯之收",文字有誤,據《外臺》卷二十二䘌齒方、周本改。

按語　《聖惠方》卷三十四治齒䘌諸方論述該病較詳,錄附供參。"夫齒䘌者,由人飲食甘肥,不能揩理,宿食在於齒根,腐臭之氣淹漬於齒也。而又臟腑壅滯,上焦積熱,久而不散,毒氣熏蒸,則令齒根宣露壞亂,蟲蝕疼痛,故謂之齒䘌也。"

又,本書卷十八濕䘌病諸候亦言及齒䘌,敘述較詳,可以參閱。

十二、齒挺候

手陽明之支脈入於齒。頭面有風冷,傳入其脈,令齒齗間津液化爲膿汁,血氣虛竭,不能榮於齒,故齒根露而挺出。

按語　齒挺候,後世稱爲牙宣,其證以齦肉萎縮,牙根宣露挺出,牙齒鬆動,經常滲出血液或膿液爲特徵,故本候及上文之齒間出血候、齒䘌候、齒動搖候等,均有密切關連。不過在具體症狀上有別而已。

十三、齒動搖候

手陽明之支脈入於齒,足陽明之脈又遍於齒,齒爲骨之所終,髓之所養。經脈虛,風邪乘之,血氣不能榮潤,故令動搖。

十四、齒落不生候

齒牙皆是骨之所終,髓之所養,手陽明、足陽明之脈,並入於齒。若血氣充實,則骨髓強盛,其齒損落,猶能更生;若血氣虛耗,風冷乘之,致令齒或齲或齗[1]落者,不能復生。

[1]齗　汪本、周本同;宋本、《聖惠方》卷三十四治牙齒不生諸方作"蟲"。

十五、齒音離候

齒音離者，是風冷客於齒斷間，令齒斷落而膿出，其齒則疎，語則齒間有風過之聲，世謂之齒音離也。

十六、牙齒歷蠹候

牙齒皆是骨之所終，髓之所養也。手陽明、足陽明之脈，皆入於齒。風冷乘其經脈[1]，則髓骨血損，不能榮潤於牙齒，故令牙齒黯黑，謂之歷蠹。

〔1〕乘其經脈　宋本、汪本、周本同；《聖惠方》卷三十四治牙齒歷蠹諸方作"乘之，其經脈虛"。

十七、齒漏候

手陽明之支脈入於齒。風邪客於經脈，流滯[1]齒根，使斷腫膿汁出，愈而更發，謂之齒漏。

〔1〕流滯　即"留滯"。"流"通"留"。《易·繫辭上》："旁行而不流。"釋文："流，京作留。"《素問·氣穴論》："藏俞五十穴"王冰注："留十呼"新校正云："按《甲乙經》留作流，餘所流並作留。"

十八、齒齼[1]候

齒者，骨之所終，髓之所養。髓弱骨虛，風氣客之，則齒齼。

〔1〕齒齼（chǔ 楚）　牙齒發酸。《說文》："齼，齒傷酢也。"

十九、拔齒損候

手陽明、足陽明之脈，並入於齒。拔齒而損脈者，則經血不止[1]，臟虛而眩悶。

〔1〕經血不止　謂經脈損傷，出血不止。因陽明爲多氣多血之經，傷之則出血更多也。

二十、齘齒[1]候

齘齒者，是睡眠而相磨切也。此由血氣虛，風邪客於牙車[2]

筋脈之間，故因睡眠氣息喘而邪動，引其筋脈，故上下齒相磨切有聲，謂之齘[3]齒。

〔1〕齘（xiè 謝）齒　謂睡眠時上下齒相磨切作聲。俗稱"磨牙"、"鏨牙"。《說文》："齘，齒相切也。"段注："謂上下齒緊相摩切也。相切則有聲，故《三蒼》云：齘，齒鳴也。

〔2〕牙車　下頜骨，俗稱下牙牀。

〔3〕齘　原作"齡"，形近之誤，據宋本、正保本、周本改。

按語　齘齒病因，除本候所述外，尚有心胃火熾，蛔蟲撓動等，均可致此。

二十一、齒黃黑候

齒者，骨之所終，髓之所養。手陽明、足陽明之脈，皆入於齒[1]。風邪冷氣，客於經脈，髓虛血弱，不能榮養於骨[2]，枯燥無潤[3]，故令齒黃黑也。

〔1〕手陽明、足陽明之脈，皆入於齒　宋本、汪本、周本同；《聖惠方》卷三十四治齒黃黑諸方作"若腎氣虛"。

〔2〕於骨　《聖惠方》作"故骨"，連下句讀。

〔3〕無潤　此下《聖惠方》有"澤"字，無"故"字。

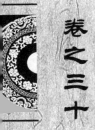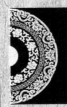

重刊巢氏諸病源候總論卷之三十

脣口病諸候凡十七論

提要 本篇論述脣口病諸候。

內容有口舌瘡、緊脣、脣瘡、脣生核、兔缺、口吻瘡、口臭、口舌干焦、舌腫强、重舌等候。

另有屬於咽喉病之懸癰腫、喉咽垂倒二候；并有與脣口具一定關聯之謇吃、失欠頜車蹉、數欠諸候。

文中大都歸本於臟腑經絡，結合病因，闡述病機，頗具辨證意義。至於失枕一候，係頸部病變。與脣口病無關，疑爲錯簡。

一、口舌瘡候

手少陰，心之經也，心氣通於舌。足太陰，脾之經也，脾氣通於口。腑臟熱盛，熱乘心脾，氣衝於口與舌，故令口舌生瘡也。

診其脈，浮則爲陽，陽數者，口生瘡。其湯熨針石，別有正方。補養宣導，今附於後。

養生方導引法云：凡人常[1]覺脊背崛强，不問時節，縮咽髆內，仰面努髆并向上，頭左右[2]兩向挼[3]之，左右三七，一住，待血氣行動定，然始更用。初緩後急，不得先急後緩。若無病人，常欲得旦起、午時、日没三辰，如用，辰別二七[4]。除寒熱病，脊腰頸項痛，風痺。口內生瘡，牙齒風，頭眩，終盡除也[5]。

〔1〕常　原無，據本書卷一風痺候養生方導引法第十條補。

〔2〕頭左右　原無，據本書卷一、卷二風頭眩候養生方導引法補。

〔3〕捘　原作“按”，與導引姿勢不洽，據本書卷一改。“捘”，挪動。

〔4〕二七　本書卷一、卷二同；卷五腰痛候、卷二十九風齒候作“三七”。

〔5〕終盡除也　本書卷二作“衆病盡除”。

按語　本候論口舌瘡，責之腑臟熱盛，熱乘心脾，證多屬實，法宜清熱解毒。然亦有虛火上炎，下虛上實者，其治又當別論。

二、緊脣[1]候

脾與胃合。胃爲足陽明，其經脈起於鼻，環於脣，其支脈入絡於脾[2]。脾胃有熱，氣發於脣，則脣生瘡。而重被風邪寒濕之氣搏於瘡，則微腫濕爛，或冷或熱，乍瘥乍發，積月累年，謂之緊脣，亦名瀋脣[3]。

〔1〕緊脣　此下《聖惠方》卷三十六治緊脣瘡諸方有“瘡”字。

〔2〕脾　此下原有“胃”字，衍文，據本篇脣瘡候、脣生核候、《聖惠方》刪。

〔3〕瀋（shěn審）脣　病名。即脣口生瘡後，瘡面濕爛，常滲出脂水。“瀋”，汁。《經典釋文》卷二十哀公三年傳：“瀋也”注：“瀋，汁也。北方呼汁爲瀋。”

三、脣瘡候

脾與胃合。足陽明之經，胃之脈也，其經起於鼻，環於脣，其支脈入絡於脾。脾胃有熱。氣發於脣，則脣生瘡。

四、脣生核候

足陽明爲胃之經，其支脈環於脣，入絡於脾。然脾胃爲表裏，有風熱邪氣乘之，而衝發於脣，與血氣相搏，則腫結；外爲風冷乘，其結腫不消，則成核。

按語 以上論緊脣、脣瘡、脣生核三候，均與脾胃有熱氣，衝發於脣有關。惟緊脣候尚挾有風邪寒濕之氣，本候亦有風冷相乘，脣瘡則純由內熱，故三者在病機上尚同中有異，處治亦當以此爲辨。

又，文中"其支脈環於脣，入絡於脾"，據緊脣候、脣瘡候，其文當爲"其經脈起於鼻，環於脣，其支脈入絡於脾。"義與《靈樞·經脈》同。

五、口吻瘡[1]候

足太陰爲脾之經，其氣通於口。足陽明爲胃之經，手陽明爲大腸之經，此二經脈并夾於口。其腑臟虛，爲風邪濕熱所乘，氣發於脈，與津液相搏，則生瘡，恒濕爛有汁，世謂之肥瘡，亦名燕口瘡[2]。

〔1〕口吻瘡 口角生瘡。又名口角瘡、夾口瘡、燕口瘡。《説文》："吻，口邊也。"

〔2〕燕口瘡 "瘡"字原無，宋本、汪本、周本同，據本書卷五十燕口生瘡候、《外臺》卷二十二口吻瘡方補。

按語 本候論述之口吻瘡，與臨牀所見相符。此病多發於小兒，因其兩口角之瘡色泛白，如燕子之吻，故又名燕口瘡。可參閱卷五十燕口生瘡候。

六、脣口面皴候

脣口面皴者，寒時觸冒風冷，冷折腠理，傷其皮膚，故令皴劈[1]。經絡之氣，諸陽之會，皆在於面，其脈有環脣夾於口者。若血氣實者，雖勁風嚴寒，不能傷之；虛則腠理開而受邪[2]，故得風冷而皴劈也。

又，冬時以暖湯洗面及向火，外假熱氣，動於腠理，而觸風冷，亦令病皴。

〔1〕皴（cūn 村）劈 皮膚受風冷，發皴皸裂。"皴"，即皮膚乾燥坼裂。"皴"、"劈"，又均可訓"裂"。現在通稱"開裂"。《唐詩紀事·雪》

詩："豈知飢寒人，腳手生皴劈。"

〔2〕邪　此上《聖惠方》卷三十六治脣口面皴諸方有"風"字。

按語　脣口面及身體皮膚皴劈，除本候所論外，尚有體質因素，其人每至秋冬西風起，寒冷至，皴劈即作。并有祖代遺傳者，這就不屬於以上病情，注意區別。

七、兔缺候

人有生而脣缺，似兔脣，故謂之兔缺。世云，由婦人妊娠時見兔及食兔肉使然。

按語　兔缺之名。首見於《病源》。又名缺脣、兔脣、脣裂，屬先天性之上脣缺裂。文中"人有生而缺脣"，即謂此病由先天而來。至於所云孕婦見兔或食兔肉而致，乃系臆測，不可拘泥。

八、口臭候

口臭，由五臟六腑不調，氣上胸膈[1]。然腑臟氣臊腐不同，蘊積胸膈之間，而生於熱，衝發於口，故令臭也。

養生方云：空腹不用見臭尸，氣入脾[2]，舌上白黃起，口常臭也。

〔1〕氣上胸膈　宋本、汪本、周本同；《聖惠方》卷三十六治口臭諸方作"壅滯之氣，上攻胸膈"，義勝。

〔2〕不用見臭尸，氣入脾　宋本、汪本同，周本"尸"作"月"，《千金要方》卷二十七第七作"不用見尸，臭氣入鼻"，義勝。"不用"，不使。"用"，使也。

按語　本候所論口臭，乃熱氣蘊積胸膈之間，衝發於口所致，但亦可因其他疾患而發，如口糜、口瘡、齲齒、牙疳等。此外口腔不潔，或奉養太過，過食厚味，以及大便不通等證，亦可發生口臭。

九、口舌乾焦候

手少陰，心之經也，其氣通於舌；足太陰，脾之經也，其氣通於口。腑臟虛熱，氣乘心脾，津液竭燥，故令口舌乾焦也。

診其右手寸口名曰[1]氣口以前脈，沉爲陰，手太陰肺之經也。其脈虛者，病苦少氣不足以息，嗌乾，無津液[2]故也。又，右手關上脈，浮爲陽，足陽明胃之經也。其脈虛者，病苦脣口乾。又，左手關上脈，浮爲陽，足少陽膽之經也。其脈實者，病苦腹中[3]滿，飲食不下，咽乾。

〔1〕名曰　宋本、汪本、周本同；《脈經》卷二第二無。

〔2〕無津液　宋本、汪本、周本同；《脈經》作"不朝津液"。

〔3〕腹中　此下《脈經》有"氣"字。

按語　本候指出，腑臟虛熱，氣乘心脾，可致口舌乾焦。同時，又在脈診上補述肺氣虛，胃氣虛。以及膽經實者，亦可見口咽干燥。症同而病機各異，頗具辨證意義。

十、舌腫强候

手少陰，爲心之經，其氣通於舌；足太陰，脾之經，其氣通於口。太陰之脈起於足大指，入連舌本。心脾虛，爲風熱所乘，邪隨脈至舌，熱氣留心，血氣壅澀[1]，故舌腫。舌腫脈脹急，則舌腫强。

〔1〕壅澀　宋本、汪本、周本同；《聖惠方》卷三十六治舌腫强諸方作"壅滯"，義同。

按語　舌腫强候，其勢甚急，而且預後較差。《聖惠方》治舌腫强諸方，對此病論述較詳。錄附供參："凡舌腫强，此患人皆不識，或錯治即殺人。其患甚急，但看舌下，自有噤蟲形狀，或似螻蛄，或似臥蠶子。細審看，亦有頭尾，其頭少白。燒鐵筋烙頭上，即自消也。"

十一、謇吃[1]候

人之五臟六腑，稟四時五行之氣，陰陽相扶，剛柔相生。若陰陽和平，血氣調適，則言語無滯，吐納[2]應機。若陰陽之氣不和，腑臟之氣不足，而生謇吃。此則稟性有闕，非針藥所療治也。

若腑臟虛損，經絡受邪，亦令語言謇吃。所以然者，心氣通於舌，脾氣通於口，脾脈連舌本，邪乘其臟，而搏於氣，發言氣動，邪隨氣而干之，邪氣與正氣相交，搏於口舌之間，脈則否澀，氣則壅滯，亦令言謇吃，此則可治。

養生方云：憤滿傷神，神通於舌，損心則謇吃。

〔1〕謇（jiǎn 簡）吃　即口吃。《一切經音義》謇吃："考聲云：語難也，氣急重言也。通俗文曰：語不通利謂之謇吃。"

〔2〕吐納　在此指氣之呼吸出入。

按語　本候詳述語言之正常機能及其產生口吃之病理變化。《靈樞·憂恚無言》認為，謇吃之發生，與會厭之肥大，開闔不利有關。如云："其厭大而厚，則開闔難，其氣出遲，故重言也。"張志聰注："重言，口吃而期期也。"

十二、重舌候

舌，心之候也。脾之脈起於足大指，入連於舌本。心脾有熱，熱氣隨脈衝於舌本，血脈脹起，變生如舌之狀，在於舌本之下，謂之重舌。

按語　重舌之名，出自《靈樞·終始》。本候則詳述重舌之病因病機，責之心脾有熱，在理論上進行闡發。其症舌下生小舌，或紅或紫。大舌多腫脹或卷起，言語不清，飲食難下，甚至身發寒熱。治宜瀉熱解毒，或用三棱針刺重舌出血。

十三、懸癰腫[1]候

懸癰，為音聲之關也。喉嚨，氣之所上下。五臟六腑有伏熱，上衝於喉咽，熱氣乘於懸癰，或長或腫[2]。

〔1〕懸癰腫　"腫"字原無，宋本、汪本、周本亦無，文義不明，據本候下文、《聖惠方》卷三十五治懸癰腫諸方補。"懸癰"，即"懸雍"。"癰"通"雍"。

〔2〕或長或腫　此上《聖惠方》有"故令"二字。

十四、咽喉垂倒候

喉嚨者，氣之所上下也，五臟六腑，呼吸之道路。腑臟有風邪，熱氣上衝咽喉，則腫垂，故謂之垂倒。

十五、失欠頜車蹉[1]候

腎主欠。陰陽之氣相引則欠。諸陽之筋脈，有循頜車者，欠則動於筋脈，筋脈挾有風邪，邪因欠發，其[2]急疾，故令失欠頜車蹉也。

〔1〕失欠頜車蹉（cuō 搓）　因打呵欠之閃失，而下頜關節脫位。"頜車"，即下頜骨。"蹉"，差誤。楊雄《幷州牧箴》："宗同罔職。日月爽蹉。"在此引伸爲錯位。

〔2〕其　此下周本有"氣"字。

按語　下頜關節脫位，是一個常見證候，成因很多，除偶因呵欠外，尚與大笑、高歌、拔牙等張口過大、過猛有關。另外，下頜關節受側方暴力打擊，亦可發生此證。至於年老體衰，久病體虛者，其顳頜部之肌肉與韌帶，往往鬆弛，可致習慣性脫位。對於本病，當及時以手法復位，《千金要方》卷六記載："人以手指牽其頤，以漸推之，則復入矣。推當疾出指，恐誤嚙傷人指也。"本法至今仍爲臨床所應用。屬於習慣性者，還宜加服補益之劑。

十六、數欠候

腎主欠，而腎爲陰也。陽氣主上，陰氣主下，其[1]陰積於下者，而[2]陽未盡，陽引而上，陰引而下，陰陽相引，二氣交爭，而挾有風者，欠則風動，風動與氣相擊，故欠數[3]。

〔1〕其　宋本、汪本、周本同；《靈樞·口問》、《甲乙經》卷十二第一、《太素》卷二十七十二邪作"故"。

〔2〕而　宋本、汪本、周本同；湖本作"行"。

〔3〕欠數　《太素·十二邪》作"數欠"。

按語　本候敍述數欠病變，前半段文字源於《靈樞》，自"二氣交爭"至"風動與氣相擊"之文，則《靈樞》、《甲乙經》、《太素》等均未見載，蓋是《病源》所發揮，或另有所本者。數欠與感受風邪相聯繫，認爲因"風動與氣相擊"，而致數欠之證，實補前人之未備。

十七、失枕候

失枕，頭項有風，在於筋之間，因臥而氣血虛者，值風發動，故失枕。

按語 失枕亦稱"落枕"，出自《素問·骨空論》。本候則闡述失枕之病因病機。一般而言，失枕多因睡臥姿勢不當，或頸部當風受寒，或由外傷引起。症見頸部痠痛不適，俯仰轉動不利；重者疼痛延及患側肩背及上肢，頭向一側歪斜。治療以按摩、針刺為主，如因外邪或外傷者，可內服袪風活血藥。

又，失枕，不屬於脣口病，列於本篇，似為錯簡。

咽喉心胸病諸候 凡十一論

提要 本篇論述咽喉與心胸病。

其中，討論咽喉病者較多，有喉痹、馬喉痹、喉中生穀賊不通、狗咽、咽喉瘡、尸咽、喉咽腫痛、喉癬、咽喉不利等候。其病因病機，大都從風熱外襲，脾胃之熱上乘，或挾有邪毒為患論述。

至於心胸病，僅有心痹、胸痹兩候，其病又與心痛有聯繫，故可與本書卷十六心痛病諸候互參。

一、喉痹候

喉痹者，喉裏腫塞痹痛，水漿不得入也。人陰陽之氣出於肺，循喉嚨而上下也。風毒客於喉間，氣結蘊積而生[1]熱，故[2]喉腫塞而痹痛。

脈沉者為陰，浮者為陽，若右手關上脈陰陽俱實者，是喉痹之候也。亦令人壯熱而惡寒，七八日不治，則死。其湯熨針石，別有正方。補養宣導，今附於後。

養生方導引法云：兩手拓兩頰，手不動，摟肘使急，腰內亦然，住定。放兩肘[3]頭向外，肘髆腰氣散盡勢，大悶始起，來去七通。去喉痹。

又云：一手長舒，令[4]掌仰，一手捉頤，挽之向外，一時極勢二七。左右亦然。手不動，兩向側極[5]勢，急挽之二七。去頸骨急強，頭風腦旋，喉痹，髆內冷注偏風。

〔1〕生　原作“之”，誤，據《外臺》卷二十三喉痹方、《醫心方》卷五第七十、周本改。

〔2〕故　原作“吹”，誤，據《外臺》、《醫心方》改。周本作“致”，亦通。

〔3〕肘　原作“肋”，形近之誤，據本書卷三虛勞候養生方導引法第三條改。

〔4〕令　原作“合”，形近之誤，據本書卷二風頭眩候養生方導引法和周本改。

〔5〕極　原無，據本書卷二補。

按語　喉痹之名，最早見於《素問·陰陽別論》：“一陰一陽結，謂之喉痹。”本候謂“喉裏腫塞痹痛，水漿不得入”，而且是“風毒客於喉間，氣結蘊積而生熱”，病情較急，爲害亦劇，不能一般看待，若非白喉，亦爲急性咽喉水腫等證，宜加重視。

又，本書卷四十八喉癰候有結腫痛塞，乃成膿血，和風毒入心，煩悶致死之論，可以補充本候之未備，宜參閱。

二、馬喉痹候

馬喉痹者，謂熱毒之氣結於喉間，腫連頰而微壯熱，煩滿而數吐氣，呼之爲馬喉痹。

按語　馬喉痹之名，首見於《病源》。馬喉痹，爲喉痹來勢之更急驟者，亦稱走馬喉痹。其症凶險，多由熱毒痰火，熏蒸肺系，結於咽喉所致。症見喉間腫痛色紅，呼吸、吞嚥不利，痰涎壅盛，氣促煩熱，甚或腫連腮頰，危及生命，治宜急救，大劑瀉火解毒，消腫化痰。方能挽回。

三、喉中生穀賊不通候

穀賊[1]者，禾裹有短穗，而强澀者是也。誤作米而人食之，則令喉裹腫結不通。今[2]風熱氣在[3]於喉間，與血氣相搏，則生腫結，如食穀賊者也，故謂之喉中生穀賊，不急治，亦能殺人。

〔1〕穀賊　穀田中之雜草。在此指生長在稻禾中之稗草，短穗而堅硬毛糙者。

〔2〕今　原作"令"，形近之誤，據周本改。

〔3〕在　宋本、汪本、周本同；《聖惠方》卷三十五治咽喉生穀賊諸方作"衝"。

按語　本候所論，其義有二。一爲誤食穀賊所傷，致喉裹腫結不通；一爲風熱邪氣侵入喉間，與氣血相搏結，以致咽喉腫結不通，有如誤食穀賊一樣。病因不同，治亦當異。

四、狗咽候

喉內忽有氣結塞不通，世謂之狗咽。此由風熱所作，與喉痹之狀相似。但俗云誤吞狗毛所作。

又云：治此病者，以一摶飯共狗分食便瘥，所以謂之狗咽。

按語　本候論述風熱侵入，致咽喉氣道結塞不通，狀類喉痹，呼吸聲有如狗喘之狀。治宜疏風宣肺，清熱利咽。

五、咽喉瘡候

咽喉者，脾胃之候也。由脾胃熱，其氣上衝喉咽，所以生瘡。其瘡或白頭，或赤根，皆由挾熱[1]所致。

〔1〕挾熱　宋本、汪本、周本同；《聖惠方》卷三十五治咽喉內生瘡諸方作"熱毒"。

按語　本候咽喉生瘡，責之脾胃有熱，上衝咽喉所致，此論值得重視。臨牀上確有治肺不應，治脾胃而愈者。其法似淵源於此。

六、尸咽候

尸咽者，謂腹內尸蟲，上食人喉咽生瘡。其狀，或癢或痛，如甘䘌[1]之候。

〔1〕甘䘌　即疳䘌。本書卷十八有疳䘌候，可參閱。

按語　《聖惠方》卷三十五治尸咽喉癢痛諸方對尸咽病機論述較詳，錄附供參："此皆陰陽不和，脾肺壅滯，風熱毒氣，在於臟腑，不能宣通，故令尸蟲動作，上蝕咽中。"

又，本候所論，與傷寒惑病略同，可參閱本書卷八傷寒狐惑候。

七、喉咽腫痛候

喉咽者，脾胃之候，氣所上下。脾胃有熱，熱氣上衝，則喉咽腫痛。夫生腫痛者，皆挾熱則爲之。若風毒結於喉間，其熱盛則腫塞不通，而水漿不入，便能殺人。臟氣微熱，其氣衝喉，亦能腫痛，但不過重也。

按語　喉咽腫痛，爲多種咽喉疾患之共同見證。急性者，多因於火，或爲肺經蘊熱，或爲脾胃積熱，熏灼肺系；或爲風毒結於喉間所致。慢性者，多爲陰虛火旺，其痛亦不甚。實火者，宜瀉火解毒；虛火者，宜滋陰降火。本候所論，屬於實火病情，但尚有輕重之分。

八、喉癰候

六腑不和，血氣不調，風邪客於喉間，爲寒所折，氣壅而不散，故結而成癰。凡結腫一寸爲癤，二寸至五寸爲癰。

按語　喉癰，系發生於咽喉間及其附近部位之癰腫總稱。由於發病部位不同，後世名稱亦異。如生於喉關者，稱喉關癰或騎關癰；生於喉底者，稱裏喉癰；生於頷下者，稱頷下癰；發於上腭者，稱上腭癰，又稱外喉癰等。本證發病迅速，病勢凶猛，若不及時治療，常致危殆。故《靈樞·癰疽》云："癰發於嗌中，名曰猛疽，猛疽不治，化爲膿，膿不瀉，塞咽半日死。"

又，本候指出一寸爲癤，二寸以上爲癰，乃是比較而言，具體可參本書卷三十二、卷三十三癰疽病諸候。

九、咽喉不利候

腑臟冷熱不調，氣[1]上下哽澀[2]，結搏於喉間，吞吐不利，或塞或痛，故言[3]喉咽不利。

〔1〕氣　此下《聖惠方》卷三十五治咽喉不利諸方有"行"字。

〔2〕哽（gěng 梗）澀　哽阻澀滯。"哽"，塞。《莊子・外物》："壅則哽。"注："哽，塞也。"

〔3〕言　宋本、汪本、周本同；《聖惠方》無。

十、心痹候

思慮煩多則損心，心虛故邪乘之。邪積而不去，則時害飲食，心裏愊愊如滿[1]，蘊蘊[2]而痛，是謂之心痹。

診其脈，沉而弦者，心痹之候也。

〔1〕心裏愊（bì 必）愊如滿　心中鬱結煩懣。"愊"，鬱結也。"滿"，通"懣"。

〔2〕蘊蘊　通"陰陰"。《正字通》："五蘊，即五陰也。""蘊蘊"，義猶隱約，隱隱。

十一、胸痹候

寒氣客於五臟六腑，因虛而發，上衝胸間，則胸痹。胸痹之候，胸中愊愊如滿，噎塞不利，習習如癢[1]，喉裏澀，唾燥[2]。甚者，心裏強[3]否急痛，肌肉苦痹，絞急如刺，不得俯仰，胸前皮[4]皆痛，手不能犯，胸滿短氣，欬唾引痛，煩悶，白[5]汗出，或徹背膂[6]。其脈浮而微者是也。不治，數日殺人。其湯熨針石，別有正方。補養宣導，今附於後。

養生方云：以右足踐左足上。除胸痹，食熱嘔。

〔1〕習習如癢　形容胸痹病在心胸中有如蟲行之不適感。"習習"，蟲行感。

〔2〕喉裏澀，唾燥　宋本、汪本、周本同；《千金要方》卷十二第七第二條作"喉裏澀燥唾沫"。

〔3〕心裏強　宋本、汪本、周本同；《千金要方》作"心中堅滿"。

〔4〕皮　此下《聖惠方》卷四十二治胸痹諸方有"肉"字。

〔5〕白　宋本同；汪本、周本、《聖惠方》作"自"。

〔6〕或徹背膂　宋本、汪本、周本同；《千金要方》作"或徹引背痛"，《聖惠方》作"或背膂微痛"。

四肢病諸候凡十四論

提要　本篇論述四肢諸病。其中，代指、土落脚趾內兩候，爲瘡瘍之疾。手足逆臚、肉裂、皸裂、尸脚、脚破五候，爲皮肉開裂，其病由風寒外客，血氣不榮所致。手足發胝、肉刺、脚中忽有物牢如石如刀錐所刺三候，系肌肉皮膚局部增厚變形，每與受壓、摩擦等因有關。而五指筋攣不得屈伸、四肢痛無常處、脚跟頹諸候，則又與體虛受風邪有關。另有足䟐候，其病又有一定之區域性。

一、代指候

代指者，其指先腫，焮焮熱痛，其色不黯，然後方緣[1]爪甲邊結膿，極者爪甲脫也。亦名代甲，亦名糟指，亦名土窗[2]。一作竈。夫爪甲，筋之餘也。由筋骨熱盛，氣澀不通，故腫結生膿，而爪甲脫。

〔1〕緣　循也。

〔2〕窗　字書無考。原注作"竈"，《外臺》引《小品方》作"盧"。

按語　代指，首見於《肘後備急方》，《小品方》對此，亦有論述，謂"代指者，其狀先腫，焮焮熱痛，色不黯黑，然後緣爪甲邊結膿，劇者爪甲脫落。"本候所論，蓋源於此。又云："代指無毒，正由人筋骨中熱盛撮結故耳。吳人名遭指，野夫名爲土盧，即皆是代指疾也。"可參合研究。

又，本病是爲指甲內之急性化膿性感染，一般較難消散。若甲下膿成不消，當引流排膿，泄毒外出。重者尚須內服清熱解毒之劑。

二、手足發胝候

人手足忽然皮厚澀，而圓短[1]如繭者，謂之胼胝。此由血氣沉行，不榮其表，故皮澀厚而成胝。

〔1〕短　宋本、汪本、周本同；《醫心方》卷八第二十一作"强"。

按語　本候病機，主要責之"血氣沉行，不榮其表"。其説與本書卷二十七火燒處髮不生候："瘡痕緻密，則血氣下沉，不能榮宣腠理"相同，可以互參。

三、手足逆臚[1]候

手足爪甲際皮剝起，謂之逆臚。風邪入於腠理，血氣不和故也。

〔1〕逆臚（lú 盧）　枯燥剝裂倒卷之表皮。"臚"，《説文》："皮也"。

按語　本病多見於學齡兒童，尤其是用手挖掘泥土，或用脚踢撞之小孩，使手足皮膚枯燥所致，大都見於手上。又如皮膚粗糙之成人，亦可見到。

又，本書卷三十九有手逆臚候，論證較此爲詳，可以參閲。

四、肉刺候

脚趾間生肉如刺，謂之肉刺。肉刺者，由著靴急[1]小，趾相揩而生也。

〔1〕急　緊。《字彙》："急，緊也。"湖本即作"緊"。

按語　本候所論肉刺，係指脚趾部之鷄眼，多生於足底前端或足趾部。數目不一。

五、肉裂候

肉裂者，皮急肉坼[1]破也。由腠理虛，風邪乘之，與血氣[2]相衝擊，隨所擊處而肉坼裂也。

〔1〕皮急肉坼（chè 徹）　局部皮肉强硬裂開。"急"，謂皮肉不柔和而變强硬。《吕氏春秋·任地》："急者欲緩。"注："急者，謂强剛土也。"在此借喻皮肉變硬。"坼"，裂開。《詩·大雅·生民》："不坼不副。"疏：

坼、副，皆裂也。"

[2]氣　原無，宋本、汪本、周本亦無，文義不全，據湖本補。

六、手足皸裂[1]候皸，音軍

皸裂者，肌肉破也。言冬時觸冒風寒，手足破，故謂之皸裂。

[1]皸（jūn君）裂　指皮膚凍裂。

七、尸脚候

尸脚者，脚跟坼破之名也，亦是冬時觸犯寒氣所以然。

又言脚蹹[1]死屍所卧地，亦令脚坼破。

[1]蹹　同"踏"。

按語　以上肉裂、手足皸裂和尸脚三候，都是由於觸犯風寒，血氣不榮於皮膚肌肉所致，病因病機相同，發病部位不同，故名稱亦因之而異。

八、足尰[1]候

尰病者，自膝已下至踝及趾，俱腫直是也。皆由血氣虛弱，風[2]邪傷之，經絡否澀而成也。亦言江東諸山縣人多病尰，云彼土有草名尰[3]草，人行誤踐觸之，則令病尰。

[1]尰（zhǒng腫）　同"𤺄"。"尰"字屬尢部，"𤺄"字屬尤部；然古時兩部首相同。《五音集韻》："尢，俗作尢。"

[2]風　宋本、汪本、周本同；《醫心方》卷八第十六作"而"。

[3]尰　原版蝕，據宋本、正保本補。

按語　足尰病從其敘症來看，類似於血絲蟲病橡皮腿腫。下文言"江東諸山縣人多病尰"，蓋屬於地方性流行者。

九、五指筋攣不得屈伸候

筋攣不得屈伸者，是筋急攣縮，不得伸也。筋得風熱則弛縱，得風冷則攣急。

十、四支痛無常處候

四支痛無常處者，手足指節皆卒然而痛，不在一處。其痛處不腫，色亦不異，但肉裏掣痛，如錐刀所刺。由體虛受於風邪，風邪隨氣而行，氣虛之時，邪氣則勝，與正氣交爭相擊，痛隨虛而生，故無常處也。

十一、脚跟頹候

脚跟頹者，脚跟忽痛，不得著地，世呼爲脚跟頹。

按語 脚跟頹之證，臨牀不少見，大都由於腎氣虧損，精血不足所致，治療當以補腎爲主。但須注意，亦有屬於骨質增生症，處理時又宜適當兼顧。

十二、脚中忽有物牢如石如刀錐所刺候

言脚下有結物，牢鞭[1]如石，痛如錐刀所刺。此由腎經虛，風毒之氣傷之，與血氣相擊，故痛而結鞭不散。

〔1〕鞭 原作"靰"，今改。下一個"鞭"字同。

十三、土落脚趾内候

此由脚趾先有瘡，而土落瘡裏，更令瘡腫痛，亦令人憎寒壯熱。

按語 本候所論，類似於現在所言瘡口繼發感染引起之毒血症。

十四、脚破候

脚破者，脚心圻開也，世謂之脚破。脚心腎脈所出，由腎氣虛，風邪客於腠理，致使津液不榮，故圻破也。

按語 脚破候與前尸脚候，均爲足部皮肉開裂，但同中有異。一者在於脚心，一者多見於脚跟；前者病機突出腎氣虛，而後者僅謂冬時觸犯寒氣。病情有異，臨證當區別對待。

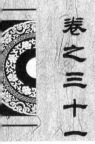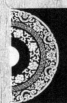
重刊巢氏諸病源候總論卷之三十一

瘻瘤等病諸候凡一十五論

提要 本篇主要論述瘻、瘤及部分皮膚病。

其中瘻病一候論述較詳；瘤候，則僅對肌膚腫瘤作大體敘述。皮膚病方面，有黑痣、赤疵、白癜、癧瘍、疣目、鼠乳、體臭、狐臭、漏腋等，多是色素病、增生病及汗腺疾病。

篇內尚有多忘、嗜眠、鼾眠三候，與前後證候不相類，疑是錯簡。《中國醫籍考》引山本恭庭《諸病源候論解題》亦云："瘻瘤門有多忘候、嗜眠候、鼾眠候、體臭候、狐臭候、漏腋候，并與題目不相涉，知是他篇錯簡。"

一、瘻候

瘻者，由憂恚氣結所生，亦曰[1]飲沙水[2]，沙隨氣入於脈，搏頸下而成之。初作與瘰核[3]相似，而當頸下也，皮寬不急，垂搥搥然[4]是也。恚氣結成瘻者，但垂核搥搥，無脈[5]也；飲沙水成瘻者，有核瘰瘰[6]無根，浮動在皮中。

又云有三種瘻。有血瘻[7]，可破之；有息肉瘻[8]，可割之；有氣瘻[9]，可具[10]針之。

養生方云：諸山水黑土中出泉流者[11]，不可久居，常食令人作瘻病，動氣增患。

〔1〕曰 汪本、周本同；宋本、《外臺》卷二十三瘻病方、《醫心方》卷十六第十四作"由"。

〔2〕沙水 含沙量較多之水。古人認爲山區多瘻病，是飲用此水所致。後世發現，瘻病與缺碘有關，而地方性甲狀腺腫之主要發病誘因即爲飲水中缺碘，故沙水可理解爲缺碘之水。

〔3〕瘻核 宋本、汪本同；周本作"櫻核"。

〔4〕垂搥搥（zhuì zhuì 墜墜）然 喻其瘻腫大而下垂之貌。"搥搥然"，本書卷三十九瘻候、卷五十氣瘻候、《醫心方》作"膇膇然"；本書卷二十一石水候又作"垂垂然"。詞異義同。"膇"，腫也。《集韻》："膇，足腫也。"

〔5〕核搥搥，無脈 宋本、汪本、周本同；《外臺》"搥搥"下有"然"字，《醫心方》作"膇膇無核"。"無脈"，謂瘻腫表面膚色不變，并無赤脈交絡，筋脈呈露。

〔6〕癗癗 宋本、汪本、周本同；《外臺》引《小品》作"瘰瘰"，《聖惠方》卷三十五治瘻氣諸方作"瘤瘤"。字異義同，均是形容瘻核塊瘰。

〔7〕血瘻 瘻塊之上血脈交織，皮色紫紅，擦破可流血。《三因極一病證方論·瘻瘤證治》謂："赤脈交絡者，名血瘻。"

〔8〕息肉瘻 瘻體柔軟，頂大蒂小，狀如息肉。

〔9〕氣瘻 頸之一側或雙側腫大瀰漫，邊緣不清，軟而不堅，皮色如常，可隨情志變化而消長。《三因極一病證方論》："隨憂愁消長者，名氣瘻。"

〔10〕具 《聖惠方》無。"具"，加也。《史記·孔子世家》："請具左右司馬。"

〔11〕諸山水黑土中出泉流者 《千金要方》卷二十七第二作"凡遇山水塢中出泉者"。

按語 本候是瘻病較詳之早期文獻記載。瘻，類於現在之甲狀腺腫大，包括散發性甲狀腺腫，地方性甲狀腺腫，甲狀腺腺瘤，甲狀腺囊腫之類疾病。

瘻之分類，本候提出兩種劃分方法。一種以病因分類，即文中"患氣結成瘻"和"飲沙水成瘻"。前者頗似現在之散發性甲狀腺腫，後者則類似於地方性甲狀腺腫，多發於缺碘之山區。至於該兩類瘻病之證候特點，文中認爲前者瘻核搥搥而無脈，後者則有核瘰瘰而無根，可資參考。另一種分類方法，乃據瘻體特徵而定，如"血瘻"、"息肉瘻"、"氣瘻"三種。其中血瘻、息肉瘻，多見於地方性甲狀腺腫。此外，血瘻可能還包括頸部之血管瘤。

關於本病病機，本書卷三十九瘻候認爲：憂恚思慮等情志因素，可觸動於腎氣，腎氣上逆，結聚頸下，可生瘻腫。此論將瘻病與腎聯係起來，頗有獨到之處，值得研究。

本候內容，尚載有當時對本病之手術療法，如"破之"、"割之"。此亦爲現存醫書中之較早資料。

又，關於氣瘻，文中未加詳論，本書卷三十九有瘻候，卷五十有氣瘻候，可以參閱。

二、瘤候

瘤者，皮肉中忽腫起，初如梅李大[1]，漸長大，不痛不癢，又不結強[2]。言留結不散，謂之爲瘤[3]不治，乃至堰[4]大，則不復消，不能殺人，亦慎不可輒破[5]。

〔1〕大　宋本、汪本、周本同；《外臺》卷二十三瘤方引《肘後方》無此字，《聖惠方》卷三十五治瘤諸方作"子"。

〔2〕結強　《外臺》作"堅強"，義同。"結強"，義猶堅硬。

〔3〕言留結不散，謂之爲瘤　《外臺》作"按之柔軟，此血瘤也"。又，此上《聖惠方》有"按之柔軟"四字，"言"下有"其"字。

〔4〕堰（ōu 歐）　宋本、汪本、周本同；《外臺》作"如盤"；《聖惠方》作"碗"。"堰"，隆起之沙堆。《集韻》："堰，沙堆。"在此借以形容瘤之隆起。

〔5〕輒破　此下《聖惠方》有"但如瘻法療之，當得瘥"兩句。

按語　文中云："漸長大，不痛不癢，又不結強"、"不能殺人"，據此，本候所論，似爲良性腫瘤。

三、腦濕候

腦濕，謂頭上忽生肉如角，謂之腦濕。言腦濕氣蘊[1]蒸，衝擊所生也。

〔1〕蘊　原作“濕”，形近之誤，據周本改。

按語　本候所論，頭上忽生肉如角，如按之堅者，係角質變化所致，相當於皮角；若按之軟者，類似於顱頂部之脂肪瘤。

四、黑痣[1]候

黑痣者，風邪搏於血氣，變化所[2]生也。夫人血氣充盛，則皮膚潤悅[3]，不生疵瘕[4]，若虛損，則黑痣變生。然黑痣者，是風邪變其血氣所生也；若生而有之者，非藥可治。面及體生黑點爲黑痣，亦云黑子。

〔1〕痣　汪本、周本同；宋本作“志”，本卷三十九面黑子候作“子”。字異義同。

〔2〕所　原無，據本書卷三十九、《聖惠方》卷四十治黑痣諸方、本候下文“變其血氣所生也”句例補，足句。

〔3〕潤悅　光潤悅澤。《易林》：“鳧得水没，喜笑自啄，毛羽悅澤。”《字彙》：“澤，潤也。”

〔4〕疵瘕（cīxiá 次霞）　通“疵瑕”、“瘕疵”。指皮膚上之有色斑點或缺損。“疵”，皮上之斑。《韓非子·大體》：“不吹毛而求小疵。”“瘕”，通“瑕”，玉之缺損。《郝敬讀書通》：“《舊唐書》明皇開元二十七年：大赦諸色痕瘕人，咸從洗滌。瘕音霞，與瑕同。”《禮記·聘義》：“瑕不揜瑜”，注：“瑕，玉之病也。”在此借喻皮膚病損。

五、赤疵候

面及身體皮肉變赤，與肉色不同，或如手大，或如錢大，亦不癢痛，謂之赤疵。此亦是風邪搏於皮膚，血氣不和所生也。

按語　赤疵，類似於今之皮膚血管瘤，嬰幼兒較多見。本書卷五十亦有赤疵候，論此病有“染漸長大無定”之説，頗符合臨牀實際，可以補充本候之未備。

六、白癜候

白癜者，面及頸項、身體皮肉色變白，與肉色不同，亦不癢痛，謂之白癜。亦是風邪搏於皮膚，血氣不和所生也。

按語 白癜，後世稱爲白癜風。本候是現存古醫書中最早論及此病者。

本候與前黑痣候均爲色素障礙性皮膚病。

七、癧瘍候

癧瘍者，人有頸邊[1]、胸前、掖下自然班剝[2]，點[3]相連，色微白而圓；亦有烏色[4]者。亦無痛癢，謂之癧瘍風。此亦是風邪搏於皮膚[5]，血氣不和所生也。

[1]人有頸邊 "有"字原倒置於"邊"之下，據周本移正。《聖惠方》卷二十四治癧瘍風諸方"人"上有"令"字，無"有"字。

[2]班剝 謂皮膚呈點片狀剝蝕，雜亂無章，膚色亦異。"班"通"斑"。

[3]點 宋本、汪本、周本同；《聖惠方》作"點點"，義長。

[4]烏色 宋本、汪本、周本同；《聖惠方》作"紫色"。

[5]此亦是風邪搏於皮膚 宋本、汪本、周本同；《聖惠方》作"此皆是風之與熱，伏留肌腠之間"。

按語 從本候內容分析，癧瘍風似爲今之花斑癬，亦即汗斑。

八、疣目候

疣目者，人手足邊忽生如豆，或如結筋，或五箇，或十箇，相連肌裏[1]，粗[2]強於肉，謂之疣目。此亦是風邪搏於肌肉而變生也。

[1]肌裏 宋本、汪本、周本同；《聖惠方》卷四十治疣目諸方作"而生"。

[2]粗 此上《聖惠方》有"在肌上"三字。

按語 從文中敘述之病位、證候來看，疣目類似於生長於手足部位之尋常疣。因疣或單個或群生，某些尋常疣底部堅硬，與肌肉緊密相連，故云"或五箇，或十箇，相連肌裏，粗強於肉"。

九、鼠乳候

鼠乳者，身面忽生肉如鼠乳之狀，謂之鼠乳。此亦是風邪搏於肌肉而變生也。

按語 鼠乳，以其狀如鼠之乳頭而得名。其證類似於今之傳染性軟疣。

十、多忘候

多忘者，心虛也。心主血脈而藏於神，若風邪乘於血氣，使陰陽不和，時相并隔[1]，乍虛乍實，血氣相亂，致心神虛損而多忘。

養生方云：丈夫頭勿北首臥，神魂不安，多愁忘。

〔1〕并隔 爭相阻隔。謂風邪與血氣交爭，致陰陽之氣不相順接，時有阻隔。

按語 本候內容，與前後諸候論外科病者殊異，似為錯簡。

十一、嗜眠候

嗜眠者，由人有腸胃大，皮膚澀者，則令分肉不開解，其氣行、則於陰而遲留，其陽氣不精神明爽，昏塞，故令嗜眠。其湯熨針石，別有正方補養宣導，今附於後。

養生方導引法云：踑踞[1]，交兩手內屈[2]腳中入，且兩手急引之，愈久[3]瘇，精氣不明。交腳踑踞[4]。凡故[5]言踑踞，以兩手從內屈腳中入[6]，左手從右趺踠[7]上入左足，隨孔下；右手從左足踠上入右足，隨孔下；出抱兩腳，急把兩手極引二通。愈久瘇，精神不明。久行則不睡[8]，長精明。

又云：一手拓頿[9]，向上極勢；一手向後長舒急努，四方顯手掌，一時俱極勢四七。左右換手皆然。拓頿手兩向共頭，欹側轉[10]身二七。去臂髆風，眠睡。尋用，永吉日康。

〔1〕踑踞 又作“箕踞”、“箕倨”。即坐時兩腳岔開，形似簸箕。《漢書·張耳陳餘傳》：“高祖箕踞罵詈，甚慢之”，顏注；“箕踞者，謂申兩腳，其形如箕。”

〔2〕屈　原作"並"，據下文句例改，導引姿勢較協。

〔3〕久　原作"又"，形近之誤，據宋本、周本改。

〔4〕交腳跂踞　屈膝而坐，兩脛交叉，兩膝頭外展，形似簸箕。

〔5〕凡故　猶"凡夫"。"故"，《經傳釋詞》："猶夫也。《禮記》是故知爲人子。《家語》作是夫，則故與夫同義矣。"

〔6〕從內屈腳中入　此下本書卷三十四瘰癧瘻候、卷四十乳結核候養生方導引法有"據地"二字。全句意爲將手從內膝彎中伸入。

〔7〕趺踠（fū wǎn 夫碗）　足弓。"趺"同"跗"；足背。"踠"，即彎；曲。《集韻》："踠，屈也。"

〔8〕睡　原作"唾"，形近之誤，據汪本、周本改。

〔9〕頦　宋本、汪本、周本同；本書卷二頭面風候養生方導引法第五條作"頤"，義同。下一個"頦"字同。

〔10〕轉　原作"二"，誤，據宋本、正保本、周本改。

按語　本候內容，與本篇論外科病者不相連屬，似爲錯簡於此。

嗜睡病理，本候論述較簡，《太素》卷二十七之七邪中內容甚詳，錄附供參："人之多臥者，何氣使然？岐伯曰：此人腸胃大而皮膚澀，而分肉不解焉。腸胃大則衛氣留久，皮膚澀則分肉不解，其行遲。夫衛氣者，晝日常行於陽，夜行於陰，故陽氣盡則臥，陰氣盡則寤。留於陰也久，其氣不清，則欲瞑，故多臥。"

十二、鼾眠候

鼾眠者，眠裏喉咽間有聲也。人喉嚨，氣上下也，氣血若調，雖寤寐不妨宣暢；氣有不和，則衝擊喉咽而作聲也。其有肥人眠作聲者，但肥人氣血沉厚，迫隘喉間，澀而不利，亦作聲。

按語　本候內容亦與本篇主題不合，似爲錯簡。

十三、體臭候

人有體氣不和，使精液雜穢，故令身體臭也。其湯熨針石，別有正方補養宣導，今附於後。

養生方云：以手掩口鼻，臨目微氣[1]，久許時，手中生液，速以手摩面目。常行之，使人體香。

〔1〕臨目微氣　謂眼朝下看，鼻中微微呼吸。"臨"，由上視下。《說文》："臨，監也"，"監，臨下也。"《詩·大雅·大明》："上帝臨女"，鄭玄箋："臨，視也。"

按語　文中"精液雜穢"句，似可從兩方面理解，一方面，"精液"泛指津液，亦包括汗液，此是就臨牀症狀而言。另一方面，"精液"作如字解，即先天之精，受之於父母，又似含有遺傳意義，則其文更爲精深。

十四、狐臭[1]候

人腋下臭，如蔥豉之氣者，亦言如狐狸之氣者，故謂之狐臭。此皆血氣不和，蘊積[2]故氣臭。

〔1〕狐臭　宋本、汪本、周本同；《外臺》卷二十三作"腋臭"。詞異義同。

〔2〕蘊積　此下《聖惠方》卷四十治狐臭諸方有"滯毒之氣，不能消散"八字。

十五、漏腋候

腋下常濕，仍臭生瘡，謂之漏腋。此亦是氣血不和，爲風邪所搏，津液蘊瘀，故令濕臭。

按語　體臭、狐臭、漏腋三候，見證雖異，其病理則同，均爲人體汗腺分泌功能失常所致。三者共同特徵是，患病部位發出難聞之臊臭之氣。"體臭"，爲全身性汗腺病變，但臨牀所見，多局限於大汗腺，如腋、足、腹股溝、肛門、外生殖器、乳暈、臍部等。"狐臭"，則僅爲腋窩部發臭，是最常見之汗腺病。"漏腋"，似指狐臭繼發感染引起之腋部生瘡。

丹毒病諸候 凡一十三論

提要　本篇論述丹毒諸候。

其中，丹候相當於本篇概論，其餘各候，則分述各種丹毒。

例如白丹、黑丹、赤丹者，乃據病變之色澤及病理命名；天竈火丹、廢竈火丹、尿竈火丹、熛火丹、螢火丹，則據發病部位命名；丹軫、瘑火丹，則據丹毒之特殊形態命名；至於室火丹、石火丹兩候，病情不同於一般丹毒，是爲丹之特殊類型。從本篇所論丹毒來看，含義較現代之丹毒範圍要廣。

又，本書卷四十九尚有大量篇幅敍述丹毒，其中有些內容與本篇互有詳略，可聯繫閱讀。

一、丹候

丹者，人身體忽然焮赤，如丹塗之狀，故謂之丹。或發手足，或發腹上，如手掌大，皆風熱惡毒所爲。重者亦有疽[1]之類，不急治，則痛不可堪[2]，久乃壞爛，去[3]膿血數升。若發於節間，便斷人四支[4]；毒入腹[5]，則殺[6]人。小兒得之最忌[7]。

〔1〕疽　原作"疸"，形近之誤，據汪本、周本改。

〔2〕堪　宋本、汪本、周本同；《聖惠方》卷六十四治一切丹毒諸方作"忍"，義近。"堪"，任；勝。《詩·小雅·小旻》："未堪家多難"，傳："堪，任也。"《國語·晉語》："口弗堪也"，注："堪，猶勝也。"

〔3〕去　《聖惠方》作"出"，義近。

〔4〕便斷人四支　"便"，宋本、汪本、周本同；《外臺》卷三十丹毒方引《肘後》作"多"；"斷人"，原作"二之"，誤，據《醫心方》卷十七第一、宋本、正保本改。又，汪本、周本作"流之"，亦通。

〔5〕腹　原作"腸"，形近之誤，據《醫心方》改。

〔6〕殺　宋本、汪本、周本同；《醫心方》、《聖惠方》作"煞"。"煞"同"殺"。《集韻》："殺，《説文》：戮也。或作煞。"

〔7〕最忌　宋本、汪本、周本同；《聖惠方》作"最爲急也"。

按語　本候文中提及：丹毒"重者，亦有疽之類，久乃壞爛，去膿血數升"，此證類似於今之蜂窩組織炎性丹毒。該證是在丹毒基礎上繼發皮下蜂窩織炎，嚴重者可發生敗血症、支氣管肺炎、肺水腫和急性腎炎等；局部易發生壞死，形成不易愈合之潰瘍，甚至深部肌肉、肌腱、血管、神經壞死。

本候論述丹毒，敍證較爲詳明，又是本病之早期資料，值得珍視。

又，本書卷四十九有丹候，內容與此基本相同，但對病因病機論述較詳，可以互參。

二、白丹候

白丹者，初發癢痛，微虛腫，如吹[1]，軫[2]起不痛不赤而白色。由挾風冷，故使[3]色白也。

〔1〕如吹　此下原衍"軫"字，據《外臺》卷三十白丹方刪，《外臺》引《集驗》亦作"如吹"；《千金要方》卷二十二第四論血丹作"如吹狀"。本卷諸腫候亦有例句，如云："風邪所作者，腫無頭無根，浮在皮上，如吹之狀。"均可互證。"吹"字，動詞，在此是狀形"微虛腫者"。

〔2〕軫　通"疹"。

〔3〕使　汪本、周本同；《外臺》、宋本作"然"。義均可通。

按語　本書卷四十九亦有白丹候，認爲丹病初是熱毒挾風，而白丹則"熱輕而挾風多"，與此云"由挾風冷"者略異，前後當互參。

三、黑丹候

黑丹者，初發亦癢痛，或熛腫起[1]，微黑色，由挾風冷，故色黑也。

〔1〕熛腫起　喻紅腫劇烈，迅猛發展。"熛"，迸飛之火焰。

按語　白丹與黑丹，是同一類疾病，均爲熱毒內蘊，外挾風冷所致。白丹熱毒不甚，又加風冷，故色白不甚紅；黑丹則熱毒較甚，瘀熱又爲風冷所遏，故丹色紫黑。

白丹、黑丹與丹候不同，丹候爲皮膚焮赤，病損不突出於肌表，黑丹、白丹則有"熛腫"或"軫起"之類症狀。

白丹、黑丹之分，乃比較而言。白者，謂色不甚紅；黑者，謂局部發紫，非是純白、純黑者也。

四、赤丹候

赤丹[1]者，初發軫起，大者如連錢，小者如麻豆，肉上粟如雞冠肌理[2]。由風毒之重，故使赤也。亦名茱萸[3]丹。

　〔1〕赤丹　宋本、汪本、周本同；《千金要方》卷二十二第四作"雞冠丹"。

　〔2〕肉上粟如雞冠肌理　宋本、汪本、周本同；《千金要方》、《醫心方》卷十七第一於"粟"字下重一"粟"字，義長。喻疹起如粟米累累。"雞冠肌理"，即雞冠上突起之肉褶。

　〔3〕茱萸　爲芸香科植物吳茱萸之果實，呈扁球形，紫紅色，較綠豆粒稍小。在此喻赤丹之形狀色澤。

　按語　赤丹症狀及預後，《外臺》卷三十赤丹方下引《肘後》一條有："療面目身體卒得赤斑或黑斑，如瘡狀，或癢，搔之隨手腫起，不急療之，日甚殺人。方用羚羊角煎"，可資參考。

　文中言赤丹"又名茱萸丹"，疑有誤。本書卷四十九將茱萸火丹另立一候，其症狀亦與赤丹不同。

　又，本書卷四十九之赤丹候，"謂丹之純赤者，則是熱毒搏血氣所爲也"，此是新生兒丹毒，與此有所區別，宜加注意。

五、丹軫候

　丹軫者，肉色不變，又不熱，但起隱軫，相連而微癢，故謂之丹軫也。

　按語　後世所謂丹疹，與本候差別甚大。《聖惠方》卷六十四治丹胗諸方載："夫丹軫者，爲徧身腫，并白丹肉中起，癢痛微腫如吹，瘙胗起赤，亦有雞冠赤起。大如錢，小者如麻豆粒，一名茱萸。有火丹，有水丹。由體起熱，遇水濕搏之，結丹如黃色，或有水在中。喜著腹及陰處。此雖小疾，若攻擊，令人至死也。"據此，則後世之丹疹，與前赤丹爲同一類疾病。而本候明言"肉色不變"，又無痛、腫等症狀，則後世之丹疹與此是兩種不同之病情，不能因名稱相同而誤會。

　從本候所舉症狀看，"丹軫"之"丹"字無落實處，疑是"風"字之誤。而本候與本書卷四十九風瘙癮胗候敍症相似，後者對該病病因病機論述較詳。此外，本書卷二風瘙身體隱疹候、風瘖癮候等，均可互參。

六、室火丹候

室火丹，初發時必在腓腸，如指大，長三二寸，皮[1]色赤而熱是也。

〔1〕皮 原誤作"瘦"，據宋本、《醫心方》卷十七第一改。

按語 室火丹，與前諸丹有異，從其敘證"初發時必在腓腸，如指大，長三二寸，皮色赤而熱"來看，似指下肢血栓性靜脈炎引起之"索狀紅柱"。

七、天竈火丹候

天竈[1]火丹，發時必在於兩股裏，漸[2]引至陰頭而赤腫是也。

〔1〕天竈 山谷之出口處。《吳子·治兵》："無當天竈，無當龍頭。天竈者，大谷之口；龍頭者，大山之端。"因病發於肛門之下，兩股之間，部位形似谷口，故以此形容之。

〔2〕漸 宋本、汪本、周本同；《醫心方》卷十七第一作"衝"。

按語 據本書卷四十九天竈火丹候記載，本病尚有"尻間正赤"、"赤腫血出"等症狀。前後兩候，在症狀之描述上有輕重不同，可以互參。從天竈火丹敘症來看，似爲臀部或肛門周圍之濕疹或濕疹感染。

八、廢竈火丹候

廢竈火丹，發時必於足趺上[1]，而皮色赤者是也。

〔1〕上 本書卷四十九廢竈火丹候作"起"。

九、尿竈火丹候

尿竈火丹，發於胸腹，及臍，連陰頭皆赤是也。

十、熛文丹候

熛火丹者，發[1]於背，亦在於臂，皮色赤是也。

〔1〕發 此上《醫心方》卷十七第一有"丹"字。

按語 本書卷四十九亦有熛火丹候，敘症不全相同，可以互參。

丹謂之熛火者，蓋指本病發病迅速，且伴有熛漿疮疹之類。

十一、瘑火丹候

瘑[1]火丹者，發於髀，而散走無常處，著皮赤是也。

〔1〕瘑（guō 鍋）　疽瘡。《玉篇》："瘑，疽瘡也。"

按語　瘑火丹，殆指火丹易形成疽瘡，且疽瘡形態似瘑瘡者。本書卷三十五有瘑瘡候，對瘑瘡形態敘述頗詳，可以參閱。瘑之命名由來，亦見該候按語。

十二、螢火丹候

螢火丹者，發於髀[1]，至脇，皮赤是也。

〔1〕髀　宋本、汪本、周本同；本書卷四十九螢火丹候、《醫心方》卷十七第一均作"髂"。

按語　本書卷四十九螢火丹候，叙證較此爲詳，可參閱。

十三、石火丹候

石火丹者，丹[1]發通身，似繡[2]，目[3]突如粟[4]是也。皮色青黑。

〔1〕丹　原無，據本書卷四十九石火丹候、《醫心方》卷十七第一補。

〔2〕繡（xié 協）　染有花紋之絲織品。《集韻》："繡，謂繫繒染爲文也。""文"同"紋"。《酉陽雜俎・物革》："冰作花如繡。"在此喻石火丹發呈花紋狀。

〔3〕目　圓環狀物體之中點處，狀如人目，故稱之。如花椒果實中所含黑子謂之"椒目"。在此指石火丹圓形花紋中如粟之突起。

〔4〕粟　本書卷四十九作"細粟"。

腫病諸候 凡一十七論

提要　本篇論腫病，包括以下內容：

（1）腫病概述，即諸腫候。

（2）以風邪爲主所致之腫病，如風腫、卒風腫、風毒腫等候；毒腫、毒腫入腹兩候，則是風毒腫之發展。

（3）部分生於皮表之惡性病變，如惡核腫、腫核、惡脈、惡肉等候，在其病變過程中可以見"腫"，但此類病候嚴重，故多冠以"惡"字。

（4）其他病因所致之腫，如氣腫、游腫、日游腫、流腫等候。此類病候有腫之共同見證，但病情又各有特點。

（5）論癰腫潰膿、排膿之臨牀意義，如腫有膿使潰、腫潰後兩候。此又是論癰腫之臨牀處理方法。

此外，氣痛一候，僅言其痛，而未及於腫，可能是與氣腫連類而論，亦可能是錯簡。

一、諸腫候

腫之生也，皆由風邪寒熱毒氣，客於經絡，使血澀不通，壅結皆成腫也。其風邪所[1]作者，腫無頭無根，浮在皮上，如吹之狀也。不赤不痛，或腫或散，不常腫[2]。其寒氣與血相摶作者，有頭有根，色赤腫痛。其熱毒作者，亦無正頭，但急腫，久不消，熱氣結盛，壅則爲膿。其候非一，故謂之諸腫。

〔1〕所　原作"不"，誤，據《聖惠方》卷六十四治一切毒腫諸方、周本改。

〔2〕或腫或散，不常腫　宋本、汪本、周本同；《醫心方》卷十六第五作"移無常處而兼瘻，由腠理虛而逢風所作"。

按語　本候相當於腫病之概論。文中對風邪、寒氣、熱毒所致之腫，作出辨證鑑別，至今仍然具有臨牀指導意義。

二、風腫候

凡人忽發腫[1]，或著四支，或在胸背，或著頭項，水牢如畔大[2]，虛腫回回[3]，如吹之狀，不痛不赤。著四支者，乃欲不遂[4]，令人煩滿短氣，身體常冷。皆由冬月遇[5]溫，風入人[6]肌裏，至春復適[7]大寒，風不得出，氣壅肌間，不自覺[8]；至夏[9]取風涼，濕[10]氣聚不散而成腫，久不瘥，氣結盛生熱，乃化爲膿血，並皆[11]爛敗，則殺人。

右手關上脈浮而虛者，病腫。

〔1〕腫　宋本、汪本、周本同；《聖惠方》卷六十四治風腫諸方作"風腫"，與標題合。

〔2〕水牢如畔大　宋本、汪本、周本同；《聖惠方》作"發作"二字，連下句讀。"畔"，周本作"胖"。"畔"當是"柈"之形誤。"柈"通"盤"。全句意謂局部腫起，光澤如水腫狀，堅實而其大如盤。

〔3〕回回　《聖惠方》無此二字。"回回"，形容風腫之狀大而且圓。《文選·束廣微·補亡詩》："漫漫方輿，回回洪覆"，注："回回，大貌。"《周禮·春官·典同》："回聲衍"，鄭玄注："回，謂其形微圜也。"

〔4〕乃欲不遂　謂風腫影響，四肢運動不能自如。

〔5〕遇　宋本、汪本、周本同；《聖惠方》作"過"。

〔6〕人　《聖惠方》無。

〔7〕適　宋本、汪本、周本同；《聖惠方》作"遇"。

〔8〕覺　此下《聖惠方》有"知"字。

〔9〕夏　此下《聖惠方》有"恣"字。

〔10〕濕　《聖惠方》無。

〔11〕並皆　宋本、汪本、周本同；《聖惠方》作"若至"，義勝。

按語　本候是承上文諸腫候進一步論述風腫之病。對其症狀、病因、病機和預後，作出全面論述。此下卒風腫候和《醫心方》卷十六第五論風腫，尚有"移無常處而兼瘙"之症狀，更可爲此候補充。

三、卒風腫候

人卒有腫[1]，不痛不赤，移無常處而兼瘙。由先無患，偶腠理虛，而逢[2]風所作也。

〔1〕腫　宋本、汪本、周本同；《聖惠方》卷六十四治卒風腫諸方作"風腫"，與標題合。

〔2〕逢　《聖惠方》作"因"，義近。

四、風毒腫候

風毒腫者，其先赤痛飆熱[1]，腫上生瘭漿[2]，如火灼是也。

〔1〕飆（biāo 標）熱　熱起迅速而劇烈。"飆"，《龍龕手鏡》："俗飆

字"。暴風；狂風。《玉篇》："飇，暴風也。"在此引申以喻風熱毒發病迅猛之狀。

〔2〕癈（biāo 標）漿　毒腫頂部含有白色漿液之突起，破後可流出漿液或膿液。

五、毒腫候

毒腫之候，與風腫[1]不殊，時令人壯熱。其邪毒甚者，入腹殺人。

〔1〕風腫　指上條風毒腫，非前文之風腫候。

六、毒腫入腹候

此候與前毒腫不殊，但言腫熱漸[1]盛，入腹故也。毒入腹之候，先令人勒齒[2]惡寒，心煩悶而嘔逆，氣急而腹滿，如此者殺人[3]。

〔1〕漸　原作"不"，誤，據宋本、正保本、周本改。

〔2〕勒齒　宋本、汪本同；周本作"齒齒"，義同。均為形容惡寒之貌。又，《聖惠方》卷六十四治毒腫入腹諸方作"拘急"，義亦近。

〔3〕殺人　宋本、汪本、周本同；《聖惠方》作"損人"。

按語　以上風毒腫、毒腫、毒腫入腹三候，每每為同一病證之不同病理階段。其整個病情，是局部毒邪走散，傷及氣血，內攻臟腑，相似於毒血症、敗血症一類病證。風毒腫候，是邪毒壅盛，竄入氣血之前期證候；毒腫候，已見高熱，是風毒腫候之發展；毒腫入腹，則是發展至極，預後甚惡。該三候條理清晰，層次分明，宜連貫起來看，在臨牀上具有重要指導意義。

又，本書卷四十二有妊娠咽喉身體著毒腫候，論述毒腫病情較此更詳，可聯合研究。

七、惡核腫候

惡核者，肉裹忽有核，累累如梅李，小如豆粒，皮肉燥痛[1]，左右走身中，卒然而起，此風邪挾毒[2]所成。其亦似射工毒。初得無常處，多惻惻[3]痛，不即治，毒入腹，煩悶惡寒即殺人。久不瘥，則變作瘻。

〔1〕皮肉燥痛　宋本、汪本、周本同；《肘後方》卷五第三十六作"皮中慘痛"。

〔2〕毒　此上《聖惠方》卷六十四治惡核腫諸方有"熱"字。

〔3〕惻惻（cè cè 測測）　義同"憮憮"；小痛、刺痛也。《廣雅》："憮、愿，痛也。""愿"即"惻"之或字。

按語　惡核一證，首見於《肘後備急方》，清·余伯陶《鼠疫抉微》認爲本書之惡核，即鼠疫病；《醫學衷中參西錄》亦認爲"似是鼠疫之惡核"，即指患鼠疫者之淋巴結腫大。

又，《千金要方》卷二十二第六對此論述較詳，可補充本候之未備，錄附供考："惡核病者，肉中或有核累累，如梅李核，小者如豆粒。皮肉瘰痛，壯熱，癭索惡寒是也。與諸瘡根、瘰瘰、結筋相似。其瘡根瘰瘰，因瘡而生，是緩無毒。惡核病，卒然而起，有毒，若不治，入腹煩悶殺人。皆由冬月受溫風，至春夏有暴寒相搏，氣結成此毒也。"又云："凡惡核，初似射工毒，無常定處，多惻惻然痛；或時不痛。人不痛者便不憂，不憂則救遲，遲治即殺人。是以宜早防之。尤忌牛肉、雞、豬、魚、馬、驢等肉。其疾初如粟米，或似麻子，在肉裏而堅，似皰，長甚速。初得多惡寒，須臾即短氣。"

八、腫核候

凡腫，挾風冷則不消，而結成核也。

九、氣腫候

氣腫者，其狀如癰，無頭虛腫，色不變，皮上[1]急痛，手纏著，便即痛[2]，此風邪搏於氣所生也。

〔1〕皮上　宋本、汪本、周本同；《千金要方》卷二十二第二作"但皮"。

〔2〕手纏著，便即痛　宋本、汪本、周本同；《千金要方》作"不得手近"。

十、氣痛候

人身忽然有一處痛，如打不可堪耐；亦乍走身間，發作有時。痛發則小熱，痛靜便如冰霜所加，故云氣痛。亦由體虛受風邪所侵，遇寒氣而折之，邪氣不出故也[1]。

〔1〕也　原無，語意未全，據宋本、周本補。

按語　從本候所述分析，氣痛特點爲：疼痛劇烈，突然發作，或有游走；發作有時，并不持續，痛發微熱，痛止又患處冰冷。從這些症狀分析，該病與本篇所論之癰腫類疾病不同，所以名之曰"氣痛"，但究屬何種疾病，需作進一步考證。

十一、惡脈候

惡脈[1]者，身裹[2]忽有赤絡，脈起隴嵸[3]，聚[4]如死蚯蚓狀；看如似[5]有水在脈中，長短皆逐其絡脈所生是也[6]。由春冬受惡風，入絡脈中，其血瘀結所生。久不瘥，緣脈結而成瘻。

〔1〕惡脈　宋本、汪本、周本同；《千金要方》卷二十二第六作"赤脈病"。

〔2〕裹　宋本、汪本、周本同；《千金要方》作"上"，義長。

〔3〕隴嵸（lóng sǒng 龍聳）　聚集貌。《文選·舞賦》："車騎并狎，隴嵸逼迫"，注："善曰：隴嵸，聚貌。向曰：隴嵸，衆多貌。"在此喻絡脈曲張突起，狀似堆聚。

〔4〕聚　《千金要方》無。

〔5〕看如似　宋本、汪本、周本同；《千金要方》作"看之如"，義勝。

〔6〕所生是也　宋本、汪本、周本同；《千金要方》作一個"處"字；《醫心方》卷十六第十一作"出見是也"。

按語　惡脈，是脈絡病變，其外部特徵是：起病快，沿經脈走向呈蚯蚓狀聚集突起，經久不愈，可形成瘻管。本病冠以"惡"字，示其預後較差。

十二、惡肉候

惡肉者，身裹[1]忽有肉如小豆[2]突出，細細[3]長，乃[4]如牛馬乳，亦[5]如雞冠之狀，不癢不痛。久不治，長不已。由春冬被惡風所傷，風入肌肉[6]，結瘀血積而生也。

〔1〕裹　宋本、汪本、周本同；《千金要方》卷二十二第六作"上"，義長。

〔2〕小豆　指赤小豆。《肘後備急方》卷五第三十六即作"赤小豆粒"。

〔3〕細細　宋本、汪本、周本同；《肘後備急方》、《千金要方》作一個"便"字；《聖惠方》卷六十四治惡肉諸方"細"字不重。

〔4〕乃　宋本、汪本、周本同；《千金要方》作"推出"。

〔5〕亦　宋本、汪本、周本同；《千金要方》作"上"。

〔6〕肉　宋本、汪本、周本同；《千金要方》作"脈"。

按語　本候與惡核、惡脈均爲惡候。惡核長於肉裏，日久可形成潰瘍、瘻管；本候則突出肌表，狀如息肉，日漸長大。此爲兩者之特點。至於惡脈候，則病在絡脈，發展亦能成爲瘻管。而三者之中，尤以惡核爲劇，"不即治，毒入腹煩悶惡寒，即殺人"，是其謂也。

十三、腫有膿使潰候

腫，壯熱結盛，則血化爲膿。若不早出膿，膿食筋爛骨，則不可治也。

十四、腫潰後候

凡癰腫既潰訖，膿汁須及時而盡，若汁不盡，還復結腫，如初腫之候無異，即稍難治。

按語　以上兩候，論述癰腫潰膿、排膿之重要性。其潰膿方式，除自然潰決之外，手術切開在當時已經較爲習用。而潰膿之後，必須引流務盡，以免反復，反復則難治。這種認識非常正確，反映當時外科水平已相當成熟。

十五、遊腫候

遊腫之候，青、黃、赤、白，无復定色，游走皮膚之間，肉上微光[1]是也。

〔1〕微光　形容腫上潤澤光亮。

十六、日游腫候

日游腫，其候與前游腫相似，但手近之微痛，如[1]復小癢爲異。世言犯觸日游神[2]之所作。

〔1〕如　猶"而"。

〔2〕日游神　傳説中之神名。一甲子六十日之中，四十四日出游在外；十六日在房屋内之五方，其中四日在房屋内東方，一日在房屋内西方，三日在房屋内南方，五日在房屋内北方，三日在房屋内中央。凡日游神所在之處，不宜安屋室、掃舍宇、設牀幔。見《協記辨方書》。

按語　以上兩候，即後世所云之赤白游風。其症發於肌膚，游走不定，狀如雲片，皮膚光亮浮腫、焮熱，痛癢相兼。多由脾肺燥熱，而兼表虚腠理不密，風邪襲入，怫鬱日久，與熱相搏所致。

十七、流腫候

流腫凡有兩候，有熱有冷。冷腫者，其痛隱隱然沉深，著臂髀，在背上則腫起，憑憑然[1]而急痛；若手按及針灸之即腫起是也。熱腫者，四支熱如火炙之狀，移無常處，或如手，或如盤，著背腹是；劇則皆熱如火，徧身熠熠然[2]，五心煩熱，脣口乾燥，如注之狀。此皆[3]風邪搏血氣所生。以其移無常處，故謂流腫。

〔1〕憑憑（píng píng 凭凭）然　喻腫處呈滿實厚盛之狀。"憑"，滿；厚。《楚辭·離騷》："馮不厭乎求索"，"馮"、"憑"，古今字。王逸注："憑，滿也；楚人名滿曰憑。"《集韻》："憑，厚也；滿也。"

〔2〕熠熠（yì yì 異異）然　鮮明貌。喻身腫色澤鮮明光亮。《阮籍·清思賦》："色熠熠以流爛兮。"

〔3〕皆　原作"背"，形近之誤，據宋本、汪本、周本改。

丁瘡病諸候 凡一十三論

提要　本篇論述丁瘡諸候，對丁瘡之名稱、發病部位、成因、見證及其預後，論述均較詳明。但篇中許多丁瘡名稱，大都是證候分類，現代已少應用。

至於丁瘡之各種禁忌、觸犯禁忌後之種種變證，所述內容，對臨牀頗有指導意義。

一、丁瘡候

丁瘡者，風邪毒氣搏[1]於肌肉所生也。凡有十種：一者，瘡頭烏而強凹；二者，瘡頭白而腫實；三者，瘡頭如豆𧆐[2]色；四者，瘡頭[3]似葩[4]紅色；五者，瘡頭內有黑脈；六者，瘡頭赤紅而浮虛，七者，瘡頭葩而黃；八者，瘡頭如金薄；九者，瘡頭如茱萸；十者，瘡頭如石榴子。

亦有初如風軫氣[5]，搔破青黃汁出，裏有赤黑脈而小腫；亦有全不令人知，忽以衣物觸及摸著則痛，若故取[6]，便不知處；亦有肉突起如魚眼之狀，赤黑燋[7]痛徹骨。久結皆變至爛成瘡，瘡下深孔，如大[8]針穿之狀。

初作時，突起如丁蓋，故謂之丁瘡。令人惡寒，四支[9]強痛，兼忉忉然牽痛[10]，一二日瘡便變焦黑色，腫大光起，根鞕[11]強，全不得近，酸痛，皆其候也。在手足頭面骨節間者最急，其餘處則可也。毒入腹，則煩悶，恍惚不佳，或如醉，患[12]此者，三二日便死。

養生方云：人汗入諸[13]食內，食之作丁瘡。

〔1〕搏　原脫，據《醫心方》卷十六第一補。

〔2〕豆𧆐（yìng 映）　豆渣。"𧆐"，渣滓。《廣韻》："𧆐，滓也。"

〔3〕頭　原脫，據上下文例、《聖惠方》卷六十四治丁瘡諸方補。

〔4〕葩（pā 趴）　花。《說文》："葩，華也。""華"，古"花"字。《文選·琴賦》："若衆葩敷榮曜春風"，注："葩，爲古花字。"

〔5〕氣　《醫心方》無。

〔6〕故取　宋本、汪本、周本同；《聖惠方》作"固取"。"故取"，謂有意識地觸摸。"故"，故意。《助字辨略》："杜子美詩：清秋燕子故飛飛。此故字，亦有心之辭。"

〔7〕燋　宋本、汪本同；周本作"慘"。"燋"，同"燥"。《集韻》：

"燥，乾也。俗作燥。"

〔8〕大　宋本、汪本、周本同；《醫心方》、《聖惠方》作"火"，義長。

〔9〕支　原作"皮"，形近之誤，據《醫心方》、宋本、汪本、周本改。

〔10〕兼忉忉（dāo dāo 刀刀）然牽痛　《醫心方》、《聖惠方》無此句。"忉忉"，憂慮貌。《爾雅》："忉忉，憂也。"全句意謂因疼痛掣引而憂煩。

〔11〕鞕　原作"鞞"據，《聖惠方》改。

〔12〕患　汪本、周本同；《醫心方》、《聖惠方》、宋本作"如"。

〔13〕諸　宋本、汪本、周本；《醫心方》作"酒"。

按語　本候相當於丁瘡概論。文中對丁瘡之成因、症狀、命名緣由、預後等，均有所論及。并列叙十種丁瘡，據瘡頭之形色作出分類鑑別。此外，尚論及部分特殊形態之丁瘡。

文中指出，丁瘡所發部位與病情輕重大有關係，其中丁瘡入腹，類似於後世之丁瘡走黃，預後很差，本候已經明確論及。

《外臺》卷三十載丁瘡十三種，名曰：麻子丁、石丁、雄丁、雌丁、火丁、爛丁、三十六丁、蛇眼丁、鹽膚丁、水洗丁、刀鐮丁、浮漚丁、牛拘丁，均述其形症，然與本候有異，蓋是別一家言，可以參考。

二、雄丁瘡候

雄丁瘡者，大如錢孔，烏靨[1]似灸瘡，四畔[2]泡漿色赤，又有赤粟。乃言瘡而不腫，刺之不痛，而兼熱者，名爲雄丁瘡。

〔1〕靨　黑痣。在此指丁瘡頂蓋色黑如痣。

〔2〕四畔　周圍邊界。

三、雌丁瘡候

雌丁瘡者，頭小黃，向裏靨[1]，亦似灸瘡，四畔泡漿外赤，大如錢孔而多汁。腫而不痛，瘡內有十字畫[2]而兼冷者，謂之雌丁瘡。

〔1〕頭小黃，向裏靨　宋本、汪本、周本同；《千金要方》卷二十二第一作"瘡頭稍黃，向裏靨黑"。

〔2〕十字畫　十字形斑紋。

按語 雌、雄丁瘡，是以證候陰陽屬性所作之分類：雄者"兼熱"象，雌者"兼冷"感。此外，雄者瘡頭高突，色黑而熱；雌者則"頭小黃，向裏壓"，即瘡頭塌陷。此亦爲區別要點。本書辨丁瘡雌雄之法，實是後世辨陰證陽證法之濫觴。

四、紫色火赤丁瘡候

此瘡色紫赤，如火之色，即謂紫色火赤丁瘡也。

五、牛丁瘡候

牛丁瘡，皮色不異，但腫而頭黑，挑之黃水出，四邊赤似茱萸房[1]者，名爲牛丁瘡。

〔1〕茱萸房　吳茱萸之果托，色紅。

六、魚臍丁瘡候

此瘡頭黑深，破之黃水出，四畔浮漿起，狹[1]長似魚臍，故謂之魚臍丁瘡。

〔1〕狹　原作"挾"，形近之誤，據周本、《聖惠方》卷六十四治魚臍丁瘡諸方改。

七、赤根丁瘡候

瘡形狀如赤豆，或生掖下。如鴨子大者，世人不識，但見其赤，即謂之赤根丁瘡。

按語 赤根丁瘡之形態大小僅類於赤豆，故文中着重提出，不可將大如鴨蛋者誤認作赤根丁瘡。

以上紫色火赤丁瘡、牛丁瘡、魚臍丁瘡、赤根丁瘡，皆是據其顏色或形態名之。此類名稱，現代已很少使用。

八、犯丁瘡候

犯丁瘡，謂丁瘡欲瘥，更犯觸之，若大嗔，及食猪、魚、麻子，并狐臭人氣熏之[1]，皆能觸犯之，則更極[2]，乃甚於初。更令瘡[3]熱焮腫，先寒後熱，四支沉重，頭痛心驚，嘔逆煩悶，則不可治。

〔1〕之　宋本、汪本、周本同；《醫心方》卷十六第二作"瘡"。

〔2〕極　宋本、汪本同；《醫心方》、周本作"劇"，義近。

〔3〕瘡　原無，據《醫心方》補。

按語　本候提出丁瘡將愈之際之各種禁忌。而其中内容，《千金要方》卷二十二第一則分列於十三種丁瘡之下，作爲其各自禁忌。如云：麻子丁忌食麻子及衣布，并入麻田中行。石丁忌瓦礫磚石之屬。雌丁、雄丁忌房事。火丁忌火炙爍。爛丁忌沸熱食，爛臭物。三十六丁忌嗔怒，蓄積愁恨。蛇眼丁忌惡眼人看之，并嫉妒人見及毒藥。鹽膚丁忌飲漿水、水洗、渡河。刀鐮丁忌刺及刀鐮切割、鐵刃所傷。浮漚丁、牛拘丁未言及禁忌。此較本書爲詳，可以參閱。

九、丁瘡腫候

丁瘡腫，謂此瘡熱氣乘之，與寒毒相搏而成腫。

十、犯丁瘡腫候

犯丁瘡腫，謂瘡腫欲瘥，更犯觸之，瘡勢轉劇，乃甚於初。或腫熱疼掣，或心悶恍惚，或四肢沉重，或嘔逆煩心。此皆犯瘡之候，多能殺人。

按語　本候論犯丁瘡腫之變，因邪實正虛，往往出現毒邪内陷（俗稱丁瘡走黃）的危象。叙證較犯丁瘡候爲詳，可以聯繫學習。

十一、丁腫候

此由是[1]丁瘡而帶焮腫，而無根者也。

〔1〕由是　猶是。"由"通"猶"，周本即作"猶"。

按語　丁瘡大多有根脚如釘，本候所論，則焮腫而無根，似丁而又有異，蓋是丁瘡之另一腫證候。

十二、丁瘡久不瘥候

瘡久不瘥，謂此丁瘡膿汁不止，亦平陷不滿，皆由過冷所作也。

十三、犯丁腫候

犯丁腫，謂病丁腫，而或飲食，或居處，觸犯之，令腫增極也。

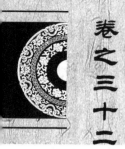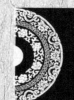

重刊巢氏諸病源候總論卷之三十二

癰疽病諸候上 凡一十六論

提要 本篇論述癰疽病諸候，包括卷三十二、卷三十三兩卷。

本卷癰候、疽候，爲癰疽病之概論，詳述癰、疽之成因、病理、脈象、順逆、預後等。癰由六腑不和所生，發於六腑之俞；疽由五臟不調所致，發於五臟之俞。在癰候之後，尚有癰有膿、癰潰後、癰腫久不愈汁不絕、癰瘥後重發等候，論述癰證之幾個具體問題。又有論述癰之特殊證候者，如石癰、附骨癰腫、久癰等。至於癰虛熱、癰煩渴、發癰欬嗽、癰下利、發癰大小便不通、發癰內虛心驚諸候，則又是將癰之兼挾證作專題論述者。

疽候，除與癰候作類似之論述外，尚列舉出四十餘種具體疽證，對其各自之發病部位、形症、處理方法、預後等，均分別加以論述。

由於癰、疽兩候既有區別，又有聯繫，故應當前後對照，比較分析，全面掌握其規律。

卷三十三承接卷三十二，進一步論述癰疽諸證。其中癰發背、疽發背和內癰諸候，是爲重點；而概其全部內容，又可以分爲以下六大類：①疽證各論。如緩疽、㯌疽等十二種。②疽證之部分併發證。如疽虛熱、疽大小便不通候。③發於背部之癰、疽證。因背爲臟腑俞穴所在之處，故以較大篇幅作專門討論。④癰、疽發背之兼挾症及潰後病。該部分内容，多與一般癰疽證之兼挾症、潰後候雷同，可以互參。⑤内癰證。内癰候是其概論，腸癰、肺癰爲具體病候。⑥其他。包括膈病候、痤癤候。

本篇論述癰疽病之内容，很多是當時外科臨牀實踐之經驗總結，亦已成爲外科學之早期專著，頗足珍視。

一、癰候

癰者，由六腑不和所生也。六腑主表，氣行經絡而浮，若喜怒不測，飲食不節，陰陽不調，則六腑不和。榮衞虛者，腠理則開，寒客於經絡之間，經絡爲寒所折，則榮衞稽留於脈。榮者，血也；衞者，氣也。榮血得寒，則澀而不行，衞氣從之，與寒相搏，亦壅遏不通。氣者，陽也，陽氣蘊積，則生於熱，寒熱不[1]散，故聚積成癰。腑氣[2]浮行，主表，故癰浮淺，皮薄以澤[3]。久[4]則熱勝於寒，熱氣蘊積，傷肉而敗肌，故血肉腐壞，化而爲膿。其患在表浮淺，則骨髓不焦枯，腑臟不傷敗，故可治而愈也。

〔1〕不　此上《聖惠方》卷六十一治癰諸方有"久"字。

〔2〕腑氣　宋本、汪本、周本同；《聖惠方》作"腑者陽氣"，并於此斷句。

〔3〕皮薄以澤　皮膚薄而光亮。"澤"，光亮。

〔4〕久　原作"夕"，形近之誤，據本篇疽候、《聖惠方》、正保本改。

又，少[1]苦消渴，年[2]四十已外，多發癰疽。所以然者，體虛熱而榮衞否澀故也。有膈痰[3]而渴者，年盛必作黄疸[4]。此由脾胃虛熱故也，年衰亦發癰疽[5]，腑臟虛熱，血氣否澀故也。

又，腫一寸[6]至二寸，癤也；二寸至五寸，癰也；五寸至一尺，癰[7]疽也；一尺至三尺者，名曰竟體癰[8]，癰成，九竅皆出[9]。諸氣憤鬱，不遂志欲者，血氣畜積，多發此疾。

〔1〕少　謂年少之時。

〔2〕年　此下《聖惠方》卷六十二疽論有"至"字。

〔3〕膈痰　宋本、汪本、周本同；《聖惠方》作"因痰"。

〔4〕疽　原作"疸"，形近之誤，據本篇疽候、《外臺》卷二十四癰疽方引《集驗》癰疽論、周本改。

〔5〕疽　原誤作"疼"，據本篇疽候、宋本、周本改。

〔6〕寸　隋代長度單位，一寸約合今之七分。一尺約合今之七寸。

〔7〕癰　《聖惠方》卷六十二疽論無。

〔8〕癰　《外臺》作"疽"；《醫心方》卷十五第一作"膿"。

〔9〕癰成，九竅皆出　《外臺》作"腫成膿，九孔皆出"；《醫心方》作"膿成，九孔皆出"。義較明晰。"九竅"，即"九孔"。"九"，泛指多數。"竅"，空；孔。《説文》："竅，空也。"段注："空，孔，古今字。"

診其寸口脈，外結者，癰腫。腎脈濇甚，爲大癰。脈滑而數，滑即爲實，數即爲熱，滑即爲榮，數即爲衛，榮衛相逢[1]，則結爲癰；熱之所過[2]，即爲膿也。脈弱[3]而數者，此爲戰寒，必[4]發癰腫。脈浮而數，身體無熱，其形默默[5]，胃[6]中微躁，不知痛所在，此主當發癰腫。脈來細而沉，時直者，身有癰腫。若腹中有伏梁[7]。脈肺肝俱到[8]，即發癰疽；四支沉重，肺脈多[9]即死。

〔1〕榮衛相逢　謂實熱相遇於榮衛。"逢"，遇也。《素問·離合真邪論》："卒然逢之"，王冰注："逢，謂逢遇。"

〔2〕過　勝也。《吕氏春秋·離俗覽·適威》："以爲造父不過也"，高誘注："過，猶勝也。"

〔3〕弱　此上《脈經》卷八第十六有"微而遲，必發熱"六字。

〔4〕必　宋本、汪本、周本同；《脈經》作"當"。

〔5〕默默　此下原有"者"字，文氣不貫，衍文，據《脈經》删。

〔6〕胃　宋本、汪本、周本同；《脈經》作"胸"，義長。

〔7〕若腹中有伏梁　《聖惠方》無此六字。

〔8〕到　宋本、汪本、周本同；《聖惠方》作"數"。

〔9〕多　《聖惠方》作"大"。

凡癰疽脈，洪麤[1]難治，脈微濇者易愈。諸浮數之脈，應當發熱，而反洗[2]淅惡寒，若有[3]痛處，當有癰也；此或附骨有膿也。脈弦洪相薄，外急內熱[4]，故欲發癰疽。

〔1〕麤　宋本、汪本、周本同；《聖惠方》作"大"，義同。麤，同"粗"。

〔2〕洗（xiǎn 顯）　通"洒"。《聖惠方》即作"洒"。

〔3〕有　原無，據《金匱要略》第十八、《脈經》補。

〔4〕外急內熱　原作"外內急熱"，倒文，據本篇疽候、《聖惠方》移正。

凡發癰腫高者，疹源[1]淺；腫下者，疹源深。大熱者，易治；小熱者，難治。初便大痛，傷肌；晚乃大痛，傷骨。諸癰發於節者，不可治也[2]。發於陽[3]者，百日死；發於陰[3]者，四[4]十日死也。

尻太陽脈有腫癰在足心，少陽脈[5]，八日死；發膿血，八十日死。頭陽明脈有腫癰在尻，六日死；發膿血，六十日死。股太陽脈[6]有腫癰在足太陽[7]，七十日死；發膿血，百日死。髀[8]太陽、太陰脈有腫癰在脛，八日死；發膿血，四百[9]日死。足少陽脈有腫癰在脇，八日死，發膿血，六百日死。手陽明脈有腫癰在淵掖[10]，一歲死；發膿血，二歲死。發腫牢[11]如石，走皮中，無根，瘰癧也；久久不消，因得他熱乘之，時有發者，亦為癰也。又，手心主之脈氣發[12]，有腫癰在股脛，六日死；發膿血，六十日死。又有癰在腓腸中，九日死也。

養生方云：五月勿食不成核果及[13]桃、棗，發癰癤，不爾，發寒熱，變為黃疸[14]，又為泄利。

又云：人汗入諸食中，食之則作丁瘡、癰、癤等。

〔1〕疹源　宋本、汪本、周本同；《外臺》作"病源"，義同。在此猶言病根。"疹"，病。

〔2〕發於節者，不可治也　《靈樞·癰疽》、《太素》卷二十六癰疽、《甲乙經》卷十一第九、《外臺》均作"發於節而相應者，不可治也"，義長。《太素》注曰："當節生癰，膿入節間，傷液，故不可療也。"《類經》注："諸節者，神氣之所游行出入也，皆不宜有癰毒之患。若其相應，則發於上而應於下，發於左而應於右，其害尤甚，為不可治。"

〔3〕發於陽、發於陰　"陰、陽"所指，有多種解釋：或謂為男女陰器，如《太素》："丈夫陰器曰陽，婦人陰器曰陰"；或謂經脈臟腑，如《類經》："發於三陽之分者，毒淺在腑，其死稍緩；發於三陰之分者，毒深在臟，不能出一月也。"又有謂體表部位者，如《靈樞集注》引閔士先注："癰者，壅也；疽者，阻也。上古以癰疽所發之處，分陰陽而命名。後

世以發於背者曰發背，發於臂者曰臂癰，是以古今之命名各異也。"《類經》之説，義長可從。

〔4〕四　《靈樞》、《千金翼方》卷二十三第二、《外臺》均作"三"。

〔5〕少陽脈　此三字與上下文不協，疑是下文"少陽脈"誤重衍出。

〔6〕脈　原無，據《千金翼方》、《醫心方》及本候文例補。

〔7〕足太陽　按上下文例，各經均有癰腫所發之明確部位，在此獨言經脈，疑有誤。

〔8〕髆　原作"轉"，形近之誤，據周本改。又，《千金翼方》、《醫心方》作"肩"，義同。

〔9〕百　疑爲"十"字之誤。下一個"百"字同。

〔10〕淵掖　原作"掖淵"，據《甲乙經》移正。"淵掖"即"淵腋"，經穴名，在腋中綫腋下三寸處。在此指該處部位。

〔11〕腫牢　宋本、汪本、周本同；《外臺》作"癰堅"。

〔12〕氣發　《千金翼方》、《醫心方》無此二字。

〔13〕及　如也。

〔14〕疽　原作"疸"，形近之誤，據本書卷十七水穀痢候養生方、周本改。

按語　本候是癰證之綱領，詳論癰之病因病機、主要證候、脈象及預後等。此前諸方書，對癰、疽兩病，多合而爲一，而本書則分而述之，比較具體而深入。

據本篇癰候與疽候所論，兩證之最大區別在於：癰由六腑不和所生，疽乃五臟不調而發。一切變異，由此派生。

候中第七段文字論癰之預後，其中錯脱較多，故"尻太陽"、"頭陽明"、"股太陽"、"髆太陽"等脈，其具體涵義尚待考證。

《聖惠方》卷六十一癰疽論對本病病源之論述，綜合諸家所長，説理詳明，可以參閲。

二、癰有膿候

此由寒氣搏於肌肉，折[1]於血氣，結聚乃成癰。凡癰經久[2]，不復可消者，若按之都牢堅[3]者，未有膿也；按之半堅半軟者，有膿也[4]。又，以手掩腫上，不熱者，爲無膿；若熱甚[5]

者，爲有膿。凡覺有膿，宜急[6]破之，不爾，侵食筋骨也。

〔1〕折　猶傷也。

〔2〕經久　宋本、汪本、周本同；《聖惠方》卷六十一治癰有膿諸方作"不差"。

〔3〕都牢堅　《劉涓子鬼遺方》卷四、《千金翼方》卷二十三第五作"大堅"；《外臺》卷二十四癰疽方引《集驗》癰疽論作"都堅"；《聖惠方》作"牢強"。"堅"，原作"椕"，據《千金翼方》、《外臺》改。下一個"堅"字據改同。

〔4〕有膿也　此上《千金翼方》有"半"字，此下尚有"當上薄者都有膿"一句。

〔5〕甚　《金匱要略》第十八、《脈經》卷八第十六無。

〔6〕宜急　宋本、汪本、周本同；《千金翼方》作"便可"。

按語　本候所載之癰腫辨膿方法，簡便易行，確有效驗，故直至現在，臨牀仍多沿用。

三、癰潰後候

此由寒氣客於肌肉，折於血氣，結聚乃成癰。凡癰破[1]潰之後，有逆有順，其眼白睛青黑，而眼小[2]者，一逆也。內藥而嘔者[3]，二逆也。腹痛渴甚[4]者，三逆也。髆項中不便者，四逆也。音嘶色脫[5]者，五逆也。除此者並爲順也。此五種皆死候。

凡發癰疽，則熱流入內，五臟燋[6]燥者，渴而引飲，兼多取冷，則腸胃受冷而變下利；利則腸胃俱虛，而冷搏於胃，氣逆則變嘔逆，氣[7]不通，遇冷折之，則變噦也。

〔1〕癰破　原作"破癰"，倒文，據文義移轉。

〔2〕眼小　指瞳孔縮小，即《聖惠方》卷六十一辨癰疽證候好惡法所云之"黑睛緊小"。

〔3〕內藥而嘔者　"者"字原脫，據本篇疽潰後候、《聖惠方》及本候文例補。《靈樞集注》張志聰注："內藥而嘔，胃氣敗也。""內"，爲"納"之古字。

〔4〕腹痛渴甚　"腹"原作"傷"，形近之誤，據《靈樞·玉版》、《甲乙經》卷十一第九下改。《靈樞集注》張志聰注："腹痛渴甚，脾氣絕也。"

〔5〕音嘶色脫　《靈樞注證發微》："音嘶者，肺衰也；色脫者，五臟衰也。"

〔6〕燋　同"焦"。《禮記·內則》："舉燋其脊"，《釋文》："燋，又作焦。"

〔7〕氣　此下《聖惠方》有"若"字。

按語　本候論述癰腫潰後之五逆證候以及熱毒內攻之腸胃病變。"五逆"來源於《靈樞·玉版》，但敘證較簡，後世在此基礎上多有補充，總結歸納爲"五善"、"七惡"。《聖惠方》卷六十一辨癰疽證候好惡法較有代表性，摘錄如下，以供參考，文云："煩躁時嗽，腹痛渴甚，或泄利無度，或小便如淋，一惡也；膿血大洩，腫焮尤盛，膿色敗臭，痛不可近，二惡也；喘粗短氣，恍惚嗜睡，三惡也；目視不正，黑睛緊小，白睛青赤，瞳子上視者，四惡也；肩項不便，四肢沉重，五惡也；不能下食，服藥而嘔，食不知味，六惡也；聲嘶色脫，脣鼻青赤，面目四肢浮腫，七惡也。動息自寧，食飲知味，一善也；便利調勻，二善也；膿潰腫消，色鮮不臭，三善也；神采精明，語聲清朗，四善也；體氣和平，五善也。若五善見三則差，七惡見四必危。"

四、石癰候

石癰者，亦是寒氣客於肌肉，折於血氣，結聚所成。其腫結確實[1]，至牢有根，核皮相親[2]，不甚熱[3]，微痛，熱時自歇[4]。此寒多熱少[5]，堅[6]如石，故謂之石癰也。久久熱氣乘之，乃有膿也。

〔1〕確實　"確"，湖本作"癰"。"確實"，猶云堅實。"確"，《集韻》："堅也。"

〔2〕核皮相親　猶云腫核與皮肉相粘連，活動度差。"親"，《廣雅》："近也。"

〔3〕不甚熱　宋本、汪本、周本同；《外臺》卷二十四癰疽方作"不赤頭，不甚堅"。

〔4〕微痛，熱時自歇　宋本、汪本、周本同；《外臺》作"微痛熱，熱漸自歇"。

〔5〕此寒多熱少　宋本、汪本、周本同；《外臺》作一個"便"字，屬

下句讀。

〔6〕堅 原作"聊"，據《外臺》改。又，《聖惠方》作"堅硬"。

按語 從本候敍證來看，石癰之證類似於體表腫瘤，全身各處均可發生。本書卷四十亦有石癰候，但其内容則專論婦人乳部石癰，與此有別，即泛論與各論之異，可參閱比較。

五、附骨癰腫候

附骨癰，亦由體癰熱[1]而當風取涼，風冷入於肌肉，與熱氣相搏，伏結近骨成癰。其狀無頭，但腫痛而闊[2]，其皮薄澤，謂之附骨癰也。

〔1〕癰熱 宋本、汪本同；正保本、周本作，"盛熱"。"癰熱"，猶云"壅熱"，"癰"，通"壅"。

〔2〕闊 同"廣"，避諱字。在此義指附骨癰腫面積廣闊。

六、癰虛熱候

此是寒客於經絡，使血氣否澀，乃結腫成癰。熱氣壅結，則血化爲膿。膿潰癰瘥之後，餘熱未盡，而血氣已虛，其人噏噏苦熱[1]，惙惙[2]虛乏，故謂之虛熱。

〔1〕噏噏苦熱 "苦"，原誤作"卒"，據本書卷三十三疽虛熱候、《聖惠方》卷六十一治癰虛熱諸方改。"噏噏"，發熱貌，義同"翕翕"。

〔2〕惙惙（chuò chuò 綽綽） 短氣貌。《一切經音義》："惙惙，短氣之貌也。"

七、癰煩渴候

癰由寒搏於血，血澀不通，而熱歸之，壅結所成。熱氣不得宣泄，内熏五臟，故煩躁而渴。

凡癰腫熱渴引飲，冷氣入腸胃，即變下痢，并變嘔噦。所以然者，本内[1]虛熱，氣逆，故嘔；嘔而氣逆，外冷乘之，氣不通，故噦也。

〔1〕内 《聖惠方》卷六十一治癰煩渴諸方作"由"。

八、發癰欬嗽候

夫肺主氣，候於皮毛。氣虛腠理受寒，寒客經絡，則血否澀，熱氣乘之，則結成癰也。肺氣虛寒[1]，寒復乘肺，肺感[2]於寒則成欬嗽，故發癰而嗽也。

〔1〕寒　本書卷三十三癰發背兼嗽候作“其”，屬下句讀。

〔2〕肺感　“肺”字原脫，據本書卷三十三補。“感”原作“成”，形近之誤，據卷三十三、正保本、周本改。

九、癰下利候

此由寒氣客於經絡，折於氣血，壅結不通，結成癰腫。發癰而利者，由內熱而引飲，取冷太過，冷入腸胃，故令下利也。下利不止，則變嘔噦。所以然者，脾與胃合，俱象土；脾候身之肌肉，胃爲水穀之海。脾虛，肌肉受邪；胃虛，則變下利。下利不止，則變嘔噦也[1]。

〔1〕則變嘔噦也　本書卷三十三癰發背下利候作“氣逆故變嘔，嘔而遇冷折，氣逆不通，則噦也。”義勝。

十、發癰大小便不通候

此由寒客於經絡。寒搏於血，血澀不通，壅結成癰。臟熱不泄，熱入大小腸，故大小便不通。

十一、發癰內虛心驚候

此由體虛受寒，寒客於經絡，血脈否澀，熱氣蘊積，結聚成癰。結熱不散，熱氣內迫於心，故心虛熱，則驚不定也。

按語　以上癰虛熱候、癰煩渴候、發癰欬嗽候、癰下利候、發癰大小便不通候、發癰內虛心驚候等，均屬癰候之兼證。所論諸證，均與各自相應之臟腑受邪有關。從此可以瞭解，外科疾病，亦可導致內在臟腑病變。病證可以分科，而人身乃爲有機整體，有分而不可分者，臨牀診治應加注意。

十二、癰腫久不[1]愈汁[2]不絕候

此由寒客於經絡，則血澀不通，與寒相搏，則結成癰腫。熱氣乘之，則血化爲膿。膿潰之後，熱腫乃散，餘寒不盡，肌肉未生，故有惡液澳[3]汁，清而色黃不絕也。

〔1〕不　原脫，據本候文義補。

〔2〕汁　指創口流出之污濁惡液，即文中"澳汁"之簡詞。

〔3〕澳（yù 鬱）　污濁。《廣雅》："澳，濁也。"

十三、癰疽後重發候

此由寒氣客於經絡，血澀不通，壅結成癰。凡癰膿潰之後，須著[1]排膿藥，令熱毒膿血俱散盡。若有惡肉，亦傅藥食之，則好肉得生，真氣得復。若膿血未盡，猶挾餘毒，瘡口便合，當時雖瘥，而後終更發。

〔1〕著　謂在創口敷藥，與下文"傅藥"一詞是互文。"著"，附也。

按語　本候提示：癰潰之後，須引流通暢，排膿務盡，促使新肉盡快長出，否則膿毒不盡，就會導致惡液澳汁不絕，甚或瘥後復發，貽患無窮。此乃臨牀之寶貴經驗。

十四、久癰候

此由寒氣客於經絡，血澀不通，壅結成癰。發癰之後，熱毒未盡，重有風冷乘之，冷搏於腫，蘊結不消，故經久一瘥一發，久[1]則變成瘻也。

〔1〕經久一瘥一發，久　宋本、汪本、周本同；《聖惠方》卷六十一治久癰諸方作"經久不差，久不差者"。

十五、疽候

疽者，五臟不調所生也。五臟主裏，氣行經絡而沉。若喜怒不測，飲食不節，陰陽不和，則五臟不調。榮衛虛者，腠理則開，寒客經絡之間，經絡爲寒所折，則榮衛稽留於脈。榮者，血也；衛者，氣也；榮血得寒則澀而不行，衛氣從之，與寒相搏，

亦壅遏不通。氣者，陽也；陽氣蘊積，則生於熱，寒熱不散[1]，故積聚成疽。臟氣沉行，主裏，故疽腫深厚，其上皮強如牛領[2]之皮。久則熱勝於寒，熱氣淳盛[3]，蘊結傷肉也。血肉腐壞，化而爲膿，乃至傷骨爛筋，不可治而死也。

又，少苦消渴，年至四十已上，多發癰疽。所以然者，體虛熱而榮衛否澀故也。又有膈[4]痰而渴者，年盛必作黄疸。此由脾胃虛熱故也，年衰亦發癰疽，腑臟虛熱[5]，血氣否澀故也。

又，腫一寸至二寸，癤也；二寸至五寸，癰也；五寸至一尺，癰[6]疽也；一尺至三尺者，名曰竟體癰[7]，癰成九竅皆出[8]。諸氣憤鬱，不遂志欲者，血氣畜積，多發此疾。

診其脈，絃洪相薄，外急内熱，欲發癰疽。脈來細而沉，時直者，身有癰腫。若腹中有伏梁[9]，脈肺肝俱到[10]，即發癰疽；四支沉重，肺脈多[11]即死。凡癰疽脈，洪虆[12]難治，脈微澀者易愈。諸浮數之脈，應當發熱，而反洗淅惡寒，若有[13]痛處，當有癰也。此或附骨有膿也。

身有五部：伏菟[14]一，腓[15]二，背[16]三，五臟之俞[17]四，項[18]五。五部有疽[19]者死。

[1]不散　此上《聖惠方》卷六十一治癰諸方有"久"字。

[2]牛領　牛之頸項。《説文》："領，項也。"段注："領字以全頸言之，不當釋於頭後。"

[3]淳盛　猶言大盛，旺盛。"淳"，大。《國語·鄭語》："夫黎爲高辛氏火正，以淳耀敦大，天明地德"，韋昭注："淳，大也。"

[4]膈　《聖惠方》卷六十二疽論作"因"。

[5]腑臟虛熱　原作"臟虛"，文義不完整，據本篇癰候補。

[6]癰　《聖惠方》無。

[7]癰　宋本、汪本、周本同；《外臺》卷二十四癰疽方引《集驗》癰疽論作"疽"。又，《醫心方》卷十五第一作"膿"。

[8]癰成九竅皆出　"出"，原作"血"，誤，據本篇癰候、《外臺》、宋本改。全句《外臺》作"腫成膿，九孔皆出"；《醫心方》作"膿成，九孔皆出"。

[9]若腹中有伏梁　《聖惠方》無此六字。

[10]到　宋本、汪本、周本同；《聖惠方》作"數"。

〔11〕多　宋本、汪本、周本同；《聖惠方》作“大”。

〔12〕贏　宋本、汪本、周本同；《聖惠方》作“大”，義同。

〔13〕有　原無，據《金匱要略》第十八、《脈經》卷八第十六補，足句。

〔14〕伏菟　部位名，相當於股直肌部位。《太素》卷二十六寒熱雜説認爲此處乃足陽明之氣發，禁刺灸，“要禁爲第一部，故生癰疽者死也。”

〔15〕腓　此下《靈樞·寒熱病》、《太素》有“腓者，腨也”四字，《太素》“腨”作“踹”，并注謂：此處爲足陽明、足太陽氣之所發，禁刺，“故踹爲要害之處，生癰疽者死也。”

〔16〕背　《太素》注認爲背部“去臟腑甚近，皮肉至薄，若生癰疽，陷而必死也。”

〔17〕五臟之俞　爲五臟位於背部之俞穴，在俞穴部生癰疽，必害五臟，故預後不良。

〔18〕項　爲三陽經、督脈所聚之處，生癰疽必傷陽氣，亦預後不良。

〔19〕疽　此上《靈樞》、《太素》有“癰”字。

又，疽發於嗌[1]中，名曰猛疽[2]。猛疽不治，化[3]爲膿，膿不瀉，塞咽，半日死。其化作膿，瀉之則已。

發於頸，名曰夭疽[4]，其腫大以赤黑[5]。不急治，則熱氣下入淵掖[6]，前傷任脈，内熏肝肺；熏肝肺，十餘日而死矣[7]。

陽氣大發[8]，消腦留項[9]，名曰腦鑠[10]，其色不樂[11]，項痛而[12]刺以鍼。煩心[13]者，死不可治。

發於髆及臑，名曰疵疽[14]，其狀赤黑，急治之。此令人汗出至足，不害五臟。癰發四五日，燉焫[15]之也。

發於掖下，赤堅[16]者，名曰米疽[17]也。堅而不潰者，爲馬刀[18]也。

發於胸，名曰井疽[19]也。其狀如大豆，三四日[20]起，不早治，下入腹中不治，十[21]日死。

發於膺，名曰甘疽[22]。其[23]狀如穀實[24]、瓜瓜[25]，常苦[26]寒熱。急治之，去其寒熱。不[27]治，十歲死，死後出膿[28]。

發於股陽[29]，名曰兑疽[30]。其狀不甚變[31]，而膿附骨[32]，不急治，四十[33]日死。

〔1〕嗌　咽喉。《外臺》卷二十四癰疽方即作"咽"。

〔2〕猛疽　病名。《醫宗金鑑》結喉癰注："此癰發於項前結喉之上，又名猛疽，以其毒勢猛烈也。""腫甚則堵塞咽喉，湯水不下，其凶可畏，若膿成不針，向內潰穿咽喉者，則難生矣。"

〔3〕化　此上《外臺》有"則血"二字。

〔4〕夭疽　原誤作"掖疽"，據《靈樞·癰疽》、《甲乙經》卷十一第九下、《太素》卷二十六癰疽改。"夭疽"，病名。《靈樞識》："夭疽發於兩耳後左右頸上。"《外科正宗》："夭疽銳毒，生於耳後一寸三分致病之處。左爲夭疽，是屬肝木；右爲銳毒，是屬肺金。爲陰惡之候。"本病險惡難治，易致人夭亡，故名夭疽。

〔5〕其腫大以赤黑　《甲乙經》作"其狀大而赤黑"。"腫"，《靈樞》、《太素》作"癰"，《千金翼方》卷二十三第二作"疽"。"以"，作"而"解。《經傳釋詞》："以，猶而也。"

〔6〕淵掖　原作"掖淵"，倒文，據《靈樞》、《甲乙經》、《千金翼方》移正。

〔7〕矣　原作"傷"，誤，據《靈樞》、《甲乙經》、《太素》改。

〔8〕陽氣大發　在此謂陽經邪熱亢盛，熱毒極重。《類經》注："陽氣大發，邪熱之甚也。"

〔9〕消腦留項　"腦"，原作"澀"，誤，據《靈樞》、《太素》、《甲乙經》、《千金翼方》改。"留"，《甲乙經》作"溜"，《千金翼方》作"流"。"留"、"溜"、"流"，字異義同。

〔10〕腦鑠（shuò 朔）　"鑠"，《靈樞》作"爍"，義同。《文選·馬季長·長笛賦》："或鑠金礨石"，李善注："鑠，與爍同。""腦鑠"，病名。《靈樞集注》張志聰注："太陽經脈入於腦，出於項，故發於項名曰腦鑠。此盛陽之氣消鑠腦髓也。"

〔11〕樂　原作"鑠"，形近之誤，據《靈樞》、《甲乙經》、《太素》、《千金翼方》改。又，周本作"榮"，亦通。

〔12〕而　通"如"，《甲乙經》、《千金翼方》、周本即作"如"。

〔13〕煩心　宋本、汪本、周本同；《千金翼方》作"心煩"。

〔14〕疵疽　《靈樞》、《太素》作"疵癰"。"疵疽"，病名，即後世所謂"肩疽"。《靈樞集注》張志聰注："浮淺如疵，在皮毛而不害五臟。"按：下文另有"疵疽"之病，但發病部位不同。

〔15〕燉焫（dùn ruò 頓弱）　《靈樞》作"逞"；《甲乙經》、《太素》、

《千金翼方》、《外臺》卷二十四癰疽方、《醫心方》卷十五第一作“逆”。

“燉焫”，即以艾炷灸灼。“燉”，《玉篇》：“火盛貌。”在此借指灸火。“焫”，《類經》注：“艾炷也”。又，“燉”字原缺末筆，乃避宋光宗趙惇諱字，今予描正。

〔16〕堅　原作“𦟛”，據《靈樞》、《甲乙經》、《太素》改。下一個“堅”字同。

〔17〕米疽　宋本、汪本、周本同；《千金翼方》、《醫心方》作“朱疽”。“米疽”，病名。又稱腋疽、疚疽。《薛氏外科心法》謂：“發於肶肢窩正中，初起之時，其形如核，由肝脾二經憂思恚怒，氣凝血滯而成。”

〔18〕馬刀　此下《靈樞》、《甲乙經》、《太素》、《千金翼方》有“挾癭”二字。“馬刀”、“挾癭”，癭瘤名稱，前者位於頸項及腋下，後者位於耳下頸兩側。

〔19〕井疽　病名。《內經知要》：“井者，喻其深而惡也。”《證治準繩·瘍醫》：“心窩生疽，初起如黃豆，肉色不變，又名穿心冷瘻。”《申氏外科啟玄》：“井疽又名心漏疽，又名穿心毒，最爲難治。”

〔20〕三四日　原作“日三四”，倒文，據《靈樞》、《甲乙經》、《太素》移正。

〔21〕十　《靈樞》、《甲乙經》、《太素》、《千金翼方》、《醫心方》均作“七”。

〔22〕甘疽　病名。《醫宗金鑑》：“此證由憂思氣結而成。生於膺上，即胸膛兩傍肉高處，屬肺經中府穴之下，無論左右，皆能爲患。”

〔23〕其　此上《靈樞》、《甲乙經》有“色青”二字。

〔24〕穀（gòu 構）實　穀樹之果實，又名楮實。《靈樞識》：“考本草，楮實亦名穀實，大如彈丸，青綠色。至六七月，漸深紅色，乃成熟。”“穀”，樹名，又名“楮”。

〔25〕瓟瓜　《靈樞》作“𦯉瓡”；《甲乙經》作“瓜蔓”。按：“𦯉瓡”即“瓜蔓”。

〔26〕苦　《鬼遺方》卷四無。

〔27〕不　此下《甲乙經》有“急”字。

〔28〕十歲死，死後出膿　《靈樞集注》張志聰注：“死後出膿者，謂至將死之候，然後出膿而死。此即乳岩石癰之證也。”“肝臟胃腑之鬱毒，留於脈絡之間，即如鼠瘻寒熱之毒，其本在臟，其末在脈，故不易消而亦不即發也。至十年之久，臟腑之氣將衰，則毒氣發而潰爛死矣。”

〔29〕股陽　《靈樞》、《甲乙經》作“股脛”；《太素》、《千金翼方》、《外臺》作“股胻”。

〔30〕兑疽　《靈樞》、《甲乙經》作“股脛疽”、《太素》、《醫心方》作“脫疽”；《鬼遺方》作“股瓮疽”；《千金翼方》、《外臺》作“股脫疽”。以上各書所載，名異實同。又，下文有疽“發於尻者”，亦名“兑疽”，兩者病名雖同，而病發部位不同。本條所述，爲生於股外側之附骨疽。“兑”，通“銳”。《集韻》：“銳，亦省。”

〔31〕變　此下《甲乙經》有“色”字，義長。

〔32〕膿附骨　《靈樞》、《太素》作“癰膿搏骨”；《甲乙經》作“癰膿內薄於骨”。《類經》注：“即今人所謂貼骨癰也。”

〔33〕四十　《靈樞》、《太素》、《千金翼方》作“三十”。

發於脇，名曰改眥[1]。改眥者，女子之病也[2]。又云：癰發女子陰傍，名曰改眥疽。久不治，其中生息肉[3]，如赤小豆麻[4]黍也。

發於尻，名曰兑疽[5]。其狀赤堅[6]大。急治之。不[7]治，四[8]十日死。若發尻尾，名曰兑疽。若不急治，便通洞[9]一身，十日死。

發於股陰，名曰赤弛[10]。不急治之，六[11]日死。在兩股內者，不[12]治，六十[13]日當死。

發於膝，名曰疵疽[14]。其狀大[15]，癰色不變，寒熱而堅[16]，勿石[17]，石之則死。須其色黑柔，乃石之，生也[18]。

發於脛，名曰兎齧疽[19]。其狀赤至骨[20]。急治之，不治[21]，害人也。

發於踝[22]，名曰走緩[23]。色[24]不變。數灸[25]而止其寒熱，不死。

發於足上下，名曰四淫[26]。不[27]急治之，百日死[28]。

發於足傍，名曰癘疽[29]。其狀不大，初從[30]小指發，急治之。其狀黑者，不可消，百日死也。

發於足趾，名曰脫疽[31]。其狀赤黑，死[32]；不赤黑，不死。治之不衰，急斬去之，活也；不斬者，死矣。

〔1〕改眥（cī 疵）　《靈樞·癰疽》、《甲乙經》卷十一第九下、《太

素》卷二十六癰疽作"敗疵"。"改訾"，病名。《證治準繩・瘍醫》認爲即脇疽。《靈樞識》："潘云：亦乳串之類。"本條又謂發於女子陰傍之癰亦名"改訾疽"，則是同名異證。"訾"，通"疵"，義爲缺點，疾病。《荀子・不苟》："舉人之過，非毀疵也"，楊倞注："疵，病也。或曰：讀爲訾。"

〔2〕病也　此下《靈樞》、《太素》有"灸之，其病大癰膿"七字；《甲乙經》有"灸之，其狀大癰膿"七字；《鬼遺方》卷四、《千金翼方》卷二十三第二、《外臺》卷二十四癰疽方同《甲乙經》，唯"灸"作"久"。義長。

〔3〕生息肉　《靈樞》、《甲乙經》、《太素》均作"乃有生肉"。

〔4〕麻　原誤作"脒"，據正保本、周本改。

〔5〕兌疽　病名。發於尾骶骨尖銳處，故名兌疽。《醫宗金鑑》鶴口疽注："此證一名銳疽，生於尻骨尖處，初起形如魚肫，色赤堅痛，潰破口若鶴咀，屬督脈經，由濕痰流結所致。"

〔6〕堅　原作"耎"，據《靈樞》、《甲乙經》、《太素》改。

〔7〕不　此下《鬼遺方》有"速"字，義長。

〔8〕四　《靈樞》、《甲乙經》、《太素》作"三"。

〔9〕通洞　貫通。《文選・長笛賦》："剗其上孔，通洞之。"

〔10〕赤弛　《靈樞》、《太素》作"赤施"；《甲乙經》、周本作"赤弛"；《鬼遺方》作"赤施疽"。"弛"、"施"、"弛"同。"赤弛"，病名。《靈樞集註》張志聰注："以火毒而施於陰部，故名曰赤施。"

〔11〕六　《靈樞》、《甲乙經》作"六十"。

〔12〕不　此下《外臺》、《普濟方》卷二百八十二癰疽門總論有"可"字。

〔13〕六十　《靈樞》、《甲乙經》作"十"；《鬼遺方》、《千金翼方》作"六"。

〔14〕疵疽　《靈樞》作"疵癰"。"疵疽"，病名。《外科心法》："疵疽生在膝蓋，腫大如癰，其色不變，寒熱往來，屬氣血虛。和軟爲順；堅硬如石者逆。兩膝俱生屬敗證，不可治也。"

〔15〕大　《鬼遺方》無。

〔16〕堅　原作"穿"，誤，據《靈樞》、《千金翼方》、《鬼遺方》、《醫心方》卷十五第一、周本改。

〔17〕勿石　原作"物石"，形近之誤，據《靈樞》、《甲乙經》、《太素》、《千金翼方》、《醫心方》改。"勿石"，謂勿用砭石刺破。"石"，指

砭石。又，《鬼遺方》作"勿破"，下一個"石"字亦作"破"，義與"勿石"相近。

〔18〕須其色黑柔，乃石之，生也　《靈樞》、《太素》無"色黑"二字；《甲乙經》、《千金翼方》"色黑"作"色異"。全句《鬼遺方》作"須以手緩柔之，乃破"。

〔19〕兔齧（niè 臬）疽　《靈樞》、《甲乙經》、《太素》無"疽"字。"兔齧疽"，病名。《證治準繩·瘍醫》、《瘍醫大全》以爲即"脛疽"。本病疼痛狀如兔咬，故名。"齧"，咬。

〔20〕赤至骨　《甲乙經》作"如赤豆，至骨"。

〔21〕治　此上《甲乙經》、《千金翼方》有"急"字。

〔22〕踝　此上《靈樞》、《甲乙經》有"内"字。

〔23〕走緩　病名。《靈樞經集注》張志聰注："此邪客於足少陰之脈而爲腫也。夫癰疽之變，有病因於内而毒氣走於外者，有腫見於外而毒氣走於内者。此邪留於脈而不行，故名曰走緩。"《醫宗金鑑》内外踝疽注："此二證生兩足踝近腕之處，在内踝者名走緩，又名鞋帶疽；在外踝者名脚拐毒。蓋内踝骨屬三陰經脈絡也，外踝骨屬三陽經脈絡也。俱由寒濕下注，血澀氣阻而成。"

〔24〕色　此上《靈樞》有"其狀癰也"四字；《甲乙經》有"其狀癰"三字；《太素》有"其狀"二字；《外臺》有"其狀肉"三字。《外臺》義長。

〔25〕數灸　《靈樞》、《甲乙經》、《太素》、作"數石其輸"；《鬼遺方》作一個"灸"字。

〔26〕四淫　病名。足部腫瘍之一。《類經》："陽受氣於四末，而大癰淫於其間，陽毒之盛極也。時氣移易，則真陰日敗，故逾三月而死。"

〔27〕不　此上《靈樞》有"其狀大癰"四字；《甲乙經》有"其狀癰色不變"六字，《太素》、《醫心方》有"其狀大癰不色變"七字；《外臺》、《普濟方》有"其狀大如癰"五字。

〔28〕死　原作"色"，誤，據《靈樞》、《甲乙經》、《太素》、汪本、正保本、周本改。

〔29〕厲疽　《靈樞》、《甲乙經》作"厲癰"；《太素》作"癘疽"。"厲疽"，病名。《靈樞集注》張志聰注："此寒邪客於足陽明之脈而爲癰也。足陽明之脈，起於大指次指之厲兑，故發於足傍，名曰厲癰。"

〔30〕從　原無，據《甲乙經》、《千金翼方》、《外臺》補。又，《靈

樞》、《太素》"從"作"如"。

〔31〕脱疽　原作"兑疽"，誤，據《靈樞》、《甲乙經》、《太素》、周本改。"脱疽"，病名。《類經》："六經原腧，皆在於足，所以癰發於足者，多爲凶候。至於足指，又皆六井所出。而癰色赤黑，其毒尤甚，若無衰退之狀，則急當斬去其指，庶得保生。否則毒氣連臟，必至死矣。"

〔32〕死　此下《靈樞》、《甲乙經》、《太素》有"不治"二字。

赤疽發額，不瀉，十餘日死。其五日可刺也。其膿赤多血，死；未有膿，可治。人年二十五、三十一、六十、九十五，百神皆在額，不可見血，見血者死。

赤疽發，身腫，牢核而身熱，不可以坐，不可以行，不可以屈伸。成膿，刺之即已。

赤疽發胸，可治；赤疽發髀樞，六月内可治；不治，出歲死。

赤疽發陰股，牢者死，濡[1]者可治。

赤疽發掌中，可治[2]。

赤疽發脛，死不可治。

白疽發髀若肘後，癢，目痛傷精，及身熱多汗，五六處[3]死。

黑疽發腫，居背大骨[4]上，八日可刺也。過時不刺爲骨疽。骨疽膿出不可止者，出[5]碎骨。六十日死。

黑疽發淵掖，死。

黑疽發耳中，如米[6]，此名文疽[7]，死。

黑疽發髀，死[8]。

黑疽發缺盆中，名曰伏癰[9]，死。

黑疽發肘上下，不死可治。

黑疽發腓[10]腸，死。

黑疽發膝臏，牢者死，濡者可治。

黑疽發趺上，牢者死。

倉疽[11]發身，先[12]癢後痛。此故傷寒，寒[13]氣入臟，篤，發爲倉疽。九日可治[14]，九十日死。

釘疽發兩髀，此起有所逐[15]，惡血結留内外，榮衛不通，發爲釘疽。三日身腫，痛甚，口[16]噤如痙狀。十一[17]日可刺。不治，二十日死。疽起於肉上，如丁蓋，下有脚至骨，名釘疽也。

〔1〕濡（ruǎn 軟）　通"軟"、"奭"。《集韻》："軟，柔也。亦作濡；通作奭。"

〔2〕可治　此上《鬼遺方》卷一有"不"字。

〔3〕處　此下《鬼遺方》有"有者"二字。又，"處"，《千金翼方》卷二十三第七作"日"。

〔4〕背大骨　脊椎骨。

〔5〕者，出　《鬼遺方》作"壯熱"；《醫心方》卷十五第一無"出"字。

〔6〕米　此下《鬼遺方》有"大"字。

〔7〕此名文疽　宋本、汪本、周本同；《鬼遺方》作"此疽不治"。

〔8〕死　宋本、汪本、周本同；《醫心方》作"不死可治"。

〔9〕癰　宋本、汪本、周本同；《鬼遺方》作"疽"。

〔10〕腓　宋本、汪本、周本同；《醫心方》作"肥"。

〔11〕倉疽　即"蒼疽"。"倉"通"蒼"，青色。《禮記·月令》："駕倉龍"，《周禮·夏官·庾人》："馬八尺以上爲龍"注："《月令》曰：駕蒼龍。"又，"倉疽"，《醫心方》作"創疽"。

〔12〕先　原無，據《醫心方》補。

〔13〕寒　原無，據《醫心方》補。

〔14〕可治　宋本、汪本、周本同；《鬼遺方》作"可刺之，不刺"；《千金翼方》作"可刺，不刺"。

〔15〕逐　病。《爾雅》："逐，病也。"

〔16〕口　宋本、汪本、周本同；《千金翼方》作"七日"。

〔17〕十一　宋本、汪本、周本同；《千金翼方》作"十"。

鋒疽[1]發背，起心俞若髆髃[2]。二十日不瀉[3]，死。其八日可刺也。其色赤黑。膿見青者，死不治。人年六歲[4]、十八、二十四、四十[5]、五十六、六十七、七[6]十二、九十八，神皆在髆，不可見血，見血必死。

陰疽發髀若陰股，始[7]發，腰強，內[8]不能自止；數飲不能多，五日牢痛。如此不治[9]，三歲死。

刺疽發，起肺俞若肝俞[10]，不瀉，一十日死；其八日可刺也。發而赤，其上肉如椒子者，死不可治。人年十九、二十五、三十三、四十九、五十七、六十[11]、七十三、八十一、九十七，神皆在背，不可見血，見血者死。

脈疽發環項[12]，始病，身隨而熱，不欲動，悁悁[13]或不能食。此有所大畏恐怖[14]而不精[15]上氣嗽[16]。其發引耳，不可以動[17]。二十日可刺，如不刺，八十日死。

龍疽發背，起胃俞若腎俞。二十日不瀉，死；九日可刺。其上赤下黑，若青黑者，死；發血膿者，不死。

首疽發背[18]，發熱八十日[19]，大熱汗頭，引身盡[20]。如嗽[21]，身熱同同[22]如沸者，皮澤[23]頗腫處淺刺之；不刺，入腹中，二十日死。

俠榮疽發脅，若起[24]兩肘頭。二十五日不瀉，死；其九日可刺。發赤白間，其膿多白而無赤，可治也。人年一十六、二十六、三十二、四十八、五十八、六十四、八十、九十六，神皆在脅，不可見血，見血者死。

〔1〕鋒疽　本書卷三十三疽發背候、《鬼遺方》卷一、《千金翼方》卷二十三第六作"蜂疽"，字異病同。

〔2〕若髆髃　《鬼遺方》作"若連肩骨"。"若"，或。《經傳釋詞》："若，猶或也。"下同。

〔3〕瀉　宋本、汪本、周本同；《鬼遺方》作"治"。

〔4〕歲　原無，據本書卷三十三、《千金翼方》補。

〔5〕四十　宋本、汪本、周本同；《千金翼方》作"三十五"。

〔6〕七　原作"六"，誤，據《鬼遺方》、《千金翼方》、周本改。

〔7〕始　原作"如"，據《鬼遺方》、《千金翼方》、《醫心方》改。

〔8〕內　宋本、汪本、周本同；《醫心方》作"而"，義長。

〔9〕治　宋本、汪本、周本同；《醫心方》作"過"。

〔10〕發起肺俞若肝俞　宋本、汪本、周本同；《鬼遺方》無"若肝俞"三字；《千金翼方》無"起"字；《醫心方》無"發"字。

〔11〕六十　宋本、汪本、周本同；《千金翼方》作"六十八"。

〔12〕環項　宋本、汪本、周本同；《鬼遺方》作"頸項"；《醫心方》作"環頭"。

　　〔13〕悁悁（yuán yuán 緣緣）　憂愁鬱悶貌。《説文》：“悁，忿也”，段注：“澤陂曰：中心悁悁。傳曰：悁悁，猶悒悒也。”“悁悁”，《鬼遺方》作“悄悄”，義近。《詩・邶風・柏舟》：“憂心悄悄”，傳曰：“悄悄，憂貌。”

　　〔14〕怖　宋本、汪本、周本同，《鬼遺方》作“駭”，義近。

　　〔15〕精　正常；安和。《素問・生氣通天論》：“氣血以流，腠理以密，如是則骨氣以精。”

　　〔16〕嗽　宋本、汪本、周本同，《千金翼方》卷二十三第七作“欬”；《醫心方》作“欬逆氣絶”。

　　〔17〕動　原作“腫”，形近之誤，據《醫心方》改。

　　〔18〕首疽發背　《鬼遺方》、《醫心方》無“發背”二字。“首疽”，病名。《外科啟玄》：“其疽生於瘲脈、翳風二穴。此瘡多憎寒，狀熱，發渴。”

　　〔19〕日　此下《鬼遺方》、《醫心方》有“一方云八九日”六字。

　　〔20〕大熱汗頭，引身盡　“頭”，宋本、汪本、周本同；《千金翼方》作“頸”。此句謂大熱汗出，從頭延續全身。“引”，延續。《傷寒論》：“若火熏之，一逆尚引日，再逆促命期。”

　　〔21〕如嗽　宋本、汪本、周本同；《千金翼方》作“如欬”；《醫心方》作“如癲”；周本作“加嗽”。

　　〔22〕同同　即“烔烔”。同音通假。《博雅》：“烔，熱也。”《廣韻》：“煖也。音如同。”《一切經音義》：“烔烔然，熱貌也。”

　　〔23〕皮澤　宋本、汪本、周本同；《醫心方》作“擇皮”。

　　〔24〕若起　原作“起若”，倒文，據《醫心方》移正。

　　勇疽發股，起太陰若伏兔[1]。二十五日不瀉，死；其十日可刺。勇疽發，清膿赤黑[2]，死；白者，尚可治。人年十一、十五、二十、三十一、三十二[3]、四十六、五十九、六十三、七十五、九十一，神皆在尻尾，不可見血，見血者死。

　　標叔疽[4]發背[5]，熱同同，耳聾，後六十日腫如裹[6]水狀，如此可刺之。但出水，後乃有血，血出即除也。人年五十七、六十五、七十三、八十一、九十七，神皆在背，不可見血，見血者死。

　　瘑疽[7]發足跗若足下。三十日不瀉，死；其十二日可刺。瘑疽發赤白膿而不大多[8]；其上[9]癢，赤黑[10]，死不可治。人年十三、二十九、三十五、六十一、七十三、九十三，神皆在足，不可見血，見血者死。

衝疽發在小腹，痛而戰寒熱冒[11]，五日悄悄[12]，六日而變。可刺之。不刺之[13]，五十日死。

敦[14]疽發兩手五指頭，若足五指頭[15]，十[16]八日不[17]瀉，死；其四日可刺。其發而黑，癰[18]不甚，未過節[19]，可治也。

疥疽發掖下若兩臂[20]、兩掌中，振寒，熱而嗌乾者，飲多即嘔，煩心悄悄[21]，或卒胗者[22]，如此可汗，不汗者[23]死。

筋疽發背，俠脊兩邊大筋，其色蒼，八日可刺也[24]。

陳乾疽發臂[25]，三四日痛不可動，五十日身[26]熱而赤，六十日可刺之。如刺之[27]無血，三四日病已[28]。

蚤疽[29]發手[30]足五指頭，起節色不變[31]，十日之内可刺也。過時不刺，後爲食[32]。癰[33]在掖，三歲死。其湯熨針石，別有正方補養宣導，今附於後。

〔1〕伏兔　宋本、汪本、周本同；《鬼遺方》卷一作"伏鼠"。

〔2〕清膿赤黑　宋本、汪本、周本同；《鬼遺方》作"膿青黑者"，義長。

〔3〕三十二　宋本、汪本、周本同；《鬼遺方》作"三十三"。

〔4〕標叔疽　宋本、汪本、周本同；《鬼遺方》作"攃叔疽"，字異病同。

〔5〕發背　原無，據《鬼遺方》補。

〔6〕裹　原作"腫"，文義不通，據《醫心方》卷十五第一、周本改。又，《鬼遺方》作"聚"，亦通；《千金翼方》卷二十三第六無此字。

〔7〕癘疽　《千金翼方》作"旁疽"，字異病同。《外科啟玄》："是足太陽膀胱經，多氣少血，生於足小趾後跗京骨等穴。"

〔8〕大多　疑是"死"字誤爲二字。

〔9〕上　此上《鬼遺方》有"瘤"字；此下《醫心方》有"白"字。

〔10〕黑　此下《鬼遺方》有"者"字；《醫心方》有"膿"字。

〔11〕冒　《鬼遺方》無。又，"冒"下，《醫心方》有"四日可刺"四字。

〔12〕五日悄悄　宋本、汪本、周本同；《鬼遺方》作"四日五日悄

悄"。

〔13〕不剌之　此三字原無，文義不貫，據《醫心方》補。

〔14〕敦　此上原重一"敦"字，衍文，據《鬼遺方》、《醫心方》刪。又，"敦"字周本作"韓"。"敦"，原缺末筆，爲避宋光宗趙惇名諱之缺筆字，今描正。

〔15〕兩手五指頭若足五指頭　"手五"、"足"三字原無，文義不通，據《醫心方》補。

〔16〕十　宋本、汪本、周本同；《鬼遺方》作"七"。

〔17〕不　原誤作"而"，據《鬼遺方》、《千金翼方》、《醫心方》、正保本、周本改。

〔18〕癰　通"壅"，指局部壅腫。

〔19〕未過節　"未"原作"赤"，形近之誤，據《鬼遺方》、《醫心方》改。"節"，指手指關節。

〔20〕兩臂　"兩"字原無，據《鬼遺方》補。

〔21〕煩心悄悄　宋本、汪本、周本同；《鬼遺方》作"心煩悄悄"。

〔22〕或卒胗者　"或"，原作"六"，誤，據正保本、周本改。又，此四字《鬼遺方》作"六十日而漸合者"；《千金翼方》作"或卒胗反有合者"；《醫心方》作"或六十日胗反有合者"。"胗"，腫。《一切經音義》："胗，腫也。"

〔23〕者　宋本、汪本、周本同；《醫心方》作"入腹内"。

〔24〕也　此下《鬼遺方》有"若有膿在肌腹中，十日死"二句；《千金翼方》有"其癰在肌腹中，九十日死"二句；《醫心方》有"有癰在胞腹中，九十日死"二句。

〔25〕臂　此上《鬼遺方》、《千金翼方》、《醫心方》有"兩"字。

〔26〕身　此上《千金翼方》有"方"字。

〔27〕之　此下原有"肺"字，衍文，據《鬼遺方》刪。

〔28〕病已　此下《醫心方》有"無膿者死"四字。

〔29〕蚤疽　宋本、汪本、周本同；《鬼遺方》作"搔疽"。

〔30〕手　原作"乎"，形近之誤，據《鬼遺方》、《千金翼方》、《醫心方》、汪本、周本改。

〔31〕起節色不變　宋本、汪本、周本同；《醫心方》作"起過節，其色不變"，義較具體。又，"節"字，《鬼遺方》、《千金翼方》作"即"。

〔32〕食　《醫心方》作"蝕"，通。謂其疽腐蝕發展。

〔33〕癰　此上《醫心方》有"有"字。

養生方云：銅器蓋食，汗入食，食之令人發惡瘡內疽。

又云：鯽魚膾合豬肝肺，食之發疽。

又云：烏雞肉合鯉魚肉[1]食，發疽。

又云：魚腹內有白如膏，合烏雞肉食之，亦發疽也。

又云：魚金鰓，食發疽也[2]。

又云：已醉，強飽食，不幸發疽。

養生方導引法云：正倚壁，不息行氣，從頭至足止。愈疽。行氣者，鼻內息，五入方一吐，爲一通。滿十二通愈。

又云：正坐[3]倚壁，不息行氣，從口趣[4]令氣至頭而止。治疽痺，氣不足。

〔1〕鯉魚肉　原無，據《千金要方》卷二十六第五補。

〔2〕魚金鰓，食發疽也　宋本、汪本、周本同；《千金要方》作"魚無全鰓，食之發癰疽"，義長。

〔3〕坐　本書卷一偏枯候作"住"。

〔4〕趣　原作"輒"，據本書卷一改。"趣"，疾也；促也。

按語　本候論疽證病因病機，內容與癰候大體類同，可互相參閱。所不同者爲疽證病機：疽乃五臟不調所生；五臟主裏，氣行經絡而沉，故疽腫深厚，其上皮堅厚如牛頸項之皮。候中內容，大部分篇幅論各種疽之具體證候，以及人年得疽決生死法等。

文中各種疽證，其命名方法大致有如下三類：①結合發病部位與病理特徵而命名。如文中自發於嗌中之"猛疽"，至發於足趾之"脫疽"等均是。②據疽之色澤命名。如赤、白、黑、蒼疽等。③文中後半部分，亦是以發病部位與病理特徵命名，內容與第一類相似，但名稱又不同。如發於腋下之"米疽"，與前文發腋下之"疥疽"類似；發於髀及膕之"疵疽"，與前文發臂之"陳乾疽"類似等等。此乃《病源》兼收各家之說所致，應前後合參，可以互相補充。

又，候中多數病名現代已少運用，而後世醫家對各類疽候之論述，亦不一定皆合《病源》之旨。關於此類問題，應當辨證對待。

十六、疽潰後候

此由寒氣客於經絡，折於氣血，血澀不通，乃成疽發。疽潰之後，有逆有順。其眼白睛青黑而眼小者，一逆也；內藥而嘔者，二逆也；腹[1]痛渴甚者，三逆也；髆項中不便者，四逆也；音嘶色脫者，五逆也。除此者並爲順矣。此五種皆死候。

凡發癰疽，則熱流入內[2]，五臟燋燥，渴而引飲，兼多取冷，則腸胃受冷而變下利，利則腸胃俱虛，而冷搏胃氣，氣逆則變嘔。逆氣不通，遇冷折之，則噦也。

〔1〕腹　原作“傷”，形近之誤，據《靈樞·玉版》、《甲乙經》卷十一第九下改。

〔2〕內　原無，文意未完，據前癰潰後候補。

按語　本候與前癰潰後候內容相同，有關五逆證之病理變化，可以參閱前文注釋。

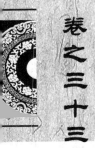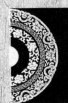
重刊巢氏諸病源候總論卷之三十三

癰疽病諸候下 凡二十九論

十七、緩疽候

緩疽者，由寒氣客於經絡，致榮衛凝[1]澀，氣血壅結所成。其寒盛者，則腫結痛深，而回回[2]無頭尾，大者如拳，小者如桃李，冰冰[3]與皮肉相親著。熱氣少，其腫與肉[4]相似，不甚赤，積日不潰，久乃變紫黯色，皮肉俱爛，如牛領瘡[5]，漸至通體青黯，不[6]作頭，而穿潰膿出是也。以其結腫積久，而肉腐壞遲，故名緩疽；亦名肉色疽也。緩疽急者，一年殺人；緩者，數年乃死。

〔1〕凝　原作"涘"，據《聖惠方》卷六十二治緩疽諸方改。

〔2〕回回　狀其形微圜也。《聖惠方》作"圓圓"，義同。

〔3〕冰冰（níng níng 凝凝）　宋本、汪本、周本同；《聖惠方》作"之狀"，屬上句讀。"冰冰"，水凝貌。在此喻腫結處冷而堅硬。"冰"，通"凝"。《説文》："冰，水堅也"，段注："經典凡凝字，皆冰之變也。"

〔4〕肉　此下《醫心方》卷十五第十有"色"字，義長。

〔5〕牛領瘡　牛頸項架軛受力處之慢性潰瘍。耕牛頸項部絅力軛重處易於磨損，損破後較易潰爛，形成潰瘍。若反復受力，則經久難愈。

〔6〕不　原作"下"，形近之誤，據《醫心方》、周本改。

按語　緩疽，是以患處結腫積久，腐壞潰爛較遲緩之特點而命名，并非一個獨立疾病，可泛指疽證中陰寒內盛，寒凝氣滯，邪毒斂聚局部，病程發展較緩慢之各種疽病。

本病發病部位亦非固定，如《醫宗金鑑》謂緩疽生於少腹之旁；《瘍醫大全》謂緩疽生於膝上或膝之兩旁，可證。

十八、熛[1]疽候

熛疽之狀，肉生小黯點[2]，小者如粟豆[3]，大者如梅李，或赤或黑，乍青乍白[4]，有實核，燥痛[5]應心。或著身體。其著手指者，似代指[6]，人不別者，呼爲代指。不急治，毒逐脈上，入臟則殺人。南方人得此疾，皆截去指，恐其毒上攻臟故也。

又云：十指端忽策策痛[7]，入心不可忍。向明望之，晃晃[8]黃赤，或黯黯青黑，是熛疽。直截後節[9]，十有一冀[10]。

又云：風胗[11]痛不可忍者，熛疽。發五臟俞，節解相應通洞[12]，熛疽也。諸是熛疽皆死。又齒間臭熱，血出不止，熛疽也，七日死。治所不瘥，以灰掩覆其血，不爾著人。

又云：諸是熛疽皆死，唯痛取利[13]，十有一活耳。此皆毒氣客於經絡，氣血否澀，毒變所生也。

〔1〕熛　宋本、汪本、周本同；《千金要方》、卷二十二第六、《外臺》卷二十四瘭疽方、《聖惠方》卷六十二治瘭疽諸方均作"瘭"。"熛"、"瘭"二字義通，喻病勢急迫劇烈。

〔2〕肉生小黯點　宋本、汪本、周本同；《千金要方》、《外臺》、《聖惠方》作"肉中忽生點子如豆粒"。又，"黯點"，正保本、周本作"黯黯"。

〔3〕粟豆　宋本、汪本、周本同；《千金要方》、《外臺》作"黍粟"；《聖惠方》作"米粟"。

〔4〕或赤或黑，乍青乍白　宋本、汪本、周本同；《千金要方》作"或赤或黑，或青或白，其狀不定"；《外臺》、《聖惠方》作"或赤、黑、青、白不定"。

〔5〕燥痛　宋本、汪本、周本同；《醫心方》卷十五第八作"慘痛"。

〔6〕代指　病名。類似於今之甲溝炎。證候詳見本書卷三十代指候。

〔7〕策策痛　鍼刺樣痛感。

〔8〕晃晃　光亮貌。《廣雅》："晃晃，光也。"在此喻腫處明亮。

〔9〕直截後節　意謂切除病指，至患處以後關節處。

〔10〕冀　原作"異"，形近之誤，據宋本改。"冀"，希望；期望。《一切經音義》："冀，望也。"在此謂有治愈之希望。周本即作"愈"。

〔11〕風胗　指燻疽初發時，皮肉表面"如粟豆"、"如梅李"之腫塊。因起病疾速，故稱"風胗"。"胗"，腫也。

〔12〕節解相應通洞　指燻疽潰後，蝕爛骨骱，導致關節部位貫穿成洞。

〔13〕唯痛取利　祗有盡力採用峻下之法以取利。"痛"，盡量。《管子·七臣七主》："姦臣痛言人情以驚主"，注："痛，甚極之辭。"在此言"取利"之勢當盡量使極。

按語　燻疽，發於手足指者又稱"蛇瘴"，發於身體者又稱"榻著毒"。病由外傷染毒，毒氣入於肌膚筋骨所致，或臟腑火毒壅結而成。文中叙述燻疽證候特徵，并提示與代指之鑒別，又提出"痛利"之治則，頗堪臨牀實用。

發於指端之燻疽，當與代指相鑒別。鑒別要點在於：燻疽發於指端腹面，代指發於指端背面，兩者病情有異。

從本候文義看，燻疽亦非一個獨立疾病。除上文發於指、發於身二類之外，本候尚有發於五藏俞、發於節解、發於齒間等記載；本卷內瘰候中，更有胸痛、發熱、吐膿血等證，發於內臟者。結合"燻疽"之命名：燻，飛火也，以喻陽熱、急速、猛烈，可知燻疽是一類急性感染性化膿性疾患。它與緩疽候適相對應，是疽證中陽毒盛極，火邪瀰漫，病勢急劇，病程較快，預後較惡之一種類型。但後世習稱之燻疽，僅指手部感染，此乃本病古義中之一部分病情。

文中所述"齒間臭熱，血出不止"、"以灰掩覆其血，不爾著人"，以及《外臺》引《集驗》："瘰疽內發，若吐膿血，此不療之疾，宜以灰掩膿血上"等，說明本病尚包括部分陽熱邪毒所致之出血性疾病，并有傳染性。

本卷開篇即論緩疽與燻疽，病情一緩一急，一陰一陽，一寒一熱，相互對映，正示人以辨證之綱，亦有以此二候統攝以下各候之用意。

十九、疽發口齒候

寒氣客於經絡，血澀不通，結而成疽。五臟之氣，皆出於口；十二經脈，有入齒者，有連舌本者；榮衛之氣，無處不行，虛則受邪挾毒，乘虛而入脈故也。其發口齒者，多血出不可禁，皆死。

按語 本條所論，與熛疽候"齒間臭熱，血出不止"，似有一定聯繫。本病預後多不良，當是熛疽候所云"毒逐脈上，入臟則殺人"之變證。

二十、行疽候

行疽候者，發瘡小者如豆，大者如錢，往來帀身[1]，及生面上，謂之行疽。此亦寒熱客於腠理，與血氣相搏所生也。

〔1〕帀（zā 扎）身　周遍於全身。"帀"，通"匝"。

二十一、風疽候

腫起，流之血脈，而攣曲疾痛，所以發瘡歷年，謂之風疽。此由風濕之氣，客於經絡，與氣相搏所成也。

養生方云：大解汗[1]，當以粉粉身，若令自乾者，成風疽也。

〔1〕大解汗　《千金要方》卷二十六第四作"大醉汗出"。"大解汗"，猶言解表而汗大出。"解"，渙散；流失。《廣雅》："解，散也。"

按語 本候叙證簡略，而後世對本病多有闡發，如《普濟方》風疽論云："夫風疽者，本由風濕之氣，入於腠理，流注血脈，凝澀不利，攣曲腫起，發作瘡疽，所以疼痛，經久不瘥者是也。蓋風勝則動，故其疽留止無常。得之醉臥出汗當風，入膚腠，客於經絡，與營衛相搏而成也。"

此外，據後世各家論述，風疽之證，乃風濕蘊熱，滯於肌膚，流於血脈所生。多發於脛部、足腕處，癢痛相兼，破流黃水，纏綿難愈。甚則焮腫疼痛。瘡面有鑽眼，伴腹股溝淋巴結腫大，寒熱等證。綜合分析，本病相當於下肢靜脈曲張綜合症。因其根深，故有疽名。

二十二、石疽候

此由寒氣客於經絡，與血氣相搏，血澀結而成疽也。其寒毒偏多，則氣結聚而皮厚，狀如痤癤，堅[1]如石，故謂之石疽也。

〔1〕堅　原作"耐"，據《千金要方》卷二十二第二改。

按語　本候叙證簡略，據《世醫得效方》、《醫宗金鑑》、《外科正宗》等醫籍記載，石疽是一種腫核性疾病，生於頸項、腰胯、腿股間，或全身其他部位。因其質堅如石，故名石疽。由於發生之部位不同，又分爲上、中、下石疽。多因寒凝氣滯所致，亦有因肝經鬱結，以致氣血凝滯經絡而成者。臨牀所見，除本候文中所云之皮厚、狀如痤癤、堅硬如石以外，尚有狀如桃李，皮色不變，逐漸增大，難消難潰，既潰難斂等證候。

石疽與卷三十二之石癰，均以腫塊堅硬如石而得名，然石癰根淺，石疽根深，此其異也。本書卷二十四尚有石注候，與石癰、石疽亦有類似之處，可聯繫研究。

二十三、禽疽候

禽疽，發如胗[1]者數十處。其得四日，腫合牢核痛[2]，其狀若變[3]。十日可刺。其初發，身戰寒，齒如嚙，欲痓[4]。如是者，十五日死也。此是寒濕之氣，客於肌肉所生也。

〔1〕胗　通"腫"。

〔2〕其得四日，腫合牢核痛　宋本、汪本、周本同；"合牢"，《鬼遺方》卷一作"合牽"。又，此九字《千金翼方》卷二十三第七作"一云四日種，食飲疼痛"。"合牢"，謂數處腫塊融合結合緊密。

〔3〕變　宋本、汪本、周本同；《鬼遺方》、《醫心方》卷十五第一作"攣"，義長。

〔4〕痓　原作"坐"，文義不通，據《鬼遺方》、《醫心方》改。

按語　《醫宗金鑑》對此證叙述較詳，認爲證由時氣風熱而成，多發於背部，患處顏色紫紅，形如拳打之狀，脊背麻木拘急，并不作痛。神清脈和，服藥得汗者順；神昏脈躁，或微或代，發寒齒嚙者逆。　《金鑑》之論，對本候多所補充，可資參考。

二十四、杼疽候

杼[1]疽者，發項及兩耳下。不瀉，十六日死。其六日可刺。其色黑，見膿如癰[2]者，死不可治。人年三十[3]、十九、二十三、三十五、三十九、五十一、五十五、六十一、八十七、九十九，神皆在兩耳下，不可見血，見血者死。此是寒濕之氣客於肌肉，折於血氣之所生也。

〔1〕杼（zhù柱）　織布之梭。《説文》：“杼，機之持緯者。”

〔2〕如癰　宋本、汪本、周本同；《醫心方》卷十五第一作“而腐”。

〔3〕三十　疑爲衍文。《鬼遺方》卷一亦無。

按語　據《證治準繩》等書記載，本病多生於耳下天牖、翳風二穴之傍，屬手少陽三焦經所過之處。初發不甚腫，痛癢無常，時出清水，漸漸長大，如玳瑁斑點。六七日可刺，若過時潰爛，日久出骨者最險。積鬱之人得此者，尤爲難治。據此，本病類似於乳突炎或乳突結核。

二十五、水疽候

此由寒濕之氣，客於皮膚，搏於津液，使血氣否澀，濕氣偏多，則發水疽。其腫狀如物裹[1]水，多發於手足，此是隨肌膚虛處而發也。亦有發身體數處而壯熱，遂至死。

〔1〕裹　原作“裏”，形近之誤，據周本改。

二十六、肘疽候

肘疽，是疽發於肘，謂之肘疽。凡諸疽發節解[1]，並皆斷筋節，而發肘者，尤爲重也。此亦是寒濕之氣客於肌肉，折於血氣所生也。

〔1〕節解　通稱節骱、骨骱，爲骨與骨之聯接處。

二十七、附骨疽候

附骨疽者，由當風入骨解[1]，風與熱相搏，復遇冷濕；或秋夏露臥，爲冷[2]所折，風熱伏結，壅遏附骨成疽。喜著大節解間，丈夫及産婦、女人，喜著鼠髏[3]、髂頭、腨膝間[3]，嬰孩、嫩兒，亦著髆、肘、背脊也。其大人、老人著急[4]者，則先覺痛，不得轉動，挼[5]之應骨痛，經日便覺皮肉生[6]急，洪洪[7]如肥狀，則是也。其小兒不知字名[8]，抱之纔近，其便啼喚[9]，則是支節有痛處，便是其候也。大人、老人著緩[10]者，則先覺如肥洪洪耳[11]，經日便覺痹痛不隨也。其小兒則覺四支偏有[12]不動搖者，如不隨狀，看支節解中，則有肥洪洪處[13]，其名[14]不知是附[15]骨疽；乃至合身成膿[16]，不潰至死，皆覺身體[17]變青黯也。其大人、老人，皆不悟是疽，乃至於死也。亦有不別是附骨疽，呼急者爲[18]賊風；其緩者，謂風腫而已。

〔1〕由當風入骨解　宋本、汪本、周本同；《千金要方》卷二十二第六、《外臺》卷二十四附骨疽方作"凡人身體患熱，當風取凉，風入骨解中"，文義具體，提示素有積熱者是該病成因之一。

〔2〕冷　此下《醫心方》卷十五第五有"濕"字，義長。

〔3〕鼠髏（pú 仆）、髂頭、　腨（bì 陛）膝間　《千金要方》作"腨中"二字；《外臺》作"胯髀"二字。"髏"，原作"朴"，宋本、汪本同；"朴"，音義不詳，據周本改。髏即鼠蹊部。

〔4〕著急　謂染著病邪後發作急驟。

〔5〕挼　《千金要方》、《外臺》、《醫心方》作"按"，義通。

〔6〕生　宋本、汪本、周本同；《千金要方》、《外臺》作"漸"。

〔7〕洪洪　《千金要方》、《外臺》作"洪腫"，義同。"洪洪"，喻腫勢之洪大。

〔8〕不知字名　猶謂小兒不會訴説病狀。

〔9〕啼喚　原作"暑喚"，文義不合，據《醫心方》改。又，《千金要方》、《外臺》作"大啼呼"，更切臨牀之所見。

〔10〕著緩　謂染著病邪後發病緩慢。

〔11〕先覺如肥洪洪耳　宋本、汪本、周本同；《千金要方》作"先覺肌烘烘然"，義長。

〔12〕偏有　此下原有"不動"二字，重文誤衍，據《醫心方》刪。

〔13〕則有肥洪洪處　宋本、汪本、周本同；《千金要方》作"若有肌烘烘處"，義長。

〔14〕名 宋本、汪本、周本同；《醫心方》作"若"。

〔15〕附 原作"隨"，形近之誤，據《千金要方》、周本改。

〔16〕乃至合身成腫 《千金要方》、《外臺》作"令遍身成腫"，義長。"合身"，全身；周身。"合"，周；遍。

〔17〕皆覺身體 宋本、汪本、周本同；《醫心方》作"皆舉體"。

〔18〕急者爲 原作"爲急"二字，文義不順，據《醫心方》移、補。

按語 附骨疽多發於股、尻處之長骨、關節附近，亦可發於臂、肘處之長骨和脊椎骨部位。因其毒氣深沉，附骨成膿，故名附骨疽。後世《醫宗金鑑》等醫著，據大腿內外經絡循行之別，將發於股外側、屬足三陽經所過者稱爲"附骨疽"；而將發於股內側、屬足三陰經所過者稱爲"咬骨疽"。此對分經辨證論治有所裨益，可以參考。

由於附骨疽邪毒潛伏深沉，附筋着骨，日久則鬱而化熱，腐壞血肉以成膿，膿成後又不易排出，致浸淫骨髓，破壞骨質。故早期之正確治療甚爲重要，若延久失治即難愈，此即文中所謂"不潰至死"、"身體變青黯也"。此時當內外合治，必要時施以手術。本病相當於今之化膿性骨髓炎。

又，文中提及，附骨疽易與賊風、風腫混淆，《千金要方》卷二十二第六指出："若治附骨作賊風，則增益病深，膿多；若治賊風作附骨，即加風冷，遂成瘰癧偏枯攣曲之疾也。"其鑑別之要點，據《千金要方》所述，摘要如次：在發病之處，附骨疽先覺痛，四肢偏有不得動搖，如不隨狀，久則腫而結膿；賊風則骨解深痛，夜痛爲甚，但不廢轉動，久則結痛或結瘰癧。在全身症狀上，附骨疽有局部壯熱，四體乍寒乍熱，小便赤，大便澀而無汗；賊風則痛處不壯熱，亦不乍寒乍熱，多覺身體索索然冷，欲得熱熨，痛處即小寬，時復有汗出。兩病之區別大致如上。

又按，"賊風"之名現已不用，據《千金要方》所叙症狀，參合《靈樞·賊風》及本書卷一賊風候有關內容，其病所指，當是後世所稱之"痛痺"或"寒痺"。

至於本病與風腫之鑑別，本書卷三十一有風腫候，可前後互参，對比分析。

二十八、久疽候

此由寒氣客於經絡，折於氣血，血澀不通，乃結成疽。凡疽發諸節及腑臟之俞，則卒急也；其久疽者，發於身體閑處[1]，故經久積年，致膿汁不盡，則瘡內生蟲，而變成瘻也。

〔1〕閑處　猶謂身體不甚重要之部位。在此是與上文諸節、腑臟之俞等部位相對而言。

按語　本候論述疽證病情之緩急，與發病部位有較大關繫。證之臨牀，確有指導意義。至於文中謂瘻之成因乃瘡內生蟲所致，其説不確，爲當時認識條件所限，應辨證看待。

二十九、疽虛熱候

此由寒搏於熱，結壅血澀，乃成疽。疽膿雖潰，瘥之後，餘熱未盡，而血已虛，其人噏噏[1]苦熱，惵惵[2]虛乏，故謂虛熱也。

〔1〕噏噏　義同"翕翕"，發熱貌。

〔2〕惵惵　短氣貌。

三十、疽大小便不通候

此由寒氣客於經絡，寒搏於血，血澀不通，壅結成疽。腑臟熱不泄，熱入大小腸[1]，故大小便不通也。

〔1〕腸　原作"便"，誤，據本書卷三十二發癰大小便不通候、周本改。

三十一、癰發背候

夫癰發於背者，多發於諸腑俞也。六腑不和則生癰，諸腑俞皆在背，其血氣經絡周[1]於身，腑氣不和，腠理虛者，經絡爲寒所客，寒折於血，則壅[2]不通，故結成癰，發其俞也。熱氣加於血，則肉血敗化，故爲膿。癰初結之狀，腫而皮薄以澤。

又云：背上忽有赤腫而頭白[3]，搖之連[4]根，入應胸裏動[5]，是癰也。

又，發背若[6]熱，手不可得近者，内先服王不留行散[7]，外摩發背膏大黃貼[8]。若在背生，破無苦，良久[9]不得膿，以食肉膏、散[10]著瓮頭[11]，内癰口中。人體熱氣歇，服术散[12]。五日後癰欲瘥者[13]，服排膿内塞散[14]。

〔1〕周　原無，文義不貫，據正保本補。

〔2〕壅　宋本、汪本、周本同；《聖惠方》卷六十二治發背諸方作"否澀"。

〔3〕而頭白　宋本、汪本、周本同；《聖惠方》作"頭如粟米而白"。

〔4〕之連　原無，文義不明，據《醫心方》卷十五第四補。

〔5〕入應胸裏動　宋本、汪本、周本同；《聖惠方》作"寒熱疼痛不止者"。

〔6〕若　宋本、汪本同；周本作"苦"。

〔7〕王不留行散　見《千金要方》卷二十二第二，組成爲：王不留行子　龍骨　野葛皮　當歸　乾薑　桂心　栝蔞根。

〔8〕發背膏大黃貼　"發"字原無，據《醫心方》補。"發背膏大黃貼"，《鬼遺方》卷一作"發背大黃膏"。該方無考，疑是《鬼遺方》卷五之大黃食肉膏方，組成爲：大黃　附子　茵草　芎藭　雌黃　真珠末　白蘞　礬石　黃芩　漆頭　蘆茹　雄黃。

〔9〕良久　"久"字原無，據《鬼遺方》卷一補。"良久"，《千金要方》作"斟量"。

〔10〕食肉膏、散　"食肉膏"，見《鬼遺方》卷五，組成爲：松脂　雄黃　雌黃　野葛皮　猪脂　漆頭蘆茹　巴豆。"食肉散"，即《千金要方》"食惡肉散"，組成爲：硫黃　馬齒礬　漆頭蘆茹　丹砂　麝香　雄黃　雌黃　白礬。

〔11〕著瓮頭　宋本、汪本同；《千金要方》、《醫心方》、周本作"著兑頭"，義長可從。"兑頭"，在此指物體之尖端。"着兑頭"，意謂以食肉膏或食肉散塗着於癰瘡之尖端上。

〔12〕术散　宋本、汪本、周本同；正保本作"白术散"；《鬼遺方》作"木瓜散"；《千金要方》作"木占斯散"。

〔13〕瘥者　宋本、汪本、周本同；《千金要方》作"著痂者"。

〔14〕排膿内塞散　見《千金要方》，組成爲：防風　茯苓　白芷　遠志　芎藭　桔梗　人參　當歸　黃耆　甘草　厚朴　桂心　附子　赤小豆。

按語 本候所論之癰發背，是指發於背部六腑俞穴部位之癰。下文尚有生於五臟俞穴之疽發背。兩者不同之處，乃在於以"臟""腑"分癰和疽之淺深輕重。這種內外聯繫，以外科疾病歸本於內在臟腑之論證方法，是文獻中最早、且具有特色之癰疽分類法。

後世根據本病之各種發病狀況，又有較多分類方法。如，據發病部位，有上發背、中發背、下發背之分；據癰之形態，又有蜂窩發、蓮子發之名稱；據病因之不同，又分爲酒毒發、痰注發等等。

本候治療法則源於《劉涓子鬼遺方》，對癰腫發之治療較爲合理，能反映隋以前外科學之成就。治法內容，可概括爲以下要點：①內外合治；②清熱活血；③外蝕潰膿；④補虛排膿。這些方法，均是現有外科文獻中之早期記載。其中"人體熱氣歇"之後所用之术散及"癰欲瘥者"所用之排膿內塞散對本病之善後處理以及預防復發，均具有重要意義。

三十二、癰發背潰後候

此由寒氣客於經絡，折於血氣，血澀不通，乃結成癰發背。癰膿出之後[1]，眼白睛青黑而眼小[2]，一逆也；內藥而嘔，二逆也；腹[3]痛渴甚，三逆也；髆項中不便[4]，四逆也；音嘶色脫，五逆也。此等五逆者，皆不可治也。或熱或渴[5]，非倉卒而急[6]，可得漸治之也。

凡發背，則熱氣流入腑臟，膿潰之後，血氣則虛，腑臟燥熱[7]，渴而引飲，飲冷入腸胃，則變下利。胃虛氣逆，則變嘔也。嘔逆若遇冷折之，氣不通則噦也。

其瘡若膿汁不盡，而瘡口早合，雖瘥更發，惡汁連滯[8]，則變成瘻也。

〔1〕後　此下本書卷三十二癰潰後候、疽潰後候有"有逆有順"四字。

〔2〕眼小　指瞳孔縮小。

〔3〕腹　原作"傷"，形近之誤，據《靈樞·玉版》、《甲乙經》卷十一第九下改。

〔4〕便　原作"仁"，據本書卷三十二、本卷疽發背潰後候、《靈樞》、《甲乙經》改。

〔5〕或熱或渴　此上本卷疽發背潰後候有"自餘"二字；"或渴"下有"或利嘔"三字。

〔6〕非倉卒而急　"而"，本卷疽發背潰後候、《聖惠方》卷六十二治發背潰後諸方、周本作"之"，義通。"之"猶"而"也。《詩經》："側弁之俄"，《釋文》云："弁側而臥"，是"之""而"一義也。"急"下，本卷疽發背潰後候有"也"字，語氣完整。

〔7〕燥熱　本卷疽發背潰後候、《聖惠方》作"積熱"。

〔8〕惡汁連滯　"滯"，宋本、汪本、周本同；《聖惠方》作"出"，亦通。"惡汁連滯"，謂血肉腐敗後，滲出污濁脂水，留連鬱滯，阻於瘡內，不得暢通。

按語　本候與卷三十二癰潰後候、疽潰後候，本卷疽發背潰後候，其內容大同小異，可綜合分析。

文中"其瘡若膿汁不盡，而瘡口早合，雖瘥更發，惡汁連滯，則變成瘻也"，這是指出癰疽之證膿汁排泄不盡，可以因致反復發作，同時亦指明瘡瘻之發生機制，此對各種化膿性疾病亦有指導意義。

三十三、癰發背後下利候

此是寒氣客於經絡，折於氣血，血澀不通，乃結成癰。癰發背[1]後利者，由內熱而引飲，取冷太過，冷入腸胃，故令下利不止；胃虛氣逆[2]則變嘔。所以然者，脾與胃合，俱象土；脾候身之肌肉，胃爲水穀之海；脾虛則肌肉受邪，胃虛則變下利。下利不止，氣逆，故變嘔；嘔而遇冷折，氣逆不通，則噦也。

〔1〕背　原無，據本候標題補。

〔2〕胃虛氣逆　原無，文義不貫，據前癰發背潰後候補。

三十四、癰發背渴候

此由寒氣客於經絡，折於氣血，血澀不通，乃結成癰也。癰發背，五臟熱盛虛燥，故渴。而冷飲入腸胃，則變利也。

按語　癰發背是六腑不和所生，前癰發背候已明確言之。本候謂"癰發背，五臟熱甚"，前後似有矛盾，抑是腑熱入裏，致陰虛生燥，所以言及五臟。宜結合臨牀具體病情論定。

三十五、癰發背兼嗽候

肺主氣，候於皮毛，氣虛腠理受寒，客於經絡[1]，則血否澀，熱氣乘之，則結[2]成癰也。肺氣虛，其[3]寒復乘肺，肺感於寒，則成欬嗽，故發癰而兼嗽也。

〔1〕絡　原無，據本書卷三十二發癰咳嗽候、周本補。

〔2〕結　原無，據卷三十二補。

〔3〕其　本書卷三十二作"寒"，屬上句讀。

三十六、癰發背大便不通候

此由寒客於經絡，血氣否澀，則生熱，蘊結成癰。氣壅在臟腑，熱入腸胃，故令大便不通也。

按語　以上下利、口渴、欬嗽、大便不通四候，爲癰發背之兼證。其共同病機爲臟腑有熱，如：因熱飲冷則下利，因熱致燥則口渴，熱蘊於內，肺虛感寒則欬，鬱熱下入腸胃，則大便不通。故癰發背之臨牀治療，除針對其共有病機外，尚須詳審兼證之病因、病位，才能由應其變，做到辨病與辨證相結合。

三十七、癰發背惡肉不盡候

此由寒氣客於經絡，折於氣[1]血，血澀不通，乃結成癰發背。膿潰之後，外有風氣搏之，變而生[2]惡肉，壅塞於[3]瘡者，則毒氣內侵，須傅藥以食之。

〔1〕氣　原無，據汪本、周本補，可與前後文體一致。

〔2〕而生　原作"生而"，倒文，據文義移正。又，周本無"而"字，亦通。

〔3〕於　原無，據正保本、周本補。

三十八、疽發背候

疽發背者，多發於諸臟俞也。五臟不調則發疽，五臟俞皆在背，其血氣經絡周[1]於身；腑臟不調，腠理虛者，經脈爲寒所客，寒折於血，血壅不通，故乃結成疽，其[2]發臟俞也。熱氣施於血[3]，則肉血敗腐爲膿也。疽初結之狀，皮强如牛領之皮是也。疽重於癰，發者多死。

刺疽[4]發，起肺俞若肝俞[5]，不瀉，二十日死；其八日可刺也。發而赤，其上肉如椒子者，死不可理[6]。人年十九、二十五、三十三、四十九、五十七、六十[7]、七十三、八十一、九十七、神皆在背，不可見血，見血者死。

蜂疽[8]發背，起心俞若髀髖[9]，二十日不瀉[10]即死；其八日可刺也。其色赤黑，膿見青[11]者，死不治。人年六歲、十八、二十四、四十[12]、五十六、六十七、七[13]十二、九十八，神皆在髀，不可見血，見血者死。

〔1〕周　原無，據正保本癰發背候補。

〔2〕其　宋本、汪本同；周本作“而”，亦通。

〔3〕施於血　加於血分。“施”，加也，使受也。《增韻》：“施，加也。”《論語·顏淵》：“己所不欲，勿施於人。”

〔4〕刺疽　原作一個“又”字，誤，據以下文義及本書卷三十二疽候、《鬼遺方》卷一改。

〔5〕若肝俞　“肝”，原誤作“肺”，據本書卷三十二疽候、《千金翼方》卷二十三第六、周本改。又，此三字《鬼遺方》無。

〔6〕理　“治”之避諱字。本書卷三十二、《鬼遺方》即作“治”。

〔7〕六十　《千金翼方》作“六十八”。

〔8〕蜂疽　本書卷三十二作“鋒疽”，字異病同。

〔9〕若髀髖　宋本、汪本、周本同；《鬼遺方》作“若連肩骨”。

〔10〕瀉　宋本、汪本、周本同；《鬼遺方》作“治”，義近。

〔11〕青　《千金翼方》無。

〔12〕四十　《千金翼方》作“三十五”。

〔13〕七　原作“六”，誤，據《鬼遺方》、《千金翼方》改。

按語　癰發背、疽發背兩候，專門討論癰疽之發於背者，具有概述之意，亦可視作各自所轄條文之引論。又，刺疽發、蜂疽發背兩條内容，已見卷三十二疽候，這裏似爲重文。

三十九、疽發背潰後候

此由寒氣客於經絡，折於氣血，血澀不通，乃結成疽發背。疽膿出之後[1]，眼白睛青黑而眼小，一逆也；内藥而嘔，二逆也；腹[2]痛渴甚，三逆也；髆項中不便，四逆也；音嘶色脱，五逆也。皆[3]不可治。自餘[4]或熱渴，或利[5]嘔，非倉卒之急也，可得漸治。

凡發背，則熱氣流入腑臟，膿潰之後，血氣則虛，腑臟積熱，渴而引飲，飲冷入於腸胃，則變下利。胃虛氣逆，則變嘔也。嘔逆若遇冷折之，氣不通即噦也。

其瘡若膿汁不盡，而瘡口早合，雖瘥更發，惡汁連滯，則變成瘻也。

〔1〕後　此下本書卷三十二癰潰後候、疽潰後候有"有逆有順"四字。

〔2〕腹　原作"傷"，形近之誤，據《靈樞·玉版》、《甲乙經》卷十一第九下改。

〔3〕皆　此上本篇癰發背潰後候有"此等五逆者"五字。

〔4〕自餘　《聖惠方》卷六十二治發背潰後諸方作"其餘"，義通。

〔5〕利　原作"刺"，形近之誤，據《聖惠方》改。

四十、疽發背熱渴候

此由寒氣客於經絡，折於氣血，血[1]澀不通，乃結成疽。疽發背，則腑臟皆熱，熱則臟燥，故渴也。而冷飲入腸胃，則變利也。

〔1〕血　此上原有"氣"字，衍文，據本卷前後文例、周本删。

按語　癰發背是六腑不和所生，疽發背則由五臟不調而發，本是明白，但癰發背渴候謂"五臟熱甚"，本候又謂"腑臟皆熱"，疑其有誤。當然，癰疽都是由熱而發，兼見燥渴，則其熱又有所發展，熱甚入裏，則腑臟俱受其邪，亦可以理解。要之，當從臨牀具體病情分析。

四十一、腸癰候

腸癰者，由寒温不適，喜怒無度，使邪氣與榮衛相干，在於腸内，遇熱加之，血氣蘊積，結聚成癰。熱積不散，血肉腐壞，化而爲膿。其病之狀，小腹重而微強[1]，抑之即痛[2]，小便數似淋[3]，時時汗出[4]，復惡寒，其身皮皆甲錯，腹皮急，如[5]腫狀。診其脈，洪數者，已有膿也[6]；其脈遲緊[7]者，未有膿也。甚者腹脹大，轉側聞水聲；或繞臍生瘡，穿而膿出；或膿自臍中出；或大便去[8]膿血。惟宜急治之。

又云：大便膿血，似赤白下，而實非者，是腸癰也。卒得腸癰而不曉，治之錯者，殺人。

寸脈滑而數，滑則爲實，數則爲熱；滑則爲榮，數則爲衛；衛數下降，榮滑上升[9]；榮衛[10]相干，血爲濁敗；小腹否堅[11]，小便或難[12]，汗出[13]，或復惡寒，膿爲已成。設脈遲緊，聚[14]爲瘀血，血下則愈[15]，膿成引日[16]。

又，諸浮數脈，當發熱，而反洗淅惡寒，若有痛處者，當積有膿[17]。脈滑澀相搏[18]，腸癰出血者也。

養生方云：六畜卒疫[19]死，及夏病者，腦不中食[20]，喜生腸癰也。

〔1〕小腹重而微強　宋本、汪本、周本同；《金匱要略》卷十八作“少腹腫否”；《鬼遺方》卷三作“小腹腫否堅”。“強”，僵硬；不柔和。

〔2〕抑之即痛　此下《鬼遺方》有“或在膀胱左右，其色或赤或白色，堅大如掌，熱”數句。“抑”，按壓。《廣韻》：“抑，按也。”

〔3〕小便數似淋　宋本、汪本、周本同；《金匱要略》作“如淋，小便自調”。

〔4〕時時汗出　宋本、汪本、周本同；《金匱要略》作“時時發熱，自汗出”。

〔5〕如　此上《金匱要略》有“按之濡”三字。

〔6〕其脈，洪數者，已有膿也　宋本、汪本、周本同，《金匱要略》作“脈數，此爲腸内有癰膿”；《鬼遺方》作“脈數膿成”；《千金要方》卷二十三第二作“其脈數者，小有膿也”。

〔7〕緊　堅也。《鬼遺方》即作“堅”。《管子·問》：“戈戟之緊”，注：“緊，謂其堅彊者。”

〔8〕去　出也。《千金要方》即作“出”。

〔9〕衛數下降，榮滑上升　“數”、“滑”二字原無，據《脈經》卷八

第十六、《千金要方》及前後文韻律補。

〔10〕榮衛　此上原有"遇熱"二字，衍文，據《脈經》、《千金要方》刪。

〔11〕堅　原作"軔"，據《脈經》改。

〔12〕難　宋本、汪本、周本同；《脈經》、《千金要方》作"澀"，義近。

〔13〕汗出　此上《脈經》有"或時"二字；《千金要方》有"或復"二字，均合韻律，可從。

〔14〕聚　宋本、汪本、周本同；《千金要方》作"即"。

〔15〕血下則愈　《脈經》作"下之則愈"。

〔16〕引日　原作"引白"，形近之誤，據宋本、周本改。"引日"，遷延時日。"引"，延長。

〔17〕當積有膿　本書卷三十二癰候、疽候作"當有癰也"；《金匱要略》、《脈經》作"當發其癰"。

〔18〕滑澀相搏　"搏"，原誤作"小"，據湖本改。"滑濇相搏"，滑爲有熱，濇爲亡血，此當指腸癰出血前後不同時間內之脈象。

〔19〕卒疫　突然罹患瘟疫。

〔20〕腦不中食　謂病畜之腦不可以食之。"中"，可以；能。《廣韻》："中，堪也。"

按語　本候對腸癰之病因、病理、證候、脈象等敘述頗詳。腸癰，現多認爲即闌尾炎，但從本候論述來看，除急性化膿性闌尾炎外，還包括腹壁膿腫或闌尾炎併發之腹壁膿腫、腹膜炎，以及其他諸多腹部急症。

本候文字，與《金匱要略》及《脈經》略同，可以參合研究。

四十二、內癰候

內癰者，由飲食不節，冷熱不調，寒氣客於內，或在胸膈，或在腸胃。寒折於血，血氣留止，與寒相搏，壅結不散，熱氣乘之，則化爲膿，故曰內癰也。

胸內痛，少氣而發熱，當入闇室中[1]，以手按[2]左眼，而其[3]右眼見光者，胸內結癰也；若不見光，嫖疽內發[4]；若吐膿血者，不可治也；急以灰掩其膿血，不爾者著人。腸內有結痛，或在脅下，或在臍左近[5]，結成塊而壯熱，必作癰膿。

診其脈數，而身無熱者，內有癰。

養生方云：四月勿食暴[6]雞肉，作內癰，在胸掖下，出瘻孔。

〔1〕當入闇室中　此五字原無，下文無所承，據《千金要方》卷二十二第二補。又，此五字《外臺》卷二十四癭疽方引《集驗》作"急入闇中"。"闇"，通"暗"。

〔2〕以手按　宋本、汪本、周本同；《千金要方》作"以手中指捺"；《外臺》作"以手掩"。

〔3〕而其　汪本、周本同；《外臺》作"竟視"；宋本、正保本作"意視"。

〔4〕發　原無，據《千金要方》、《外臺》補。

〔5〕左近　附近。《南史·夷貊傳》："自然大洲，其上有樹生火中，洲左近人剝取其皮，紡績作布。"

〔6〕暴（pù 舖）　原作"螺"，誤，據《千金要方》卷二十六第五改。"暴"，同"曝"，曬也，曬之使乾也。《廣韻》："暴，日乾也。"

按語　本候是內癰之概述。文中列舉胸內結癰、癭疽、腹內癰膿等加以論證，以示內癰之大略。

至於掩目辨胸內結癰之法，是承燥疽而論，并非內癰諸證均可應用。燥疽之證，可參閱本卷燥疽候。

四十三、肺癰候

肺癰者，由風寒傷於肺，其氣結聚所成也。肺主氣，候皮毛，勞傷血氣，腠理則開，而受風寒。其氣虛者，寒乘虛傷肺，寒搏於血，蘊結成癰；熱又加之，積熱不散，血敗為膿。

肺處胸間，初肺傷於寒，則微嗽。肺癰之狀，其人欬，胸內滿，隱隱痛而戰寒。診其肺部脈緊，為肺癰。

又，肺癰喘而胸[1]滿。

又，寸口脈數而實，咽乾，口內辟辟燥，不渴，時時出濁唾腥臭，久久吐膿如粳米粥者，難治也。

又，肺癰有膿而嘔者，不須治其嘔，膿止自愈。

又，寸口脈微[2]而數，微則爲風，數則爲熱；微則汗出，數則惡寒。風中於衞，呼氣不入；熱過於榮，吸而不出[3]。風傷皮毛，熱傷血脈；風舍於肺，其人則欬[4]，口乾喘滿，咽燥不渴，唾而濁沫[5]，時時戰寒。熱之所過，血爲凝滯，蓄結癰膿，吐如米粥。始萌可救，膿成則死[6]。

又，欲知有膿者，其脈緊數，膿爲未成；其脈緊去但數，膿爲已成。

又，肺病[7]身當有熱，欬嗽短氣，唾出膿血，其脈當短澀，而反浮大；其色當白，而反赤者，此是火之剋金，大逆不治也。

〔1〕胸　原作“脚”，誤，據文義及周本改。

〔2〕微　《醫宗金鑑》卷十九肺癰按：“脈微之三微字，當是三浮字。微字文氣不屬，必是傳寫之訛。”按：“浮”字古音屬“並”母，“微”字古音屬“明”母，“並”“明”兩類，發音部位相同，可同類相轉。

〔3〕風中於衞，呼氣不入；熱過於榮，吸而不出　“熱”，原作“數”，據《金匱要略》第七、《脈經》卷八第十五、《千金要方》卷十七第七改。本句大意爲：呼主出，吸主入，風邪中於衞分，病邪尚淺，較易驅出；熱入於營，則病邪已經深入，則不易排出。“氣”，據上下文義，疑爲“而”字之誤。

〔4〕欬　原作“嘔”，據《金匱要略》、《脈經》、《千金要方》改。

〔5〕唾而濁沫　宋本、汪本、周本同；《金匱要略》、《脈經》、《千金要方》作“多唾濁沫。”

〔6〕膿成則死　宋本、汪本、周本同；《千金要方》作“膿已成則難治”。

〔7〕肺病　疑是“肺癰”之訛。

四十四、膈[1]病候

膈病者，由勞役，肢體熱盛，自[2]取風冷，而爲涼濕所折，入於肌肉筋脈，結聚所成也。其狀，赤脈起，如編繩，急痛壯熱。其發於脚[3]者，患[4]從鼠髏[5]起，至踝；赤如編繩，故謂膈病也。發於臂者，喜掖下起，至手也。若不即治，其久潰膿，亦令人筋攣縮也[6]。其著脚，若置不治，不消復不潰，其熱歇[7]，氣不散，變作尰[8]。脈[9]緩澀相搏，腫胹已成膿也。

〔1〕胹（biān 辮）　《千金要方》卷二十二第六作"瘟"；《醫心方》卷十六第十二作"編"。"胹"、"瘟"、"編"，字異病同。"胹"，指病處赤脈浮現，狀如辮繩。《肘後備急方》卷五："皮肉卒腫起，狹長赤痛，名胹。"《集韻》："胹，脈隱起如辮繩。"

〔2〕自　宋本、汪本、周本同；《醫心方》作"因"。"自"，由。《經詞衍釋》："自，由也。"

〔3〕脚　宋本、汪本同；周本作"骺"。

〔4〕患　宋本、汪本同；《千金要方》、《醫心方》、正保本、周本作"喜"。

〔5〕鼠鸃　原作"鼠膜"，宋本、汪本同；據周本改。《千金要方》作"腨"；《醫心方》作"鼠僕"。

〔6〕若不即治，其久潰膿，亦令人筋攣縮也　此十五字原作"可即治取消其潰，洗勝則筋攣也"，文義不通，據《千金要方》改、刪、補。

〔7〕歇　《千金要方》無。

〔8〕變作尰（zhǒng 腫）　宋本、汪本、周本同；《千金要方》作"多作踵病"。"尰"，足腫。《廣韻》："尰，足腫病"；《詩·小雅·巧言》："既微且尰，爾勇伊何？"傳："骭瘍爲微，腫足爲尰。"

〔9〕脈　原作"腫"，誤，據周本改。

按語　胹病，常發於四肢，或從鼠蹊至踝或從腋下至手，以赤脈浮現爲主症，并伴有急痛壯熱等症狀。據此，此病類似於今之急性淋巴管炎。該病日久遷延，導致足腫，且不消不潰，此種足腫稱之爲"尰"，又類似於淋巴管炎反覆發作，淋巴液回流障礙，以致下肢漸進性腫脹，亦即俗稱"象皮腿"者。

四十五、痤癤候

痤癤者，由風濕冷氣搏於血，結聚所生也。人運役勞動，則陽氣發泄，因而汗出，遇風冷濕氣搏於經絡，經絡之血，得冷所折，則結澀不通，而生痤癤，腫結如梅李也。

又云：腫一寸、二寸，癤也。其不消而潰者，即宜熟捻去膿[1]，至清血出。若膿汁未盡，其瘡合者，則更發。其著耳下、頷、頸、掖下，若膿汁不盡，多變成瘻也。

養生方云：人汗入諸食中，食之作癰癤。

又云：五月，勿食不成核果及桃、棗，發癰癤也。

〔1〕熟捻去膿　意謂仔細地擠去膿液。"熟"，仔細；細緻；精審。"捻"，捏；擠。《集韻》："捻，捏也。"

按語　本候所論痤癤，與《素問·生氣通天論》所謂之"痤疿"、"痤"有異，亦非後世之"痤瘡"。《素問》之"痤"，乃"熱怫內餘，鬱於皮裏"所致之"甚為痤癤，微作疿瘡"（王冰注）等皮膚病；而後世所稱者，實僅發於面部之"粉刺"。而本候所指，從文中"腫結如梅李"、"著耳下、頷、頸、掖下"、"膿汁不盡，多變成瘻"等證候分析，則本病類似於淋巴結腫大之類疾病。

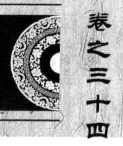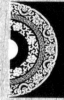

重刊巢氏諸病源候總論卷之三十四

瘻病諸候 凡三十五論

提要　本篇論述瘻病諸候。

內容較多，從其敘證而言，大體可以分爲以下幾類：①生於頸項部，生成後瘡口形成各種穢惡蟲物形狀者，如狼瘻、鼠瘻、螻蛄瘻、蜂瘻、蚍蜉瘻、蠐螬瘻、浮疽瘻、瘰癧瘻、轉脈瘻等"九瘻"，以及蟻瘻、蠅瘻、蠍瘻之類。②由癰疽病轉致者，如癰瘻、骨疽瘻等。③概述多數瘻證生膿、生蟲等病理變化者，如赤白瘻、內瘻、膿瘻、冷瘻、久瘻、蟲瘻等。④其他疾病轉致者，如尸瘻、癩瘻。但癩瘻候僅言癩病，未及於瘻，疑有脫簡。⑤瘻病於藥治後，小便中排出異物者，如蛙瘻、蝦蟆瘻、蛇瘻、雀瘻等。以上內容，以諸瘻候中之"九瘻"爲本篇論述重點。而尸瘻、風瘻、鞠瘻、石瘻等，又似惡性病變，與一般瘻證有別。

瘻病之因，有責之於七情鬱結者，有責之於居處飲食內有毒者，有責之蟲蛆蜂毒及狼鼠之精者。種種說法，似有所據，但不可盡信。至於以各種蟲類名瘻，後世已很少沿用。且全篇之"瘻"字，亦不全同於現代所言之"瘻管"，而是包括各種外科病延久瘡口不斂而致膿水不絕之慢性潰瘍病。

一、諸瘻候

諸瘻[1]者，謂瘻病初發之由不同，至於瘻成，形狀亦異。有以一方而治之者，故名諸瘻，非是諸病共成一瘻也。而方説九瘻者，是狼瘻、鼠瘻、螻蛄瘻、蜂瘻、蚍蜉[2]瘻、蠐螬[3]瘻、浮疽[4]瘻、瘰癧瘻、轉脈瘻，此頸之九瘻也。

狼瘻者，年少之時，不自謹慎，或大怒，氣上不下之所生也。始發之時，在於頸項[5]，有根，出缺盆，上轉連耳本[6]。其根在肝[7]。

鼠瘻者，飲食之時不擇，蟲蛆毒[8]變化所生也。使人寒熱[9]。其根在肺[10]。

螻蛄瘻者，食果蓏[11]子，不避有蟲，即便噉之，外絶於綱，内絶於腸[12]，有毒不去，變化所生也。始發之時，在於頸上，狀如蝸形，癮胗而出也。其根在大腸。

蜂瘻者，食飲勞倦，渴乏多飲流水，即得蜂毒[13]不去，變化所生也。始發之時，其根在頸，歷歷[14]三四處，俱腫[15]，以潰生瘡，狀如癰形，瘥而復移[16]。其根在脾。

蚍蜉瘻者，因寒，腹中臚脹[17]，所得寒毒不去，變化所生也。始發之時，在其頸項，使人壯熱若傷寒[18]，有似疥癬，婁婁孔出[19]。其根在肺[20]。

蠐螬瘻者，恐懼、愁憂、思慮[21]，哭泣不止，餘毒變化所生也。始發之時，在其頸項，無頭尾[22]，如棗核，或移動皮中，使人寒熱心[23]滿。其根在心。

浮疽瘻者，因恚結馳思，往反變化所生也。始發之時，在於頸，亦在掖下，如兩指，無頭尾，使人寒熱，欲嘔吐[24]。其根在膽。

瘰癧瘻者，因強力入水，坐[25]濕地，或新沐浴，汗入頭中，流在頸上之所生也。始發之時，在其頸項，恒有膿[26]，使人寒熱。其根在腎。

轉脈瘻者，因飲酒大醉，夜臥不安，驚[27]，欲嘔，轉側失枕之所生也。始發之時，在其頸項，濯濯脈轉[28]，身如振，使人寒熱。其根在小腸。

復有三十六種瘻，方不可[29]次第顯其名；而有蜣蜋、蚯蚓等諸瘻，非九瘻之名，此即應是三十六種瘻之數也。但瘻病之生，或因寒暑不調，故[30]血氣壅結所作；或由飲食乖節，狼鼠之精，入於腑臟，毒流經脈，變化而生。皆能使血脈結聚，寒熱相交，久則成膿而潰漏也。其生身體皮肉[31]者，亦有始結腫，與石癰相似。所可異者，其腫之中，按之累累有數脈[32]，喜發於頸邊，或兩邊俱起，便是瘻證也。亦發兩掖下，及兩顱顖[33]間。初作喜不痛不熱，若失時治[34]，即生寒熱也。

所發之處，而有輕重；重者有兩種：一則發口上齶[35]，有結核，大小無定；或如桃李大，此蟲之窠窟，止在其中。二則發口之下，無有結核，而穿潰成瘡。又，蟲毒之居，或腑臟無定，故[36]瘻發身體，亦有數處，其相應通[37]者多死。其瘻形狀、起發之由，今辯於後章。

養生方云：六月勿食自落地五果，經宿蚍蜉、螻蛄、蜣蜋遊上，喜爲九瘻。

又云：十二月勿食狗、鼠殘肉，生瘡及瘻，出頸項及口裏，或生咽內。

〔1〕瘻 宋本、汪本、周本同；《千金要方》卷二十三第一作"漏"，下同。"瘻"、"漏"二字，古醫書時有互用者，在此亦是字異病同。

〔2〕蚍蜉（pí fú 皮浮） 昆蟲名，即大螞蟻。《爾雅》："蚍蜉，大螘。"《釋文》："螘，俗作蟻字。"

〔3〕螃蟷（qí cáo 齊曹） 昆蟲名，金龜子之幼蟲。

〔4〕疽 宋本、汪本、周本同；《千金要方》作"沮"，字異義同，下同。

〔5〕項 宋本、汪本、周本同；《千金要方》作"腫無頭"三字；《外臺》卷二十三九瘻方引《集驗》作"頭腫"二字，屬下句讀。《千金要方》義長。

〔6〕耳本 此下《千金要方》、《外臺》有"腫大"二字。

〔7〕肝 宋本、汪本、周本同；《外臺》作"肺"。

〔8〕蟲蛆毒　《聖惠方》卷六十六治鼠瘻諸方作"蟲鼠毒"，義長，與"鼠瘻"之病名吻合。"毒"字原無，據本篇鼠瘻候、《醫心方》卷十六第十八補。

〔9〕使人寒熱　此上《外臺》有"始發於頸，無頭尾，如瞿鼠瘻核，時上時下"數句，此下有"脱肉"二字。

按：本候體例，每一瘻證，均於"始發之時"句下叙述該瘻之症狀，唯本候獨缺，疑有脱簡，《外臺》之文可參。

〔10〕肺　宋本、汪本、周本同；《千金要方》、《外臺》作"胃"。

〔11〕蓏（luǒ 裸）　蔓生植物之果實，如瓜、瓠之屬。《説文》："蓏，在木曰果，在草曰蓏。"

〔12〕外絶於綱，内絶於腸　宋本、汪本、周本同；《醫心方》卷十六第十九無此八字；《聖惠方》卷六十六治螻蛄瘻諸方作"内傷於腸"，無"外絶於綱"四字，較易理解。

〔13〕蜂毒　此下《醫心方》卷十六第二十重"蜂毒"二字，屬下句讀，文氣完整。

〔14〕歷歷　《千金要方》、《外臺》作"瘰癧"。"歷歷"，明晰貌；分明可數貌。崔顥《黄鶴樓》："晴川歷歷漢陽樹，芳草萋萋鸚鵡洲。"

〔15〕腫　宋本、汪本、周本同；《千金要方》作"相連"二字。

〔16〕復移　宋本、汪本、周本同；《聖惠方》卷六十六治蜂瘻諸方作"復生"。

〔17〕腹中臚（lú 盧）脹　本篇蚍蜉瘻候作"腹虛臚脹"，義長。"臚脹"，即腹脹。"臚"，腹前皮肉。《廣韻》："臚，腹前曰臚。"

〔18〕壯熱若傷寒　宋本、汪本、周本同；《醫心方》卷十六第二十一作"狀若傷寒"。

〔19〕婁婁孔出　喻瘻孔稀疏散發。"婁婁"，稀疏貌。《管子・地員》："五穀之狀婁婁然"，注："婁婁，疏也。"

〔20〕肺　宋本、汪本、周本同；《千金要方》、《外臺》作"腎"。

〔21〕恐懼、愁憂、思慮　宋本、汪本、周本同；《千金要方》、《外臺》作"喜怒"二字。

〔22〕無頭尾　此上《外臺》有"上下"二字。

〔23〕心　此下《外臺》有"痛"字。

〔24〕嘔吐　宋本、汪本、周本同；《千金要方》、《外臺》作一個"卧"字；《醫心方》卷十六第二十三作一個"坐"字。

〔25〕坐　此上《聖惠方》卷六十六治瘰癧瘻諸方有"久"字。

〔26〕恒有膿　宋本、汪本、周本同；《千金要方》作"有根，初苦痛"；《外臺》作"有根，初苦痛，瘰癧潰之"。

〔27〕驚　此上《聖惠方》卷六十六治轉脈瘻諸方有"多"字。

〔28〕濯濯（zhuó zhuó 濁濁）脈轉　原作"濯脈轉"，脫文，據《千金要方》、《外臺》、《醫心方》卷十六第二十五、周本補一"濯"字。又，《外臺》於此上有"如大豆浮在脈中"七字；此下《千金要方》、《外臺》有"苦驚惕"三字。《廣雅》："濯濯，肥也。"在此則喻轉脈瘻初發時有腫結節，在頸部脈中，手觸之光滑可轉動。

〔29〕可　《聖惠方》卷六十六治一切瘻諸方作"依"。周本無。

〔30〕故　《醫心方》卷十六第十六作"致"，義通順。

〔31〕肉　宋本、汪本、周本同；《聖惠方》作"内"。

〔32〕脈　宋本、汪本、周本同；《醫心方》卷十六第十六作"胲"。

〔33〕顳顬（niè rú 聶如）　部位名，在眼眶外後方，耳廓之前，顴骨弓上方。

〔34〕失時治　宋本、汪本同；周本"治"上有"不"字。《醫心方》作"失時不即治"。

〔35〕齶　同"齶"。《集韻》："齶，或作齶。"今通作"腭"。

〔36〕故　《醫心方》作"諸"。

〔37〕相應通　宋本、汪本、周本同；《醫心方》作"相通"二字。

按語　九瘻多以蟲獸爲名，似乎强調該病病因多屬陰毒之邪。此類病名，後世已很少使用，其命名由來，亦無從驗證，祇能作爲歷史文獻對待。至於文中提及之"其根"在某臟腑，反映外科局部疾病與内在臟腑相互影響之辨證關係，在病理上有研究價值，但亦不能拘執，可領會其精神。

又，本書卷五十小兒雜病中亦有瘻候，其於病因病機之論述，對本候有所補充，可以互參。

二、鼠瘻候

鼠瘻者，由飲食不擇，蟲蛆毒[1]變化，入於腑[2]臟，出於脈[3]，稽留脈内而不去，使人寒熱[4]。其根在肺[5]。出於頸掖之間。其浮於脈中，而未内著於肌肉，而外爲膿血者，易去也。

决其生死者，反其目[6]视之，其中有赤脉，從上下貫瞳子，見一脉，一歲死；見一脉半，一歲半死；見二脉，二歲死；見二脉半，二歲半死；見三脉，三歲死。赤脉而不下貫瞳子，可治也。

養生方云：正月勿食鼠殘食，作鼠瘻，發於頸項；或毒入腹，下血不止；或口生瘡，如有蟲食。

〔1〕蟲蛆毒　宋本、汪本、周本同；《聖惠方》卷六十六治鼠瘻諸方作"蟲鼠毒"，與標題洽。

〔2〕腑　宋本、汪本、周本同；《聖惠方》無。

〔3〕出於脉　據本篇蚍蜉、蟒蜋、蛇、蝎等各瘻文例，可理解爲"流於經脉"。

〔4〕寒熱　此下《千金要方》卷二十三第一、《外臺》卷二十三九瘻方引《集驗》有"脱肉"二字。

〔5〕肺　宋本、汪本、周本同；《千金要方》、《外臺》、《聖惠方》作"胃"。

〔6〕反其目　翻開眼瞼。"反"通"翻"。

按語　文中提及鼠瘻瘻核"浮於脉中，而未內著於肌肉，而外爲膿血者，易去也"，這一點值得重視，凡瘻核觸按時松滑移動，不與周圍肌肉等組織粘連，其病易治；反之，瘻核堅實根牢，推之不移，與其他組織粘連，則爲難治。在此寓有鑑別良性與惡性之意。

又，候中判斷預後之法，《醫心方》不列在鼠瘻之中，而納入"治諸瘻方"。此篇相當於瘻病總論，故此法亦可運用於其他各種瘻證。至於辨別預後之機理，《太素》注曰："寒熱已成，成在太陽，太陽爲目上綱，其脉下見，令（按：疑"今"之誤）太陽經溢入絡中，甚者并入絡中，下貫瞳子。瞳子是骨之精，爲寒熱傷甚，故一脉獨貫，一歲死也。若爲二三，氣散不獨，故二三歲死也。雖有赤脉，不貫瞳子，可得療者，以未傷骨精故也。"此注可以參考。

三、蜂瘻候

蜂瘻者，由飲食勞倦，渴乏多飲流水，即得蜂毒，流入於臟。其根在脾。出發於頸項，歷歷[1]三四處，或累累四五處蜂臺[2]，或發胸前俱腫，以潰生瘡，狀如癩形，瘥而復移[3]。

〔1〕歷歷　宋本、汪本、周本同；《千金要方》卷二十三第一、《外臺》卷二十三九瘻方引《集驗》作「瘰瘰」。

〔2〕蜂臺　蜂巢中蜂王所居之處。《本草綱目》卷三十九蜜蜂條引王元之《蜂記》：「蜂王無毒，窠之始營，必造一臺，大如桃李，王居臺上，生子於中。」此即蜂臺。在此借喻蜂瘻之狀高而且圓。本卷蠐螬瘻候亦云：「狀似蜂瘻而深坎，蜂瘻則高而圓。」

〔3〕復移　宋本、汪本、周本同；《聖惠方》卷六十六治蜂瘻諸方作「復生」。

四、蟻瘻候

蟻瘻者，由飲食有蟻精氣，毒入於五臟，流出[1]經絡，多著頸項，戢戢然[2]小腫核細，乃遍身體。

〔1〕出　本卷蚍蜉、蜣蜋、蛇、蠍等瘻文例均作「於」字。

〔2〕戢戢（jí jí 集集）然　汪本、周本同；《醫心方》卷十六第二十八、宋本作「戢戢瘡」；《聖惠方》卷六十六治蟻瘻諸方作「濺濺生瘡」。「戢戢然」，收聚貌，喻腫核聚集斂束。「戢戢」，「戢」之疊詞。「戢」，聚斂。《詩·周頌·時邁》：「載戢干戈」傳：「戢，聚。」又，《詩·小雅·鴛鴦》：「鴛鴦在梁，戢其左翼」箋：「戢，斂也。」

五、蚍蜉瘻候

蚍蜉瘻者，由飲食內有蚍蜉毒氣，入於臟，流於經脈，使身寒[1]似傷寒，腹虛[2]臚脹。其根在肺[3]。發於頸項，如疥癬，婁婁孔出。初生瘡，搔之生痕[4]。不治，一百日生蚍蜉瘻。

〔1〕身寒　前諸瘻候中蚍蜉瘻作「壯熱」。兩者連成一詞，「身寒壯熱」，義更具體。

〔2〕虛　本篇諸瘻候中蚍蜉瘻作「中」。

〔3〕肺　宋本、汪本、周本同；《千金要方》卷二十三第一、《外臺》卷二十三九瘻方引《集驗》作「腎」。

〔4〕痕　原作「痕」，形近之誤，據正保本改。周本作「瘡」。

六、蠅瘻候

此由飲食內有蠅窠子[1]，因誤食之，入於腸胃，流注入血脈，變化生瘻。發於頸下，初生癢，币币[2]如蠅窠子狀，使人寒熱，久，其中化生蠅也。

〔1〕蠅窠子　即蠅卵。

〔2〕币币　即"匝匝"，顆顆。

按語　文中"久，其中化生蠅也"之詞，以及下文螻蛄瘻之"中生螻蛄，亦有十數"、蠐螬瘻候之"中生蠐螬，乃有百數"、鸓鳥鶴瘻候之"二年化生鶴，水鳥首而生口嘴是也"、鞠瘻候之"化生鞠"、蜣蜋瘻候之"中生蜣蜋，乃有一百數，蜣蜋成尾，自覆刺人"、蠍瘻候之"久則瘡里生細蝎蟲"等等，此類敘述，較難理解，是否由於以下情況，從而附會致此。如：①當時衛生條件較差，創口污染較重，易於產生或招引蛆蠅之類穢物；②瘡口不清潔，腐肉敗骨、污血濁膿、新生之肉芽組織等交相混雜，易於形成各種惡蟲之狀，而古人則藉以描述瘻瘡之惡態；③夸張。總之，讀者可以意會，不必拘泥。真如後文蠱瘻候云："是諸瘡初本無蟲，經久不瘥而變生蟲"，此說可參。

七、螻蛄瘻候

螻蛄瘻者，由食果蓏子，不避有蟲，即便噉之，有蟲毒氣入於腹內，外發於頸。其根在大腸。初生之時，其狀如風矢[1]，亦如蝸形，癗胇而癢，搔之則引大[2]如四寸。更其中生道[3]，乃有數十；中生螻蛄，亦有十數。不治，二年殺人。

〔1〕風矢　古病名，又稱"風屎"、"風尸"，即今之"風疹"、"蕁麻疹"。

〔2〕引大　擴散增大。"引"，延長。在此作擴大、擴散解。

〔3〕道　竇道。蠐螬瘻候、周本作"孔道"二字，義更明晰。

八、蠐螬瘻候

此由恐懼、愁憂、思慮，哭泣不止，餘[1]毒變化所生。內動於臟，外發頸項[2]。其根在心。又方，根在膀胱。初生之時無頭尾，腫如棗核，或移動皮中[3]，使人寒熱心滿；狀似蜂瘻而深坎[4]，蜂瘻則高而圓。蟠蟲瘻，方五寸，作坑邊有脣畔[5]而癢，搔之則引大如六寸，更疼痛，日夜令人呻號。三年生孔道，乃有十數；中生蟠蟲，乃有百數。不治，五年殺人。

〔1〕餘　原作"氣"，文理不洽，據本篇諸瘻候蟠蟲瘻文、《醫心方》卷十六第二十二改。

〔2〕内動於臟，外發頸項　原作"内動臟，外藏於頸項"，文字有誤，據周本改。

〔3〕中　原作"肉"，據本篇諸瘻候蟠蟲瘻文改。

〔4〕深坎　局部深陷，四周有坎狀邊緣。

〔5〕脣畔　喻坎狀邊緣如口脣形。"畔"，邊界。

九、鵃鳥鶴瘻候

鵃鳥鶴瘻者，初腫如覆手，疼痛，一年生孔道數十處，黃水出；二年化生鶴、水烏首而生口觜[1]是也。

〔1〕觜（zuǐ嘴）　鳥嘴。《廣韻》："觜，喙也。"

十、尸瘻候

人皆有五尸[1]，在人腹内發動，令心腹脹，氣息喘急，衝擊心胸，攻刺脇肋，因而寒熱。頸掖之下結瘰癧，膿潰成瘻，時還衝擊，腹内則[2]脹痛，腰脊攣急是也。

〔1〕五尸　五種尸病。詳見本書卷二十三尸病諸候。

〔2〕腹内則　宋本、汪本同；周本作"則腹内"。

按語　本候内容，不同於一般瘻證，其病從五尸發動而起，而後致頸掖之下結成瘰癧，瘰癧潰後而心腹脹痛之證仍在，并且有所發展，至於腰脊攣急，不能伸直。從以上證候分析，很似腹内先有腫瘤，而後擴散轉移之證，值得認真研究。

十一、風瘻候

此由風邪在經脈，經脈結聚所成；或諸瘡得風，不即瘥，變作其瘡[1]。得風者，是因瘡遇冷，膿汁不盡乃成也。其風在經脈者，初生之時，其狀如腫，有似覆手，搔之則皮脫，赤汁出。乍腫乍減，漸漸生根結實，且附骨間，不知首尾，即潰成瘻。若至五十日不消不潰，變成石腫，名爲石癰。久久不治，令[2]寒熱，惡氣入腹，絕悶刺心，及咽項悉[3]皆腫。經一年不治者，死。

〔1〕其瘡　宋本、汪本、周本同；《聖惠方》卷六十六治風瘻諸方作"瘻也"，義長。

〔2〕令　此下《聖惠方》有"人"字。

〔3〕悉　宋本、汪本、周本同；《聖惠方》無。

按語　本候所論，非是獨立證候，乃瘻瘡、石癰等證之初發階段，或本有瘡，復感風邪，變爲此證。至於失治而惡化，演爲壞證，則爲多數瘻證所共有規律。

十二、鞠[1]瘻候

腫痛初生癰，如大桃狀，亦如瘤。膿潰爲瘡，不治成石瘻，化生鞠，作竅傍行[2]，世呼爲石鞠瘻。

〔1〕鞠　通"菊"。《禮記·月令》："鞠有黃華"，《釋文》："鞠，本又作菊"。

〔2〕作竅傍行　謂瘻孔傍瘡口中心向四周穿通，呈菊花瓣狀。

十三、蜣蜋[1]瘻候

此由飲食居處有蜣蜋毒氣，入於臟腑，流於經脈所生也。初生之時，其狀如鼠竅[2]直下，腫如覆手而癢，搔之疼痹。至百日，有十八竅[3]，深三寸；中生蜣蜋，乃有一百數。蜣蜋成尾，自覆刺人，大如盂升[4]。至三年殺人。

〔1〕蜣蜋　（qiāng láng　槍郎）　昆蟲名，亦作"蜣蜋"，俗名"屎壳郎"。全身黑色，背有堅甲，喜食人畜糞，并能轉糞成丸，故又稱"推丸"、"推車客"。

〔2〕鼠竅　宋本、汪本、周本同；《醫心方》卷十六第二十六作"鼠乳"。"鼠竅"，即鼠洞。"竅"，空也；孔也。《說文》："竅，空也。"《廣雅》："竅，孔也。"

〔3〕十八竅　宋本、汪本、周本同；《醫心方》作"七八孔"。

〔4〕盂升 "盂"，盛器。《説文》："盂，飯器也。""升"，量器，《正字通》："升，十合器也。"

十四、骨疽瘻候

骨疽瘻者，或寒熱之氣搏經脈所成；或蟲蛆之氣，因飲食入人腑臟所生。以其膿潰，侵食於骨，故名骨疽瘻也。初腫後乃破，破而還合，邊傍更生。如是或六七度，中有膿血，至日西痛發，如有針刺。

按語 本候所論，類似於本書卷三十二、三十三之附骨癰疽等候，可以互相參閱。

又，文中"初腫後乃破"以下叙證，具體而又生動，甚符臨牀實際，是經驗之總結，頗堪珍視。但此證往往遷延反復，歷數月甚至數年者，有些病例預後亦不良，原文没有提及，但不可不知。

十五、蚯蚓瘻候

蚯蚓瘻者，由居處飲食有蚯蚓之氣，或飲食入腹内，流於經脈所生。其根在大腸。其狀腫核潰漏[1]。

〔1〕潰漏 宋本、汪本、周本同；《醫心方》卷十六第二十七作"潰汁漏之。""潰漏"，潰穿成漏，爲開放性瘻道。

十六、花瘻候

花瘻者，風濕客於皮膚，與血氣相搏，因而成瘡。風濕氣多，其肉突出，外如花開之狀，世謂之反花瘡。不瘥，生蟲成瘻，故謂之花瘻也。

按語 本書卷三十五有反花瘡候，叙述較此爲詳，可以參閱。

十七、蠍瘻候

此由飲食居處有蠍蟲毒氣，入於腑臟，流於經脈所生也[1]。或生掖下，或生頸邊，腫起如蠍蟲之形，寒熱而潰成瘻。久則瘡裏生細蠍蟲也。

〔1〕所生也　此三字原無，文氣未完，據蜣蜋瘻候、蚯蚓瘻候文例補。

十八、蚝[1]瘻候

蚝瘻者，由飲食居處有蚝蟲毒氣，入於腑臟，流於經脈，變化而生。著面頰邊即脫肉結腫，初如蚝蟲之窠，後潰成瘻，而蚝生是也。

〔1〕蚝（cì 次）　毛蟲。

十九、腦瘻候

腦瘻，著[1]頭頸，逐氣[2]上下疼痛，而後腦瘻。

〔1〕著　宋本同；汪本、周本作“者”，屬上句讀。

〔2〕逐氣　謂有氣攻衝頭頸部。“逐”，攻也。

按語　本候文字，疑有脫誤。病證在頭頸，病名爲腦瘻，不相符合，此其一；既名腦瘻，而無腦之相應見證，亦無病因病機，及其預後，語焉不詳，此其二。從此考慮，脫誤可知。

二十、癩瘻候

癩瘻者，是癩潰瘡[1]後其[2]不瘥，膿汁不盡，因變生蟲成瘻，故爲癩瘻也。

〔1〕瘡　此字疑錯置，移於“其”字之下，則文氣順暢。

〔2〕其　周本作“久”。

按語　本候是癩證之續發病，由於衛生條件較差，不注意瘡口清潔，久久不能愈合，時常可以發生，與癩證合參，義更全面。

二十一、橛[1]瘻候

橛瘻者，其瘡橫闊作頭，狀如杏子形，亦似瘰癧[2]，出血是也。

〔1〕橛（jué 厥）　短木。古以短木豎立門中以爲限隔，稱爲“橛”。《爾雅》：“橛，謂之闃”，義疏：“橛是堅木，設於門中。”後泛稱短木，即

俗云木頭槭子者是也。

〔2〕瘰癧　此下原有“處”字，義贅，據正保本、周本刪。

按語　本候文字，亦似有脫簡，文中無瘡潰成瘻之叙述，出血是在瘡潰之時，抑是成瘻之後，亦不明白。

二十二、蟲瘻候

諸瘻皆有蟲，而此獨以蟲爲名者，是諸瘡初本無蟲，經久不瘥，而變生蟲，故以爲名也。

二十三、石瘻候

石瘻之狀，初起兩頭如梅李核，堅[1]實，按之强如石而寒熱，熱後潰成瘻是也。

〔1〕堅　原作“翈”，今改。

二十四、蛙瘻候

此由飲食居處有蛙之毒氣，入於腑臟，流於[1]經脈而成瘻。因服藥，隨小便出物，狀似蛙形是也。

〔1〕於　原無，據《醫心方》卷十六第三十一、汪本、正保本補。

按語　本候及以下蝦蟆瘻、蛇瘻、雀瘻等候，皆云服藥後小便排出有形之物，此乃象形之詞，不一定確是其物，應活看。但其中似寓有毒邪自尿中驅除之意。

二十五、蝦蟆瘻候

此由飲食有蝦蟆之毒氣，入腑臟[1]，流於經脈，結腫寒熱，因潰成瘻。服藥，有物隨小便出，如蝦蟆之狀，故謂之蝦蟆瘻也。

〔1〕入腑臟　汪本同；《醫心方》卷十六第三十一、宋本作“入於臟”；周本作“入於腑臟”，與前後諸候文例合。

二十六、蛇瘻候

蛇瘻者，由居處飲食有蛇毒氣，入於腑臟，流於經脈，寒熱結腫，出處無定，因潰成瘻。服藥，有物隨小便出，如蛇形狀，謂之蛇瘻。

二十七、螲蟷[1]瘻候

螲蟷瘻者，由居處飲食有螲蟷毒氣，入於[2]腑臟，流於經脈所生。初得之時，如棗核許，戾契[3]。或滿百日，或滿周年，走不定一處，成竅而膿汁潰瘻也，故謂之螲蟷瘻。

〔1〕螲蟷（dié dāng 疊當）　昆蟲名，屬蜘蛛類，俗稱"土蜘蛛"，有毒，巢居土中。

〔2〕於　原無，據《醫心方》卷十六第三十三、宋本及前後文例補。

〔3〕戾契（lì qì 利氣）　宋本、汪本、周本同；《醫心方》無此二字。"戾契"，喻初起之腫核邊緣屈曲不齊，如刀斧鑿刻。"戾"，扭曲。《説文》："戾，曲也。""契"，刻。《吕氏春秋·察今》："遽契其舟"，注："疾刻舟識之。舊校云：契，一作刻。"

二十八、赤白瘻候

人有患瘡，色赤白分明，因而成瘻，謂之赤白瘻。

二十九、內瘻候

人有發瘡，色黑有結[1]，內有膿，久乃積生[2]，侵食筋骨，謂之內瘻。

〔1〕結　謂其瘡結締牢固。《説文》："結，締也。"《文選·孫綽·游天台山賦》："結根彌於華岱"，注："結，猶固也。"

〔2〕積生　汪本、周本同；宋本作"積出"；《醫心方》卷十六第三十七作"潰出"，義長。

三十、雀瘻候

此由居處飲食有雀毒氣，入於臟，流於脈，發無定處，腫，因潰成瘻。服藥，有物隨小便出，狀如雀鷇[1]，故謂之雀瘻。

〔1〕雀鷇（què 確）　"鷇"，據周本改。"雀鷇"，鳥雀之卵。《廣韻》："鷇，卵也。"

三十一、膿瘻候

諸瘻皆有膿汁，此瘻獨以膿爲名者，是諸瘡久不瘥，成瘻，而重爲熱[1]毒氣停積生膿，常不絶，故謂之膿瘻也。

〔1〕熱 此下《醫心方》卷十六第三十八有"氣所乘"三字，義長可從。

三十二、冷瘻候

冷瘻者，亦是謂瘡得風冷，久不瘥，因成瘻，膿汁不絶，故爲冷瘻也。

三十三、久瘻候

久瘻者，是諸瘻連滯，經久不瘥，或暫瘥復發，或移易三兩處，更相應通[1]，故爲久瘻也。

〔1〕更相應通 謂瘻孔互相穿通。

三十四、瘰癧瘻候

此由風邪毒氣客於肌肉，隨虛處而停，結爲瘰癧。或如梅、李、棗核等大小，兩三相連，在皮間，而時發寒熱是也。久則變膿，潰成瘻也。其湯熨針石，別有正方，補養宣導，今附於後。

養生方導引法云：跂踞[1]，以兩手從內曲脚中入，據地[2]，曲[3]脚加其上[4]，舉尻。其可用行氣。愈瘰癧[5]、乳痛[6]。

〔1〕跂踞 導引姿式。坐時兩脚岔開，形似簸箕。

〔2〕從內曲脚中入，據地 "內"、"中"二字原無，據本書卷三十一嗜眠候導引法第一條補。全句意謂將手從內膝彎以下伸入，按在地上。

〔3〕曲 原作"由"，形近之誤，據本書卷四十乳結核候、周本、《外臺》卷二十三寒熱瘰癧方養生方導引法、《寧先生導引養生法》改。

〔4〕上 宋本、汪本、周本同；《寧先生導引養生法》作"手"。

〔5〕瘰癧 宋本、汪本、周本同；《寧先生導引養生法》作"淋瀝"。

〔6〕痛 宋本、汪本、周本、《寧先生導引養生法》同；《外臺》作"癰"。

三十五、癀[1]瘻候

癀病之狀，陰核[2]腫大，有時小歇，歇時終大於常。勞冷陰雨便發，發則脹大，使人腰背攣急，身體惡寒，骨節沉重。此病由於損腎也。足少陰之經，腎之脈也，其氣下通於陰；陰，宗脈之所聚，積陰之氣也。勞傷舉重，傷於少陰之經，其氣下衝[3]於陰，氣脹不通，故成癀也。其湯熨針石，別有正方，補養宣導，今附於後。

養生方導引法云：正偃臥，直兩手、兩足，念胞[4]所在，令赤如油囊裏[5]丹。除陰下濕、小便難、癀[6]、少腹重不便。腹中熱，但口內[7]氣，鼻出之[8]，數十，不須小咽氣。即腹[9]中不熱者，七息已溫熱，咽之十數。

〔1〕癀（tuí 頹）　通"隤"、"頹"、"癩"。外陰腫大下墜。《釋名》："陰腫曰隤，氣下隤也。"疏證："頹與隤，古字通。"《説文》："隤，下墜也。"《玉篇》："癀，下腫也。"

〔2〕陰核　即睾丸。

〔3〕下衝　原作"不衝"，形近之誤，據本書卷五十差癀候"擊於下所致"文義改。周本作"不衝"。

〔4〕胞　原作"月"，脱偏傍之誤，據《王子喬導引法》改。

〔5〕裏　原脱，宋本、汪本、周本亦無，據《王子喬導引法》補。

〔6〕除陰下濕、小便難、癀　原作"除癀"二字，據《王子喬導引法》補。

〔7〕內　宋本、汪本、周本同；《王子喬導引法》作"出"。

〔8〕鼻出之　原作"息出之"，宋本、汪本、周本同；《王子喬導引法》作"鼻內之"，據改"息"作"鼻"。

〔9〕即腹　"腹"，原作"腸"，形近之誤，據《王子喬導引法》改。"即"，《經傳釋詞》："即，訓爲若，亦訓爲或。"

按語　本候名爲"癀瘻"，但文中僅論及癀之病因、病機及證候，并未言瘻，疑有脱訛。

本書癀病凡四見，除本候外，另如卷四十婦人雜病諸候之癀候、卷五十小兒雜病諸候之病癀候與差癀候。婦人、小兒癀病，其證與本候類同，唯病因有異，分別爲用力逆氣、啼哭不止等下迫所致。

可見，"癀"之命名，乃取《説文》"下墜"之意，男女老少均可名之。

所謂癀病，實即疝氣，後世俗稱"小腸氣"者。卷四十癀候明確指出，本病是"腸下乘而成癀"。本病類似於腹股溝疝及股疝等，可能尚包括男性陰囊鞘膜積液、附睾炎等陰囊腫大病變。

痔病諸候 凡六論

提要 本篇論痔病諸候，其中牡痔、牝痔、脈痔、腸痔、血痔、酒痔、氣痔等名稱，是一種形證分類，近世已少應用。但本篇諸痔候所論之痔病成因，如感受風濕、勞擾氣血、飲食不節、房室不慎等，對臨牀仍有指導意義。

一、諸痔候

諸痔者，謂牡[1]痔、牝[2]痔、脈痔、腸痔、血痔也。其形證各條如後章[3]。又有酒痔，肛邊生瘡，亦有血出。又有氣痔，大便難而血出，肛亦出外，良久不肯入。

諸痔皆由傷風[4]，房室不慎，醉飽合陰陽，致勞擾血氣，而經脈流溢，滲漏腸間，衝發下部。有[5]一方而治之者，名爲諸痔，非爲諸病共成一痔。痔久不瘥，變爲瘻也。其湯熨針石，別有正方，補養宣導，今附於後。

養生方云：忍大便不出，久作氣痔。

養生方導引法云：一足踏地，一足屈膝，兩手抱犢鼻下，急挽向身，極勢。左右換易四七。去痔、五勞、三里氣不下。

又云：踞坐，合兩膝，張兩足，不息兩通。治五痔。

又云：兩手抱足，頭不動，足向口面[6]受氣，衆節氣散，來去三七。欲得捉足[7]，左右側身，各各[8]急挽，腰不動。去四肢、腰上下髓内冷，血脈[9]冷，筋急悶，痔。

又云：兩足相踏，向陰端急蹙，將兩手捧膝頭，兩向極勢，捼[10]之，二七竟；身側兩向取勢，二七；前後努腰七。去心勞，痔病。

〔1〕牡（mǔ母）　雄性獸類。《説文》："牡，畜父也。"在此借喻外痔有痔核突出，如牡畜之勢。

〔2〕牝（pìn聘）　雌性獸類。《説文》："牝，畜母也。"在此借喻痔病在肛門之裏，在外無物可見，猶如牝畜之外陰。

〔3〕章　原作"竟"，誤，據宋本改。

〔4〕傷風　宋本、汪本、周本同；《聖惠方》卷六十治五痔諸方作"傷於風濕"，義長。

〔5〕有　宋本、汪本、周本同；《聖惠方》作"以"。

〔6〕面　原無，據本書卷二十二筋急候養生方導引法第一條補。

〔7〕足　原無，據本書卷二十二補。

〔8〕各　原書不重，據本書卷二十二補。

〔9〕脈　原無，據本書卷二十二補。

〔10〕捼　原作"捧"，於義不洽，據本書卷三虛勞候養生方導引法第九條改。

按語　本候相當於痔病概述。文中牡、牝、脈、腸、血、酒、氣等痔之命名，乃根據痔病之各種形證而分，亦是本病之早期分類方法。除此而外，《外臺》卷二十六諸痔方引許仁則文尚有"内痔"、"外痔"之説，將痔病分爲内、外兩類，雖其内容與後世之内痔、外痔又有差異，但有避繁就簡之益。

二、牡痔候

肛邊生鼠乳，出在外者，時時出膿血者是也。

三、牝痔候

肛邊腫，生瘡而出血者，牝痔也[1]。

〔1〕也　原無，宋本、汪本同；據前後文例及周本補。

按語　痔病分牡牝，主要是從肛邊外形觀察，前者生贅物如鼠乳，露出在外；後者則無贅物而有瘡瘍。此猶如牡牝動物之外陰不同，然其實爲痔病則一。

四、脈痔候

肛邊生瘡，癢而復痛，出血者，脈痔也。

五、腸痔候

肛邊腫核痛，發寒熱而血出者，腸痔也。

六、血痔候

因便而清血[1]隨出者，血痔也。

[1]清血　大便時肛門出血。"清"通"圊"，大便。

按語　痔病諸候所論，徵之臨牀，牡痔近似於肛瘻；牝痔近似於肛門周圍膿腫及部分混合痔；脈痔近似於肛裂；腸痔則近似於肛門周圍膿腫，并兼有全身症狀；血痔則近似於以出血爲主之內痔。

至於酒痔及氣痔，諸痔候言前者"肛邊生瘡，亦有血出"，後者"大便難而血出，肛亦出外"，《外臺》卷二十六引崔氏論亦曰："若肛邊腫痛生瘡者，名酒痔也；若大便難，肛良久肯入者，名氣痔也。"如此則酒痔亦似肛門周圍膿腫，每因酒後發作；氣痔則似痔瘡兼有脱肛者。

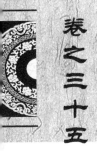
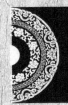

重刊巢氏諸病源候總論卷之三十五

瘡病諸候　凡六十五論

提要　本篇論述瘡病諸候，首先將各種瘡病分爲兩大類，即一般性瘡瘍和諸惡瘡；頭面身體諸瘡候與諸惡瘡候，即爲各自之總論。此兩類瘡病，如不能及時治愈，又皆可變爲久瘡和久惡瘡。

具體瘡名，本篇列舉六十五種，據其特點，大致可分爲如下幾類：①癬類。有乾癬、濕癬以及風、白、牛、圓、狗、雀眼、刀癬等諸候，延久不愈，則爲久癬。②疥類。有乾疥、濕疥候。③疽瘡類。有疽瘡、甲疽、查疽、頑疽、根疽諸候。④瘡類。據各自名稱及其症狀特點，又可分爲：以證候命名，如痛瘡、浸淫、瘡建、無名、不痛、斷咽、晦、斷耳、新婦諸瘡；以病因命名，有甜、毒、瓠毒、攝領、土風、逸風諸瘡；以瘡口形狀命名，如反花、王爛、白頭、猪灰、蜂窠、集瘡、烏啄、雞瞖、甌帶、兔齧諸瘡；以發病之時間、季節等命名，如月食、雁瘡、熱瘡、冷瘡、凍爛腫瘡、夏日沸爛瘡諸候；瘡病變證。有瘡中風寒水、露敗瘡、瘡惡肉、瘡瘥復發諸候。

從本篇所賅內容來看，資料豐富，實已成爲皮膚病學之最早專著。有常見病、多發病，亦有頑證和惡性病，既是重要之文獻記錄，亦有切用之臨牀價值，殊堪珍視。

一、頭面身體諸瘡候

夫内熱外虚，爲風濕所乘，則生瘡。所以然者，肺主氣，候於皮毛；脾主肌肉。氣虚則膚腠開，爲風濕所乘；内熱則脾氣温，脾氣温則肌肉生熱也。濕熱相搏，故頭面身體皆生瘡。其瘡初如皰[1]，須臾生汁。熱盛者，則變爲膿。隨瘥隨發。

〔1〕皰　"疱"之或字，泛指皮膚所生之小疙瘩。

按語　本候統論瘡病之病因病機。發病之因，責之外感風濕，又有内熱，内外合邪，於是發生瘡瘍。病機方面，責之肺脾兩經，因肺主皮毛，脾主肌肉，肺氣虚則膚腠開，易爲風濕所乘，脾氣温則肌肉生熱，濕熱相搏於肌膚，故頭面身體發生瘡瘍。這種論述，向爲外科臨牀所宗，亦可説是外科瘡瘍理論之奠基者。

又，本書卷五十亦有頭面身體諸瘡候，論述病機證候，與此互有詳略，可以合參。

二、頭面身體諸久瘡候

諸久瘡者，内熱外虚，爲風濕所乘，則頭面身體生瘡。其臟内熱實氣盛，熱結肌肉，其熱留滯不歇[1]，故瘡經久不瘥。

〔1〕歇　消散。

按語　外科瘡瘍，多爲急暴之證，但邪熱氣盛，留滯不散，亦可以經久不瘥，甚至預後亦差，所以一病别出新久兩候。這種論述很細緻，使人能掌握病情之全過程。以下諸候分新久者義同。

三、諸惡瘡候

諸瘡生身體，皆是體虚受風熱，風熱與血氣相搏，故發瘡。若風熱挾濕毒之氣者，則瘡癢痛焮腫，而瘡多汁，身體壯熱，謂之惡瘡也。其湯熨針石，别有正方，補養宣導，今附於後。

養生方云：銅器蓋食，汗[1]入食，發惡瘡、内疽也。

又云：醉而交接，或致惡瘡。

又云：飲酒熱未解，以冷水洗面，令人面發[2]惡瘡；輕者皶皰[3]。

又云：五月五日，取棗葉三升，井華水檮取汁，浴，永不生惡瘡。

又云：井華水和粉洗足[4]，不病惡瘡。

又云：五月一日、八月二日、九月九日、十月七日、十一月四日、十二月十三日，沐浴，除惡瘡。

養生方導引法云：龍行氣，低[5]頭下視，不息十二通。愈風疥、惡瘡，熱不能入咽[6]。

〔1〕汗　原作“汁”，形近之誤，據本書卷三十二疽候養生方、《醫心方》卷十七第四改。

〔2〕人面發　原無，脫文，據本書卷二十七面皰候養生方、《醫心方》補。

〔3〕皶（zhā 渣）皰　生於皮中之疱疹。“皶”，指面部所生小瘡粒，含有白色脂肪質。

〔4〕足　宋本、汪本、周本同；《醫心方》作“之”。

〔5〕低　原作“叩”，據《寧先生導引養生法》改。

〔6〕咽　原無，宋本、汪本、周本同，文義未完，據《寧先生導引養生法》補。

按語　稱爲惡瘡，大都病情兇險，預後不良，其與一般瘡證之區別在於：病因上風熱又挾“濕毒之氣”；局部症狀有“癢痛焮腫，而瘡多汁”；全身症狀又出現“壯熱”。這些證候，頗似於現在所稱之敗血症等病情。

四、久惡瘡候

夫體虛受風熱濕毒之氣，則生瘡。癢痛焮腫多汁，壯熱，謂之惡瘡。而濕毒氣盛，體外虛內熱，其瘡漸增，經久不瘥，爲久惡瘡。

五、癌瘡候

癌瘡者，由膚腠虛，風濕之氣，折於血氣，結聚所生。多著手足間，遞相對[1]，如新生茱萸子；痛癢，抓搔成瘡，黃汁出，浸淫[2]生長，拆裂[3]，時瘥時劇，變化生蟲，故名痜瘡。

〔1〕遞相對　宋本、汪本、周本同；《醫心方》卷十七第十三作"匝匝相對"。"遞相對"，相互對生。

〔2〕浸淫　浸漬蔓延。《漢書·食貨志》："浸淫日廣。"本篇浸淫瘡候云："以其漸漸增長，因名浸淫也。"

〔3〕拆裂　指痜瘡開裂。"拆"，通"坼"。《集韻》："裂也。亦作斥、坼。"

六、燥痜瘡候

膚腠虛，風濕搏於血氣，則生痜瘡。若濕氣少，風氣多者，其痜則乾燥；但癢，搔之白屑出，乾枯拆[1]痛。此蟲毒氣淺在皮膚，故名燥痜瘡也。

〔1〕拆　宋本作"坼"，義通。

七、濕痜瘡候

膚腠虛，風濕搏於血氣，生痜瘡。若風氣少，濕氣多，其瘡痛癢，搔之汁出，常濡濕者，此蟲毒氣深，在於肌肉內故也。

八、久痜瘡候

痜瘡積久不瘥者，由膚腠虛，則風濕之氣停滯，蟲在肌肉之間，則生長，常癢痛，故經久不瘥。

按語　痜瘡所發，多見於手掌及足背，對稱性發作，散在或集簇分布，頗類於手足部之濕疹。濕痜瘡，爲粟粒樣水瘡，搔癢，搔破則黃水浸淫，似爲急性濕疹；燥痜瘡，瘡面乾燥而癢，搔之白屑出，皮膚易於皸裂，似屬慢性濕疹；久痜瘡，是經久不愈，反復發作，以上濕燥二證，均可演變而成。濕燥痜瘡，前者濕多風少，蟲毒氣深，在於肌肉；後者風多濕少，蟲毒氣淺，在於皮膚。如此論其病因病機、辨證施治，對臨牀頗有指導意義。

九、癬候

癬病之狀，皮肉隱胗如錢文[1]，漸漸增長，或圓或斜，癢痛，有匡郭[2]，裹生蟲，搔之有汁。此由[3]風濕邪氣，客於腠理，復值寒濕，與血氣相搏，則血氣否澀，發此疾。

按九蟲論云：蟯蟲在人腸內，變化多端，發動亦能爲癬，而癬內實有蟲也。

養生方云：夏勿露面臥[4]，露下墮面上[5]，令面[6]皮厚，及喜成癬。

〔1〕皮肉隱胗如錢文　"隱胗"即"隱軫"。"皮肉隱胗如錢文"，謂患處皮肉隱疹粗糙，猶如錢幣表面所鑄之花紋。"文"，古"紋"字。"文"，正保本作"大"。

〔2〕匡郭　宋本、汪本、周本同；《聖惠方》卷六十五治一切癬諸方作"稜廓"，較通俗。下同。"匡郭"，邊框，喻癬與正常皮膚間有明顯之界限。"匡"，《玉篇》："方正也"，引申爲物體之邊緣。"郭"，外城，在此指外沿。

〔3〕由　原作"肉"，形近之誤，據《外臺》卷三十二癬瘡方、周本改。又，正保本無此字。

〔4〕夏勿露面臥　宋本、汪本、周本同；《醫心方》卷十七第二作"夏不用屋而露面臥"。

〔5〕上　原無，據本書卷二頭面風候養生方第三條、《醫心方》補。

〔6〕令面　原無，據本書卷二、《醫心方》補。

按語　本候對癬病之敍述，如"癬病之狀，皮肉隱胗如錢文，漸漸增長，或圓或斜，瘙痛，有匡郭"，雖寥寥數言，卻已指出本病之特點。又據癬疾之情狀，分爲下文乾癬、濕癬、風癬、白癬、牛癬、圓癬、狗癬、雀眼癬、刀癬九種。不僅言癬之病名較多，且包括病種亦廣，是癬類皮膚病較集中之早期文獻資料。

又，癬症，現已證實爲霉菌所引起之皮膚病，文中提及"裹有蟲"，此"蟲"雖不能與霉菌相提并論，但當時已能認識至此，亦是難能可貴。

十、乾癬候

乾癬，但有匡郭，皮枯索[1]，癢，搔之白屑出是也。皆是風濕邪氣，客於腠理，復值寒濕，與血氣相搏所生。若其風毒氣多，濕氣少，故風沉入深[2]，故無汁，爲乾癬也。其中亦生蟲。

〔1〕枯索　枯憔而無潤澤。"索"，盡也。《文選·陸機·歎逝賦》："索然已盡"，注："索，盡貌。"《素問·陰陽別論》："其傳爲索澤"，王冰注："皮膚潤澤之氣皆散盡也。"在此指枯憔之甚。

〔2〕故風沉入深　《聖惠方》卷六十五治乾癬諸方無"沉"字。周本"故"作"則"，義同。《經傳釋詞》："故，猶則也。"

十一、濕癬候

濕癬者，亦有匡郭，如蟲行，浸淫，赤，濕癢，搔之多汁成瘡，是其風毒氣淺，濕多風少，故爲濕癬也。其裏亦有蟲。

十二、風癬候

風癬，是惡風冷氣客於皮，折於血氣所生。亦作圓文匡郭，但抓搔頑痺，不知痛癢。其裏亦有蟲。

十三、白癬候

白癬之狀，白色，硿硿然[1]而癢。此亦是腠理虛受風，風與氣并，血澀而不能榮肌肉故也。

〔1〕硿硿然　宋本、汪本、周本同；《醫心方》卷十七第二作"淀淀然"。"硿硿然"，擊石聲。蘇軾《石鍾山記》："擇其一二，扣之硿硿然。"在此謂癬瘡皮膚乾枯而厚，搔之有聲。

十四、牛癬候

俗云：以盆器盛水飲牛，用其餘水洗手、面，即生癬，名牛癬。其狀皮厚，抓之硬[1]強而癢是也。其裏亦生蟲。

〔1〕硬　原作"軔"，據《聖惠方》卷六十五治久癬諸方改。

按語　據文中敍述症狀來看，牛癬即是後世之"牛皮癬"。如《聖濟總錄》卷一百三十七諸癬論曰："狀似牛皮，於諸癬中最爲癢厚，邪毒之甚者。俗謂之牛皮癬"；《外科正宗》亦曰："牛皮癬如牛項之皮，頑硬且堅，抓之如朽木。"故"牛皮癬"

之命名當源於此。

十五、圓癬候

圓癬之狀，作圓文隱起[1]，四畔赤，亦癢痛是也。其裏亦生蟲。

〔1〕隱起　謂其癬隱疹而起。"隱"，隱疹，見前癬候。

按語　圓癬，後世稱爲"銅錢癬"，相當於今體癬之一種。

十六、狗癬候

俗云：狗舐之水，用洗手、面，即生癬。其狀微白，點綴相連，亦微癢是也。其裏亦生蟲。

十七、雀眼癬候

雀眼癬，亦是風濕所生，其文細似雀眼，故謂之雀眼癬。搔之亦癢，中亦生蟲。

按語　雀眼癬，即小形之圓癬，又名"筆管癬"，爲體癬之一種。圓癬、雀眼癬等，均以癬之形狀命名。

十八、刀癬候

俗云：以磨刀水用洗手、面，而生癬，名爲刀癬。其形無匡郭，縱斜無定是也。中亦生蟲。

按語　刀癬"形無匡郭，縱斜無定"，謂皮損邊緣不整齊，無一定形態，縱橫排列不定。此證亦瘙癢明顯，多由風濕熱邪侵犯肌膚，蘊鬱日久所致。類似於多發性神經性皮炎等疾患。

又，刀癬、牛癬、狗癬等，均以病因命名，但均冠以"俗云"二字，指世俗傳說，是表示對所述內容，不必深究之意，反映作者對此持審慎態度。

十九、久癬候

久癬，是諸癬有蟲，而經久不瘥者也。癬病之狀，皮肉隱胗

如錢文，漸漸增長，或圓或斜，瘙痛，有匡郭，掻之有汁。又有
乾癬，皮[1]枯索，癢，掻之白屑出[2]。又有濕癬，如蟲行，浸
淫，赤，濕癢，掻[3]之多汁。又有風癬，掻抓[4]頑痺，不知痛
癢。又有牛癬，因飲牛餘水洗手、面[5]得之，其狀皮厚，抓之
硬[6]強。又有圓癬，作圓文隱起，四面赤。又有狗癬，因以狗舐
餘水洗手、面得之，其狀微白，點綴相連，亦微癢。又有雀眼
癬，作細文似雀眼，掻之亦瘙痛。又有刀癬，因以磨刀水洗手、
面得之，其狀無匡郭，縱邪[7]無定。如此之癬，初得或因風濕客
於肌膚，折於血氣所生；或因用牛、狗所飲餘水洗手、面得之。
至其病成，皆有蟲侵食。轉深，連滯不瘥，故成久癬。

〔1〕皮　原無，據前乾癬候補。

〔2〕白屑出　宋本、汪本、周本同；《聖惠方》卷六十五治久癬諸方作
“無汁”。

〔3〕掻　原作“瘙”，據前濕癬候、周本改。

〔4〕抓　宋本、汪本、周本同；《聖惠方》作“之”。

〔5〕洗手、面　此三字原無，據前牛癬候補。

〔6〕抓之硬　“抓之”，宋本、汪本、周本同；《聖惠方》無。“硬”，
原作“䩞”，據《聖惠方》改。

〔7〕邪　通“斜”。前刀癬候、《聖惠方》即作“斜”。

按語　本候內容，爲以上諸候之小結。文中綜合諸癬，加以
復述，旨在説明諸癬有一個共同之規律，即治失其時，病情轉
深，連滯不瘥，均可變成久癬。此乃提示讀者，須全面掌握病
情，及時施治，不要延誤。但文中缺白癬文字，當屬脱漏。

二十、疥候

疥者，有數種，有大疥[1]，有馬疥，有水疥，有乾疥，有濕
疥。多生手足，乃至遍體。大疥者，作瘡，有膿汁，焮赤瘙痛是
也。馬疥者，皮肉[2]隱嶙起[3]，作根墌[4]，掻之不知痛[5]。此
二者則重。水疥者，痦瘰[6]如小瘭漿，摘破有水出。此一種小
輕。乾疥者，但癢，掻之皮起，作乾痂。濕疥者，小瘡[7]，皮
薄，常有汁出。並皆有蟲，人往往以針頭挑得[8]，狀如水內痦

蟲。此悉由皮膚受風邪熱氣所致也。

按九蟲論云：蟯蟲多所，變化多端，或作癰、疥、痔、瘻，無所不爲。其湯熨針石，別有正方，補養宣導，今附於後。

養生方導引法云：龍行氣，低[9]頭下視，不息十二通。愈風疥、惡瘡，熱不能入咽[10]。

〔1〕大疥　宋本、汪本、周本同；《聖惠方》卷六十五治一切疥諸方作"火疥"。下一個"大疥"同。

〔2〕肉　宋本同；汪本、周本作"内"。

〔3〕嶙（lín 林）起　突出；突起。"嶙"，山崖突兀貌。《集韻》："嶙，嶙峋，山崖重深貌。"在此狀形患疥處皮肉突起貌。

〔4〕根墌（zhè 蔗）　根基。《集韻》："墌，築土爲基。"

〔5〕痛　此下《聖惠方》有"癢"字，義長。

〔6〕痦瘰　此上《醫心方》卷十七第三、《聖惠方》有"作"字。

〔7〕小瘡　此上《醫心方》有"起"字；《聖惠方》有"作"字。

〔8〕得　宋本、汪本、周本同；《聖惠方》作"破"。

〔9〕低　原作"叩"，據《寧先生導引養生法》改。

〔10〕咽　原無，宋本、汪本、周本同，文義未完。據《寧先生導引養生法》補。

按語　本候相當於疥證之概論，對疥之分證命名和各自症狀，以及病因病機等，作出全面敍述。以下諸候，尚有更具體之分論，可以互參。

文中提及，疥瘡"并皆有蟲，人往往以針頭挑得，狀如水内痦蟲"，本書卷五十疥候更云："疥瘡多生手足指間，染漸生至於身體，癢有膿汁，其瘡裏有細蟲甚難見。"驗之於事實，若用針頭將新發之水疱挑破，輕輕刮之，對光觀察，可見到發亮而活動之小白點，此即所謂疥蟲。可見當時已能分辨出疥蟲爲本病病源體。本病以手指縫最爲多見，亦常發於腋下、肘窩、臍周、腹股溝、臀腿等處，甚至遍及全身。

二十一、乾疥候

乾疥但癢，搔之皮起，作乾痂。此風熱氣深，在肌肉間故也。

二十二、濕疥候

濕疥起小瘡，皮薄，常有水汁出[1]，此風熱氣淺，在皮膚間故也。

〔1〕水汁出　宋本、汪本、周本同；《聖惠方》卷六十五治濕疥瘡諸方作"黃水出"，義長。

按語　乾、濕二疥，病因相似，而病位及症狀有異：乾疥，病邪深入肌肉，滲出液少；濕疥，病邪淺在皮膚之間，滲出液多。二者以此爲異。臨牀所見，往往是先濕後乾，或交替出現於同一患處。《醫宗金鑑》對此二疥之病因有所發揮，如云："肺經燥盛，則生乾疥，瘙癢皮枯，而起白屑；脾經濕盛，則生濕疥，臀腫作痛，破津黃水，甚流黑汁"，可參。

二十三、熱瘡候

諸陽氣在表，陽氣盛則表熱，因運動勞役，腠理則虛而開，爲風邪所客，風熱相搏，留於皮膚則生瘡。初作瘭漿，黃汁出；風多則癢，熱多則痛；血氣乘之，則多膿血，故名熱瘡也。

按語　熱瘡候以下論述瘡疽諸病，大多是由肌表虛，風熱乘之，屬於急性感染證候，與前諸瘡證有聯繫。癬、疥則是別一類皮膚病插入其間者。

熱瘡候，病由"表熱"，感受"風邪"，兩陽相搏，故突出一個"熱"字。觀其敍症，瘡有瘭漿，黃汁出，既癢且痛，并出膿血，顯係急性化膿性瘡瘍，病情較急較重，應加注意。

二十四、冷瘡候

凡身體發瘡，皆是風熱所爲。然血虛者，亦[1]傷於邪，若重觸風寒，則冷氣入於瘡，令血澀不行，其瘡則頑，令[2]不知痛癢，亦經久難瘥，名爲冷瘡。

〔1〕亦　《聖惠方》卷六十四治冷瘡諸方作"易"，義通。《素問·氣

厥論》："謂之食亦"，王冰注："亦，易也。"

〔2〕令　宋本、汪本、周本同；《聖惠方》作"冷"，屬上句讀。

按語　熱瘡、冷瘡，從其敍證來看，頗似後世所謂"陽證"、"陰證"。

二十五、疽瘡候

此疽瘡，是癉之類也，非癧疽之疽。世云癉疽，即是此也。多發於指[1]節脚脛間，相對生[2]，帀帀作細孔，如針頭，其裏有蟲，癢痛，搔之黃汁出，隨瘥隨發。皆是風邪客於皮膚，血氣之所變生。亦有因諸淺瘡經久不瘥，癢痛抓搔之，或衣揩拂之，其瘡則經久不瘥，而變作疽瘡者。裏皆有細蟲[3]。

〔1〕指　原作"支"，據本書卷五十疽瘡候改。前癉瘡候亦謂癉瘡"多着手足間"。

〔2〕生　原無，據本書卷五十疽瘡候、《醫心方》卷十七第十四補。又，"生"下，本書卷五十有"作細痞瘰子"五字。

〔3〕裏皆有細蟲　宋本、汪本、周本同；《醫心方》作"瘡裏皆生細蟲"。

按語　文中提示此病與癉瘡類似，因此可與本篇及卷五十癉瘡諸候互參，以增進對此病之認識。

二十六、甲疽候

甲疽之狀，瘡皮厚，甲錯剝起是也。其瘡亦癢痛，常欲抓搔之，汁出。其初皆是風邪折於血氣所生，而瘡裏亦有蟲。

按語　甲疽，又名嵌甲。多因剪甲傷肌肉，或穿窄鞋，甲長侵入肌肉，久則感染，甲旁焮腫破爛，時流黃水，胬肉高突，疼痛難忍。

二十七、查疽候

查疽之狀，隱胗赤起，如今查樹子[1]形是也。亦是風邪客於皮膚，血氣之所變生也。其瘡內有蟲，亦癢痛，時焮腫汁出。

〔1〕查（zhā 渣）樹子　即山楂菓實。"查"，通"楂"，又作"樝"、

"柤"。《正字通》："樝，俗櫨字。與查音訓同。"

二十八、頑疽候

此由風濕客於皮膚，血氣所[1]變，隱胗生瘡，癢而不痛，故名頑疽。

〔1〕所　原無，宋本、汪本同；據周本補。

二十九、根疽候

根疽，是諸雜瘡帶風濕，苦癢，數以手抓搔根觸[1]，便侵食，瀾，久不瘥，乃變生蟲，故名根疽。

〔1〕根（chéng 成）觸　聯綿詞。觸動。"根"，亦訓觸。《文選·謝惠連·祭古冢文》："以物根撥之"，注："南人以物觸物爲根。"

三十、月食瘡候

月食瘡，生於兩耳及鼻面間，并下部諸孔竅側，侵食乃至筋骨。月初則瘡盛，月末則瘡衰，以其隨月生死[1]，因名之爲月食瘡也。

又，小兒耳下生瘡，亦名月食。世云：小兒見月，以手指指之，則令病此瘡也。其生諸孔竅，有蟲，久不瘥，則變成瘻也。

〔1〕生死　"死"，原無，據本書卷五十月食瘡候、《醫心方》卷十七第十補。"生死"，在此猶言盛衰消長。

按語　從本候內容看，月食瘡發於耳後、口鼻及前後二陰旁側。至謂"月初瘡盛，月末瘡衰"，乃言此瘡隨月盈虛，是有規律之時發時愈者。

小兒亦有月食瘡，其文則僅言耳下生瘡。其命名含義，與前證亦不同，以手指指月則發病之說，亦屬臆測。據其敍證，類似於耳部濕疹，如後世之"旋耳瘡"。《醫宗金鑑》旋耳瘡云："此證生於耳後縫間，延及耳折，上下如刀裂之狀，色紅，時流黃水"，病由膽、脾二經濕熱蒸騰所致。此論可參。

本書論瘻，含義較泛，除現代所云"瘻管"之外，瘡口膿血污汁，淋瀝不盡，纏綿難愈者，亦包括在內。本候"久不瘥，則變成瘻"之説，當指後者。

又，本書卷五十月食瘡候、耳瘡候對小兒月食亦有論述，可以聯繫研究。

三十一、天上病候

天上病者，人神采昏塞[1]，身體沉重，下部生瘡，上食五臟，甚者至死。世人隱避其名，故云天上病也。此是腑臟虛，腸胃之間蟲動，侵食人五臟故也。

〔1〕昏塞　昏昏蔽塞，神識不清。"昏"，昏昏。"塞"，蔽也。《禮記·郊特牲》："臺門而旅樹"注："管氏樹塞門。塞，猶蔽也。"

按語　本病敘證，與蠱病相似，可與本書卷八傷寒濕蠱候、卷九時氣蠱候、熱病蠱候、卷十八痎蠱候等互參。

又，本書卷五十有痎濕瘡候，其證亦類於本病，均可聯繫閲讀。

三十二、甜瘡候

甜瘡生面上，不癢不痛，常有肥汁[1]出，汁所溜[2]處，隨即成瘡；亦生身上。小兒多患之。亦是風濕搏於血氣所生。以其不癢不痛，故名甜瘡。

〔1〕肥汁　脂狀滲出液。

〔2〕溜　通"流"。

按語　甜瘡證候，相當於現稱之膿疱瘡，多由皮膚不潔，濕熱蘊蒸而成。文中祇言"風濕搏於血氣所生"，似尚未備。

三十三、浸淫瘡候

浸淫瘡，是心家有風熱，發於肌膚。初生甚小，先癢後痛而成瘡，汁出，侵潰[1]肌肉；浸淫漸濶，乃[2]徧體。其瘡若從口出，流散四肢者，則輕；若從四肢生，然後入口者，則重。以其漸漸增長，因名浸淫也。

〔1〕侵潰　宋本、汪本、周本同；《醫心方》卷十七第七作"浸淫"。

〔2〕乃　此下《聖惠方》卷六十五治浸淫瘡諸方有"至"字。

按語 文中謂本病"從口出，流散四肢者，則輕；若從四肢生，然後入口者，則重"，此論源於《金匱要略》第十八。這裏"輕"、"重"二字，較之《金匱要略》"可治"、"不可治"云云，文氣宛轉，更符臨牀實際。《聖濟總録》卷一百三十三對本候又有闡發，如云："其瘡自口出，流散四肢者輕，毒已外出故也；從四肢反入於口則重，以毒復入於內故也。"可資補充。

又，本書卷五十浸淫瘡候，認爲本病是由五臟有熱，熏發皮膚，又與外感風濕兩相搏擊，而發浸淫之病，此較本候爲詳，亦可參考。

三十四、反花瘡候

反花瘡者，由風毒[1]相搏所爲。初生如飯粒，其頭破則血出，便生惡肉，漸大有根，膿汁出。肉反散如花狀，因名反花瘡。凡諸惡瘡，久不瘥者，亦惡肉反出，如反花形。

〔1〕毒 此下《醫心方》卷十七第九有"熱"字。

按語 反花瘡，頗似發生於皮膚表面之惡性腫瘤，其表面呈乳頭狀或菜花狀隆起，故名。文中論病因，言"風毒"；論症候，言"生惡肉"，足見當時已認識此病之險惡性。最後所謂"惡瘡久不瘥者，亦惡肉反出，如反花形"，即指惡瘤之菜花樣變。

三十五、瘡建[1]候

人身上患諸瘡，熱氣盛者，腫焮痛，附畔別結聚，狀如瘰癧者，名爲瘡建，亦名瘡根也。

〔1〕建 連及。《國語·周語》："使於晉者，道相建也。"注："建，及也。"

按語 本候所論，并非指獨立之瘡瘍病，而是指各類瘡腫影響，在其附近或邊緣產生結聚，狀如瘰癧。從敍症來看，似是因瘡引起之附近淋巴結炎腫。因是瘡腫所及，所以名爲"瘡建"。

三十六、王爛瘡[1]候王，音旺。

王爛瘡者，由腑臟實熱，皮膚虛，而受風濕[2]，與熱相搏，故初起作㿔漿，漸漸王爛[3]，汁流浸潰爛[4]，故名王爛瘡[5]也。亦名王灼瘡，其[6]初作㿔漿，如湯火所灼也；又名洪燭瘡，初生如沸湯洒，作㿔漿，赤爛如火燭，故名洪燭也。

〔1〕王爛瘡　喻瘡面赤腫濕爛，蔓延迅速，如烈火、沸湯所灼。

〔2〕風濕　此下《醫心方》卷十七第八重"風濕"二字，屬下句讀。

〔3〕漸漸王爛　本書卷五十王灼瘡作"須臾王大"，義長。

〔4〕汁流浸潰爛　宋本同；本書卷五十作"汁流潰爛"，《醫心方》、周本作"汁流浸潰"。

〔5〕瘡　原無，宋本、汪本同，據本候標題、周本補。

〔6〕其　此上《醫心方》有"以"字，義長。

按語　本候所論，類似於後世所稱之膿疱瘡，多發於小兒。本書卷五十小兒雜病即有王灼惡瘡候，可以互參。

三十七、白頭瘡候

白頭瘡者，由體虛帶[1]風熱，遍身生瘡，瘡似大疥，癢，漸白頭而有膿，四邊赤，疼痛是也。

〔1〕帶　兼帶；夾雜。

三十八、無名瘡候

此瘡非癰非疽，非癬非疥，狀如惡瘡，或瘥或劇，人不能名，故名無名瘡也。此亦是風熱搏於血氣所生也。

三十九、豬灰瘡[1]候

豬灰瘡者，坐處[2]生瘡，赤黑有竅，深如大[3]豆許，四邊青，中央坼作臼陷，而不甚痛，狀如豬灰，因以為名。此亦是風熱搏於血氣所生也。

〔1〕豬灰瘡　瘡名。因瘡口中央凹陷，四面隆起，呈臼窠狀，形如豬鼻拱土形成之凹陷，故名之。"灰"，似"㻛"之諧音字。

〔2〕坐處　坐所也。在此指臀部。

〔3〕大　原作"火"，形近之誤，據汪本、周本改。

四十、不痛瘡候

諸瘡久不瘥，觸風冷，有惡肉，則搔、鍼、灸不覺痛，因以不痛爲名。

四十一、雁瘡候

雁瘡者，其狀生於體上，如濕癬、癧瘍，多著四支，乃遍身。其瘡大而熱，疼痛。得此瘡者，常在春秋二月、八月。雁來時則發，雁去時便瘥，故以爲名。亦云[1]：雁過荆漢之域[2]，多有此病。

〔1〕云　原無，宋本、汪本同，據周本補。

〔2〕荆漢之域　長江中游地區。"荆"，荆州；古九州之一。"漢"，漢水流域。均在今湖北省境内。

四十二、蜂窠瘡候

其瘡如疽、瘻之類，有小孔，象於蜂窠，因以爲名。此亦風濕搏於血氣之所生也。

四十三、斷咽瘡候

此瘡繞頸而生，皮傷赤，若匝頸[1]，則害人。此亦是風濕搏於血氣之所生也。

〔1〕匝頸　周遍於頸項。"匝"，環繞一周。

四十四、毒瘡候

此由風氣相搏，變成熱毒，而生瘡於指節，或指頭。初似疥，甚癢，經宿乃紫黑也。

按語　本候所論，非一般瘡瘍，乃類似於後世所稱之"指疔"。生於手指尖端者，又稱"蛇頭疔"；生於手指中節者，又稱"蛇節疔"或"蛀節疔"。此證來勢兇，發展迅速，并易壞死。文中指出"經宿乃紫黑"，宜加注意，此確能反映此證病情。

四十五、瓠[1]毒瘡候

俗云：人有用瓠花上露水以洗手，遇毒即作瘡，因以名之。

〔1〕瓠（hù 户）　"瓠"，葫蘆科植物，菓實可作蔬菜食用。

四十六、晦瘡候

其瘡生，皆兩兩相對，頭戴白膿。俗云：人有誤小便故竃[1]處，即生此瘡。小兒多患也。

〔1〕故竃　廢棄之舊竃臺。"故"，舊也。

四十七、集瘡候

此瘡十數箇集生一處，因以爲名。亦是皮膚偏有虛處，風濕搏於血氣變生。

四十八、屋食瘡候

方云：犯屋示[1]所爲，未詳其形狀。

〔1〕屋示（qí 歧）　主管屋舍之地神。正保本即作"屋神"。"示"，指地神。

四十九、烏啄瘡候

烏[1]啄瘡，四畔起，中央空是也。此亦是風濕搏於血氣之所變生。以其如烏鳥所啄，因以名之也。

〔1〕烏　宋本、汪本同；周本作"鳥"。

按語　本候所論，不是一個獨立瘡瘍，大都見於久不愈合之慢性潰瘍，如結核性潛行性瘡口之類。

五十、攝領瘡候

攝領[1]瘡，如癬之類，生於頸上，癢痛，衣領拂着即劇。云是衣領揩[2]所作，故名攝領瘡也。

〔1〕攝領　緊靠衣領。"攝"，迫近。《論語·先進》："攝乎大國之間"，皇疏："攝，迫也。"

〔2〕揩　磨擦。《廣雅》："揩，磨也。"

按語　攝領瘡，與前牛癬類似，均屬今之"牛皮癬"，即現在所說之神經性皮炎。本病分播散型和局限型兩種，前者可發於全身，與"牛癬"類似；後者則喜發於頸後及頸兩側，衣領磨擦刺激，是其發作誘因，故稱"攝領瘡"。

五十一、雞督瘡候

雞督瘡，生脅傍。此瘡亦是風濕搏於血氣之所變生。以其形似雞屎，因以爲名也。

五十二、斷耳瘡候

斷耳瘡，生於耳邊，久不瘥，耳乃取斷。此亦月食之類，但不隨月生長爲異。此瘡亦是風濕搏[1]血氣所生。以其斷耳，因以爲名也。

〔1〕搏　此下周本有"於"字。

按語　文中"風濕搏於血氣所生"句，在本篇中先後共九見，其中兩候有"於"字，七候則無，周本均加"於"字，能使句例一致。

五十三、新婦瘡候

此瘡狀繞腰生，如蠷螋尿[1]，但不痛爲異耳。此瘡亦是風濕搏血氣所生，而世人呼之爲新婦瘡也。

〔1〕蠷螋（qú sōu 渠搜）尿　即蠷螋尿瘡，病證名，參見本書卷三十六蠷螋尿候。

按語　本書卷三十六有蠷螋尿候，對"蠷螋尿"論證頗詳。蠷螋尿瘡多着腰脅及胸部，慘痛如芒刺；此則繞腰而生，以不痛爲異。可互參以資鑑別。

五十四、土風瘡候

土風瘡，狀如風胗而頭破，乍發乍瘥。此由肌腠虛踈，風塵入於皮膚故也。俗呼之爲土風瘡。

五十五、逸風瘡候

逸風瘡，生則遍體，狀如癬疥而癢。此由風氣散逸[1]於皮膚，因名逸風瘡也。

〔1〕散逸　"散溢"之音轉。"逸"與"溢"，在此義通。

五十六、甑帶[1]瘡候

甑帶瘡者，繞腰生。此亦風濕搏血氣所生，狀如甑帶，因以爲名。又云：此瘡繞腰匝，則殺人。

〔1〕甑（zèng 贈）帶　束甑之箍，古以樺樹皮編織而成。陸璣《毛詩·草木鳥獸蟲魚疏》："穩，今椰榆也。其葉如榆，其皮堅韌，剥之，長數尺，可爲絚索，又可爲甑帶。"按："穩"，"樺"之古字。"甑"，瓦製蒸食炊器。《說文》："甑，甗也。"段注："甑所以炊蒸米爲飯者，其底七穿，故必以箄蔽甑底，而加米於上。"此器後世改由竹木製作，稱爲蒸籠。

五十七、兔齧瘡候

凡疽發於脛，名曰兔齧瘡。一名血實瘡。又隨月生死。蓋月食之類，非脛瘡也。尋此瘡，亦風濕搏於血氣，血氣實熱所生，故一名血實。又名兔齧者，亦當以其形狀似於兔齧，因以爲名。

五十八、血瘡候

血瘡者，云諸患風濕搏血氣而生瘡。其熱氣發逸，瘡但出血者，名爲血瘡也。

五十九、瘡中風寒水候

凡諸瘡生之初，因風濕搏血氣，發於皮膚，故生也。若久不瘥，多中風、冷、水氣。若中風，則噤痙；中冷，則難瘥；中水，則腫也。

按語　本候所論，是綜述瘡病之各種繼發病證。如"中風則噤痙"，是瘡病繼發痙搐之證；"中冷則難瘥"，是局部血氣因冷淤滯，瘡口難以愈合，變爲冷瘡；"中水則腫"，如腫在局部，當爲瘡口不注意清潔，被污水之類所致之繼發感染。如爲全身浮腫，又是風濕之邪傷脾胃，水氣不化所致。

六十、露敗瘡候

凡患諸瘡及惡瘡，初雖因風濕搏血氣，蘊結生熱[1]，蒸發皮肉成瘡。若觸水露氣，動經，十數年不瘥，其瘡瘀黑作痂，如被霜瓠皮，瘡內肉似斷，故名露敗瘡也。

〔1〕熱　原無，宋本、汪本亦無；句意未完，據下文瘡惡肉候、周本捕。

六十一、瘡惡肉候

諸瘡及癰疽，皆是風濕搏血氣，血氣蘊結生熱，而發肌肉成瘡，久不瘥者，多生惡肉，四邊突起，而好肉不生。此由毒熱未盡，經絡尚壅，血氣不到故也。

六十二、瘡瘥復發候

諸惡瘡，皆因風濕毒所生也。當時雖瘥，其風毒氣猶在經絡者，後小勞熱，或食毒物，則復更發也。

六十三、漆瘡候

漆有毒，人有稟性畏漆，但見漆，便中其毒。喜面癢，然後胸、臂、脛[1]、䐃皆悉瘙癢，面爲起腫，繞眼微赤。諸所癢處，以手搔之，隨手輦展[2]，起赤㾦瘰；㾦瘰消已，生細粟瘡甚微。有中毒輕者，證候如此。其有重者，遍身作瘡，小者如麻豆，大者如棗、杏，膿焮疼痛，摘破小定，有[3]小瘭，隨次更生。若火燒漆，其毒氣則厲，著人急重。亦有性自耐者，終日燒爇，竟不爲害也。

〔1〕脛　宋本、汪本、周本同；湖本作"脛"。"脛"，股也。

〔2〕輦（niǎn 捻）展　喻手搔所過，㾦瘰即起，如車輪滾動般蔓延發

展。"輦"，人拉之車。《説文》："輦，挽車也"，段注："謂人挽以行之車也。"在此借喻手搔猶如車碾。

〔3〕有 周本作"或"，義通。《經傳釋詞》："有，猶或也。"

按語 漆瘡，乃漆氣引致之過敏性皮膚病變。本候所述，爲臨牀經驗之總結。其中分叙輕、重兩類證候，頗符臨牀實際。尤爲可貴者，當時已認識到本病之發生與否，與人體之素質有關："稟性畏漆"者，"中其毒"；"性自耐者"，"竟不爲害"。此與現在所論之機體免疫狀態頗爲吻合。

六十四、凍爛腫瘡候

嚴冬之月，觸冒風雪，寒毒之氣，傷於肌膚，血氣壅澀，因即瘃凍[1]，焮赤疼腫，便成凍瘡，乃至皮肉爛潰，重者支節墮落。

〔1〕瘃（zhú 竹）凍 即凍瘡。《説文》："瘃，中寒腫覈"，段注："腫覈者，腫而肉中鞕，如果中有覈也。覈、核，古今字。

按語 本候內容，包括今之凍瘡與凍傷。其病因，除本候所述之寒冷侵襲外，尚有元氣虛弱，不耐其寒冷之體質因素，如《外科啟玄》云："凍瘡，亦有元氣弱之人，不耐其冷者有之。"

六十五、夏日沸爛瘡候

盛夏之月，人膚腠開，易傷風熱，風熱毒氣，搏於皮膚，則生沸瘡。其狀如湯之沸。輕者，帀帀如粟粒；重者，熱汗浸漬成瘡，因以爲名。世呼爲沸子也。

按語 本病今通稱"痱子"。

傷瘡病諸候 凡四論

提要 本篇論述燒傷、燙傷及灸瘡，內容較少，僅有四候，而灸瘡却居其三。四候有一個共同精神，即瘡傷之後，應注意清潔衛生，防止再感染，而違反禁忌，又都能發生變症，如湯火瘡之傷骨爛筋、攣縮，灸瘡之焮腫急痛、發洪等，都是臨牀應該注意之事。

一、湯火瘡候

凡被湯火燒者，初慎勿以冷物，及井下泥、尿泥及蜜淋揚[1]之，其熱氣得冷即却[2]，深搏至骨，爛人筋也。所以人中湯火後，喜攣縮者，良由此也。

〔1〕淋揚（tà 踏）　宋本、汪本、周本同；《聖惠方》卷六十八治湯火瘡諸方作"塗揚"，義同。"淋"，《廣雅》："漬也。""揚"，《韻會》："揚，今用紙墨磨摸古碑帖曰揚。"因揚碑需塗以墨，覆以紙，故在此引申爲塗抹、遮蓋。

〔2〕却　猶反也；轉也。在此意謂熱毒之氣得冷則熱被冷遏，不能向外發散，反而向裏深入。

按語　本候論述水火燙傷後處理之注意事項，并及違犯禁忌之變證，值得注意。其中禁用井下泥、尿泥等理由，除文中所述外，主要精神還是防止感染。至於以冷遏熱，使病情惡化之説，尚須分析對待，如至骨爛筋，多屬感染後潰爛；筋脈攣縮，亦多係燙傷嚴重，筋脈焦燥拘攣。這些都不一定是觸冷所致，應具體分析。

二、灸瘡急腫痛候

夫灸瘡，膿潰已後，更焮腫急痛者，此中風冷故也。

按語　灸瘡膿潰以後，更焮腫急痛者，乃施灸後護理不當，繼發感染所致。文中"此中風冷故也"，即具有感染之意。

三、灸瘡久不瘥候

夫灸之法，中病則止，病已則瘡瘥。若病勢未除，或中風冷，故久不瘥也。

四、鍼灸瘡發洪候

夫針灸，皆是節、穴、俞、募[1]之處。若病甚，則風氣衝擊於瘡。凡血與氣，相隨而行，故風乘於氣，而動於血，血從灸瘡處出，氣盛則血不止，名爲發洪。

〔1〕節、穴、俞、募　即關節、穴位、臟腑之俞穴及募穴。

按語　本候論發洪，謂灸瘡處出血不止。此乃鍼灸科之大症、危證。後世直接灸（瘢痕灸）法已少用，灸瘡亦相應減少，但發洪仍是必須重視之變證。尤其對具有出血性傾向之患者，更需詳察病史，施術時避開血管，發現出血，應及時救治。

以上三候，討論灸瘡感染等問題，聯繫現代針灸臨牀，仍有因消毒不嚴，選穴不准等造成之後遺症、併發症，故本篇仍有現實指導意義。

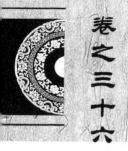

重刊巢氏諸病源候總論卷之三十六

獸毒病諸候 凡四論

提要 本篇論獸毒病，主要是馬、狗兩類牲畜傷人所致之外傷病變。

馬齧蹹人，是由馬所致之外傷；馬毒入瘡，則是原有瘡瘍，復受馬毒，感染成病。猘狗齧候，記載瘋狗咬人後之潛伏期、禁忌、發病症狀以及預後。其中"發則死不可救"、"重發，則令人狂亂，如猘狗之狀"等論述，與現代對狂犬病之認識完全一致。狗齧重發候，則記載狗咬經久復發之狀。此皆能反映當時對狂犬病之認識已經有相當成就。

一、馬齧蹹人候

凡人被馬齧蹹[1]，及馬骨所傷刺[2]，并馬韁、靽、勒[3]所傷，皆爲毒瘡。若腫痛致煩悶，是毒入腹，亦[4]斃人。

〔1〕齧蹹（tà踏）　《聖惠方》卷五十七治馬咬及蹹傷人諸方作"咬蹹"，義同。

〔2〕傷刺　宋本、汪本、周本同；《醫心方》卷十八第二十六無"傷"字；《聖惠方》作"刺傷"。

〔3〕韁（jiāng江）、靽（bàn半）、勒　宋本、汪本、周本同；《聖惠方》作"繮、絆、勒"，義同。此皆爲靮具名。"韁"，同"繮"，即繮繩。《集韻》："繮，或從革。""靽"，繫於牲畜足部之皮帶，使其祇能邁開半

步，不得放縱奔跑。《釋名》："䩭，半也；拘使半行，不得自縱也。"又作
"絆"。《玉篇》："䩭，與絆同。""勒"，套於馬頭上帶勒口之籠頭。《説
文》："勒，馬頭落銜也"，段注："落、絡，古今字；銜，馬勒口中。謂絡
其頭而銜其口，可控制也。"

〔4〕亦　此下《聖惠方》有"能"字。

二、馬毒入瘡候

凡人先有瘡而乘馬，馬[1]汗并馬毛垢，及馬屎尿，及坐馬皮
韉[2]，並能有毒，毒氣入瘡，致㿠腫疼痛，煩熱，毒入腹，亦
斃人[3]。

〔1〕馬　原無，宋本、汪本、周本同，語義不全，據《肘後備急方》
卷七第五十五補。

〔2〕韉（jiān 尖）　鋪於馬背，襯托馬鞍之皮墊。《集韻》："韉，馬
被具。"

〔3〕亦斃人　汪本、周本同；宋本"亦"下有"則"字。《聖惠方》作
"亦能害人也"。

三、猘狗[1]齧候

凡猘狗齧人，七日輒一發[2]，過三七日不發，則無苦也。要
過百日，方大免耳[3]。當終身禁食犬肉及蠶蛹，食此，發則死不
可救矣。瘡未愈之間，禁食生魚、猪、雞、膩[4]。過一年禁之[5]
乃佳。但[6]於飯下蒸魚[7]，及於肥器中食[8]便發。若人曾食落
葵[9]得犬齧者，自難治。若瘡瘥十數年後，食落葵便發。

〔1〕猘（zhì 制）狗　即狂犬。《廣韻》："猘，狂犬。宋書云：張收嘗
為猘犬所傷，食蝦蟆膾而愈。"

〔2〕七日輒一發　此上《聖惠方》卷五十七治猘犬咬諸方有"其瘡"
二字。

〔3〕方大免耳　汪本、周本同；宋本"方"作"初"，義同。《廣韻》：
"方，始也。""始"，初也。又，此句下《肘後備急方》卷七第五十四有
"每到七日，輒當飲蘘汁三二升"二句；《千金要方》卷二十五第二有"每
到七日，輒當擣蘘汁，飲之一二升"三句；《聖惠方》有"每到七日，當
擣韭汁五合，溫飲之"三句。

〔4〕生魚、猪、雞、膩　宋本、汪本、周本同；《肘後備急方》作“生物諸肥膩及冷”；《千金要方》作“生魚及諸肥膩冷食”；《醫心方》卷十八第二十四作“生魚、猪、雞、肥膩”；《聖惠方》作“猪、魚及肥膩”。

〔5〕禁之　汪本、周本同；宋本作“宗之”；《聖惠方》無此二字。

〔6〕但　《聖惠方》作“若”，義長。

〔7〕飯下蒸魚　原作“飲下飯蒸魚”，語義不明，據《肘後備急方》、《千金要方》、《醫心方》、《聖惠方》删、改。

〔8〕於肥器中食　“食”字原無，宋本、汪本、周本同，據《肘後備急方》、《千金要方》、《醫心方》補。又，《聖惠方》“肥”下有“膩”字。全句意謂使用盛過油膩食物之器具進食。

〔9〕落葵　草本植物。莖葉可食，菓實汁紅，可染物。

按語　本候敍證較爲簡略。獬狗齧，又稱瘋狗咬傷、獬犬傷、狂犬傷。狂犬咬傷人體後，可發生狂犬病。本病潛伏期，短則八至十天，長則可達數月至一年以上。發病之初，症見乏力、頭痛、嘔吐、納差，喉部呈緊縮感。一至兩天後，出現狂躁、恐懼、吞嚥和呼吸困難，并有恐水症狀。繼則全身癱瘓，瞳孔散大，呈現危象，以至死亡。

瘋狗咬傷後，應及時注射破傷風抗毒血清及狂犬疫苗，可預防狂犬病發作。

四、狗齧重發候

凡被狗齧，瘡，忌食落葵及狗肉。云：雖瘥，經一二年，但〔1〕食此者必重發。重發者，與初被齧不殊。其獬狗齧瘡重發，則令人狂亂，如獬狗之狀。

〔1〕但　《聖惠方》卷五十七治犬咬諸方作“誤”。

按語　狂犬病是一種發作嚴重，預後較差之疾病。現在仍然時有發生，尤其在農村，危害較大。祖國醫學對此病早有認識，并對其潛伏期有所瞭解，亦基本上能掌握其發病規律；對其治療，晉代葛洪在《肘後備急方》中曾記載以狂犬腦外敷咬傷之處。此類論述，與現在對本病之研究甚相符合。唯在具體症狀之記載上，尚較粗略而已。前人對本病之研究資料甚多，可進一步整理研究。

蛇毒病諸候 凡五論

提要 本篇專論蛇毒傷人。

內容有：毒蛇名稱，各種毒蛇之形態，及生物習性、咬人後所出現之症狀、預防措施、救治方法，以及預後、禁忌等諸方面，記載頗爲詳細。其中不少資料甚有科學價值。

一、蛇螫[1]候

凡中蛇，不應言蛇，皆言蟲，及云地索，勿正言其名也。

惡蛇[2]之類甚多，而毒有瘥劇[3]。時四月、五月，中青蝰[4]、三角[5]、蒼虺、白頸、大蜴；六月、七月[6]，中竹狩、艾蝮[7]、黑甲、赤目、黃口、反鈎、白蝰[8]、三角[9]。此皆蛇毒之猛者，中人不即治，多死。又有赤連[10]、黃頷[11]之類，復有六七種，而方不盡記其名。

水中黑色者，名公蠣[12]。山中一種亦相似，不常聞[13]螫人。

又有鈎蛇，尾如鈎，能倒牽人獸入水，沒[14]而食之。

又，南方有呴蛇[15]，人忽傷之，不死，終身伺覓[16]其主不置[17]，雖百人衆中，亦直來取之。惟遠去出百里乃免耳。

又有枻[18]蛇，長七八尺，如船枻狀，毒人必死。即削取船枻，煮汁漬之便瘥。

但蛇例雖多，今皆以青條熇尾[19]、白頸艾蝮[20]，其毒尤劇。大者中人，若不即治，一日間舉體洪腫，皮肉坼爛[21]；中者，尚可得二三日也。

凡被蛇螫，第一禁[22]，第二藥。無此二者，有全劑[23]，雄黃、麝香可預辦。故山居者，宜令知禁法也。

又，惡蛇螫者[24]，人即頭解散，言此蛇名黑帝。其瘡冷如凍凌，此大毒惡。不治，一日即死。若頭不散，此蛇名赤帝，其毒小輕，瘡上冷，不治，故得七日死。

凡蛇瘡未愈，禁熱食，熱食便發。治之依初被螫法也。

〔1〕螫（shì 試） 毒蟲傷人。《説文》：“螫，蟲行毒也。”在此指毒蛇咬人。

〔2〕惡蛇 爲害之蛇。“惡”，《淮南子·説林訓》：“反爲惡”注：“惡，猶害也。”“惡蛇”，實指毒蛇。

〔3〕瘥劇 原義爲疾病之好轉與加重，在此猶言蛇毒之輕重。

〔4〕青蝰 原作“青蛙”，缺筆之誤，據《外臺》卷四十辨蛇引《肘後》改。“青蝰”，蛇名。《本草綱目》諸蛇：“青蝰，即竹根蛇。”詳見下文青蝰蛇螫候。

〔5〕三角 宋本、汪本、周本同；《外臺》無此二字。

〔6〕七月 宋本、汪本、周本同；《外臺》無此二字。

〔7〕艾蝮 宋本、汪本、周本同；《外臺》作“文蝮”。

〔8〕白蝰 原作“白蛙”，缺筆之誤，據《外臺》改。

〔9〕三角 宋本、汪本、周本同；《醫心方》卷十八第三十五作“青角”。

〔10〕赤連 宋本、汪本、周本同；《外臺》卷四十衆蛇螫方、《醫心方》作“赤蟬”。“赤連”，今作“赤鏈”，游蛇科動物，有水赤鏈、火赤鏈之分，無毒。

〔11〕黄頷 蛇名，即游蛇科動物黑眉錦蛇，喜居屋内，無毒。

〔12〕公蠣 水蛇之異名。

〔13〕不常聞 宋本、汪本、周本同；《醫心方》作“并不聞”。

〔14〕没 宋本、汪本、周本同；《外臺》作“後”，上下文連讀。

〔15〕呴（hǒu 吼） 蛇之一種。所指未詳。

〔16〕伺覓 伺機尋找。“覓”，尋找。《玉篇》：“覓，索也。”

〔17〕不置 《外臺》無此二字。“不置”，猶言不放。“置”，《説文》：“赦也。”《史記·吳王濞傳》：“無有所置”，注：“置，放釋也。”

〔18〕柂（duò 舵） 同“舵”、“柁”。《玉篇》：“柁”、“舵”均釋作“正船木”。《集韻》：“柁，或作柂。”又，“柂”，《聖惠方》作“桅”，下同。

〔19〕青條熇（hè 賀）尾 “熇”，原作“矯”，形近之誤，據《外臺》卷四十青蝰蛇螫方引《肘後》、《醫心方》卷十八第三十七改。該蛇尾呈焦紅色，下文青蝰蛇螫候有“其尾二三寸，色黑”句，正與“熇尾”義合。

“熇”，喻火燒焦之狀。《玉篇》：“熇，熾也；燒也。”“青條熇尾”，即“青蝰蛇”，類似於蝮蛇科動物竹葉青蛇。詳見下文青蝰蛇螫候。

〔20〕白頸艾蝮　似是眼鏡蛇科動物眼鏡蛇。該蛇頸部有白色斑紋，似眼鏡；其腹灰白如艾色。

〔21〕坼爛　裂開潰爛。“坼”，裂開。

〔22〕禁　指禁咒法、祝由法。古代治病方法之一。

〔23〕全劑　痊愈之劑。“全”，通“痊”，治愈；痊愈。《靈樞·邪氣藏府病形》：“上工十全九。”

〔24〕者　《聖惠方》作“著”，屬下句讀。

按語　本候敘述各種常見毒蛇之名稱、形態，以及傷人之症狀、預後等，爲蛇螫之概論。

文中某些治法藥物，如雄黄、麝香等，此類藥物芳香辟穢解毒，確可驅避蛇蟲。可見當時已很重視蛇傷預防，誠如《外臺》所言，“天下小物，能使人空致性命者，莫此之甚，可不防慎之乎!”

又，文中記載若干蛇類之古代名稱及生物習性，亦可爲研究古代生物之學者提供寶貴資料。

二、蝮蛇螫候

凡蝮中人，不治，一日死。若不早治之，縱不死者，多殘斷人手足。

蝮蛇形不乃長[1]，頭褊[2]口尖，頸[3]斑，身亦艾斑[4]，色青黑[5]，人犯之，頸腹帖著地者[6]是也。江東[7]諸山甚多，其毒最烈，草行不可不慎。

又有一種，狀如蝮而短，有四脚，能跳來齧人，名曰[8]千歲蝮，中人必死。然其齧人竟，即跳上樹，作聲云斫木[9]者，但營棺具，不可救；若云擣菽[10]者，猶可治[11]。吴音呼藥爲菽故也。

〔1〕形不乃長　“不”字原無，宋本、汪本、周本亦無，據《外臺》卷四十蝮蛇螫方引文仲、《醫心方》卷十八第三十六補。“形不乃長”，猶言“形不甚長”，《聖惠方》卷五十七治蝮蛇螫諸方即作“形不甚長”。

〔2〕褊　《外臺》、《醫心方》作"扁"，義同。

〔3〕頸　宋本、汪本、周本同；《外臺》、《聖惠方》作"頭"。

〔4〕身亦艾斑　宋本、汪本、周本同；《外臺》、《聖惠方》作"身赤文斑"。"斑"屬下句讀。"艾斑"，灰白色斑紋。

〔5〕色青黑　宋本、汪本、周本同；《外臺》作"亦有青黑色者"；《聖惠方》作"斑色亦有青黑色者"。

〔6〕頸腹帖著地者　宋本、汪本、周本同；《外臺》作"頭腹貼相著"；《聖惠方》作"頭腹貼着地者"。"帖"與"貼"通。

〔7〕江東　《外臺》、《聖惠方》作"東間"。"江東"，同"江左"，指長江下游南岸。

〔8〕名曰　宋本作"名爲"；《外臺》作"東人呼爲"；《醫心方》作"東人名爲"。

〔9〕斫（zhuó 酌）木　宋本、汪本、周本同；《醫心方》、《聖惠方》作"斫木斫木"。"斫木"，砍鑿木材。隱喻下文"營棺具"。

〔10〕擣菽　汪本、周本同；《外臺》、《聖惠方》作"博叔博叔"；《醫心方》作"博升博升"。宋本"菽"作"叔"。

〔11〕治　此上《醫心方》有"急"字。

三、虺[1]螫候

虺形短而褊[2]，身亦青[3]黑色。山草自不甚多，每六、七月中，夕時出路上，喜入車轢[4]中，令車轢腹破而子出。人侵晨[5]及冒昏[6]行者，每傾意[7]看之。其螫人亦往往有死者。

〔1〕虺（huǐ 毀）　毒蛇之一種，又名"虺"。《本草綱目》："虺與蝮同類，即虺也。"　一說即蝮蛇。《爾雅》："蝮、虺，博三寸，首大如擘。"疏："江淮以南曰蝮，江淮以北曰虺。"

〔2〕褊　原作"褊"，形近之誤，據周本改。

〔3〕青　宋本同；汪本、周本作"赤"。

〔4〕車轢（h 吏）　宋本、汪本、周本同；《醫心方》卷十八第三十六作"車轍"，義近。"轢"，車輪碾壓。《說文》"轢，車所踐也。"在此引申爲路面車迹。下一個"轢"字即作"碾壓"解。

〔5〕侵晨　即凌晨；破曉。《廣雅》："侵，凌也。"

〔6〕冒昏　摸黑。"昏"，天黑。《說文》："昏，日冥也。"段注："日入三商爲昏。引申爲凡闇之稱。"

〔7〕每傾意　宋本、汪本、周本同；《醫心方》作"每須作意"。"傾意"，傾心；留神；注意。

四、青蝰[1]蛇螫候

青蝰蛇者，正[2]綠色，喜緣樹及竹上，自掛與竹樹色一種[3]，人看[4]不覺，若入林中行，有落人項背上者，然自不傷[5]螫人，螫人必死。而[6]蛇無正形，極大者不過四五尺[7]，世人皆呼爲青條蛇，言其與枝條同色。乍看難覺，其尾二三寸，色黑[8]者，名熇尾[9]，毒最猛烈，中人立死。

〔1〕蝰　原作"蛙"，缺筆之誤，據《外臺》卷四十青蝰蛇螫方引《肘後》改。

〔2〕正　原作"王"，形近之誤，據《外臺》、《醫心方》卷十八第三十七、宋本、汪本、正保本、周本改。

〔3〕一種　一樣；同樣。《聖惠方》卷五十七治青蛙蛇螫諸方即作"一樣"。

〔4〕看　宋本、汪本、周本同；《外臺》、《醫心方》作"卒"；《聖惠方》作"多"。

〔5〕傷　汪本、周本同；《外臺》、《醫心方》、宋本、正保本作"甚"。

〔6〕而　《醫心方》、《聖惠方》、宋本、正保本、周本作"此"，義同。《經詞衍釋》："而，猶此也。"

〔7〕尺　原作"寸"，與下文"其尾二三寸"不符，據《外臺》、《醫心方》改。

〔8〕黑　宋本、汪本、周本同；《外臺》作"異"。

〔9〕熇尾　原作"蟜尾"，據《外臺》、《醫心方》改。

五、蚖毒[1]候

此是諸毒蛇夏日毒盛不泄，皆螫草木，及吐毒著草木上，人誤犯著此者，其毒如被蛇螫不殊。但瘡腫上有物如蟲蛇眼狀，以此別之，名爲蚖毒。

〔1〕蚖（liú　流）毒　指草木之上所流附之蛇毒。

雜毒病諸候 凡十四論

提要 本篇論述雜毒。

內容賅有以下幾方面：①蜂、蠍、蜈蚣、蛭、蚝蟲等，爲有毒昆蟲螫咬致傷。②鼠、魚之類動物對人體之傷害。③惡颸虱候尚論及蟬、螨類昆蟲，這是多種疾病之傳播媒介，對人體健康危害甚大。④狐尿刺候，則類似於接觸性皮炎；蠷螋尿候，即是現代所稱之帶狀疱疹。⑤入井冢墓毒氣候，屬有毒氣體對人之侵害。

本篇內容豐富，頗具史料價值。

一、蜂螫候

蜂類甚多，而方家不具顯其名。唯地中大土蜂最有毒，一螫中人，便即倒悶，舉體洪腫。諸藥治之，皆不能卒止。舊方都無其法。雖然，不肯[1]殺人。有[2]禁術封唾，亦微效。又有瓠瓤[3]蜂，抑亦其次。餘者猶瘥[4]。

〔1〕肯　宋本、汪本、周本同；《醫心方》卷十八第四十二作“能”；《聖惠方》卷五十七治蜂螫人諸方作“至”。“肯”，猶能也；得也。杜甫《草堂詩》：“唱和作威福，孰肯辨無辜？”

〔2〕有　此下《醫心方》有“以”字。

〔3〕瓠瓤　即葫蘆。《正韻》：“瓠，亦作葫。”《集韻》：“瓤，瓠瓤，匏而圜者。”

〔4〕瘥　《聖惠方》作“善”。“瘥”，小疫也。在此引申指毒性較小。

二、蠍螫候

此蟲五月、六月毒最盛。云有八節、九節者彌甚[1]。螫人，毒勢流行，多至[2]牽引四支皆痛，過一周時始定。

〔1〕彌甚　此上《醫心方》卷十八第四十四有“毒”字。

〔2〕多至　《醫心方》無。

三、蠆[1]螫候

陶隱居[2]云：蠆蟲，方家亦不能的辯正，云是蝘蜓[3]子，或云是小烏蟲，尾有兩歧者。然皆恐非也，疑即[4]是蠍。蠍尾歧而曲上，故《周詩》云：彼都人士[5]，拳[6]髮如蠆。

〔1〕蠆（chài）　蠍之異名。《廣雅》："蠆，蠍也。"

〔2〕陶隱居　即陶弘景。南梁秣陵人，爲當時著名政治家、醫藥學家，著有《本草經集注》等書。後隱居於句曲山（在江蘇句容），自號"華陽隱居"，故有此稱。

〔3〕蝘蜓（yǎn tíng 演庭）　守宮之別名；又稱"壁虎"。《説文》："在壁曰蝘蜓，在草曰蜥蝪。"

〔4〕即　宋本作"則"，義通。《廣雅》："則，即也。"

〔5〕彼都人士　宋本、汪本、周本同；《詩・小雅・都人士》作"彼君子女"。

〔6〕拳　宋本、汪本、周本同；通"卷"。《醫心方》卷十八第四十三、《詩・小雅・都人士》即作"卷"。

四、蜈蚣螫候

此則百足蟲也。雖復有毒，而不甚螫人。人誤觸之者，故[1]時有中其毒。

〔1〕故　正保本無。

五、蛭、蛭[1]著人候

江東及嶺南，無處不有蛭蛭。蛭蛭乃是兩種物。蛭者，在草裏，名爲山蛭；在水裏，名馬蛭。皆長四五寸許，黑色，身滑。人行涉山水，即著人肉，不甚痛而癢，兩頭皆能嗍[2]人血，血滿腹，便自脱地。無甚毒害。

蛭者，無不背作文理，粗澀，多著龜、螺殼上。若著人肉，即於肉裏生子，乃至十數枚，經日便腫癢，隱軫起，久久亦成瘡瘻。

〔1〕蛭蛭（qí chú 其除）"蛭"，蛭類動物，俗稱螞蟥。《爾雅》："蛭，蟣。"疏："一名蚑，一名馬蛭，一名馬蜞。并與蟣音同也。""蛭"，字書

均謂是蟾蜍，但與本候所論者不同。

〔2〕嗍（suō 梭）　同“欶”，吮吸。《集韻》：“欶，吮也。或作嗍。”

按語　本候論“蛾”與“蜍”之爲害。蛾，即今所稱之“螞蟥”，文中言其生物特性、吮吸人血時之特點，如吸血時“不甚痛而癢”，“兩頭皆能嗍人血”等，均與現代動物學所論符合。其分類方法亦符合實際，除生活於水中之水蛭外，南方林中確實多有“山蛾”，此即下文之“石蛭”，亦即現代俗稱“山螞蟥”者。

蜍“多著龜螺殼上”，此與蟾蜍有異，所指待考。

六、石蛭螫人候

山中草木及路上、石上，石蛭著人，則穿齧肌皮，行人肉中，浸淫起瘡。灸斷其道則愈。凡行山草之中，常以膏和鹽[1]塗足脛，則蛭不得著人。

〔1〕以膏和鹽　“膏”，《千金要方》卷二十五第二作“臘月豬膏”，即臘月間之豬油。“鹽”字原板蝕空闕，據《千金要方》、《醫心方》卷十八第四十六、宋本、正保本補。汪本、周本作“藥”。

按語　本候提出對蛭螫之防護措施，對水蛭、石蛭均有效驗，蓋蛭惟懼鹽鹹故也。除此而外，《千金要方》更明確提出，要“著鞋袜”，亦是有效措施之一。現代山區農民仍沿用此等方法防護山螞蟥，實爲簡便有效之預防方法。

七、蠶齧候

蠶既是人養之物，性非毒害之蟲，然時有齧人者，乃令人增寒壯熱，經時不瘥，亦有因此而致斃。斯乃一時之怪異，救解之方愈[1]。

〔1〕救解之方愈　宋本、汪本、周本同；《醫心方》卷十八第四十九作“無適救解之方”。

按語　蠶雖有野蠶、家蠶，但均無毒性，文中所云咬人致病，甚則“致斃”者，疑是誤認，蓋蠶無咬人者故也。

八、甘鼠齧候

此即鼷鼠[1]也，形小而口尖，多食傷牛馬，不甚痛。云其口甜，故名甘鼠。時有齧人者。

〔1〕鼷（xī溪）鼠　鼠類最小者。《説文》："鼷，小鼠也。"《博物志》卷九雜説上："鼷鼠，鼠之類最小者。"

九、諸魚傷人候

魚類甚多，其鯆魮[1]、鯸鮐[2]之徒[3]，鬐[4]、骨、芒刺有毒，傷人則腫痛。

〔1〕鯆魮（fǔ bǐ 甫比）　海鰩魚之別名，俗稱鍋蓋魚。多生活於近海。《本草綱目》海鷂魚釋名有"邵陽魚、荷魚、鱝魚、鯆魮魚"等名稱。

〔2〕鯸鮐（hóu tái 候台）　俗名河豚魚。

〔3〕之徒　猶言"之類"。"徒"，類也；黨也。《左傳》宣公十二年："原屏咎之徒"，注："徒，黨也。"

〔4〕鬐（qí 齊）　魚之背鰭。《儀禮·士虞禮》："魚進鬐"，注："鬐，脊也。"

按語　魚類之鰭、骨、芒刺之類，有毒者甚少，河豚雖有劇毒，但亦限於部分内臟及血液。文中所云"傷人則腫痛"者，疑是鰭骨刺傷後感染所致。

十、惡蝴[1]齧候蝴:房中切

惡蝴，　一名蟎[2]，大如毒蜱[3]，似蝗無尾，前有兩角。觸後則傍後[4]，觸前則却行。生於樹皮内及屋壁間，又喜在紙書内。圓似榆莢，其色赤黑，背横理。二月生，十月蟄。螫人唯以三時，五月、六月、七月尤毒。初如皰狀，中央紫黑，大如粟粒，四傍微腫，焱焱色赤，或有青色者。癢，喜搔之。若飲酒、房室，近不過八九日、遠不過十餘日，爛潰爲膿汁，亦殺人。

〔1〕惡蝴（fēng 風）　昆蟲名，爲蜱蟎類昆蟲之概稱。

〔2〕蟎　即"蟎"。昆蟲名。屬蛛形綱之蜱蟎亞綱。體甚小，種類較多，形態與蜱相似。有些蟎可寄生人、畜，吸血液，并傳染疾病。

〔3〕毒蜱（pī脾）　汪本、周本同；宋本作"赤蜱"。"蜱"，蜱螨類昆蟲，形態與螨相似，亦可傳播疾病。

〔4〕後　汪本、周本同；宋本作"行"，義長。

按語　惡颷，據本候所述，"一名螨，大如毒蜱"，以及形態、生物特性等來看，爲現代生物學之蜱螨類昆蟲。現代醫學證實，粉螨齧人後，可產生皮炎，出現紅斑，并混雜小丘疹和膿疱，繼發表皮脱落，濕疹化，甚至膿皮症。疥螨，能引起皮膚奇癢，繼發感染，產生毛囊炎癤腫。塵螨則引起紫癜性皮炎。恙螨爲斑疹傷寒，并疑爲流行性出血熱之傳播媒介。革螨疑爲流行性出血熱或其他病毒性疾病之媒介。本候所述症狀，説明當時對此已有較多認識，若非觀察詳細，焉能有此可貴資料！

十一、狐[1]尿刺候

云是野狐尿棘刺頭，有人[2]犯之者，則多中於人手指、足指[3]，腫痛焮熱。有端居不出[4]而着此毒者，則不必是狐尿刺也[5]，蓋惡毒氣耳。故方亦云惡刺毒者也。

〔1〕狐　原作"蜮"，形近之誤，據本書目録、本候原文、宋本、湖本改。

〔2〕有人　宋本、汪本、周本同；《醫心方》卷十八第三十三作"人誤"。

〔3〕則多中於人手指、足指　宋本、汪本、周本同；《醫心方》作"則中其毒，多著手、足指"。

〔4〕端居不出　猶言安居在家，并未外出。唐代王維《五登裴迪秀才小臺》："端居不出户，滿目望雲山。"

〔5〕也　宋本、汪本、周本同；宋本作"毒"。

按語　《千金翼方》卷二十第六所載之狐尿刺，在病因和證候上與本候有異，特録出備參："凡諸蟑螂之類，盛暑之時，多有孕育，著諸物上，必有精汁，其汁乾久，則有毒。人手觸之，不王相之間則成其疾，名曰狐尿刺。日夜碜痛，不識眠睡。百方治之不瘥，但取僕公英莖葉根，中斷之，取白汁塗之，令厚壹分，塗即瘥。"

又，據本候及《千金翼方》所述，此病相當於現代所稱之接觸性皮炎。

十二、蚝蟲[1]螫候

此則樹上蚝蟲耳。以其毛刺能螫人，故名蚝蟲。此毒[2]蓋輕，不至深斃，然亦甚痛，螫處作軫起者是也。

〔1〕蚝（cì 次）　毛蟲也。

〔2〕故名蚝蟲，此毒　此六字原錯置於"此則樹上蚝蟲耳"句下，據宋本、正保本、周本移正。"蟲"，原作"毛"，據宋本、正保本、周本改。

十三、蠷螋[1]尿候

蠷螋蟲，云能尿人影，即令所尿之處，慘痛如芒刺，亦如蚝蟲所螫，然後起細瘰瘰，作聚如茱萸子狀。其瘰瘰偏赤[2]，中央有白膿如粟粒，亦令人皮肉拘急[3]，惡寒[4]壯熱。極者連起，多着腰脇及胸，若繞腰匝偏者，重也。

〔1〕蠷螋（qú sōu 渠搜）　昆蟲名，又作"蛷螋"。《本草綱目》山蚤蟲："蠷螋，藏器曰：狀如小蜈蚣，色青黑，長足，能溺人影，令人發瘡，如熱痱而大。若繞腰匝，不可療。時珍曰：蠷螋喜伏甕甎之下，故得此名。或作蛷螋。"

〔2〕偏赤　宋本、汪本、周本同；《千金要方》卷二十五第二、《聖惠方》卷五十七治蠷螋尿瘡諸方作"四邊赤"。

〔3〕皮肉拘急　宋本、汪本、周本同；《聖惠方》作"皮肉急"。

〔4〕惡寒　此上《千金要方》、《聖惠方》有"舉體"二字。

按語　文中所云蠷螋"能尿人影"，其說不確，當是訛傳。"蠷螋"，爲革翅目昆蟲之通稱，其腹部之鋏狀尾鬚雖能螫人，但所螫處多不會出現本候所述症狀。再如文中"多着腰脇及胸"、"繞腰匝偏"等發病部位，亦非蠷螋蟲所能傷及。因爲該蟲多生活於山石草木之間，室內偶爾可見，螫人多在暴露部位。

細審文中症狀，此病與後世所謂蛇窠瘡、蛇串瘡、纏腰火丹、帶狀疱疹等極爲相似。如，上述病症表現爲：皮損先現帶狀、片狀紅色斑丘疹，繼而成爲綠豆或黃豆大小水疱，三五個簇集成群，累累如串珠，排列如帶狀，伴有刺痛。此病常發生於身體一側，多位於腰脇部、胸部等等，與文中所述甚似。

又，本書卷三十五有甑帶瘡候，亦與本病相似，可以互參。

十四、入井塚[1]墓毒氣候

凡古井、塚及深坑穽[2]中，多有毒氣，不可輒入，五月、六月間最甚，以其鬱氣盛故也。若事輒必須入者，先下雞、鴨毛試之，若毛旋轉不下，即是有毒，便不可入。

〔1〕塚（zhǒng 腫）　墳墓，同"冢"。《說文》："冢，高墳也。"段注："墳者，墓也；墓之高者曰冢。"《集韻》："冢，或从土冢。"

〔2〕穽（jǐng 井）　同"阱"。深坑，陷阱。《說文》："阱，陷也。"穽、阱，或从穴。"

按語　本候文中所論測試古井、塚墓內有無毒氣之法，確有科學依據。因低凹之處，最易缺乏氧氣，濁氣善降，留積於下故也。由於空氣比重較大，故雞毛、鴨毛之類輕浮物體旋轉不下。本候所述，較客觀地反映出這一科學道理。

除此法之外，《外臺》卷二十八入井塚悶方引《小品》，尚有以下方法，如"內生六畜等置中，若有毒，其物即死"，此亦缺氧之故。至於必須入此類塲所者，《外臺》則有清除毒氣之法，文曰："先以酒，若無，以苦酒數升，先灑井塚中四邊畔，停少時，然後可入。"以上記載，均可參考。

金瘡病諸候 凡二十三論

提要　本篇論述金瘡諸病，闡述金刃、毒箭等創傷之病理變化，以及處理原則。

其內容主要有以下四類：①創傷症狀。如出血不止、內漏、腸出、腸斷、金刃入肉以及骨不出等候；②創傷變證。如中風痓、驚腫、成癰腫等候；③創傷後遺證。如筋急相引痛不得屈伸、傷筋斷骨等候；④創傷并發症。如驚悸、煩、渴、欬以及著風、著風腫等候。此外，尚有金瘡久不瘥候等。

本篇對創傷部位、創傷形態，以及縫合包扎、治療原則、預後判斷等，均有詳細而科學之論述，爲我國隋代以前創傷外科高度發達之具體反映。

一、金瘡初傷候

夫被金刃所傷，其瘡多有變動。若按瘡邊乾急，肌肉不生，青黃汁出，瘡邊寒清[1]，肉消臭敗，前[2]出赤血，後出黑血，如熟爛者[3]，及血出不止[4]，白汁[5]隨出，如是者多凶。若中絡脈、髀內、陰股、天聰[6]、眉角、橫斷腓腸、乳上[7]及與鳩尾、攢毛[8]、小腹，尿從瘡出，氣如賁豚，及腦出[9]，諸瘡如是者，多凶少愈。

診[10]金瘡，血出太多，其脈虛細者生；數實大[11]者死；小[12]者生，浮大者死。所傷在陽處[13]者，去血四五斗[14]，脈微緩而遲[15]者生；急疾者死。

〔1〕寒清　寒冷。“清”亦有寒冷之意。《素問·藏氣法時論》：“清厥”王冰注：“清，謂氣清冷。”又，“清”字《醫心方》卷十八第五作“凊”，義通。《莊子·人間世》：“無欲清”，《釋文》：“凊字宜從冫。從氵者，假借也。清，涼也。”《聖惠方》卷六十八治金瘡諸方作“寒痛”。

〔2〕前　宋本、汪本、周本同；《聖惠方》作“先”，義同。《中庸》：“可以前知”注：“前，亦先也。”

〔3〕者　原作“骨”，文義不符，形近之誤，據《醫心方》、《聖惠方》改。

〔4〕不止　宋本、汪本、周本同；《聖惠方》無此二字。

〔5〕白汁　宋本、汪本、周本同；《醫心方》作“白汗”。

〔6〕天聰　《醫心方》、《聖惠方》作“天窗”。

〔7〕乳上　宋本、汪本、周本同；《醫心方》作“乳上乳下”；《聖惠方》作“乳上下”。

〔8〕攢（zǎn 昝）毛　宋本、汪本、周本同；《聖惠方》無此二字。“攢毛”，即陰毛，在此指外陰部。“攢”，聚也。《集韻》：“攢，聚也。”

〔9〕及腦出　宋本、汪本、周本同；《聖惠方》無此三字。

〔10〕診　宋本、汪本、周本同；《聖惠方》作“凡”。

〔11〕大　宋本、汪本、周本同；《聖惠方》無。

〔12〕小　此上《聖惠方》有"沉"字，與下文"浮大"相對，義長。

〔13〕陽處　指身體屬陽部位。

〔14〕四五斗　宋本、汪本、周本同；《聖惠方》作"過度"，義長。

〔15〕而遲　宋本、汪本、周本同；《聖惠方》無此二字。

按語　本候論述創傷部位、傷口變化、創病預後等，相當於金瘡之總論。文中指出，凡傷及頭部、背部、胸前、少腹等重要部位，或傷及較大血管而出血不止者，或傷口感染嚴重，腐臭流膿，肌肉萎縮等，都屬嚴重病候。此外，金瘡出血而脈證不相符者，預後亦差。這些皆是前人實踐經驗之總結，值得重視。

又，本書卷五十金瘡候論小兒金刃創傷，對創傷部位、局部症狀等論述較詳，可補充本候之未備，宜合參。

二、金瘡血不止候

金瘡血出不斷，其脈大而止者，三七日死。金瘡血出不可止，前赤後黑，或黃或白，肌肉腐臭，寒冷鞕[1]急者，其瘡難愈，亦死[2]。

〔1〕鞕　原作"軱"，今改。又，《聖惠方》卷六十八治金瘡血不止諸方作"強"，義同。

〔2〕其瘡難愈，亦死　"瘡"，原作"瘵"，形近之誤，據《聖惠方》、正保本、周本改。"難愈，亦死"，《聖惠方》作"雖愈，亦難療也"。

三、金瘡內漏候

凡金瘡通內，血多內漏，若腹脹滿，兩脇脹，不能食者死。瘀血在內，腹脹，脈牢大者生，沉細[1]者死。

〔1〕細　汪本、周本同；《醫心方》卷十八第十、《聖惠方》卷六十八治金瘡內漏諸方、宋本無。

四、毒箭所傷候

夫被弓弩所傷，若箭鏃[1]有菵藥[2]，入人皮脈，令人短氣，須臾命絕。口噤脣乾，血爲[3]斷絕，腹滿不言，其人如醉，未死之間，爲不可治。若榮衛青瘀[4]，血應時出，瘡邊溫熱[5]，口開能言，其人乃活[6]。

　　毒箭有三種：嶺南夷俚[7]，用焦銅作箭鏃；次，嶺北[8]諸處，以諸蛇蟲毒螫物汁[9]着管中，漬箭鏃。此二種纔傷皮，便洪腫沸爛而死。唯射豬犬，雖困得活[10]。以其噉糞故也。人若中之，便即食糞，或飲糞汁，并塗瘡即愈。不爾，須臾不可復救[11]。茵箭着寬處[12]者，雖困漸治，不必[13]死。若近胸腹[14]，便宜速治，小緩[15]，毒入內，則不可救。

　　〔1〕箭鏃（cù 促）　即箭頭。《一切經音義》："鏃，鏑也。鏑，矢鋒也。"

　　〔2〕茵（wǎng 往）藥　《聖惠方》卷六十八治毒箭所傷諸方作"毒藥"。"茵藥"，以生烏頭汁制成之毒藥。

　　〔3〕爲　宋本、汪本、周本同；《聖惠方》作"已"。

　　〔4〕青瘀　瘀血病。《一切經音義》："青瘀，《說文》：瘀，積血也；《廣雅》：瘀，病也。"又，"青"，《聖惠方》作"有"。

　　〔5〕溫熱　宋本、汪本、周本同；《醫心方》卷十八第十四作"壯熱"。

　　〔6〕活　宋本、汪本、周本同；《聖惠方》作"可治"。

　　〔7〕夷俚（lǐ 裏）　概指南方少數民族。

　　〔8〕北　原作"比"，形近之誤，據《外臺》卷二十九被刀箭傷方引《肘後》、《醫心方》、宋本、汪本、周本改。

　　〔9〕以諸蛇蟲毒螫物汁　"螫"，原作"熬"；"諸"字原無，據《外臺》、《醫心方》改、補。"毒螫物汁"，猶言致傷害之毒液。

　　〔10〕雖困得活　宋本、汪本、周本同；《外臺》作"雖困猶得活"。

　　〔11〕并塗瘡即愈。不爾，須臾不可復救　宋本、汪本、周本同；《外臺》作"并以塗瘡上，須臾即定。不爾，不可救也。"義長。

　　〔12〕寬處　在此泛指人體不重要部位。

　　〔13〕必　原誤作"二"，據《醫心方》、宋本、正保本、周本改。

　　〔14〕腹　原作"腸"，形近之誤，據《醫心方》、《聖惠方》改。

　　〔15〕小緩　宋本、汪本、周本同；《聖惠方》作"少緩"，義同。"小緩"，稍緩；略緩。韓愈《論淮西事宜狀》："小不如意，即求休罷。"

五、金瘡腸出候

　　此謂爲矛箭所傷，若中於腹[1]，則氣激，氣激則腸隨瘡孔出也。

〔1〕腹　宋本、汪本、周本同;《醫心方》卷十八第六作"腸"。

六、金瘡腸斷候

夫金瘡腸斷者,視病深淺,各有死生。腸一頭見者,不可連也。若腹痛短氣,不得飲食者,大腸一日半死,小腸三日死。腸兩頭見者,可速續之。先以針縷如法,連續斷腸,便取雞血塗其際,勿令氣泄,即推內之。腸但出不斷者,當作大麥粥,取其汁,持洗腸,以水漬內之[1]。當作研米粥[2]飲之;二十餘日,稍作強糜[3]食之;百日後,乃可進飯[4]耳。飽食者,令人腸痛決漏[5]。常服錢屑散[6]。

若腸腹册[7]音册。從瘡出,有死者,有生者,但視病取之,各有吉凶。册出如手,其下牢核,煩滿短氣,發作有時,不過三日必死。册下不留[8],安定[9]不煩,喘息如故,但瘡痛者,當以生絲縷繫絶[10]其血脈,當令一宿,乃可截之;勿閉其口,膏稍導之[11]。

〔1〕內之　汪本、周本同;《醫心方》卷十八第六、宋本作"之,內","之"連上句,"內"字獨立成句。

〔2〕研米粥　即研磨米粉煮粥,猶言稀粥。《六書故》:"研,以椎摩物也。"

〔3〕強糜　猶言厚糜粥。

〔4〕飯　原作"飲",形近之誤,據《醫心方》改。

〔5〕決漏　《聖濟總錄》卷一百三十九金刃腸出無。"決漏",謂斷腸縫合處撑裂,腸內容物漏出。"決",開也;裂也。

〔6〕常服錢屑散　宋本、汪本、周本同;《聖濟總錄》作"宜常以湯散助之"。

〔7〕腸腹册(shān 册)　腹內腸間之脂肪組織,在此指聯繫腸管之網膜。"册",脂肪。《一切經音義》肪、册:"《通俗文》:'在腰曰肪,在胃曰册。册,脂也,謂腸册脂也。'"

〔8〕留　久也。《爾雅》:"留,久也。"

〔9〕定　原作"足",形近之誤,據周本改。

〔10〕絶　原作"之",文不成句,據宋本、周本改。

〔11〕膏稍導之　猶言用藥膏稍作引流。

按語　中醫外科腹部手術，史書記載很早，漢代名醫華佗，已用麻沸散進行剖腹手術。晉代以降，葛洪以桑皮細縱縫合，熱難血塗之，治外傷腸斷；《删繁方》亦有類似記載治療金瘡腸出。迨至隋代，已發展到用"生絲縷繫絕其血脈"之血管結扎術進行腹部手術並已廣泛運用。本卷金瘡成癰膿候更有外傷縫合法之詳細叙述，如"雖舌隔角，橫不相當，縫亦有法，當次陰陽，上下逆順，急緩相望"。由此可見，隋代以前我國外科手術治療即已具有相當水平。本書首次將這些成就係統地形諸文字，集當時外科治療經驗之大成，因此，具有珍貴史料價值。

本候前半部分，論述腸吻合術，主要内容，有手術適應證、手術過程與手術方法、術後護理、預後等。後半部分則叙述网膜切除術之適應證及預後，其中"以生絲縷繫絕其血脈，當令一宿，乃可截之"，指出進行該手術時，必須先結扎血管，然後再予截除，與現代外科進行該手術之過程，亦甚吻合。

七、金瘡筋急相引痛不得屈伸候

夫金瘡愈已後，肌肉充滿，不得屈伸者，此由傷絕經筋，榮衛不得循行也。其瘡雖愈，筋急不得屈伸也。

八、金瘡傷筋斷骨候

夫金瘡始傷之時，半傷其筋，榮衛不通，其瘡雖愈合，後[1]仍令痹不仁也。若被瘡截斷諸解、身軀、肘中，及腕、膝、髀若踝際[2]，亦可連續，須急及熱[3]，其血氣未寒，即去[4]碎骨。便更縫連，其愈後直不屈伸。若碎骨不去，令人痛煩，膿血不絕；不絕者，不得安[5]。諸中傷人神[6]，十死一生。

〔1〕雖愈合，後　汪本、周本同；《醫心方》卷十八第八、宋本作"雖愈，已後"；《聖惠方》卷六十八治金瘡傷筋斷骨諸方作"難愈，已後"，且下文無"仍"字。

〔2〕若踝際　"若"下《醫心方》有"在"字。"若"，通"或"。

〔3〕須急及熱　此下《聖惠方》有"療之"二字。該句謂必須及早趁

熱縫合。“及熱”，猶言趁熱，即下文“血氣未寒”之義。

〔4〕即去　原無，宋本、汪本、周本同，據文義補。此下有“碎骨不去，令人痛煩”，金瘡成癰腫候有“碎骨不去，其人必凶”之文，可證。

〔5〕不絕者，不得安　汪本、周本同；《醫心方》作“不能得安”；《聖惠方》作“日久不能得安”；宋本作“不絕不得得安”。

〔6〕人神　宋本、汪本、周本同；《聖惠方》作“臟者”二字。“人神”，《千金要方》卷二十九有“推行年人神法”，“推十二部人神所在法”，可參。

按語　從本候記載可以看出，當時對外科創傷之手術治療已具有較高之技術水平，甚至連斷肢“亦可連續”。這種折斷之骨骼亦可接續固定。是我國有關骨折治療施行內固定之最早記載。文中強調手術必須爭取時間，清除碎骨等，亦與現代創傷外科不殊。

此外，本候與前金瘡筋急不得屈伸候尚有創傷後遺留之循環障礙、神經麻痺、運動障礙等記載，如“榮衛不得循行”、“痺不仁”、“雖愈，筋急不得屈伸”等，均是外科手術史之較早資料。

九、箭鏃金刃入肉及骨不出候

箭鏃、金刃中骨，骨破碎者，須令箭鏃出，仍應除碎骨盡，乃傅藥。不爾，瘡永不合；縱合，常疼痛。若更犯觸損傷，便驚血沸潰[1]，有死者。

〔1〕驚血沸潰　“潰”，原作“漬”，形近之誤，據《醫心方》卷十八第十六改。全句大意謂驚破血脈，使血液如沸如潰之溢出。

十、金瘡中風痙候

夫金瘡痙[1]者，此由血脈虛竭，飲食未復，未滿月日[2]，榮衛傷穿[3]，風氣得入，五臟受寒，則痙。其狀，口急背直，搖頭馬鳴，腰爲反折，須臾十發[4]，氣息如絕，汗出如雨。不及時救者，皆死[5]。

凡金瘡卒無汁[6]者，中風也；邊[7]自出黃汁者，中水也。並欲作痙。急治之。

又，痛不在瘡處者，傷經絡，亦死。

〔1〕痙　宋本、汪本、周本同；《聖惠方》卷六十八治金瘡中風痙諸方作“風痙”。

〔2〕未滿月日　宋本、汪本、周本同；“月日”，本書卷四十三產後中風痙候作“日月”。又，《聖惠方》無此四字，義長。

〔3〕傷穿　宋本、汪本、周本同；《聖惠方》作“傷損”，義長。

〔4〕十發　宋本同；《聖惠方》、汪本、周本作“大發”。

〔5〕死　宋本、汪本、周本同；《聖惠方》作“難療也”三字。

〔6〕汁　宋本同；《聖惠方》、汪本、周本作“汗”。

〔7〕邊　此上《聖惠方》有“瘡”字，義勝。

按語　金瘡中風痙，即後世所謂之“破傷風”。除本候論及金瘡所致之痙外，本卷尚有腕折中風痙候，卷四十三有產後中風痙候、卷四十八有小兒中風痙候等，可見本病易發生於外傷、產後及初生嬰兒。文中所云“中風”、“中水”以及小兒中風痙候“臍瘡未合”之論，是言創口感染爲本病發生之根本原因，雖較粗略，亦很正確。

關於破傷風發作時之症狀，本候敘述細緻而逼真，與現代臨牀所見完全吻合。

又，有關“中風”、“中水”之義，下文金瘡着風候論述較詳，可合參。

十一、金瘡驚腫候

夫金瘡愈閉後，忽驚腫，動起糜沸跳手[1]，大者如盂，小者如杯，名爲盜血。此由肌未定，裏不滿，因作勞、起早，故令盜血涌出，在人皮中，不肯自消，亦不成膿，反[2]牢核。又有加血，加血者，盜血之滿也。其血凝深，不可妄破。破之者，盜血前出，不可禁止，加血追之。出即滿瘡中，便留止，令人短氣，須臾命絕。

〔1〕動起糜沸跳手　謂瘡面局部搏動，有如糜粥沸騰，其動應手。

〔2〕反　汪本、周本同；宋本作“及”。

按語 本候論述創口愈合之後，因驚動傷處，血管破裂，造成局部內出血。此即所謂"血腫"。"盜血"者，血悄然而出，人不知覺是也。"加血"者，盜血之甚也。文中指出，盜血"不可妄破"，否則血出"不可禁止"。此於臨牀，信而有徵。現代對血腫初起，多采用冷敷或施用止血劑等治療。小塊血腫，日久自能吸收；積血過多，待血止後可用針筒抽出，否則"不肯自消"，甚則機化而成"牢核"。

十二、金瘡因交接血驚出候

夫金瘡，多傷經絡，去血損氣。其瘡未瘥，則血氣尚虛，若因而房室，致情意感動，陰陽發泄，驚觸於瘡，故血汁重出。

十三、金瘡驚悸候

金瘡失血多者，必驚悸，以其損於心故也。心主血，血虛則心守不安[1]，心守不安，則喜驚悸。悸者，心動也。

〔1〕心守不安 猶言神不安舍。"心守"即"心神"、"神守"。

按語 文中指出，失血過多，以致心血不足，是驚悸發生之重要原因。然心血虛僅爲驚悸發生之內在因素，本書卷五十卒驚瘡候尚有"忽爲外物所觸"之外來誘因，可參考。

十四、金瘡煩候

金瘡損傷血氣，經絡空虛，則生熱，熱則煩痛不安[1]也。

〔1〕煩痛不安 宋本、汪本、周本同；《聖惠方》作"心神煩滿，疼痛不安"。

十五、金瘡欬候

金瘡傷血損氣。氣者，肺之所主，風邪中於肺，故欬也。

按語 金瘡發欬，據文中所述，是金瘡傷血損氣，又感風邪，以致作欬。但此欬是因虛招感，與一般之欬有別。

十六、金瘡渴候

夫金瘡失血，則經絡空竭，津液不足，腎臟虛燥，故渴也。

十七、金瘡蟲出候

夫金瘡久不瘥，及裹[1]縛不如法，瘡內敗壞，故生蟲也。

〔1〕裹　《龍龕手鏡》："苞也；纏也。"在此指包扎。

十八、金瘡着風候

夫金瘡乾無汁，亦不大腫者，中風也。寒氣得大深者，至臟便發作痙，多凶少愈。中水者則腫，多汁或成膿。

按語　本候可與前文金瘡中風痙候合看。

十九、金瘡着風腫候

此由瘡着於風，風氣相搏，故腫也。

按語　本候文字較簡，其實，金瘡感染而致病，不僅僅是瘡腫，還可能出現全身症狀，甚至有風痙之危，宜加注意。

二十、金瘡成癰腫候

夫金瘡，冬月之時，衣厚絮溫，故裹欲薄；夏月之時，衣單日凉[1]，故裹欲厚。重寒傷榮，重熱傷衛；筋勞結急，肉勞驚腫，骨勞折[2]沸，難可屈伸；血脈勞者，變化作膿；榮衛不通，留結成癰。

凡始縫其瘡，各有縱橫；雞舌隔角，橫不相當[3]。縫亦有法，當次陰陽。上下逆順，急緩相望；陽者附陰，陰者附陽；腠理皮脈，復令復常。但亦不曉，略作一行；陰陽閉塞，不必作膿；榮衛不通，留結爲癰。晝夜不臥，語言不同；碎骨不去，其人必凶；雞舌隔角，房不相當[4]。頭毛解脱，志[5]失故常；瘡不再縫，膏不再漿。

〔1〕日凉　作日暖夜凉理解。

〔2〕折　宋本、汪本、周本同；正保本、《醫方類聚》卷一百八十四金瘡門引《病源》作"者"。

〔3〕雞舌隔角，橫不相當　外傷縫合法。相當於今之連續縫合或"8"字形縫合法。其含義爲：縫合綫呈雞舌狀斜形排列，針脚之間形成一定角度，禁止與肌肉紋理呈平行縫合。

〔4〕房不相當　謂防止"略作一行"之不正確縫合法。"房"，通"防"。《文選·謝莊·月賦》："徘徊房露"，注："房與防古字通。"

〔5〕志　原作"忘"，形近之誤，據宋本改。

按語　本候"雞舌隔角，橫不相當"一段文字，是古醫籍中關於外傷縫合術之早期記載。其文詳細而明晰，堪稱是一則傷口縫合之操作規範。且文字對仗，韻律整齊，呈歌訣體裁，極易記誦。由此可見，此術在當時已經成熟，且已交相傳授。

文中所謂"上下逆順，急緩相望；陽者附陰，陰者附陽；腠理皮脈，復令復常"，是強調操作者必須熟諳人體解剖結構，在縫合中要求皮膚、皮下組織、肌肉等層次對齊，并使上下層次緊密貼合，不可分開；縫合時松緊適宜，使皮膚、肌肉、筋脈等恢復原狀。這些論述，具有較高之科學價值和重要史料價值。

此外，關於包扎傷口方法及其對創口之影響，縫合錯誤所導致之變證等，文中均有論及，并且指出，變證發生後，創口已不宜再作縫合，亦不宜再敷藥物，應另作處理。

二十一、金瘡中風水候

夫金瘡裹縛不密，爲風水氣所中，則疼痛不止，而腫痛[1]，内生青黄汁[2]。

〔1〕痛　宋本、汪本、周本同；《聖惠方》卷六十八治金瘡中風水諸方作"硬"。

〔2〕汁　此下《聖惠方》有"即難療也"四字。

二十二、金瘡下血虛竭候

金刃中於經絡[1]者，下血必多，腑臟空虛，津液竭少，無血氣榮養，故須補之。

〔1〕經絡　在此當指血脈或血管。從下文"下血必多"句可知。

二十三、金瘡久不瘥候

夫金瘡有久不瘥[1]，膿汁不絕，肌肉不生者，其瘡內有破骨[2]、斷筋、伏血[3]、腐肉、缺刃[4]、竹刺，久而不出，令瘡不愈，喜[5]出青[6]汁。當破出之，瘡則愈。

〔1〕瘥　此下原有"者"字，贅文。此處句義未完，下文另有"者"字煞句，據《聖惠方》卷六十八治金瘡久不瘥諸方刪。

〔2〕破骨　宋本、汪本、周本同；《聖惠方》作"碎骨"，義同。《說文》："破，石碎也。"

〔3〕伏血　即瘀血。

〔4〕缺刃　《聖惠方》作"鐵刃"。"缺刃"，指金刃脫落部分。

〔5〕喜　宋本作"善"，義通。

〔6〕青　宋本作"清"；《聖惠方》作"清"。義均通。

按語　前文對清創之重要性已有詳細論述，本候重申：傷口之異物，是金瘡久不愈合之重要病因。若初傷時未予清創，即便日久，亦應重新切開創口清除異物，如此瘡面方可愈合。故本候頗有實踐意義。

腕傷病諸候凡九論

提要　本篇討論金瘡以外之其他創傷，如扭傷、折傷、跌打傷、竹木刺傷等；受傷部位，有體表傷、四肢傷、腦傷、臟腑傷等等。論述重點，在於各種損傷之症狀，損傷所致之瘀血、出血等。

此外，尚載有各種損傷後之變證，如中風痙、中風腫、中風水等各種創傷感染證候。有些內容與前金瘡篇有共同之處，可以互參。

一、被打頭破腦出候

夫被打，陷骨傷頭，腦[1]眩不舉，戴眼[2]直視，口不能語，咽中沸聲如犳子[3]喘，口急，手爲妄取[4]，即[5]日不死，三日小愈[6]。

〔1〕頭，腦　宋本、汪本同；《醫心方》卷十八第二十、周本作“腦，頭”。

〔2〕戴眼　眼睛上視，不能轉動。爲危重證候。《素問·診要經終論》：“太陽之脈，其終也戴眼，反折瘈瘲。”王冰注：“戴眼，眼睛不轉而仰視也。”

〔3〕犳（tún 屯）子　即小豬。“犳”，同“豚”。

〔4〕手爲妄取　兩手無目的地胡亂抓取。義近後世所謂“撮空理綫”。此爲病人神識模糊，病情危重之表現。

〔5〕即　原無，文不成句，據《醫心方》補。又，周本作“一”，亦通。

〔6〕愈　原無，宋本、汪本同，義理不明，據《醫心方》、正保本、周本補。

二、腕折[1]破骨傷筋[2]候

凡人傷折之法，即夜盜汗者，此髓斷也，七日死；不汗者，不死。

〔1〕腕（wǎn 剜）折　義猶扭傷、折傷。“腕”，在此爲動詞，扭；拗。

〔2〕筋　原作“筯”，形近之誤，據本書目錄、宋本、汪本改。

按語　扭傷、折傷，臨牀常見，破骨傷筋斷髓，亦可遇到，而文中以盜汗診其生死，似較簡略，還宜從具體證候論定其預後爲妥。

三、卒被損瘀血候

夫有瘀血者，其人喜忘，不欲聞物聲。病人胸滿，脣萎舌青，口燥，但欲漱水不欲咽，無熱[1]，脈微大來遲，腹不滿，其人言我腹滿，爲有瘀血。汗當出不出，內結亦爲瘀血[2]。病人胸滿，口乾，髀痛，渴，無寒熱，爲有[3]瘀血。腹滿，口燥不渴，唾如漿狀，此有留血爾。

從高頓仆[4]，內有血，腹脹滿。其脈牢強者生，小弱者死。得笞掠[5]，內有結血。脈實大者生，虛小者死。其湯熨針石，別有正方，補養宣導，今附於後。

養生方導引法云：端坐，伸腰，舉左手仰掌，以右手承右脇，以鼻内氣，自極七息。除瘀血、結氣。

又云：鼻内氣[6]，口閉，自[7]極七息。除兩脇下積血氣。

又云：端坐，伸腰，舉左手，右手承右脇，鼻内氣七息。除瘀血。

又云：端坐，右手持腰，鼻内氣七息，左右戾頭[8]各三十止。除體瘀血，項頸痛。

又云：雙手搦腰[9]，手指相對向，盡勢，前後振搖二七。又，將手大指向後，極勢，振搖二七。不移手，上下對，與氣下盡勢，來去三七。去雲門、腰掖血氣閉塞。

〔1〕熱　此上《金匱要略》第十六有"寒"字。

〔2〕血　原無，宋本、汪本、周本同，文例不一，據《脈經》卷八第十三補。

〔3〕有　原作"弱"，文義不合，據宋本、正保本、周本改。

〔4〕頓仆　倒扑；摔倒在地。《三國志·吳書·諸葛恪傳》："士卒傷病，流曳道路，或頓仆坑壑。"在此指摔跌致傷。

〔5〕笞（chī痴）掠　以竹板打人脊背或臀腿之刑罰。《史記·酷吏傳》："不服，以笞掠定之。""笞"，竹板。《漢書·刑法志》："笞者，箠長五尺，其本大一寸。其竹也，末薄半寸，皆平其節。當笞者，笞臀。"隋代將"笞刑"正式定爲五刑之一，沿用至清代。

〔6〕氣　原無，宋本、汪本同。文義不全，據本書卷二十八目風淚出候養生方導引法、周本補。

〔7〕自　原作"有"，形近之誤，據本書卷二十八、周本改。

〔8〕戾（h麗）頭　謂頭部轉動。"戾"，轉也。《文選·潘安仁·射雉賦》："戾翳旋把"，注："戾，轉也。"

〔9〕搦（nuò諾）腰　手按於腰間。猶言"叉腰"。"搦"，按。《説文》："搦，按也。"

按語　瘀血證候，《内經》以降，歷代多有論述，本候集中論之，皆爲臨牀之經驗總結。其題雖曰"卒被損瘀血候"，然内、外、婦、兒諸科，凡有血滯不行，留而成瘀者，亦皆適用，因此，本候文字對於臨牀有較普遍之指導意義。

瘀血症狀雖較爲複雜，但亦有特徵可循，如舌青唇萎，善忘，口乾不欲飲等。上半身瘀血，多兼胸滿；下半身瘀血，多兼腹滿等等。同時，瘀血證候每可見到形似外感熱證之象，如口乾、口渴、口燥之類，但實非熱邪所致，故文中提出"無熱"、"但欲漱水不欲咽"等，以示鑑別診斷。此外尚須注意，瘀血之證，亦有午後身發低熱，手足掌心常熱者。

又，養生方導引法第三條，是第一條之重出，并且有文字脫漏。

四、壓迮[1]墜墮內損候迮,音責

此爲人卒被重物壓迮，或從高墜下，致吐、下血，此傷五內故也。

〔1〕壓迮（zé 責）　即壓迫，擠壓。"迮"，迫。《後漢書·陳忠傳》："鄰舍比里，共相壓迮"，注："迮，迫也。"

五、腕傷初繫縛候

夫腕傷重者，爲斷皮肉、骨髓，傷筋[1]脈，皆是卒然致損，故血氣隔絕，不能周榮[2]，所以須善繫縛，按摩導引，令其血氣復。

〔1〕筋　原作"觔"，形近之誤，據宋本、汪本改。
〔2〕周榮　原作"同榮"，形近之誤，據周本改。"周榮"，即周流榮養。

按語　本候説明扭捩致傷，必須合理包扎，一個"善"字，即點出善於處理之要求。同時還提出傷科治療之重要原則，即動靜結合，在固定傷處之同時，施以按摩導引，以促進氣血流通，解除"血氣隔絕，不能周榮"之病理。這種動靜結合之治療理論以及相應手法，中醫早就廣泛運用於臨牀，近年方爲西方醫界所重視。於此可見，我國骨傷科之治療思想及其措施不僅療效卓著，并且源遠流長。

六、被損久瘀血候

此爲被損傷，仍爲風冷搏，故令血瘀結在內，久不瘥也。

七、腕折中風痙候

夫腕折傷皮肉，作瘡者，慎不可當風及自扇，若風入瘡內，犯諸經絡，所[1]致痙。痙者，脊背強直，口噤不能言也。

〔1〕所　周本作“即”，亦通。“所”，可；可以。《經傳釋詞》：“所，猶可也。”

八、腕折中風腫候

此為風入瘡內，而不入經絡，其搏於氣，故但腫也。

九、刺傷中風水候

此為竹木所刺傷，其瘡中風水者，則腫痛，乃至成膿。

按語　腕折中風痙、中風腫和刺傷中風水等候，其病理變化，與前金瘡中風痙、着風腫、中風水等略同，所以前詳後簡，可以參閱。

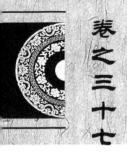

重刊巢氏諸病源候總論卷之三十七

婦人雜病諸候一 凡三十二論

提要　本篇論述婦人雜病諸候，包括卷三十七、卷三十八、卷三十九、卷四十，共四卷。

這裏所云"雜病"，是聚合各種疾病之意，與後世所稱雜病概念不同，所以其内容包括甚廣，有：①内科病之常見於婦人者，雖其大部分内容已見前各篇，但這裏所論，有婦人病之特點，不僅僅是複述，應注意其同中之異。②月經病，有月水不調、月水不利、月水不斷、痛經、閉經等。③帶下病，有青、黃、赤、白、黑五種帶下，以及因帶下而導致月經病變諸候。④漏下、崩中及其五色俱下候。⑤癥瘕積聚，論其病源，強調與胎産月經有關。⑥無子候，詳論月經、帶下、子臟冷、結積等與無子之關係。⑦前陰及乳房諸病，有陰腫、陰痛、陰挺出下脫，以及乳腫、乳癰及發乳後諸候。這些證候，都屬臨牀上之常見病、多發病，而月經病、帶下病及漏下、崩中，又是婦人雜病諸候中之重點。文中反復論述衝脈、任脈及心與小腸經同此諸病之關係，又是本書之突出成就。總之，婦人病之特點。正如卷三十八疝瘕候所云："婦人病之有異於丈夫者，或因産後，臟虛受寒，或因經水往來，取冷過度，非獨關飲食失節，多挾有血氣所成也。"

其中，卷三十七之重點，是論述月經病及帶下諸候；卷三十八，主要論述崩漏及癥瘕積聚；卷三十九，主要論述無子候；卷四十，主要論述前陰病及乳房疾病。每卷各有重點安排，叙述詳細，内容豐富，而且很多内容都是婦科病學之早期資料，極其珍貴，既有文獻價值，更具臨牀指導意義。

一、風虛勞冷候

風虛勞冷者，是人體虛勞，而受於冷也。夫人將攝順理[1]，則血氣調和，風寒暑濕，不能爲害。若勞傷血氣，便致虛損，則風冷乘虛而干之，或客於經絡，或入於腹内。其經絡得風冷，則氣血冷澀[2]，不能自温於肌膚也。腹内得風冷，則脾胃弱[3]，不消飲食也。隨其所傷而變成病，若大腸虛者，則變下利；若風冷入於子臟，則令臟冷，致使無兒；若搏於血，則血澀壅，亦令經水不利，斷絕不通。

〔1〕將攝順理　將養調攝，順應常度。"將攝"，義同"將息"。

〔2〕冷澀　宋本、汪本、周本同；《聖惠方》卷七十治婦人風虛勞冷諸方作"澀滯"。

〔3〕脾胃弱　汪本、周本同；《聖惠方》作"脾胃氣弱"，宋本作"脾冷弱"。

按語　本候論述婦人風虛勞冷，强調"人體虛勞"，"風冷乘虛而干之"，頗有深意。正虛之處，便是容邪之所。而婦人以血氣爲本，血氣受風冷，則衝任胞宮無所潤養，經帶胎産諸病，由此而生矣。文中提出，邪客於經絡，則不能温肌膚；客於腹内，則脾胃弱，變下利，客於子臟，則無兒；搏於血，則經水爲變等。冠於婦人雜病之首，以示概略，具有臨牀指導意義。

二、風邪驚悸候

風邪驚悸者，是風[1]乘於心故也。心藏神，爲諸臟之主。若血氣調和，則心神安定；若虛損，則心神虛弱，致風邪乘虛干之，故驚而悸動不定也。其驚悸不止，則變恍惚而憂懼。

〔1〕風　原作"爲"，誤，文義不貫，據《聖惠方》卷六十九治婦人血

風心神驚悸諸方改。

按語 本候論驚悸，責之血氣虛損，心神虛弱，風邪乘虛干之爲病，這是反映婦人驚悸之特點，所以《聖惠方》改名爲血風心神驚悸，強調血氣對於婦人之重要性。至於驚悸病之證候，本書卷一風驚悸候敍述較詳，可以參閱。

三、虛汗候

人以水穀之精，化爲血氣津液，津液行於腠理。若勞傷損動，陽氣外虛，腠理開，血氣衰弱，故津液洩越，令[1]多汗也。其虛汗不止，則變短氣，柴瘦而羸瘠[2]也。亦令血脈減損，經水否澀，甚者閉斷不通也。

〔1〕令　原作"冷"，形近之誤，據宋本、周本改。

〔2〕羸瘠　聯綿字，瘦也。《荀子·正論》："庶人則凍餧羸瘠。""瘠"，亦瘦也。《集韻》："膌，瘦也，或作瘠。"

按語 虛汗本是常見證，但在婦人又有特殊意義，從本候所論，虛汗過多，既能耗氣，亦能傷血，血氣衰弱，則引起短氣、形體消瘦，尤於婦人更令血脈減損，以致經水澀少，甚至經閉。真如《靈樞·營衛生會》所説："奪血者無汗，奪汗者無血。"故在此虛汗一證，與一般內科虛汗又有區別。

四、中風候

中風者，虛風[1]中於人也。風是四時八方之氣，常以冬至之日，候其八方之風，從其鄉來者，主長養萬物；若不從其鄉來，名爲虛風，則害萬物[2]。人體虛者，則中之，當時雖不即發，停在肌膚，後或重傷於風，前後重沓[3]，因體虛則發。人腑臟俞皆在背，中風多從俞入，隨所中之俞而發病[4]。

若心中風，但得偃臥，不得傾側[5]，汗出[6]。若脣赤汗流者[7]，可治，急灸心俞百壯。若脣[8]或青或白，或黃或黑[9]，此是心壞爲水[10]，面目亭亭，時悚動者[11]，皆不復可治[12]，五六日而死。

若肝中風，踞坐，不得低頭，若遶[13]兩目連額上[14]，色微有青，唇青而面黄者[15]，可治，急灸肝俞百壯。若大青黑，面一黄一白者，是肝已傷，不可復治，數日而死。

若脾中風，踞而[16]腹滿，身通黄，吐鹹水，汗出[17]者，可治，急灸脾俞百壯。若[18]手足青者，不可復治。

腎中風，踞而腰痛，視脅左右，未有黄色如餅粞[19]大者，可治，急灸腎俞百壯。若齒黄赤，鬢髮直，面土色，不可復治。

肺中風，偃臥[20]而胸滿短氣，冒悶汗出，視目下鼻上下[21]兩邊下行至口，色白者[22]，可治，急灸肺俞百壯。若色黄者[23]，爲肺已傷，化爲血[24]，而不可復治。其人當妄[25]，掇空自拈衣[26]，此亦數日而死。

〔1〕虛風　本書卷一中風候作“風氣”。

〔2〕則害萬物　汪本、周本同；本書卷四十二妊娠中風候作“賊於人”，宋本、《聖惠方》卷六十九治婦人中風諸方“則”作“賊”，亦通。

〔3〕重沓　重疊積厚之意。

〔4〕發病　此下《聖惠方》有“婦人氣血虛損，故令中風也”二句。

〔5〕傾側　宋本、汪本、周本同；《中藏經》卷上第十七作“轉側”。“傾側”，聯綿字，不正也，在此含有轉側或側臥之意。

〔6〕汗出　此上《千金要方》卷八第一有“悶亂冒絕”四字。義長。又，《外臺》卷十四中風及諸風方無“汗出”二字。

〔7〕若唇赤汗流者　宋本、汪本、周本同；《千金要方》作“若唇正赤，尚”，“尚”字，連下句讀。

〔8〕若唇　此下《中藏經》有“面”字，義長，能與下文唇面同舉諸詞相應。

〔9〕或青或白，或黄或黑　宋本、汪本、周本同；《中藏經》作“或青或黄，或白或黑”，此下並有“其色不定，眼瞤動不休者”二句，可參。

〔10〕此是心壞爲水　《中藏經》作“心絕也”。又，該書卷上第二十四有“心傷則心壞，爲水所乘”之句，義長可從。

〔11〕面目亭亭，時慄動者　“亭亭”，原作“亭而”，誤，據本書卷一、卷四十二、卷四十三、卷四十八中風候改。“者”字原無，據本書卷一、卷四十二補，足句。全句形容面目呆滯，無活動表情，或時又見掣動，呈恐懼之貌。又，“亭亭”，《嬰童百問》卷三第二十八問作“青黑”二字。

〔12〕不復可治　本書卷一、卷四十三作“不可復治”，卷四十二作

"不可治"。

〔13〕遶　同"繞"。《正字通》："繞，別作遶。"

〔14〕上　汪本、周本同；宋本作"面"，屬下句讀。

〔15〕者　原誤置在上句之末，據本書卷一中風候移正。

〔16〕而　宋本作"坐"。

〔17〕吐鹹水，汗出　本書卷一、卷四十二、卷四十八作"吐鹹汁出"，卷四十三作"吐鹹水出"。

〔18〕若　此下《千金要方》有"目下青"三字。

〔19〕餅糍（cī詞）　稻餅也。同"餅餈"。

〔20〕偃卧　原作"側卧"，誤，據本書卷一、卷四十二、卷四十三、卷四十八改。

〔21〕下　宋本、汪本、周本同；《千金要方》無。

〔22〕者　原無，據以上諸條文例，《千金要方》、《外臺》補。足句。

〔23〕者　原無，據《千金要方》補。足句。

〔24〕化爲血　可作變爲血證理解。《中藏經》第二十八："風中於肺，則欬嗽喘悶，失血者不可治。"又，"熱傷於肺，肺化爲血，不可治。"可證。

〔25〕妄　此下《千金要方》有"言"字。

〔26〕掇空自拈衣　宋本、汪本、周本同；本書卷一、《千金要方》作"掇空指地，或自拈衣尋縫"，義勝。此皆是危重病人在神志模糊時之虛妄動作。

按語　本候文字與本書卷一中風候基本相同。關於本候之文獻源流及有關問題之闡發，可參閱本書卷一中風候按語。

五、中風口噤候

中風口噤，是體虛受風，風入頷頰[1]夾口之筋也。手三陽之筋，結入於頷頰；足陽明之筋，上夾於口。而風挾冷，乘虛而入其筋，則筋攣，故引牙關急而口噤。

〔1〕頷頰　下頷與面頰。

六、角弓反張候

角弓反張，是體虛受風，風入諸陽之經也。人陰陽經絡，周環[1]於身，風邪乘虛入諸陽之經，則腰背反折，攣急如角弓之狀。

〔1〕環　原作"瓌"，形近之誤，據汪本、周本改。

七、偏風口喎候

偏風口喎，是體虛受風，風入於夾口之筋也。足陽明之筋，上夾於口，其筋偏虛，而風因乘之，使其經筋偏急不調，故令口喎僻也。

按語　偏風口喎病理，本書卷一指出"風入於足陽明、手太陽之經"，卷四十八亦足陽明與手三陽并舉，而在此僅言"足陽明之筋"，蓋因足陽明經脈繞脣口，與口喎關係最爲密切，故突出一經。

八、賊風偏枯候

賊風[1]偏枯，是體偏受風，風客於半身也。人有勞傷血氣，半身偏虛者，風乘虛入客，爲偏風也。其風邪入深，真氣[2]去，邪氣獨[3]留，則爲偏枯。此由血氣衰損，爲風所客，令血氣不相周榮於肌肉，故令偏枯也。

〔1〕賊風　宋本、汪本、周本同；《聖惠方》卷六十九治婦人中風偏枯諸方作"中風"。

〔2〕真氣　汪本、周本同；《外臺》卷十九風偏枯方作"生氣"。

〔3〕獨　原無，據本書卷一風偏枯候補。

九、風眩候

風眩是體虛受風，風入於腦也。諸腑臟之精，皆上注於目。其血氣與脈，并上屬於腦。循脈引於目系，目系急，故令眩也。其眩不止，風邪甚者，變癲倒[1]爲癲疾。

〔1〕癲倒　宋本、汪本同；《聖惠方》卷六十九治婦人風眩頭疼諸方無。"癲倒"即顛倒，"癲"，亦作"顛"，《韻會》："癲，同顛。"周本即作"顛"。

十、癲狂候

癲者，卒發仆地[1]，吐涎沫，口喎，目急，手足繚戾[2]，無所覺知，良久乃甦。狂者，或言語倒錯[3]，或自高賢，或罵詈，不避親疎；亦有自定之時。皆由血氣虛，受風邪所爲。人禀陰陽之氣而生，風邪入并於陰則爲癲，入并於陽則爲狂，陰之與陽，更有虛及實，隨其虛時，爲邪所并則發，故發癲又發狂。

又人[4]在胎之時，其母卒大驚動，精氣并居[5]，亦令子發癲，此則小兒而發癲者，是非關長因血氣虛損，受風邪所爲。

又有五癲：一曰陽癲，二曰陰癲，三曰風癲，四曰濕癲，五曰勞癲，此蓋隨其感處之由立名。

又有牛、馬、猪、雞、狗之癲，皆以[6]其癲發之時，聲形狀似於牛、馬等，故以爲名也。俗云：病癲人忌食六畜之肉，食者癲發之狀，皆悉象之。

〔1〕卒發仆地　宋本、汪本、周本同；《聖惠方》卷六十九治婦人風邪癲狂諸方作"卒發意不樂，直視仆地"。

〔2〕繚戾　聯緜字，即了戾，謂屈曲也。《楚辭·劉向·九嘆·逢紛》："繚戾宛轉。"補曰："繚戾，曲也。"在此引申作"手足拘攣"。

〔3〕或言語倒錯　宋本、汪本、周本同；《聖惠方》作"少臥不飢"。

〔4〕人　原無，據本書卷二風癲候補。

〔5〕精氣并居　謂精氣與逆亂之氣相并，傷及於胎。

〔6〕以　原作"死"，誤，據宋本、正保本改。

按語　本候癲狂并論，內容賅括本書卷二之風癲候、卷五癲病候和風狂病候。癲與狂，是兩種病，在婦人都可出現，故在此并提，又相鑑別者。

文中第二段提出小兒發癲，成因於兒在胎時，其母卒大驚恐，非關長因血氣虛損，受風邪所爲，是指明癲病之先天因素。

此後五癲，及牛、馬、猪、雞、狗癲，皆是風癲病之證候分類，以及成因之略有差異者，但與風狂病候無涉。

十一、風瘙癢候

風瘙癢者，是體虛受風，風入腠理，與血氣相搏，而俱往來，在於皮膚之間。邪氣微，不能衝擊爲痛，故但瘙痒也。

按語 本候論述風瘙癢證病理變化較詳，可以補充本書卷二風瘙癢候之未備，尤其瘙癢爲邪微，是痛之輕一等者，較前以寒熱分證，更進一步。

十二、風蠱[1]候

風蠱者，由體虛受風，風在皮膚之間。其狀，淫淫躍躍[2]，若蠱物刺[3]，一身盡痛，侵傷血氣，動作[4]如蠱毒之狀，謂之風蠱。

〔1〕風蠱　本書卷二蠱風候作"蠱風"，下同。
〔2〕淫淫躍躍　遊走往來，喻皮肉內有異物行走之感。
〔3〕若蠱物刺　本書卷二作"若畫若刺"。
〔4〕動作　謂其病發作。

十三、癩候

癩病，是賊風入百脈，傷五臟，連注，骨髓俱傷，而發於外，使眉睫墮落，皮肉生瘡，筋爛節斷，語聲嘶破。而毒風之變，冷熱不同，故腠理發癩，形狀亦異。

按語 本候所述，是本書卷二諸癩候之摘要，詳情可參前文。文中"賊風入百脈"之"賊風"，癩病諸候均作"惡風"，於義爲長。

十四、氣[1]候

氣病，是肺虛所爲。肺主氣，五臟六腑皆稟氣於肺。憂思恐怒，居處飲食不節，傷動肺氣者，並成病。其氣之病，有虛有實。其肺氣實，謂之有餘，則喘逆上氣。其肺氣虛，謂之不足，則短乏少氣。而有冷有熱，熱則四肢煩熱也，冷則手足逆冷。

〔1〕氣　據本候文義，此下疑脫"病"字。

按語 本書卷十三氣病諸候，概括甚廣，本篇氣候，則僅論肺氣之虛實寒熱，兩者範圍不同，有廣狹之分。

十五、心痛候

心痛，是臟虛受風[1]，風冷邪氣乘於心也。其痛發，有死者，有不死成疹者[2]。心爲諸臟主而藏神，其正經不可傷，傷之而痛者，名爲真心痛[3]，朝發夕死，夕發朝死。心之支[4]別絡，爲風冷所乘而痛者[5]，故痛發乍間乍甚，而成疹也[6]。

〔1〕受風　宋本、汪本、周本同；《聖惠方》卷七十一治婦人血氣心痛諸方作“氣血不調”。

〔2〕有不死成疹者　本書卷十六心痛候作“有不死者，有久成疹者”，義勝。“疹”，久病。

〔3〕真心痛　此下《靈樞·厥病》有“手足青至節，心痛甚”八字。

〔4〕支　原作“肢”，誤，據本書卷十六、《聖惠方》、宋本改。

〔5〕而痛者　本書卷十六作“不傷於正經者，亦令心痛”，義勝。

〔6〕而成疹也　本書卷十六作“故成疹不死”。

按語　本書卷十六有心痛候、久心痛候，卷四十一有妊娠心痛候，內容均較本候爲詳，可以參閲。

十六、心腹痛候

心腹痛者，腑臟虛弱，風邪[1]客於其間，與真氣相擊[2]，故痛。其痛隨氣上下[3]，或上衝於心，或下攻於腹，故心腹痛。

〔1〕風邪　本書卷十六心腹痛候作“風寒”。

〔2〕與真氣相擊　此上本書卷十六有“邪氣發作”四字；“真氣”，卷十六作“正氣”，義同。“真氣”，猶言正氣、元氣也。此下腹中痛候即作“正氣”。

〔3〕上下　原作“下上”，倒文，據《聖惠方》卷七十一治婦人血氣心腹疼痛諸方移正。

十七、腹中痛候

腹痛者，由臟腑虛弱，風冷邪氣乘之，邪氣與正氣相擊，則腹痛也。

按語　本書卷十六有腹痛候，論證詳備，并有養生方導引法，可以參閱。

十八、小腹痛候

小腹痛者，此由胞絡[1]之間，宿有風冷，摶於血氣，停結小腹。因風虛[2]發動，與血相擊，故痛。

〔1〕胞絡　在此指婦人胞宮并及其他臟腑相聯繫之脈絡，其中包括衝脈和任脈。《靈樞·五音五味》：“衝脈任脈皆起於胞中。”此下月水不調候即有具體論述。

〔2〕風虛　宋本、汪本、周本同。正保本無“虛”字。

按語　小腹痛，是婦科常見之證，病情比較複雜，本候所論，爲風冷客於胞絡，摶於血氣而致。從文中“宿有風冷”、“停結小腹”而論，則此證已爲久病，“因風虛發動”，亦說明此證有反復發作性，宜與注意。

十九、月水不調候

婦人月水不調，由勞傷氣血，致體虛受風冷，風冷之氣客於胞内，傷衝脈、任脈，損手太陽、少陰之經也。衝任之脈，皆起於胞内，爲經絡之海。手太陽小腸之經，手少陰心之經，此二經爲表裏，主上爲乳汁，下爲月水。然則月水是經絡之餘[1]，若冷熱調和，則衝脈、任脈氣盛，太陽、少陰所主之血宣流，以時[2]而下。若寒溫乖適[3]，經脈則虛，有風冷乘之，邪摶於血，或寒或溫，寒則血結，溫則血消[4]，故月水乍多乍少，爲不調也。

診其脾脈，沉之而濡[5]，浮之而虛，苦腹[6]脹煩滿，胃中有熱，不嗜食，食不化，大便難，四支苦痹，時不仁，得之房内[7]，月事[8]不來，來而併[9]。

又，少陰脈澀則血不來，此爲居經，三月一來。又，脈微，血氣俱虛，年少者，亡血之脈也。乳子[10]，下利爲可，不爾[11]者，此爲居經，亦三月一來。又，經水一月再來者，經來時，其脈欲自如常，而反微者，不利、不汗出者，其經三月必來。

養生方云：病憂恚泣哭，以令陰陽結氣不和，故令月水時少時多，内熱苦渴，色惡，體肌枯，身重。

〔1〕經絡之餘　在此指經絡血氣之餘。

〔2〕以時　宋本、汪本、周本同；《聖惠方》卷七十二治婦人血水不調諸方作"依時"。字異義同。

〔3〕寒溫乖適　謂寒溫不調，背離四時常候。"乖"，背也。"適"，時。《呂氏春秋‧明理》："其風雨則不適。"注："適，時也。"

〔4〕消　散也。《素問‧脈要精微論》："當消環自已。"王冰注："消，謂消散。"

〔5〕沉之而濡　原作"沉沉而喘"，義不可通，據《脈經》卷六第五改。

〔6〕苦腹　原作"若腸"，形近之誤，據《脈經》改。

〔7〕房內　隱指男女交合。

〔8〕月事　汪本、周本同；宋本、《脈經》作"月使"，義同。《廣韻》："事，使也。"

〔9〕併　此上《脈經》有"頻"字。"併"，在此指"併月"，即月經兩月一行。

〔10〕乳子　以乳哺兒。在此指哺乳期。

〔11〕爾　原作"調"，誤，據周本改。

按語　本候論述月經不調，相當於月經病之概論。論中重視衝脈、任脈、手少陰心經、手太陽小腸經與月經之關係，故以下凡論及月經病者，均從這些經脈之虛實冷熱分析病情。衝爲血海，任主胞胎，"任脈通，太衝脈盛，月事以時下"；心與小腸爲表裏，心主血脈而藏神，"胞脈者，屬心而絡於胞中"，故月經來潮，亦關涉於少陰、太陽經。當然，月經時下，還不僅此四經，其他諸臟腑氣血經絡，亦有重要作用，如肝、如腎、如脾胃等等，故宜靈活看待，知其要點，又不可拘限。

文中所論月經三月一來之"居經"，臨牀有兩種情況，一是氣血不足，多與汗多、下利等亡血亡津液有關，此是病態；二是屬於特殊之生理變異，雖然三月一來，亦屬正常。

二十、月水不利候

婦人月水不利者，由勞傷血氣，致令體虛而受風冷，風冷客於胞內，損傷衝、任之脈，手太陽、少陰之經故也。衝脈、任脈爲經脈[1]之海，皆起於胞內。手太陽小腸之經也，手少陰心之經也，此二經爲表裏，主下爲月水。風冷客於經絡，搏於血氣，血得冷則壅滯，故令月水來不宣利也。

診其脈，從寸口邪[2]入上者，名曰解脈[3]，來至狀如琴絃，苦小腹痛，經月[4]不利，孔竅[5]生瘡。又，左手關上脈，足厥陰經也，沉爲陰，陰虛者，主月經不利，腰腹痛。尺脈滑，血氣實，經絕[6]不利。又，脈左手尺來而斷絕者，月水不利也。又，脈寸關調如故，而尺脈絕不至者，月經不利，當患小腹引腰絞痛，氣積聚上叉胸脅[7]。

〔1〕爲經脈　原脱，宋本、汪本、周本亦無，據此下月水腹痛候文例、《聖惠方》卷七十二治婦女月水不利諸方補。

〔2〕邪　通“斜”。

〔3〕解脈　散行之脈。《素問·刺腰痛》：“解脈令人腰痛”王冰注：“解脈，散行脈也。”

〔4〕經月　宋本、汪本、周本同；《聖惠方》作“月水”，詞異義同。

〔5〕孔竅　在此指陰道及外陰部分。

〔6〕經絕　宋本、汪本、周本同；《聖惠方》作“經絡”。

〔7〕氣積聚上叉胸脅　宋本、汪本、周本同。《聖惠方》作“氣滯上攻胸膈也”。

按語　本候所論月水不利，責之勞傷血氣，風冷客於胞內而致，臨牀較爲常見。然導致月經不利之因素很多，諸如肝氣鬱結、痰濕困中、腎氣虛竭，血氣衰少等，均能引起行經不利，臨證時應多方考慮，辨析施治。

二十一、月水來腹痛候

婦人月水來腹痛者，由勞傷血氣，以致體虛，受風冷之氣，客於胞絡，損衝、任之脈，手太陽、少陰之經。衝脈、任脈皆起於胞內，爲經脈之海也；手太陽小腸之經，手少陰心之經也。此二經共爲表裏，主下爲月水。其經血虛，受風冷，故月水將下之際，血氣動於風冷，風冷與血氣相擊，故令痛也。

按語　本候論述痛經，主要責之“其經血虛，受風冷”、

"風冷與血氣相擊"，這是臨牀較多見者，但形成痛經之原因頗多，有氣滯血瘀、寒濕凝滯、濕熱下注、氣血虛弱、肝腎不足等，其中尚賒有先天發育不良、或子宮內膜異位等變化，病情比較複雜，臨證之際，須周詳診察，區別對待。

二十二、月水不斷候

婦人月水不斷者，由損傷經血，衝脈、任脈虛損故也。衝任之脈，爲經脈之海；手太陽小腸之經也，手少陰心之經也，此二經爲表裏，主下爲月水。勞傷經脈，衝任之氣虛損，故不能制其經血，故令月水不斷也。凡月水不止而合陰陽，冷氣上入臟，令人身體面目痿黃，亦令絶子不産也。

按語 文中"月水不止而合陰陽"，致令婦人身體面目痿黃，亦令絶子不産之論，是現存醫書中較早記載，以後懂得經期禁止交合，保護婦女身體健康，現已成爲人們常識，但尋流溯源，《病源》之見，實難能可貴。

二十三、月水不通候

婦人月水不通者，由勞損血氣，致令體虛受風冷，風冷邪氣客於胞內，傷損衝任之脈，并手太陽、少陰之經，致胞絡內絶，血氣不通故也。衝任之脈，起於胞內，爲經脈之海；手太陽小腸之經也，手少陰心之經也，此二經爲表裏，主下爲月水。風冷傷其經血，血性得溫則宣流，得寒則澀閉，既爲冷[1]所結搏，血結在內，故令月水不通。

又云：腸中鳴，則月事不來，病本於胃。所以然者，風冷干於胃氣，胃氣虛，不能分別[2]水穀，使津液不生，血氣不成故也。

又云：醉以入房，則內氣竭絶，傷肝，使月事衰少不來也。所以爾者，肝藏於血，勞傷過度，血氣枯竭於內也。

又，先經唾血，及吐血、下血，謂之脱血，使血枯，亦月事不來也。

又，利血，經水亦斷，所以爾者，津液減耗故也。利止，津液生[3]，其經自下。

診其腎脈微澀，爲不利者[4]，是月水不來也。又左手關後尺內浮，爲陽[5]；陽[6]絕者，無膀胱脈[7]也，月事則閉。又，肝脈沉之而急，浮之亦然[8]，時小便難，苦頭眩痛[9]，腰背痛，足爲寒，時疼[10]，月事不來，時恐[11]，得之少之[12]時有所墮墜也。

月水不通，久則血結於內生塊，變爲血瘕[13]，亦作血癥[14]。血水相并，壅澀不宣通，脾胃虛弱，變爲水腫也。所以然者，脾候身之肌肉，象於土，土主能[15]尅消於水，水血既并，脾氣衰弱，不能尅消，故水氣流溢，浸漬肌肉，故腫滿也。

〔1〕冷　《聖惠方》卷七十二治婦人月水不通諸方作“風冷”，義長。

〔2〕分別　宋本、汪本、周本同；《聖惠方》作“消化”。

〔3〕利止，津液生　宋本、汪本同；《聖惠方》作“但益津液”。又，此上周本有“須”字。文中“利血”、“利止”，均指下痢膿血。

〔4〕爲不利者　宋本、汪本同；《聖惠方》無此句，周本作“不下利者”。“不利”，在此指月水不利。

〔5〕尺內浮爲陽　宋本、汪本、周本同；《脈經》卷二第一、《千金要方》卷二十第一作“尺中”，無“浮爲陽”三字。

〔6〕陽　原無，宋本、汪本同，據《聖惠方》、周本補。

〔7〕無膀胱脈　膀胱屬下焦，主藏津液，“無膀胱脈”，可作下焦血脈津液虛竭理解。

〔8〕然　此下《脈經》卷六第一有“苦脅下痛，有氣支滿，引少腹而痛”三句。

〔9〕頭眩痛　宋本、汪本、周本同；《脈經》作“目眩頭痛”。

〔10〕足爲寒，時疼　汪本、周本同；《脈經》作“足爲逆寒、時癢”；《聖惠方》作“足寒時疼”。

〔11〕時恐　宋本、汪本、周本同；《脈經》作“時無時有”。

〔12〕之　《脈經》無。

〔13〕血瘕　爲婦科“八瘕”之一，參見本書卷三十八八瘕候。

〔14〕血癥　因血瘀而形成之癥積。

〔15〕能　宋本、汪本、周本同；《聖惠方》無，義長。

按語 前文諸候論月經病變，均責之風冷傷損衝、任及手太陽小腸、手少陰心經，其論一致；而本候所論，則另有體例，廣泛敘述月經不通之諸種原因，及其變證，較爲全面，切合臨牀，頗具實用價值。從月經之生理病理來看，月經不通之病變過程，關係到心、肝、腎等諸臟之失調，因而尚須詳辨何臟失調，突出重點。月經不通，進一步發展，又可變爲血瘕、血癥，甚至出現水腫，即所謂之"血分"證，則更爲嚴重。如不及時治療，則預後不良，如《金匱要略》第十四云："經水前斷，後病水，名曰血分，此病難治。"

又，本候論述較詳，且置於月經病諸候之末，似有總結之意，其中病因、病機，亦可與前諸候相互聯繫。

二十四、帶下候

帶下者，由勞傷過度，損動經血，致令體虛受風冷，風冷入於胞絡，搏其血之[1]所成也。衝脈、任脈爲經絡之海。任之爲病，女子則帶下。而手太陽爲小腸之經也，手少陰心之經也，心爲臟，主於裏，小腸爲腑，主於表。此二經之血[2]，在於婦人，上爲乳汁，下爲月水，衝任之所統也。衝任之脈既起於胞內，陰陽過度[3]，則傷胞絡，故[4]風邪乘虛而入於胞，損衝、任之經，傷太陽、少陰之血，致令胞絡之間，穢液與血相兼，連[5]帶而下。冷則多白，熱則多赤，故名帶下[6]。

又，帶下[7]有三門：一曰胞門，二曰龍門，三曰玉門。已產屬胞門，未產屬龍門，未嫁屬玉門。又，未嫁女亦有三病：一者，經水初下[8]，陰內熱，或當風，或因扇得冷。二者，或因以寒水洗之得病[9]。又三者，或見月水初下，驚恐得病，皆屬帶下也。

又，婦人年五十所，病下利[10]，數十日不止，暮發熱，小腹裏急痛[11]，腹滿，手掌煩熱[12]，脣口乾燥，此因曾經半產，瘀血在小腹不去，此疾必帶下。所以知瘀血者，脣口燥，即是其證。

又，婦人年五十所，病但苦[13]背痛，時時腹中痛，少食多厭[14]。診其脈，陽微，關尺小緊，形脈不相應，病如此，在下焦，此必帶下[15]。

又，婦人帶下，六極之病，脈浮即腸鳴腹滿，脈緊即腹[16]中痛，脈數則陰中癢痛生瘡[17]，脈弦即陰疼掣痛。

〔1〕血之　宋本、汪本、周本同；《聖惠方》卷七十三治婦人赤白帶下諸方作"血氣"。義長。

〔2〕血　宋本、汪本、周本同；湖本作"脈"。

〔3〕陰陽過度　隱指男女房事過度。

〔4〕故　宋本、汪本、周本同；《聖惠方》作"致"。

〔5〕連　原作"帶"，誤，據周本改。

〔6〕帶下　此上《聖惠方》有"赤白"二字。

〔7〕下　原無，宋本、汪本、周本同，據本書卷四十四產後帶下候、《脈經》卷九第四補。

〔8〕初下　指初次行經，現在通稱初潮。

〔9〕病　原無，宋本、汪本同，據周本補。又，正保本作"冷"，亦通。

〔10〕下利　在此指"下血"，即漏下。《醫宗金鑑·訂正金匱要略注》第二十二："按：所病下利之利字，當是血字，文義相屬，必是傳寫之誤。"此說甚確。

〔11〕痛　宋本、汪本、周本同；《金匱要略》第二十二無。

〔12〕煩熱　原作"熱煩"，宋本、汪本、周本同，倒文，據《金匱要略》移正。又，《脈經》無"煩"字。

〔13〕苦　原作"若"，形近之誤，據《脈經》卷九第四、宋本、周本改。

〔14〕厭　此下《脈經》有"喜膶脈"三字，義長可從。

〔15〕此必帶下　宋本、汪本、周本同；《脈經》作"病屬帶下"。

〔16〕腹　原作"腸"，形近之誤，據《脈經》改。

〔17〕痛生瘡　宋本、汪本、周本同；《脈經》作"洪則生瘡"，義長。

按語　本候所論，相當於帶下病之總論。文中首先指出帶下病機，是風邪乘虛入於胞絡，損傷衝、任、太陽、少陰之經血，致令胞絡之間，穢液與血相兼，連帶而下，同時例舉未婚少女與更年期婦女二證，論述帶下之不同病情。而後從帶下之脈診，敍述相應病情，認識更臻全面。

本候所論帶下，內容有廣、狹二義。狹義帶下，指陰道中穢液雜下，或腥或臭，似膿似血。廣義帶下，則泛指婦人下焦雜病，如第三段之"病下利"，第四段之"苦背痛"，第五段之脈診所主諸證，以及未嫁女之"驚恐得病"等，均是廣義帶下病。

狹義帶下與廣義帶下，在敍證時往往相錯雜，有可分而不可分者，但總之是病發於帶脈以下之下焦部位，此爲其共同特徵。

廣義帶下之症狀較複雜，易與其他雜病相混淆，對此，《脈經》早有所見，在卷九第四"婦人年五十所，病但苦背痛"一條中，詳論鑑別方法，如云："當問病者飲食何如。假令病者言我不欲飲食，聞穀氣臭者，病爲在上焦；假令病者言我少多爲欲食，不食亦可，病爲在中焦；假令病者言我自飲食如故，病爲在下焦，爲病屬帶下。"此說可參。

二十五、帶五色俱下候

帶下病者，由勞傷血氣，損動衝脈、任脈，致令其血與穢液兼帶而下也。衝任之脈，爲經脈之海。經血之行，內榮五臟，五臟之色，隨臟不同。傷損經血，或冷或熱，而五臟俱虛損者，故其色隨穢液而下，爲帶五色俱下。

按語 帶下病是個通稱，病情與五臟有關，重點在於何臟，帶下即見其臟之色。如帶下青色爲肝病，黃色爲脾病，赤色爲心病，白色爲肺病，黑色爲腎病。此下有帶下青等五候，具論病情。本候似爲帶下病之概說，但從"帶五色俱下"之文而論，則帶兼五色，又非一般之帶下，并云"五藏俱虛損"，則其病情嚴重可知，宜加重視。

二十六、帶下青候

此由勞傷血氣，損動衝脈、任脈。衝任之脈，皆起於胞內，爲經脈之海；手太陽小腸之經也，手少陰心之經也，此二經主下爲月水。若經脈傷損，衝任氣虛，不能約制經血，則與穢液相兼而成帶下。然五臟皆稟血氣，其色則隨臟而不同，肝臟之色青，帶下青者，是肝臟虛損，故帶下而挾青色。

二十七、帶下黃候

勞傷血氣，損動衝脈、任脈。衝任之脈，皆起於胞內，爲經脈之海；手太陽小腸之經也，手少陰心之經也，此二經主下爲月水。若經脈傷損，衝任氣虛，不能約制經血，則血與穢液相兼而成帶下。然五臟皆稟血氣，其色則隨臟不同，脾臟之色黃，帶下黃者，是脾臟虛損，故帶下而挾黃色。

二十八、帶下赤候

勞傷血氣，損動衝脈、任脈。衝任之脈，皆起胞內，爲經脈之海；手太陽小腸之經也，手少陰心之經也，此二經主下爲月水。若經脈傷損，衝任氣虛，不能約制經血，則與穢液相兼而成帶下。然五臟皆稟血氣，其色則隨臟不同，心臟之色赤，帶下赤者，是心臟虛損，故帶下而挾赤色。

二十九、帶下白候

勞傷血氣，損動衝脈、任脈。衝任之脈，皆起於胞內，爲經脈之海；手太陽小腸之經也，手少陰心之經也，此二經主下爲月水。若經脈傷損，衝任氣虛，不能約制經血，則血與穢液相兼而成帶下。然五臟皆稟血氣，其色則隨臟不同，肺臟之色白，帶下白者，肺臟虛損，故帶下而挾白色也。

三十、帶下黑候

勞傷血氣，損動衝脈、任脈。衝任之脈，皆起於胞內，爲經脈之海；手太陽小腸之經也，手少陰心之經也，此二經主下爲月水。若經脈傷損，衝任氣虛，不能約制經血，則血與穢液相兼而成帶下。然五臟皆稟血氣，其色則隨臟不同，腎臟之色黑，帶下黑者，是腎臟虛損，故帶下而挾黑色也。

按語 以上五候，分別論述五色帶下。歸本於五臟虛損。從臨牀所見，帶下之候，以白、黃、赤三者爲多，青帶和黑帶則少見。其實，以色分證，僅是論帶下病之一端，應綜合觀察分析，結合寒熱虛實、六淫七情、痰飲瘀血等各方面辨證，才較全面。

又，本篇論帶下，以五色分證，是現存婦科醫籍中之早期資料，除臨牀有一定指導意義外，尚具有史料價值。

三十一、帶下月水不利候

帶下之病，由勞傷血氣，損動衝脈、任脈。衝任之脈，起於胞內，爲經脈之海；經血傷損，故血與穢液相兼而成帶下。帶下輸瀉則臟虛，而重被風冷乘之，入傷手太陽、少陰之經，則使月水不利。所以爾者，手太陽小腸之經也，爲腑主表；手少陰心之經也，爲臟主裏，此二經共合，其經血上爲乳汁，下爲月水，血性得寒則澀，既爲風冷所乘，故帶下而血澀，所以月水不利也。

按語 本候論帶下月水不利，歸結爲二點，即"帶下輸瀉則臟虛，而重被風冷乘之"，亦是一般而論，臨牀所見，病情尚多複雜，宜加詳察。

三十二、帶下月水不通候

帶下之病，由勞傷血氣，損動衝脈、任脈。衝脈、任脈起於胞內，爲經脈之海。經血傷損，故血與穢液相兼而成帶下。帶下輸瀉則臟虛，而重被風冷乘之，入傷手太陽、少陰之經，則使月水不通。所以爾者，手太陽小腸之經也，爲腑主表；手少陰心之經也，爲臟主裏，此二經共合，其經血上爲乳汁，下爲月水。血性得寒則澀，既爲風冷所乘，冷氣沉積，故血結壅，所以帶下月水不通。凡月水不通，血結積聚，變成血瘕，血瘕[1]亦變面目浮腫也。

〔1〕血瘕 宋本、汪本同；周本無。

按語 帶下月水不通，是帶下月水不利病情之進一步發展，所以文中提到變成血瘕，亦變面目浮腫。如此病情，都是婦科中之嚴重證候，帶下往往僅是一個表面現象，不能一般看待，應作詳細診察，明確診斷，及時治療乃佳。

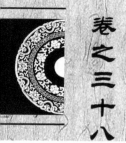

諸病源候論校注

重刊巢氏諸病源候總論卷之三十八

婦人雜病諸候二 凡一十九論

三十三、漏下候

漏下者，由勞傷血氣，衝任之脈虛損故也。衝脈、任脈爲十二經脈之海，皆起於胞內。而手太陽小腸之經也，手少陰心之經也，此二經主上爲乳汁，下爲月水。婦人經脈調適，則月水以時[1]，若勞傷[2]者，以衝任之氣虛損，不能制其經脈，故血非時而下，淋瀝不斷，謂之漏下也。

診其寸口脈弦而大，弦則爲減[3]，大則爲芤，減即爲寒，芤即爲虛，寒虛[4]相搏，其脈爲革[5]。婦人即半產而下漏。又，尺寸脈虛者，漏血。漏血脈浮，不可治也。

養生方云：懷娠未滿三月，服藥自傷下血，下血未止而合陰陽，邪氣結，因漏胎[6]不止，狀如腐肉，在於子臟，令內虛。

〔1〕月水以時 宋本、汪本同；“水”，周本作“下”。“以”，《聖惠方》卷七十三治婦人漏下諸方作“依”，字異義同。

〔2〕傷 原作“復”，形近之誤，據宋本、周本、正保本、《聖惠方》改。

〔3〕減 原作“藏”，形近之誤，據《金匱要略》第二十二、《脈經》卷九第五、周本改。下一個“減”字同。

〔4〕虛 原作“芤”，文義不洽，據《金匱要略》、《脈經》、《聖惠

方》改。

〔5〕革　原作“牢”，文義不洽，據《金匱要略》、《脈經》、《聖惠方》改。

〔6〕漏胎　“胎”，原作“治”，形近之誤，據湖本改。漏胎，即胎漏，妊娠下血也。

按語　漏下，又名經漏。本候所述，相當於漏下概論，其重點是責之勞傷血氣，衝任之脈虛損，而不能約制經血。然從臨牀所見，病情複雜，宜詳審其因而辨治之。尚須注意，婦女漏下之病，對年齡、經產史，以及有無其他疾病影響，關係很大，不能就證論病，應作全面考察。

三十四、漏下[1]五色俱下候

漏下之病，由勞傷血氣，衝任之脈虛損故也。衝脈、任脈爲經脈之海，起於胞內；手太陽小腸之經也，手少陰心之經也，此二經之血，主上爲乳汁，下爲月水。衝任之脈虛損，不能約制其經血，故血非時而下，淋瀝成漏也。五臟皆稟血氣，虛則淋瀝漏下[2]，致五臟傷損。五臟之色，隨臟不同，若五臟皆虛損者，則漏五色，隨血而下。

診其尺脈急而弦大者，風邪入少陰，女子漏下赤白[3]。又，漏下赤白不止，脈小虛滑者生，脈大緊實數者死也。又，漏血[4]下赤白，日[5]下血數斗[6]，脈急疾者死，遲者生。

養生方云：夫婦自共靜訟[7]，訟意未和平，強從[8]，子臟閉塞，留結爲病，遂成漏下黃白如膏。

〔1〕下　原脫，汪本、周本亦無，據宋本補。

〔2〕漏下　“下”字原無，宋本、汪本同，據《聖惠方》卷七十三治婦人漏五色諸方補。又，周本作“成漏”，亦通。

〔3〕漏下赤白　原作“漏白下赤”，宋本、汪本同，據下文、《聖惠方》、周本移正。

〔4〕血　宋本、汪本、周本同；《聖惠方》無。

〔5〕日　宋本、汪本、周本同；《聖惠方》作“或”。

〔6〕數斗　《脈經》卷九第八、《聖惠方》作“數升”。“數斗”，是量之約詞，言其下血量很多。

〔7〕諍訟　聯緜字，在此猶言爭吵。"静"，通　"爭"。《説文》"諍"字段注："經傳通作爭。""諍"亦訓"訟"，《一切經音義》："静，訟也。""訟"，亦訓"爭"，《説文》："訟，爭也。"

〔8〕强從　隱指强行交合。

按語　漏下五色，即經漏所下之血，雜見五色。其症不多見，屬於五臟虚損所致。倘若漏久不止，且穢臭異常者，則多爲病已深重，須密切注意。前卷有帶五色俱下候，病情與此有一定聯繫，可參合研究。

又，文中"日下血數斗"，已非淋瀝不斷之漏下，而是已由漏下變爲崩中。前人所謂漏爲崩之漸，崩爲漏之甚，可見崩、漏之間，有着相互轉化關係。

三十五、漏下青候

勞傷血氣，衝脈、任脈虚損。衝任之脈皆起於胞内，爲經脈之海；手太陽小腸之經也，手少陰心之經也。此二經主下爲月水。傷損經血，衝任之氣虚，故血非時而下，淋瀝不斷，而成漏下。五臟皆禀血氣，肝臟之色青，漏下青者，是肝臟之虚損，故漏下而挾青色也。

按語　文中所云"漏下青者"，是指漏下經血中夾有青色污液。其餘四色，以此類推。

三十六、漏下黄候

勞傷血氣，衝脈、任脈虚損[1]。衝任之脈，皆起於胞内，爲經脈之海；手太陽小腸之經也，手少陰心之經也，此二經主下爲月水。傷損經血，衝任之氣虚，故血非時而下，淋瀝不斷，而成漏下。五臟皆禀血氣，脾臟之色黄，漏下黄者，是脾臟之虚損，故漏下而挾黄色也。

〔1〕衝脈、任脈虚損　原無，文義不能連屬，據前漏下青候文例補。

三十七、漏下赤候

勞傷血氣，衝脈、任脈虚損[1]。衝脈、任脈皆起於胞内，爲經脈之海；手太陽小腸之經也，手少陰心之經也，此二經者，主下爲月水。傷損經血，衝任之氣虛，故血非時而下，淋瀝不止，而成漏下。五臟皆裹血氣，心臟之色赤，漏下赤者，是心臟之虛損，故漏下而挾赤色也。

〔1〕衝脈、任脈虛損　原無，文義不貫，據前漏下青候文例補。

三十八、漏下白候

勞傷血氣，衝脈、任脈虛損[1]。衝任之脈皆起於胞内，爲經脈之海；手太陽小腸之經也，手少陰心之經也，此二經[2]主下爲月水。傷損經血，衝任之氣虛，故血非時而下，淋瀝不斷，而成漏下。五臟皆裹血氣，肺臟之色白，漏下白者，是肺臟之虛損，故漏下而挾白色也。

〔1〕衝脈、任脈虛損　原無，文義不貫，據前漏下青候文例補。

〔2〕也，手少陰心之經也，此二經　此十一字原無，脫文，據上下病候文例補。

三十九、漏下黑候

勞傷血氣，衝脈、任脈虛損[1]。衝任之脈，皆起於胞内，爲經脈之海；手太陽小腸之經也，手少陰心之經也，此二經主下爲月水。傷損經血，衝任之氣虛，故血非時而下，淋瀝不斷，而成漏下。五臟皆裹血氣，腎臟之色黑，漏下黑者，是腎臟之虛損，故漏下而挾黑色也。

〔1〕衝脈、任脈虛損　原無，文義不貫，據前漏下青候文例補。

按語　以上五候，根據臟象之五色，論述漏下五色之病理，臨牀亦以此作爲一般辨證方法，但臨證之際，尚須結合患者之具體病情，分別寒熱虛實病情，方能作出全面診斷。

四十、崩中候

崩中者，腑臟傷損，衝脈、任脈血氣俱虛故也。衝任之脈，爲經脈之海，血氣之行，外循經絡，内榮腑臟。若無傷[1]，則腑臟[2]平和，而氣血[3]調適，經下以時[4]，若勞動過度，致腑臟俱傷，而衝任之氣虛，不能約制其經血，故忽然暴下，謂之崩中。

診其寸口脈微遲，尺脈微於寸[5]，寸遲爲寒在上焦，但[6]吐耳。今尺脈遲而弦[7]，如此小腹[8]痛，腰脊[9]痛者，必下血也。

〔1〕傷　此下《聖惠方》卷七十三治婦人崩中下血不正諸方有"損"字。

〔2〕腑臟　宋本、汪本、周本同；《聖惠方》作"陰陽"。

〔3〕血　原脱，宋本、汪本、周本亦無，據《聖惠方》補。

〔4〕以時　宋本、汪本、周本同；《聖惠方》作"依時"。

〔5〕微於寸　宋本、汪本、周本同；《聖惠方》作"微弦"二字。

〔6〕但　此下《脈經》卷九第二有"當"字。

〔7〕遲而弦　汪本、周本同；宋本作"遲爲弦"。《聖惠方》作"微弦"二字。

〔8〕腹　原作"腸"，形近之誤，據《脈經》、《聖惠方》改。

〔9〕腰脊　此上《聖惠方》有"引"字。

按語　崩中，又名血崩。指經漏或不在經期而突然大量下血者。本候所論崩中，本於臟腑傷損，衝任氣虛，不能攝制經血所致。文中"尺脈微於寸"、"尺脈遲而弦"、"腰脊痛"等敍證，則又提示腎虛與崩中之密切關係。此外，脾不統血、肝不藏血、血瘀、血熱、跌仆損傷等，亦可引起衝任不固，導致血崩。總之，肝、脾、腎三臟，與崩中病變最關重要。

四十一、白崩候

白崩者，是勞傷胞絡[1]，而氣極[2]所爲。肺主氣，氣極則肺虛冷也。肺臟之色白，虛冷勞極，其色與胞絡之間穢液相挾，崩傷而下，爲白崩也。

〔1〕胞絡　胞宮之脈絡。

〔2〕氣極　病證名。六極之一，爲肺氣極度勞損之候。見卷三虛勞候。

按語　白崩，謂白滑之物與胞絡之間穢液相挾而下，其形如涕，因其暴下量多，狀如崩中，故名；但與崩中下血不同，是兩種病情。

本候病機，主要責之"氣極"、"虛冷勞極"，肺腎俱虛。但腎虛寒冷、勞傷心脾、下焦寒濕，或濕痰下注等，亦可導致此病，其間并有標本虛實之異，臨證當具體分析。

四十二、崩中五色俱下候

崩中之病，是傷損衝任之脈，衝任之脈皆起於胞內，爲經脈之海。勞傷過度，衝任氣虛，不能統制經血，故忽然崩下，謂之崩中。五臟皆稟血氣，五臟之色，隨臟不同，傷損之人，五臟皆虛者，故五色隨崩俱下。其狀：白崩形如涕，赤崩形如紅汁[1]，黃崩形如爛瓜汁，青崩形如藍色，黑崩形如乾血色[2]。

〔1〕紅汁　宋本、汪本、周本同；《脈經》卷九第五作"絳津"。《聖惠方》卷七十三治婦人崩中下五色諸方作"紅藍汁"。

〔2〕乾血色　宋本、汪本同；《脈經》作"瘀血"；周本在"乾血色"之下有"相雜而下也"五字。

按語　根據以上兩候內容，及漏下五色敍述體例，白崩候與崩中五色俱下候之間尚脫赤崩、黃崩、青崩、黑崩諸候之條文。

四十三、崩中漏下候

崩中之病[1]，是傷損衝任之脈。衝任之脈皆起於胞內，爲經脈之海。勞傷過度，衝任氣虛，不能約制經血，故忽然崩下，謂之崩中。崩而內有瘀血，故時崩時止，淋瀝不斷，名曰崩中漏下。

〔1〕病　原作"狀"，文例不合，據《醫心方》卷二十一第二十三、宋本、《聖惠方》卷七十三治婦人崩中漏下不止諸方改。

按語　崩中、漏下，均爲婦科之常見病。忽然崩下，出血量多，是爲"崩中"；出血量少，淋瀝不斷，是爲"漏下"。然二者常互爲轉變，本候所論，即由崩中轉變爲漏下，責之內有瘀血。反之，漏下發展，亦可轉變爲崩中。因此臨牀多以崩漏並稱。

四十四、崩中漏下五色候

崩中之病，是勞傷衝任之脈。衝任之脈起於胞內，爲經脈之海。勞傷過度，衝任氣虛，不能統制經血，故忽然崩下，謂之崩中。而有瘀血在內，遂淋瀝不斷，謂之漏下。漏下不止，致損於五臟，五臟之色，隨臟不同，因虛而五色與血俱下。其狀：白者如涕，赤者如紅汁，黃者如爛瓜汁，青者如藍色，黑者如乾血色[1]，相雜[2]而下也。

〔1〕乾血色　宋本、汪本、周本同；《醫心方》卷二十一第二十三作"㽷血"。

〔2〕相雜　此下原重，"雜"字，衍文，據正保本、周本删。

按語　本候內容，是論崩中後，由於內有瘀血，遂致淋瀝不斷，而成漏下之症。漏下至五色俱下，病情更為複雜，亦是崩中漏下病之發展，但文中沒有進一步深論其預後，則又似崩中漏下諸候之總結性條文。

四十五、積聚候

積者，五臟所生[1]；聚者，六腑所成。五臟之氣積，名曰積；六腑之氣聚，名曰聚也。積者，其[2]痛不離其部；聚者，其痛無有常處。皆由陰陽不和，風冷搏於臟腑而生積聚也。婦人病積經久，則令無子，亦令月水不通。所以然者，積聚起於冷氣[3]，結入子臟，故令無子；若冷氣入於胞絡，冷搏於血，血冷則澀結，故令月水不通。

〔1〕生　原作"積"，文例不洽，據本書卷十九積聚候、周本、《聖惠方》卷七十一治婦人積聚諸方改。

〔2〕者，其　原無，宋本、汪本、周本同，據本書卷十九積聚心腹痛候、《聖惠方》補。

〔3〕氣　原無，宋本、汪本、周本同，據本候下文句例、《聖惠方》補。

按語　本書卷十九積聚候全面論述各積聚之形證，本候則突出婦人病積聚經久，可引起月經不調或閉經，進而影響生育，各有重點。

四十六、癖病候

癖病者，由冷氣結聚，飲食不消，停積於脅下，則成癖病。

其狀，弦急刺痛，得冷則發作也。

按語 婦人患癖病，亦可影響月經、生育等生理功能，其機理同前積聚候所述，宜互參。

又，本書卷二十癖病諸候有十一論，叙證甚詳，可參閱。

四十七、疝瘕候

疝瘕之病，由飲食不節，寒溫不調，氣血勞傷，臟腑虛弱，受於風冷，冷入[1]腹內，與血氣相結所生。疝者，痛也；瘕者，假也。其結聚浮假[2]而痛，推移而動。婦人病之有異於丈夫者，或因產後臟虛受寒，或因經水往來，取冷過度，非獨關飲食失節，多挾有血氣[3]所成也。

診婦人疝瘕，其脈弦急者生，虛弱小者死。又尺脈澀而牢[4]，爲血實氣虛也。其發腹痛逆滿，氣上行，此爲婦人胞中絶傷，有惡血，久成結瘕。得病以冬時，黍穄赤而死[5]。

〔1〕冷入　原作“令人”，形近之誤，據上下文義改。《聖惠方》卷七十一治婦人疝瘕諸方“人”即作“入”，此下瘕痞候有“冷氣入於子臟”、“冷氣入於胞絡”等文可證。

〔2〕浮假　猶“虛假”。本書卷二十疝瘕候云：“其病雖有結瘕，而虛假可推移。”“浮”，亦“虛”也。“浮虛”是聯緜字。

〔3〕多挾有血氣　《聖惠方》作“多是挾於血氣”。

〔4〕牢　此上原有“浮”字，於理不協，衍文，據《脈經》卷四第七、《千金要方》卷二十八第十五删。

〔5〕黍穄（jì 寄）赤而死　原作“來其鼻則赤”，文字有誤，據《脈經》、《千金要方》改。“黍穄赤”，謂黍穄成熟之時，因黍穄成熟時呈赤色，故稱。“黍”，穀物名，俗稱黃米，“穄”，穀物名，與“黍”相類，但不粘，俗稱糜子。《説文》：“穄，𪏮也。”段注：“此謂黍之不粘者也。”

按語 婦人有經帶產育之生理特點，血氣多虛，故外邪較易入腹，與血氣相結，使氣滯血瘀，往往導致“胞中絶傷，并有惡血，久成結瘕”。故文中云婦人疝瘕“多挾有血氣所成”。此類證候，較男子爲多見，亦是有別於男子之處。

四十八、癥痞候

癥痞者，由冷熱不調，飲食不節，積在腹內，或腸胃之間，與臟相結搏。其牢強，推之不移，名曰癥，言其病形徵可驗也；氣壅塞爲痞，言其氣痞澀不宣暢也。皆得冷則發動刺痛。癥痞之病，其形冷結，若冷氣入於子臟，則使無子；若冷氣入於胞絡，搏於血氣，血得冷則澀，令月水不通也。

按語 婦人癥痞，多因產後勞動太早，喜怒不調，臟虛受寒；或月水往來，取涼過度，惡血不散，遇寒搏之，則血氣凝滯，便形成爲癥痞之疾，并能繼發月經閉止，以至不育。此所以異於男子者，亦即婦人科之特點。

四十九、八瘕候

八瘕者，皆胞胎生產，月水往來，血脈精氣不調之所生也。腎爲陰，主開閉，左爲胞門，右爲子戶，主定月水，生子之道。胞門、子戶，主子精，神[1]氣所出入，合於中黃門、玉門四邊，主持關元，禁閉子精。臍下三寸，名曰關元，主藏魂魄，婦人之胞，三焦之腑，常所從止。然婦人經脈俞絡合調，則月水以時來至，故能生子而無病。婦人榮衛經絡斷絕不通，邪氣便得往入，合於子[2]臟；若經血未盡[3]，而合陰陽，即令婦人血[4]脈攣急，小腹重急[5]、支滿，胸脇腰背相引[6]，四支酸痛[7]，飲食不調，結牢。惡血不除，月水不時，或月前月後[8]，因生積聚，如懷胎狀。邪氣甚盛者，令人恍惚多夢，寒熱，四肢不欲動[9]，陰中生氣，腫內生風，甚者害小便澀，澀而痛，淋瀝[10]，面[11]黃黑，成病[12]，則不復生子。

其八瘕者，黃瘕、青瘕、燥瘕、血瘕、脂瘕、狐瘕、蛇瘕、鱉瘕也。

〔1〕神　《外臺》卷三十四八瘕方引《素女經》作"精神"二字。

〔2〕子　原脫，汪本、周本亦無，據《外臺》補。宋本、《聖惠方》卷七十一治婦人八瘕諸方作"其"，亦通。

〔3〕經血未盡　"經"，原作"生"，據周本、《普濟方》卷三百二十四

八瘕改。又，“經血未盡”，《外臺》作“生後惡露未巳”，亦通。

〔4〕血　宋本、汪本、周本同；《外臺》作“經”。

〔5〕重急　宋本、汪本、周本同；《外臺》作“裏急”；《聖惠方》作“重疼”。

〔6〕相引　此下《外臺》有“痛苦”二字。

〔7〕酸痛　宋本、汪本、周本同；《外臺》作“酸削”，義同。

〔8〕月前月後　此下《外臺》有“乍久不止”一句。

〔9〕動　此上《外臺》有“時”字。

〔10〕害小便濇，濇而痛，淋瀝　宋本、汪本、周本同；《外臺》作“小便不利，苦痛如淋狀”。

〔11〕面　此下《外臺》有“目”字。

〔12〕成病　宋本、汪本、周本同；《外臺》作“歲月病”；《證治準繩‧女科》卷三八瘕作“歲月久”。

黃瘕者，婦人月水始下，若新傷墮，血氣未止，臥瘟[1]未定，五臟六腑虛羸，精神不治[2]，因以當[3]向大風便利，陰陽開，關節四邊[4]中於風濕[5]，氣從下上入陰裏，稽留不去，名爲陰陽虛，則生黃瘕之[6]聚。令人苦四肢寒熱，身重淋露[7]，不[8]欲食，左脅下有血[9]氣結牢，不可得而[10]抑，苦腰背相引痛，月水不利，令人不產。小腹急[11]，下引[12]陰中如刀刺，不得小便，時苦寒熱，下赤黃汁[13]，病苦如此[14]，令人無子。

〔1〕瘟　宋本、汪本、周本同；《外臺》卷三十四之瘕方引《素女經》、《聖惠方》卷七十一治婦人八瘕諸方作“寢”。

〔2〕不治　宋本、汪本、周本同；《外臺》作“不定”。

〔3〕以當　宋本、汪本、周本同；《外臺》、《聖惠方》無。

〔4〕關節四邊　“關”，原作“闉”，形近之誤，據《聖惠方》、宋本、正保本改。“邊”，汪本、周本同；《外臺》作“遠”；《聖惠方》、宋本作“達”。

〔5〕風濕　原作“濕風”，宋本、汪本、周本同，倒文，據《外臺》移正。又，《聖惠方》無“濕”字。

〔6〕之　此上原重一“瘕”字，衍文，據本候文例、《外臺》、《聖惠方》刪。

〔7〕淋露　“淋”，原通“癃”，林億《新校備急千金要方例》：“古之經方，言多雅奧，以淋爲癃。”在此作疲勞困乏解。《漢書‧高帝紀》：“年

老癃病勿遺”顔注：“癃，疲病也。”“露”，瘦弱；羸瘦。《左傳》昭公元年：“勿使有所壅閉湫底，以露其體”杜注：“露，羸也。”

〔8〕不　此上《外臺》有“臥”字，可參。

〔9〕血　宋本、汪本、周本同；《外臺》無。

〔10〕而　《外臺》、宋本無。

〔11〕急　原脱，宋本、汪本、周本同，文義不貫，據《外臺》補。

〔12〕引　原脱，宋本、汪本、周本同，文義不通，據《外臺》補。

〔13〕汁　原脱，宋本、汪本、周本同，據《外臺》、《聖惠方》補。

〔14〕苦如此　原無，宋本、汪本、周本同，據《外臺》補。又，《聖惠方》無此句，亦通。

　　青瘕者，婦人新産，未滿十日起行，以湯浣洗[1]太早，陰陽虛，玉門四邊皆解散[2]，子戶未安，骨肉皆痛，手臂不舉，飲食未復，内臟吸吸[3]。又當風臥，不自隱蔽，若居濕席，令人苦寒洒洒，入腹，煩悶沉淖[4]。惡血不除，結熱不得前後[5]，便化生青瘕。瘕聚左右脇[6]，藏於背脊，上與髆，髀[7]腰下攣[8]，兩足腫[9]，面目黄，大小便難。其後[10]月水爲之不通利，或不復禁，狀如崩中。此自其[11]過所致，令人少子。

〔1〕以湯浣洗　“湯”字原無，宋本、汪本、周本同，據《外臺》卷三十四八瘕方引《素女經》補。“以湯浣洗”，在此當作以湯沐浴理解，方能與下文相應。此後鱉瘕候有“以入水浣洗沐浴”句，可證。

〔2〕解散　聯緜字，在此是松弛之意。“解”，亦散也。《廣雅》：“解，散也。”《素問·疏五過論》：“身體解散，四肢轉動，死日有期。”

〔3〕吸吸　虛乏少氣貌。義同“翕翕”。

〔4〕煩悶沉淖　此上《外臺》有“中，心腹”三字，義勝。“煩悶沉淖”，煩悶之極。“沉淖”，没溺，沉溺之意。《楚辭·七諫》：“世沉淖而難論兮”注：“沉，没也。淖，溺也。”在此形容心腹煩悶之甚。

〔5〕前後　宋本、汪本、周本同；《外臺》作“散”，義勝。

〔6〕左右脇　“左”，宋本同；汪本、周本作“在”。“脇”下《外臺》有“下”字。

〔7〕髆，髀　宋本、汪本、周本同；《外臺》作“肩甲”。《聖惠方》作“肩髆”。

〔8〕攣　此下《外臺》、《聖惠方》有“急”字。

〔9〕兩足腫　宋本、汪本、周本同；《外臺》無“腫”字，此下有“腹

下有氣起，喜唾，不可多食，四肢不欲動搖，恍惚善夢，手足腫"數句，義勝。

〔10〕後　宋本、汪本、周本同；《外臺》、《聖惠方》作"候"。

〔11〕其　《外臺》、《聖惠方》無。

燥瘕者，婦人月水下，惡血未盡，其人虛憊，而已[1]夏月熱行疾走，若舉重移輕，汗出交流，氣力未平，而卒以恚怒[2]，致猥咽[3]不洩，經脈攣急，內結不舒，煩滿少[4]氣，上達胸膈背膂，小腹爲急[5]，月水與氣俱不通，而反以飲清水快心，月水橫流，衍[6]入他臟不去，有熱，因生燥瘕之聚。大如半杯[7]，上下腹中苦痛，還[8]兩脅下，上引心而煩，害[9]飲食，欲吐，胸及腹中不得大息[10]，腰背重，喜臥盜[11]汗，足酸疼痛[12]，久立而痛，小便失時，居然[13]自出若失精。月水閉塞，大便難[14]。病如此者，其人少子。

〔1〕已　同"以"，《外臺》卷三十四之八瘕方引《素女經》、周本即作"以"。《聖惠方》卷七十一治婦人八瘕諸方作"或"。亦通。

〔2〕卒以恚怒　原作"率以急悉以喜"，文字有誤，據《外臺》、《聖惠方》改。又，周本作"率以急怒甚喜"，亦通。

〔3〕猥（wěi 委）咽　此上《外臺》有"腹中"二字，義長可從。"猥"，堆積。《漢書·董仲舒傳》："勿猥勿并"，顏注："猥，積也。""咽"，充塞。《新序·雜事》："雲霞充咽，則奪日月之明。""猥咽"，在此猶言血積氣塞，以喻其人因惡血未盡，而勞傷怒憤，以致腹中氣機壅塞不通。

〔4〕少　此下《外臺》有"力"字。

〔5〕小腹爲急　宋本、汪本、周本同；《外臺》作"少腹壅急"。

〔6〕衍　猶溢也。《尚書大傳·虞夏傳》："至今衍於四海"注："衍，猶溢也。"《外臺》、《聖惠方》即作"溢"。

〔7〕半杯　宋本、汪本、周本同；《外臺》作"半柸"。"半"，疑是"柈"之形誤。"柈"同"盤"；"杯"、"柸"同。

〔8〕還　宋本、汪本、周本同；《外臺》、《聖惠方》作"在"。

〔9〕害　損；不欲；妨礙。《韓非子·六反》："害者，利之反也。"

〔10〕大息　即太息，長嘆息也。

〔11〕盜　原作"血"，缺筆漏刻，據《外臺》、《聖惠方》、宋本改。

〔12〕疼痛　宋本、汪本、周本同；《外臺》作一個"削"字，義同。

〔13〕居然　宋本、汪本、周本同；《外臺》、《聖惠方》作"忽然"，義同。

〔14〕難　此上《外臺》、《聖惠方》有"澀"字。

血瘕病，婦人月水新下，未滿日數而中止，飲食過度，五穀氣盛，溢入他臟；若[1]大飢寒，汲汲[2]不足，呼吸未調，而自勞動[3]，血下未定，左右[4]走腸胃之間，留絡[5]不去，内有寒熱，與月水合會，爲血瘕之聚。令人腰痛，不可以俛仰，橫骨下[6]有積氣，牢如石，小腹裏急苦痛，背脊疼，深達腰腹下攣[7]，陰裏若生風冷，子門擗[8]，月水不時，乍來乍不來，此病令人無子。

〔1〕若　猶"或"也。

〔2〕汲汲　《外臺》卷三十四八瘕方引《素女經》作"吸吸"。"吸吸"，少氣貌。本書卷三虚勞病諸候作"少氣噏噏"，與"吸吸"同。

〔3〕動　原無，據《外臺》、《聖惠方》補。

〔4〕未定，左右　宋本、汪本、周本同；《外臺》無。

〔5〕絡　義通"結"，周本即作"結"。

〔6〕橫骨下　指恥骨聯合部位，即小腹下部。

〔7〕深達腰腹下攣　宋本、汪本、周本同；《外臺》作"腰股下痛"；《聖惠方》作"腰胯下攣痛"。

〔8〕子門擗（pì 僻）　子宮頸口開張。《類經》："子門，即子宮之門。"《韻會》："擗，開也。"

脂瘕者，婦人月水新來，若生[1]未滿三十日，其人未復[2]，以合陰陽，絡脈[3]分，胞門傷，子户失禁，關節[4]散，五臟六腑，津液流行，陰道瞤動，百脈關樞四解，外不見其形。子精[5]與血氣相遇，犯禁，子精化，不足成子，則爲脂瘕之聚。令人支滿，裏急痛痺[6]，引小腹重，腰背如刺狀，四肢不舉，飲食不甘，卧不安席，左右走，腹中切痛，時瘥時甚，或時[7]少氣頭眩，身體解墮[8]，苦寒惡風，膀胱脹，月水乍來乍去，不如常度[9]，大小便血不止。如此者，令人無子。

〔1〕生　《聖惠方》卷七十一治婦人八瘕諸方作"產"，義同，《玉篇》："生，產也。"指婦人分娩。

〔2〕其人未復　原無，宋本、汪本、周本同，據《外臺》卷三十四引

《素女經》補。

　〔3〕絡脈　宋本、汪本、周本同；《聖惠方》作"經脈"。

　〔4〕關節　原作"開即"，形近之誤，據《外臺》、《聖惠方》、正保本改。

　〔5〕精　原作"積"，形近之誤，據周本、《外臺》、《聖惠方》改。

　〔6〕痺　此上原有"疾"字，衍文，據《外臺》、《聖惠方》刪。

　〔7〕或時　原作"作者"，文義不通，據《外臺》改。

　〔8〕解墮　原作"解以"，文義不通，據周本改。"解墮"通"解惰"，懈怠也。《呂氏春秋·季秋》："民氣解墮，師旅必興。"

　〔9〕度　原無，據《外臺》補。

　狐瘕者，婦人月水當月[1]數來，而反悲哀憂[2]恐，以[3]遠行逢暴風疾雨，雷電驚恐，衣被沉濕[4]，疲倦少氣，心中怳怳[5]未定，四肢懈惰，振寒，脈氣絕[6]，精神遊亡，邪[7]氣入於陰裏不去，生狐瘕之聚。食人臟[8]，令人月水閉不通，小腹瘀滯[9]，胸脅腰背痛，陰中腫，小便難，胞門子戶不受男精。五臟氣盛，令嗜食，欲嘔，喜唾[10]，多所思，如有娠狀，四肢不舉。有此病者，終身無子，其瘕有手足成形者，殺人也。未成者可治。

　〔1〕月　原作"日"，形近之誤，據《聖惠方》卷七十一治婦人八瘕諸方改。

　〔2〕憂　宋本、汪本、周本同；《外臺》卷三十四引《素女經》作"自"。

　〔3〕以　此上《外臺》有"若"字；《聖惠方》有"或"字；周本作一"或"字。

　〔4〕沉濕　大濕，淋濕之甚。《廣雅》："沉，大也。"

　〔5〕怳怳　宋本、汪本、周本同；《外臺》、《聖惠方》作"恍惚"。"怳怳"，心神不定貌。

　〔6〕脈氣絕　此上《外臺》有"若瘖痹"三字。

　〔7〕邪　原作"胞"，誤，據《外臺》、《聖惠方》改。

　〔8〕食人臟　宋本、汪本、周本同；《外臺》、《聖惠方》作"食人子臟"，義勝。"食"，通"蝕"，下同。

　〔9〕滯　原作"與"，誤，據《外臺》、《聖惠方》改。正保本作"血"，亦通。

　〔10〕喜唾　原作"若睡"，形近之誤，據《外臺》改。

蛇瘕者，婦人月水已下新止，適閉未復，胞門子戶勞傷，陰陽未平復，榮衛分行，若其[1]中風，暴病羸劣[2]，飲食未調；若已起，當風行[3]，及[4]度泥塗，用清寒[5]太早；若坐濕地，名陰陽亂。腹中虛，且未飲食，若遠道之餘，飲[6]污井之水，不潔之食，吞蛇鼠之精，留絡[7]不去，因生蛇瘕之聚，上食心肝，長大，其形若漆[8]，在臍上下，還疞[9]左右脇，不得吐[10]氣，兩股脛間苦疼[11]小腹疾[12]，小便赤黃，膀胱引陰中攣急[13]，腰背[14]痛，難以動作，苦[15]寒熱，之後[16]月水有多有少。有此病者，不復生子。其瘕[17]手足成形者殺人，未成者可治。

〔1〕其　宋本、汪本、周本同；《聖惠方》卷七十一治婦人八瘕諸方作"有"。

〔2〕羸劣　瘦弱也。"羸"，瘦也。"劣"，《說文》："弱也。"

〔3〕若已起，當風行　宋本、汪本、周本同；《外臺》卷三十四八瘕方引《素女經》、《聖惠方》作"若起行當風"，義勝。

〔4〕及　原作"厥"，誤，據《外臺》、《聖惠方》改。

〔5〕用清寒　宋本、汪本、周本同；《外臺》、《聖惠方》作"因衝寒"。"用"，以也，由也。《一切經音義》："用，亦以也。"《經傳釋詞》："由可訓爲用，用也可訓爲由，一聲之轉也。"

〔6〕飲　原無，宋本、汪本、周本同，文義不貫，據《外臺》、《聖惠方》補。

〔7〕絡　宋本、汪本同；正保本、周本作"結"。

〔8〕長大，其形若漆　汪本同；宋本作"長大，若漆若漆"；《外臺》、《聖惠方》無"其形"二字，"若漆"作"條條"。《婦科玉尺》作"長成蛇形"，無"若漆"二字，義勝。

〔9〕疞　"疝"之俗字，腹中絞痛。

〔10〕吐　原無，宋本、汪本、周本同，據《外臺》、《聖惠方》補。

〔11〕苦疼　原作"若漆疾"，不易理解，據《外臺》、《聖惠方》改。

〔12〕小腹疾　宋本、汪本同；《外臺》作"少腹多熱"；周本"疾"作"急"。

〔13〕急　原無，宋本、汪本、周本同，據《外臺》、《聖惠方》補。

〔14〕背　原作"目"，誤，據《外臺》、周本改。

〔15〕苦　宋本、汪本、周本同；《外臺》作"喜發"二字。

〔16〕之後　宋本、汪本同；周本、《外臺》、《聖惠方》無。

〔17〕瘕　原脫，據前狐瘕文例補。

鼈瘕者，婦人月水新至，其人劇吐疲勞[1]，衣服沉[2]濕，不以時去[3]；若當風睡，兩足踐濕地，恍惚覺悟，蹠立未安[4]，顏色未平，復見所好，心爲開蕩[5]，魂魄感動，五內脫消[6]；若以入水浣洗沐浴，不以時出，神不守，水精[7]與邪氣俱人，至[8]三焦之中募，玉門先閉，津液妄行，留絡[9]不去，因生鼈瘕之聚。大如小盤[10]，令人小腹切痛，惡氣[11]走上下，腹中苦[12]痛，若存若亡，持之躍手[13]，下引[14]陰裏，腰背亦痛，不可以息，月水喜敗[15]不通，面目黃黑，脫聲少氣。有此病者，令人絕子。其瘕有手足成形者殺人，未成者可治。

〔1〕劇吐疲勞　宋本、汪本、周本同；《外臺》卷三十四八瘕方引《素女經》作"劇作罷勞汗出"。

〔2〕沉　宋本、汪本、周本同；《外臺》、《聖惠方》卷七十一治婦人八瘕諸方作"潤"。

〔3〕去　此下《外臺》有"之"字。

〔4〕蹠立未安　站立未穩。"蹠"，在此是站立之意。《廣雅》："蹠，履也。"

〔5〕蕩　原無，宋本、汪本、周本同；文義不完整，據《外臺》、《聖惠方》補。

〔6〕脫消　脫失，消耗。在此作空虛解。

〔7〕水精　宋本、汪本、周本同；《外臺》、《聖惠方》作"水氣"，義勝。

〔8〕至　此下原有"上"字，衍文，據《外臺》、《聖惠方》、《證治準繩·女科》鼈瘕刪。

〔9〕絡　宋本、汪本同；周本、《普濟方》卷三百二十四八瘕作"結"。

〔10〕小盤　宋本、汪本、周本同；《外臺》作"小杯"。

〔11〕惡氣　此上原有"痛"字，衍文，據《外臺》、《聖惠方》、正保本刪。又，此下《外臺》有"左右"二字。

〔12〕苦　宋本、汪本、周本同；《聖惠方》作"喜"。

〔13〕躍手　以手觸診可覺跳動。《廣雅》："躍，跳也。"

〔14〕下引　原作"不利"，形近之誤，據《外臺》、《聖惠方》改。

〔15〕喜敗　宋本、汪本、周本同；《外臺》、《聖惠方》無。

五十、帶下三十六候

諸方説三十六疾者，是十二癥、九痛、七害、五傷、三固[1]，謂之三十六疾也。

十二癥者，是所下之物，　一者如膏[2]，二者如青血[3]，三者如紫汁，四者如赤皮[4]，五者如膿痂，六者如豆汁，七者如葵羹[5]，八者如凝血，九者如清血，血似水，十者如米汁[6]，十一者如月浣[7]，十二者經度不應期也。

九痛者，一者陰中痛傷，二者陰中淋痛，三者小便即痛，四者寒冷痛，五者月水來腹痛，六者氣滿並[8]痛，七者汁[9]出，陰中如蟲齧痛，八者脅下皮[10]痛，九者腰[11]痛。

七害者，一者害食，二者害氣，三者害冷，四者害勞，五者害房，六者害姙，七者害睡。

五傷者，一者窮孔[12]痛，二者中寒熱痛，三者小腹急牢痛，四者臟不仁，五者子門不正，引背痛。

三固者，　一者月水閉塞不通，其餘二固者，文闕不載。而張仲景所説三十六種疾，皆由子臟冷熱勞損，而挾帶下，起於陰內。條目混漫，與諸方不同，但仲景義最玄深，非愚淺能解，恐其文雖異，其義理實同也。

〔1〕固　“痼”之本字。《正字通》：“痼，本作固。”《千金要方》卷四第三、正保本即作“痼”。

〔2〕膏　此下《醫心方》卷二十一第二十四有“白”字。

〔3〕青血　宋本、汪本、周本同；《千金要方》作“黑血”。

〔4〕赤皮　宋本、汪本、周本同；《千金要方》、《醫心方》作“赤肉”，義長。

〔5〕葵羹　以葵菜所作之羹湯。“葵”，蔬菜名。《詩·豳風·七月》：“七月亨葵及菽”，集傳：“葵，菜名。”

〔6〕米汁　宋本、汪本、周本同；《千金要方》作“米泔”。

〔7〕月浣　此下《千金要方》有“乍前乍却”四字。“月浣”，即月水、月經。

〔8〕並　宋本、汪本、周本同；《醫心方》作"崩"。

〔9〕汁　指帶下崩漏瘀濁等物。

〔10〕皮　宋本、汪本、周本同；《醫心方》作"引"，義長。

〔11〕腰　此下《千金要方》有"胯"字。

〔12〕窮孔　即"穿孔"。"窮"，通"穿"。《漢書·楊雄傳》："香芬弗以窮隆兮"，《文選·楊雄·甘泉賦》即作"香芬茀以穿隆兮"。又，宋本作"竅孔"。在此當指陰道口。

按語　《千金要方》所載帶下三十六疾，其中七害、五傷、三痼內容，與本書所述有異。其文云："何謂七害？一曰窮孔痛不利，二曰中寒熱痛，三曰小腹急堅痛，四曰臟不仁，五曰子門不端，引背痛，六曰月浣下乍多乍少，七曰害吐。何謂五傷？一曰兩脇支滿痛，二曰心痛引脇，三曰氣結不通，四曰邪思泄利，五曰前後痼寒。何謂三痼？一曰羸瘦不生肌膚，二曰絕產乳，三曰經水閉塞。"《病源》所云"七害"，是指病因而言。《千金要方》則指病證而言。至於"五傷"，《病源》所論，乃指婦女傷於胞宮而引起之五種病證，與《千金要方》"七害"中前五害相同，而與"五傷"有異。正如文中所云："諸方不同"，其分類有異耳。"三固"，《病源》缺其二，正可互爲補充，以見概略。

五十一、無子候

婦人無子者，其事[1]有三也。一者墳墓不祀，二者夫婦年命相剋，三者夫病婦疹[2]，皆使無子。其若是墳墓不祀，年命相剋，此二者，非藥能益。若夫病婦疹，須將藥[3]餌，故得有效也。然婦人挾疾無子，皆由勞傷血氣，冷熱不調，而受風寒，客於子宮，致使胞內生病，或月經澀閉，或崩血帶下，致陰陽之氣不和，經血之行乖候，故無子也。

診其右手關後尺脈，浮則爲陽，陽脈絕，無子也。又，脈微澀[4]，中年得此，爲絕產也。少陰脈如浮緊，則絕產。惡寒，脈尺寸俱微弱，則絕嗣不產也。其湯熨針石，別有正方，補益吐納，今附於後。

養生方云：吸月精，凡[5]月初出時、月中時、月[6]入時，向月正立，不息八通。仰頭吸月光精，八[7]咽之，令人陰氣長。婦人吸之，陰氣[8]益盛，子道通。陰氣長，益精髓腦。少小者婦人，至四十九已上，還生子。斷絕[9]者，即有子。久行不已，即成仙矣。

〔1〕事　義同"故"，《廣雅》："故，事也。"《聖惠方》卷七十治婦人無子諸方即作"故"。

〔2〕疹　病。下同。

〔3〕藥　原無，宋本、汪本、周本同，據《聖惠方》補。

〔4〕脈微澀　宋本、汪本、周本同；《脈經》卷九第四作"脈微弱而澀"，此下並有"年少者得之，爲無子"二句，可參。

〔5〕吸月精，凡　原無，宋本、汪本、周本亦無，據《寧先生導引養生法》補。

〔6〕月中時，月　原作一個"日"字，宋本、汪本、周本同，文字有誤脱，據《寧先生導引養生法》補整。

〔7〕八　原作"人"，誤，據宋本、汪本、《寧先生導引養生法》改。

〔8〕陰氣　宋本、汪本、周本同；《寧先生導引養生法》作"陰精"。

〔9〕斷絕　斷絶子緒。在此指婦女多年不孕。

按語　本候指出無子之因，不只是女方問題，亦可由於男子有病，以致不育，所論殊爲全面。至於憑脈辨證，臨證亦可作參考。最好男女雙方都作體格檢查，則更能辨清其無子之因。

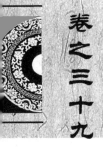
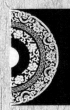

諸病源候論校注

重刊巢氏諸病源候總論卷之三十九

婦人雜病諸候三 凡四十論

五十二、月水不利無子候

月水不利而無子者，由風寒邪氣客於經血，則令月水否澀，血結子臟，陰陽之氣不能施化[1]，所以無子也。

〔1〕陰陽之氣不能施化 謂月水否澀，血結子臟，則陽施陰化之功能均失去其正常作用。

五十三、月水不通無子候

月水不通而無子者，由風寒邪氣客於經血。夫血得溫則宣流，得寒則凝結，故月水不通[1]。冷熱血結[2]，搏[3]子臟而成病，致陰陽之氣不調和[4]，月水不通而無子也。

月水久不通，非止令無子，血結聚不消，則變爲血瘕；經久盤結成塊，亦作血癥[5]。血水相并，津液壅澀，脾胃衰弱者，水氣流溢，變爲水腫。如此[6]難可復治，多致斃人。

養生方云：少時，若[7]新産後，急帶[8]舉重，子陰挺出或傾邪，月水不瀉，陰中激痛，下塞[9]，令人無子。

〔1〕故月水不通 宋本、汪本、周本同；《聖惠方》卷七十二治婦人月水不通無子諸方無，義長。

〔2〕血結　宋本、汪本、周本同；《聖惠方》作"結血"。

〔3〕搏　此下《聖惠方》有"於"字。

〔4〕調和　《聖惠方》無"調"字，"和"下有"故"字，連下句讀。

〔5〕臟　原作"瘕"，文義不洽，據《聖惠方》改。

〔6〕如此　此下《聖惠方》有"之候"二字，義勝。

〔7〕若　猶"或"也。

〔8〕急帶　謂束腰帶過緊。《齊書·張融傳》："王敬則見張融革帶垂寬，謂之曰：革帶太緩。融曰：既非步吏，急帶何爲？"

〔9〕塞　宋本、汪本同；周本作"寒"，義長。

按語　以上二候，謂婦人月經不調、閉經是不孕之重要因素，證之臨牀，信而有徵。後世據此，明確提出調經種子之說，蓋因婦人孕育，以血爲本，經調則血氣和暢，陽施陰化，是以有子。

本候引《養生方》"子挺出或傾斜"之論，是現存醫書中有關陰挺病之早期記載。該病包括現在所說之子宮脫垂、陰道壁膨出、陰痔等疾病。"少時或新産後急帶舉重"，亦確爲該病之重要誘因。此外，本書卷四十陰挺下脫候尚有"子臟虛冷"、"因産而用力偃氣"等論，可以合參，則對陰挺病因之認識，更臻全面。

五十四、子臟冷無子候

子臟冷無子者，由將攝失宜，飲食不節，乘風取冷，或勞傷過度，致風冷之氣乘其經血，結於子臟，子臟則冷，故無子。

按語　宮寒不孕，是不孕證之常見病情。本候所論，責之於"風冷之氣，乘其經血"，外感內傷均有，而臨牀所見宮寒不孕，往往與腎陽不足，命門火衰有關。

又，婦人不孕，除上所述外，尚有肝氣鬱結、血虛血瘀、痰濕留滯等因素，各當求其源而治之。

五十五、帶下無子候

帶下無子者，由勞傷於經血，經血受風邪則成帶下。帶下之病，白沃[1]與血相兼帶而下也。病在子臟，胞內受邪，故令無子也。

診其右手關後尺中脈，浮爲陽，陽絕者，無子戶[2]脈也。苦足逆冷，帶下故也[3]。

〔1〕白沃（wò 握）　"白"，原作"曰"，缺筆之誤，今據文義改。"白沃"即白帶。義與卷三十七帶下候之"穢液"同。

〔2〕子戶　原作"子力"，誤，據《脈經》卷二第一改。《脈經》卷一第七："腎部在右手關後尺中是也。左屬腎，右爲子戶，名曰三焦。"

〔3〕帶下故也　《脈經》作"絕產，帶下，無子，陰中寒"。

按語　本候論述帶下導致無子，但婦人帶下之病，有寒熱虛實之分，未必都致不孕。而本候所言之帶下，是"與血相兼帶而下"，從文義論，是爲血性白帶，如此則病非一般。血性帶下，病情比較複雜，因而無子，事屬可能，并須作進一步檢查，排除其他病變。

五十六、結積無子候

五臟之氣積，名曰積。臟積之生，皆因飲食不節，當風取冷過度。其子臟勞傷者，積氣結搏於子臟，致陰陽血氣不調和，故病結積而無子。

養生方云：月水未絕，以合陰陽，精氣入內，令月水不節，內生積聚，令絕子，不復產乳[1]。

〔1〕產乳　猶產子也。《説文》："人及鳥生子曰乳。"《尸子》："卵生曰豚，胎生曰乳。"

按語　無子候連出六條，第一條無子候等於是此病之概論，以下依次提出月水不利、月水不通、子臟冷、帶下結積等各種因素，均可導致無子，堪稱全面。但其要點，仍在"勞傷血氣，冷熱不調，而受風寒，客於子宮，致使胞內生病"，所以無子。但從今天醫學所知來看，婦人子宮有病，固然不能受孕，而子宮正常，卵巢有病，亦不能受孕，這就應從衝、任、手太陽、手少陰經，以及其他疾病和近親婚姻等各個方面，全局考察，尚不能局限於此。

五十七、數失子[1]候

婦人數失子者，或由乖陰陽之理，或由觸犯禁忌，既產之後，而數失兒，乃非腑臟生病，故可以方術防斷之也。

〔1〕數失子　指產孕正常，而小孩多夭，不能成長。

五十八、腹滿少氣候

腹滿少氣者，由臟虛而觸風冷，風冷搏於血氣，故腹滿。腹滿則氣壅在內，而呼吸不足，常如少氣之狀[1]，故云少氣腹滿也。

〔1〕狀　原作"故"，文義不順，據周本改。

五十九、胸脇脹滿候

胸脇脹滿者，由勞傷體虛，而風冷之氣乘之，客於臟腑腸胃之間，搏於血氣，血氣壅之[1]不宣。氣得冷則逆，與血飲[2]相搏，上搶胸脇，所以令胸脇脹滿也。

〔1〕之　猶"而"也。《經詞衍釋》："之，訓爲若；而，亦有若訓。之與而，義本相同。《詩》：側弁之俄。《釋文》：弁側而俄。"

〔2〕飲　《聖惠方》卷七十一治婦人胸脇脹滿諸方無。

六十、客熱候

人血氣有陰陽，臟腑有虛實。實則生熱，虛則受寒[1]，互相乘加，此人身內陰陽冷熱自相乘也。此云客熱者，是體虛而將溫過度，外熱加之，非腑臟自生，故云客熱也。其狀，上焦胸膈之間虛熱，口燥[2]，或手足煩熱[3]，腸胃之內無實熱也。

〔1〕虛則受寒　猶言虛則易成寒證，與上文"實則生熱"爲對文。"受"，成也。《呂氏春秋·誣徒》："事至則不能受"注："受，猶成也。"

〔2〕口燥　此下《聖惠方》卷七十治婦人客熱諸方有"心煩"二字。

〔3〕煩熱　宋本、汪本、周本同；《聖惠方》作"壯熱"。

按語　本書卷三有虛勞客熱候，責之陰陽俱虛，小勞則發熱；卷十二亦有客熱候，責之腑臟不調，生於虛熱；本候客熱，

則爲保暖太過，外熱加之所致。三者之因雖各異，而爲虛熱則
一也。

六十一、煩滿候

煩滿者，由體虛受邪，使氣血相搏而氣逆，上乘於心胸，氣
否不宣，故令煩滿。煩滿者，心煩，胸間氣滿急也。

六十二、身體卒痛候

身體卒痛者，由勞動血氣而體虛，受於風冷，客其經絡。邪
氣與正氣交擊於肌肉之間，故身體卒痛也。

六十三、左脇痛如刀刺候

左脇偏痛者，由經絡偏虛受風[1]邪故也。人之經絡，循環於
身，左右表裏皆周徧。若氣血調和，不生虛實，邪不能傷。偏虛
者，偏受風邪。今此左[2]脇痛者，左邊偏受病也。但風邪在於經
絡，與血氣相乘，交爭衝擊，故痛發如刀刺。

[1]受風　原脫，據下文、正保本補。

[2]左　原作"云"，誤，據周本改。

六十四、痰候

痰者，由水飲停積在胸膈所成。人皆有痰，少者不能爲害，
多則成患。但胸膈飲漬於五臟，則變令眼痛，亦令[1]目眩頭
痛也。

[1]眼痛，亦令　宋本同；汪本、周本無此四字。

按語　本候論述痰爲積飲所化，殊有所見，實開後世痰與飲
分論之端。至於飲漬於五臟，則令目眩頭痛，僅是舉例而言，非
謂痰之爲患，盡在於此。本書卷二十有痰飲病諸候，論述頗詳，
滙而觀之，可以深識痰病之奧義。

又，婦人易鬱，每致氣滯痰凝，故痰氣交阻之症，亦是臨床
所常見。又，文中"眼痛"之證，據前痰飲病諸候，并未論及，

臨床亦少見，衹云"目暗"、"眼暗"，故疑"眼痛"爲"眼暗"之誤。

六十五、嗽候

嗽者，肺傷微寒故也。寒之傷人，先傷肺者，肺主氣，候皮毛，故寒客皮毛，先傷肺也。其或寒微者，則欬嗽也。

按語 婦人咳嗽，一般與男子無異，有寒熱新久之別，且五臟六腑，皆能令人咳，故其形證亦不一，本書卷十四咳嗽候論之甚詳，可以參閱。

六十六、咽中如炙肉臠[1]候

咽中如炙肉臠者，此是胸膈痰結，與氣相搏，逆上咽喉之間，結聚，狀如炙肉之臠也。

〔1〕炙肉臠（luán 孿） 烤肉片。"臠"，切成小塊之肉。《説文》："臠，一曰切肉也。"

按語 本條論述咽中痰凝氣滯之證候。《金匱要略》婦人雜病篇早已論及，後世稱爲"梅核氣"。本病多見於婦女，亦可見於男子。其病因多爲情志鬱結，氣機不暢，氣滯痰凝，留結於咽喉之間，以致病人自覺咽中梗塞，若有異物之感，咽之不下，吐之不出，狀如炙肉之臠，但與飲食無碍。治宜疏肝解鬱，順氣降逆，散結化痰，用理氣化痰藥加入鹹以軟堅之品，有助於提高疗效。

六十七、喉痛候

喉痛者，風熱毒客於其間故也。十二經脈，有循頰喉者；五臟在內，而經脈循於外，臟氣虛，則經絡受邪，邪氣搏於臟氣，則生熱，熱乘[1]其脈，熱[2]搏咽喉，故令喉痛也。

〔1〕乘 原作"禾"，形近之誤，據汪本、周本、《永樂大典》卷一萬四千九百四十七婦人喉痛引《巢元方病源》改。

〔2〕熱 宋本、汪本同；周本作"而"。

按語 本書卷三十喉咽腫痛候云："若風毒結於喉間，其熱甚則腫塞不通，而水漿不入；臟氣微熱，其氣衝喉，亦能腫痛，但不過重也。"前後合參，則對於本病有更深之理解。

六十八、瘦候

瘦病者，是氣結所成。其狀，頸下及皮寬脽脽然[1]，憂恚思慮，動於腎氣，腎氣逆，結宕所生[2]。又，諸山州縣人，飲沙[3]水多者，沙搏於氣，結頸下，亦成瘦也。

〔1〕脽脽然　本書卷三十一瘦候作"搥搥然"，義同；喻腫而下垂貌。

〔2〕結宕（dàng 蕩）所生　"宕"，宋本、汪本、周本同；正保本作"實"。"結宕所生"，意指腎氣上逆，結聚而成。"宕"，向它處轉移。《一切經音義》："宕，度於所往也。"

〔3〕沙　原脫，據本書卷三十一補。

按語　瘦病，詳見於本書卷三十一瘦候。然本候所論，病機謂"動於腎氣，腎氣逆，結宕所生"，則別具一說，可補卷三十一之未備。目前臨床治瘦，多責之於肝，若將本候所論加以驗證，則可為瘦病之治，另辟蹊徑。

六十九、吐血候

吐血者，皆由傷損腑臟所為。夫血外行經絡，內榮腑臟。若傷損經絡[1]，臟腑[2]則虛，血行失其常理，氣逆者，吐血。又，怒則氣逆，甚則嘔血。然憂思驚怒，內傷腑臟，氣逆上者，皆吐血也。

〔1〕經絡　宋本、汪本、周本同；《聖惠方》卷七十治婦人吐血諸方作"氣血"。

〔2〕臟腑　宋本、汪本、周本；《聖惠方》作"經絡"。

按語　本候病因病機，較本書卷二十七吐血候互有詳略，可滙而觀之。

七十、口舌出血候

口舌出血者，心脾傷損故也。脾氣通於口，心氣通於舌，而心主血脈，血榮於臟腑，通於經絡。若勞損臟腑，傷動經脈，隨其所傷之經虛者，血則妄行。然口舌出血，心脾二臟之經傷也。

七十一、汗血候

汗血者，肝心二臟虛故也。肝藏血，而心主血脈，心之液爲汗。肝是木，心是火，母子也。血之行，内在腑臟，外通經絡。勞傷肝心，其血脈虛者，隨液發爲汗而出也。

按語　汗血，即肌衄，其因不一，本候責之心肝二臟，是爲扼要之言。臨牀有陰虛火旺者，治以養陰清火；若因肝胃火熾者，宜瀉肝清胃；或由氣血虛而血隨氣散者，又當益氣補血止血，宜分別其病情而治之。

七十二、金瘡敗壞[1]候

婦人金瘡未瘥而交會，動於血氣，故令瘡敗壞[1]。

〔1〕敗壞　在此指金瘡潰破，變成壞候。

按語　　"金瘡敗壞"，當指瘡口迸裂出血。亦即本書卷三十六金瘡因交接血驚出候所論，"其瘡未瘥，則血氣尚虛，若因而房室，致情意感動，陰陽發泄，驚觸於瘡，故血汁重出"之症，前後互參，其理自明。

七十三、耳聾候

耳聾者[1]，風冷傷於腎。腎氣通於耳，勞傷腎氣，風冷客之，邪與正氣相搏，使經氣不通，故耳聾也。

〔1〕者　原無，據本書諸候文例、周本補。

七十四、耳聾風腫候

耳聾風腫者，風邪搏於腎氣故也。腎氣通於耳，邪搏其經，血氣壅澀，不得宣發，故結腫也。

七十五、眼赤候

眼眥[1]赤者，風冷客於眥[2]間，與血氣相搏，而淚液乘之，挾熱者則令眥赤。

〔1〕眥　原作"眥"，缺筆之誤，據汪本、周本描正。文末一個"眥"字同。

〔2〕眥　原作"腎"，誤，據宋本、周本改。

七十六、風眩鼻塞候

風眩而鼻塞者，風邪乘腑臟，入於腦也。五臟六腑之精氣，皆上注於目，血與氣并屬於腦。體虛爲風邪入腦，則引目，目系急，故令頭眩。而腑臟皆受氣於肺，肺主氣，外候在鼻，風邪入腦，又搏肺氣，故頭眩而鼻塞。

七十七、鼻衄候

鼻衄者，由傷動血氣所爲。五臟皆稟血氣，血氣和調，則循環經絡，不澀不散。若勞傷損動，因而生熱，氣逆流溢入鼻者，則成鼻衄也。

按語　本候論述婦人鼻衄，謂因勞生熱，氣逆流溢入鼻，血得熱則散溢所致，但應注意其衄血發作與月經周期是否有關，若在經前，則須考慮倒經。

又，本書卷二十九鼻衄候，對鼻衄之成因機理，論述頗詳，可參。

七十八、面黑皯候

面黑皯者，或臟腑有痰飲，或[1]皮膚受風邪，皆令血氣不調，致生黑皯。五臟六腑，十二經血，皆上於面。夫血之行，俱榮表裏，人或痰飲漬臟，或腠理受風致血氣不和，或澀或濁，不能榮於皮膚，故變生黑皯。若皮膚受風，外[2]治則瘥，腑臟有飲，內療方愈也。

〔1〕或　原作"感"，形近之誤，據本候下文、正保本、周本改。

〔2〕外　原作"水"，形近之誤，據周本改。

按語　面黑皯，通稱雀斑，尤以婦女爲多見。本書卷二十七對面皯䵟之證，有具體論述，如云："人面皮上，或有如烏麻，或如雀卵上之色"。而面黑皯之成因，除上述外，尚有腎虧火旺，血虛火燥，肝氣鬱滯等說。

七十九、面黑子候

面黑子者，風邪搏血氣，變化所生。夫人血氣充盛，則皮膚潤悦[1]。若虛損，疵點變生。黑子者，是風邪變其血氣所生。若生而有之者，非藥可治也。

〔1〕潤悦　此下本書卷三十一黑痣候有"不生疵瘕"四字。"潤悦"，光潤悦澤。

八十、蛇皮候

蛇皮者，由風邪客於腠理也。人腠理受於風則閉密，使血氣澀濁，不能榮潤，皮膚斑剥。其狀如蛇鱗，世呼蛇體也，亦謂之蛇皮也。

按語　蛇皮，又名"蛇體"，即本書卷二十七之"蛇身"，多爲遺傳性疾病。兩候可互參。

八十一、手逆臚[1]候

手逆臚者，經脈受風邪，血氣否澀也。十二經筋脈，有起手指者，其經虛，風邪客之，使血氣否澀，皮臚枯剥逆起，謂之逆臚。

〔1〕逆臚（lú 盧）　指爪甲際之皮膚枯燥剥裂反卷。

八十二、白秃候

頭瘡有蟲，痂白而髮秃落，謂之白秃。云是人腹内九蟲内蟯蟲，值血氣虛發動所作也。

按語　本書卷二十七有白秃候，論述較此爲詳，可參閱。

八十三、耳後附骨癰候

附骨癰，是風寒搏血脈入深，近附於骨也。十二經之筋脈，有絡耳後完骨[1]者，虛則風寒客之，寒氣折血，血否澀不通，深附於骨而成癰也。其狀，無頭但腫痛。

〔1〕完骨　骨名。指位於耳後之顳骨乳突。又名壽臺骨。《醫宗金鑑》："壽臺骨，即完骨，在耳後。"

按語　本候所論類似於現在所說之乳突炎，與本書卷三十二附骨癰腫候同中有異，可比較研究。

八十四、腫滿水氣候

水病，由體虛受風濕，入皮膚，搏津液，津液否澀，壅滯在內不消，而流溢皮膚。所以然者，腎主水，與膀胱合，膀胱爲津液之府，津液不消，則水停蓄。其外候，目下[1]如臥蠶，頸邊人迎脈動甚也。脾爲土，主剋水，而脾候肌肉，腎水停積，脾土衰微，不能消之[2]，令水氣流溢，浸漬皮膚而腫滿。

〔1〕目下　宋本、汪本、周本同；《聖惠方》卷六十九治婦人水氣腫滿諸方作"目瞼裏"。

〔2〕之　原無，據《聖惠方》補。

八十五、血分候

血分病者，是經血先斷，而後成水病。以其月水壅澀不通，經血分而爲水，故曰血分。婦人月經[1]通流，流[2]則水血消化，若風寒搏於經脈，血結不通，血水而[3]蓄積，成水腫病。

〔1〕月經　宋本、汪本、周本同；《聖惠方》卷六十九治婦人血分諸方作"經脈"。

〔2〕流　《聖惠方》、正保本、周本無。

〔3〕而　在此訓"則"。《經傳釋詞》："而，猶則也。《易·繫辭傳》曰：君子見幾而作，不俟終日。言見幾則作也。"

八十六、卒腫候

夫腫，或風冷，或水氣，或熱毒。此卒腫，由腠理虛而風冷搏於血氣，壅結不宣，故卒然而腫。其狀，但結腫而不熱是也。

按語　本候所論卒腫，與卷三十一卒風腫候類似，非指水腫，殆爲過敏引起之局部浮腫，前後兩條，可以互參。

八十七、赤流腫候

赤流腫者，由體虛腠理開，而風熱之氣客之，風熱與血氣相搏，挾熱毒。其狀，腫起色赤，隨氣流行移易，故云流腫。

按語 本候所論之赤流腫，與卷三十一流腫候中之熱腫相似，前者論症較詳，可參。

八十八、瘀血候

此或月經否澀不通，或産後餘穢[1]未盡，因而乘風取凉，爲風冷所乘，血得冷則結成瘀也。血瘀在内，則時時體熱面黃，瘀久不消，則變成積聚癥瘕也。

〔1〕餘穢　在此指惡露。

按語 "時時體熱面黃"，爲内有瘀血之常見證候。其熱大都是身體乾熱，手足心熱，日晡發熱，肌膚枯燥。面黃爲面色萎黃，目不黃，唇口燥，色萎，甚至暗晦。

八十九、傷寒候

此謂人觸冒於寒氣而成病。冬時嚴寒，攝衛周密者[1]，則寒不能傷人。若卒苦勞役，汗出觸冒寒氣，即發成病，謂之傷寒也。其輕者，微欬嗽鼻塞，嗇嗇小寒，噏噏微熱，數日而歇。重者，頭痛體疼，惡寒壯熱。而膏腴[2]之人，肌膚脆弱，雖不大觸冒，其居處小有失宜，則易傷於寒也。自有四時節内，忽有暴寒，傷於人成病者，亦名傷寒，謂之時行傷寒，非觸冒所致，言此時通行此氣，故爲時行也。

〔1〕攝衛周密者　謂善於攝生之人。與本書卷七傷寒候"君子固密"義同。

〔2〕膏腴　肥胖。《説文》："膏，肥也"；"腴，腹下肥者"。

按語 本條傷寒候，是傷寒病之一般概述，本書卷七、卷八傷寒病諸候，對此病有專門討論，内容比較全面，可前後聯係研究。

婦人傷寒，原則上與男子傷寒相同，但如在胎前産後及經水適來適斷時，就需分別情況加以考慮。胎前傷寒，參閱卷四十二妊娠傷寒候。產後傷寒，參閱卷四十四產後傷寒候。至於傷寒邪熱深入血分，迫血妄行，致月經不當期而至者；或經水適來，因熱邪陷入而搏結不行者；或經水適斷，邪熱乘虛侵入血室者，其中病機各不相同，當分別情況辨證施治。

九十、時氣候

此謂四時之間，忽有非節之氣，傷人而成病也。如春時應暖而反[1]寒，夏時應熱而反冷[2]，秋時應涼而反熱，冬時應寒而反溫。言此四時通行此氣，一氣之至，無間少長，病皆相似，故名爲時氣也。但言其病，若[3]風寒所傷，則輕，狀猶如傷寒，小[4]頭痛，壯熱也。若挾毒厲之氣則重，壯熱煩毒，或心腹脹滿，多死也。

〔1〕反 原無，據本書卷九時氣候補。以下三個"反"字同。又，此下《傷寒論·傷寒例》有"大"字。

〔2〕冷 《傷寒論·傷寒例》作"涼"。

〔3〕若 原作"名"，形近之誤，據正保本、周本改。

〔4〕小 周本作"少"，義通。《左傳》定公十四年："從我而朝少君"，《釋文》："少，本作小。"

按語 本書卷九對時氣病有專門論述，內容比較全面，可聯繫研究。又，本候云："若爲風寒所傷則病輕，若挾毒厲之氣則病重。"此論甚確，時氣病諸候尚未論及，這裏作出補充。

九十一、瘧候

夫瘧病者，由夏傷於暑，客在皮膚，至秋因勞動血氣，腠理虛而風邪乘之，動前暑熱，正邪相擊，陰陽交爭，陽盛則熱，陰盛則寒，陰陽更虛更盛[1]，故發寒熱；陰陽相離[2]，則寒熱俱歇。若邪動氣至，交爭復發，故瘧休作有時。

其發時節漸晏者，此由邪客於風府，循膂而下[3]，衛氣一日一夜常[4]大會於風府，其明日日下一節，故其作日晏。其發日早者，衛氣之行[5]風府，日下一節，二十一日下至尾骶，二十二日入脊内，上[6]注於伏衝[7]之脈，其氣上[8]行九日，出於缺盆之内，其氣既上[9]，故其病發更早[10]。

其間日發者，由邪氣内薄五臟，橫連募原，其道遠，其氣深，其行遲，不能日作[11]，故間日[12]蓄積乃發。

凡病瘧多渴引飲，飲不消，乃變爲癖。大腸虛引飲，水入腸胃，則變爲利也。

〔1〕更虛更盛　謂陰陽二氣盛虛之變交替出現。"更"，更叠，交替。

〔2〕陰陽相離　在此指陰陽二氣交爭間歇之時。

〔3〕循脊而下　此上原有"邪"字，衍文，據本書卷十一瘧病候、卷四十二妊娠瘧候刪。

〔4〕常　《素問·瘧論》、《太素》卷二十五瘧解無。

〔5〕衛氣之行　《素問》、《太素》、《外臺》卷五療瘧方作"其出於"。

〔6〕上　本書卷十一、《素問》無。

〔7〕伏衝　《素問》、《外臺》作"伏脊"；《甲乙經》作"太衝"。詞異義同。

〔8〕氣上　原無　文氣不貫，據《素問》、《甲乙經》、《太素》、《外臺》補。

〔9〕既上　《素問》、《太素》、《外臺》作"日高"。

〔10〕故其病發更早　本書卷十一作"故其病稍早發"；《素問》作"故作日益早也"；《太素》作"故日益早"。

〔11〕不能日作　《素問》、《外臺》作"不能與衛氣俱行，不得皆出"。

〔12〕間日　此下原有"作"字，衍文，據本書卷十一、四十二、四十六瘧病候刪。

按語　本書卷十一專門論述瘧病，内容全面豐富，可聯繫研究。

又，本候指出，瘧病久延可導致癖、利等症，觀察細緻，在臨床時可見到，宜預爲防治。

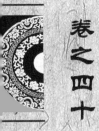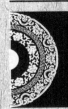

諸病源候論校注

重刊巢氏諸病源候總論卷之四十

婦人雜病諸候四 凡五十論

九十二、霍亂候

陰陽清濁相干，謂之氣亂。氣亂在腸胃，爲霍亂也。多因飲食過度，冒觸風冷，冷氣入於腹內，脾氣得冷則不消水穀，胃氣得冷則吐逆，腸氣得冷則下利。其先[1]心痛者先吐，先[1]腹痛者先利，心腹俱痛，吐利並發。其有頭痛壯熱而吐利者，由體盛而挾風之氣搏之[2]外，與血氣交爭，故頭痛發熱也，內乘腸胃，故霍亂吐利也。

〔1〕先 原無，宋本、汪本、周本同，據本書卷二十二霍亂候、卷四十二姙娠霍亂候補。

〔2〕之 在此作"於"字解。《經傳釋詞》："之，猶於也。諸、之一聲之轉，諸訓爲於，故之亦訓爲於。"

九十三、嘔吐候

胃氣逆則嘔吐。胃爲水穀之海，其氣不調，而有風冷乘之，冷搏於胃氣[1]，胃氣逆則嘔吐也。

〔1〕氣 宋本、汪本、周本同；《聖惠方》卷七十治婦人嘔吐諸方無。

九十四、嬰子[1]小兒注車船候

無問男子女人，乘車船則心悶亂，頭痛吐逆，謂之注車、注船。特由質性自然，非關宿挾病也。

〔1〕嬰（bì碧）子　寵愛人之暱稱。《説文》：「嬰，愛也。」

按語　注車、注船，俗稱暈車、暈船。指乘車船時出現頭暈嘔吐之症狀。文中云：「特由質性自然，非關宿挾病也。」這是最早指出此病之體質因素，具有史料價值。

九十五、與鬼交通候

人禀五行秀氣[1]而生，承五臟神氣而養。若陰陽調和，則臟腑強盛，風邪鬼魅不能傷之。若攝衛[2]失節，而血氣虛衰，則風邪乘其虛，鬼干其正。然婦人與鬼交通者，臟腑[3]虛，神守弱[4]，故鬼氣得病之[5]也。其狀，不欲見人，如有對忤[6]，獨[7]言笑，或時悲泣是也[8]。

脈來遲伏，或如鳥啄[9]，皆邪物病也。又脈來縣縣，不知度數，而顏色不變，此亦病也[10]。

〔1〕秀氣　靈秀之氣。《禮記·禮運》：「故人者，其天地之德，陰陽之交，五行之秀氣也。」

〔2〕攝衛　宋本、汪本、周本同；《聖惠方》卷七十治婦人與鬼交通諸方作「攝理」。「攝衛」，養生。《隋唐佳話》：「裴知古善於攝衛，開元十二年終，且百歲。」

〔3〕臟腑　此上《聖惠方》有「由」字。

〔4〕神守弱　宋本、汪本、周本同；《聖惠方》作「神不守」。「神守」，在此指內守之精神。

〔5〕病之　宋本、汪本、周本同；《聖惠方》作「爲病」。

〔6〕如有對忤　宋本、汪本、周本同；《聖惠方》作「如在對晤」。

〔7〕獨　此上《聖惠方》有「時」字。

〔8〕也　原無，據《聖惠方》補。

〔9〕鳥啄　即「雀啄」。脈來急促，節律不齊，忽然停止，止而復來，如鳥啄食之狀。本書卷二作「雞啄」，義同。

〔10〕此亦病也　本書卷二作「此邪病也」，《聖惠方》作「亦皆此候

也"，義均較勝。

按語 與鬼交通候，薛立齋謂"多由七情虧損心血，神無所護而然，宜用安神定志等藥，則正氣復而神自安。"此論甚是精闢，臨牀足可借鑑。

九十六、夢與鬼交通候

夫臟虛者喜夢。婦人夢與鬼交，亦由腑臟氣弱，神守虛衰，故乘虛因夢與鬼交通也。

九十七、腳氣緩[1]弱候

腳氣之病，由人體虛，溫濕風毒之氣先客於腳，從下而上，動於氣，故名腳氣也。江東嶺南，土地卑下，風濕之氣易[2]傷於人。初得此病，多不即覺，或先無他疾，而忽得之；或因衆病後得之。此病初甚微，飲食嬉戲，氣力如故，當熟察之。其狀，從膝至腳有不仁，或若[3]痹，或淫淫如蟲行[4]；或微腫，或酷冷，或疼痛[5]，或緩縱不隨，或有攣急，或有至困能飲食，或有不能食者，或有見飲食而嘔吐[6]，惡聞食臭者，或有物如指[7]，發於腨腸[8]，逆[9]上衝心，氣上者；或有舉體轉筋者；或壯熱頭痛者，或心胸衝[10]悸，寝處不欲見明，或腹內苦痛而兼下者；或言語錯亂，喜忘誤者；或眼濁，精神昏憒者。此皆其證候也。治之緩者，便上入腹，腹或腫[11]，胸脇滿，上氣貫便死。[12]急者，不全日；緩者，二三日也。

其病既入臟，證皆相似，但脈有三品[13]：若脈浮大而緩，宜服續命湯兩劑[14]；若風盛者，宜作越婢湯加尤四兩[15]。若脈轉駛而緊，宜服竹瀝湯；若脈微而弱[16]，宜服風引湯二三劑。其緊快之脈[17]，是三品之最惡脈也。脈浮大者，病在外；沉細者，病在內，皆當急治之。治之緩慢，則上氣便死也。

〔1〕緩 原作"痛"，據以下文意、本書卷十三腳氣緩弱候改。

〔2〕易 原無，據本書卷十三補。

〔3〕若 宋本、汪本、周本同；《醫心方》卷八第二作"苦"。

〔4〕淫淫如蟲行 "行"，本書卷十三作"所緣"。又，此下並有"或

脚指及膝脛洒洒爾，或脚屈弱不能行"二句。"淫淫"，喻蟲行皮中感。

〔5〕疼痛　汪本、周本同；宋本作"痛疼"。《外臺》卷十八脚氣論作"痟疼"。

〔6〕吐　此下原衍"者"字，據本書卷十三刪。

〔7〕指　原誤作"脂"，據本書卷十三改。

〔8〕腨（shuàn 涮）腸　"腨"，原作"踹"，文義不通，據本書卷十三改。"腨腸"，小腿肚。

〔9〕逆　本書卷十三作"遝"。

〔10〕衝　宋本、汪本、周本同；《外臺》卷十八脚氣論作"忪"。

〔11〕腹或腫　本書卷十三作"入腹或腫或不腫"，義較詳。

〔12〕上氣賁便死　本書卷十三作"氣上便殺人"。"賁"，通"奔"。

〔13〕三品　三類。

〔14〕續命湯兩劑　《聖惠方》卷四十五脚氣診脈訣無"兩劑"二字。

〔15〕越婢湯加尤四兩　宋本、汪本、周本同；《聖惠方》作"越婢湯加白尤服之"。

〔16〕而弱　原無，宋本、汪本、周本同，據本書卷十三補。

〔17〕其緊快之脈　本書卷十三作"病人脈浮大而緊快"。

按語　脚氣緩弱候，本書卷十三較此爲詳，而本候敘述概括扼要，可互爲參閱。

九十八、脚氣腫滿候

溫濕風毒，從脚而上，故令四肢懈惰，緩弱疼痺；甚則上攻，名脚氣。而津液爲風濕所折，則津液否澀，而蓄積成水，內則浸漬臟腑，外則流溢皮膚，故令腠理脹密[1]。水氣積不散，故腫也。

〔1〕脹密　謂水液浸漬，皮腠腫脹緻密。

按語　本候所述，當屬後世所論之濕脚氣。對其病機，本書卷十三脚氣腫滿候認爲"由風濕毒氣搏於腎經，腎氣不能宣通水液"所致。在此則突出"津液爲風濕所折"。兩者合參，對本病之認識，更爲全面，而且符合臨牀實際。

九十九、淋候

淋者[1]，腎虛[2]而膀胱熱也。膀胱與腎爲表裏，俱主水。行於胞[3]者，爲小便也。腑臟不調，爲邪所乘，腎虛則小便數，膀胱熱則小便澀。其狀，小便痛疼澀數，淋瀝不宣，故謂之淋也。

〔1〕者　原無，據本書卷十四諸淋候、周本補。

〔2〕腎虛　此上本書卷十四有“由”字。

〔3〕行於胞　本書卷十四作“水入小腸，下於胞，行於陰”，義較詳。“胞”，在此指膀胱。

一百、石淋候

淋而出石，謂之石淋。腎主水，水結則化爲石，故腎客[1]沙石。腎[2]爲熱所乘，則成淋，腎虛則不能制石，故淋而出石。細者如麻如豆，大者亦有結如皂莢核狀者，發則塞[3]痛悶絕，石出乃歇。

〔1〕客　留止。

〔2〕腎　此下本書卷十四石淋候有“虛”字，義長。

〔3〕塞　原作“燥”，據本書卷十四改；本書卷四十九石淋候亦作“水道塞痛”。

按語　本候之病機論述，與本書卷十四石淋候基本相同。但對發病症狀和結石大小形狀之叙述，在此更爲具體，可補前文之未備。

一百一、胞轉候

胞轉之病，由胞爲熱[1]所迫，或忍小便，俱令水氣還迫於胞，屈辟[2]不得充張，外水應入不得入，内溲應出不得出，内外壅脹不通[3]，故爲胞轉。其狀，小腹急痛，不得小便，甚者至死[4]。

張仲景云：婦人本肥盛，頭[5]舉身[6]滿，今反羸瘦[7]，頭舉空減[8]，胞系了戾[9]，亦致胞轉。

〔1〕熱　此上本書卷十四胞轉候有“寒”字。

〔2〕屈辟　此上本書卷十四有“使胞”二字。“屈辟”，指尿胞屈曲折疊，不能正常舒張。

〔3〕内外壅脹不通　“脹”，本書卷十四作“塞”。《聖惠方》卷七十

二治婦人胞轉諸方作"內外壅滯，脹滿不通"，義勝。

〔4〕死　此下《聖惠方》有"不可治也"　一句。

〔5〕頭　原作"豆"，缺筆之誤，據《脈經》卷九第七、周本改。下一個"頭"字同。

〔6〕身　原作"自"，形近之誤，據《脈經》、周本改。

〔7〕今反羸瘦　原作"全羸瘦"，文義不貫，據《脈經》、周本改。

〔8〕空減　《脈經》作"中空感"。

〔9〕胞系了戾　在此指膀胱之系繚繞不順。"了戾"，屈曲也。盧文弨《鐘山札記》："了戾者，屈曲旋轉之意。"

一百二、小便不利候

腎與膀胱爲表裏，俱主水。水行小腸，入胞爲小便。熱搏其臟，熱氣蘊積，水行則澀，故小便不利也。

一百三、小便不通候

水行於小腸，入胞爲小便。腎與膀胱俱主水，此二經爲臟腑，若內生大熱[1]，熱氣入小腸及胞，胞內熱，故小便不通，令小腹脹滿，氣喘息[2]也。

〔1〕內生大熱　宋本、汪本、周本同；《聖惠方》卷七十二治婦人小便不通諸方作"內既生熱"。

〔2〕息　宋本、汪本同；周本作"急"。

按語　本候小便不通，論及"熱氣入小腸"，而在前卷十四小便不通候則未予論及，可補其不足。卷四十四產後小便不通候，亦云："亦有小腸本挾於熱"，可見小腸有熱，亦令人小便不通，不獨腎與膀胱有熱也。

一百四、大便不通候

三焦五臟不調和，冷熱之氣結於腸胃[1]，津液竭燥，大腸壅澀，故大便不通。

張仲景云：婦人經水過多，亡津液者，亦大便難也。

〔1〕三焦五臟不調和，冷熱之氣結於腸胃　本書卷十四大便不通候作

"三焦五臟不和，冷熱之氣不調，熱氣偏入腸胃"，義長。

按語 大便難、大便不通，在婦女爲多見。因爲月經帶下過多，血氣津液耗損亦多，故致此病。這些病證，在婦科有其一定之特殊性。

又，本候舉張仲景之説，在現存《傷寒論》和《金匱要略》中均未載。雖《金匱要略》婦人産後病中，有大便難一説，責之新産血虛，而此則由於經水過多，二者病因不同，然血虛腸燥則一也。

一百五、大小便不利候

冷熱不調，大小腸有遊氣[1]，壅在大小腸，不得宣散，蓄積結生熱，故大小便澀，不流利也。

〔1〕遊氣　在此泛指腸道内之氣體。

按語 大小便不利，以前諸候，多責之下焦熱結，或津液匱乏。本候則提出氣機不暢，大小腸輸化傳導失職，亦是病機之一。證之臨牀，婦人確有情志等因素，以致氣機壅滯，變生諸證者。

一百六、大小便不通候

腑臟不和，榮衛不調，陰陽不相通，大小腸否結，名曰關格。關格，故大小便不通。自有[1]熱結於大腸，則大便不通；熱結於小腸，則小便不通。今大小便不通者，是大小二腸受客熱結聚，則大小便不通。此止客熱暴結，非陰陽不通流，故不稱[2]關格，而直云大小便不通。

〔1〕自有　雖然亦有。《經詞衍釋》："自，猶雖也。自，訓爲若，若與雖同義。"《漢書·景十三王傳》："自凡人猶繫於習俗，而況於哀公之倫乎。"

〔2〕稱　原作"痹"，誤，據本候上下文義、正保本、周本改。

按語 本候所云大小便不通，系客熱暴結於大小腸所致，與本書卷十四關格大小便不通候有異，宜對比參看，全面理解。

一百七、遺尿候

腎與膀胱爲表裏，而俱主水。腎氣通於陰[1]而小便，水液之下行者也。腎虛冷，冷氣入胞，胞虛冷，不能制小便，故遺尿。

〔1〕陰　在此指前陰。

按語　本書卷十四遺尿候有遺尿脈診，可參。

一百八、小便數候

腎與膀胱爲表裏，俱主於水。腎氣通於陰，此二經虛，而有熱乘之，熱則小便澀，虛則小便數，熱澀數也[1]。

〔1〕熱澀數也　宋本、汪本、周本同；《聖惠方》卷七十二治婦人小便數諸方無"熱澀數"三字，"也"連上句讀，義順。

按語　本書卷十四有小便數候，論證較此詳備，可參。

一百九、下利候

腸胃虛弱，爲風邪冷熱之氣所乘。腸虛則泄，故變爲利也。此下利是水穀利也，熱色黃，冷色白。

按語　本書卷十七對水穀痢之病因、病機、變證、診斷、預後等，論述詳備，可參閱。又，本候以下利之色黃白，辨別病情之屬寒屬熱，這僅是一個方面。大抵下利，澄澈清冷，身涼不渴，小便清白，脈遲細而微者，均爲寒象。若暴注下迫，出黃如糜，肛門熱痛，小便赤澀，口渴脈數者，皆爲熱症。若太陰受濕，而爲濡泄，身重微滿，食不知味，舌苔白膩，脈濡者，又爲脾土受濕所致。尚有因風而飧泄者，下利，穀不化，其脈弦。凡此皆爲外因致病。又有七情感動，臟氣不平，亦致下利。又如飲食所傷，腸胃停滯致病。或脾胃氣虛，胃氣下流，亦致泄利，此爲內因所致。總之，外則當調六氣，內則當平五臟，宜各求其本而治之。

一百十、滯利候

滯[1]利，由冷熱不調，大腸虛，冷熱氣客於腸間。熱氣乘之則變赤，冷氣乘之則變白，冷熱相交，則赤白相雜而連滯不止，名爲滯利也。其狀，白膿如涕，而有血雜；亦有少血者。如白膿涕而有赤脈[2]如魚腦，又名魚腦利。

〔1〕滯　原作"帶"，缺刻偏旁之誤，據本候標題及本書卷四十二姙娠滯利候改。此下二個"滯"字同。

〔2〕赤脈　謂膿凍上之血絲。

一百十一、血利候

熱乘血，入於大腸，爲血利也。血之隨氣，外行經絡，内通臟腑，皆無滯積。若冒觸勞動，生於熱，熱乘血散，滲入大腸，腸虛相化[1]，故血利也。

〔1〕腸虛相化　本書卷十七血痢候作"腸虛則泄"，義較明晰。

按語　以上二候，滯利即赤白痢，血利即赤痢及血痢。本書卷十七痢病諸候對痢之新久、分證類型，以及痢疾之兼證等，論述比較全面，可參閱。

一百十二、陰癢候

婦人陰癢，是蟲食所爲。三蟲[1]九蟲[2]在腸胃之間，因臟虛蟲動作，食於陰，其蟲作勢[3]，微則癢，重者乃痛。

〔1〕三蟲　"三"，原作"二"，據以下陰痛、陰瘡候文例及汪本、周本改。"三蟲"，即長蟲、赤蟲、蟯蟲。

〔2〕九蟲　指人體内多種寄生蟲。

〔3〕作勢　動作形狀。"勢"，形狀也。又此上《醫心方》卷二十一第七有"動"字，並在"微"字下斷句，在"重"字上更有"若"字。

按語　婦人陰癢證，除陰部瘙癢外，重者兼有腫痛，並有帶下。本候言其病源是"蟲食所爲"，與現代所知之陰道滴蟲、黴菌感染，甚相類似。本病除蟲蝕之外，大都有肝經鬱熱，濕熱下注，或肝虛血燥等病理變化，當分別診治。

一百十三、脫肛候

肛門，大腸候也。大腸虛冷，其氣下衝者，肛門反出。亦有因產用力努偃[1]，氣衝其肛，亦令反出也。

〔1〕努偃　屈身摒氣努責。"偃"，同"噎"、"饐"。

一百十四、陰腫候

陰腫者，是虛損受風邪所爲。胞絡[1]虛而有風邪客之，風氣乘於陰，與血氣相搏，令氣血否澀，腠理壅閉，不得泄越，故令陰腫也。

〔1〕絡　原作"經"，據下文陰痛候、《聖惠方》卷七十三治婦人陰腫諸方改。

按語　本候陰腫，責之胞絡虛而風邪客之。臨牀所見，有以肝、心二經火盛，濕熱下注，令婦人子户腫脹墜痛者，用龍膽瀉肝湯瀉肝經濕熱，每獲良效。

一百十五、陰痛候

陰痛之病，由胞絡傷損，致臟虛受風邪。而三蟲、九蟲因虛動[1]作，食陰則痛者，其狀成瘡；其風邪乘氣[2]衝擊而痛者，無瘡，但疼痛而已。

〔1〕動　原作"氣"，文義不通，據正保本、周本改。
〔2〕氣　此上原衍"風"字，據正保本、周本刪。

按語　本候論陰痛之有瘡無瘡，以辨其有蟲無蟲。有蟲者，多爲濕熱爲患；無蟲者，爲風邪客於下焦，與血氣相搏，肝腎經絡壅閉使然。亦有因鬱熱損傷肝脾，濕熱下注，而爲腫脹疼痛者，每兼有黄色白帶。

一百十六、陰瘡候

陰瘡者，由三蟲、九蟲動作，侵食所爲也。諸蟲在人腸胃之間，若腑臟調和，血氣充實，不能爲害。若勞傷經絡，腸胃虛損，則動作侵食於陰，輕者或癢或痛，重者生瘡也。

診其少陰之脈，滑而數者，陰中生瘡也。

按語　陰癢、陰腫、陰痛及陰瘡，證之臨牀，此類證候，每多挾雜出現，或依次演變。後世認爲多由肝經鬱熱、濕熱下注所致。陰瘡，爲數證中之最重者，又稱陰蝕、陰䘌，爲陰道及外陰部潰爛成瘡，或癢或痛，局部腫脹，或見赤白帶下，小便淋瀝等，原文敘症較簡。

一百十七、陰挺出下脫候

胞絡傷損，子臟虛冷，氣下衝，則令陰挺出，謂之下脫。亦有因產而用力偃氣[1]而陰下脫者。

診其少陰脈浮動，浮則爲虛，動則爲悸[2]，故令下脫也。

〔1〕偃氣　本書卷十七脫肛候作"氣喝"；卷五十脫肛候、《聖惠方》卷七十三治婦人陰挺出下脫諸方作"䐡氣"，義同，屈身拼氣努責也。

〔2〕悸　《脈經》卷九第七作"痛"。

按語　陰挺出下脫，又稱陰脫。一般指子宮脫垂，亦包括陰道前、後壁膨出。若腫痛小便赤數者，屬濕熱；若重墜而小便清長者，屬氣虛。

一百十八、陰冷候

胞絡勞傷，子臟虛損，風冷客之，冷乘於陰，故令冷也。

按語　婦人陰冷，皆由風寒乘虛客於子臟，症見陰中寒冷，甚或少腹冷痛，且難於受孕，影響生育。久則血凝氣滯，易生他變。

一百十九、陰中生息肉候

此由胞絡虛損，冷熱不調，風邪客之，邪氣乘於陰，搏於血氣，變而生息肉也。其狀如鼠乳。

按語　陰中生息肉，首見《肘後備急方》。此病每見交接出血，或不規則之陰道流血。

一百二十、瘻候

此或因帶下，或舉重，或因產時用力，損於胞門，損於子臟，腸[1]下乘而成瘻。

〔1〕腸　原作"陽"，形近之誤，據宋本、汪本、正保本、周本改。

按語 癀,即後世所謂"疝氣"。男女老少皆可發生。婦人癀病,與男子有異,其病因病機,多責之下焦虛衰、勞累過度、產時用力,以致腸管從腹壁薄弱處墜出。在墜出部位上,除腹股溝等易發處外,有時腸管可從陰道內膨出,狀似陰挺。此外,婦人疝病,每易誤診爲腹股溝囊腫或子宫脫垂,臨證時須注意診察,以免誤診。

關於"癀"之命名,可參本書卷三十四癀瘻候有關注釋及按語。

一百二十一、痔病候

痔病,由勞傷經絡,而血流滲之所成也。而有五種:肛邊生瘡,如鼠乳出在外,時出膿血者,牡痔也。肛邊腫,生瘡而出血者,牝痔也。肛邊生瘡,癢而復痛出血[1]者,脈痔也。肛邊腫核痛,發寒熱而出血者,腸痔也。因便而清血出者,血痔也。

〔1〕出血 原作"爲血",錯簡在"者"字下,據本書卷三十四脈痔候改正。

一百二十二、寸白[1]候

寸白,是九蟲內之一蟲也。凡九蟲在人腹內,居腸胃之間,腑臟氣實,則蟲不動,不爲人害。虛者,蟲便發動滋長,乃至斃人。

又云[2]:飲白酒,以桑枝貫牛肉炙食[3],食生栗、生魚,仍飲乳酪,能變生寸白者也。

〔1〕寸白 即九蟲候中之寸白蟲。
〔2〕又云 本書卷十八寸白蟲候作"或云"。
〔3〕炙食 原脫,據本書卷十八補。

一百二十三、陰臭候

陰臭,由子臟有寒,寒搏於津液,蘊積,氣衝於陰,故變臭也。

按語 婦人陰中發出臭氣,文中認爲子臟有寒,蘊積生熱,氣衝於陰而致，這是一般病情。假如腥臭穢惡，并有惡濁帶下者，要及時檢查，是否有重度炎證或惡性病變，以便作出相應措施，不能諱疾忌醫，以遺大患。

一百二十四、尿血候

血性得寒則凝[1]，得熱則流散。若勞傷經絡，其血虛，熱滲入胞[2]，故尿血也。

〔1〕凝　此下《聖惠方》卷七十二治婦人小便出血諸方有“澀”字。

〔2〕若勞傷經絡，其血虛，熱滲入胞　宋本、汪本、周本同；《聖惠方》作“失其常經，溢滲入於胕”。

一百二十五、大便血候

勞傷經脈則生熱。熱乘於血，血得熱則流散，滲入於大腸，故大便血也。

按語　大便血，簡稱便血。本候責之熱乘於血，血滲大腸，則其血色必鮮稠，或有腹痛。若濕毒蘊結大腸而便血者，其血色不鮮，如赤小豆汁，而腹不甚痛。若臟腑虛寒，陽不攝陰而便血者，則其血色多稀淡，面色萎黃。便血還有便前便後之別，先血後便者，血來近，稱近血；先便後血者，血來遠，稱遠血。本書卷二十七大便下血候，論證較此爲詳，可參閱。

一百二十六、失精候

腎與膀胱合，而腎藏精。若勞動膀胱，傷損腎氣，則表裏俱虛，不收制於精，故失精也。

按語　失精一證，多指男子遺精，如《金匱要略》第六云：“男子失精，女子夢交”、“婦人則半產漏下，男子則亡血失精”等等，在此將失精一候置於婦人雜病內，應是錯簡。

又，腎主藏精，失精與腎有着密切關係，本書卷四虛勞失精候、夢泄精候，均責之腎虛不能制精，似與文中“勞動膀胱”無涉。

一百二十七、乳腫候

足陽明之經，胃之脈也，其直者，從缺盆下於乳。因勞動則腠理[1]虛，受風邪，入於榮衛，榮衛否澀，血氣不流，熱結於乳，故令乳腫。其結腫不散，則成癰。

〔1〕腠理 此上原衍"足"字，據正保本刪。又，《聖惠方》卷七十一治婦人乳腫諸方"足"作"膚"，亦通。

一百二十八、妬[1]乳候

此由新產後，兒未能飲之，及飲[2]不泄；或斷兒乳[3]，捻其乳汁不盡，皆令乳汁蓄結，與血氣相搏，即壯熱大渴引飲，牢強[4]掣痛，手不得近是也。

初覺便以手助捻去其汁，並令傍人助嗍[5]引之，不爾，成瘡有膿。其熱勢盛，則成癰。

〔1〕妬 原作"妬"，形近之誤，據《聖惠方》卷八十一治妬乳諸方、周本改。

〔2〕飲 此下《聖惠方》有"乳"字。

〔3〕斷兒乳 宋本、汪本、周本同；《聖惠方》作"或乳脹"。

〔4〕牢強 堅硬。

〔5〕嗍（suō梭） 吮吸。《集韻》："嗍，吮也。"

一百二十九、乳癰候

腫結皮薄以澤，是癰也。足陽明之經脈，有從缺盆下於乳者，勞傷血氣，其脈虛，腠理虛，寒客於經絡，寒搏於血，則血澀不通，其氣[1]又歸之，氣積不散，故結聚成癰者。癰氣不宣，與血相搏，則生熱，熱盛乘於血，血化成膿；亦有因乳汁蓄結，與血相搏，蘊積生熱，結聚而成乳癰。

年四十已還[2]，治之多愈；年五十已上，慎，不當治之，多死。不治，自當終年[3]。又，懷娠[4]發乳[5]癰腫及體結癰，此無害也。蓋[6]懷胎之癰，病起陽明，陽明胃之脈也，主肌肉，不傷臟，故無害。

診其右手關上脈，沉則爲陰，虛者則病乳癰。乳癰久不瘥，因變爲瘻。

養生方云：熱食汗出，露乳傷風，喜發乳腫，名吹乳，因喜作癰。

〔1〕氣　原作"血"，誤，據以下疽發乳候、《聖惠方》卷七十一治婦人乳癰諸方、宋本改。

〔2〕已還　《聖惠方》作"以下"，義同。

〔3〕慎，不當治之，多死。不治，自當終年　宋本、汪本、周本同；《聖惠方》作"宜速治之，即差。若不治者多死"。"不當治之"，猶謂治之不當。"不治，自當終年"，意謂如未破以前，不如不治，聽其自然，以終天年。

〔4〕懷娠　此上《聖惠方》有"中年又"三字。

〔5〕發乳　即"乳發"，爲乳癰之別名。有時亦作乳部癰疽之總稱。

〔6〕蓋　原作"兼"，文義不通，據《聖惠方》、周本改。

按語　乳癰，即急性乳腺炎，多見於婦人產後，尤其是初產者。本書將乳腫、妬乳、乳癰分爲三候，實則是急性乳腺炎之不同類型或不同階段，即開始是妬乳，發展爲乳腫，最後成乳癰。至若乳癰發病之所屬經絡，本書責於足陽明胃經，而後世醫家認爲乳房屬陽明，乳頭屬厥陰，乳癰多由肝氣鬱結，胃熱壅滯所成。從而對本病之所屬經絡、發病機理、作了新的補充，認識更爲全面。

文中"年五十以上，慎，不當治之，多死"，究其病情，已非一般之乳癰，似指乳癌而言。

又，"診其右手關上脈，沉則爲陰，虛者則病乳癰"，文字似有脫誤。《脈經》卷二第二有"右手關上脈陽實者，病乳癰"可徵。

一百三十、發乳潰後候

此謂癰疽發於乳，膿潰之後，或虛惙[1]，或疼痛，或渴也。凡發乳潰後，出膿血多，則腑臟虛燥，則渴而引飲。飲入腸胃，腸胃虛，則變下利也。

〔1〕虛惙（chuò　齪）　虛羸疲乏。"惙"，疲乏。《廣韻》："惙，疲也。"

一百三十一、乳瘡候

此謂膚腠理虛，有風濕之氣乘虛客之，與血氣相搏，而熱加之，則生瘡也。

一百三十二、疽發乳候

腫而皮強，上如牛領之皮，謂之疽也。足陽明之脈，有從缺盆下於乳者，其脈虛則腠理開，寒氣客之，寒搏於血，則血澀不通，故結腫；而氣又歸之，熱氣淳盛[1]，故成疽也。熱久不散，則肉敗[2]爲膿也。

〔1〕淳盛　宋本、汪本同；周本作"洪盛"，義同。"淳盛"，大盛也。

〔2〕肉敗　"肉"，原作"內"，形近之誤，據周本改。又，宋本無此二字，有"故"字，亦通。

按語　疽發乳，即是乳疽，爲乳房深部之化膿性疾患。由於疽發於乳部，故其所屬經絡，突出"足陽明之脈"，至於疽候之一般病理變化，可參閱卷三十二疽候。

一百三十三、乳結核候

足陽明之經脈，有從缺盆下於乳者，其經虛，風冷乘之，冷折於血，則結腫[1]。夫腫熱則變敗血爲膿，冷則核不消。又重疲勞，動氣而生熱，亦焮烊[2]。其湯熨針石，別有正方，補養宣導，今附於後。

養生方導引法[3]云：蹲踞，以兩手從曲脚內入[4]，據地，曲脚加其上[5]，舉尻。其可用行氣。愈瘰癧，乳痛[6]。交兩脚，以兩手從曲脚極挽[7]，舉十二通，愈瘰癧乳痛也。

〔1〕結腫　宋本、汪本、周本同；《聖惠方》卷七十一治婦人乳結核諸方作"生結核"。

〔2〕焮烊（xīn yáng 欣烊）　宋本、汪本、周本同；《聖惠方》作"焮癢"。"焮烊"，焮腫燒灼感疼痛。"烊"同"煬"，《集韻》："煬，爍金也。"

或作烊。"引申作燒灼感解。

〔3〕導引法　原無，據本書卷三十一嗜眠候、卷三十四瘰癧瘻候、周本補。

〔4〕從曲脚内入　《寧先生導引養生法》同；本書卷三十一作"從内曲脚中入"，義同。

〔5〕上　宋本、汪本、周本同；《寧先生導引養生法》作"手"。

〔6〕痛　宋本、汪本、周本、《寧先生導引養生法》同；《外臺》卷二十三寒熱瘰癧方養生方導引法作"癢"。

〔7〕捥（wán 完）　刮摩也。《廣韻》："捥，捘，刮摩也。"

按語　本候所論，是以乳房腫塊爲特徵。臨牀可見諸慢性乳腺炎，乳房結核、囊性增生、腫瘤等病，從文中所述，似乳房結核或慢性乳腺炎證。

一百三十四、乳[1]石癰候

乳石癰之狀，微強不甚大，不赤，微痛熱，熱[2]自歇，是足陽明之脈，有下於乳者，其經虛，爲風寒氣客之，則血澀結成癰腫。而寒多熱少者，則無大熱，但結核如石，謂之乳石癰。

〔1〕乳　原無，據本書目録和文中内容補。下同。

〔2〕熱　此下本書卷三十二石癰候有"時"字。

按語　石癰，可發生於全身各個部位，本書卷三十二石癰候已加論述。本卷專論婦人雜病，此論當指石癰發於婦人乳部者，故謂之乳石癰。

一百三十五、發背候

五臟不調則致疽。疽者，腫結皮強，如牛領之皮；六腑不和則致癰。癰者，腫結薄以澤是也。腑與臟爲表裏，其經脈循行於身，俞皆在背，腑臟不調和，而腠理開，受於風寒，折於血，則結聚成腫，深則爲疽，淺乃爲癰。隨寒所客之處，血則否澀不通，熱又加之，故成癰疽發背也。

按語　發背，包括癰發背與疽發背，本書卷三十二已有較詳論述，本候是概括復述，簡明扼要，似爲婦人癰疽病之總結。

一百三十六、改訾[1]候

此爲内癰發於脇，名爲改訾。由邪氣聚在下管[2]，與經絡血氣相搏所生也。至其變敗，狀如癰疽。

〔1〕改訾　《靈樞·癰疽》、《太素》卷二十六癰疽、《甲乙經》卷十一第九下均作"敗疵"。

〔2〕下管　下脘。

按語　關於改訾之病位，本候指出發於脇部，與本書卷三十二疽候所論相同，相當於脇疽、脇癰一類病證。但在卷三十二尚有"癰發女子陰傍，名曰改訾疽"之說，可參覈研究。

一百三十七、發乳後渴候

此謂發乳膿潰之後，血氣虛竭，腑臟焦燥，故令渴也。渴引飲不止，飲[1]入腸胃，則變爲下利也。

〔1〕飲　此上本書卷三十三癰發背渴候、疽發背熱渴候均有一"冷"字，義長。

一百三十八、發乳下利候

此謂發乳而腸胃虛，受冷則下利也。大腸爲金，水穀之道，胃爲土，水穀之海也。金土子母。而足陽明爲胃之經，其脈有從缺盆下於乳者。因勞傷，其脈虛而受風寒，風寒搏血，氣血否澀不通，故結癰腫。腫結皮薄以澤者，爲癰。而風氣乘虛入胃，則水穀糟粕變敗不結聚，腸虛則泄爲利。金土子母俱虛，故發乳而復利也。又，發乳渴引飲多，亦變利也。

按語　本候指出發乳下利，其因有二：一爲腸虛則泄；一爲渴引飲多，冷氣入腸胃而變利。

一百三十九、發乳久不瘥候

此謂發乳癰而有冷氣乘之，故癰疽結，經久不消不潰；而爲冷所客，則膿汁出不盡，而久不瘥。

按語　本候指出發乳久不瘥，可發生兩種情況：一爲經久不消不潰；一爲潰後膿汁不盡，經久不瘥。

一百四十、發乳餘核不消候

此謂發乳之後，餘熱未盡，而有冷氣乘之，故餘核不消，復遇熱，蘊積爲膿。亦有淋瀝不瘥，而變爲瘻也。

按語 發乳餘核不消，病根猶在，亟宜施治。否則，再受邪熱，易蘊結成膿。亦有潰後膿汁淋灕，經久不癒而變成瘻病者。本候示人治病務宜徹底，以免變生諸證。

一百四十一、發乳瘻候

此謂因發癰瘡，而膿汁未盡，其瘡暴瘥，則惡汁內食，後更發，則成瘻者也。

按語 本候即是膿汁未盡，過早收口，造成之瘻病，爲前候"變瘻"之進一步闡發，當引以爲誡。

又，以上五候，與前發乳潰後候有連屬關係，宜依次排列，現在另出卷末，似錯簡。

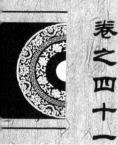
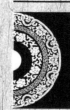

諸病源候論校注

重刊巢氏諸病源候總論卷之四十一

婦人姙娠病諸候上 凡二十論

提要 本篇論述婦人姙娠諸病，包括卷四十一、卷四十二兩卷。

主要內容有：①論述姙娠脈象，在此集中大量前人記載，具有總結文獻意義。②逐月養胎法。敘述胎兒之正常發育過程，及姙婦之生活起居注意事項，其中有一部分尚論及胎教。③姙娠期之常見病。如惡阻、子腫、子煩、子癇、驚胎等。④先兆流產之各種見證。如胎漏、胎動、下血、腹痛、腰痛、腰腹痛、小腹痛等，并論及數墮胎候、墮胎後諸候。⑤胎兒發育異常。如死胎、胎痿燥、過年久不產、兩胎一死一生，及胎死腹中候等。⑥姙娠期間之時病，如傷寒、溫病、時氣、中風等。⑦姙娠雜病。如吐血、尿血、咳嗽、胸痺、心痛腹滿等。此外，尚有姙娠欲去胎一候，這是人工流產之最早記載。全篇內容豐富，切合臨牀，都是姙娠期之常見病，多發病，而且具有很多實踐經驗。

一、姙娠候

經云：陰搏陽別，謂之有子[1]。此是氣血和調，陽施陰化也。

診其手少陰脈動甚者，任子也[2]。少陰，心脈也，心主血脈。又腎名胞門、子戶。尺中，腎脈也，尺中之脈，按之不絕者，任娠脈也。三部脈[3]沉浮正等，按之無斷絕者，有娠也。

又，左手沉實爲男，右手浮大爲女；左右俱沉實，生[4]二男；左右俱浮大，生二女。又，尺脈左偏大爲男，右偏大爲女；左右俱大，産二子。又，左右手尺脈俱浮，爲産二男，不爾[5]，女作男生；俱沉，爲産二女，不爾，男作女生。又，左手尺中脈浮大者男，右手尺脈沉細者女。又，得太陰脈爲男，得太陽脈爲女；太陰脈沉，太陽脈浮。

欲知男女，遣面南行[6]，還復呼之，左迴首是男，右迴首是女。又，看上圊時，夫從後急呼之，左迴首是男，右迴首是女。婦人姙娠，其夫左邊乳房有核是男，右邊乳房有核是女。

[1]陰搏陽別，謂之有子　謂尺脈搏動於指下，大於寸口，陰陽部位兩者之脈有顯著差別，這是婦人受孕之脈象，故謂之有子。語出《素問・陰陽別論》，王冰注："陰，謂尺中也；搏，謂搏觸於手也。尺脈搏擊，與寸口殊別，陽氣挺然，則爲有姙之兆。"

[2]手少陰脈動甚者，任子也　"手少陰"，新校正云："全元起本作足少陰"。"任"通"妊"、"姙"，下同。《正字通》："任，與妊、姙同。"《大戴禮・保傅》："周后妃妊成王於身。"

[3]脈　原無，據《脈經》卷九第一、《千金要方》卷二第二補。

[4]生　此上《脈經》、《千金要方》有"猥"字。"猥"，多。《漢書・溝洫志》："水猥盛則放溢"，顏注："猥，多也。"下一個"生"字同。

[5]不爾　此下《脈經》有"則"字，連下句讀。下一個"不爾"同。

[6]遣面南行　謂遣使其婦面向南走。"遣"，令使。《北齊書・李元忠傳》："若逢賊，但道李元忠遣"。

懷娠一月，名曰始形[1]，飲食精熟，酸美受御，宜食大麥[2]，無食腥辛之物，是謂才貞，足厥陰養之[3]。足厥陰者，肝之脈也。肝主血[4]，一月之時，血流澀[5]，如不出[6]，故足厥陰養之。足厥陰穴，在足大指歧間白肉際是。

姙娠二月，名曰始膏。無食腥辛之物，居必静處，男子勿勞[7]，百節皆痛，是謂始藏也[8]，足少陽養之。足少陽者，膽之脈也，主於精。二月之時，兒精成於胞裏[9]，故足少陽養之。足少陽穴，在足小指間本節後附骨上一寸陷中者是。

姙娠三月，名[10]始胎。當此之時，血不流，形像始化[11]，未有定儀[12]，見物而變。欲令見貴盛公主，好人端正莊嚴，不欲令見[13]傴僂侏儒，醜惡形人，及猿猴之類。無食薑兔，無懷刀繩。欲得男者，操弓矢，射雄雞，乘肥馬於田野，觀虎豹及走犬。其欲得女者，則著簪珂環珮，弄珠璣。欲令子美好端正者，數視白璧美玉，看孔雀，食鯉魚。欲令兒多智有力，則噉牛心，食大麥。欲令子賢良盛德，則端心正坐，清虛和一[14]，坐無邪席，立無偏倚，行無邪徑，目無邪視，耳無邪聽，口無邪言，心無邪念，無妄喜怒，無得思慮，食無邪[15]臠，無邪臥，無橫足，思欲果瓜，噉味酸菹，好芬芳，惡見穢臭，是謂外象而變[16]者也，手心主養之。手心主者，脈中精神，內屬於心[17]，能混神[18]，故手心主養之。手心主穴，在掌後橫文是。

診其姙娠脈滑疾，重以手按之散者，胎已三月也。

〔1〕始形　宋本、汪本、周本同；《千金要方》卷二第三引徐之才逐月養胎方作"始胚"。

〔2〕酸美受御，宜食大麥　宋本、汪本、周本同；"酸"，《聖惠方》卷七十六姙娠逐月十二經脈養胎將息慎護法作"甘"；《醫心方》卷二十二引《產經》"酸美"連上句讀，"受御"作"無御丈夫"，無"宜食大麥"句。"受御"，受用。"御"，用也。《楚辭·九章·涉江》："腥臊並御"，注："御，用也。"

〔3〕養之　宋本、汪本、周本同；《千金要方》作"脈養"，此下並有"不可針灸其經"一句。以下七個"養之"同。

〔4〕肝主血　宋本、汪本、周本同；《千金要方》作"肝主筋及血"。

〔5〕血流澀　宋本、汪本、周本同；《千金要方》作"血行否澀"。"流"，通"留"。

〔6〕如不出　宋本、汪本同；《千金要方》作"不爲力事，寢必安静，無令恐畏。""如"，周本作"始"。"如"，乃也；"始"，亦乃也，義同。

〔7〕男子勿勞　宋本、汪本、周本同；《聖惠方》作"若有所犯"。"男子勿勞"，在此指勿勞房事。

〔8〕始藏也　宋本、汪本、周本同；《千金要方》作"胎始結"。

〔9〕胞裹　此下《千金要方》有"當慎護驚動也"一句。

〔10〕名　原無，據本候文例、《千金要方》補。

〔11〕血不流，形象始化　後姙娠轉女爲男候作"血脈不流，象形而變"。《千金要方》無此二句。《聖惠方》無"血不流"句。

〔12〕未有定儀　指胎兒儀容尚未定型。"儀"，容貌。《廣雅》："儀，儀容也。"

〔13〕見　此下《聖惠方》有"貧窮殘疾"一句。

〔14〕和一　和同如一。謂與衆和同，心意如一。《三國志·蜀書》："國內和一。"

〔15〕邪　原作"到"，誤，據《聖惠方》改。

〔16〕變　宋本、汪本、周本同；《千金要方》作"內感"，義長。

〔17〕內屬於心　此下《千金要方》有"無悲哀思慮驚動"一句。

〔18〕混神　混合諸神。

姙娠四月[1]，始受水精，以成血脈。其食宜稻秔[2]，其羹宜魚鴈，是謂盛榮[3]，以通耳目，而行經絡。洗浴遠避寒暑，是手少陽養之。手少陽者，三焦之脈也，內屬於腑。四月之時，兒六腑順成，故手少陽養之。手少陽穴，在手小指間本節後二寸是也。

診其姙娠四月，欲知男女，左脈疾爲男，右脈疾爲女，左右俱疾，爲生二子。當此之時，慎勿瀉之，必致產後之殃。何謂也？是手少陽三焦之脈，內屬[4]於三焦[5]，靜形體，和心志，節飲食。

姙娠五月，始受火精，以成其氣，臥必晏起，洗浣衣服[6]，深其屋室，厚其衣裳，朝吸天光，以避寒殃。其食宜稻麥，其羹宜牛羊，和以茱萸，調以五味，是謂養氣，以定[7]五臟者也。一本云：宜食魚鱉。足太陰養之。足太陰脾之脈，主四季。五月之時，兒四支皆成[8]，故足太陰養之。足太陰穴，在足內踝上三寸是[9]也。

診其姙娠脈，重手按之不散，但疾不滑者，五月也。又，其脈數者，必向壞[10]；脈緊者，必胞阻[11]；脈遲者，必腹滿喘；脈浮者，必水壞爲腫。

姙娠六月，始受金精，以成其筋。身欲微勞，無得靜處，出遊於野，數觀走犬，及視走馬，宜食鷙鳥[12]猛獸之肉，是謂變腠膝脊筋[13]，以養其爪[14]，以牢其背脊，足陽明養之。足陽明者，胃之脈，主其口目。六月之時，兒口目皆成[15]，故足陽明養之。足陽明穴，在太衝上二寸是也。

〔1〕四月　此下原有"之時"二字，衍文，據《千金要方》卷二第三、本篇前後文例刪。

〔2〕秔（jīng 京）　《千金要方》作"粳"，義同。《集韻》："秔，或作粳。"《爾雅》："秔，不粘稻也。"

〔3〕盛榮　宋本、汪本、周本同；《千金要方》作"盛血氣"。

〔4〕屬　宋本、汪本、周本同；《千金要方》作"輸"。

〔5〕三焦　此下《千金要方》有"四月之時，兒六腑順成，當"十字；《聖惠方》卷七十六有"宜"字，連下句讀。

〔6〕洗浣衣服　宋本、汪本、周本同；《千金要方》作"沐浴浣衣"。

〔7〕定　宋本、汪本、周本同；《聖惠方》作"成"。

〔8〕四支皆成　此下《千金要方》有"無大飢，無甚飽，無食乾燥，無自炙熱，無勞倦"五句。

〔9〕是　原脫，據前後文例補。

〔10〕壞　原作"懷"，形近之誤，據周本、《脈經》卷九第二改。

〔11〕胞阻　宋本、汪本、周本同；《脈經》作"胞漏"，義同。"胞阻"，是姙娠下血而腹痛者。《金匱要略》第二十："有姙娠下血者，假令姙娠腹中痛，爲胞阻。"

〔12〕鷙（zhì 質）鳥　鳥之猛者。《楚辭·離騷》："鷙鳥之不羣兮"，注："鷙，執也。謂能執伏衆鳥。如鷙鷹之類。"

〔13〕變腠脊筋　宋本、汪本、周本同；《千金要方》作"變腠理紉筋"；《聖惠方》作"變腠堅筋"。

〔14〕爪　宋本、汪本、周本同；《千金要方》作"力"。

〔15〕皆成　此下《千金要方》有"調五味，食甘美，無大飽"三句。

姙娠七月，始受木精，以成其骨。勞躬搖支[1]，無使定止，動作屈伸，以運血氣[2]，居處必燥，飲食避寒，常宜食稻秔，以密腠理，是謂養骨牢齒者也。手太陰養之。手太陰者，肺脈，主皮毛。七月之時，兒皮毛已成[3]，故手太陰養之。手太陰穴，在手大指本節後，白肉際陷中是。

診其姙娠七月脈，實大牢強者生，沉細者死。懷軀[4]七月，而不可知，時時㗌而轉筋者，此爲軀㗌；時嚏而動者，非軀也。懷軀七月，暴下斗餘水，其胎必倚[5]而墮，此非時孤漿預下[6]故也。

姙娠八月，始受土精，以成膚革[7]。和心静息，無使氣極，是謂密腠理而光澤顏色。手陽明養之。手陽明者，大腸脈，大腸主九竅。八月之時，兒九竅皆成[8]，故手陽明養之。手陽明穴，在大指本節後宛宛中是。

診其姙娠八月脈，實大牢強弦緊者生，沉細者死。

姙娠九月，始受石精，以成皮毛，六腑[9]百節，莫不畢備。飲醴食甘，緩帶[10]自持而待之，是謂養毛髮，多[11]才力。足少陰養之。足少陰者，腎之脈，腎主續縷[12]。九月之時，兒脈續縷皆成[13]，故足少陰養之。足少陰穴，在足內踝後微近下前動脈是也。

姙娠十月，五臟俱備，六腑齊通，納天地氣於丹田，故使關節人神咸備，然可預修滑胎方法也[14]。

[1]勞躬搖支　“躬”，《千金要方》作“身”，義同。“躬”同“躳”，身也。《五經文字》：“躳，俗躬字。”《説文》：“躳，身也。俗從弓身。”“勞躬搖支”，謂活動身軀四肢。

[2]以運血氣　原無，文義未完，據《千金要方》補。

[3]已成　此下《千金要方》有“無大言，無號哭，無薄衣，無洗浴，無寒飲”五句。

[4]懷軀　即懷胎。“軀”，體也，在此指胎兒。

[5]倚　因。《廣雅》：“倚，因也。”

[6]非時孤漿預下　謂胞漿先於胎兒而下。蓋胞漿本爲產時潤滑產道之物，當於產時方出，今姙娠七月即下，故曰非時預下。“孤漿”，亦名胞漿、胎漿，即羊水也。“預下”，先下。《廣韻》：“預，先也。”

[7]膚革　即皮膚。《禮記·禮運》：“膚革充盈”，疏：“膚是革外之薄皮，革是膚內之厚皮。”

[8]皆成　此下《千金要方》有“無食燥物，無輒失食，無忍大起”三句。

〔9〕六腑　此上《聖惠方》卷七十六妊娠逐月十二經脈養胎將息慎護法有"五臟"二字。

〔10〕緩帶　寬緩束帶。謂從容也。《穀梁傳》文公十八年："一人有子，三人緩帶"，疏："緩帶者，優游之稱也。"

〔11〕多　宋本、汪本、周本同；《千金要方》作"致"。

〔12〕續縷　嗣續後代。在此指生殖器官。

〔13〕皆成　此下《千金要方》有"無處濕冷，無著炙衣"二句。

〔14〕然可預修滑胎方法也　宋本、汪本、周本同；《千金要方》作"但俟時而生"。

按語　逐月養胎之説，創自北齊徐之才，《病源》録之，其後若《千金要方》、《外臺秘要》等書亦都轉載。

本候首先論述姙娠脈象，以及分別胎兒男女性別等，在臨牀上可作參考。次以大量篇幅論述姙娠逐月養胎，此説在十二經脈中，除手少陰、手太陽二經本主經血，能壅血養胎外，將其餘十經，分屬十個月份，逐月養胎；并於四月、五月、六月、七月、八月等五個月中，感受五行之精氣，以成胎兒之血、脈、筋、骨、膚；九月之時，感受石精之氣，成胎兒之毛髮；十月則俟時而產。這種説法，雖與胚胎學實際有所差異，但在當時，能大體逐月劃分胎兒生長發育過程，亦頗有見地。

古人重視胎教，如昔周后妃姙成王於身，立而不跛，坐而不差，笑而不諠，獨處而不倨，雖怒而不罵，胎教之謂也。本候文中對孕期提出之有關飲食起居、情志勞逸、動作攝養等注意事項，以期孕婦身體健康，胎兒發育正常，以及防止墮胎、小產、難產等，有可取之處，值得借鑒。古人還認爲，胎兒在母體中，能够受孕婦之情緒言行，及所見而感化，如文中"見物而變"等，亦具優生學意義。

又，姙娠三月，手心主養之，"能混神"之説，頗有用意，蓋謂五臟分主之神志活動，皆於心包内融匯。《簡易方》亦云："甲午火神，爲之和悦五臟，混合百神。"混神之説，爲《病源》對心包功能之獨特見解，亦是五神論之一個發展，值得重視。

二、姙娠惡阻候

惡阻病者，心中憒悶[1]，頭眩[2]，四支煩疼[3]，懈惰不欲執作[4]，惡聞食氣，欲噉鹹酸果實，多睡少起，世云惡食，又云惡字[5]是也。乃至三四月日以上，大劇[6]者，不能自勝舉[7]也。此由婦人元本[8]虛羸，血氣不足，腎氣[9]又弱，兼當風飲[10]冷太過，心下有痰水挾之，而有娠也。經血既閉，水漬[11]於臟，臟氣不宣通，故心煩憒悶；氣逆而嘔吐也；血脈不通，經絡否澀，則四支沉重；挾風則頭目眩。故欲[12]有胎，而病惡阻。所謂欲有胎者，其人月水尚來，而顏色皮膚如常，但苦沉重憒悶，不欲食飲，又不知其患所在，脈理順時平和，即是欲有胎也。如此經二月日後，便覺不通[13]則結胎也。

[1]憒悶　宋本、汪本、周本同；《千金要方》卷二第二、《醫心方》卷二十二第四作"憒憒"。"憒悶"，即煩悶。

[2]頭眩　宋本、汪本、周本同；《千金要方》、《醫心方》、《聖惠方》卷七十五治姙娠阻病諸方作"頭重眼眩"。

[3]煩疼　宋本、汪本、周本同；《千金要方》、《醫心方》、《聖惠方》作"沉重"，義長。

[4]執作　操作，勞動。"執"，《廣韻》："操也。"

[5]又云惡字　《聖惠方》無此四字。"字"，姙娠也。《易·屯》："女子貞不字"，虞注："字，姙娠也。"

[6]大劇　此下《千金要方》、《醫心方》有"吐逆"二字，義長。

[7]勝舉　勝任，支持。

[8]元本　即"原本"。"元"通"原"。《正字通》："元與原通。"

[9]腎氣　宋本、汪本、周本同；《聖惠方》作"氣力"。

[10]飲　宋本、汪本、周本同；《醫心方》、《聖惠方》作"取"。

[11]漬　原作"潰"，形近之誤，據《千金要方》、《醫心方》、《聖惠方》改。

[12]欲　將也。《助字辨略》："欲，將也。"

[13]不通　在此指月經停閉。

按語　惡阻，本是婦人姙娠常有之反應，其內容，《金匱要略》已經論及，但惡阻之名，則始見於《集驗》。惡阻之病，是指姙娠早期出現之惡心、嘔吐、擇食或食入即吐，心中煩悶、頭重目眩、懈怠不欲動作之證。如姙娠反應持續時間不長，一般可不藥而愈。惡阻嚴重者，不獨嘔吐粘液或酸苦黃水，甚至吐出綠色之膽汁，兩目紅赤，口渴煩躁，這是姙娠早期毒血症。

三、姙娠轉女爲男候

陰陽和調，二氣相感，陽施陰化，是以有娠。而三陰所會，則多生女。但姙娠二月，名曰始藏[1]，精氣成於胞裏[2]。至於三月，名曰始胎，血脈不流，象形而變，未有定儀，見物而化，是時男女未分，故未滿三月者，可服藥方術轉之，令生男也。

〔1〕始藏　前姙娠候作"始膏"。

〔2〕裏　原作"裏"，形近之誤，據前姙娠候"姙娠二月"文、《千金要方》、周本改。

四、姙娠養胎候

姙娠之人，有宿挾痾疹[1]，因而有娠，或有娠之時，節適乖理[2]，致生疾病，並令腑臟衰損，氣力虛羸，令胎不長。故須服藥去其疾病，益其氣血，以扶養胎也。

〔1〕痾疹　宋本、汪本、周本同；《聖惠方》卷七十五治姙娠胎不長養胎諸方作"痾瘵"。"痾"，同"痾"。《集韻》："痾，病也。或從阿。""痾疹"，疾病。

〔2〕節適乖理　猶謂將適調養違背常度。

按語　本候是論有病姙娠養胎之法。不論先病而後孕，或先孕而後病，總"須服藥去其疾病"，即《素問》"有故無殞，亦無殞也"之旨。若疾病而致臟腑衰損，氣力虛羸，必致胎不長，則又宜"益其氣血"，即治病與安胎並舉，如此處理，才稱全面。

五、姙娠禁忌候

姙娠男女未分之時，未有定儀，見物而化，故須端正莊嚴，清靜和一[1]，無傾視，無邪聽。兒在胎，日月未滿，陰陽未備，腑臟骨節，皆未成足，故自初訖于將產，飲食居處，皆有禁忌。

〔1〕和一　宋本，汪本同；周本作"和平"。

六、姙娠胎間水氣子滿[1]體腫候

胎間水氣，子滿體腫者，此由脾胃虛弱，臟腑之間有停水，而挾以[2]姙娠故也。姙娠之人，經血壅閉，以養於胎。若挾有水氣，則水血相搏，水漬於胎，兼傷腑臟。脾胃主身之肌肉，故氣虛弱，肌肉則虛，水氣流溢於肌，故令體腫；水漬於胞[3]，則令胎壞。

然姙娠臨將產之月而腳微腫者，其產易。所以爾者，胞藏水血俱多，故令易產，而水乘於外，故微腫，但須[4]將產之月耳。若初任而腫者，是水氣過多，兒未成具[5]，故壞胎也。

懷胎脈浮者，必腹滿而喘。懷娠爲水腫。

〔1〕子滿　病證名。即姙娠遍身俱腫，腹滿而喘者。

〔2〕挾以　《醫心方》卷二十二第廿三無。

〔3〕胞　《聖惠方》卷七十五治姙娠胎間水氣子滿體腫諸方作"胎"。

〔4〕須　等待。

〔5〕兒未成具　胎兒未成全。"具"，全也。《荀子·正名》："性之具也"，注："具，全也。"

按語　關於姙娠水腫，《金匱要略》第二十已經論及，並有相應之施治方藥及鍼刺療法。本候指出，該病與體質因素有關，主要是脾胃氣虛，不能制水，水溢肌膚，浸漬胞胎所致。後世醫家大都遵其所論，其影響至於宋金元明，可見本候所論之病機，對臨牀具有重要意義。清代以後，又有新說和證候分類，如《沈氏女科輯要》云本病有"有形之水病與無形之氣病"，其病位亦不祇在脾，并兼肺腎。大凡水之爲病多喘促，氣之爲病多脹滿。喘促屬肺，脹滿屬脾。聯係合參，則對本病之認識更爲全面。

本候又云"水漬於胞，則令胎壞"、"水氣過多，兒未成具，故壞胎"，指出本病之嚴重者，可致墮胎或死胎，這些叙述，相當於現在所稱之"羊水過多症"，觀察細緻，立論精當，非常可貴。此外，文中提出，姙娠臨產見足腫，是"易產"徵象，此論與子腫對舉，更具有辨證意義，證之臨牀，亦爲經驗之談。

七、姙娠漏胞候

漏胞者，謂姙娠數月而經水時下。此由衝脈、任脈虛，不能約制太陽、少陰之經血故也。衝任之脈，爲經脈之海，皆起於胞內。手太陽，小腸脈也；手少陰，心脈也，是二經爲表裏，上爲乳汁，下爲月水。有娠之人，經水所以斷者，壅之以養胎，而蓄之爲乳汁。衝任氣虛，則胞內泄漏，不能制其經血，故月水時下，亦名胞阻。漏血盡，則人斃也。

按語　《金匱要略》第二十云："有姙娠下血者，假令姙娠腹中痛，爲胞阻。"本候認爲，漏胞即胞阻，二者並無區分。至明《醫學入門》又謂不痛而下血者爲胎漏，姙娠下血而腹痛者爲胞阻。

漏胞與胞阻，屬先兆流產範圍，除胎元不足者外，一般與母體虛弱有關，如脾腎虛寒，或有所勞役、血熱，以致衝任不固，症見陰道不時下血，量少，或按月來血點滴。但腹不痛者多虛，兼腹痛者多虛中挾實，治療時應有所側重。倘胞阻腹痛劇烈，陰道不規則流血，或血下量多者，則須排除異位姙娠。如血涌不絕，"漏血盡則人斃"，病勢嚴重，當屬後一種疾病。

八、姙娠胎動候

胎動不安者，多因勞役氣力，或觸冒冷熱，或飲食不適，或居處失宜；輕者止轉動不安，重者便致傷墮。若其母有疾以動胎，治母則胎安；若其胎有不牢固，致動以病母者，治胎則母瘥。若傷動甚者，候其母，面赤舌青者，兒死母活；母脣口青，口兩邊沫出者，母子俱死；母面青舌赤，口中沫出，母死子活。

按語　本候論述胎動不安病因及審證論治之方法。若由母疾以動胎，則當治其母疾，疾去則胎自安；若因胎動以病母者，則當養胎，胎安則母病自瘥。此標本先後之治則，向爲後世醫家所遵循。

至於觀察孕婦面舌青赤變化等以診斷母子預後好壞，此法值得進一步研究。

九、姙娠僵仆胎上搶心下血候

此謂行動倒仆，或從高墮下，傷損胞絡，致血下動胎，而血傷氣逆者，胎隨氣上搶心。其死生之候，其母舌青者，兒死母活；脣口無沫，兒生；脣青沫出者，母子俱死；脣口青舌赤者[1]，母死兒活。若下血不住，胞燥胎枯，則令胎死。

〔1〕脣口青舌赤者　原作"脣口赤舌青"，誤，據上候文例、周本改。

按語　本候論述墮仆傷損胞絡，有兩種嚴重後果，一是血下動胎，血傷氣逆，胎氣上搶心；二是血下不止，胞燥胎枯死，危及母子生命。預後不良，宜加注意。

十、姙娠胎死腹中候

此或因驚動倒仆，或染溫疫、傷寒，邪毒入於胞臟，致令胎死。其候當胎處冷，爲胎已死也。

按語　胎死腹中，候其孕婦腹部發冷，這是一種診斷方法，如果配合各種檢查，則能更早確診。

又，"其候當胎處冷"句，含有兩種用意，一種是觸診，外候姙婦腹部有冷感，而且硬，無柔和之象；另一種是姙婦之自覺症狀，主訴腹中覺冷，幾如懷冰。都預示着胎兒有壞死之危。

十一、姙娠腹痛候

腹痛皆由風邪入於腑臟，與血氣相擊搏所爲。姙娠之人，或宿挾冷疹，或新觸風邪，疞結而痛[1]。其腹痛不已，邪[2]正相干，血氣相亂，致傷損胞絡，則令動胎也。

〔1〕疞結而痛　即疞痛，腹中急痛。

〔2〕邪　此上《聖惠方》卷七十五治姙娠胎動腹痛諸方有"則"字。

按語　姙娠腹痛候之叙述，行文頗有特色，因爲腹痛候在內科中已有論證，但此病亦能見於姙婦，而且有婦科之特殊性，所以其文即分三段，先從腹痛之一般病情談起，而後轉論姙婦病此之特點，最後突出此病在姙婦之危害。條理清楚，重點突出，下文諸候，均是如此叙述。

十二、姙娠心痛候

夫心痛，多是風邪痰飲，乘心之經絡，邪氣搏於正氣，交結而痛也。若傷心正經而痛者，爲真心痛。心爲神，統領諸臟，不可受邪。邪若傷之，朝發夕死，夕發朝死。若傷心支別絡而痛者，則乍間乍盛[1]，休作有時。姙娠之人，感其病者，痛不已[2]，氣乘胞絡，傷損子臟，則令動胎。凡胎動，則胎轉移不安，不安而動於血者，則血下也。

〔1〕乍間乍盛　忽輕忽重。

〔2〕感其病者，痛不已　宋本、汪本、周本同；《聖惠方》作"或其病若痛不已者"。

按語　心痛候詳見本書卷十六，可參。本候是重點討論姙娠心痛，認爲痛不已，氣乘胞絡，下傷子臟，能出現胎動下血之後果，這是妊婦心痛之特點。

十三、姙娠心腹痛候

姙娠心腹痛者，或由腹内宿有冷疹，或新觸風寒，皆因臟虛而致發動。邪正相擊，而并於氣，隨氣下上，上衝於心則心痛，下攻於腹則腹痛，故令心腹痛也[1]。姙娠而痛[2]之者，正邪二氣交擊於内，若不時瘥者，其痛衝擊胞絡，必致動胎，甚則傷墮。

〔1〕故令心腹痛也　本書卷十六心腹痛候作"上下相攻，故心腹絞痛，氣不得息"。

〔2〕痛　宋本、汪本同；正保本、周本作"病"，義長。

十四、姙娠腰痛候

腎主腰脚，因勞損傷動，其經虛，則風冷乘之，故腰痛。婦人腎以繫胞，姙娠而腰痛甚者，多墮胎也。

按語　"姙娠而腰痛甚者，多墮胎也"，確是經驗之談。腰痛甚者，爲腎脈、奇經受損，妊婦最忌，臨牀應特別注意。

十五、姙娠腰腹痛候

腎主腰腳，其經虛，風冷客之，則腰痛；冷氣乘虛入腹，則腹痛，故令腰腹相引而痛不止，多動胎。腰痛甚者，則胎墮也。

十六、姙娠小腹痛候

姙娠小腹痛者，由胞絡宿有冷，而姙娠血不通，冷血相搏，故痛也。痛甚亦令動胎也。

按語　以上腹痛候、心痛候、心腹痛候、腰痛候、腰腹痛候、小腹痛候等六條，主症都是痛，痛甚均可傷及胎元，以致胎動、下血、墮胎等，這是姙婦病此之特點。在治療上，必須把握住祛邪與安胎之關係，若是因病傷胎者，則當以治病為主，病去則胎自安。但在祛病之時，亦須顧及胎元，慎勿攻伐太過，而又損傷胎氣。如何恰當處理，前姙娠養胎候、姙娠胎動候中已有審證論治之原則，可結合研究。

十七、姙娠卒下血候

此謂卒有損動，或冷熱不調和，致傷於胎，故卒痛；下血不止者，墮胎也。

按語　本候論姙娠卒下血，謂由"卒有損動，或冷熱不調和"，這是外傷或生活因素致病。如卒下血見於姙娠早期，腹痛明顯，但下血量并不多，須排除宮外孕。如在姙娠後期，突然出現無痛性出血者，須排除前置胎盤。這些病情，都較危急，須及時采取有效措施。

十八、姙娠吐血候

吐血，皆由腑臟傷所為。憂思驚怒，皆傷臟腑，氣逆故吐血。吐血而心悶胸滿，未欲止，心悶甚者死。姙娠病之，多墮胎也。

按語　吐血而心悶胸滿，為血未欲止之見證，以其氣逆故也。氣逆則血亦逆，故曰"未欲止"。這是一種見微知著之診察方法，臨牀治吐血，有"降氣"一法，謂氣降則血自止。其論蓋深得《病源》之旨。

十九、姙娠尿血候

尿血，由勞傷經絡而有熱，熱乘於血，血得熱流溢，滲入於胞，故尿血也。

按語 姙娠尿血，有因腎虛而胎氣壅阻，膀胱濕熱稽留，熱迫於血者；亦有心經火盛，胎火亦旺，移熱膀胱，以致熱擾血分，滲入於胞而尿血者；此外，尚有先兆流産之血液，混入小便中，似尿血而實非尿血者，注意鑒別。

二十、姙娠數墮胎候

陽施陰化，故得有胎，榮衛和調，則經養周足，故胎得安，而能成長。若血氣虛損者，子臟爲風冷所居，則血氣不足，故不能養胎，所以致[1]胎數墮。候其姙娠而恒腰痛者，喜墮胎也。

〔1〕致 原作"故"，形近之誤，據汪本、周本改。

按語 姙娠數墮胎，後世通稱"滑胎"，現在謂之習慣性流産。腰爲腎之府，而腎又主胞胎，本候云"姙娠而恒腰痛者，喜墮胎也"，突出腎虛一端，確爲滑胎之根本。在臨牀治療，具有指導意義。而姙娠腰痛對於流産之診斷，更屬經驗之總結。

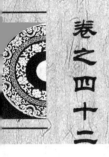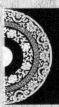

重刊巢氏諸病源候總論卷之四十二

婦人姙娠病諸候下 凡四十一論

二十一、姙娠傷寒候

冬時嚴寒，人體虛而爲寒所傷，即成病爲傷寒也。輕者嗇嗇惡寒，嗡嗡發熱，微欬鼻塞，數日乃止；重者頭痛體疼，增寒壯熱[1]。久不歇，亦傷胎也。

〔1〕增寒壯熱　宋本、汪本、周本同；《聖惠方》卷七十四治姙娠傷寒諸方作“先寒後熱”。“增”，《聖濟總錄》卷一百五十六姙娠傷寒作“憎”。

二十二、姙娠傷寒後復候

冬時嚴寒，人體虛，觸冒之得病，名傷寒。其狀，頭痛、體疼、壯熱。瘥後體虛，尚未平復，或起早[1]，或飲食過度，病更[2]如初，故謂之復也。

〔1〕起早　在此指過早勞動。

〔2〕更（gèng）　再；又。《正字通》：“更，再也，復也。”

按語　本候標題僅言“復”，而從其内容看，有“或起早，或飲食過度”等，據此本候當包括勞復和食復。本書卷八有傷寒勞復候、傷寒病後食復候，論述較詳，可參閱。

二十三、姙娠時氣候

四時之間，忽有非節之氣，如春時應暖而反[1]寒，夏時應熱而反冷[2]，秋時應涼而反熱，冬時應寒而反溫，非其節而有其氣。一氣之至，無人不傷，長少雖殊，病皆相似者，多挾於毒。言此時普行此氣，故云時氣也。姙娠遇之，重者傷胎也。

〔1〕反　此下《傷寒論·傷寒例》有"大"字。以下三個"反"字下亦均有"大"字。

〔2〕冷　宋本、汪本、周本同；《傷寒論》作"涼"。

二十四、姙娠溫病候

冬時嚴寒，人有觸冒之，寒氣伏藏肌骨，未即病，至春而發，謂之溫也。亦壯熱，大體與傷寒相似。又，冬時應寒而反溫，溫氣傷人即病，亦令壯熱，謂之溫病。姙娠遇此病，熱搏於胎，皆損胎也。

按語　文中論述溫病，有二種病情，一種是冬傷於寒，至春而發；一種是感受冬令非時之溫邪，即時而病。此猶後世所謂新感與伏邪、春溫與冬溫之導源，彌足珍視。但無論何種病情，姙婦感此都較嚴重，所以説"皆損胎也"。

二十五、姙娠熱病候

冬時嚴寒，觸冒傷之，藏於肌骨，夏至乃發，壯熱，又爲暑病。暑病[1]，即熱病也。此寒氣蘊積，發即有毒[2]。姙娠遇之，多致墮胎也。

〔1〕暑病　宋本、汪本、周本同；《聖惠方》卷七十四治妊娠熱病諸方無。

〔2〕有毒　《聖惠方》作"爲病"。

二十六、姙娠寒熱候

姙娠寒熱病者，猶是時氣之病也。此病起於血氣虛損，風邪乘之，致陰陽并隔[1]，陽勝則熱，陰勝則寒，陰陽相乘，二氣交爭，故寒熱。其姙娠而感此病者，熱甚則傷胎也。

〔1〕陰陽并隔　謂風邪與血氣交爭，致陰陽之氣不能順接，互相并隔。

二十七、姙娠瘧[1]候

夫瘧者，由夏傷於暑，客於皮膚，至秋因勞動血氣，腠理虛，而風邪乘之，動前暑熱，正邪相擊，陰陽交爭，陽盛則熱，陰盛則寒，陰陽更虛更盛，故發寒熱；陰陽相離，寒熱俱歇。若邪動氣至，交爭則復發，故瘧休作有時。

其發時節漸晏者，此由邪[2]客於風府，循膂而下，衛氣一日一夜常[3]大會於風府，其明日日下一節，故其作發日晏。其發日早者，衛氣之行[4]風府，日下一節，二十一日下至尾骶，二十二日入脊內，上[5]注於伏衝之脈，其氣上[6]行九日，出於缺盆之內，其氣既上[7]，故其病發更早[8]。

其間日發者，由邪氣[9]內薄五藏，橫連募原，其道遠，其氣深，其行遲，不能日作[10]，故間日蓄積乃發。

姙娠而發者，寒熱之氣迫傷於胎，多致損動也。

〔1〕瘧　此上原有“寒”字，據本書目録、宋本删。本書卷三十九亦作“瘧候”，内容全同。

〔2〕邪　此上原有“風”字，據本書卷十一瘧病候、卷三十九瘧候、《甲乙經》卷七第五、《太素》卷二十五瘧解删。

〔3〕常　宋本、汪本、周本同；《素問·瘧論》、《太素》卷二十五瘧解無。

〔4〕衛氣之行　宋本、汪本、周本同；《素問》、《太素》、《外臺》卷五療瘧方作“其出於”。

〔5〕上　本書卷十一瘧病候、《素問》無。

〔6〕氣上　原無，文義不貫，據《素問》、《甲乙經》、《太素》、《外臺》補。

〔7〕既上　宋本、汪本、周本同；《素問》、《甲乙經》、《太素》、《外臺》作“日高”。

〔8〕故其病發更早　本書卷十一瘧病候作“故其病稍早發”。《素問》作“故作日益早也”。《太素》作“故日益早”。

〔9〕邪氣　原作“風邪”，據本書卷十一瘧病候、間日瘧候、卷三十九

瘧候改。

〔10〕不能日作　宋本、汪本、周本同；《素問》、《外臺》作"不能與衛氣俱行，不得皆出"。

按語　本候標題原作"寒瘧"，但本書目錄和宋本均無"寒"字。同時，亦易與本書卷十一寒瘧候相混淆，故據改成"瘧候"。

又，以上姙娠傷寒、時氣、熱病、寒熱、瘧候等，從內容看，均是以前各病之復述，但有所不同，即此類疾病，若熱重或熱久不退，均能傷損胎孕，這是孕婦之特殊性。在治療中，亦應牢牢掌握治病護胎之法則。因病礙胎者，以治病爲主，兼護胎元，蓋邪去則胎自安。若一味強調護胎，而忽略有損胎元之病本，則其後果亦往往會適得其反，造成胎損邪陷之變局。

二十八、姙娠下利候

春傷於風，邪氣留連，遇腸胃虛弱，風邪因而傷之，腸虛則泄，故爲下利，然此水穀利也。

二十九、姙娠滯利候

冷熱不調，腸虛者，冷熱之氣客於其間。熱氣乘之則赤，冷氣乘之則白，冷熱相交連滯[1]，故赤白如魚腦鼻涕相雜，爲滯利也。

〔1〕連滯　留連停滯，延久不愈。

按語　以上兩候，文中雖未提及"傷胎"、"損胎"及"墮胎"等詞，然姙娠之泄瀉、痢疾，均屬重證，影響胞胎者，臨牀時有所見，應加注意。

三十、姙娠胸脇支滿候

姙娠經血不通，上爲乳汁，兼以養胎。若宿有停飲者，則血飲相搏，又因冷熱不調，動於血飲，血飲乘氣逆上，搶於胸脇，胸脇脹滿，而氣小喘，謂之支滿。

按語　胸脇支滿溯原於"血飲相搏"者，此文爲最早。以後在胸脇滿痛論證時，謂之氣滯絡瘀，痰瘀交阻等，其説很多，淵源當始於此。

三十一、姙娠痰候

水飲停積，結聚爲痰，人皆有之。少者不能爲害，若多則成病，妨害飲食，乃至嘔吐[1]。任娠病之，若嘔吐甚者，傷胎也。

〔1〕吐　宋本、汪本、周本同；《聖惠方》卷七十四治姙娠痰逆不思食諸方作"逆"，下一個"吐"字同。

按語　姙娠胸脇支滿候，爲停飲搏血，隨氣攻竄於胸脇之間，所以胸脇脹滿而氣小喘；姙娠痰候，爲痰停胃脘，胃失和降，所以妨礙飲食，氣逆嘔吐。二者雖同屬痰飲爲患，由於停留部位不同，影響氣血有異，故病變亦殊，頗具辨證意義。

又，本候亦爲姙娠惡阻之一證。

三十二、姙娠子煩候

臟虛而熱氣乘於心，則令心煩；停痰積飲，在於心胸[1]，其衝於[2]心者，亦令煩也。若虛熱而煩者，但煩熱而已；若有痰飲而煩者，則嘔吐涎沫。姙娠之人，既血飲[3]停積，或虛熱相搏，故亦煩。以其姙娠而煩，故謂之子煩也。

〔1〕心胸　此下《聖惠方》卷七十四治姙娠心煩熱諸方有"之間"二字。

〔2〕其衝於　"其"，《聖惠方》作"若"，義通。《經詞衍釋》："其，猶若也。""衝於"，原作"衝冷"，據宋本、《聖惠方》改。周本作"冷衝"。

〔3〕血飲　宋本、汪本、周本同；《聖惠方》作"飲食"。

按語　本候論述子煩之病機，主要有兩點，一爲虛熱而煩，一爲痰飲而煩，并在症狀上作出扼要鑑別，這不僅是子煩之早期資料，而且頗具臨牀指導意義。

三十三、姙娠霍亂候

陰陽清濁相干，謂之氣亂，氣亂於腸胃之間，爲霍亂也。但飲食過度，冒觸風冷，使陰陽不和，致清濁相干，腸胃虛者受之，故霍亂也。先心痛則先吐，先腹痛則先利，心腹俱痛，吐利並發。

有頭痛體疼，發熱而吐利者，亦爲霍亂。所以然者，挾風而有實故也。風折血氣，皮膚閉密，血氣不得宣，故令壯熱；風邪乘其經脈，氣上衝於頭，則頭痛；風氣入於腸胃，腸虛則泄利，胃逆則嘔吐，故吐利也。吐利甚則煩，腑臟虛故也。又手足逆冷，陽氣[1]暴竭，謂之四逆也。姙娠而病之，吐利甚者，則傷損胎也。

〔1〕陽氣　此上周本有"陰"字。

按語　姙娠而霍亂吐利，無論輕重，都是一個危急病證，特別真性霍亂，危害更大，其"傷損胎也"，較其他疾病更急，應高度重視，及時救治。

三十四、姙娠中惡候

人有忽然心腹刺痛，悶亂欲死，謂之中惡。言惡邪之氣中傷於人也。所以然者，人之血氣自養，而精神爲主[1]，若血氣不和，則精神衰弱，故厲毒鬼氣[2]得中之。姙娠病之，亦致損胎也。

〔1〕精神爲主　宋本、汪本、周本同；《聖惠方》卷七十七治姙娠中惡諸方作"爲精神之主"。

〔2〕厲毒鬼氣　《聖惠方》無"鬼氣"二字。"厲毒鬼氣"，義猶本書卷二十三中惡候"鬼毒之氣"。"厲"，惡也；鬼也。

三十五、姙娠腹滿候

姙娠腹滿者，由腹內宿有寒冷停飲，挾以姙娠，重因觸冷，則冷飲發動，燠[1]氣相干，故令腹滿也。

〔1〕燠（yù 欲）　宋本、汪本同；《聖惠方》卷七十五治姙娠心腹脹滿諸方作"與"；周本作"邪"，均易理解。

三十六、姙娠欬嗽候

肺感於微寒，寒傷於肺，則成欬嗽。所以然者，肺主氣，候[1]皮毛，寒之傷人，先客皮毛，故肺受之。又，五臟六腑，俱受氣於肺，以四時更王[2]。五臟六腑亦皆有欬嗽，各以其時[3]感於寒，而爲欬嗽也。秋則肺受之，冬則腎受之，春則肝受之，夏則心受之，其諸臟欬嗽不已，各傳於腑。姙娠而病之者，久不已，傷於胎也。

〔1〕候　宋本、汪本、周本同；《聖惠方》卷七十四治姙娠欬嗽諸方作"而合"二字。

〔2〕四時更王　指春夏秋冬四季，交替出現當旺之氣。

〔3〕各以其時　謂五臟各別應其所主之時令。

按語　姙娠咳嗽，有外感風寒引起者，亦有胎氣上逆而致者（名子嗽），本候所論，屬於前者。但無論何因，都須及時治療，以免久咳不已，損傷胎元，這是本候之重點所在。

三十七、姙娠胸痹候

胸痹者，由寒氣客於臟腑[1]，上衝胸心[2]，愊愊如滿，噎塞不利[3]，習習如癢[4]而痹痛，胸中慄慄然[5]，飲食不下，謂之胸痹也。而脾胃漸弱，乃至斃人。姙娠而病之，非直[6]姙婦爲患，亦傷損於胎也。

〔1〕臟腑　此下本書卷三十胸痹候有"因虛而發"一句。

〔2〕胸心　本書卷三十作"胸間"。

〔3〕不利　原無，據本書卷三十胸痹候補。

〔4〕習習如癢　"如癢"，原無，據本書卷三十胸痹候補。"習習"，蟲行感。

〔5〕慄慄然　恐懼貌。《爾雅》："慄，懼也。"《書·湯誥》："慄慄危懼，若將殞于深淵。"

〔6〕直　特也；但也。

三十八、姙娠咽喉身體著毒腫候

毒腫者，是風邪屬毒之氣，客人肌肉，搏於血氣，積聚所成。然邪毒傷人，無有定處，隨經絡虛處而留止之，故或著身體，或著咽喉。但毒之所停，血則否澀，血氣與邪相搏，故成腫也。其毒發於身體，猶爲小緩；若著咽喉最急，便腫塞痹痛，乃至水漿不通；毒入攻心，心煩悶。姙娠者，尤宜急救，不爾，子母俱傷也。

按語 本候論述咽喉毒腫，是毒腫之重證、危證，本書卷三十一有風毒腫、毒腫、毒腫入腹三候，論述毒腫之病因病機，及其發展變化，内容頗詳，可以參閲。

三十九、姙娠中蠱毒候

蠱毒者，人有以蛇、蝘[1]、蜣蜋諸蟲，合著一處，令其自相殘食，餘一個在者，名之爲蠱。諸山縣人多作而敬事之，因飲食裏以毒斃人。又，或吐血利血，是食人腑臟則死。又云有緩急，緩者延引日月，急者止在旦夕。以法術知其主，呼之蠱去乃瘥。平人遇之尚死，況姙娠者，故子母俱傷也。

〔1〕蝘（yǎn 掩） 蝘蜓，屬蜥蝪類。

四十、姙娠飛尸[1]入腹候

飛尸者，是五尸中一尸也。其遊走皮膚，貫穿臟腑，每發刺痛，變作無常[2]，爲飛尸也。姙娠病之者，亦損胎也。

〔1〕飛尸 病名。參見本書卷二十三飛尸候。

〔2〕變作無常 謂其病變發作没有一定規律。

四十一、姙娠患子淋候

淋者，腎虚膀胱熱也。腎虚不能制水，則小便數也；膀胱熱則水行澀，澀而且數，淋瀝不宣[1]。姙娠之人，胞繫於腎，腎患[2]虚熱成淋，故謂子淋也。

〔1〕淋瀝不宣 謂小便滴瀝，解不通暢。

〔2〕患 宋本、汪本、周本同；《聖惠方》卷七十四治姙娠小便淋瀝諸方作"間"。

按語 本候論述子淋，系由腎間虚熱，移於膀胱所致，不比尋常淋痛，皆由膀胱濕熱鬱結爲患。故其治法，非一味苦寒清熱、淡滲利濕可治，法宜滋陰潤燥，安胎通淋，使邪去而正不傷，治病而又顧胎。

四十二、姙娠大小便不通候

人有腑臟氣實，而生於熱者，隨停積之處成病。若熱結大腸，大便不通；熱結小腸，小便不通；若大小腸俱爲熱所結，故煩滿，大小便不通也。凡大小便不通，則內熱，腸胃氣逆，令變乾嘔也[1]。

〔1〕凡大小便不通，則內熱，腸胃氣逆，令變乾嘔也　"令"，原作"今"，形近之誤，據宋本、周本改。又，《聖惠方》卷七十四治姙娠大小便不通諸方無此四句。

四十三、姙娠大便[1]不通候

三焦五臟不調和，冷熱否結，津液竭燥，腸胃否澀，蘊積結於腸間，則大便不通，令腹[2]否滿煩熱，甚者變乾嘔。所以然者，胃內熱氣逆也。

〔1〕大便　此下原有"秘"字，據本書目録刪。又，本書卷十四、卷四十六大便不通候亦均無"秘"字。

〔2〕腹　原作"腸"宋本、汪本同；據周本改。

四十四、姙娠大小便不利候

冷熱之氣不調，乘於大小腸，則謂之爲游氣[1]，壅否而生熱；或熱病，熱入大小腸，並令大小便不利也。凡大小便不利，則心脇滿，食不下，而煩躁[2]不安也。

〔1〕游氣　謂氣滿於內，不能宣散。

〔2〕煩燥　周本作"煩躁"，義通。《釋名》："躁，燥也，物燥乃動而飛揚也。"

四十五、姙娠小便利候

小便利者，腎虛胞冷，不能溫制於小便，故小便利也。

四十六、姙娠小便數候

腎與膀胱合，俱主水，腎氣通於陰。腎虛而生熱，熱[1]則小便澀，虛則小便數，虛熱相搏，雖數起[2]而不宣快也。

〔1〕熱　原無，據《醫心方》卷二十二第二十五、本候下文文例補。

〔2〕數起　義同"起數"，指數起小便。

四十七、姙娠小便不利候

腎與膀胱合，俱主水，水行入胞爲小便。臟腑有熱，熱入於胞，故令小便不利也。

四十八、姙娠小便不通候

小腸有熱，熱入於胞，內熱結甚者，故小便不通，則[1]心脅小腸俱滿，氣喘急也[2]。

〔1〕則　此上《聖惠方》卷七十四治姙娠小便不通諸方有"若不通"三字。

〔2〕則心脅小腸俱滿，氣喘急也　宋本缺"小腸"二字，汪本、周本同。《聖惠方》作"則心脅小腹氣澀喘急也"。

按語　以上姙娠大小便不利、不通，大便不通，小便利、小便數、不利或不通等七候，均未論及與姙娠之關係，與前後文例不一致，似有脫簡。但姙娠患此，既要注意各自病情之變化，亦要考慮對於胞胎之影響，治療應該祛邪又護其胎。

四十九、姙娠驚胎候

驚胎者，見[1]懷任月將滿，或將產，其胎神識已具，外有勞傷損動，而胎在內驚動也。

〔1〕見　宋本、汪本、周本同；《聖惠方》卷七十七治姙娠驚胎方作"是"。

五十、姙娠中風候

四時八方之氣爲風，常以冬至之日候之，風從其鄉來者，長養萬物；若不從鄉來者爲虛風，賊於人[1]，人體虛者則中之[2]。五臟六腑，俞皆在背，臟腑虛，風邪皆從其俞入，人中之隨腑臟所感而發也。

心中風，但偃臥[3]，不得傾側[4]，汗出[5]，若脣赤汗流者[6]，可治，急灸心俞百壯。若脣[7]或青或白，或黃或黑[8]，此是心壞爲水[9]，面目亭亭，時悚動者[10]，皆不可治，五六日而死。

若肝中風，但踞坐，不得低頭，若繞兩目連額上[11]色微有青，脣青面黃可治，急灸肝俞百壯。若大青[12]黑，面一黃一白者，是肝已傷，不可治，數日而死。

若脾中風，踞而腹滿，身通黃，吐鹹汁出[13]者，可治，急灸脾俞百壯。若[14]手足青者，不可治。

若腎中風，踞而腰痛，視脇左右，未有黃色[15]如餅餤大者，可治，急灸腎俞百壯。若齒黃赤，鬢髮直，面土色者，不可治也。

若肺中風，偃臥而胸滿短氣，冒悶汗出，視目下鼻上下[16]兩邊下行至口色白者[17]，可治，急灸肺俞百壯。若色黃者[18]，爲肺已傷，化爲血[19]，不可治，其人當妄[20]掇空，或自拈衣[21]，如此數日而死。姙娠而中風，非止姙娠爲病，甚者損胎也。

〔1〕賊於人　本書卷三十七中風候作“則害萬物”，《聖惠方》卷七十四治姙娠中風諸方作“賊害萬物”。

〔2〕中之　此下《聖惠方》有“若風邪客於皮膚，入於經絡，即頑痺不仁；若入於筋脈，挾寒則攣急喎僻；挾濕則弛縱。若入臟腑，則恍惚驚悸”一段文字。

〔3〕但偃臥　本書卷一中風候作“偃得偃臥”。“偃臥”，即仰臥。

〔4〕傾側　汪本、周本同；宋本版缺“傾”字；《中藏經》卷上第十七作“轉側”。“傾側”，在此含有轉側、側臥之意。

〔5〕汗出　此上《千金要方》卷八第一有“悶亂冒絶”四字，義長。《外臺》卷十四中風及諸風方無“汗出”二字。

〔6〕若脣赤汗流者　“若”字原無，據本書卷一、卷三十七、卷四十三中風候、《外臺》補。又，“若脣赤汗流者”，《千金要方》作“若脣正赤”，此下并有“尚”字，連下句讀，而無“汗流者”三字。

〔7〕若脣　此下《中藏經》有“面”字，義長，能與下文脣面同舉諸詞相應。

〔8〕或青或白，或黄或黑　宋本、汪本、周本同；《中藏經》作"或青或黄，或白或黑"，此下並有"其色不定，眼瞤動不休者"二句，可參。

〔9〕此是心壞爲水　宋本、汪本、周本同；《中藏經》作"心絶也"。"心壞爲水"，猶言心壞乃爲水所乘。《中藏經》卷上第二十四有"心傷則心壞，爲水所乘"句，可參。

〔10〕面目亭亭，時悚動者　本句形容面目呆滯，無活動表情，或時又見肌肉抽搐，呈恐懼之貌。這是一種臨危時面部表情。又，"亭亭"，《嬰童百問》卷三第二十八問作"青黑"。

〔11〕上　原無，文義不完整，據本書卷三十七、卷四十三、卷四十八中風候及《醫心方》卷三第一補。

〔12〕青　原作"胸"，形近之誤，據本書卷一、卷三十七、卷四十三、卷四十八、周本改。

〔13〕吐鹹汁出　本書卷三十七作"吐鹹水，汗出"。"汁"，卷四十三作"水"，《醫心方》作"汗"。

〔14〕若　此下《千金要方》有"目下青"三字。

〔15〕色　原脱，據本書卷一、卷三十七、卷四十三、卷四十八補。

〔16〕下　宋本、汪本、周本同；《千金要方》無。

〔17〕者　原無，據以上諸條文例、《千金要方》、《外臺》補。

〔18〕者　原無，據《千金要方》補。

〔19〕化爲血　可作變爲血證理解。《中藏經》卷上第二十八"風中於肺，則欬嗽喘悶，失血者不可治。"又，"熱傷於肺，肺化爲血，不可治。"可徵。

〔20〕妄　此下《千金要方》有"言"字，義長。

〔21〕掇空，或自拈衣　本書卷一、《千金要方》作"掇空指地，或自拈衣尋縫"。這些症狀，皆是危重病人在神志模糊時之虛妄動作。

按語　本候文字與卷一中風候基本相同。關於本候文獻源流及有關問題，可參閱本書卷一中風候按語。

文末指出本候之特點，"任娠而中風，非止任娠爲病，甚者損胎也。"宜加注意，妊婦病此，較一般中風爲複雜，救治更當及時，并多方面考慮。

五十一、姙娠痙候

體虚受風，而傷太陽之經，停滯經絡，後復遇寒濕[1]相搏，發則口噤背強，名之爲瘂。姙娠而發者，悶冒不識人，須臾醒，醒復發，亦[2]是風傷太陽之經作瘂也。亦名子癇，亦名子冒也。

〔1〕寒濕　宋本、汪本、周本同；《聖惠方》卷七十四治姙娠中風瘂諸方作"風寒"。

〔2〕亦　《聖惠方》作"此"。

按語　本候所論姙娠瘂病，即文中之"子癇"，子癇之名，首見於《小品方》。本病多發生於姙娠之中後期，發時突然倒仆，昏不識人，四肢抽搐，少時自醒，醒後復發，其病理變化，多因姙婦素體肝腎陰虛，陽氣偏盛，而懷孕以後，又血聚養胎，陰氣更虛，以致陰虛陽浮，虛風上擾，發爲子癇。從臨牀所見，本病往往由子腫治不及時，發展而來，抽搐發作之前，有頭痛、眼花、胸悶等症，血壓顯著增高；子癇發生時，水腫和蛋白尿進一步加重，小溲短少，甚或尿閉。如子癇抽搐發作頻繁，常可危及姙婦及胎兒生命，應高度重視。文中叙述尚簡，宜參閱後人文獻，全面瞭解病情。

又，風瘂候書中凡五見，卷一風瘂候，蓋中風之一證，所以僅叙主證。這裏姙娠瘂候，是子癇。卷三十六之腕折中風瘂候、卷四十三產後中風瘂候和卷四十八之小兒中風瘂候，均爲破傷風病。主證相同，而發病之原因及其病理變化，不盡相同，應鑑別處理。

五十二、姙娠鬼胎候

夫人腑臟調和，則血氣充實，風邪鬼魅，不能干之。若榮衛虛損，則精神衰弱，妖魅鬼精，得入於臟，狀如懷娠，故曰鬼胎也。

五十三、姙娠兩胎一生一死候

陽施陰化，精盛有餘者，則成兩胎。胎之在胞，以血氣資養，若寒温節適，虛實調和，氣血強盛，則胎無傷夭；若冷熱失宜，氣血損弱，則胎殰燥[1]不育。其兩胎而一死者，是血遇於寒，挾經養不調[2]，故偏夭死也。候其胎上冷，是胎已死也。

〔1〕翳燥 乾燥枯萎。"翳"，樹木自死曰翳。《爾雅》："翳，木自斃。"在此借樹木自萎以喻胎兒枯萎不長。

〔2〕挾經養不調 汪本同；宋本版缺"經"字；周本作"其經養不周"。"經養"，經血養胎。即十二經逐月養胎。

五十四、姙娠胎痿[1]燥候

胎之在胞，血氣資養。若血氣虛損，胞臟冷者，胎則翳燥，委伏[2]不長。其狀，兒在胎都不轉動，日月雖滿，亦不能生，是其候也。而胎在內痿燥，其胎多死。

〔1〕痿 通"萎"。《一切經音義》痿黃注："《釋名》云：痿，萎也，如草木葉萎死於地也。"

〔2〕委伏 枯萎隱伏。"委"，通"萎"。《文選·顏延年·赭白馬賦》："長委離兮"注："萎與委古字通。""伏"，隱伏。《素問·五常政大論》："其動彰伏變易"王冰注："伏，隱也。"

按語 以上兩候，是論述胎兒枯萎不長，其因責之孕婦血氣虛弱，胞臟寒冷，不能養胎所致。除此而外，或有宿疾、或因傷損，使經血資養不能周全，皆能導致胎萎不長，如不及時治療，可致過期不產，甚或胎死腹中。

本病之主要特徵，是腹形明顯小於妊娠月份，胎動、胎心音微弱。文中"胎上冷"、"胎不動"、"滿月不生"等，均有診斷價值。

五十五、姙娠過年久不產候

過年不產，由挾寒冷宿血在胞而有胎，則冷血相搏，令胎不長，產不以時。若其胎在胞，日月雖多，其胎翳小，轉動勞贏[1]，是挾於病，必過時乃產。

〔1〕其胎翳小，轉動勞贏 猶言胎兒痿弱瘦小，轉動無力。

按語 本候論姙娠年久不產有兩種病情，一種是本有寒冷宿血在胞宮，但又懷孕，形成"冷血相搏"之病情，影響胎兒之正常發育，所以產不以時。另一種是先已懷胎，又挾於病，因此其胎翳小，轉動無力，亦致過時乃產。這些病情，臨牀均可遇見。

五十六、姙娠墮胎後血出不止候

墮胎損經脈，損經脈[1]，故血[2]不止也。瀉血[3]多者，便致煩悶，乃至死也。

〔1〕損經脈　宋本、汪本、周本同；《聖惠方》卷七十七治妊娠墮胎後血下不止諸方作"經脈既虛"。

〔2〕血　此上《聖惠方》有"下"字。

〔3〕瀉血　宋本、汪本、周本同；《聖惠方》作"下血"。

按語　姙娠墮胎後血出不止，是急症、危症，須嚴密注意，對墮胎而未完全墮出者，常可發生大出血不止，如見心悸氣短，面色蒼白，頭昏眼花，煩悶等症，有陰陽離決之危，當盡快搶救。

五十七、姙娠墮胎後血不出候

此由宿有風冷，因墮胎，血冷相搏，氣虛逆上者，則血結不出也。其血逆上搶心，則亦煩悶，甚者致死。

按語　以上兩候，均言"煩悶"之症，這是一個辨證要點，但病機大異，一虛一實，同列於此，頗有辨證意義。前者爲墮胎後失血過多，致營血下奪，不得上承，心失所養，憒悶煩躁，是虛脫之兆；後者爲墮胎後寒邪乘襲胞中，與血相搏，以致瘀滯不行，血瘀氣逆，上搶於心，發爲煩悶，這是血實氣逆，亦有生命之危。

五十八、姙娠墮胎衣不出候

此由墮胎初下，婦人力羸，不能更用氣[1]産胞，便遇冷，冷則血澀，故胞衣不出也。若胞上掩心[2]，煩悶，乃至於死也。

〔1〕氣　此下《聖惠方》卷七十七治姙娠墮胎胞衣不出諸方有"力"字。

〔2〕胞上掩心　與上候"其血逆上搶心"義同。"掩"，掩蔽。《淮南子·天文訓》："掩茂之歲"注："掩，蔽也。"

五十九、姙娠墮胎後腹痛虛乏候

此由墮胎之時，血下過[1]少，後餘血不盡，將攝未復，而勞傷氣力，觸冒風冷，風冷搏於血氣，故令腹痛。勞損血氣不復則虛乏。而餘血不盡，結搏於內，多變成血瘕，亦令月水不通也。

〔1〕過　原作“遇”，形近之誤，據周本改。

按語　本候內容，其論有二。一為墮胎後，將息失宜，風冷搏於血氣，而令腹痛。一為墮胎後，血下過少，結搏於內，遷延不愈，每多變成血瘕，亦使經閉不通。本書卷三十八八瘕候中有血瘕，卷四十三有產後血瘕，可參閱。

六十、姙娠墮胎後著風候

墮胎後榮衛損傷，腠理虛疎，未得平復，若起早當風取涼，即著於風。初止羸弱，或飲食減少，氣力不即平復。若風挾冷入腹內，搏於血，結成刺痛。若入腸胃，亦下利。入經絡，或痹或疼痛。若入太陽之經，則腰背強直成痓，或角弓反張，或口喎僻，或緩弱不隨，或一邊攣急。各隨所傷處而成病也。

按語　本候統論姙娠墮胎後之各種著風證候，由於體虛，容易遭感，風邪隨虛而入，留而不去，便成各種病證。這種體虛受邪，隨其所傷之處而成病，一直成為婦科臨牀之指導思想。

又，本候所論，可與本書卷四十三產後中風候第一段文字互參，內容均是討論婦人產後，體虛風乘之各種病證，及其演變發展，頗有全局觀點者。

六十一、姙娠欲去胎候

此謂姙娠之人羸瘦，或挾疾病[1]，既不能養胎，兼害姙婦，故去之[2]。

〔1〕或挾疾病　此下《聖惠方》卷七十七治姙娠胎動安不得却須下諸方有“臟腑虛損，氣血枯竭”二句。

〔2〕兼害任婦，故去之　宋本、汪本、周本同；《聖惠方》作“致胎動而不堅固，終不能安者，則可下之，免害姙婦也。”

按語 本候指出，姙娠或因病體虛，在既不能養胎使之成長，又對姙婦健康有害之情況，提出必須中止姙娠。這樣處理，非常合理。至於去胎之法，文中雖未詳述，但可想見，當時已能進行終止姙娠術，在婦科學方面，已經達到相當水平，彌足珍視。

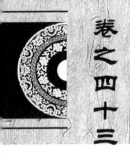
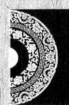

諸病源候論校注

重刊巢氏諸病源候總論卷之四十三

婦人將產病諸候 凡三論

提要 本篇論述婦人將產病，內容包括產法、產防運法及胞衣不出三候。其中論述臨產防運、胞衣不下之成因、處理方法及預後變化等，雖較簡略，但頗有見地，是現存較早之產科資料，極爲寶貴。

一、產法

人處三才之間[1]，稟五行之氣，陽施陰化，故令有子。然五行雖復相生，而剛柔刑殺，互相害剋。至於將產，則有日遊、反支禁忌[2]，若犯觸之，或橫致諸病。故產時坐臥產處，須順四時五行之氣，故謂之產法也。

〔1〕人處三才之間　猶云人處天地之間。"三才"，古指天、地、人。《易·繫辭下》："有天道焉，有人道焉，有地道焉，兼三材而兩之。"《素問·六微旨大論》云："上下之位，氣交之中，人居之也。"

〔2〕日遊、反支禁忌　舊說禁忌之方位、時日。"日遊"，日遊神。"反支"，反支日，爲凶日、禁忌之日。《後漢書·王符傳》："明帝時，公車以反支日不受章奏。"注："凡反支日，用月朔爲正。戌、亥朔一日反支，申、酉朔二日反支，午、未朔三日反支，辰、巳朔四日反支，寅、卯朔五日反支，子、丑朔六日反支。"

按語 將產提出產法，從五行學說選擇產婦之坐臥位置，避免觸犯鬼神禁忌，這種説法，似涉玄虛，但云産法，"須順四時五行之氣"，是古人已注意到産時之環境時間等，具有一定道理。

二、産防運[1]法

防運者，諸臨産若觸犯日遊、反支諸所禁忌，則令血氣不調理，而致運也。其運之狀，心煩悶，氣欲絕是也，故須預以法術防之。

〔1〕運　轉也，旋也。《廣雅》："運，轉也。"《淮南子·天文訓》："運之以斗。"注："運，旋也。"在此作眩暈昏厥解。

按語　臨産防運很重要，有産久而氣脱者，有出血過多而血脱者，更有惡露不下或胞衣滯留而敗血上衝者，凡此均能發生運厥，文中叙證亦簡明扼要；至於觸犯禁忌，以法術防之，亦具有積極之防治意義，不能以詞害義。

三、胞衣不出候

有産兒下，苦[1]胞衣不落者，世謂之息胞。由産婦初時用力，比[2]産兒出而體已疲頓[3]，不能更用氣[4]産胞，經停之間，外冷乘之，則血道否澀[5]，故胞久[6]不出。彌須急以方藥救治，不爾，害於兒。所以爾者，胞系連兒臍，胞不出，則不得以時斷臍浴洗，冷氣傷兒，則成病也。

舊方胞衣久[7]不出，恐損兒者，依法截臍，而以物繫其帶一頭。亦有産而看産人不用意慎護，而挽牽甚[8]，胞系斷者，其胞上掩心，則斃人也。縱令不死，久則成病也。

〔1〕苦　汪本、周本同；宋本、正保本作"若"，亦通。《聖惠方》卷七十七治胞衣不出諸方無。

〔2〕比　汪本、周本同；宋本作"故"。"比"，及至也。《正字通》："比，及也。"

〔3〕疲頓　"頓"，《聖惠方》作"憊"，義同。"疲頓"，疲罷困頓。《三國志·魏書·任城威王彰傳》："去代二百餘里，長史諸將皆以爲新涉遠，士馬疲頓。"

〔4〕氣　此下《聖惠方》有"力"字。義長。

〔5〕血道否澀　在此指產道澀滯。

〔6〕久　宋本、汪本、周本同；《聖惠方》作"衣"。

〔7〕久　宋本、汪本、周本同；《聖惠方》無。

〔8〕挽牽甚　謂過分用力牽拉。

按語　本候論述胞衣不出之病機及處理方法，是產科胞衣不下之最早資料，對臨牀有指導意義。然胞衣不出之原因很多，有由於產婦對分娩之認識不足或缺乏經驗，過早用力，以致體力消耗過多，迨胎兒娩出，已無力使胎盤順下，正如本候所述。亦有胎兒尚未娩出，就已缺乏宮縮。更有因用藥不當，或意外刺激，引起宮頸先行收縮，使胎盤停留宮腔。至於子宮內膜缺損、發育不全，刮宮術後以及絨毛侵蝕力過強等造成植入性胎盤等，亦有所見，應當全面考察。

至於看護注意事項和斷臍繫物之記載，更有實用價值。後者與現在用血管鉗夾住臍帶之斷端，有相同意義。

婦人難產病諸候 凡七論

提要　本篇論述婦人難產諸病，內容有產難、橫產、逆產、產子上逼心等七候。產難候相當於總論，論述難產之幾種原因，尤以產時未到，便即驚動，穢露早下，致子道乾澀，產婦力疲，常為臨牀所習見。其中還論述即產時之脈證，以及面部、脣舌之望診，以決母子預後等。橫產、逆產、產子但趨後孔候，是論述難產之幾種形證。產子上逼心、產婦死而子不出、產難子死腹中三候，均是難產所引起之惡性後果。這些證候，臨牀上均可見到。

一、產難候

產難者，或先因漏胎[1]，去血臟燥[2]，或子臟宿挾疹病[3]，或觸[4]禁忌，或始覺腹痛，產時未到，便即驚動，穢露[5]早下，致子道乾澀，產婦力疲，皆令難也。

候其產婦，舌青者，兒死母活；脣青口青，口兩邊沫出者，子母俱死；面青舌赤，沫出者，母死子活。故將產[6]坐臥產處，須順四時方面，并避五行禁忌[7]，若有犯觸，多令產難。

產婦[8]腹痛而腰不痛者，未產也；若腹痛連腰甚者，即產。所以然者，腎候於腰，胞繫於腎故也。

診其尺脈，轉急[9]如切繩轉珠者，即產也。

〔1〕漏胎　宋本、汪本、周本同；《醫心方》卷二十三第九、《聖惠方》卷七十七治產難諸方作“漏胞”，義同。

〔2〕臟燥　宋本、汪本、周本同；《醫心方》作“子臟干燥”。

〔3〕疹病　疾病。《醫心方》即作“疾病”。

〔4〕觸　此下《聖惠方》卷七十七產難諸方有“犯”字。

〔5〕穢露　在此指羊水。

〔6〕將產　此下《聖惠方》有“時”字。

〔7〕須順四時方面，并避五行禁忌　即要順應四時五行之氣，不要犯觸日遊、反支禁忌之意。見前產法。

〔8〕產婦　原作“產難”，文義不協，據周本改。

〔9〕急　原作“怠”，形近之誤，據《聖惠方》、周本改。

二、橫產[1]候

橫產由初覺腹痛，產時未至，驚動傷早，兒轉未竟[2]，便用力產之，故令橫也。或觸犯禁忌所爲。將產坐臥產處，須順四時方面，并避五行禁忌，若[3]觸犯，多致災禍也。

〔1〕橫產　即橫位產。

〔2〕兒轉未竟　謂胎兒轉位尚未完成。

〔3〕若　此下《聖惠方》卷七十七治橫產諸方有“有”字。

三、逆產[1]候

逆產者，初覺腹痛，產時未至，驚動傷早，兒轉未竟，便用力產之，則令逆也。或觸犯禁忌所爲[2]。故產處及坐臥，須順四時方面，并避五行禁忌，若觸犯，多致災禍。

養生方云：妊娠，大小便勿至非常之去處，必逆產殺人也。

〔1〕逆產　指臀位、膝位、足位等產式。

〔2〕所爲　原無，文義不完整，據前橫產候、《醫心方》卷二十三第

十補。

四、產子上逼心候

姙娠將養得所，則氣血調和，故兒在胎則安，當產亦易。若節適失宜，則血氣乖理，兒在胎則亟動[1]，至產育亦難。產而子上迫於心者，由產難用力，胎動氣逆，胎上衝迫[2]於心也。凡胎上迫心，則暴悶絕，胎下乃甦，甚者至死。凡產處及坐臥，須順四時方面，并避五行禁忌，若有觸犯，多致災禍也。

〔1〕亟動　數動；謂時時胎動。亟，數也。

〔2〕迫　汪本、周本同；宋本、《聖惠方》卷七十七治姙娠胎上逼心諸方作"逼"，義同。

五、產子但趍[1]後孔[2]候

產子但趍後孔者，由[3]坐臥未安，忽遽強嗚[4]，氣暴衝擊，故兒失其道。婦人產有坐有臥，若坐產者，須正坐，傍[5]人扶抱肋腰持捉之，勿使傾斜，故兒得順其理。臥產者，亦待臥定，背平著席，體不傴曲[6]，則兒不失其道。若坐臥未安，身體斜曲，兒正[7]轉動，忽遽強嗚，氣暴衝擊，則令兒趍後孔，或橫或逆，皆由產時忽遽，或觸犯禁忌，坐臥不安，審所爲，故產坐臥須平正，順四時方面，避五行禁忌，若有觸犯，多致災禍也。

〔1〕趍（qū曲）　同趨。《廣韻》："趍，俗趨字。"

〔2〕趍後孔　謂胎兒產出不順，趍向肛門。"後孔"，指肛門。

〔3〕由　原作"内"，形近之誤，據文義改。

〔4〕忽遽強嗚　忽促強力摒氣努責。"忽遽"，疾速。《説文》："忽，多遽恖恖也。""遽"，疾速也。《南史·齊本紀·廢帝東昏候》："比起就會，忽遽而罷。""強嗚"，強力摒氣努責。

〔5〕傍　汪本、周本同；宋本作"偝。"

〔6〕傴（yǔ羽）曲　曲脊也。"傴"，僂曲。《説文》："傴，僂也。"《廣雅》："傴，曲也。"

〔7〕正　原作"心"，誤，據《聖惠方》卷七十七治產難諸方改。周本作"身"。

六、産已死而子不出候

産婦已死，而子不出，或觸犯禁忌，或産時未到，驚動傷早，或傍看産人抱腰持捉失理[1]，皆令産難，而致胎上掩心，悶絕故死也。候其婦將困乏際，面青舌赤，口沫出者，則母死兒活也。故産處坐臥，須順四時方面，避五行禁忌，若有觸犯，多招災禍也。

〔1〕失理　失於法度。

七、産難子死腹中候

産難子死腹中者，多因驚動過早，或觸犯禁忌，致令産難。産難則穢沃[1]下，産時未到，穢露已盡，而胎枯燥，故子死腹中。候其産婦舌青黑，及胎上冷者，子已死也。故産處坐臥，須順四時方面，避五行禁忌，若有觸犯，多招災禍也。

〔1〕穢沃　與穢露義同，指羊水。

婦人産後病諸候上 凡三十論

提要　本篇論述産後諸病，包括卷四十三、卷四十四兩卷。內容豐富，相當於最早的中醫産科學專著。

約其大端，有如下十個方面，一是産後下血病證，如血運悶、惡露不盡及由此産生之腹痛、血上搶心痛等候。其病機，主要是去血過多，或下血極少。二是産後常見之痛證，如血瘕痛、心痛、心腹痛、腹中痛、小腹痛、腰痛、及脇腹滿痛等候。其病機，大多責之寒搏於血，或血氣相擊。三是産後虛證，如虛煩短氣、上氣、心虛、虛熱、虛羸、虛渴、汗出不止等候。其病機，往往由於血氣傷損、臟腑不足。四是産後月經病，如産後月水不利、月水不調、月水不通、及帶下、崩中等候。這是由於産後傷動血氣，虛損未復，而風邪冷熱之氣客於經脈。五是産後前陰諸病，如陰下脫、陰道痛腫、陰道開等候。其病機，有因産用力過

度、有風冷乘於陰者。六是產後積聚、癥、癖等候。其病機，有
臟腑氣血之異，病位有高下之殊。七是產後雜病，如中風、風
痙、下利、淋病、大小便血、小便數、遺尿、大小便不通、目
瞑、耳聾等候。八是產後時感病，如時氣熱病、傷寒、瘧疾等
候。九是產後外科病，如口生瘡、身生瘡等候。自七以下諸候，
病雖與男子無異，但亦有所區別，因產後血氣傷損，體虛未復，
又感如此等病，其發作和預後，都較一般病情爲急，這是產婦病
之特點。十是產後乳無汁及乳汁溢候，文中責之經血津液之盈
虧，但亦有體質因素，或其他疾病者。

　　總之，婦人產後病是婦產科中一個重要組成部分，其病不僅
影響產婦產傷之恢復，處理不善，還能出現後遺證，而且影響及
乳兒。所以《病源》非常重視，產前提出將產法，臨產預防難
產，產後又詳論各種具體病候，以便有章可循，及時防治，宜加
注意。

一、產後血運悶候

　　運悶之狀，心煩氣欲絕是也。亦有去血過多，亦有下血極
少，皆令運。若產去血過多，血虛氣極[1]，如[2]此而運悶者，但
煩悶而已。若下血過少，而氣逆者[3]，則血隨氣上掩[4]於心，亦
令運悶，則煩悶而心滿[5]急。二者爲異。亦當候其產婦血下多
少，則知其產後應運與不運也。然煩悶不止，則斃人。凡產時當
向坐臥[6]，若觸犯禁忌，多令運悶，故血下或多或少。是以產處
及坐臥，須順四時方面，避五行禁忌，若有觸犯，多招災禍也。

　　〔1〕氣極　氣竭。“極”，盡。《大學》：“君子無所不用其極”注：
“極，猶盡也。”

　　〔2〕如　宋本、汪本、周本同；《聖惠方》卷八十治產後血運悶絕諸方
作“因”，亦通。

　　〔3〕者　宋本、汪本、周本同；《聖惠方》作“極”。

　　〔4〕掩　宋本、汪本、周本同；《聖惠方》作“衝”。

　　〔5〕滿　此下《醫心方》卷二十三第二十有“氣”字，義長。

　　〔6〕坐臥　此下《聖惠方》有“之處”二字。

按語　本候論述產後暈悶，指出其病機有血虛與血瘀兩端，切合臨牀所見。前者因出血過多，致陰血暴亡，血虛氣極，心神失養，臨床每見面色蒼白，頭暈耳鳴，心悸憤悶，漸至昏厥，眼閉口開，四肢厥冷，冷汗淋灕，脈細數或微細欲絕，一派急性虛脫症狀。急當益氣固脫。後者因下血過少，瘀血內停，不能下出，血瘀氣逆，上擾心神，每見少腹脹痛、堅滿拒按，甚或心下滿急，氣粗喘促，神昏口噤，面色紫黯，脣舌色紫，脈澀等一番閉證厥證。急以行血逐瘀。但產後暈悶，無論虛實，俱屬危候，所以文中說"則斃人"，均須立即搶救，否則延誤病機，不及救治而死亡。臨牀宜倍加注意。

二、產後血露[1]不盡候

凡任娠當風取涼，則胞絡有冷，至於產時，其血下必少。或新產[2]而取風涼，皆令風冷搏於血，致使血不宣消[3]，蓄積在內，則有時血露淋灕下不盡。

〔1〕血露　即惡露，是分娩後，胞宮內遺留之餘血濁液，一般在二十天內完全排盡。

〔2〕新產　宋本、汪本、周本同；胡本作"將產"。

〔3〕宣消　宣散。"消"，散也。《素問·脈要精微論》："當消環自已"王冰注："消，謂消散。"

三、產後惡露不盡腹痛候

姙娠取風冷過度[1]，胞絡有冷，比產血下則少。或新產血露未盡，而取風涼，皆令風冷搏於血，血則壅滯不宣消，蓄積在內，內有冷氣，共相搏擊，故令痛也[2]，甚者則變成血瘕，亦令月水不通也。

〔1〕取風冷過度　宋本、汪本、周本同；《聖惠方》卷八十治產後惡露不絕腹痛諸方作"當風取涼"。

〔2〕內有冷氣，共相搏擊，故令痛也　宋本、汪本、周本同；《聖惠方》作"則有時惡露下不盡，故腹痛也。"

四、産後血上搶心痛候

産後氣虛挾宿[1]寒，寒搏於血，血則凝結不消，氣逆上者，則血隨[2]上搶，衝擊而心痛也。凡産，餘血[3]不盡，得冷則結，與氣相搏則痛。因重遇於寒，血結彌甚，變成血瘕，亦令月水否澀不通。

〔1〕宿　宋本、汪本、周本同；《聖惠方》卷八十治産後惡血衝心諸方作“於”。

〔2〕血隨　此下《聖惠方》有“氣”字。

〔3〕餘血　在此指惡露。

五、半産候

半産，謂任娠兒骨節腑臟漸具，而日月未足便産也。多因勞役驚動所致，或觸犯禁忌亦然也。

按語　本候所論，與前後病候不相連屬，當是錯簡。

六、産後血瘕痛候

新産後，有血氣相擊而痛者，謂之瘕痛。瘕之言假也，謂其痛浮假[1]無定處也。此由宿有風冷，血氣不治[2]，至産血下少[3]，故致此病也。不急治，多成積結，妨害月水，輕則否澀，重則不通。

〔1〕浮假　虛假。

〔2〕不治　不理，失於正常統理，義猶不和或失調。

〔3〕少　此上《聖惠方》卷七十九治産後血瘕諸方有“則”字。

七、産後風虛腫候

夫産傷血勞氣，腠理則虛，爲風邪所乘。邪搏於氣，不得宣泄[1]，故令虛腫，輕浮如吹者[2]，是邪搏於氣，氣腫也；若皮薄如熟李狀，則變爲水腫也。氣腫發汗即愈，水腫利小便即瘥。

〔1〕泄　汪本、周本同；宋本、《聖惠方》卷七十九治産後風虛浮腫諸方作“越”，義長。

〔2〕輕浮如吹者　宋本、汪本、周本同；《聖惠方》"輕浮"連上句讀，無"如吹者"三字。

按語　本候論述產後風虛腫候，并與水腫作出鑑別。其要點是，氣腫者，由於風邪乘產後正虛，客於經絡，搏於氣分，營衛不調，氣滯壅結而腫，本書卷三十一有氣腫候，叙症更詳，可參。腫起因風，邪在於表，故可解表，以發汗爲治。水腫者，多是產後臟腑氣虛，氣血不足，風邪入裏，而氣不化水，使水液滯留，滲溢皮膚而腫。其病在裏，故當利小便爲治。然產後亡血傷津，氣血已虛，病雖宜發汗、利小便，但應注意，切勿過劑，以免重傷其陰，并亡其陽。

又，本候次於產後血瘕痛與產後腹中痛之間，兩不相屬，似錯簡。

八、產後腹中痛候

產後臟虛，或宿挾風寒，或新觸冷，與氣相擊搏，故腹痛，若氣逆上者，亦令心痛、胸脇痛也，久則變成疝瘕。

按語　本候爲產後體虛感寒，寒冷與氣相搏，氣血運行不暢而作痛，但與一般腹痛有異，病在產後，治療當以溫養爲主。若寒氣搏擊甚者，勢必上逆，爲心痛，爲胸脇痛，甚至疝瘕，仍然要注意產後之特點，不能一般看待。

又，卷三十七婦人雜病亦有腹中痛候，可參互比較。

九、產後心腹痛候

產後氣血俱虛，遇風寒乘之，與血氣相擊，隨氣而上衝於心，或下攻於腹，故令心腹痛。若久痛不止，則變成疝瘕。

按語　心腹痛候，分別見於卷十六、卷三十七、卷四十一，而本候病因，側重於產後氣血俱虛，與前文諸論有異，其治亦當有別。

又，上候與本候均言及痛久導致疝瘕，亦是產後胞絡空虛，邪易留積之故。

十、産後心痛候

產後臟虛，遇風冷客之，與血氣相搏，而氣逆者，上攻於心之絡，則心痛。凡心痛，乍間乍甚，心之支別絡爲邪所傷也。若邪傷心之正經，爲真心痛[1]，朝發夕死，夕發朝死。所以然者，心爲諸臟之主，不受邪[2]，邪傷即死也。

〔1〕真心痛　此下《靈樞·厥病》有"手足青至節，心痛甚"八字。

〔2〕邪　此下《聖惠方》卷八十一治産後心痛諸方有"傷"字。

十一、産後小腹痛候

此由產時惡露下少，胞絡之間，有餘血者，與氣相擊搏，令小腹痛也。因重遇冷，則血結，變成血瘕，亦[1]月水不利也。

〔1〕亦　此下周本有"令"字。

按語　產後小腹痛，即後世所謂之"兒枕痛"，責之於惡露不下或下少，這是瘀血引起之下腹疼痛。惡露未盡者，其症每見小腹硬痛拒按，或可觸及硬塊，治宜活血去瘀。若由風寒乘虛侵襲胞脈，瘀血內停所致者，症見小腹冷痛，得熱痛減，惡露澀滯不下，治宜溫經散寒祛瘀。

十二、産後腰痛候

腎主腰腳，而婦人以腎繫胞，產則勞傷，腎氣損動，胞絡虛，未平復，而風冷客之。冷氣乘腰者，則令腰痛也。若寒冷邪氣連滯腰脊，則痛久不已。後有娠，喜墮胎，所以然者，胞繫腎，腎主腰脊也。

按語　產後腰痛，在此責之勞傷腎氣，風冷客之，臨床確屬常見；但痛久不已，有留瘀爲患者，亦應加考慮。特別"後有娠，喜墮胎"，尤宜多方面觀察，非止寒冷連滯一端；其實，果爲寒冷連滯，則氣血凝滯，亦不易受娠。

十三、産後兩脇腹滿痛候

膀胱宿有停水，因產惡露下少[1]，血不宣消，水血壅否，與氣相搏，積在膀胱，故令脇腹俱[2]滿，而氣動[3]與水血相擊，則痛也，故令兩脇腹滿痛，亦令月水不利，亦令成血瘕也。

〔1〕惡露下少　汪本、周本同；《聖惠方》卷八十一治產後兩脇脹滿諸方作"惡露下不盡"。

〔2〕俱　宋本、汪本、周本同；《聖惠方》作"脹"。

〔3〕動　宋本、汪本、周本同；《聖惠方》無。

十四、產後虛煩短氣候

此由產時勞傷重者，血氣虛極，則其後未得平和，而氣逆乘心，故心煩也；氣虛不足，故短氣也。

按語　心煩之證，一般責其有熱，而本候要點，是"產時勞傷重者，血氣虛極"，而且"其後未得平和"，據此而論，此候心煩，當系虛煩，故在標題內冠以"虛煩"二字。再觀下文，"氣虛不足，故短氣也。"兩證均屬於虛，所以同在一條並論。又，下文尚有產後虛煩候，可參閱。

十五、產後上氣候

肺主氣，五臟六腑，俱稟氣於肺。產則氣血俱傷，臟腑皆損，其後肺氣未復，虛竭逆上，故上氣也。

按語　本候上氣，全屬虛證，與本書卷三之虛勞上氣候，卷十三之上氣候、卒上氣候等，均不相同，可比較分析，全面瞭解上氣之病情。

十六、產後心虛候

肺主氣，心主血脈，而血氣通榮腑臟，徧循經絡。產則血氣傷損，臟腑不足，而心統領諸臟，其勞傷不足，則令驚悸恍惚，是心氣虛也。

十七、產後虛煩候

產，血氣俱傷，臟腑虛竭，氣在內不宣，故令煩也。

按語　以上產後虛煩短氣候、產後上氣候、產後心虛候、產後虛煩候等四條，均是討論產後損傷血氣所致之病證。肺主氣，心主血脈，氣血虛損，所以病理變化關於心肺。氣虛不足以息，故短氣；或虛氣上逆，令心煩；血不養心，則虛煩，甚至驚悸恍惚。見症多端，而要在一個虛字。結合前文產後諸痛，可體現出產後多虛多瘀之特點，對臨牀證治，具有指導意義。

十八、產後虛熱候

產後腑臟勞傷，血虛不復，而風邪乘之，搏於血氣，使氣不宣泄，而否澀生熱，或支節煩憒[1]，或脣乾燥，但因虛生熱，故謂之虛熱也。

〔1〕支節煩憒（kuì 潰）　四肢關節煩亂不適。"支"，通"肢"。"憒"，《廣雅》："亂也。"

十九、產後虛羸候

夫產損動腑臟，勞傷氣血。輕者，節養將攝，滿月便得平復；重者，其日月雖滿，氣血猶未調和，故虛羸也。然產後虛羸，將養失所，多沉滯勞瘠[1]，乍起乍臥。風冷多則辟瘦[2]，顏色枯黑，食飲不消，風熱多則腲退[3]虛乏，顏色無異於常，食亦無味。甚傷損者，皆著床[4]，此勞瘠也。

〔1〕沉滯勞瘠　猶謂病情久滯，身體勞瘦。"沈"，久。《素問·至真要大論》："濕陰所勝，則沉陰"，王冰注："沉，久也。""瘠"，瘦也。

〔2〕辟瘦　身體消瘦，兩腿行動無力。"辟"通"躄"，《荀子·正論》："不能以辟馬毀輿致遠。"注"辟與躄同。"

〔3〕腲退　身體肥弱，行動遲緩。

〔4〕著床　謂臥床不起也。

按語　本書卷二十四有產注候，論述產後虛乏羸極，病情與此近似，可結合研究。

二十、產後風冷虛勞候

產則血氣勞傷，腑臟虛弱，而風冷客之，風冷搏血氣，血氣則不能自溫於肌膚，使人虛乏疲頓，致羸損不平復，謂之風冷虛勞。若久不瘥，風冷乘虛而入腹，搏於血則否澀；入腸則下利不能養[1]，或食不消；入[2]子臟，并[3]胞臟冷，亦使無子也。

〔1〕養　疑爲"食"字之形誤。

〔2〕入　原作"人"，形近之誤，據周本改、《聖惠方》卷八十一治產後風虛勞損諸方。

〔3〕并　周本、汪本同；《聖惠方》作"則"。

二十一、產後汗出不止候

夫汗，由陰氣虛而陽氣加之，裏虛表實，陽氣獨發於外，故汗出也。血爲陰，產則傷血，是爲陰氣虛也；氣爲陽，其氣實者，陽加於陰，故令汗。汗出[1]而陰氣虛弱不復者，則汗出不止。凡產後皆血虛，故多汗，因之遇風，則變爲痙。縱不成痙，則虛乏短氣，身體柴瘦，脣口乾燥，久變經水斷絶，津液竭故也。

〔1〕汗出　宋本、汪本同；周本無"汗"字，"出"連上句讀。

二十二、產後汗血候

肝藏血，心主血脈。產則勞損肝心，傷動血氣。血爲陰，陰虛而陽氣乘之，即令汗血。此爲陰氣大虛，血氣傷動，故因汗血出，乃至斃人。

按語　產後汗出，是產後病中之常見者。汗血，則少見。以上二候，文中論其病機，均是由於"陰氣虛而陽氣加之"，甚切產後病理特點。汗出不止，遇風而變爲痙病；津液枯竭，而致經閉，亦符臨牀所見。如果勞傷心肝，動傷血氣，而病汗血，這種汗血，又與一般病情不同，如本書卷二十七血病諸候所述之汗血，所以文中特加"乃至斃人"一句，應予注意。亦可見古代醫家對產後諸病觀察細緻，甚爲重視。

二十三、產後虛渴候

夫產血水俱下，腑臟血燥，津液不足，宿挾虛熱者，燥竭則甚，故令渴。

二十四、產後餘疾候

產後餘疾，由產勞傷腑臟，血氣不足，日月未滿[1]，而起早勞役，虛損不復，爲風邪所乘，令氣力疲乏，肌肉柴瘦。若風[2]冷入於腸胃，腸胃虛冷，時變下利；若入搏於血，則經水否澀；冷搏氣血，亦令腹痛，隨腑臟虛處，乘虛傷之，變成諸疾。以其因產傷損，餘勢不復，致羸瘠疲頓，乍瘥乍甚，故謂產後餘疾也。

〔1〕日月未滿　謂產後尚未滿月。前產後虛羸候有"滿月便得平復"句，可參。

〔2〕風　原作"氣"，據正保本改。

按語　產後餘疾，猶言因產損傷血氣，以致出現各種後遺證。關鍵是由虛損不復，爲邪所乘。而變證之起，又是隨臟腑虛處發生。這種論述，確能突出產後病之特點。

二十五、產後中風候

產則傷動血氣，勞損腑臟，其後未平復，起早勞動，氣虛而風邪乘虛傷之，致發病者，故曰中風。若風邪冷氣，初客皮膚經絡，疼痹不仁，若[1]乏少氣；其人筋脈挾寒，則攣急喎[2]僻；挾濕則強，脈緩弱[3]，若入傷諸臟腑，恍惚驚悸。隨其所傷腑臟經絡，而爲諸疾。

凡中風，風先客皮膚，後因虛入傷五臟，多從諸臟俞入。若心中風，但得偃臥，不得傾側[4]，汗出[5]，若脣赤汗流者[6]可治，急灸心俞百壯。若脣[7]或青或白，或黃或黑[8]，此是心壞爲水[9]，面目亭亭，時悚動者[10]，皆不可復治，五六日而死。

若肝中風，踞坐[11]，不得低[12]頭，若繞兩目[13]連額上，色微有青[14]，脣青面黃，可治，急灸肝俞百壯。若大青黑，面一黃一白者，是肝已傷，不可復治，數日而死。

若脾中風，踞而腹滿，體通黃，吐鹹水出[15]，可治，急灸脾俞百壯。若[16]手足青者，不可復治也。

　　腎中風，踞而腰痛，視脇左右，未有黃色如餅䐇大者，可治，急灸腎俞百壯。若齒黃赤，鬢髮直[17]，面土色，不可復治也。

　　肺中風，偃臥而胸[18]滿短氣，冒悶汗出，視目下鼻上下[19]兩邊下行至口，色白者[20]，可治，急灸肺俞百壯。若色黃者[21]，為肺已傷，化為血[22]，而不可復治。其人當妄[23]掇空，或自拈衣[24]，如此數日[25]死。

　　〔1〕若　作“而”解。《經傳釋詞》：“若，而語之轉。顧懽注《老子》曰：若，而也。”

　　〔2〕喎　原作“過”，形近之誤，據周本、《聖惠方》卷七十八治產後中風諸方改。

　　〔3〕挾濕則強，脈緩弱　“濕”，原作“渴”，形近之誤，據周本、《聖惠方》改。“脈緩弱”，《聖惠方》作“縱緩虛弱”，無“強”字。

　　〔4〕傾側　《中藏經》卷上第十七作“轉側”。

　　〔5〕汗出　此上《千金要方》卷八第一有“悶亂冒絕”四字。義長。又《外臺》卷十四中風及諸風方無“汗出”二字。

　　〔6〕若脣赤汗流者　《千金要方》作“若脣正赤”，此下尚有“尚”字，連下句讀，而無“汗流者”三字。

　　〔7〕若脣　“若”字原脫，據本書卷一、卷三十七、卷四十二、卷四十八中風候補。“脣”字下《中藏經》有“面”字，義長，能與下文脣面同舉諸詞相應。

　　〔8〕或青或白，或黃或黑　《中藏經》作“或青或黃，或白或黑”，此下并有“其色不定，眼瞤動不休者”二句，可參。

　　〔9〕此是心壞為水　宋本、汪本、周本同；《中藏經》作“心絕也”。“心壞為水”，猶言心壞乃為水所乘。《中藏經》卷上第二十四有“心傷則心壞，為水所乘”句，可參。

　　〔10〕面目亭亭，時悚動者　“動”，原作“聽”，誤，據本書卷一、卷三十七、卷四十二、卷四十八中風候、周本改。“者”，原無，據卷一、卷四十二補，足句。全句形容面目呆滯，無活動表情，或時又見肌肉抽搐，呈恐懼之貌，這是一種臨危時面部表情。又，“亭亭”，《嬰童百問》卷三第二十八問作“青黑”二字。

　　〔11〕踞坐　“踞”，原作“視”，誤，據本書卷一、卷三十七、卷四十二、卷四十八中風候、周本改。“踞坐”，即蹲坐。

〔12〕低　原作"眩"，誤，據本書卷一、卷四十二、卷四十八中風候、周本改。

〔13〕目　原作"日"，形近之誤，據本書卷一、卷三十七、卷四十二、卷四十八中風候、汪本、周本改。

〔14〕色微有青　原作"灸微指青"，誤，據本書卷一、卷三十七、卷四十二、卷四十八中風候、周本改。

〔15〕吐鹹水出　本書卷一、卷四十二、卷四十八中風候作"吐鹹汁出者"，卷三十七中風候作"吐鹹水汗出者"。"水"，《醫心方》卷三第一作"汗"。

〔16〕若　此下《千金要方》有"目下青"三字。

〔17〕直　原空格缺字，據本書卷一、卷三十七、卷四十二、卷四十八中風候、宋本、汪本、周本補。

〔18〕胸　原作"脇"，誤，據本書卷一、卷三十七、卷四十二、卷四十八中風候、宋本改。

〔19〕下　《千金要方》無。

〔20〕者　原無，據以上諸條文例、《千金要方》、《外臺》補。

〔21〕者　原無，據《千金要方》補。

〔22〕化爲血　可作變爲血證理解。

〔23〕當妄　此下《千金要方》有"言"字。

〔24〕摄空，或自拈衣　本書卷一、《千金要方》作"摄空指地，或自拈衣尋縫"。這是危重病人在神志模糊時之虛妄動作。

〔25〕日　原作"者"，誤，據本書卷一、卷三十七、卷四十二、卷四十八中風候、周本改。

按語　本候首先指出，產後傷動血氣，勞損腑臟，氣血虛而風邪易傷，能變生諸疾，這是產後中風病之特點。其風邪挾冷，初客皮膚經絡，爲疼痺不仁，困乏少氣；挾寒傷經脈，爲攣急喎僻；挾濕傷經脈，爲身強脈緩弱；入臟腑而恍惚驚悸等等，都是說明產後中風復雜性，亦是與一般中風同中之異，頗具臨床意義。

二十六、產後中風口噤候

產後中風口噤者，是血[1]氣虛，而風入於頷頰[2]夾口之筋也。手三陽之筋^[3]結，入於頷頰^[4]，產則勞損腑臟，傷動筋脈，風乘之者，其三陽之筋偏虛，則風偏搏之，筋得風冷則急，故令口噤也。

〔1〕血　原作"其"，與前後諸候文例不協，據《醫心方》卷二十三第二十七、《聖惠方》卷七十八治產後中風口噤諸方改。

〔2〕頷頰　"頷"，原作"額"，形近之誤，據本書卷一風口噤候、卷三十七中風口噤候及本候下文改。"頷頰"，下頦與面頰。

〔3〕筋　原作"節"，形近之誤，據本書卷一、卷三十七、卷四十八中風口噤候、《聖惠方》卷七十八治產後中風口噤諸方、周本改。

〔4〕頰　原無，據本書卷一、卷三十七、卷四十八中風口噤候補。

按語　本候病機指出，"是血氣虛而風入於頷頰夾口之筋"，蓋突出產後特點，以示與卷一、卷三十七、卷四十八之中風口噤候相區別者。

二十七、產後中風痓候

產後中風痓者，因產傷動血脈，臟腑虛竭，飲食未復，未滿日月。榮衛虛傷，風氣得入五臟，傷太陽之經，復感寒濕，寒搏於筋則發痓。其狀，口急噤，背強直，搖頭馬鳴，腰爲反折，須臾十發，氣急如絕，汗出如雨，手拭不及者，皆死。

按語　產後中風口噤和產後中風痓二候，在症狀上有所不同，前者輕而後者重，亦可以是一病之前後期，出現在同一患者身上。但在病理變化，基本相同，都是由於產傷血氣，臟腑虛弱，風邪侵襲，搏於筋脈所致。而細較之，則前者受邪較淺，症狀較輕；後者則既受風邪，又感寒濕，受邪深而病情複雜，證候亦較重，并且有危及生命之險，所以，文中提及死徵。這兩候之有同有異，應加辨別處理。

二十八、產後中柔風候

柔風者，四肢不收，或緩或急，不得俛仰也。由陰陽俱虛，風邪乘之，風入於陽則表緩，四肢不收也；入於陰則裏急，不得仰^[1]也。產則血氣皆損，故陰陽俱虛，未得平復，而風邪乘之故也。

〔1〕仰　此上原有"俛"字，衍文，據本書卷一柔風候删。《外臺》卷十四柔風方作"伸息者"三字，《醫心方》卷三第六作"仰息也"三字，於義均長，可與"裏急"相協。

按語　本條爲書中柔風證最具體之論述，而《聖惠方》、《聖濟總録》、《普濟方》又有更多記載，并諸種治法，但至明以後則很少論及，蓋已作爲一證而併入中風諸候之中。

二十九、産後中風不隨候

産後腑臟傷動，經絡虛損，日月未滿，未得平復，而起早勞動，風邪乘虛入，邪搏於陽經者，氣行則遲，機關緩縱，故令不隨也。

三十、産後風虛癲狂候

産後血氣俱虛，受風邪，入并於陰，則癲忽發，臥地吐涎，口喎目急，手足繚左〔1〕，又無所覺知，良久乃甦是也。邪入并於陽則狂，發則言語倒錯，或自高賢，或罵詈不避尊卑是也。産則傷損血氣，陰陽俱虛，未平復者，爲風邪所乘，邪乘血氣，乍并於陽，乍并於陰，故癲狂也。

〔1〕繚左　義同"繚戾"，屈曲也，指手足拘攣。"左"，不正也。《史記・田敬仲完世家》："公常執左券"索隱："左，不正也。"

按語　本候爲本書卷三十七癲狂候之簡要復述，并突出産傷血氣，陰陽俱虛，而爲風邪所乘之産後病特點。

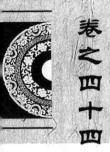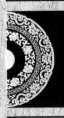

重刊巢氏諸病源候總論卷之四十四

婦人產後病諸候下 凡四十一論

三十一、產後月水不利候

手太陽、少陰之經，主下爲月水。太陽小腸之經、少陰心之經也。心主血脈。因產傷動血氣，其後虛損未復，而爲風冷客於經絡，冷搏於血，則血凝澀，故令月水不利也。

按語 本候論月水不利，一般病理，與前卷三十七婦人雜病月水不利候相同，皆爲損傷血氣，又爲風冷所乘，客於經絡，冷搏於內所致。但前者是風冷客於胞內，損傷衝任，奇經先病；而本候則強調產後虛損未復，冷搏於血，產虛是其特點，兩者以此爲別。又，此後月水不調，月水不通等候，均屬此類情況。

三十二、產後月水不調候

夫產傷動血氣，虛損未復，而風邪冷熱之氣客於經絡，乍冷乍熱，冷則血結，熱則血消，故令血或多或少，乍[1]在月前，乍在月後，故爲不調也。

〔1〕乍 宋本、汪本、周本同；《聖惠方》卷七十九治產後月水不調諸方作"或"。下一個"乍"字同。

三十三、產後月水不通候

夫產傷動血氣，其後虛損未平復，爲風冷所傷。血之爲性，得冷則凝結。故風冷傷經，血結於胞絡之間，故令月水不通也。凡血結月水不通，則變成血瘕，水血相并，後[1]遇脾胃衰弱，肌肉虛者，變[2]水腫也。

〔1〕後　宋本、汪本、周本同；《聖惠方》卷七十九治產後月水不通諸方作"復"。

〔2〕變　宋本、汪本、周本同；《聖惠方》作"則爲"二字。

按語　產後傷動血氣，虛損未復，又爲風冷所傷。冷則血結，成爲多虛多瘀之病情，因而經閉，易於理解。體虛日久則變成血瘕；脾胃虛弱，更能導致水腫。這在臨牀上均可見到。但產後閉經，應注意排除哺乳期閉經及暗孕閉經，以免誤診。

三十四、產後帶下候

帶下之病，由任脈虛損，任脈爲經絡之海，產後血氣勞損未平復，爲風冷所乘，傷於任脈。冷熱相交，冷多則白多，熱多則赤多也，相兼爲帶下也[1]。

又云：帶下有三門，一曰胞門，二曰龍門，三曰玉門。產後屬胞門，謂因產傷損胞絡故也。

〔1〕相兼爲帶下也　本書卷三十七帶下候作"致令胞絡之間，穢液與血相兼，連帶而下"。較此爲詳，可參。

按語　本書卷三十七帶下候總論帶下病機，責之風冷入於胞宮，傷損衝、任及太陽、少陰之經所爲。而本候所論，突出產傷任脈，爲風冷所乘，蓋任主胞胎，爲婦女妊養之本，產必傷任故也。

三十五、產後崩中惡露不盡候

產傷於經血，其後虛損未平復，或勞役損動，而血暴崩下，遂因淋瀝不斷時來，故爲崩中惡露不盡。

凡崩中，若小腹急滿，爲內有瘀血，不可斷之[1]，斷之終不斷[2]，而加小腹脹滿，爲難矣[3]。若無瘀血，則可斷，易治也。

〔1〕斷之　指止血。

〔2〕終不斷　宋本、汪本、周本同；《聖惠方》卷七十九治產後崩中諸方作"終不能差"。

〔3〕矣　宋本同；《聖惠方》、正保本作"治"；汪本、周本作"愈"。

按語　本候論述產後崩中惡露不盡，責之產傷經血，虛損未平復，又挾瘀血，這是一般病機，其實產後崩漏，每與產傷、難產、胞衣脫落等許多因素有關，宜詳爲診察。

又，產後血崩，不能一概用止血法，此理甚確。如文中提出，"小腹急滿，爲內有瘀血，不可斷之"之論，更有臨床指導意義。

三十六、產後利候

產後虛損未平復而起早，傷於風冷，風冷乘虛入於大腸，腸虛則泄，故令利也。產後利若變爲血利，則難治，世謂之產子利也。

三十七、產後利腫候

因產勞傷榮衛，脾胃虛弱，風冷乘之，水穀不結[1]，大腸虛則泄成利也。利而腫者，脾主土，候肌肉，土性本剋水，今脾氣衰微，不能剋消[2]於水，水氣流溢，散在皮膚，故令腫也。

〔1〕水穀不結　水穀不化，大便不實。"結"，結實。

〔2〕消　本書卷十七痢兼腫候作"制"，義同。

三十八、產後虛冷洞利候

產勞傷而血氣虛極，風冷乘之，入於腸胃。腸胃虛而暴得冷，腸虛則泄，遇冷極虛，故變洞利也。

按語　洞利，亦稱"洞泄"。由脾胃虛弱，不能溫運水穀，又犯風冷，以致食後即泄，完穀不化，故謂洞利。在此強調風冷入於腸胃，則治宜溫中。

三十九、產後滯利候

產後虛損，冷熱之氣客於腸間[1]，熱乘血，血滲於腸則赤；冷搏腸間，津液則變白，其冷熱相交，故赤白相雜，連滯不止，故謂滯利也。

〔1〕腸間　宋本同；汪本、周本作“腸胃”。

按語　滯利即赤白痢，本書卷十七有較詳論述。這裏特點，在於病發於產後，因爲產後虛損，病情亦較一般滯痢爲嚴重。此下諸痢病候，病情大都類此。

四十、產後冷熱利候

產後臟虛，而冷熱之氣入於腸胃，腸虛則泄，故成冷熱利。凡利色青與白爲冷，黃與赤爲熱。不止[1]，熱甚則變生血痢[2]，冷極則生白膿。膿血相雜，冷熱不調，則變滯利也。

〔1〕不止　此上周本有“久”字。

〔2〕痢　原無，不成句，據本書卷十七冷熱痢類同文例補。

四十一、產後客熱利候

產後臟虛，而熱氣乘之，熱入於腸，腸虛則泄，故爲客熱利，色黃是也。熱甚，則黃赤而有血也。

按語　此候論客熱利，內容與前卷十七熱痢候略同，可以互參。

四十二、產後赤利候

赤利，血利也。因產後血虛，爲熱氣所乘，熱搏血滲入腸，腸虛而泄，爲血利。凡血利，皆是多熱，熱血不止[1]，蘊瘀[2]成膿血利也。

〔1〕熱血不止　猶謂熱搏於血而不歇。

〔2〕蘊瘀　積久也。“蘊”，積。《孔子家語·入宮》：“道化流而不蘊”注：“蘊，滯積也。”“瘀”，久病。《楚辭·宋玉·九辯》：“形銷鑠而瘀傷”注：“身體燋枯，被病久也。”

按語 以上下利七候，俱見於本書卷十七利病諸候，但産後病此，勞傷氣血，臟腑虚弱，其發病和預後，與一般下利有别，即病情較爲嚴重，臨牀亦視爲産後急症，應加注意。

四十三、産後陰下脱候

産而陰脱者，由宿有虚冷，因産用力過度，其氣下衝，則陰下脱也。

按語 本候論述産後陰下脱，謂是由於産時用力過度，其氣下衝，實屬多見，但僅爲原因之一，他如體弱氣虚下陷，或多産、難産，産後過早勞動等，亦爲臨牀所常見。可結合本書卷四十陰挺出下脱候全面研究。

四十四、産後陰道痛腫候

臟氣宿虚，因産風邪乘於陰[1]，邪與血氣相搏，在其腠理，故令痛；血氣爲邪所壅否，故腫也。

〔1〕陰 在此指陰道。

四十五、産後陰道開候

子臟宿虚，因産冷氣乘之，血氣得冷不能相榮，故令開也。

四十六、産後遺尿候

因産用氣，傷於膀胱，而冷氣入胞囊[1]，胞囊缺漏[2]，不禁小便，故遺尿。多因産難所致。

〔1〕胞囊 指膀胱。

〔2〕缺漏 宋本、汪本、周本同；《醫心方》卷二十三第四十四作"决漏"。"缺漏"，在此謂膀胱失於制約之功。

按語 本候論述産後遺尿，强調因産用力，傷於膀胱，這是特殊病因，此外亦有腎虚不固、或肺脾虚弱，不能制下，膀胱失約等原因，臨證宜多方面考慮。

四十七、產後淋候

因產虛損，而熱氣客胞內，虛則起數[1]，熱則泄[2]少，故成淋也。

〔1〕起數　宋本、汪本、周本同；"起"，《聖惠方》卷七十九治產後小便淋澀諸方作"小便"二字。"起數"，即尿頻。

〔2〕泄　宋本、汪本、周本同；《醫心方》卷二十三第四十五作"溲"；《聖惠方》作"小便"二字。

按語　本書卷十四諸淋候論淋證病理頗詳，可參，不過這裏是病發於產後者，當有其特殊性。

四十八、產後渴利候

渴利者，渴而引飲，隨飲隨小便，而[1]謂之渴利也。膀胱與腎爲表裏，膀胱爲津液之府。婦人以腎繫胞，產則血水俱下，傷損腎與膀胱之氣，津液竭燥，故令渴也。而腎氣下通於陰，腎虛則不能制水，故小便數，是爲渴利也。

〔1〕而　猶故也。《經詞衍釋》："《禮記·樂記》：情動於中，故形於聲。《説苑·修文篇》：故形作而形。而與故，互相爲訓。"

四十九、產後小便數候

胞內宿有冷[1]，因產氣虛，而冷發動，冷氣入胞，虛弱不能制其小便，故令數。

〔1〕冷　此下《聖惠方》卷七十九治產後小便數諸方有"氣"字。

按語　產後小便頻數，甚至失禁，責之"胞內宿有冷，因產氣虛，而冷發動"，即陽氣虛弱，腎與膀胱失於固攝所致。這是產後病之特點，病與因熱溲數者，有寒熱虛實之不同，注意分別。

五十、產後尿血候

夫產傷損血氣，血氣則虛，而挾於熱，搏[1]於血，血得熱流散，滲於胞，故血隨尿出，是爲尿血。

〔1〕搏　此上《醫心方》卷二十三第四十六有"熱"字。

五十一、產後大小便血候

夫產傷動血氣，腑臟勞損，血傷未復，而挾於熱，血得熱則妄行。大腸及胞囊虛者，則血滲入之，故因大小便而血出也。

五十二、產後大小便不通候

大小腸宿有熱，因產則血水俱下，津液暴竭，本挾於熱，大小腸未調和，故令大小便澀[1]結不通也。

〔1〕澀　汪本、周本同；宋本作"秘"。

五十三、產後大便不通候

腸胃本挾於熱，因產又水血俱下，津液竭燥，腸胃否澀，熱結腸胃，故大便不通也。

按語　產後大便難，《金匱要略》將其列為新產婦人常見三病之一，其原因是"亡津液，胃燥"，本候指出："腸胃本挾於熱，因產又水血俱下，津液竭燥"，以致大便不通。較之《金匱要略》所論，說理更有發展。

五十四、產後小便不通候

因產動氣，氣衝於胞，胞轉屈辟，不得小便故也。亦有小腸本挾於熱，因產水血俱下，津液竭燥，胞內熱結，則小便不通也。然胞轉則小腹脹滿，氣急絞痛；若虛熱津液竭燥者，則不甚脹急，但不通。津液生，氣和，則小便也。

按語　本候詳論產後小便不通有兩種病情，一者為胞轉，一者為虛熱津液竭燥。頗具辨證意義。而臨牀所見，以後者為多，前者則為一種特殊性產後急證，須及時處理。

五十五、產後小便難候

產則津液空竭，血氣皆虛，有熱客於胞者，熱停積，故小便否澀而難出。

按語 以上從產後尿血至本候共六條，敘述大小便諸病，其病理特點是產婦氣血傷損，津液竭燥，亦是產婦病之特色。其與本書卷十四之相關病候，不同之處，亦在於此。

五十六、產後嘔候

胃為水穀之海，水穀之精，以為血氣，血氣榮潤腑臟，因產則腑臟傷動，有血虛[1]而氣獨盛者，氣乘腸胃，腸胃燥澀，其氣則逆，故嘔[2]不下食也。

〔1〕血虛 宋本、汪本、周本同；《聖惠方》卷七十八治產後嘔逆諸方作一個"時"字。

〔2〕嘔 此下《聖惠方》有"逆"字。

五十七、產後欬嗽候

肺感微寒，則成欬嗽。而肺主氣，因產[1]氣虛，風冷傷於肺，故令欬嗽也。

〔1〕因產 此下《聖惠方》卷七十八治產後欬嗽諸方有"後"字，與標題相吻。

五十八、產後時氣熱病候

四時之間，忽有非節之氣而為病者，謂之時氣。產後體虛，而非節之熱氣傷之，故為產後時氣熱病也。

診其脈，弦小者，足溫則生，足寒則死。凡熱病，脈應浮滑，而[1]懸急，以[2]為不順，手足應溫而反冷，為四逆，必死也。

〔1〕而 此下周本有"反"字。義長。

〔2〕以 宋本、汪本同；周本無。"以"，訓"此"。《爾雅》："已，此也。"

五十九、產後傷寒候

觸冒寒氣而為病，謂之傷寒。產婦血氣俱虛，日月未滿，而起早勞動，爲寒所傷，則嗇嗇惡寒，吸吸[1]微熱，數日乃歇。重者，頭及[2]骨節皆痛，七八日乃瘥也。

〔1〕吸吸　宋本、汪本、周本同；《聖惠方》作"翕翕"。詞異意同。發熱貌。

〔2〕及　汪本、周本同；宋本作"痛"。

按語　產後傷寒，與一般傷寒不同，在治療過程中，必須考慮到產後血氣俱虛之特點，以免虛虛之變。

六十、產後寒熱候

因產[1]勞傷血氣，使陰陽不和，互相乘剋，陽勝則熱，陰勝則寒，陰陽相加，故發寒熱。

凡產[2]餘血[3]在內，亦令寒熱，其腹時刺痛者是也。

〔1〕產　此下《聖惠方》卷七十八治產後寒熱諸方有"後"字。

〔2〕產　此下《聖惠方》有"後"字。

〔3〕餘血　在此可作瘀血理解。

按語　本候指出產後寒熱有兩種病情。一是因產勞傷血氣，陰陽不和所爲。二是產後惡露不暢，餘血在內，瘀阻氣機，營衛失和，亦發寒熱，但少腹疼痛而拒按，是爲特徵。此外，尚有產後外感，或因邪毒侵犯胞宮等，以致寒熱者，臨牀亦較常見，宜注意區別。

六十一、產後瘧候

夫[1]瘧者，由夏傷於暑，客在皮膚，至秋因勞動血氣，腠理虛，而風邪乘之，動前暑熱，正邪相擊，陰陽交爭，陽盛則熱，陰盛則寒，陰陽更虛[2]更盛，故發寒熱；陰陽相離，則寒熱俱歇。若邪動氣至，交爭復發，故瘧休作有時。

其發時節漸晏者，此由邪客於風府，邪循膂而下，衛氣一日一夜常[3]大會於風府，其明日日[4]下一節，故其作日晏。其發早者，衛氣之行[5]風府，日下一節，二十一日下[6]至尾骶，二十二日入脊內，上[7]注於伏衝之脈，其氣上[8]行九日，出於缺盆之內，其氣既上[9]，故其病發更早[10]。

其間日發者，由邪氣內薄五臟，橫連募原，其道遠，其氣深，其行遲，不能日作[11]，故間日蓄積乃發。

產後血氣損傷，而宿經傷暑熱，今因產虛，復遇風邪相折，陰陽交爭，邪正相干，故發作成瘧也。

〔1〕夫　原作“大”，形近之誤，據宋本、正保本、汪本、周本改。

〔2〕更虛　原無，據本書卷三十九瘧候、卷四十二妊娠瘧候補。“更”，交替。

〔3〕常　宋本、汪本、周本同；《素問·瘧論》、《太素》卷二十五瘧解無。

〔4〕日　原無，據本書卷三十九、卷四十二瘧候補。

〔5〕衛氣之行　宋本、汪本、周本同；《素問》、《太素》、《外臺》卷五療瘧方作“其出於”。

〔6〕下　原無，據本書卷十一、卷三十九、卷四十二瘧候補。

〔7〕上　本書卷十一瘧病候、《素問》無。

〔8〕氣上　原無，宋本、汪本、周本同，據《素問》、《甲乙經》卷七第五、《太素》、《外臺》補。

〔9〕既上　宋本、汪本、周本同；《素問》、《甲乙經》、《太素》、《外臺》作“日高”。

〔10〕故其病發更早　本書卷十一作“故其病稍早發”，《素問》作“故作日益早也”，《太素》作“故日益早”。義皆同。

〔11〕不能日作　宋本、汪本、周本同；《素問》、《外臺》作“不能與衛氣俱行，不得皆出”。

六十二、產後積聚候

積者陰氣，五臟所生；聚者陽氣，六腑所成。皆由飲食失節，冷熱不調，致五臟之氣積，六腑之氣聚。積者，痛不離其部；聚者，其痛無有常處。所以然者，積爲陰氣，陰性沉伏，故痛不離其部；聚爲陽氣，陽性浮動，故痛無常處。產婦[1]血氣傷損，腑臟虛弱，爲風冷所乘，搏於臟腑，與氣血相結，故成積聚也。

〔1〕婦　宋本、汪本、周本同；《聖惠方》卷七十九治產後積聚癥塊諸方作“後”。

按語 本候論述産後積聚，内容與卷十九積聚候略同，但"産婦血氣傷損，腑臟虚弱"，易爲風冷邪氣所乘，形成此病，是爲婦科積聚病之特點。

六十三、産後癥候

癥病之候，腹内塊，按之牢强，推之不移動是也。産後而有癥者，由臟虚，餘血不盡，爲風冷所乘，血則凝結，而成癥也。

按語 産後癥病，責之"臟虚餘血不盡，爲風冷所乘，血則凝結"，則此癥當在小腹或胞宫，不是泛論癥病，爲本候之特點。

六十四、産後癖候

癖病之狀，脇下弦急刺痛是也。皆由飲食冷熱不調，停積不消所成。産後臟虚，爲風冷搏於停飲，結聚故成癖也。

按語 癥病是邪與血結，其位在腹；癖病是風冷搏於停飲，其位在脇下。兩候比觀，癥癖異同，簡明扼要。

六十五、産後内極七病候

産後血氣傷竭，爲内極七病，則[1]舊方所云七害也。一者害食，二者害氣，三者害冷，四者害勞，五者害房，六者害任，七者害睡。皆産時傷動血氣，其後虚極未平復，犯此七條，而生諸病。

凡産後氣血内極，其人羸疲萎黄，冷則心腹絞痛，熱則肢體煩疼，經血否澀，變爲積聚癥瘕也。

〔1〕則 即。《經傳釋詞》："則者，承上起下也之詞。《廣雅》曰：則，即也。則或通作即。"

按語 關於七害，《千金要方》所載，與此不同，參見本書卷三十八帶下三十六疾候按語。

六十六、産後目瞑候

目不痛不腫，但視物不明，謂之目瞑。肝藏血，候應於目，產則血虛，肝氣不足，故目瞑也。

六十七、產後耳聾候

腎氣通耳，而婦人以腎繫胞，因產血氣傷損，則腎氣虛，其經爲風邪所乘，故令耳聾也。

六十八、產後虛熱口生瘡候

產後口生瘡者，心臟虛熱，心關竅於口，而主血脈，產則血[1]虛，臟有客熱，氣上衝胸膈，熏發於口，故生瘡也。

〔1〕血　此下汪本、周本有“氣”字。

按語　文中“心關竅於口”句，可作心竅於舌而關於口理解，因爲舌在口中，而病由“心臟虛熱”，所以用一個“關”字，將病因與病位聯繫起來，“關”字有新意。正保本、周本作“開”字，可商。

六十九、產後身生瘡候

產則血氣傷損，腠理虛，爲風所乘，風邪與血氣相搏，臟腑生[1]熱，重發肌膚，故生瘡也。

〔1〕生　原作“上”，誤，據周本改。

七十、產後乳無汁候

婦人手太陽、少陰之脈，下爲月水，上爲乳汁。任娠之人，月水不通，初以養胎，既產則水血俱下，津液暴竭，經血不足者，故無乳汁也。

按語　產後缺乳，臨牀所見，有氣血虧虛者，有氣滯乳絡不暢者，更有素體如此者，宜分析處理。

七十一、產後乳汁溢候

婦人手太陽、少陰之脈，上爲乳汁，其產雖血水俱下，其經血盛者，則津液有餘，故乳汁多而溢出也。

按語 乳汁自溢，常見有兩種病情：一者是氣虛不攝，乳房柔軟，乳汁清稀；一者爲鬱火煎逼，乳房脹痛，乳汁濃稠。無論虛實，流出之乳汁，一般爲白色或黃白色，乳房無結塊。若溢出爲血性液，乳房有塊者，當防另有病變。

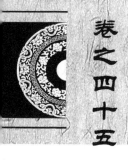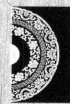

重刊巢氏諸病源候總論卷之四十五

小兒雜病諸候— 凡二十九論

提要 本篇論述小兒病諸候,包括卷四十五至卷五十,共計六卷。

其内容,卷四十五主要是養小兒、變蒸、溫壯、壯熱、驚癇,以及傷寒。卷四十六主要是時氣、溫病、黄病、瘧病、中惡、客忤、卒死。卷四十七主要是注病、腫脹、霍亂、吐逆、噦、吐哯、癥瘕癖結、痞、宿食傷飽、哺露、大腹丁奚、滯利、驚啼、胎寒等。卷四十八主要是解顱、顖填顖陷、重舌、滯頤、中風、羸瘦、鶴節、小兒數歲不能行、欬嗽、毒腫、耳、目、鼻、喉、惛塞、無辜等。卷四十九主要是丹毒、隱疹、身有赤處、遊腫、大小便病、諸淋等。卷五十主要是三蟲、脱肛、癊病、諸瘡病、癰疽、鵝口瘡、臍瘡等。

全篇内容,涉及面廣,基本上概括兒科之常見病證,亦反映有關專科特點之論述。歸納而言,大體上有以下七個方面:①嬰幼兒之保育方法,及其常見諸證,如養小兒、變蒸、溫壯、壯熱等候,其中養小兒候相當於小兒科之總論,并反復提出,小兒"易虛易實",其病變化快而變證多,成爲兒科學上之一大特點,充分反映小兒體質及病理特點之學術觀點。同時,養護主張適度,不宜將溫過度,乳食失節,尤其解脱之時,要慎於寒溫,常護風池等等，殊多實用。②小兒發育障礙疾病，如解顱、羸瘦、數歲不能行、四五歲不能語、齒不生、鶴節、頭髮黃、惛塞諸候，在此強調兩個方面，即先天因素和後天失調，從在胎之時，和脾胃虛弱論證，確能指出問題之關鍵。③兒科大證中之驚、疳二病，如驚、欲發癇、驚癇、風癇諸候，和傷飽、食不知飽、哺露、大腹丁奚諸候。前者責之心與熱，外驚與內傷乳食；後者重視脾胃，均符臨牀所見。④小兒時感疾病，如傷寒、時氣、溫病及其兼證、變證諸候，并論及黃病、瘧病、寒熱往來諸候。大都與成人病相似，不過應正視小兒之特點。⑤小兒內科常見病，如呼吸系統之欬逆、病氣、嗽病諸候；消化系統之霍亂、吐利、吐唲、呃逆、下利、大便不通、脫肛諸候；泌尿系統之小便不通、尿血、淋證、陰腫、腫滿諸候。此外，尚有中風、中惡、客忤、卒死以及蟲病諸候等，這些內容，與以前各卷所論每每互有詳略，可以參閱，但有些是兒科之獨具者，宜加重視。⑥五官科病證，如目赤痛、眼障翳、雀目諸候，和耳聾、耳鳴、聤耳、鼻塞、䶕鼻、喉痹、馬痹、鵝口、口瘡諸候等，亦是兒科中常見病，有些是急症。⑦外科及皮膚科病證，如丹毒、隱疹、疥癬、浸淫瘡及癰、疽、瘡、瘰諸候，文中往往指出由於養護不當，或成人傳染，確屬事實。但當時之衛生條件較差，引起諸病，亦是不可迴避者。總之，本篇內容比較豐富，實為祖國醫學中兒科學奠基之作。

一、養小兒候

經說：年六歲已上為小兒，十八[1]已上為少年，二十[2]已上為壯[3]年，五十已上為老年也。其六歲已還[4]者，經所不載，是以乳下嬰兒[5]病難治者，皆無所承按故也[6]。中古有巫方[7]，立小兒《顱顖經》[8]以占夭壽，叛疾病死生，世所相傳，始[9]有小兒[10]方焉。逮乎晉宋[11]，推[12]諸蘇家，傳襲[13]有驗，流於人間。

　　[1]十八　宋本、汪本、周本同；《千金要方》卷五上第一引《小品

方》作"十六"。

〔2〕二十 宋本、汪本、周本同；《甲乙經》卷六第六、《千金要方》作"三十"。

〔3〕壯 原作"少"，誤，據《千金要方》、《醫心方》卷二十五第一、宋本、汪本、周本改。

〔4〕已還 宋本、汪本、周本同；《千金要方》、《聖惠方》卷八十二小兒序論作"以下"，義同。

〔5〕乳下嬰兒 此下《千金要方》有"有"字。"乳下嬰兒"，在此指哺乳至六歲以下之小兒。

〔6〕皆無所承按故也 宋本、汪本、周本同；《千金要方》作"皆爲無所承據也。""承按"、"承據"義同，《廣雅》："據，按也。"謂承受師傳，有章可按。

〔7〕巫方 宋本、汪本、周本同；《千金要方》作"巫妨"。

〔8〕《顱顖經》 是我國現存最早之兒科專著。全書分上下二卷，不著撰人姓名。唐宋之際，曾有人修訂，明以後原書已佚。今存者，爲清《四庫全書》從《永樂大典》中輯録者。

〔9〕始 原無，宋本、汪本、周本同亦無據《千金要方》補。

〔10〕小兒 汪本、周本同；宋本作"少小"。

〔11〕逮乎晉宋 及到東晉、南朝劉宋時期（約公元三一七至四七九年之間）。"逮"，《説文》："及也。""乎"，《千金要方》作"于"，義同。《經傳釋詞》："于，猶乎也。"

〔12〕推 此上《千金要方》有"江左"二字。

〔13〕傳襲 宋本、汪本、周本同；《千金要方》作"傳習"。

小兒始生，肌膚[1]未成，不可暖衣[2]，暖衣則令筋骨緩弱。宜時見風日，若都不見風日，則令肌膚脆軟，便易傷損。皆當以故絮著衣[3]，莫用新綿也。天和暖無風之時，令母將抱日中嬉戲，數見風日，則血凝[4]氣剛，肌肉硬密，堪耐風寒，不致疾病。若常藏在幃帳之內，重衣溫暖，譬如陰地之草木，不見風日，軟脆不任風寒。又當薄衣，薄衣之法，當從秋習[5]之，不可以春夏卒減其衣，則令中風寒。從秋習之，以漸稍寒，如此則必耐寒。冬月但當著兩薄襦[6]，一複裳[7]耳，非不忍見其寒[8]，適當佳耳。愛而暖之，適所以害之[9]也。又當消息，無令汗出，汗出則致虛損，便受風寒。晝夜癡寐，皆當慎之。

其飲乳食哺[10]，不能無痰癖[11]，常當節適乳哺。若微不進乳[12]，仍當將護之。凡不能進乳哺，則宜下之，如此則終不致寒熱也。

又，小兒始生，生氣尚盛，無有虛勞，微惡[13]則須下之，所損不足言[14]，及其愈病，則致深益。若不時下，則成大疾，疾成則難治矣。其冬月下之，難將護，然有疾者，不可不下。夏月下之後，腹中常當小脹滿，故當節哺乳將護之，數日間。又節哺之[15]，當令多少有常劑[16]。

兒稍大，食哺亦當稍增。若減少者，此是腹中已有小不調也，便當微將[17]藥，勿復哺之，但當乳之，甚者十許日，輕者五六日，自當如常。若都不肯食哺，而但飲乳者，此是有癖，爲疾重，要當下之。不可不下，不下則致寒熱，或吐而發癇，或致下利，此皆病重，不早下之所爲也，則難治。先治其輕時，兒不耗損，而病速除矣。

〔1〕肌膚　宋本、汪本、周本同；《聖惠方》卷八十二小兒初生將護法作“肌肉”。

〔2〕暖衣　指穿着過暖。

〔3〕故絮著衣　《千金要方》卷五上第一作“故絮衣之”。“故絮”，即舊棉絮。“故”，舊也。

〔4〕血凝　血成也。凝，《增韻》：“成也，定也。”

〔5〕習　本意爲鳥練飛。《説文》：“習，數飛也。”在此引申爲訓練、鍛煉。

〔6〕薄襦（rú 儒）　薄短衣。《説文》：“襦，短衣也。”

〔7〕複裳　夾褲。《詩·邶風·綠衣》：“綠衣黃裳”傳：“上曰衣，下曰裳。”

〔8〕非不忍見其寒　汪本、周本同；宋本“非”作“令”。《聖惠方》作“常令不忍其寒”。

〔9〕適所以害之　“適”，《醫心方》卷二十五第十八作“過”。“之”，原無，據《醫心方》、《聖惠方》補。

〔10〕飲乳食哺　宋本、汪本、周本同；《聖惠方》作“飲食乳哺”。

〔11〕痰癖　痰積。在此指乳食內積，鬱而生痰，包括通常所稱之“奶

諸病源候論校注

積”、“食積”、“痰積”等。《一切經音義》癖：“宿食不消也。”

〔12〕乳　原無，宋本、汪本、周本同。文義未完，據《聖惠方》補。

〔13〕微惡　小病。“惡”，疾病。《左傳》成公六年：“郇瑕氏土薄水淺，其惡易覯。”注：“惡，疾疢也。”在此指奶積、食積等疾。

〔14〕所損不足言　宋本、汪本、周本同；《聖惠方》作“所下勿慮虛損”。

〔15〕又節哺之　宋本、汪本、周本同；《千金要方》作“又乳哺小兒”。義長。

〔16〕常劑　恒定劑量。《玉篇》：“常，恒也。”《廣韻》：“劑，分劑。”

〔17〕將　《聖惠方》作“與”，義同。《古書虛字集釋》：“將，猶與也。”

小兒所以少[1]病癇者，其母懷娠，時時勞役，運動骨血，則氣強、胎養盛故也。若侍御多，血氣微，胎養弱，則兒軟脆易傷，故多病癇。

兒皆須著帽、項衣[2]，取燥，菊花爲枕枕之。兒母乳兒，三時[3]摸兒項風池，若壯熱者，即須熨，使微汗。微汗不瘥，便灸兩風池及背第三椎、第五椎、第七椎、第九椎兩邊各二壯，與風池凡爲十壯[4]。一歲兒七壯，兒大者，以意節度[5]，增壯數可至三十壯，唯風池特令多，七歲已上可百壯。小兒常須慎護風池，諺云：戒養小兒，慎護風池。風池在頸項筋兩轅[6]之邊，有病乃治之。疾微[7]，慎不欲妄針灸，亦不用輒吐下，所以然者，針灸傷經絡，吐下動腑臟故也。但當以除熱湯[8]浴之，除熱散[9]粉之，除熱赤膏[10]摩之，又以臍中膏塗之[11]。令兒在涼處，勿禁水洗[12]，常以新水洗[13]。

〔1〕少　謂幼穉。《玉篇》：“少，幼也。”

〔2〕項衣　即圍兜。

〔3〕三時　指早、中、晚三時。

〔4〕各二壯，與風池凡爲十壯　宋本、汪本、周本同；《聖惠方》作“各二穴，其灸炷如麥粒大”。

〔5〕節度　節制適度。《三國志》魏武帝紀建安二十五年注引《魏書》曰：“自作兵書十餘萬言，諸將征伐，皆以新書從事，臨事又手爲節度。”

〔6〕兩轅（yuán 原）　古代駕車用之直木，左右各一，壓在車軸上。

《説文》："轅，輈也。"《句讀》："轅直而輈曲，轅兩而輈一。轅施之大車以駕牛，輈施之小車以駕馬。"在此是指項後兩大筋。

〔7〕疾微　宋本、汪本、周本同；《聖惠方》作"立夏後疾"。

〔8〕除熱湯　見《千金要方》卷五上第五，方藥爲：李葉，無多少，㕮咀，以水煮去滓，將浴兒，良。

〔9〕除熱散　見《千金要方》，方藥爲：寒水石、芒硝、滑石、石膏、赤石脂、青木香、大黄、甘草、黄芩、防風、芎藭、麻黄根。以粉兒身，日三。

〔10〕除熱赤膏　見《千金要方》卷五上第三，方藥爲：丹參、雷丸、芒硝、戎鹽、大黄。膏成，以摩心下，冬夏可用。

〔11〕又以臍中膏塗之　《千金要方》作"又以膏塗臍中"，義長可從。

〔12〕洗　汪本、周本同；《千金要方》、《聖惠方》、宋本作"漿"。

〔13〕洗　宋本、汪本、周本同；《千金要方》、《聖惠方》作"飲之"二字。

　　新生無疾，慎不可逆針灸[1]。逆針灸則忍痛動其五脈[2]，因喜[3]成癇。河洛間[4]土地多寒，兒喜病痓。其俗生兒三日，喜逆灸以防之，又灸頰以防噤。有[5]噤者，舌下脈急，牙車筋急，其土地寒，皆決舌下去血，灸頰以防[6]噤。江東[7]地温無此疾。古方既傳有逆針灸之法，今人不詳南北之殊，便按方用之，多害於小兒。是以田舍小兒，任[8]自然，皆得無横夭[9]。

　　又云：春夏決定[10]不得下小兒[11]，所以爾者，小兒腑臟之氣軟弱，易虚易實，下則下焦必益虚，上焦生熱，熱則增痰，痰則成病。自非當病[12]，不可下也。

〔1〕逆針灸　是一種針灸法。謂其病未至，而按照一般發病規律，事先針灸以預防之。"逆"，未至而迎之。《論語・憲問》："不逆詐。"集注："逆，未至而迎之也。"

〔2〕動其五脈　原作"動則脈"，宋本作"動其脈"，周本作"動經脈"，句有脱誤，據《千金要方》、《聖惠方》改補。

〔3〕因喜　原作"喜因"，倒文，據《千金要方》、周本移正。"喜"，善也，容易也。

〔4〕河洛間　"間"，《千金要方》作"關中"。"河洛"，指黄河與洛水兩流域地區。

〔5〕有　周本作"凡"。"有"，語助也。

〔6〕防　汪本、周本同；宋本作"治"。

〔7〕江東　《千金要方》作"吴蜀"。"江東"，即江左。

〔8〕任　此下《千金要方》、《聖惠方》有"其"字。

〔9〕無横夭　汪本、周本同；《千金要方》作"無有夭横也"，宋本作"無此失"。

〔10〕決定　猶謂一定也。《景德傳燈録·宗慧大師》："云裏楚山頭，決定有風雨。"

〔11〕小兒　此下《聖惠方》有"則任其自然"句。

〔12〕自非當病　苟非當下之病。"自"，苟也。《經詞衍釋》："《論語·述而》："自行束脩以上"集注：苟字明訓自字。"

按語　本候相當於養小兒之總論，内容豐富翔實，是將護小兒之經驗總結。尤其如下幾點，甚爲突出。

（1）明確兒科之年齡界限，即十八（或十六）歲以前，可視爲兒科範圍，這與現代以性徵成熟爲界限者，基本相同。其中又分初生嬰幼兒和六歲以下及以上幾個階段。并對兒科學之發展史，作了簡要叙述，指出《顱顖經》爲兒科學之最早專著。

（2）在論述嬰兒護理方面，根據"小兒始生，肌膚未成"之特點，主張"故絮著衣"、"時見風日"，施以"薄衣之法"等，這是從生理學方面作出護理，鍛煉幼兒，使其健康成長。反對"重衣温暖"，嬌生慣養之姑息養育法。并指出"愛而暖之，適所以害之也。"反映出當時養育小兒法，已有豐富和成熟之經驗。

（3）論述幼兒從哺乳至飲食這一交替階段，最易發生痰癖，亦即奶積、食積。主張"節適乳哺"，"當令多少有常劑"，"兒稍大，食哺亦當稍增"，這是合乎科學之兒童營養學。并提出"小兒始生，生氣尚盛"，設患"微惡，則須下之"之論，頗有臨牀實踐意義。後世保赤瀉下之法，實導源於此。

（4）論述幼兒患病，宜及早治療，以免寒熱、吐而發癇、下利等，釀成大病，則爲難治。如文中所云："先治其輕時，兒不耗損，而病速除矣。"具有臨牀指導意義。

（5）指出小兒易發驚癎，與胚胎發育有一定之關係，尤其與孕婦之生活起居有關，這亦含優生之義。

（6）在養護小兒中，提出摸"風池"方法，以候幼兒有無熱病。即母親喂乳時，在早、中、晚三時，撫摸小兒項後風池部位，此處若有灼熱感，即表示已患熱病，應及早治療。但在治療上要注意，若疾病輕微，不能濫用針灸，不要動輒吐下，以免傷經絡，動臟腑。另外，還提出物理退熱療法，可供參考。

（7）對新生兒無疾，慎不可未病而先用針灸，以害小兒，主張任其自然，否定相傳之用逆針灸法。

（8）指出小兒特點，"易虛易實"，在使用下法時，當掌握適應證及用藥分寸。在不當使用下法之疾病，以及某些季節，不要輕易使用下法。

又，本文開首所云"經説"，從文字考證，當源於《甲乙經》卷六第六、《靈樞·衛氣失常》，而《千金要方》卷五第一、《醫心方》卷二十五第一，均作"《小品方》云"，於此可見，《小品方》在隋代亦列入醫學經書之例。

二、變蒸候

小兒變蒸者，以長血氣也。變者上氣[1]，蒸者體熱。變蒸有輕重，其輕者，體熱而微驚，耳冷髖[2]亦冷，上脣頭白泡起[3]，如死[4]魚目珠子，微汗出，而近者五日而歇，遠者八九日乃歇；其重者，體壯熱而脈亂，或汗或不汗，不欲食[5]，食輒吐哯[6]，無所苦也。變蒸之時，目白睛微赤，黑睛微白，亦無所苦。蒸畢，自明了[7]矣。

先變五日，後蒸五日，爲十日之中熱乃除。變蒸之時，不欲驚動，勿令傍邊多人。變蒸或早或晚，依時如法者少也。

初變之時，或熱甚者，違日數不歇[8]，審計日數，必是變蒸，服黑散發汗[9]；熱不止者，服紫雙丸[10]，小瘥便止，勿復服之。其變蒸之時，遇寒加之，則寒熱交爭，腹痛夭矯[11]，啼不止者，熨之則愈。

變蒸與温壯、傷寒相似，若非變蒸，身熱、耳熱、髖亦熱，此乃爲他病，可爲餘治[12]；審是變蒸，不得爲餘治。

其變日數，從初生至三十二日一變，六十四日再變，變且蒸；九十六日三變[13]，一百二十八日四變，變且蒸；一百六十日五變，一百九十二日六變，變且蒸；二百二十四日七變，二百五十六日八變，變且蒸；二百八十八日九變，三百二十日十變，變且蒸。積三百二[14]十日小變[15]蒸畢。後六十四日大蒸，後六十四日復大蒸[16]，後百二十八日復大蒸[17]，積五百七十六日，大小蒸畢也[18]。

〔1〕變者上氣　此上《千金要方》卷五上第一、《外臺》卷三十五小兒變蒸論、《聖惠方》卷八十二治小兒變蒸諸方，有"其變蒸之候"一句。

〔2〕髖　宋本、汪本、周本同；《千金要方》、《外臺》、《聖惠方》作"尻"。下同。

〔3〕上脣頭白泡起　《顱顖經》卷上病證，稱爲"變蒸珠子"。"泡"，宋本作"疣"。

〔4〕死　宋本、汪本、周本同；《千金要方》無。

〔5〕不欲食　在此指不欲吮奶。

〔6〕吐睍（xiàn 現）　吐乳。《廣韻》："睍，小兒歐乳也。"

〔7〕明了　宋本、汪本、周本同；《千金要方》作"精明"，義同。

〔8〕違日數不歇　徘徊於一般日數而熱仍不退。"違"，徘徊。《詩·邶風·谷風》："中心有違"箋："違，猶徘徊也。"

〔9〕服黑散發汗　宋本、汪本、周本同；《千金要方》無此句，而有"當其時有熱微驚，慎不可治及灸刺，但和視之"數句。黑散，見《千金要方》。方藥組成：麻黃、大黃、杏仁。

〔10〕紫雙丸　《千金要方》、《外臺》作"紫丸"，其方藥組成：代赭、赤石脂、巴豆、杏仁。

〔11〕夭矯　偃蹇，屈曲貌。"夭矯"，本作"夭撟"。《廣雅》："偃蹇，夭撟也。"王念孫曰："夭撟謂之偃蹇，故屈曲亦謂之偃蹇。"在此形容腹痛較甚，使身體卷曲不舒。

〔12〕餘治　其餘治法。指變蒸以外，如温壯、傷寒等治法。

〔13〕三變　此下原有"變者丹孔出而泄也，至"九字，文義不協，據《千金要方》、《外臺》、《聖惠方》刪。

〔14〕二 原作"三"，誤，據《千金要方》改。

〔15〕變 原無，宋本、汪本、周本同；文義不完整，據《外臺》、《聖惠方》補。

〔16〕後六十四日復大蒸 原無，宋本、汪本、周本同，據《千金要方》補。

〔17〕復大蒸 "大"，原無，宋本、汪本、周本同，據《千金要方》、《外臺》、《聖惠方》補。此下《千金要方》尚有"凡小兒自生三十二日一變，再變爲一蒸。凡十變而五小蒸，又三大蒸"一段文字。

〔18〕大小蒸畢也 此下《千金要方》有"乃成人。小兒所以變蒸者，是榮其血脈，改其五臟。故一變竟，輒覺情態有異"一段文字。

按語 小兒生長發育，有其生理上之變化過程，這在《内經》已有記載。自王叔和《脈經》起，始用"變蒸"之名。嗣後，隋唐醫家，多有論述，其中以《千金要方》最爲具體。所謂"變蒸"，即小兒在出生後兩周歲内，每隔一定時間，即有一次變蒸之過程。變者變其情智，發其聰明；蒸者蒸其血脈，長其百骸。故每次變蒸後，輒覺情態有異。變蒸之時，其狀身微熱，耳冷，髖亦冷，微汗出等，非屬病態。輕者不必用藥，靜臥即可；重者給予治療，但亦不可"深治太過"。

後世醫家，有持否定態度者，認爲小兒之身體發育和智慧增長過程中，並不一定出現如本候所述之變蒸。即使有發熱，亦是病理表現，並非小兒生長發育之變蒸現象。如《景岳全書·小兒則》："凡屬違和，則不因外感，必以内傷，初未聞有無因而病者，豈真變蒸之謂耶。"《幼幼集成·變蒸辨》亦説："予臨證四十餘載，從未見一兒依期作熱而變者。有自生至長，未嘗一熱者，有生下十朝半月而常多作熱者，豈變蒸之謂乎？凡小兒作熱，總無一定，不必拘泥，後賢毋執以爲實，而以正病作變蒸，遷延時日，誤事不小，但依證治療，自可生全。"因此，對變蒸之説，應靈活看待。

三、溫壯候

小兒溫壯者，由腑臟不調，内有伏熱，或挾宿寒，皆搏於胃氣。足陽明爲胃之經，主身之肌肉，其胃不和調，則氣行壅澀，故蘊積體熱，名爲温壯。

候小兒大便，其糞黃而臭，此腹内有伏熱[1]，宜[2]將服龍膽湯[3]；若糞白而酢臭[4]，則挾宿寒不消，當服紫雙丸[5]。輕者少服藥，令默除之[6]；甚者小增藥，令微利。皆當節乳哺數日，令胃氣和調。若不節乳哺，則病易復，復則傷其胃氣，令腹滿。再、三利尚可，過此則傷小兒矣。

〔1〕伏熱　《聖惠方》作"積熱"。

〔2〕宜　此下《千金要方》卷五上第三有"微"字。

〔3〕龍膽湯　"膽"，原作"鬚"，誤，據《千金要方》改。方藥組成：龍膽、鈎藤皮、柴胡、黃芩、桔梗、芍藥、茯苓、甘草、蜣螂、大黃。

〔4〕酢臭　酸臭。"酢"，義同"酸"。

〔5〕紫雙丸　見《千金要方》。方藥組成：巴豆、麥門冬、甘草、甘遂、朱砂、蠟、蕤核仁、牡蠣。

〔6〕令默除之　猶言其病在默化中得到消除。《聖惠方》作"令漸除"。義近。

按語　本候論温壯，認爲無論起於内有伏熱，還是兼挾宿寒，均屬陽明胃實之證。其病機是胃不和調，氣行壅澀，蘊積體熱，故名之"温壯"。文中用龍膽湯與紫雙丸兩方，均爲通利之劑。但前者以龍膽、大黃爲主藥，法屬寒下；後者則以巴豆爲主藥，偏於温下，大法有別，臨證應用，有所區分。又，通利之劑，固能祛邪，亦容易傷正，故本候指出，即使藥證相符，亦祗能"令微利"。并云："再、三利尚可，過此則傷小兒矣"，這是對小兒給藥之實踐經驗。

四、壯熱候

小兒壯熱者，是小兒血氣盛，五臟生熱，熏[1]發於外，故令身體壯熱。大體與温壯相似，而有小異。或挾伏熱，或挾宿寒。其挾伏熱者，大便黃而臭；挾宿寒者，糞白而有酸氣。

此二者，腑臟不調，冷熱之氣俱乘腸胃。蘊積染漸[2]而發，温温然[3]熱不甚盛，是温壯也；其壯熱者，是血氣盛，熏發於外，其發無漸，壯熱甚，以此爲異。若壯熱不歇，則變爲驚，極重者，亦變癇也。

〔1〕熏　《聖惠方》卷八十二治小兒壯熱諸方作"裡"。下一個"熏"字同。

〔2〕染漸　即"漸染"，義爲積漸、逐漸。

〔3〕溫溫然　即"溫然"，暖貌。《羊士諤・獸皮茵詩》："臥閣幸相宜，溫然承宴息"。

按語　本候論述小兒壯熱之病因病機，并與溫壯候作比較。在此指出，壯熱不歇，可變爲驚，甚至變癇，這爲臨牀所習見。但這裏所謂癇病，與現代癇病含義不同，詳後癇候。《小兒衛生總微論方》亦對驚癇有明確解說，如云："小兒驚癇者，輕者但身熱面赤，睡眠不安，驚惕上竄，不發搐者，此名驚也。重者上視身強，手足拳，發搐者，此名癇也。"可參。

五、驚候

小兒驚[1]者，由血氣不和，熱實在內，心神不定，所以發驚，甚者掣縮變成癇。

又小兒變蒸，亦微驚，所以然者，亦由熱氣[2]所爲。但須微發驚，以長血脈，不欲大驚。大驚乃灸驚脈，若五六十日灸者，驚復更甚，生百日後灸驚脈，乃善耳。

〔1〕驚　此下《聖惠方》卷八十五治小兒驚熱諸方有"熱"字。

〔2〕熱氣　此下《聖惠方》有"盛"字。

按語　驚，是小兒常見病之一，一般以一至五歲之小兒爲多見，年齡越小，發病率越高。以小兒氣血未充，筋脈未盛，神氣怯弱，故患病時容易發驚，特別是在外感熱病中往往發生。

本候并舉熱甚發驚與變蒸發驚二證，以資比較鑒別。

又，《永樂大典》卷之九百七十五小兒驚候，列有《病源》論小兒形證論五臟驚傳候一節文字，而本書缺如，今補載於下：《巢元方病源》小兒形證論五臟驚傳候：一、肝臟驚風，令小兒非時竄上眼睛，手腳冷。二、腎臟驚風，令兒齧齒，面色赤。三、脾臟驚風，令兒夜啼，白日多睡。四、心臟驚風，令兒發心熱，四肢逆冷。五、肺臟驚風，令兒口內熱喘，出氣細微。五臟驚邪，皆因驚風傳受，緣初驚有涎，涎在膈上不發，或即涎潮臟腑入驚邪也。日久不醫致傳，邪氣入於心肺，或傳肝脾腎等也。却被巫師皆言有祟妖禍，求神，漸加深重，即令小兒枉喪性命。

六、欲發癇候

夫小兒未發癇欲發之候，或溫壯連滯[1]，或搖頭弄舌，或睡裏驚掣，數齧齒[2]，如此是欲發癇之證也。

〔1〕溫壯連滯　即壯熱不歇之意。

〔2〕齧（niè 聶）齒　義同齘齒、鉎齒、咬牙。"齧"，咬。

七、癇候

癇者，小兒病[1]也。十歲已上爲癲，十歲已下爲癇。其發之狀，或口眼相引，而目睛上搖[2]，或手足掣縱[3]，或背脊強直，或頸項反折，或屈指如數[4]。諸方說癇[5]，名證不同，大體其發之源，皆因三種。三種者，風癇、驚癇、食癇是也。風癇者，因衣厚汗出，而風入爲之；驚癇者，因驚怖大啼乃發；食癇者，因乳哺不節所成。然小兒氣血微弱，易爲傷動，因此三種，變作諸癇。

凡諸癇正發，手足掣縮，慎勿捉持之，捉則令曲突[6]不隨也。

〔1〕小兒病　宋本、汪本、周本同；《聖惠方》卷八十五治小兒一切癇諸方作"小兒惡病"。

〔2〕上搖　宋本、汪本、周本同；《聖惠方》作"上戴"。

〔3〕掣縱　"掣"，《聖惠方》作"瘈"，義同。"掣縱"，指手足乍縮乍伸，抽動不已。《潛夫論》："哺乳太多，則必掣縱而生癇。"

〔4〕或屈指如數　原無，據本篇發癇瘥後身體頭面悉腫滿候、發癇瘥後六七歲不能語候、發癇瘥後更發候補。"屈指如數"，是患兒意識模糊時不自主之手指妄動，亦是癇候之一症。

〔5〕癇　原作"癲"，不合文義，據《醫心方》卷二十五第八十九、《聖惠方》改。

〔6〕曲突　汪本、周本同；宋本《醫心方》作"曲庋"，亦通。"曲突"，本謂曲折其煙囱。突，煙囱。《漢書·霍光傳》："客有過主人者，見其竈直突，傍有積薪，客謂主人更爲曲突，遠徙其薪。"在此借喻手足彎曲，不能伸直。

按語　小兒癎病，爲兒科臨牀常見病之一種。本候將癎病分爲風癎、驚癎、食癎三類，這種分類方法，爲後世臨牀沿用很長時間。文中還提到，癎病發作，對病兒手足正在抽搐和拘攣之時，不能強行牽拉，以免傷損筋脈，造成殘廢，臨牀宜加注意。

八、發癎瘥後身體頭面悉腫滿候

凡癎發之狀，或口眼相引，或目睛上搖，或手足掣[1]縱，或背脊強直，或頭項反折，或屈指如數，皆由以兒當風取涼，乳哺失節之所爲也。其癎瘥後而腫滿者，是風癎。風癎，因小兒衣厚[2]汗出，因風取涼而得之。初發之狀，屈指如數，然後掣縮是也。其癎雖瘥，氣血尚虛，而熱未盡，在皮膚與氣相搏，致令氣不宣泄，故停并成腫也。

〔1〕掣　《聖惠方》卷八十五治小兒病差後復發諸方作"瘲"，義同。
〔2〕衣厚　原作"厚衣"，據本篇風癎候、發癎瘥後六七歲不能語候移正。

按語　本候和下候疑錯簡，按理應次於風癎候之後，於義方順。

又，本候文中"風癎"一詞文重，上一個"風癎"，於義不能斷句，下一個"風癎"似衍文。

九、發癎瘥後六七歲不能語候

凡癎發之狀，口眼相引，或目睛上搖，或手足瘈瘲，或脊背強直，或頭項反折，或[1]屈指如數，皆由以兒當風取涼，乳哺失節之所爲也。而癎發瘥後不能語者，是風癎。風癎，因兒衣厚汗出，以兒乘風取涼太過，爲風所傷得之。其初發之狀，屈指如數，然後發瘈瘲是也。心之聲爲言，開竅於口，其癎發雖止，風冷之氣猶滯心之絡脈，使心氣不和，其聲不發，故不能言也。

〔1〕或　原無，據本篇發癇瘲後身體頭面悉腫滿候、發癇瘲後更發候補。

按語　文中"風癇"重文，疑衍。

又，"開竅於口"之"開"字，於義不洽，當爲"關"字之誤，詳見本書卷四十四產後虛熱口生瘡候原文及按語。

十、驚癇候

驚癇者，起於驚怖大啼，精神傷動，氣脈不定，因驚而發作成癇也。初覺兒欲驚，急持抱之，驚自止。故養小兒常[1]慎驚，勿[2]聞大聲。每持抱之間[3]，常當安徐，勿令怖。又雷鳴時常塞兒耳，并作餘細聲以亂之。

驚癇當按圖灸之，摩膏[4]，不可大下。何者？驚癇心氣不定[5]，下之內虛，則甚難治[6]。凡諸癇正發，手足掣縮，慎不可捉持之，捉之則令曲突不隨也。

〔1〕常　此下《聖惠方》卷八十五治小兒驚癇諸方有"須"字。

〔2〕勿　此下《千金要方》卷五上第三有"令"字。

〔3〕間　宋本、汪本、周本同；《聖惠方》作"時"。

〔4〕摩膏　宋本、汪本、周本同；《聖惠方》作"或摩膏治之"。《千金要方》卷五上第三載有五物甘草生摩膏方：甘草、防風、白朮、雷丸、桔梗。合豬肪熬膏，以摩小兒顖上及手足心。

〔5〕不定　汪本、周本同；《聖惠方》、宋本作"不足"。

〔6〕則甚難治　宋本、汪本、周本同；《千金要方》作"益令甚爾，驚癇甚者，特爲難治"。

按語　驚癇，多由小兒心肝熱盛，偶被驚邪所觸，因而神氣潰亂，遂發此病。發時吐舌急叫，面色乍紅乍白，怵惕不安，如人將捕之狀。法當清心、肝之熱，安神鎮驚以治之。

十一、風癇候

風癇者，由乳養失理，血氣不和，風邪所中；或衣厚汗出，腠理開，風因而入[1]。初得之時，先屈指如數，乃發掣縮是也。當與狄心湯[2]。

又病先身熱，瘈瘲驚啼叫喚[3]，而後發癇，脈浮者，爲陽癇，內在六腑，外在肌膚，猶易治。病先身冷，不驚瘈，不啼喚[4]，乃成病，發時脈沉者，爲陰癇，內在五臟，外在骨髓，極者難治。

病發時，身軟時醒者，謂之癇，身強直反張如弓[5]，不時醒者，謂之痙。

診其心脈滿大，癇瘈[6]筋攣；肝脈小急，亦癇瘈筋攣。尺寸脈俱浮，直上直下，此爲督脈，腰背強直，不得俛仰。小兒風癇，三部脈緊急，其[7]癇可治。小兒脈多似雀鬭，要以三部脈爲主，若緊者，必風癇。

凡諸癇發，手足掣縮，愼勿捉[8]持之，捉則令曲突不隨也。

〔1〕腠理開，風因而入　宋本、汪本、周本同；《聖惠方》卷八十五治小兒風癇諸方作“腠理開張，當風解脫，風邪因茲而入。”

〔2〕狃心湯　《千金要方》卷五上第三作“猪心湯”，義同。見《劉涓子鬼遺方》，方藥組成：狃心、人參、桂心、甘草、干地黃、桔梗、石膏、芎藭、當歸。

〔3〕叫喚　“叫”，原無，宋本、汪本、周本同；文義不全，據《千金要方》補。又，《聖惠方》作“或笑”。

〔4〕不啼喚　宋本、汪本、周本同；《聖惠方》作“不啼笑”。

〔5〕弓　原作“尸”，形近之誤，據《千金要方》、《聖惠方》改。

〔6〕癇瘈　宋本、汪本、周本同；《聖惠方》作“瘛瘲。”

〔7〕其　原無，文義不全，據《聖惠方》補。

〔8〕捉　原脫，據前癇候、驚癇候、《聖惠方》補。

按語　據前癇候所述，癇有三種，即風癇、驚癇與食癇。風癇，驚癇，本卷已有專候討論，惟食癇闕如，當有脫簡。現將《聖惠方》卷八十五治小兒食癇全文轉錄，以供參閱。“夫小兒食癇者，由臟腑壅滯，內有積熱，因其哺乳過度，氣血不調之所致也。此皆乳母食飲無恒，恚怒不節，煩毒之氣，在於胸中，便即乳兒，致使結滯不消，邪熱蘊積，腸胃否塞，不得宣通，則令壯熱多驚，四肢抽掣，故發癇也。”

又，本候文中論述陽癇和陰癇，這在風癇、驚癇、食癇之外，又有補充和發展。一般而論，陽癇屬陽，爲腑熱之病，多因急驚袪風下痰不淨，久而致成此證。發時身熱自汗，仰臥面赤，脈象洪數，牙關緊急，或啼叫不已，口吐涎沫。陰癇屬陰，爲臟寒之病，多因慢驚之後，痰入心包而得。發時手足厥冷，偃臥拘急，面色青白，口吐涎沫，聲音微小，脈來沉細，不驚瘈、不啼喚。二者一陽一陰，大相徑庭，宜慎辨施治。

又，文中對癇、痓二證作出鑑別，因爲癇證類似乎痓病，以其抽搐、痰涎壅盛，氣促作聲等證相似。但癇發時身體柔軟，發過後神志清醒，一如無病之人；而痓病一身強硬，角弓反張，神志終日不清，必待熱除，其痓方止。原文亦有助於臨牀診斷。

十二、發[1]癇瘈後更發候

癇發之狀，或口眼相引，或[2]目睛上搖，或手足瘈瘲，或背脊強直，或頭項反折，或屈指如數，皆由以兒[3]當風取凉，乳哺失節之所爲。其瘈之後而更發者，是餘勢未盡，小兒血氣軟弱，或因乳食不節，或風冷不調，或更驚動，因而重發。如此者，多成常疹[4]。凡諸癇正發，手足掣縮，愼勿捉[5]持之，捉則令曲突不隨也。

〔1〕發　原作“患”，據本書目錄改。

〔2〕或　原無，據本篇發癇瘈後身體頭面悉腫滿候、發癇瘈後六七歲不能語候補。

〔3〕以兒　原無，文義不全，據本篇發癇瘈後身體頭面悉腫滿候，發癇瘈後六七歲不能語候補。

〔4〕常疹　經常反復發作之病。

〔5〕捉　原無，據前癇候、驚癇候、《聖惠方》卷八十五治小兒患癇病差後復發諸方補。

按語　以上七候，詳論小兒癇病。文從欲發癇、癇病發作症狀、癇病分類，以及癇病之後遺症等，都有所論及。其中，驚癇是“因驚而發作”，食癇是“因乳哺不節所成”，風癇則與“風邪所中”有關，而風癇爲病尤甚，後遺症亦多。又因爲小兒氣血軟弱，餘邪未盡，再加誘因，則又可以重發，甚至變成常病。這些論述，頗爲具體，觀察亦很細緻，尤其在分類論證方面，確具臨牀指導意義，這在《內經》之基礎上，已有很大發展。

十三、傷寒候

傷寒者，冬時嚴寒，而人觸冒之，寒氣入腠理，搏於血氣，則發寒熱，頭痛體疼，謂之傷寒。又春時應暖而反[1]寒，此非其時有其氣，傷人即發病，謂之時行傷寒者[2]。小兒不能觸冒寒氣，而病傷寒者，多由大人解脫之時久，故令寒氣傷之，是以小兒亦病之[3]。

診其脈來，一投[4]而止者，便是得病一日，假令六投而止者，便是得病六日。其脈來洪者易治，細微者難治也。

〔1〕反　此下《傷寒論·傷寒例》有"大"字。

〔2〕者　《聖惠方》卷八十四治小兒傷寒諸方作"也"。

〔3〕是以小兒亦病之　《聖惠方》作"是以小兒之病"，連下文讀。

〔4〕投　《聖惠方》作"動"，義同。"投"，投數，至數。即脈來搏動次數。

按語　本候是論小兒傷寒病之總綱，以下各候，論述各種具體病情，成爲兒科傷寒病之專門一章。文中指出，傷寒候有兩種病情，一種是冬傷於寒，一種是時行傷寒，有所區別。同時論及小兒患傷寒之成因，都是由於大人養護不當，引起人們注意。至於診脈，可作參考，但小兒之脈，與成人有一定差異，應細緻分析。

十四、傷寒解肌發汗候

傷寒，是寒氣客於皮膚，寒從外搏於血氣，腠理閉密，冷氣在內，不得外泄，蘊積生熱[1]，故頭痛、壯熱、體疼。所以湏解其[2]肌膚，令腠理開，津液爲汗，發泄其氣，則熱歇。

凡傷寒，無問長幼男女，於春夏宜發汗。又脈浮大宜發汗，所以然者，病在表故也。

〔1〕生熱　原無，據以下各候文例補。

〔2〕其　原作"共"，形近之誤，據汪本、周本改。

十五、傷寒挾實壯熱候

傷寒，是寒氣客於皮膚，搏於血氣，腠理閉密，氣不宣泄，蘊積生熱，故頭痛、體疼而壯熱。其人本臟氣實者，則寒氣與實氣相搏，而壯熱者，謂之挾實。實者有二種，有冷有熱，其熱實，糞黃而臭；其冷實，食不消，糞白而酸氣，比候知之[1]。其內雖有冷熱之殊，外皮膚皆壯熱也。

〔1〕比候知之　《聖惠方》卷八十四治小兒傷寒挾實諸方作"以此當乃知之"。"比候"，比較證候。如大便之顏色臭氣，即可知其挾實之屬熱、屬寒。

按語　傷寒頭痛、體痛、壯熱，爲邪在表，法當汗解，如前候所論。今復挾實，爲表裏同病，治當表裏雙解。但挾實又有冷熱之殊，其大便之症狀不同，如熱實則糞黃而臭，冷實則食不消，糞白而酸氣，而在表皮膚壯熱，則又是共同者。前後參觀，頗具辨證意義。

十六、傷寒兼驚候

傷寒，是寒氣客於皮膚，搏於血氣，使腠理閉密，氣不宣泄，蘊積生熱，故頭痛、體疼而壯熱也。其兼驚者，是熱乘心，心主血脈，小兒血氣軟弱，心神易動，爲熱所乘，故發驚。驚不止，則變驚癇也。

按語　本候所論傷寒兼驚，系邪熱亢盛，擾亂神明，引動肝風所致，亦即劉完素所謂："熱甚而風生"。故在臨牀上遇到高熱不退之患兒，當及時診治，以防驚風之發生。

又，驚證變化，可參前驚候，論證較此爲詳。

十七、傷寒大小便不通候

傷寒，是寒氣客於皮膚，搏於血氣，使腠理閉密，氣[1]不宣泄，蘊積生熱，故頭痛、體疼而壯熱。其大小[2]便不通，是寒搏於氣而生熱，熱流入大小腸，故澀結不通。凡大小便不通，則內熱不歇，或乾嘔，或言語[3]。而氣還逆上，則心腹脹滿也。

〔1〕氣　原無，據前後諸候文例補。

〔2〕小　原無，據本候標題及文義補。

〔3〕言語　作譫語理解。

按語　本書卷八論述傷寒大便、小便不通，主要責之汗出或發汗太過，津液內竭，而本候則強調外寒化熱，熱流入大小腸，故結澀不通。兩者同中有異，前後參看，則更全面。

十八、傷寒腹滿候

傷寒，是寒氣客於皮膚，搏於血氣，使腠理閉密，氣不宣泄，蘊積生熱，故頭痛、體疼而壯熱。其腹滿者，是熱入腹，傳於臟，臟氣結聚，故令腹滿。若挾毒者，則腹滿、心煩、懊悶，多死。

按語　本候所論腹滿，為邪熱入腹傳臟之證，若挾毒者，則其病尤重，所以文中指出"多死"。這種腹滿，熱毒氣結聚於臟，與一般腑實證有異，應注意區別，及時解救。

又，本書卷四十六時氣腹滿候，內容與此有共通之處，可以參閱。

十九、傷寒咽喉痛候

傷寒，是寒氣客於皮膚，搏於血氣，使腠理閉密，氣不宣泄，蘊積生熱，故頭痛、體疼、壯熱。其咽喉痛者，是心胸熱盛，氣上衝於咽喉，故令痛。若挾毒，則喉痛結腫，水漿不入，毒還入心，煩悶者死。

按語　本候論咽喉痛有輕重二證，一為傷寒表不解，心肺熱盛，熱氣上衝咽喉致痛。一為挾毒，致喉痛結腫，水漿不入，當是小兒喉痹之急證。其因多為風熱邪毒客於喉咽之間所致，症情較前者為嚴重。在治療上，輕者以疏邪解表，清熱利咽為主；重者則宜泄熱解毒，利咽消腫。本書卷七傷寒咽喉痛候，主要論述傷寒少陰病咽痛，病情與此大不相同。

二十、傷寒嗽候

傷寒，是寒氣客於皮膚，搏於血氣，使腠理閉密，氣不宣泄，蘊積生熱，故頭痛、體疼而壯熱。其嗽者，邪在肺。肺候身之皮毛而主氣。傷寒邪氣先客皮膚，隨氣入肺、故令嗽，重者，有膿血也。

二十一、傷寒後嗽候

傷寒，是寒氣客於皮膚，搏於血氣，使腠理閉密，氣不宣泄，蘊積生熱，故頭痛、壯熱、體疼也。瘥後而猶嗽者，是邪氣猶停在肺未盡也。寒之傷人，先客皮毛。皮毛肺之候，肺主氣，寒搏肺氣，入五臟六腑，故表裏俱熱。熱退之後，肺尚未和，邪猶未盡，邪隨氣入肺，與肺氣相搏，故傷寒後猶病嗽也。

按語 本候和前候，均是論述傷寒欬嗽，但前候欬嗽，見於病之開始階段，爲邪氣在表，肺氣失宣所致；而本候欬嗽則見於熱退之後，屬病後見證，爲餘邪未盡，肺氣不和使然。兩者病情之初末不同，正氣虛實亦異，比較分析，其義更著。

二十二、傷寒汗出候

傷寒者，是寒氣客於皮膚，搏於血氣，使腠理閉密，氣不宣泄，蘊積生熱，故頭痛、體疼、壯熱也。而汗出者，陽虛受邪，邪搏於氣，故發熱；陰氣又虛，邪又乘於陰，陰陽俱虛，不能制其津液，所以傷寒而汗出也。

按語 本候未言及脈，如其脈陽浮而陰弱者，當是傷寒中風表虛之證。

二十三、傷寒餘熱往來候

傷寒，是寒氣客於皮膚，搏於血氣，腠理閉密，氣不宣泄，蘊積生熱，使頭痛、體疼而壯熱也。其餘熱往來者，是邪氣與正氣交爭。正氣勝，則邪氣却散，故寒熱俱歇；若邪氣未盡者，時干於正氣，正氣爲邪氣所干，則壅否還熱，故餘熱往來不已也。

二十四、傷寒已得下後熱不除候

傷寒，是寒氣客於皮膚，搏於血氣，使腠理閉密，氣[1]不得宣泄，蘊積生熱，故頭痛、體疼而壯熱也。若四五日後，熱歸入裏，則宜下之。得利後[2]，熱猶不除者，餘熱未盡故也[3]。其狀，肉常溫溫而熱也。

〔1〕氣　原無，據前後諸候文例補。

〔2〕得利後　此上《聖惠方》卷八十四治小兒傷寒餘熱不退諸方重"下之"二字。

〔3〕也　原無，據《聖惠方》補。

按語　以上兩候，均是論述小兒傷寒餘熱不除之證，但前者是表證解後，餘邪未盡，後者是裏證得下而餘邪未盡，同中有異，在治療上亦當區別。

二十五、傷寒嘔候

傷寒，是寒氣客於皮膚，搏於血氣，腠理閉密，氣不宣泄，蘊積生熱，故頭痛、體疼而壯熱。其嘔者，是胃氣虛，熱乘虛入胃，胃得熱則氣逆，故嘔也。

按語　傷寒嘔吐，病有多種。本候內容，是專論小兒胃氣虛，邪熱乘胃，胃氣上逆之熱嘔。本書卷七傷寒嘔候，對嘔證有較詳細之論述，可參閱。

二十六、傷寒熱渴候

傷寒，是寒氣客於皮膚，搏於血氣，腠理閉密，氣不宣泄，蘊積生熱，故頭痛、體疼而壯熱。其渴者，是熱入臟，臟得熱則津液竭燥，故令渴也。

二十七、傷寒口內生瘡候

傷寒，是寒氣客於皮膚，搏於血氣，腠理閉密，氣不宣泄，蘊積生熱，故頭痛、體疼而壯熱。其口生瘡，熱毒氣在臟，上衝胸膈，氣發於口，故生瘡也。

二十八、傷寒鼻衄候

傷寒，是寒氣客於皮膚，搏於血氣，腠理閉密，氣不得宣泄，蘊積毒氣[1]，故頭痛、體疼而壯熱。其鼻衄，是熱搏於氣，而乘於血也。肺候身之皮毛，其氣[2]開竅於鼻。蘊[3]寒先客皮膚，搏於氣而成熱，熱乘於血，血得熱而妄行，發從鼻出者，名鼻衄也。

凡候熱病而應衄者，其人壯熱，頻發汗，汗不出[4]，或未及發汗，而鼻燥喘息，鼻氣鳴即衄。凡衄，小兒止一升數合[5]，則熱因之得歇[6]；若一升二升者[7]，死。

〔1〕毒氣　前後諸候均作“生熱”。

〔2〕其氣　原誤作“口氣”，據周本改。正保本無“口”字。又，本書卷四十六溫病鼻衄候作“主於氣”，《聖惠方》卷八十四治小兒傷寒鼻衄諸方作“而主氣”。

〔3〕蘊　宋本、汪本同；《聖惠方》作“傷”。周本無“蘊”字。

〔4〕汗不出　原誤作“不止”二字，據本書卷四十六及《聖惠方》改。

〔5〕凡衄，小兒止一升數合　宋本、汪本同；周本在“一升”下有“或”字。《聖惠方》作“凡小兒衄半升或數合”。“止”，只也，僅也。

〔6〕得歇　原作“爲然”，文義不協，據本書卷四十六及《聖惠方》改。又，周本“爲然”作“爲減”，亦通。

〔7〕若一升二升者　宋本、汪本、周本同；《聖惠方》作“若出一二升以上不止者”，義長。

按語　傷寒衄血，是傷寒表證當汗不汗，熱盛迫血爲衄，有熱隨衄解者，後世稱爲“紅汗”。但亦有衄血熱仍不止，或出血不止者，須防血熱妄行，血隨氣脱之變。

二十九、傷寒後下利候

傷寒，是寒氣客於皮膚，搏於血氣，使腠理閉密，氣不宣泄，蘊積毒氣[1]，頭痛、體疼而壯熱也。其熱歇後而利者，是熱從表入裏故也。表熱雖得解，而裏熱猶停腸胃，與水穀相并，腸胃虚則泄利。其狀，利色黃。若壯熱不止，則變爲血利。若重遇冷，則冷熱相加，則變赤白瀉利也。

〔1〕毒氣　前後諸候均作"生熱"。

按語　以上十七候，都是討論小兒傷寒病。一般來講，小兒傷寒與大人無異，正如《千金要方》云："小兒病與大人不殊，惟用藥有多少爲異"。本書卷七、卷八雖專論成人傷寒，亦可前後參閱。不過小兒血氣軟弱，心神易動，爲熱所乘，易發驚癇，這是小兒之特點。同時，小兒之體，易虛易實，臨證時尤宜留意。

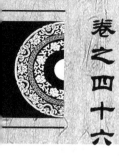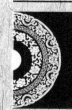

重刊巢氏諸病源候總論卷之四十六

小兒雜病諸候二 凡三十四論

三十、時氣病候

時氣病者，是四時之間，忽有非節[1]之氣，如春時應暖而反[2]寒，夏時應熱而反冷[3]，秋時應涼而反熱，冬時應寒而反溫。其氣傷人，爲病亦頭痛壯熱，大體與傷寒相似，無問長幼，其病形證略同。言此時通行此氣，故名時氣。世亦呼爲天行。

〔1〕節　此下《聖惠方》卷八十四治小兒時氣諸方有"候"字。

〔2〕反　原無，據本書卷九時氣候、《聖惠方》補。以下三個"反"字，據補同；又，此下《傷寒論·傷寒例》有"大"字。

〔3〕冷　宋本、汪本、周本同；《傷寒論》作"涼"。

按語　本候相當於小兒時氣病之總綱，以下各候，分論時氣病之各種見症。小兒臟腑嬌嫩，形氣未充，易爲外邪侵襲，發病率一般較成人爲高，且得病以後，傳變又很迅速，這些變化，爲兒科病之特點。

三十一、天行病發黃候

四時之間，忽有非節之氣傷人，謂之天行。大體似傷寒，亦頭痛壯熱。其熱入於脾胃，停滯則發黃也。脾與胃合，俱象土，其色黄，而候於肌肉。熱氣蘊積，其色蒸發於外，故發黄也。

按語 《内經》云："濕熱交併，民多病癉"。不論傷寒、温病、時氣，當汗不汗，熱不以時解，邪熱入於脾胃，濕熱蘊鬱，蒸發於外，而小便不利者，皆能發黄。如表實無汗者，當發其汗，使黄從汗解；裏實二便秘澀、腹滿者，當下之，使黄從裏解；若表有汗，裏不實，不可汗、下，但當利其小便，使黄從水道去則愈。

又，本候發黄，與本書卷九時氣變成黄候基本相同，而且前者敍證較詳，可以參閱。

三十二、時氣腹滿候

時氣之病，是四時之間，忽有非節之氣傷人，其病狀似傷寒，亦頭痛壯熱也。而腹滿者，是熱入腹，與臟氣相摶，氣否澀在内，故令腹滿。若毒而滿者，毒氣乘心，煩懊者死。

按語 本候所論，與卷四十五傷寒腹滿候有共通之處，其重點在於熱毒"與臟氣相摶"，"毒氣乘心"，兩候可以互參。

三十三、時氣病[1]結熱候

時氣之病，是四時之間，忽有非節之氣傷人，其病狀似傷寒，亦頭痛壯熱。熱入腹内，與腑臟之氣相結，謂之結熱。熱則大小腸否澀，大小便難而苦煩熱是也。

〔1〕病 原無，據本書目錄、宋本補。

按語 本候與前候所論，同爲邪熱入裏之證，但有裏熱與裏實之分。前候腹滿，爲熱邪入裏，與臟氣相摶，氣機痞塞，所以爲滿；若挾毒氣，不得外泄，上乘於心，則其病甚危。而本候則熱結在裏，耗損津液，以致大小腸否澀，大小便難而苦煩熱，是邪熱已經結聚，故謂之"結熱"，成爲裏實，屬可下之證。這是兩者不同之點。

又，以上兩候，雖專爲小兒時氣病論述，其實成人亦然。前卷九時氣病諸候，未曾論及，正可補其不逮，宜匯而觀之。

三十四、敗時氣病候

時氣之病，是四時之間，忽有非節之氣傷人，其病狀似傷寒，亦頭痛壯熱。若施治早晚失時，投藥不與病相會[1]，致令病連滯不已，乍瘥乍劇，或寒或熱，敗壞之證，無常是也。

〔1〕相會　相合。《說文》：“會，合也。”

三十五、時氣病兼瘧候

時氣之病，是四時之間，忽有非節之氣傷人，其病狀似傷寒，亦頭痛壯熱。而又兼瘧者，是日數未滿，本常壯熱，而邪不退，或乘於陰，或乘於陽。其乘於陽，陽爭則熱；其乘於陰，陰爭則寒。陰陽之氣爲邪所并，互相乘加，故發寒熱成瘧也。

按語　“時氣病兼瘧”，似乎是時氣病與瘧病并存，臨牀可以見到。但亦有本身就是瘧病，開始并不典型，以後逐漸出現典型症狀。無論何種，在小兒都是重證，應明確診斷，及時加以治療。

三十六、時氣病得吐下後猶熱候

時氣之病，是四時之間，忽有非節之氣傷人，其病似傷寒，亦頭痛壯熱。而得吐下之後，壯熱猶不歇者，是腸胃宿虛，而又吐利，則爲重虛，其熱乘虛而入裏，則表裏俱熱，停滯不歇，故雖吐下而猶熱也。

按語　本候論述時氣病發熱，用吐、下之法治療後，邪熱仍然不衰，反而乘虛入裏，形成表裏俱熱之候，前卷九時氣病諸候未曾論及，可補其不足。

三十七、時氣病後不嗜食面青候

時氣之病，是四時之間，忽有非節之氣傷人，客於肌膚，與血氣相搏，故頭痛壯熱。熱歇之後，不嗜食而面青者，是胃內餘熱未盡，氣滿，故不嗜食也。諸陽之氣，俱上榮於面，陽虛未復，本帶風邪，風邪挾冷，冷搏於血氣，故令面青也。

按語 面青，主驚、主風、主寒、主痛。小兒發熱，面現青色，每爲驚風之先兆，宜預爲防範之。而本候面青，出現於時氣病熱歇之後，是由小兒臟氣不和，陽虛未復，風冷搏於血氣，血色不榮於面所致，與小兒驚風之面青有別，宜加分析。

三十八、時氣病發復候

時氣之病發復[1]者，是四時之間，忽有非節之氣傷人，客於肌膚，搏於血氣，蘊積則變壯熱頭痛。熱退之後，氣血未和，腑臟熱勢未盡，或起早勞動，或飲食不節，故其病重發，謂之復也。然發復多重於初病者，血氣已虛，重傷故也。

〔1〕發復 其病重發而反復。

按語 本候所論，即勞復、食復之證。小兒熱退之後，仍宜善爲調攝，在飲食方面，尤宜格外注意，以防餘邪未盡，死灰復燃。

以上九候，討論小兒時氣諸證，確爲兒科之常見證候，如天行發黃、腹滿、結熱、敗時氣病等，更是重症。時氣病後不嗜食面青候，又爲兒科之特殊病證。若有未盡者，可與本書卷九時氣病諸候互參。

三十九、溫病候

溫病者，是冬時嚴寒，人有觸冒之，寒氣入肌肉，當時不即發，至春得暖氣而發，則頭痛壯熱，謂之溫病。又冬時應寒而反暖，其氣傷人即發，亦使人頭痛壯熱，謂之冬溫病。凡邪之傷人，皆由觸冒，所以感之。小兒雖不能觸冒，其乳母抱持解脫，不避風邪冷熱之氣，所以感病也。

按語 本候所論，已明確區分冬溫與春溫、新感與伏氣之異同。即冬時應寒而反暖，觸冒即發者，謂之冬溫，是新感溫病；若感受冬時嚴寒之氣，入於肌肉，至春得暖而誘者，謂之春溫，是伏氣溫病，此即《內經》："冬傷於寒，春必病溫"之義。

四十、温病下利候

温病者[1]，是冬時嚴寒，人有觸冒之，寒氣入肌肉，當時不即發，至春成病，得暖氣而發，則頭痛壯熱，謂之温病。又冬時應寒而反温，其氣傷人，即發成病，使人頭痛壯熱，謂之冬温病也。其下利者，是腸胃宿虛，而感於温熱之病，熱氣入於腸胃，與水穀相搏，腸虛則泄，故下利也。

〔1〕者　原無，據本卷温病候、温病鼻衄候補。

按語　温病下利，多屬熱泄，其證發熱，心煩口渴，腹痛，瀉多黃水，小便黃赤，於小兒爲多見。治宜清熱利水，及時解救，否則熱泄津傷，易致變端。

四十一、温病鼻衄候

温病者，是冬時嚴寒，人有觸冒之，寒氣入肌肉，當時不即發，至春得暖氣而發，則頭痛壯熱，謂之温病。又冬時應寒而反温，其氣傷人，即發成病，謂之冬温病，並皆頭痛壯熱。其鼻衄者，熱乘於氣，而入血也。肺候身之皮毛，主於氣，開竅於鼻。温病則邪先客皮膚，而搏於氣，結聚成熱，熱乘於血，血得熱則流散，發從鼻出者，爲衄也。

凡候熱病鼻欲衄，其數發汗，汗不出，或初染病已來都不汗，而鼻燥喘息，鼻氣有聲，如此者，必衄也。小兒衄，止至[1]一升數合，熱因得歇；若至一斗數升[2]，則死矣。

〔1〕止至　僅僅至於。“止”，僅也；只也。

〔2〕一斗數升　前卷四十五傷寒鼻衄候作“一升二升”，義長。

按語　文中論述熱病欲衄之候，觀察很細緻，來自臨牀實踐，認真掌握，有見微知著之妙用。

四十二、温病結胸[1]候

温病是冬時嚴寒，人有觸冒之，寒氣入肌肉，當時不即發，至春得暖氣而發，則頭痛壯熱，謂之温病。又冬時應寒而反温，其氣傷人，即發成病，謂之冬温病，並皆頭痛壯熱。凡温熱之病，四五日之後，熱入裏，内熱腹滿者，宜下之。若熱未入裏，而下之早者，裏虛氣逆，熱結胸上，則胸否滿短氣，謂之結胸^[1]也。

〔1〕結胸　原作"胸結"，倒文、據宋本目録和本候内容移正。

按語　本候由邪熱未入於裏，而攻下太早，以致表熱内陷，結於胸中所致。病情與本書卷七傷寒結胸候相同，可以互參。但本書卷十温病諸候下未曾論及，又可以補其不足。

四十三、患斑毒病候

斑毒之病，是熱氣入胃。而胃主肌肉，其熱挾毒，蘊積於胃，毒氣熏發於肌肉。狀如蚊蚤所嚙，赤斑起，周匝遍體。此病或是傷寒，或時氣，或温病，皆由熱不時歇，故熱入胃，變成毒，乃發斑也。凡發赤斑者，十生一死，黑者，十死一生。

按語　本候系統論發斑之病因病理，認爲熱氣入胃變毒，熏發肌肉，乃成斑也。可與本書卷七傷寒斑瘡候、卷九時氣發斑候、卷十温病發斑候互參。

四十四、黄病候

黄病者，是熱入脾胃，熱氣蘊積，與穀氣相搏，蒸發於外，故皮膚悉黄，眼亦黄。脾與胃合，俱象土，候肌肉，其色黄，故脾胃内熱積蒸發，令肌膚黄。此或是傷寒，或時行，或温病，皆由熱不時解，所以入胃也。

凡發黄而下利、心腹滿者，死。診其脈沉細者，死。

又有百日半歲小兒，非關傷寒、温病，而身微黄者，亦是胃熱，慎不可灸也；灸之則熱甚。此是將息^[1]過度所爲，微薄其衣，數與除熱粉散，粉之自歇，不得妄與湯藥及灸也^[2]。

〔1〕將息　《聖惠方》卷八十四治小兒黄病諸方作"將温"。

〔2〕數與除熱粉散，粉之自歇，不得妄與湯藥及灸也　宋本、汪本、周本同；《聖惠方》作"數與除熱之藥療之，即自瘥"，無"不得妄與湯藥及灸也"句。

按語　本候指出小兒黄病有二種，一爲熱性傳染病所致，可見於傷寒、時行、温病等，此與成人黃病基本相同，本書卷十二黃病諸候敍述甚詳，可以參閱；一是半歲左右之嬰兒，因將温過度，胃中有熱所致，祇要減其衣服，適當將息，即可自愈，不能妄施湯藥及艾灸。如此論述和處理，頗具臨牀指導意義。

四十五、黃疸病候

黃疸之病，由脾胃氣實，而外有温氣乘之，變生熱。脾與胃合，候肌肉，俱象土，其色黃。胃爲水穀之海，熱搏水穀氣，蘊積成黃。蒸發於外，身疼髀背強，大小便澀，皮膚面目齒爪皆黃，小便如屋塵色，著物皆黃是也。小便宣利者，易治；若心腹滿，小便澀者，多難治也。不渴者易治，渴者難治。脈沉細而腹滿者，死也。

按語 本候全面論述小兒黃疸病，在病因上，除"脾胃氣實"外，還指出"外有温氣乘之"；在診斷上，宗《金匱要略》強調口之渴與不渴，小便之宣利與澀，以決病之易治難治。這些內容，對本書卷十二黃疸病候有所補充。

四十六、胎疸候

小兒在胎，其母臟氣有熱，熏蒸於胎，至生下小兒體皆黃，謂之胎疸也。

按語 胎疸，見於新生兒，現稱新生兒黃疸。分生理性和病理性兩種，前者一般在七至十天內自行消退，不需治療；而後者則持續不減，并有進行性加重，須查明原因，及時處理。

又，本卷小兒黃病四論，大體上可以分爲兩類，一是熱入脾胃，與水穀氣相搏，蘊積發黃，這相當於現在之傳染性黃疸肝炎，可與本書卷八傷寒變成黃候及卷十二中有關病候相參。二是屬於小兒特有疾病，如小兒身微黃及胎疸等。在此論述小兒黃病條文雖不多，却已基本概括小兒常見之黃病。

四十七、瘧病候

瘧病者，由夏傷於暑，客於皮膚，至秋因勞動血氣，腠理虛而風[1]邪乘之，動前暑熱，正邪相擊，陰陽交爭，陽盛則熱，陰盛則寒，陰陽更盛更虛，故發寒熱；陰陽相離，則寒熱俱歇。若邪動氣至，交爭復發，故瘧休作有時。

其發時節漸晏者，此由邪客於風府，循膂而下[2]，衛氣一日一夜常[3]大會於風府，其明日日下一節，故其作日晏。其發早者，衛氣之行[4]風府，日下一節，二十一日下至尾骶[5]，二十二日入脊內[6]，上注於伏衝[7]之脈，其氣上[8]行九日，出於缺盆之內，其氣既上[9]，故其病發更早[10]。

其間日發者，由邪氣內薄五臟，橫連募原，其道遠，其氣深，其行遲，不能日作[11]，故間日蓄積乃發也。

小兒未能觸冒於暑，而亦病瘧者，是乳母抱持解脫，不避風者也。

〔1〕風　原無，據本書卷三十九瘧候、卷四十二妊娠瘧候補。

〔2〕循膂而下　此上原有"邪"字，衍文，據本書卷十一瘧病候、卷四十二妊娠瘧候刪。

〔3〕常　宋本、汪本、周本同；《素問·瘧論》、《太素》卷二十五瘧解無。

〔4〕衛氣之行　宋本、汪本、周本同；《素問》、《太素》、《外臺》卷五療瘧方作"其出於"。

〔5〕骶　原作"低"，誤，據本書卷十一、卷三十九、卷四十二、汪本、周本改。

〔6〕內　原作"肉"，形近之誤，據本書卷十一、卷三十九、卷四十二、汪本、周本改。

〔7〕伏衝　《素問》、《外臺》作"伏膂"，《甲乙經》作"太衝"，詞異義同。指伏行於腹內之衝脈。

〔8〕氣上　原無，宋本、汪本、周本同；據《素問》、《甲乙經》、《太素》、《外臺》補。

〔9〕既上　"既"，原作"之"，文義不協，據本書卷十一、卷三十九、卷四十二改。又，"既上"，《素問》、《太素》、《外臺》作"日高"。

〔10〕故其病發更早　宋本、汪本、周本同；《素問》作"故作日益早也"。《太素》作"故日益早也"。

〔11〕不能日作　宋本、汪本、周本同；《素問》、《外臺》作"不能與

衛氣俱行，不得皆出”。

四十八、瘧後餘熱候

夫風邪所傷，是客於皮膚，而痰飲漬於臟腑，致令血氣不和，陰陽交爭。若真氣勝，則邪氣退，邪氣未盡，故發瘧也。邪氣雖退，氣血上[1]虛，邪氣干於真氣，臟腑壅否，熱氣未散，故餘熱往來也。

〔1〕上　猶“尚”。《詩·魏風·陟岵》：“上慎旃哉，猶來無止。”集傳：“上，猶尚也。”汪本、周本即作“尚”。

四十九、患瘧後脇內結硬候

瘧是夏傷於暑，熱客於皮膚，至秋復爲風邪所折，陰陽交爭，故發寒熱。其病正發，寒熱交爭之時，熱氣乘臟，臟則[1]燥而渴，渴而引飲，飲停成癖，結於脇下，故瘧後脇內結硬也。

〔1〕則　後文瘧後內熱渴引飲候作“虛”。

按語　瘧後脇下結硬，每見於瘧疾延久不愈，邪阻氣機，氣血運行不暢，痰飲挾瘀，結於脇下，形成痞塊，亦稱瘧母。本病相當於久瘧形成之脾臟腫大。治宜活血通絡，行氣化痰，除瘧消堅。小兒體弱，或久病致虛，還當攻補兼施。又，小兒瘧後脾臟腫大，較成人尤爲明顯和多見。

五十、瘧後內熱渴引飲候

瘧病者，是夏傷於暑，熱客於皮膚，至秋復爲風邪所折，陰陽交爭，故發寒熱成瘧。凡瘧發欲解則汗[1]，汗[2]則津液減耗。又熱乘於臟，臟[3]虛燥。其瘧瘥之後，腑臟未和，津液未復，故內猶[4]熱渴而引飲也。若引飲不止，小便澀者，則變成癖[5]也。

〔1〕汗　宋本、汪本、周本同；《聖惠方》卷八十四治小兒瘧疾諸方作“有汗出”三字。

〔2〕汗　此下《聖惠方》有“出多”二字，義長。

〔3〕臟　宋本、汪本、周本同；《聖惠方》作“則生”二字。

〔4〕猶　此下《聖惠方》有“有”字。

〔5〕癖　此上《聖惠方》有"飲"字。

按語　以上三候，雖系論述小兒瘧後諸證，但內容具體，重點突出，可以補充本書卷十一瘧病諸候之所論。

五十一、寒熱往來候

風邪外客於皮膚，內而痰飲漬於腑臟，致令血氣不和，陰陽更相乘剋，陽勝則熱，陰勝則寒。陰陽之氣，爲邪所乘，邪與正相干，陰陽交爭，時發時止，則寒熱往來也。

按語　本候論述小兒寒熱往來之病因病機，責之於外內合邪，致氣血不和，陰陽之氣，爲邪所乘，有別於瘧病之寒熱往來。以下數條，均爲論述寒熱往來之各種兼見證候，故本條實爲寒熱往來病候之提綱。

五十二、寒熱往來五臟煩滿候

風邪外客於皮膚，內而痰飲漬於腑臟，致令血氣不和，陰陽交爭，故寒熱往來。而熱乘五臟，氣積不泄，故寒熱往來而五臟煩滿。

五十三、寒熱往來腹痛候

風邪外客於皮膚，內而痰飲漬於腑臟，血氣不和[1]，則[2]陰陽交爭，故寒熱往來。而臟虛本挾宿寒，邪入於臟，與寒相搏，而擊於臟氣，故寒熱往來而腹痛也。

〔1〕血氣不和　此上前候有"致令"二字。以後三候均有"使"字。

〔2〕則　前後諸候文中均無。

五十四、寒熱結實候

外爲風邪客於皮膚，內而痰飲漬於腑臟，使血氣不和，陰陽交爭，則發寒熱。而臟氣本實，復爲寒熱所乘，則積氣在內，使人胸脇心腹煩熱而滿，大便苦難，小便亦澀，是爲寒熱結實。

五十五、寒熱往來食不消候

風邪外客於皮膚，内有痰飲漬於腑臟，使血氣不和，陰陽交爭，則寒熱往來。其脾胃之氣，宿挾虛冷，表雖寒熱，而内冷發動。故食不消也。

五十六、寒熱往來能食不生肌肉候

風邪外客於皮膚，内而[1]痰飲漬於腑臟，使血氣不和，陰陽交爭，故發寒熱往來。胃氣挾熱，熱則消穀，穀消則引食，陰陽交爭，爲血氣不和，血氣不和，則不能充養身體。故寒熱往來，雖能食而不生肌肉也。

〔1〕而　汪本、周本同；宋本作“有”。

按語　以上六候，均是兒科臨牀之常見病情。邪積内傷，使血氣不和，寒熱往來，似瘧而非瘧，往往纏綿反復，有發展成疳勞者。再從兼見症來看，如五臟煩滿，腹痛，結實，食不消和能食不生肌肉等，均屬脾胃病變，且與患兒體質有直接關係，即臟氣本虛易挾寒，臟氣本實易化熱，脾胃虛冷則食不化，胃氣挾熱則能食不生肌肉，説明當時對小兒病觀察很細緻，而且突出重點，實能反映中醫兒科學之成就，其發展歷史之源遠流長。

五十七、胃中有熱候

小兒血氣俱盛者，則腑臟皆實，故胃中生熱。其狀，大便則黃，四肢溫壯，翕然[1]體熱者是也[2]。

〔1〕翕然　義同“翕翕”，狀發熱貌。

〔2〕者是也　原無，宋本、汪本、周本同；據《聖惠方》卷八十三治小兒胃中有熱諸方補。

五十八、熱煩[1]候

小兒臟腑實，血氣盛者，表裏俱熱，則苦煩躁[2]不安，皮膚壯熱也。

〔1〕熱煩　謂表熱而裏又煩躁，即表裏俱熱。

〔2〕煩躁　原作"煩燥"，據周本改。

五十九、熱渴候

小兒血氣盛者，則腑臟生熱，熱則臟燥，故令渴[1]。

〔1〕故令渴　宋本、汪本、周本同；《聖惠方》卷八十三治小兒熱渴不止方作"故令熱渴不止也"。

按語　以上三候，論述小兒臟腑實、氣血盛者，則易患實證、熱證，諸發熱大便黃，熱煩不安，熱渴引飲等。但須注意，小兒有"易虛易實"之特點，即便是實證、熱證，固然需要清之下之，但亦不可逕情直往，要考慮到"易虛"之一面，以免發生偏頗。

六十、中客忤候

小兒中客忤者，是小兒神氣軟弱，忽有非常之物，或未經識見之人觸之，與鬼神氣相忤而發病，謂之客忤也，亦名中客，又名中人。其狀，吐下青黃白色，水穀解離[1]，腹痛反倒夭矯[2]，面變易五色[3]，其狀似癇，但眼不上搖[4]耳，其脈弦急數者是也。若失時不治，久則難治。若乳母飲酒過度，醉及房勞喘後乳者，最劇，能殺兒也。

〔1〕水穀解離　即水穀雜下，大便不實。"解離"，猶言分散。

〔2〕反倒夭矯　謂反覆顛倒，屈伸不安。"夭矯"，屈曲貌。

〔3〕面變易五色　謂面色變化無定，或赤或白或黃等，這是驚則氣亂之象。

〔4〕眼不上搖　即目不上視。

六十一、爲鬼所持候

小兒神氣軟弱，精爽[1]微羸，而神魂被鬼所持録。其狀，不覺有餘疾，直爾[2]萎黃，多大啼唤，口氣常[3]臭是也。

〔1〕精爽　精神明爽。在此猶言精神，或謂魂魄。《三國志·魏書·蔣濟傳》："歡娛之耽，害於精爽"。又《左傳》昭公二十五年："心之精爽，是謂魂魄。"

〔2〕直爾　正爾；只是。《經詞衍釋》："直，正也，謂正爾也。"

〔3〕常　湖本無。

六十二、卒死候

小兒卒死者，是三虛而遇賊風，故無病[1]倉卒而死也。三虛者，乘年之衰[2]一也，逢月之空[3]二也。失時之和[4]三也。有人因此三虛，復爲賊風所傷，使陰氣偏竭於內，陽氣阻隔於外，而[5]氣壅閉，陰陽不通，故暴絕而死也。若腑臟氣[6]未竭，良久乃蘇；亦有兼挾鬼神氣者，皆有頃[7]邪退，乃生也。

凡中客忤及中惡卒死，而邪氣不盡，停滯心腹，久乃發動，多變成注[8]也。

〔1〕無病　宋本、汪本、周本同；《聖惠方》卷八十三治小兒卒死諸方作一個"病"字。

〔2〕乘年之衰　適逢歲氣不及之年。

〔3〕逢月之空　逢到月缺無光之時。

〔4〕失時之和　時令失和，氣候反常。

〔5〕而　本書卷二十三卒死候作"二"。

〔6〕氣　原無，據本書卷二十三補。

〔7〕有頃　宋本、汪本、周本同；《聖惠方》作"須"。"有頃"，時不久也。《戰國策·齊策》："居有頃，倚柱彈其劍。"

〔8〕注　病名。謂邪氣久留人體，反復發作之慢性病。

六十三、中惡候

小兒中惡者，是鬼邪之氣卒中於人也。無問大小，若陰陽順理，榮衛平和[1]，神守[2]則強，邪不干正。若精氣衰弱，則鬼毒惡氣中之。其狀，先無他病，卒然心腹刺痛，悶亂欲死是也。

凡中惡腹大而滿，脈緊大而浮者死；緊細而微者生。餘勢[3]不盡，停滯臟腑之間，更發[4]後，變爲注也。

〔1〕平和　汪本、周本同；宋本作"平調"，本書卷二十三中惡候、《聖惠方》卷八十三治小兒中惡諸方作"調平"，義皆相同。

〔2〕神守　《聖惠方》作"神氣相守"。"神守"，猶言精神內守。

〔3〕餘勢　猶言餘邪。"勢"，在此指病勢。

〔4〕更發　《聖惠方》作"時更發動"。

按語　以上四候，均爲小兒急症。古代醫家責其病因爲"鬼神"、"賊風"等，這是由於歷史條件所限。但認識到其發病與否，取決於内因，即"陰陽順理，榮衛平和，神守則強，邪不干正"，頗有實踐意義。

在"客忤"、"中惡"候中，皆有劇烈腹痛之症狀，如"腹痛反倒天矯"、"卒然心腹刺痛，悶亂欲死"等，這種病狀，應考慮小兒急腹症，如腸梗阻、腸套疊、膽道蛔蟲病等，應及時加以診治。

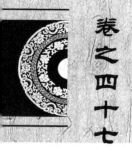
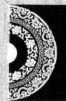

重刊巢氏諸病源候總論卷之四十七

小兒雜病諸候三 凡四十五論

六十四、注候

注之言住也，謂之風邪鬼[1]氣留人身內也。人無問大小，若血氣虛衰，則陰陽失守，風邪鬼氣因而客之，留在[2]肌肉之間，連滯腑臟之內。或皮膚掣動，遊易無常，或心腹刺痛，或體熱皮腫，沉滯至死。死又注易傍人，故爲注也。

小兒不能[3]觸冒風邪，多因乳母解脫之時，不避溫涼暑濕，或抱持出入，早晚其神魂[4]軟弱，而爲鬼氣所傷，故病也。

〔1〕鬼　原無，宋本、汪本、周本同，脫文，據下文文義、《永樂大典》卷之一千三十六小兒疰引《巢元方病源》補。

〔2〕在　汪本、周本同；宋本作“住”。

〔3〕小兒不能　猶言小兒自身不可能。“能”，可也。《論語·憲問》：“愛之能勿勞乎。”

〔4〕魂　宋本、汪本、周本同；《永樂大典》作“魄”。

按語　文中“乳母解脫之時，不避溫涼暑濕，或抱持出入，早晚其神魂軟弱”，這是小兒患注病最常見之誘因，臨床處理時，與成人不同，根據亦在於此。

六十五、尸注候

尸注者，是五尸之中一尸注也。人無問大小[1]，腹内皆有尸蟲，尸蟲爲性忌[2]惡，多接引外邪，共爲患害。小兒血氣衰弱者，精神亦羸，故尸注因而爲病。其狀沉默，不的知病[3]處，或寒熱淋瀝[4]，涉引[5]歲月，遂至於死。死又注易傍人，故名之爲尸注也。

〔1〕大小　原作“小大”，倒文，據《永樂大典》卷之一千三十六小兒尸注引《巢元方病源》移正。

〔2〕忌　宋本、汪本、周本同；《永樂大典》作“最”。

〔3〕病　此下《永樂大典》有“之”字。

〔4〕寒熱淋瀝　猶言寒熱連綿不斷。

〔5〕涉引　經久，遷延。

六十六、蠱注候

人聚蟲蛇雜類，以器皿盛之，令相噉食，餘一存者，即名爲蠱，能變化[1]。或隨飲食入腹，食人五臟。小兒有中[2]者，病狀與大人、老子無異，則心腹刺痛，懊悶。急者即死，緩者涉歷歲月，漸深羸困，食心臟盡[3]利血，心臟爛乃至死。死又注易傍人，故爲蠱注也。

〔1〕變化　本書卷二十五蠱毒候、《聖惠方》卷八十八治小兒蠱痓諸方作“變惑”。

〔2〕中　此下《聖惠方》有“之”字。

〔3〕盡　宋本、汪本、周本同；《聖惠方》作“則”。

按語　蠱注有緩急二證，本候與前卷二十四蠱注候所論，互有詳略，可以互參。

六十七、陰腫候

足少陰爲腎之經，其氣下通於陰。小兒有少陰之經虛而受風邪者，邪氣衝於陰，與血氣相搏結，則[1]陰腫也。

〔1〕則　此下《聖惠方》卷九十二治小兒陰腫諸方有“令”字。

六十八、腹脹候

腹脹，是冷氣客於[1]臟故也。小兒腑臟嫩弱，有風冷邪氣客之，搏於臟氣[2]，則令腹脹。若脾[3]虛，冷移入於胃，食則不消。若腸虛，冷氣乘之，則變下利。

〔1〕客於　宋本、汪本、周本同；《聖惠方》卷八十三治小兒腹脹諸方作"結於"，此下尚有"腑"字。

〔2〕臟氣　宋本、汪本、周本同；《聖惠方》作"腑臟"。

〔3〕脾　宋本、汪本、周本同；《聖惠方》作"胃"。

六十九、霍亂候

霍亂者，陰陽清濁二氣相干，謂之氣亂，氣亂[1]於腸胃之間，爲霍亂也。小兒腸胃嫩弱，因解脫逢風冷，乳哺不消，而變吐利也。或乳母觸冒風冷，食飲生冷物，皆冷氣流入乳，令乳變敗[2]，兒若飲之，亦成霍亂吐利。皆是觸犯腑臟，使清濁之氣相干，故霍亂也。挾風而絡[3]實者，則身發熱，頭痛體[4]疼，而復吐利。

凡小兒霍亂，皆須暫斷乳，亦以藥與乳母服，令血氣調適，乳汁温和故也。小兒吐利不止，血氣變亂，即發驚癇也。

〔1〕氣亂　本書卷二十二霍亂候作"其亂"。

〔2〕變敗　猶言變質，謂乳汁變壞。《廣雅》："敗，壞也。"

〔3〕絡　本書卷二十二霍亂候無。《聖惠方》卷八十四治小兒霍亂諸方作"若"。

〔4〕體　原作"骼"，誤，據本書卷二十二、《聖惠方》改。

按語　本候論小兒霍亂，突出二點：一是本身發病，即逢風冷而乳哺不消；二是母病傳及其子，觀察很仔細。但都是腸胃乳食病變，主證還在"吐利"二字。此下護理和預後，亦切於臨牀所見所用，是兒科之珍貴資料。

七十、吐利候

吐利者，由腸虛而胃氣逆故也，小兒有解脫，而風冷入腸胃，腸胃虛則泄利，胃氣逆則嘔吐。此大體與霍亂相似而小輕，不劇悶頓[1]，故直[2]云吐利，亦不呼爲霍亂也。

〔1〕不劇悶頓　猶言不甚煩悶困頓。"劇"甚。《玉篇》："劇，甚也。""頓"，困頓。

〔2〕直　但也。

七十一、服湯中毒毒氣吐下候

春夏以湯下小兒，其腸胃脆嫩，不勝藥勢，遂吐下不止，藥氣熏臟腑，乃煩懊頓乏[1]者，謂此爲中毒，毒氣吐下也。

〔1〕頓乏　困頓疲乏。

按語　"春夏以湯下"，寓有藥禁之義，古法春夏宜發汗，秋宜下，現在春夏以湯藥下之，於法爲逆；同時，小兒"腸胃脆嫩，不勝藥勢"，所以中毒而生吐下，此論含有兩層用意。

七十二、嘔吐逆候

兒啼未定，氣息未調，乳母忽遽[1]以乳飲之，其氣尚逆，乳不得下，停滯胸膈，則胸滿氣急，令兒嘔逆變吐。

又，乳母將息取冷，冷氣入乳，乳變壞，不捻[2]除之，仍以飲兒，冷乳入腹，與胃氣相逆，則腹脹痛，氣息喘急，亦令嘔吐。

又，解脫換易衣裳及洗浴，露兒身體，不避風冷，風冷因客膚腠，搏血氣則熱[3]，入於胃，則腹脹痛而嘔逆[4]吐也。凡如此，風冷變壞之乳，非直令嘔吐，腸虛冷[5]入於大腸[6]，則爲利也。

〔1〕忽遽　"忽"同"恖"。《說文》："恖，多遽恖恖也。""忽遽"，即"忽忙"、"急遽"。汪本、周本作"忽遽"，義同，忽遽，亦猶忽忽也。

〔2〕捻　《聖惠方》作"捏"，義同。《集韻》："捻，捏也。"在此謂擠去乳汁。

〔3〕熱　宋本、汪本同；《聖惠方》卷八十四治小兒嘔吐不止諸方無，周本作"冷"，義長。

〔4〕逆　《聖惠方》、汪本、周本無。

〔5〕冷　原無，據周本補。

〔6〕大腸　此上原有"胃"字，衍文，據《聖惠方》、周本删。

按語　本候論小兒嘔吐逆症，一責乳母將息失宜，對小兒之影響；一責護理失當，以致風冷和乳食交傷，這在臨牀所常見，因此，兒科之病，乳母本身之將息，與小兒之護理，同等重要。

七十三、噦候

小兒噦，由哺乳冷，冷氣入胃，與胃氣相逆，冷折胃氣不通，則令噦也。

七十四、吐血候

小兒吐血者，是有熱氣盛而血虛，熱乘於血，血性得熱則流散妄行，氣逆即血隨氣上，故令吐血也。

按語　小兒吐血，臨牀比較少見，若遇此證，應予重視，詳加診察，明確出血部位和成因，以免延誤病機。

七十五、難乳候

凡小兒初生，看產人[1]見兒出，急以手料拭[2]兒口，無令惡血得入兒口，則兒腹內調和，無有疾病；若料拭不及時，則惡血穢露兒咽入腹，令心腹否滿短氣，兒不能飲乳，謂之難乳。

又云：兒在胎之時，母取冷過度，冷氣入胞，令兒著冷，至兒生出，則喜腹痛，不肯飲乳，此則胎寒，亦名難乳也。

〔1〕看產人　相當於今之助產士、接生員。

〔2〕料拭　謂捋去口中異物而拭净之。《正字通》："料，捋也。"

七十六、吐呪[1]候

小兒吐呪者，由乳哺冷熱不調故也。兒乳哺不調，則停積胸膈，因更飲乳哺，前後相觸，氣不得宣流，故吐呪出，診其脈浮者，無苦也。

〔1〕吐呪（xiàn 現）　即吐乳。

按語　小兒吐呪，臨牀所見，有兩種情况，一種稱爲溢乳，隨飲隨吐，吐後又能飲乳，這在嬰幼兒常見。另一種如本候所述，由乳哺冷熱不調所致。

七十七、百病候

小兒百病者，由將養乖節，或犯寒溫，乳哺失時，乍傷飢飽，致令血氣不理，腸胃不調；或欲發驚癇，或欲成伏熱。小兒氣血脆弱，病易動變，證候百端，故謂之百病也[1]。若見其微證，即便治之，使不成衆病；治之若晚，其病則成。

凡諸病，至於困者，汗出如珠，著身不流者，死也。病如胸陷[2]者，其口脣乾，目上反[3]，口中氣出冷，足與頭相柱[4]臥，不舉手足[5]，四肢垂，其臥正直如縛得[6]，其掌中冷，至十日必死，不可治也。

〔1〕故謂之百病也　此句原錯簡在"使不成衆病"之下，文義不貫，據上下文義移正。

〔2〕胸陷　汪本、周本同；《小兒衛生總微論方》卷二諸死絕候、《幼科證治準繩》集之一證治通論作"顖陷"，義長。

〔3〕目上反　"上"字原版空闕，據湖本補。又，宋本、正保本作"目皮反"；汪本、周本作"目反張"。

〔4〕柱　宋本、汪本同；周本、《聖惠方》卷八十八治小兒百病諸病作"抵"。"柱"，撑。《集韻》："柱，撑也。"

〔5〕不舉手足　汪本、周本同；宋本作"不敢下足"，義長。

〔6〕得　《聖惠方》、周本作"狀"，義長。

按語　本候通論小兒百病。其病因，責之將養乖節、或犯寒溫、乳哺失時、乍傷飢飽等；其病機，是小兒"血氣不理，腸胃不調"、"氣血脆弱，病易動變"，故小兒病情複雜多變，見證百端，並舉失治之危重證候，以引起注意。這種防微杜漸，以救病於未成之先，在兒科尤宜注意。

七十八、頭身喜汗出候

小兒有血氣未實者，膚腠則疏，若厚衣溫臥，腑臟生熱，蒸發腠理，津液泄越，故令頭身喜汗也[1]。

〔1〕也　汪本、周本同；宋本作"出"。

七十九、盜汗候

盜汗者，眠睡而汗自出也。小兒陰陽之氣嫩弱，腠理易開，若將養過溫，因[1]睡臥陰陽氣交，津液發泄，而汗自出也。

〔1〕因　此下宋本有"於"字。

按語　以上兩候，頭身喜汗出和盜汗，責之"厚衣溫臥"或"將養過溫"，這是臨牀所常見。然亦有屬於生理性者，如朱丹溪《幼科要略》云："小兒盜汗不須醫，以體屬純陽，汗乃陽泄故也。"不可不知。

八十、痰候

痰者，水飲停積胸膈之間，結聚[1]痰也。小兒飲乳，因冷熱不調，停積胸膈之間，結聚成痰，痰多則令兒飲乳不下，吐涎沫變結，而微壯熱也；痰實，壯熱不止，則發驚癇。

〔1〕結聚　此下《聖惠方》卷八十四治小兒痰實諸方有"爲"字，義長。

八十一、胸膈有寒候

三焦不調，則寒氣獨留，膈上不通，則令兒乳哺不得消下，噫氣酸臭，胸膈否滿，甚則氣息喘急。

八十二、癥瘕癖結候

五臟不和，三焦不調，有寒冷之氣客之，則令乳哺不消化，結聚成癥瘕癖結[1]也。其狀，按之不動，有形段[2]者，癥也；推之浮移者，瘕也；其弦急牢強，或在左，或在右，癖也。皆由冷氣、痰水、食飲結聚所成，故云癥瘕癖結也。

〔1〕癥瘕癖結　原作"癥癖"，據本候標題及文中內容、《醫心方》卷二十五第七十三改補。

〔2〕段　通"瘕"。

八十三、否結候

否者，塞也。小兒胸膈熱實，腹内有留飲，致令榮衛否塞，腑臟之氣不宣通。其病[1]，腹内氣結脹滿，或時壯熱是也。

〔1〕病　原作"痛"，形近之誤，據本書卷二十諸否候改。

按語　本書卷二十有八否候、諸否候，對否病論述甚詳，可參。然兩相對照，成人否病與小兒痞結有所不同，成人則因"憂恚氣積，或墜墮内損"，病情複雜，預後亦差；而小兒否病，多因"胸膈熱實，腹内有留飲"，較爲單純，亦較易治。

八十四、宿食不消候

小兒宿食不消者，脾胃冷故也。小兒乳哺飲食，取冷過度，冷氣積於脾胃，脾胃則冷。胃爲水穀之海[1]，脾氣磨而消之，胃氣[2]和調，則乳哺消化。若傷於冷，則宿食不消。診其三部脈沉者，乳不消也。

〔1〕胃爲水穀之海　此下《聖惠方》卷八十八治小兒乳食不消諸方有"與脾爲表裏"一句。

〔2〕胃氣　宋本、汪本、周本同；《聖惠方》作"其二氣"。

按語　宿食不消，又稱積滯，爲兒科中之常見病、多發病。其病因由乳食取冷過度，固屬多見，但亦有乳食不節，餵養不當，過食肥甘等，以致食不消化。其症狀可見不思乳食、噯氣酸臭、腹痛作脹、大便干結或溏臭等，甚至有發熱者。

八十五、傷飽候

小兒食不可過飽，飽則傷脾，脾傷不能磨消於食，令小兒四肢沉重，身體苦熱，面黄腹大是也。

按語　本候所論傷飽，不是言一般之食傷，從其"四肢沉重，身體苦熱，面黄腹大"之叙證來看，病情已是後世所稱之小兒疳積。

又，後大腹丁奚候云："傷飽，一名哺露、一名丁奚，三種大體相似，以其輕重立名。"據此，則傷飽是小兒疳積之初證，

哺露、大腹丁奚又是其發展變化。這些資料，既翔實，又全面，
頗足珍視。

八十六、食不知飽候

小兒有嗜食，食已仍不知飽足，又不生肌肉。其亦[1]腹大，
其大便數而多泄，亦呼爲豁泄[2]，此腸胃不守故也。

〔1〕亦　宋本、汪本同；周本作“但”。義長。

〔2〕豁泄　原作“豁治”，義不通，據周本改。“豁”，《國語辭典》音
猾、“豁泄”，蓋滑泄之意。

按語　本候所論，嗜食而不生肌肉，腹大又大便多泄，後世
通稱胃強脾弱，亦爲小兒疳積之常見證候。但其“腸胃不守”
一句很重要，既是病機，又是治療之要點，不能忽略。

八十七、哺露候

小兒乳哺不調，傷於脾胃，脾胃衰弱，不能飲食，血氣減
損，不榮肌肉，而柴辟羸露[1]，其腑臟之不宣，則吸吸[2]苦熱，
謂之哺露也。

〔1〕柴辟羸露　“辟”，《聖惠方》卷八十三治小兒哺露諸方作“瘦”。
“辟”，同“躄”，《荀子·正論》：“不能以辟馬毀輿致遠”注：“辟與躄
同”。“柴辟”，謂形瘦如枯柴而足不能行。“羸露”，露骨也，形容消瘦之
極。《左傳》昭公元年：“以露其體。”注：“而體羸露。”疏：“羸露，是露
骨之名。”柴辟羸露，即形瘦骨立，足弱不能行。

〔2〕吸吸　《聖惠方》作“翕翕”。詞異意同，發熱貌。

八十八、大腹丁奚候

小兒大腹[1]丁奚病者，由哺食過度，而脾胃尚弱，不能磨消
故也。哺食不消，則水穀之精減損，無以榮其氣血，致肌肉消
瘠。其病腹大頸小，黃瘦是也。若久不瘥，則變成穀癥。

傷飽，一名哺露，一名丁奚，三種大體相似，以其[2]輕重立
名也。

〔1〕大腹　原無，據本候標題、《醫心方》卷二十五第一百零二補。

〔2〕以其　原無，宋本、汪本、周本同，據《聖惠方》卷八十八治小兒丁奚、腹大乾瘦諸方補。

八十九、洞泄下利候

春傷於風，夏爲洞泄。小兒有[1]春時解脫衣服，爲風冷所傷，藏在肌肉，至夏因飲食居處不調，又被風冷入於腸胃，先後重沓，爲風邪所乘，則下利也。其冷氣盛，利甚爲洞泄，洞泄不止，爲注下[2]也。凡注下不止者，多變驚癇。所以然者，本挾風邪，因利臟虛，風邪乘之故也。亦變眼痛生障，下焦偏冷，熱結上焦，熏[3]於肝故也。

〔1〕有　宋本、汪本、周本同；《聖惠方》卷九十三治小兒洞泄下痢諸方作"多因"。

〔2〕注下　此下《聖惠方》有"痢"字。

〔3〕熏　此上宋本有"熱"字。

按語　本候所論之注下不止，似已成爲小兒疳利。其變證，如"驚癇"，亦似慢驚風，爲土虛木乘。如"眼痛生障"，亦似疳眼，是脾氣肝血俱虛，而疳熱又復上熏之故。

九十、利後虛羸候

腸胃虛弱，受風冷則下利。利斷之後，脾胃尚虛，穀氣猶少，不能榮血氣，故虛羸也。

九十一、赤白滯下候

小兒體本挾熱，忽爲寒所折，氣血不調，大腸虛弱者，則冷熱俱乘之。熱搏血，滲腸間，其利則赤；冷搏腸，津液凝，其利則白。冷熱相交，血滯相雜，腸虛者泄，故爲赤白滯下也。

九十二、赤利候

小兒有挾客熱，客熱入於經絡[1]，而血得熱則流散，滲入大腸，腸虛則泄，故爲赤利也。

〔1〕經絡　在此作"血脈"理解，下文云："血得熱則流散"，可證。

九十三、熱利候

小兒本挾虛熱，而爲風[1]所乘，風熱俱入於大腸，而爲熱利[2]。是水穀利而色黃者，爲熱利也。

〔1〕風　此下《聖惠方》卷九十三治小兒熱痢諸方有"熱"字。

〔2〕而爲熱利　原作"而利爲熱"，文句不順，據下文、《聖惠方》移正。

九十四、冷利候

小兒腸胃虛，或解脫遇冷，或飲食傷冷，冷氣入於腸胃而利，其色白，是爲冷利也。冷甚則利青[1]也。

〔1〕利青　《聖惠方》卷九十三治小兒冷痢諸方作"利色青"，義勝。

九十五、冷熱利候

小兒先因飲食，有冷氣在腸胃之間，而復爲熱氣所傷，而腸胃宿虛，故受於熱，冷熱相交，而變下利，乍黃乍白，或水或穀，是爲冷熱利也。

九十六、卒利候

小兒卒利者，由腸胃虛，暴爲冷熱之氣所傷，而爲卒利。熱則色黃赤，冷則色青白，若冷熱相交，則變爲赤白滯利也。

按語　卒利候所論，與前赤白滯下候略同，但這裏用一個"卒"字，一個"暴"字，蓋病機見證比較急暴，或指發病之初者。

九十七、久利候

春傷於風，至夏爲洞泄。小兒春時解脫，爲風所傷，藏在肌肉，至夏因爲水穀利，經久連滯不瘥也。

凡水穀利久，腸胃虛，易爲冷熱。得冷則變白膿，得熱則變赤血，若冷熱相加，則赤白相雜。利久則變腫滿，亦變病蠱，亦令嘔噦，皆由利久脾胃虛所爲也。

按語 前候赤利和本候久利，猶是赤白滯下，不過這裏從發病時間分端，初發稱爲卒利，病久稱爲久利，即赤白滯下之新久兩種病情。至於久痢之變證，或腫滿，或病蠱，或嘔噦，其病理變化，可參本書卷十七久赤白痢候，論述較此爲詳。

九十八、重下利[1]候

重下利者，此是赤白滯下，利而挾熱多者，熱結肛門，利不時下，而久嗄[2]氣，謂之重下利也。

〔1〕重下利　即後重下利。《釋名》："下重而赤白曰膡。"畢沅注："滯下病，今人謂之後重。"

〔2〕嗄氣　指大便時屈身用力，摒氣努責。

按語 "重下"，即後世常稱之裏急後重，爲痢疾主證之一，本書卷十七痢病諸候沒有專題論及，本候可以補其未備。

九十九、利如膏血候

此是赤利腸虛極，腸間脂與血俱下，故謂利如膏血也。

一百、蠱毒利[1]候

歲時寒暑不調，而有毒癘之氣，小兒解脱，爲其所傷，邪與血氣相搏，入於腸胃，毒氣蘊積，值大腸虛者，則變利血[2]。其利狀，血色蘊瘀[3]如雞鴨肝片，隨利下。此是毒氣盛熱，食於人臟，狀如中蠱，故謂之蠱毒利也。

〔1〕蠱毒利　本書卷十七蠱注痢與此略同，可以互參。

〔2〕利血　本書卷十七、《聖惠方》卷九十三治小兒蠱毒痢諸方作"血痢"。

〔3〕蘊瘀　本書卷十七作"瘀黑"。

一百一、利兼渴候

此是水穀利，津液枯竭，腑臟虛燥則引飲。若小便快者，利斷渴則止。若小便澀，水不行於小腸，滲入腸胃[1]，渴亦不止，利亦不斷。凡如此者，皆身體浮腫，脾氣弱[2]，不能剋水故也。亦必眼痛生障。小兒上焦本熱，今又利，下焦虛，上焦熱氣轉盛，熱氣熏肝故也。

〔1〕滲入腸胃　宋本、汪本、周本同；《聖惠方》卷九十三治小兒痢渴不止諸方作"胃間虛"。

〔2〕弱　此上《聖惠方》有"虛"字。

按語　下利爲小兒之常見病，故本篇連續敘論十三候，分別各種症狀及其病機，并反映小兒下利之特點，和久利不愈之種種變證，幾已成爲兒科下利病之專著，亦是本卷之一個重點。

一百二、被魅[1]候

小兒所以有魅病者，婦人懷娠，有惡神導其腹中胎，妬嫉而制伏他小兒令病也。任娠婦人，不必悉能制[2]魅，人時有此耳。魅之爲疾，喜微微下[3]，寒熱有去來，毫毛髮拏聹不悦[4]，是其證也。

〔1〕魅　古人認爲是鬼神作祟之小兒病。但據本候敘證，病情實屬小兒營養不良。

〔2〕制　周本作"致"，義長。

〔3〕下　下利。《聖惠方》卷八十八治小兒魅病諸方即作"下利"。

〔4〕拏聹（zhēng níng 爭寧）不悦　形容毛髮散亂枯焦無光澤。《廣韻》："拏，拏聹，髮亂貌。""悦"，悦澤，光澤美潤也。

一百三、驚啼候

小兒驚啼者，是於眠睡裏忽然而驚覺也。由風熱邪氣乘於心，則心臟生熱，精神不定，故[1]臥不安，則驚而啼也。

〔1〕故　宋本、汪本、周本同；《聖惠方》卷八十二治小兒驚啼諸方作"睡"。

一百四、夜啼候

小兒夜啼者，臟冷故也。夜陰氣盛，與冷相搏則冷動，冷動與臟氣相并，或煩或痛，故令小兒夜啼也。然亦有犯觸禁忌，亦令兒夜啼，則可法術斷之。

按語　小兒夜啼證與前驚啼候有所不同，夜啼是小兒入夜啼哭不止，不肯入睡；驚啼則是於睡眠中忽然驚醒、啼哭不止。夜啼屬臟冷，或乳食不消。臟冷則兼見面色青白，手足冷，曲腰而啼；乳不消則腹脹。驚啼多屬心熱，并可兼見面色赤，手足熱，仰身而啼，身熱汗多等。臨牀宜注意分析。

一百五、軀啼候

小兒在胎時[1]其母將養傷於風冷，邪氣入胞，傷兒臟腑。故兒生之後，邪猶在兒腹內，邪動與正氣相搏則腹痛，故兒軀張蹙氣[2]而啼。

〔1〕時　原作“則”，誤，據下文胎寒候、《聖惠方》卷八十二治小兒軀啼諸方、周本改。

〔2〕軀（yǎn偃）張蹙氣　形容小兒腹痛啼哭時腰曲背張，氣息急迫。“軀”，曲身也。“蹙”，急也，迫也。

一百六、胎寒候

小兒在胎時，其母將養取冷過度，冷氣入胞，傷兒腸胃。故兒生之後，冷氣猶在腸胃之間。其狀，兒腸胃冷，不能消乳哺，或腹脹，或時穀利[1]，令兒顏色素皅[2]，時啼者，是胎寒故也。

〔1〕穀利　即水穀利。

〔2〕素皅（pā趴）　宋本、汪本、周本同；《聖惠方》卷八十二治小兒胎寒諸方作“青白”，正保本作“青皅”。“素皅”，色白也。《詩·召南·羔羊》：“素絲五紽。”傳：“素，白也。”《說文》：“皅，草華之白也。”在此形容小兒面色白而無華。

按語　以上二候，文中均責之胎寒，即脾胃素寒，又受外寒而誘發，出現軀啼、腹痛、腹脹、穀利、顏白諸證，而歸本於體質因素，此說值得進一步研究。小兒之病，不外乎先天不足、後天失調兩大端，而《病源》重視於小兒在胎時之研究，在兒科病學中影響深遠。

一百七、腹痛候

小兒腹痛，多由冷熱不調，冷熱之氣，與臟腑相擊，故痛也。其熱而痛者，則面赤，或壯熱四肢煩，手足心熱是也；冷而痛者，面色或青或白，甚者乃至面黑，脣口爪[1]皆青是也。

〔1〕爪　此下《聖惠方》卷八十三治小兒腹痛諸方有"甲"字。

按語　腹痛，是兒科常見病證。其因多由乳食不節，外感時邪等所致，這裏歸納爲冷熱二證，殊爲簡要。但小兒雖爲稚陰稚陽之體，然稱純陽，生機正旺，故其腹痛，亦常實而少虛，而且急症爲多。

一百八、心腹痛候

小兒心腹痛者，腸胃宿挾冷，又暴爲寒氣所加，前後冷氣重沓，與臟氣相搏，隨氣上下衝擊心腹之間，故令心腹痛也。

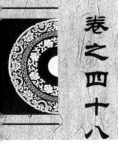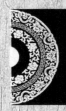

諸病源候論校注

重刊巢氏諸病源候總論卷之四十八

小兒雜病諸候四 凡四十六論

一百九、解顱候

解顱者，其狀，小兒年大，顱應合而不合，頭縫開解是也，由腎氣不成[1]故也。腎主骨髓，而腦爲髓海，腎氣不成，則髓腦不足，不能結成，故頭顱開解也。

〔1〕成　盛也。下一個"成"字義同。

按語　解顱，多與胎稟有關，父母精血不足，先天腎氣虧虛，不能充養腦髓所致。多見於腦積水、佝僂病、呆小病等。其有數歲而顱仍不合者，每成廢人。

一百十、顖[1]填候

小兒顖填，由乳哺不時，飢飽不節，或熱或寒，乘於脾胃，致腑臟不調，其氣上衝所爲也。其狀，顖張[2]如物填其上，汗出，毛髮黃而短者是也。若寒氣上衝，即牢鞕[3]；熱氣上衝，即柔軟。

又，小兒脅下有積，又氣滿而體熱，熱氣乘於臟，臟氣上衝於腦顖，亦致顖填。又，欬且啼，而氣乘臟上衝，亦病之。啼甚久，其氣未定，因而乳之，亦令顖填。所以然者，方啼之時，陰陽氣逆上衝故也。

〔1〕顖　原作"胸"，誤，據本書目錄及正文改。

〔2〕顖張　顖門脹而凸起。"張"，同"脹"。《正字通》："張，與脹同。"

〔3〕鞕　原作"鞫"，今改。

按語　顖填，指顖門突出，隆起如堆之狀。多見於發熱和驚啼之患兒。從本文分析，顖填是由於腑臟不調，其氣上衝所致。但其間有脾胃熱氣上衝；肝氣盛，風熱上衝；肺熱生風，肺氣上壅等不同病情。因熱而致者，其顖高凸而紅軟；間有寒氣上衝者，其顖高突堅硬，并無熱感，臨牀當審證而治。

一百十一、顖陷候

此謂顖陷下不平也。由腸〔1〕內有熱，熱氣熏臟，臟熱即渴引飲。而小便〔2〕泄利者，即腑臟血氣虛弱，不能上充髓腦，故顖陷也。

〔1〕腸　宋本、汪本、周本同；《聖惠方》卷八十二治小兒顖陷諸方作"腹"。

〔2〕小便　此上疑脫"大"字。

按語　小兒臟腑有熱，渴引水漿，冷入腸胃，致大便泄瀉，小便利多，久則脾腎虛寒，大氣下陷，血氣不能上充腦髓，故顖陷成坑，在慢驚、久瀉或小便過多之後，時能發生。常併見面色萎黃，神疲氣短，食少便溏，四肢不溫，指紋淡滯等症。顖陷為虛極之證，若枕骨部同時下陷者，尤為嚴重，急宜溫補脾腎。

又，顖陷亦有由於胎稟不足者，這是先天之病，發育不全，注意分別。

一百十二、重舌候

小兒重舌者，心脾熱故也。心候於舌，而主於血；脾之絡脈，又出舌下。心火脾土二臟，母子也，有熱即血氣俱盛。其狀，附舌下，近舌根，生形如舌而短，故謂之重舌。

按語　小兒重舌，責之心脾有熱，熱氣隨脈衝於舌本，血脈脹起，在舌下變生如舌之狀，但較正常舌短而小，儼如雙重舌頭，故謂之重舌。這是由於舌系帶兩旁之舌下腺肥大所致。小兒初生六七日後，可以見到。一般症輕，不妨礙吮乳者，不需治療。若局部紅腫，痛而啼哭，妨礙吮乳者，當清心脾之熱，亦可內外兼治。

一百十三、滯頤[1]候

滯頤之病，是小兒多涎唾流出，漬於頤下，此由脾冷液多故也。脾之液爲涎，脾氣冷，不能收制其津液，故令涎流出，滯漬於頤也。

〔1〕滯頤　謂小兒口角流涎，留滯浸漬於頤部。"頤"，指下頦、腮部。

按語　滯頤，本候責之於脾氣冷，不能收制其津液所致。其流出之涎清稀，并見面白脣淡等症。但脾胃有濕熱蘊郁，上蒸於口，亦令口角流涎，其流出之涎稠粘，且伴有口渴、脣紅、煩躁等症。故同一口角流涎，而有寒熱之別，宜區分而治之。

一百十四、中風候

小兒血氣未定[1]，肌膚脆弱[2]，若將養乖宜，寒溫失度，腠理虛開，即爲風所中也。

凡中風，皆從背諸臟俞入。

若心中風，但得偃臥，不得傾側[3]，汗出[4]，若脣赤汗流者[5]可治，急灸心俞；若脣[6]或青或白，或黃或黑[7]，此是心壞爲水[8]，面目亭亭，時悚動者[9]，皆不復可治，五六日而死。

若肝中風，踞坐不得低頭，若繞兩目連額上，色微有青，脣色青而面黃，可治，急灸肝俞；若大青黑，面一黃一白者，是肝已傷，不可復治，數日而死。

若脾中風，踞而腹滿，身通黃，吐鹹汁出[10]者，可治，急灸脾俞；若[11]手足青者，不可復治也。

若腎中風，踞而腰痛，視脅左右，未有黃色如餅粞大者，可治，急灸腎俞；若齒黃赤，鬢髮直，面土色，不可治也。

肺中風，偃臥而胸滿短氣，冒悶汗出，視目下鼻上下[12]兩邊下行至口，色白者[13]，可治，急灸肺俞；若色黃者[14]，爲肺已傷，化爲血[15]，不可復治也。其人當妄[16]掇空，或自拈衣[17]，如此數日而死。此五臟之中風也。其年長成童[18]者，灸皆百壯；若五六歲已下，至於嬰兒灸者，以意消息[19]之。凡嬰兒若中於風，則的成[20]癲癇也。

〔1〕未定　宋本、汪本、周本同；《聖惠方》卷八十三治小兒中風諸方作"未足"。

〔2〕脆弱　宋本、汪本、周本同；《聖惠方》作"嫩弱"。

〔3〕傾側　宋本、汪本、周本同；《中藏經》卷上第十七作"轉側"。"傾側"，不正也，在此含有轉側或側臥之意。

〔4〕汗出　此上《千金要方》卷八第一有"悶亂冒絕"四字。義長。又《外臺》卷十四中風及諸風方無"汗出"二字。

〔5〕若脣赤汗流者　原"若"字錯簡在"脣赤"下，據本書卷一、卷三十七、卷四十三中風候移正。又，"若脣赤汗流者"，《千金要方》作"若脣正赤"，此下尚有"尚"字，連下句讀，而無"汗流者"三字。

〔6〕若脣　此下《中藏經》有"面"字，義長，能與下文脣面同舉諸詞相應。

〔7〕或青或白，或黃或黑　宋本、汪本、周本同；《中藏經》作"或青或黃，或白或黑"，此下并有"其色不定，眼瞤動不休者"二句，可參。

〔8〕此是心壞爲水　宋本、汪本、周本同；《中藏經》作"心絶也"。

〔9〕面目亭亭，時悚動者　"者"字原無，據本書卷一、卷四十二補，足句。全句大意形容面目呆滯，無活動表情，或時又見掣動，呈恐懼之貌。又，"亭亭"，《嬰童百問》卷三第二十八問作"青黑"二字。

〔10〕吐鹹汁出　本書卷三十七作"吐鹹水，汗出"。又，"汁"《醫心方》卷三第一作"汗"。

〔11〕若　此下《千金要方》有"目下青"三字。

〔12〕下　宋本、汪本、周本同；《千金要方》無。

〔13〕者　原無，據本候文例、《千金要方》、《外臺》補。足句。

〔14〕色黃者　"色"，原無，據本書卷一、卷三十七、卷四十二、卷四十三中風候補。"者"，原無，據《千金要方》補。足句。

〔15〕化爲血　可作變爲血證理解。《中藏經》卷上第二十八"風中於肺，則咳嗽喘悶，失血者不可治。"又，"熱傷於肺，肺化爲血，不可治"，

可徵。

〔16〕妄　原作"要"，形近之誤，據本書卷一、卷三十七、卷四十二、卷四十三中風候改。又，此下《千金要方》有"言"字。

〔17〕掇空，或自拈衣　本書卷一、《千金要方》作"掇空指地，或自拈衣尋縫"，此皆是危重病人在神志模糊時之虛妄動作。

〔18〕成童　此指七、八歲以上之兒童。《穀梁傳》昭公十九年："羈貫成童"，注："成童，八歲以上。"

〔19〕消息　聯綿字，猶斟酌也。《玉篇》零卷水部：消字下略云："周易，君子尚消息盈虛，天行也。野王案：消息，猶斟酌也。"

〔20〕的成　能得變成。"的"，助詞，同"得"。

按語　本候中風指出，小兒發病之特點是，血氣未定，肌膚脆弱，將養乖宜，易爲風邪所中。同時，應按年齡差別，斟酌作灸治之法。這是與一般成人中風區別之處。尤其文末"凡嬰兒若中於風，則的成癲癇也"，更爲小兒所獨有之變化，應加注意。至於文字方面和文獻源流之有關問題，可參閱本書卷一中風候校注、按語。

一百十五、中風四肢拘攣候

小兒肌肉脆弱[1]，易傷於風，風冷中於膚腠，入於經絡，風冷搏於筋脈，筋脈得冷即急，故使四肢拘攣也。

〔1〕脆弱　宋本、汪本、周本同；《聖惠方》卷八十三治小兒中風四肢拘攣諸方作"嫩弱"。

按語　中風四肢拘攣，成人小兒都能患此，但小兒肌肉脆弱，易傷於風，其發作多與筋脈得冷有關，爲其特點。

一百十六、中風不隨候

夫風邪中於肢節，經於筋脈，若風挾寒氣者，即拘急攣痛；若挾於熱，即緩縱不隨。

按語　中風不隨之病情，在此突出風挾於熱，機關緩縱，這是一個特點，蓋小兒中風，不比成人，大都由熱病引起，因此，本候所論，與本書卷一風身體手足不隨候責之脾胃虛弱，風邪搏其經絡者，亦有所不同。

一百十七、白虎候

按《堪輿歷遊年圖》有白虎神[1]，云太歲在卯[2]，即白虎在寅，準此推之，知其神所在。小兒有居處觸犯此神者，便能爲病。其狀，身微熱，有時啼喚，有時身小冷，屈指如數，似風癇，但手足不瘲瘲耳。

[1]白虎神　一種致災兇神。《協紀辨方書》引《人元秘樞經》："白虎者，歲中兇神也，常居歲後四辰。所居之地，犯之，主有喪服之疾。"

[2]卯　原作"夘"，形近之誤，據汪本、周本改。

一百十八、卒失音不能語候

喉嚨者，氣之道路，喉厭[1]者，音聲之門戶。有暴寒氣客於喉厭，喉厭得寒，即不能發聲，故卒然失音也。不能語者，語聲不出，非牙關噤也。

[1]喉厭　本書卷一風失音不語候作"會厭"，詞異義同。

按語　本候論述小兒卒失音不能語，指出"不能語者，語聲不出，非牙關噤也"，以示與風口噤候相鑑別。這種鑑別診斷，頗爲緊要，能反映兒科臨證之特點。

一百十九、中風口噤候

小兒中風口噤者，是風入頷頰、夾口[1]之筋故也。手三陽之筋，入結頷頰；足陽明之筋，上夾於口。膚腠虛，受風冷，客於諸陽之筋，筋得寒冷則攣急，故機關不利而口噤也。

[1]夾口　原脫，據本書卷三十七、卷四十三中風口噤候補。

按語　本候論述中風口噤病之成因，提出"膚腠虛，受風冷"，強調外感因素，又是兒科病之特點，蓋小兒少內傷，必須重視其表，而中風口噤，亦多由外感風邪所引起。至於成人和婦人中風口噤候，則并未強調此點。

一百二十、中風口喎邪僻[1]候

小兒中風，口喎邪僻，是風入於頷頰、夾口[2]之筋故也。足陽明之筋，上夾於口，手三陽之脈[3]偏急，而口喎邪僻也。

〔1〕邪僻　聯綿字。"僻"，亦"邪"也。斜而不正，形容口"喎"。"邪"，通"斜"。《聖惠方》卷八十三治小兒中風口喎斜僻諸方即作"斜"。"僻"，斜。《靈樞·經筋》："卒口僻，急者目不合。"

〔2〕夾口　原脫，據本書卷三十七、卷四十三中風口噤候文例補。

〔3〕脈　指筋脈。《聖惠方》即作"筋"。

一百二十一、中風痙候

小兒風痙之病，狀如癇，而背脊項頸強直，是風傷太陽之經。小兒解脫之[1]，臍瘡未合，爲風所傷，皆令發痙。

〔1〕之　宋本、汪本、周本同；《聖惠方》卷八十三治小兒中風痙諸方作"或"，屬下句讀，亦通。

一百二十二、羸瘦候

夫羸瘦不生肌膚，皆爲脾胃不和，不能飲食，故血氣衰弱，不能榮於肌膚。凡小兒在胎，而遇寒冷，或生而[1]挾伏熱，皆令兒不能飲食，故羸瘦也。挾熱者，即溫壯身熱[2]，肌肉微黄；其挾冷者，即時時下利，脣口青䏶[3]。

〔1〕而　宋本、汪本、周本同；《聖惠方》卷八十八治小兒羸瘦諸方作"時"。

〔2〕溫壯身熱　宋本、汪本、周本同；《聖惠方》作"身體壯熱"。

〔3〕䏶　色白。

按語　本候論述小兒羸瘦，不生肌肉，是病由"脾胃不和，不能飲食"所致，這是臨牀所常見，屬於後天失調，飢飽不節，或寒或熱，氣乘脾胃，以致腑臟失調，氣血虛弱，不能榮於肌膚之故，爲重度之營養不良。但文中又指出，"小兒在胎，而遇寒冷，或生而挾伏熱"，又是先天性因素，引起小兒發育不良者。小兒羸瘦，從先天、後天兩方面論證，義更具體。

一百二十三、虚羸候

此謂小兒經諸大病，或驚癎，或傷寒，或温壯，而服藥或吐利發汗，病瘥之後，血氣尚虚，脾胃猶弱，不能傳化穀氣，以榮身體，故氣力虚而羸也。

一百二十四、嗽候

嗽者，由風寒傷於肺也。肺主氣，候皮毛，而俞在於背。小兒解脱，風寒傷皮毛，故因從肺俞入傷肺，肺感微寒即嗽也。故小兒生須常暖背，夏月亦須用單背襠[1]，若背冷得嗽，月内不可治，百日内嗽者，十中一兩瘥耳。

〔1〕用單背襠（dāng 當）　　"用"，原作"生"，誤，據《聖惠方》卷八十三治小兒欬嗽諸方改。汪本、周本無此字。"用單背襠"，即用單層布縫制之背心。

一百二十五、欬逆候

欬逆，由乳哺無度，因挾風冷傷於肺故也。肺主氣，爲五臟上蓋，在胸間。小兒啼，氣未定，因而飲乳，乳與氣相逆，氣則引乳射於肺，故欬而氣逆，謂之欬逆也。冷乳、冷哺傷於肺，搏於肺氣，亦令欬逆也。

按語　以上兩候，論述小兒欬嗽、欬逆之成因時，一者責之於解脱受寒，一者責之於哺乳不當，所謂形寒飲冷則傷肺，頗能反映兒科病之特點。同時亦可理解，小兒調養失宜，是發生疾病之重要因素，臨證應予重視。

一百二十六、病氣候

肺主氣。肺氣有餘，即喘欬上氣。若又爲風冷所加，即氣聚於肺，令肺脹，即胸滿氣急也。

按語　氣有餘便是火。肺素有熱，再爲風冷所加，則寒包於外，熱鬱於内，邪氣壅肺，肺失肅降，則令肺脹胸滿，喘欬氣急。故本候所論，實爲寒包火型之肺脹證。

一百二十七、腫滿候

小兒腫滿，由將養不調，腎脾二臟俱虛也。腎主水，其氣下通於陰；脾主土，候肌肉而剋水。腎虛不能傳其水液，脾[1]虛不能剋制於水，故水氣流溢於皮膚，故令腫滿。其挾水腫者，即皮薄如熟李之狀也；若皮膚[2]受風，風搏於[3]氣致腫者，但虛腫如吹，此風氣腫也。

〔1〕脾　原作"肝"，誤，據《聖惠方》卷八十八治小兒水氣腫滿諸方、汪本、周本改。

〔2〕皮膚　此下《聖惠方》有"虛"字。

〔3〕於　原作"而"，誤，據《聖惠方》改。

按語　本候論述小兒腫滿，責之脾腎二臟俱虛，同時指出，水腫與風氣腫有別，宜加區分，頗具辨證意義。

一百二十八、毒腫候

毒腫，是風熱濕氣搏於皮膚，使血氣澀不行，蘊積成毒，其腫赤而熱是也。

按語　毒腫病情，是臨牀一個急症，在此敘述較簡，本書卷三十一有風毒腫、毒腫、毒腫入腹三候；卷四十二有妊娠咽喉身體著毒腫候，論述詳備，可以參閱。

一百二十九、耳聾候

小兒患耳聾，是風入頭腦所爲也。手太陽之經，入於耳內，頭腦有風，風邪隨氣入乘其脈，與氣相搏，風邪停積，即令耳聾。

一百三十、耳鳴候

手太陽之經脈，入於耳內，小兒頭腦有風者，風入乘其脈，與氣相擊，故令耳鳴。則邪氣與正氣相擊，久即邪氣停滯，皆成聾也。

按語　以上兩候，論述小兒耳聾、耳鳴之病因病機，均責之頭腦被風所侵，風邪乘手太陽之經脈入於耳內，與經氣相互搏擊所致。強調外因，但在程度上有輕重之別，此與本書卷二十九耳聾、耳鳴諸候，責之於足少陰腎經，勞傷於腎，宗脈虛損，血氣不足，兼受於風者，有虛實之異，老少之別，需區分論治。從此可知，小兒耳聾、耳鳴與成人不同，亦反映兒科之特點。

一百三十一、耳[1]中風掣痛候

小兒耳鳴及風掣痛，其風染而[2]。皆起於頭腦有風，其風入經脈，與氣相動而作，故令掣痛。其風染而漸至，與正氣相擊，輕者動作幾微，故但鳴也。其風暴至，正氣又盛，相擊則其動作疾急，故掣痛也。若不止，則風不散，津液壅聚，熱氣加之，則生黃汁，甚者亦有薄膿也。

〔1〕耳　原無，據本書目錄補。

〔2〕而　語助詞。《經傳釋詞》："《漢書·韋賢傳》注曰：而者，句絕之辭。《詩·著》曰：俟我於著乎而。《左傳》注：而，語助。"

按語　本候詳述耳鳴、耳掣痛與黃汁和膿出之病理變化，以及病情發展之相互關係，頗爲明白，實屬臨牀經驗之總結，雖云兒科雜病，實是常見病，並可補充本書卷二十九耳病諸候之未備。

一百三十二、聤耳候

耳，宗脈之所聚，腎氣之所通。小兒腎臟盛，而有熱者，熱氣上衝於耳，津液壅結，即生膿汁。亦有因沐浴，水入耳內，而不傾瀝[1]令盡，水濕停積，搏於血氣，蘊結成熱，亦令膿汁出。皆爲[2]之聤耳，久不瘥，即變成聾也。

〔1〕傾瀝　謂傾耳瀝出耳中水。

〔2〕爲　《聖惠方》卷八十九治小兒聤耳諸方、周本作"謂"，義同。《經傳釋詞》："家大人曰：爲，猶謂也。"

按語　本候論述聤耳之因，系由腎熱上衝於耳所致，但由肝經火熱引起者，臨牀亦不少見。並指出，小兒沐浴之時，若水入耳內停聚，搏於血氣，蘊結成熱，亦可導致聤耳，此由感染所引起。本病多發生於小兒，類似急性中耳炎。若耳内鼓膜潰破穿孔，能導致聽力減退，甚至耳聾。如久延不愈，反復發作，可轉變爲慢性中耳炎。

一百三十三、目赤痛候

肝氣通於目。臟内客熱，與胸膈痰飲相搏，熏漬於肝，肝熱氣衝發於目，故令目赤痛也。甚則生瞖。

按語　目赤痛一般責之肝氣有熱，而本候則謂"臟内客熱與胸膈痰飲相搏"，似乎特殊，其實是與下文"甚則生瞖"有關。在本書卷二十八凡目膚瞖、目青盲、目茫茫、目珠管等，均聯及痰飲、痰熱，可以爲證。

一百三十四、眼障瞖候

眼是腑臟之精華，肝之外候，而肝氣通於眼也。小兒腑臟痰熱，熏漬於肝，衝發於眼，初只[1]熱痛，熱氣蘊積，變生障瞖。熱氣輕者，止[2]生白瞖結聚，小者如黍粟，大者如麻豆。隨其輕重，輕者止生一瞖，重者乃至兩三瞖也。

若不生瞖，而生白障者，是疾重極，遍覆黑睛，滿眼悉白，則失明也。其障亦有輕重，輕者黑睛邊微有白膜，來侵黑睛，漸染散漫。若不急治，熱勢即重，滿目併生白障也。

〔1〕只　此下《聖惠方》卷八十九治小兒眼生瞖膜諸方有"目"字。
〔2〕止　爲"只"之假借。

按語　本候所論，似屬於今稱之泡性結膜炎、角膜炎等。輕者，障瞖較小，數目亦少，多位於角膜緣；重者，則常遍覆黑睛。若不及時施治，可遺留永久性白色斑瞖，妨礙視力。

一百三十五、目青[1]盲候

眼無障瞖，而不見物，謂之青[1]盲。此由小兒臟内有停飲而無熱，但有飲水積漬於肝也。目是五臟之精華，肝之外候也。肝氣通於目，爲停飲所漬，臟氣不宣和，精華不明審，故不赤痛，亦無障翳，而不見物，故名青盲也。

〔1〕青　原無，宋本、汪本、周本同，據本候內容、本書卷二十八青盲候、《聖惠方》卷八十九治小兒青盲諸方補。

按語　目青盲，指眼外觀正常而逐漸失明者，一般多因肝腎虧虛，精血虛損，目竅失養所致，重視其本。而本論小兒目青盲，責之臟內有停飲，飲漬於肝，臟氣不宣和，精華不明審，似屬側重於邪。本書卷二十八有目青盲候，可滙而觀之。

一百三十六、雀目候

人有晝而睛明，至暝[1]便不見物，謂[2]之雀目。言其[3]如鳥雀，暝便無所見也。

〔1〕暝　日暮，天黑。

〔2〕謂　此上本書卷二十八有"世"字。

〔3〕其　原無，據本書卷二十八雀目候補。

一百三十七、緣目生瘡候

風邪客於瞼[1]眥之間，與血氣相搏，挾熱即生瘡，浸漬緣目，赤而有汁，時瘥時發。世云小兒初生之時，洗浴兒[2]不淨，使穢露[3]浸漬眼瞼睫眥，後遇風邪，發即目赤爛生瘡，喜[4]難瘥，瘥後還發成疹，世人謂之胎赤。

〔1〕瞼　原作"臉"，形近之誤，據周本改。下一"瞼"字同。

〔2〕洗浴兒　本書卷二十八目胎赤候作"洗目"。

〔3〕穢露　此下原衍"津液"二字，據本書卷二十八、《聖惠方》卷八十九治小兒緣目生瘡諸方刪。

〔4〕喜　宋本、汪本、周本同；《聖惠方》無。"喜"，古醫書常與"善"互用。在此作多半、常常解。《詩·鄘風·載馳》："女子善懷。"箋："善，猶多也。"

按語　本候所論，屬胎風赤爛，與現在之潰瘍性瞼緣炎相似。其成因，多由感染所致。可與卷二十八目胎赤候互參。

一百三十八、鼻衄候

小兒經脈血氣有熱，喜令鼻衄。夫血之隨氣，循行經脈，通游腑臟。若冷熱調和，行依其常度，無有壅滯，亦不流溢也。血性得寒即凝澀結聚，得熱即流散妄行。小兒熱盛者，熱乘於血，血隨氣發，溢於鼻者，謂之鼻衄。凡人血虛受熱，即血失其常度，發溢漫[1]行，乃至發於七竅，謂之大衄也。

〔1〕漫　宋本同；汪本、周本作"妄"。義均可通。

按語　鼻衄，小兒與成人在病理上有類同之處，本書卷二十九鼻衄候、鼻大衄候，内容較此爲詳，可以參閱。又文中"大衄"，乃指口鼻一齊出血，甚至眼、耳、口、鼻同時出血，即"乃至發於七竅"之病症。有因血熱妄行，亦有因氣不攝血而致，病情遠較單純鼻衄爲嚴重，亟宜救治，遲則有血脱氣散，陰陽離决之危。

一百三十九、䘌鼻候

䘌鼻之狀，鼻下兩邊赤，發時微有瘡而癢是也。亦名赤鼻，亦名疳鼻。然鼻是肺氣所通，肺候皮毛，其氣不和，風邪客於皮毛，次[1]於血氣。夫邪在血氣，隨虛處而入停之，其停於鼻兩邊，與血氣相摶成瘡者，謂之䘌鼻也。

〔1〕次　舍止也。《楚辭·九歌·湘君》："鳥次兮屋上。"注："次，舍也。"

按語　本病爲發生於鼻孔周圍之一種濕疹，以小兒爲多見。由風熱客於肺經，或經常流涕，刺激鼻及周圍皮膚而引起。症見鼻下兩旁生瘡，赤癢，或連脣生瘡，滲溢浸淫，糜爛爲主，治宜清肺化毒。

一百四十、齆鼻[1]候

肺主氣而通於鼻。而氣爲陽，諸陽之氣，上榮頭面。若氣虛受風冷[2]，風冷客於頭腦，即其氣不和[3]，冷氣停滯，摶於津液，膿涕結聚，即鼻不聞香臭，謂之齆鼻[4]。

〔1〕齆鼻　亦稱"鼻齆"。鼻道不利，發音不清，不聞香臭。

〔2〕氣虛受風冷　宋本、汪本、周本同；《聖惠方》卷八十九治小兒鼻齆諸方作"上焦壅滯"。

〔3〕不和　宋本、汪本、周本同；《聖惠方》作"不通"。

〔4〕鼻　原脱，據本候標題、宋本補。

一百四十一、鼻塞候

肺氣通於鼻。而氣爲陽，諸陽之氣，上榮頭面。其氣不和[1]，受風冷，風冷邪氣入於腦，停滯鼻間，即氣不宣和[2]，結聚不通，故鼻塞也。

〔1〕不和　宋本、汪本、周本同；《聖惠方》卷八十九治小兒鼻塞諸方作"不宣利"。

〔2〕宣和　宋本、汪本、周本同；《聖惠方》作"宣利"，義同。

一百四十二、喉痹候

喉痹，是風毒[1]之氣，客於咽喉之間，與血氣相搏，而結腫塞[2]，飲粥不下，乃成膿血。若毒入心，心即煩悶懊憹，不可堪忍，如此者死。

〔1〕風毒　宋本、汪本、周本同；《聖惠方》卷八十九治小兒喉痹諸方作"風熱"。

〔2〕而結腫塞　宋本、汪本、周本同；《醫心方》卷二十五第六十、《聖惠方》作"而結腫痛，甚者腫塞"，義長可從。

按語　喉痹是小兒病之一個急症，較成人更爲嚴重，本候詳論結腫疼痛，乃成膿血，甚至風毒入心，煩悶致死，應予高度重視。

一百四十三、馬痹[1]候

馬痹與喉痹相似，亦是風熱毒氣客於咽喉頷頰之間，與血氣相搏，結聚腫痛。其狀，從頷下腫連頰，下應喉內痛腫塞，水漿不下，甚者膿潰。毒若攻心，則心煩懊悶至[2]死。

〔1〕馬痹　病名，即馬喉痹。

〔2〕至　宋本同；汪本、周本作"致"，義均可通。

按語　以上兩候，詳論喉痹病甚，則咽喉腫塞，水漿不下，并可形成膿血；若風毒攻心，則煩悶致死。這一論述，既反映小兒病之特點，亦可補本書卷三十喉痹、馬喉痹候之未備。臨牀上，小兒患喉痹，極易變化，若治不及時，常可出現上述險惡之證。文中風毒攻心，即毒入營血之危候。馬痹之證，一般見於急性扁桃體炎、扁桃體周圍膿腫、咽喉膿腫等。

一百四十四、齒不生候

齒是骨之所終，而爲髓之所養也。小兒有稟氣不足者，髓即不能充於齒骨，故齒久不生。

按語 齒不生候，即後世所稱之齒遲。小兒乳齒，約在出生後六至十二個月內生長。如已屆生齒期還未生齒者，即爲齒不生。文中責之小兒稟氣不足，是指小兒先天腎氣不足而言，因腎主骨主髓，齒又爲骨之餘也。

一百四十五、齒痛風齲候

手陽明、足陽明[1]之脈，並入於齒。風氣入其經脈，與血氣相搏，齒即腫痛，膿汁出，謂之風齲。

〔1〕陽明 原作“太陽”，誤，據湖本改。

一百四十六、齒根血出候

手陽明、足陽明[1]之脈，並入於齒。小兒風氣入其經脈，與血相搏，血氣虛熱，即齒根血出也。

〔1〕陽明 原作“太陽”，誤，據湖本改。

一百四十七、數歲不能行候

小兒生，自變蒸至於能語，隨日數血脈骨節備成。其臏骨成，即能行。骨是髓之所養，若稟生[1]血氣不足者，即髓不充強，故其骨不即成，而數歲不能行也。

〔1〕稟生 義猶“稟命”，謂稟受生命。

按語 本候所論，即後世所稱之行遲，屬於小兒五遲之一。其病大多由於先天稟賦不足所致，但亦有後天營養不良，影響發育而致者，臨症應區別對待。

一百四十八、鶴節候

小兒稟生血氣不足，即肌肉不充，肢體柴瘦，骨節皆露，如鶴之腳節也。

一百四十九、頭髮黃候

足少陰爲腎之經，其血氣華於髮。若血氣不足，則不能潤悦於髮，故髮黃也。

一百五十、頭髮不生候

足少陰爲腎之經，其華在髮。小兒有稟性少陰之血氣不足，即髮疏薄不生。亦有因頭瘡而禿落不生者，皆由傷損其氣[1]血，血氣損少，不能榮於髮，故令髮不生[2]也。

〔1〕氣　原無，宋本、汪本、周本同，據《聖惠方》卷八十九治小兒髮不生諸方補。

〔2〕故令髮不生　原無，宋本、汪本、周本同；據上下文義、《聖惠方》補。

一百五十一、惽塞[1]候

人有稟性陰陽不和，而心神惽塞者，亦有因病而精采闇鈍[2]，皆由陰陽之氣不足，致神識不分明。

〔1〕惽塞　病證名。即神識癡呆，不慧了之證。"惽"，《説文》："不憭也"；《廣雅》："癡也。"

〔2〕精采闇（àn暗）鈍　猶言精神狀態愚昧遲鈍。"精采"，神采，精神豐采。《晉書·慕容超載記》："精彩秀發，容止可觀"。"闇鈍"，《雲笈七籤》："衆生暗鈍，直聞聲教，不能解悟。"

按語　惽塞候，近似於小兒癡呆症。文中指出，其成因有二，一爲稟性如此，一爲因病而致，很符臨牀所見，這是實踐經驗之總結，而且在文獻上是首見，宜加重視。

一百五十二、落床損瘀候

血之在身，隨氣而行，常無停積。若因墮落損傷，即血行失度，隨傷損之處即停積，若流入腹内，亦積聚不散，皆成瘀血。凡瘀血在内，顔色萎黄，氣息微喘，濇濇小寒，噏噏[1]微熱，或時損[2]痛也。

〔1〕噏噏　通“翕翕”，發熱貌。《聖惠方》卷九十三治小兒落牀損瘀諸方即作“翕翕”。

〔2〕損　汪本、周本同；《聖惠方》、《永樂大典》卷之一千三百六小兒攧撲損瘀引《巢元方病源》作“刺”，義長可從。

一百五十三、脣青候

小兒臟氣不和，血虚爲冷所乘，即口脣青皅。亦有臟氣熱，脣生瘡，而風冷之氣入，瘡雖瘥，之後血色不復，故令脣青。

一百五十四、無辜病候

小兒面黄髮直，時壯熱，飲食不生肌膚，積經日月，遂致死者，謂之無辜。言天上有鳥，名無辜，晝伏夜游。洗浣小兒衣席，露之經宿，此鳥即飛從上過。而[1]取此衣與小兒著，并席與小兒卧，便令兒著此病。

〔1〕而　同“若”。《經傳釋詞》：“而猶若也。”

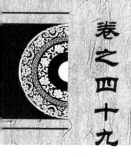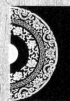

重刊巢氏諸病源候總論卷之四十九

小兒雜病諸候五 凡五十論

一百五十五、丹候

風熱毒氣客於腠理，熱毒搏於血氣，蒸發於外，其皮上熱而赤，如丹之塗，故謂之丹也。若久[1]不瘥，即肌肉爛傷[2]。

〔1〕久　原作"人"，誤，據汪本、周本改。

〔2〕爛傷　本書卷三十一丹候、《聖惠方》卷九十一治小兒一切丹諸方作"壞爛"，《聖惠方》在此下并有"若毒氣入腹，則殺人也"二句。

按語　本候概述丹候之發病機理，而本書卷三十一丹候，則對該病之好發部位、症狀、演變、及其預後等敘述較詳，宜加參閱。

一百五十六、五色丹候

五色丹，發而變改[1]無常，或青、黃、白、黑、赤。此由風毒之熱，有盛有衰，或冷或熱，故發為五色丹也。

〔1〕變改　汪本、周本作"改變"。

按語　所謂丹發五色，實際是丹證過程中病變部位之色澤變化，由於風毒之熱盛衰變化不同，故其丹色亦隨之而異，臨牀可據此推斷病情輕重、病勢進退。如：由紅而深變紫，甚或青黑，提示熱毒轉甚，其病爲進；反之，由青黑紫色轉爲鮮紅淡紅，則熱毒由重減輕，其病爲退。再如：色白多風冷，色赤青黑則熱毒盛等。然亦須四診合參，方不失辨證原則。

一百五十七、赤黑丹候

丹病，本是毒熱折於血氣，蘊蒸色赤，而復有冷氣乘之，冷熱互交，更相積瘀，令色赤黑。

按語 本候所論赤黑丹，乃指丹毒兼夾寒冷者。由內有熱毒，肌膚復爲外寒所鬱，寒熱交互鬱積，使氣血爲之瘀凝而成。這與熱毒極盛，色呈赤黑者有別。

一百五十八、白丹候

丹[1]，初是熱毒挾風，熱搏於血，積蒸發赤也。熱輕而挾風多者，則其色微白也。

〔1〕丹　此下《永樂大典》卷一千三十七白丹引《巢元方病源》有"發"字。

按語 本候與卷三十一白丹候，敘述方面，互有詳略，可滙而觀之。

一百五十九、丹火候

丹火之狀，發赤，如火之燒，須臾熛漿[1]起是也。
〔1〕熛漿　同"瘭漿"，謂瘡部迅速燉起灌漿。

一百六十、天火丹候

丹發竟[1]身體，斑赤如火之燒，故謂之天火丹也。
〔1〕竟　周遍。《漢書·王莽傳上》："恩施下竟同學。"注："師古曰："'竟，周遍也。'"

按語 《聖惠方》卷九十一治小兒天火丹諸方論述較詳，附錄供參："夫小兒丹發，肉中赤如丹。赤色大者如手，劇者遍身赤癢，故號天火丹也。"

一百六十一、伊火丹候

丹發於髈[1]，青黑色，謂之伊火丹也。

[1]髈（bǎng 膀）　此下原衍"骨"字，據周本刪。"髈"，股部。《玉篇》："髈，股也。"《廣韻》："髀，吳人云髈。"

一百六十二、熛火丹候

丹發於臂、背、穀道者，謂之熛火丹也。

按語　本書卷三十一熛火丹候，發病部位無穀道。又，《永樂大典》卷之一千三十七引《顧顒經》謂"伊火丹從兩脇起"，"熛火丹從背甲起"，備參。

一百六十三、骨火丹候

丹發初在臂起，正赤若黑，謂之骨火丹也。

一百六十四、厲火丹候

丹發初從髂下起，皆赤，能移走，謂之厲火丹也。

按語　《嬰童寶鑑》小兒諸丹毒歌謂："厲從額上起根苗。"以備一說。

一百六十五、火丹候

火丹之狀，往往如傷赤著身，而日漸大者，謂之火丹也。

一百六十六、飛火丹候

丹著兩臂及背膝，謂之飛火丹也。

一百六十七、游火丹候

丹發兩臂及背，如火炙者，謂之游火丹也。

一百六十八、殃火丹候

丹發兩脇及腋下、髈上，謂之殃火丹也。

一百六十九、尿竈火丹候

丹發膝上，從兩股起及臍間，走入陰頭，謂之尿竈火丹也。

按語　本書卷三十一尿竈火丹候謂本病"發於胸腹，及臍、連陰頭"，與本候敘症略異，蓋各有重點不同。從本候所敘症狀來看，類似於尿布皮炎。

一百七十、風火丹候

丹，初發肉黑，忽腫起，謂之風火丹也。

一百七十一、暴火丹候

暴火丹之狀，帶黑皅色[1]，謂之暴火丹也。

〔1〕黑皅（bà 杷）色　色黑而不純正。"皅"，顏色不純正。《集韻》："皅，色不真也。"

一百七十二、留火丹候

留火丹之狀，發一日一夜，便成瘡，如棗大，正赤色，謂之留火丹也。

一百七十三、朱田火丹候

丹先發背起，遍身，一日一夜而成瘡，謂之朱田火丹也。

一百七十四、鬱火丹候

丹發從背起，謂之鬱火丹也。

一百七十五、神火丹候

丹發兩髀，不過一日便赤黑，謂之神火丹也。

一百七十六、天竈火丹候

丹發兩髀[1]裹，尻間正赤，流陰頭，赤腫血出，謂之天竈火丹也。

〔1〕髀　本書卷三十一天竈火丹候作"股"，義同。

一百七十七、鬼火丹候

丹發兩臂，赤起如李子，謂之鬼火丹也。

一百七十八、石火丹候

丹發通身，似纈[1]目[2]，突起如細粟大，色青黑，謂之石火丹也。

〔1〕似纈　原無，據本書卷三十一石火丹候補。"纈"，在此喻石火丹發呈花紋狀。

〔2〕目　原作"自"，形近之誤，據本書卷三十一石火丹候改。

一百七十九、野火丹候

丹發赤，斑斑如梅子，竟[1]背腹，謂之野火丹也。

〔1〕竟　《聖惠方》卷九十一治小兒野火丹諸方作"遍"，義同。

一百八十、茱萸火丹候

丹發初從背起，遍身如細纈，謂之茱萸火丹也。

一百八十一、家火丹候

丹初發，著[1]兩腋下，兩髀上，名之曰家火丹也。

〔1〕著　此下《聖惠方》卷九十一治小兒家火丹諸方有"兩頰"二字。

一百八十二、廢竈火丹候

丹發從足趺起，正赤者，謂之廢竈火丹也。

一百八十三、螢火丹候

丹發如灼，在脇下，正赤，初從髂起而長上，痛[1]，是螢火丹也。

〔1〕初從髂起而長上，痛　本書卷三十一螢火丹候作"發於髆至脇"。

一百八十四、赤丹候

此謂丹之純赤色者，則是熱毒搏血氣所爲也。

按語 本書卷三十一赤丹候，與本候名同而症異，可滙而觀之。

又，以上所論諸丹候，爲兒科臨牀常見之證。內容除丹毒外，尚包括部分皮膚鮮紅如丹之其他皮膚炎症。小兒發丹，多先身熱，哭鬧不寧，繼而皮膚發紅，狀如塗丹，由小漸大，游走不定。如起於腹背，向四肢發展者，爲順；反之爲逆。如伴繼發感染者，尚可出現癢痛、潰瘍等症。但本卷丹證，名目雖多，而病機證治，大體相同，均可以清熱解毒，凉血化瘀爲治。又，卷三十一丹毒諸候，與本卷部分內容，互爲詳略，應前後合參。

一百八十五、風瘙隱胗候

小兒因汗解脫衣裳，風入腠理，與血氣相搏，結聚起，相連成隱胗[1]，風氣止在腠理，浮淺，其勢微，故不腫不痛，但成隱胗瘙癢耳。

[1]結聚起，相連成隱胗 《聖惠方》作"結聚相連，遂成癮疹"。

按語 本候類似於蕁麻疹之屬皮膚病，在本書卷二尚有風瘙身體隱軫候、風瘖瘰候等，可以參閱。

一百八十六、卒腹皮青黑候

小兒因汗，腠理則開，而爲風冷所乘，冷搏於血，隨肌肉虛處停之，則血氣沉澀，不能榮其皮膚，而風冷客於腹皮，故青黑。

一百八十七、藍注候

小兒爲風冷乘其血脈，血得冷則結聚成核，其皮肉色如藍，乃經久不歇，世謂之藍注。

按語 卒腹皮青黑和藍注，臨牀少見，從文中所述，卒腹皮青黑，僅是感受風冷，局部皮色出現一時性變異；藍注則能“經久不歇”，沒有提出其他爲害；但需注意，排除其他血脈病變，詳加觀察，殊有必要。

一百八十八、身有赤處候

小兒因汗，爲風邪毒氣[1]所傷，與血氣相搏，熱氣蒸發於外，其肉色赤，而壯熱是也。

〔1〕毒氣　原作“氣毒”，倒文，據汪本、周本移正。

一百八十九、赤遊腫候

小兒有肌肉虛者，爲風毒熱氣所乘，熱毒搏於血氣，則皮膚赤而腫起。其風隨氣行遊不定，故名赤遊腫也。

按語　小兒赤遊腫候，在臨牀是爲急症，本文敍述較簡，本書卷三十一有風毒腫候、毒腫候、毒腫入腹候等，可以互閱。

一百九十、大便不通候

小兒大便不通者，腑臟有熱，乘於大腸故也。脾胃爲水穀之海，水穀之精華，化爲血氣[1]，其糟粕行於大腸。若三焦五臟不調和，熱氣歸於大腸，熱實[2]，故大便燥澀不通也。

〔1〕化爲血氣　此下《聖惠方》卷九十二治小兒大便不通諸方有“潤養身形”一句。

〔2〕熱實　此上《聖惠方》有“大腸既有”四字。

一百九十一、大小便不利候

小兒大小便不利者，腑臟冷熱不調，大小腸有遊氣，氣壅在大小腸，不得宣散，故大小便澀，不流利也。

一百九十二、大小便血候

心主血脈。心臟有熱，熱乘於血，血性得熱，流散妄行，不依常度。其流滲於大小腸者，故大小便血也。

按語　小兒大小便血候，臨牀較少見，但病情較爲特殊，僅僅言及"心臟有熱，熱乘於血"，尚嫌籠統，必須作多方面檢查，確診病情所在，及時處治。

一百九十三、尿血候

血性得寒則凝澀，得熱則流散。而心主於血，小兒心臟有熱，乘於血，血滲於小腸，故尿血也。

一百九十四、痔候

痔有牡痔、牝痔、脈痔、腸痔、血痔、酒痔。皆因勞傷過度，損動血氣所生。小兒未有虛損，而患痔，止是大便有血出，腸內有結熱故也。

按語 此候前後俱爲大小便病，而中間插入痔病，疑爲錯簡。但從文中內容來看，祇是大便出血，爲大腸有結熱所致，不是全論痔病，故列於此。

一百九十五、小便不通利候

小便不通利者，腎與膀胱熱故也。此二經爲表裏，俱主水。水行於小腸，入胞爲小便，熱氣在其臟腑，水氣則澀，故小便不通利也。

一百九十六、大小便數候

脾與胃合。胃爲水穀之海。水穀之精，化爲血氣，以行經脈，其糟粕水液，行之於大小腸。若三焦平和，則五臟調適，虛實冷熱不偏。其脾胃氣弱，大小腸偏虛，下焦偏冷，不能制於水穀者，故令大小便數也。

按語 本候論述小兒大小便數，責之"脾胃氣弱，大小腸偏虛，下焦偏冷"，即脾腎陽氣不足之證。而本書卷十四小便數候，謂"膀胱與腎俱虛，而有客熱乘之"，此下小便數候、妊娠小便數候義同。從此可知，大小便數之病情，有寒有熱，有虛有實，義各不同，臨牀宜辨別論治。

一百九十七、諸淋候

小兒諸淋者，腎與膀胱熱也。膀胱與腎爲表裏，俱主水。水入小腸，下於胞，行於陰[1]，爲小便也。腎氣下通於陰，陰，水液之道路。膀胱，津液之府，膀胱熱，津液內溢，而流於澤[2]，水道不通，水不上不下，停積於胞，腎氣不通於陰，腎熱，其氣則澀，故令水道不利，小便淋瀝，故謂爲淋。其狀，小便出少起數[3]，小腹弦[4]急，痛引臍是也。又有石淋、氣淋、熱淋、血淋、寒淋。諸淋形證，隨名具說於後章[5]，而以一方[6]治之者，故謂諸淋也。

〔1〕陰　在此指前陰。以下兩個"陰"字同。

〔2〕澤　在此指下焦膀胱爲聚水之處。

〔3〕起數　數起小便，即尿頻。

〔4〕弦　原無，據本書卷十四諸淋候補。

〔5〕諸淋形證，隨名具說於後章　《聖惠方》卷九十二治小兒諸淋方作"諸淋形證殊異，主療不同"。"具說"，具體敘述。

〔6〕而以一方　宋本、汪本、周本同；《聖惠方》作"今各以其方"。

按語　本候詳論小兒淋病之病因病機，及其證候變化，以爲兒科淋病之概論。此後尚有石淋等，以及小便數、遺尿候，大體與卷十四淋病諸候相同，但需結合小兒特點，加以分析和處理。

一百九十八、石淋候

石淋者，淋而出石也。腎主水，水結則化爲石，故腎客[1]砂石。腎爲熱所乘，熱則成淋。其狀，小便莖中痛，尿不能卒出，時自[2]痛引小腹[3]。膀胱裏急，砂石從小便道出。甚者水道塞痛，令悶絕。

〔1〕客　原作"容"，形近之誤，據本書卷十四石淋候改。

〔2〕時自　宋本、汪本、周本同；《聖惠方》卷九十二治小兒石淋諸方作"時時小便"。義長。

〔3〕腹　原作"腸"，據本書卷十四改。

一百九十九、氣淋候

氣淋者，腎虛，膀胱受肺之熱氣，氣在膀胱，膀胱則脹。肺主氣，氣爲熱所乘，故流入膀胱。膀胱與腎爲表裏，膀胱熱則氣壅不散，小腹氣滿，水不宣利，故小便澀成淋也。其狀，膀胱小腹滿，尿澀，常有餘瀝是也。亦曰氣癃。

診其少陰脈數者，男子則氣淋也。

按語 本候氣淋之病機，責之於膀胱爲肺之熱氣所乘。這一論點，值得重視。後世用開宣肺氣法，以治小便不通，如"提壺揭蓋"法，其論據蓋源於此。

又，本書卷十四氣淋候，對上述論點，未曾論及，又可補前文之未備。

二百、熱淋候

熱淋者，三焦有熱氣，傳於腎與膀胱，而熱氣流入於胞，而成淋也。

二百一、血淋候

血淋者，是熱淋[1]之甚盛者，則尿血，謂之血淋。心主血，血之行身，通遍經絡，循環腑臟。其熱甚者，血即散失其常經，溢滲入胞，而成血淋矣。

〔1〕淋　原無，據本書卷十四血淋候、《聖惠方》卷九十二治小兒血淋諸方補。

二百二、寒淋候

寒淋者，其病狀，先寒戰，然後尿是也。小兒取冷過度，下焦受之，冷氣入胞，與正氣交爭，寒氣勝則戰寒而成淋[1]，正氣勝則戰寒解，故得小便也。

〔1〕而成淋　原無，文義不完整，據本書卷十四寒淋候補。

二百三、小便數候

小便數者，膀胱與腎俱有客熱乘之故也。腎與膀胱爲表裏，俱主水，腎氣下通於陰。此二經既受客熱，則水行澀，故小便不快而起數也。

按語 本書卷十四小便數候認爲，小便數系膀胱與腎先虛，然後客熱乘之所致，而本候則未言及虛，主要責之“膀胱與腎俱有客熱乘之”，這是小兒小便數，有別於成人之不同處，臨證施治，當有所區別。

二百四、遺尿候

遺尿者，此由膀胱有[1]冷，不能約於水故也。足太陽爲膀胱之經，足少陰爲腎之經，此二經爲表裏。腎主水，腎氣下通於陰。小便者，水液之餘也。膀胱爲津液之腑，既冷，氣衰弱[2]，不能約水，故遺尿也。

〔1〕有 本書卷十四遺尿候作“虛”。

〔2〕既冷，氣衰弱 本書卷十四作“腑既虛冷，陽氣衰弱”，文義較此完整。

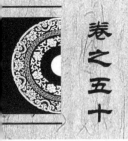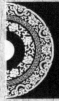

重刊巢氏諸病源候總論卷之五十

小兒雜病諸候六 凡五十一論

二百五、三蟲候

三蟲者，長蟲、赤蟲、蟯蟲也[1]，爲三蟲，猶是九蟲之數也[2]。長蟲，蚘蟲也，長一尺，動則吐清水而心痛，貫心即死。赤蟲，狀如生肉，動則腸鳴。蟯蟲至細微，形如菜蟲也，居胴腸[3]間，多則爲痔，劇則爲癩，因人瘡處，以生諸癰、疽、癬、瘻、痼、疥、䘌蟲，無所不爲。

此既九蟲之內三者，而今則別立名，當以其三種偏發動成病，故謂之三蟲也。

〔1〕也　原錯簡在"爲三蟲"下，據本書卷十八三蟲候移正。

〔2〕爲三蟲，猶是九蟲之數也　雖稱爲三蟲，但仍然包括在九蟲名數之中。"爲"，猶"曰"也。

〔3〕胴（dòng 洞）腸　大腸。

二百六、蚘蟲候

蚘蟲者，九蟲內之一蟲也。長一尺，亦有長五六寸者。或因腑臟虛弱而動，或因食甘肥而動。其發[1]動則腹中痛，發作腫聚[2]，行來[3]上下，痛有休止，亦攻心痛。口喜吐涎及清水，貫傷心者則死。

診其脈，腹中痛，其脈法當沉弱而[4]弦，今反脈洪而大，則是蚘蟲也。

〔1〕發　原無，據本書卷十八蚘蟲候補。

〔2〕腫聚　謂蚘蟲結聚成團。在腹部外形可見腫起。

〔3〕行來　本書卷十八作"去來"，義同。"行"，去也。《左傳·僖公五年》："以其族行"注："行，去也。"

〔4〕弱而　汪本、周本同；《金匱要略》第十九、宋本作一個"若"字。

二百七、蟯蟲候

蟯蟲者，九蟲內之一蟲也。形甚細小，如今之瘑蟲[1]狀。亦因腑臟虛弱而致發動[2]，甚者則成痔、瘻、瘑、疥也。

〔1〕瘑蟲　本書卷十八九蟲候、三蟲候作"菜蟲"，《外臺》卷二十六蟯蟲方、《聖惠方》卷九十二治小兒蟯蟲諸方作"蝸蟲"。

〔2〕動　原無，據本書卷十八蟯蟲候補。

二百八、寸白蟲候

寸白者，九蟲內之一蟲也。長一寸而色白，形小褊。因腑臟虛弱而能發動。或云飲白酒，以[1]桑樹枝貫串牛肉炙食[2]，并食生栗[3]所作。或云食生魚後，即飲[4]乳酪，亦令生之。其發動則損人精氣，腰腳疼弱。

又云：此蟲生長一尺，則令人死也[5]。

〔1〕以　此上原衍"一云"二字，據本書卷十八、宋本、《外臺》卷二十六寸白蟲方刪。

〔2〕食　原脫，據本書卷十八、宋本、《外臺》補。

〔3〕栗　宋本、汪本、周本同；《外臺》作"魚"。

〔4〕飲　原作"食"，於義不恰，據本書卷十八改。

〔5〕此蟲生長一尺，則令人死也　《聖惠方》卷九十二治小兒寸白蟲諸方作"若蟲長一尺，則能害人"。

二百九、脫肛候

脫肛者，肛門脫出也。肛門，大腸之候，小兒患肛門脫出，多因利大[1]腸虚冷，兼用攞氣，故肛門脱出，謂之脱肛也。

〔1〕大　原作"方"，誤，據《醫心方》卷二十五第二十四、正保本改。周本作"久"，亦通。

二百十、病㿗候

㿗者，陰核氣結腫大也。小兒患此者，多因啼怒[1]攞氣不止，動於陰氣，陰氣而[2]擊，結聚不散所成也。

〔1〕怒　汪本、周本作"哭"，《聖惠方》卷九十二治小兒陰㿗諸方作"努"，義長。

〔2〕而　宋本、汪本、周本同；《醫心方》卷二十五第八十二、《聖惠方》作"下"，義長。

二百十一、差㿗[1]候

差㿗者，陰核偏腫大，亦由啼怒[2]攞氣，擊於下所致。其偏腫者，氣偏乘虚而行，故偏結腫也。

〔1〕差㿗　文中指出即是"陰核偏腫大"，《聖惠方》卷九十二作"偏㿗"，詞異義同。"差"，《說文》差字段注："所謂不相值也。"在此猶謂睾丸一大一小，不相當也。"差"，"偏"，又均訓"邪"。《廣雅》："偏、差，衺也。""衺"，爲"邪"、"斜"之古字。猶謂睾丸腫大偏在一邊也。

〔2〕怒　汪本、周本作"哭"，義長。

按語　本候與前病㿗候，均爲㿗病，本候則是單側睾丸腫大下墜，與前候之區別，即在於此。

二百十二、狐臭候

人有血氣不和，腋下有如野狐之氣，謂之狐臭。而此氣能染易著於人。小兒多[1]是乳養之人先有此病，染著小兒。

〔1〕多　《永樂大典》卷一千三十六小兒狐臭引《巢元方病源》作"乃"。

按語　狐臭病是遺傳病，但文中提出，乳養之人，先有此病，小兒飲其乳後，能够染易得病，這個論點，可以研究。

二百十三、四五歲不能語候

人之五臟有五聲，心之聲爲言。小兒四五歲不能言者，由在胎之時，其母卒有驚怖，内動於兒臟，邪氣乘其心，令心氣不和，至四五歲不能言語也。

按語 本候所論即語遲，屬五遲之一種。小兒二、三歲，一般能説簡單之語言，到四、五歲時還不能話語，即爲語遲。其因與先天發育不良，或後天失調有關。文中謂妊婦受驚而影響胎兒，邪氣乘心，令心氣不和，故不能言語，這是屬於先天性因素。言爲心之聲，腎脈繫舌本，小兒先天腎虛，心氣不和，爲形成本病之主要原因。屬於後天者，多爲脾胃虧損，精氣不能上榮所致。

二百十四、氣癭候

氣癭之狀，頸下皮寬，内結突起，膇膇然[1]，亦漸長大，氣結所成也。小兒啼未止，因以乳飲之，令氣息喘逆，不得消散，故結聚成癭也。

〔1〕膇（zhuì 墜）膇然 《聖惠方》卷八十九治小兒癭氣諸方作"疊疊然"。"膇膇然"，腫貌。

按語 本候論述小兒氣癭之病因及症狀，可與本書卷三十一癭候聯繫研究。又，本候論及氣息喘逆，不能消散，致氣機鬱結成癭，這個論點，可補癭候之未備。

二百十五、胸脇滿痛候

看養小兒，有失節度，而爲寒冷所傷，寒氣入腹内，乘虛停積，後因乳哺冷熱不調，觸冒宿寒，與氣相擊不散，在於胸脇之間，故令滿痛也。

二百十六、服湯藥中毒候

小兒有疹患，服湯藥，其腸胃脆嫩，不勝藥氣，便致煩毒也，故謂之中毒。

二百十七、蠷螋毒繞腰痛候

蠷螋蟲，長一寸許，身有毛如毫毛，長五六分，脚多[1]而甚細，多[2]處屋壁之間。云其游走遇人，則尿人影，隨所尿著影處，人身即應之生瘡。世病之者，多著腰。瘡初生之狀，匝匝起，初結痞瘰，小者如黍粟，大者如麻豆，漸染生長濶大，繞腰[3]，生膿汁成瘡也。

〔1〕多　周本作"長"。

〔2〕多　原作"足"，誤，據周本改。

〔3〕腰　此下《聖惠方》有"腹"字。

二百十八、疣目候

人有附皮肉生，與肉色無異，如麥豆大，謂之疣子，即疣目也。亦有三數箇[1]相聚生者。割破裹狀如筋而強，亦微有血，而亦復生[2]，此多由風邪客於皮膚，血氣變化所生。故亦有藥治之瘥者，亦有法術治之瘥者，而多生於手足也。

〔1〕箇　原無，據《聖惠方》卷九十一治小兒疣目諸方補。"箇"，同"個"。

〔2〕而亦復生　"而亦"，原作"面小"，形近之誤，據周本改。又，《聖惠方》作"而續後又生"。

二百十九、頭瘡候

腑臟有熱，熱氣上衝於頭，而復有風濕乘之，濕熱相搏，折於[1]血氣而變生瘡也。

〔1〕於　原無，據《聖惠方》卷九十治小兒頭瘡諸方、周本補。

二百二十、頭多蟲生瘡候

蟲者，按《九蟲論》云：蟯蟲多所變化，亦變爲蟲。而小兒頭櫛沐不時，則蟲生。滋長偏多，嚙頭，遂至生瘡。瘡處蟲聚也，謂之虱瘑。然人體性自有偏多蟲者。

按語 本候指出，“櫛沐不時，則蟲生”，從此可見，當時對衛生習慣與生寄生蟲病之間關係，已有正確之認識。

二百二十一、白禿候

白禿之候，頭上白點班剝[1]，初似癬而上有白皮屑，久則生痂瘕[2]成瘡，遂至遍頭。洗刮除其痂，頭皮瘡孔如篾頭大，裏有膿汁出，不痛而有微痒，時其裏有蟲，甚細微難見。《九蟲論》亦云：是蟯蟲動作而成此瘡，乃至自小及長大不瘥，頭髮禿落。故謂之白禿也。

〔1〕班剝 同“斑剝”。“班”與“斑”同。“斑剝”，即斑駁剝落也。

〔2〕痂瘕（zhā 渣） 謂瘡之痂甲。《廣韻》：“瘕，瘡痂甲也。”

按語 本候對於白禿病狀之描述，較本書卷二十七白禿候詳細而具體，但可互參。又，此下《醫心方》卷二十五第二十五有“治小兒鬼舐頭方”一候，云出《病源》，但今本已佚，附錄供參。“人有風邪在於頭，有偏虛處，那髮落肌肉枯死，或如錢大，或如指大，髮不生，故謂之鬼舐頭。”

二百二十二、頭面身體諸瘡候

腑臟熱甚，熱氣衝發皮膚，而外有風濕折之，與血氣相搏，則生瘡。其狀[1]，初赤起痦瘰，後乃生膿汁，隨瘥隨發。或生身體，或出[2]頭面，或身體頭面皆有也。

〔1〕其狀 原作“甚壯”，形近之誤，據《醫心方》卷二十五第二十七、宋本、湖本改。

〔2〕出 《聖惠方》卷九十治小兒頭面身體生瘡諸方、湖本作“生”。

按語 本候相當於小兒瘡病之總論。其內容可與本書卷三十五頭面身體諸瘡候互參。

二百二十三、惡瘡候

夫人身體生瘡，皆是臟熱衝外，外有風濕相搏所生。而風濕之氣，有挾熱毒者，其瘡則痛癢腫焮，久不瘥，故名惡瘡也。

二百二十四、熛瘡候

小兒爲風熱毒氣所傷，客於皮膚，生熛漿，而潰成瘡，名爲熛瘡也。

二百二十五、瘰癧候

小兒身生熱瘡，必生瘰癧。其狀作結核，在皮肉間，三兩箇相連累也。是風邪搏於血氣，焮結所生也。

按語　本候所論之瘰癧，乃由瘡瘍所引起，俗稱結核，實爲急性淋巴結炎之腫塊，與一般所稱之瘰癧病不同。

二百二十六、惡核候

惡核者，是風熱毒氣與血氣相搏，結成核，生頸邊。又遇風寒所折，遂不消不潰，名爲惡核也。

按語　本候所論惡核，生頸邊，不消不潰，類似於痰核之病。《外科全生集》云："大者惡核，小者痰核。"可參。內容與本書卷三十一惡核腫候有別。

二百二十七、漆瘡候

人無問男女大小，有稟性不耐漆者，見漆及新漆器，便着漆毒，令頭面身體腫起，隱胗色赤，生瘡癢痛是也。

按語　本候所論，即漆性皮炎。本書卷三十五漆瘡候對本病論述頗詳，可聯係研究。

二百二十八、癰瘡候

六腑不和，寒氣客於皮膚，寒搏於血，則壅遏不通，稽留於經絡之間，結腫頭[1]成癰。其狀，腫上皮薄而澤是也。熱氣乘之，熱勝於寒，則肉血腐敗，化爲膿。膿潰之後，其瘡不瘥，故曰癰瘡。

〔1〕頭　宋本、汪本同；周本、《聖惠方》卷九十治小兒癰瘡諸方、周

本作“而”。亦通。

按語 癰腫詳情，均載於本書卷三十二癰候中。而本候所論之癰瘡，係指癰腫潰膿之後，形成慢性潰瘍。

二百二十九、腸癰候

腸癰之狀，小腹[1]微強而痛是也。由寒熱氣搏於腸間，血氣否結所生也。

〔1〕腹 原作“腸”，據本書卷三十三腸癰候改。

按語 本候敍症簡略，當系扼要提示之辭。本書卷三十三腸癰候綜述各家之説，對本病論述甚詳，宜互參之。

二百三十、瘤候

腫結長一寸至二寸，名之爲瘤。亦如癰熱痛，久則膿潰，捻膿血盡便瘥，亦是風寒[1]之氣客於皮膚，血氣壅結所成。凡癰瘤，捻膿血不盡，而瘡口便合，其惡汁在裹，雖瘥，終能更發，變成漏也。

〔1〕寒 宋本、汪本同；周本《聖惠方》、作“熱”，義長。

二百三十一、疽候

五臟不調則生疽，亦是寒[1]客於皮膚，折於血氣，血氣否澀不通，結聚所成。大體與癰相似，所可爲異，其上如牛領之皮而硬是也。癰則浮淺，疽則深也。至於變敗膿潰，重於癰也，傷骨爛筋，遂至於死。

〔1〕寒 此下汪本、周本有“氣”字。

按語 本候論疽，簡明扼要，而本書卷三十二疽候，則敍症詳晰，廣收羅列。兩者繁簡不同，然各有所長，宜加互參。

二百三十二、疽瘡候

此疽瘡者，非癰疽也，是瘑之類，世謂之瘑疽。多發於指節脚脛間，相對生，作細痞瘰子，帀帀而細孔[1]，瘡裹有蟲癢痛，搔之有黄汁出，隨瘥隨發也。

〔1〕帀帀而細孔　本書卷三十五疽瘡候作"帀帀作細孔，如針頭"。"帀帀"，顆顆。"而"，《經傳釋詞》："猶如也。"

按語　本書卷三十五疽瘡候，對此有病因、病理闡述，可參。

二百三十三、瘻候

寒熱邪氣，客於經絡，使血氣否澀。初生作細瘰癧，或如梅李核大，或如葥乾[1]，或圓或長，長[2]者至五六分，不過一寸。或一、或兩三相連，時發寒熱，仍[3]膿血不止，謂之漏也。皆是五臟六腑之氣不和，致血氣不足，而[4]受寒熱邪氣[5]。然瘻者，有鼠瘻、螻蛄瘻、蚯蚓瘻、蠐螬等瘻，以其於當病名處説之也。

〔1〕葥（jiàn箭）乾　"葥"，山莓，一種灌木所結之果實。《爾雅》："葥，山莓。"義疏："四月開白花，結實如覆盆而大。陳藏器所謂懸鈎子者也。""葥乾"，乾燥之山莓。

〔2〕長　原無，宋本、汪本、周本同，據《聖惠方》卷九十治小兒瘻瘡方補。

〔3〕仍　宋本、汪本、周本同；《聖惠方》作"潰"。"仍"，頻仍。《漢書·武帝紀》："今大將軍，仍復克獲"注："仍，頻也。"

〔4〕而　原作"不"，誤，據周本、《聖惠方》改。

〔5〕邪氣　此下《聖惠方》有"所爲也"三字。

按語　本候所述，是瘻候之統論，本書卷三十四有瘻病諸候，可以結合具體論證。

二百三十四、瘑候

瘑者，風濕搏於血氣所成。多著手足節腕間，帀帀然，搔之瘑痛，浸淫生長，呼謂[1]之瘑。以其瘡有細蟲，如瘑蟲故也。

〔1〕呼謂　宋本作"呼爲"，義同。

按語　本病爲發生於手足部之濕疹。本書卷三十五有瘑瘡候、濕瘑瘡候、燥瘑瘡候、久瘑瘡候，敍述病因病機甚詳，對辨證論治頗具指導意義，可參閱。

二百三十五、疥候

疥瘡，多生手足指間，染漸生至於身體，癢有膿汁[1]。按《九蟲論》云：蟯蟲多所變化，亦變作疥。其瘡裏有細蟲，甚難見。小兒多因乳養之人病疥，而染著小兒也。

〔1〕癢有膿汁　宋本、汪本、周本同；《聖惠方》卷九十一治小兒疥瘡諸方作"瘙癢有膿血汁出"。

按語　本書卷三十五疥候，對本病論述較詳，可互參。又，本候"小兒多因乳養之人病疥，而染著小兒也"之說，提示了小兒疥病之發病途徑，并說明疥病有傳染性。

二百三十六、癬候

癬病，由風邪與血氣相搏於皮膚之間不散，變生隱軫[1]。軫上如粟粒大，作匡郭[2]，或邪[3]或圓，浸淫長大，癢痛，搔之有汁，名之爲癬。

小兒面上癬，皮如甲錯起，乾燥，謂之乳癬。言兒飲乳，乳汁漬污兒面，變生此。仍以乳汁洗之便瘥。

〔1〕隱軫　同"隱疹"。
〔2〕匡郭　邊框，喻癬與正常皮膚間有明顯之界限。
〔3〕邪　本書卷三十五癬候作"斜"，義同。

按語　本候論小兒乳癬，有別於成人之癬病。嬰兒乳癬，後世又稱"奶癬"、"胎癬瘡"、"嬰兒濕瘡"。多發於頭面部，重者亦可延及軀幹、四肢。《醫宗金鑑》有胎癬瘡，對本病論述頗詳，附錄部份內容備參："此證生嬰兒頭頂，或生眉端，名爲奶癬，癢起白屑，形如癬疥，由胎中血熱，落草受風纏綿，此系乾癬；有誤用湯洗，皮膚起粟，瘙癢無度，黃水浸淫，延及遍身，即成濕癬。"

二百三十七、赤疵候

小兒有血氣不和，肌肉變生赤色，染漸長大無定，或如錢大，或闊三數寸是也。

按語 赤疵爲嬰幼兒多見病，本書卷三十一亦有赤疵候，內容較此爲詳，可互參。

二百三十八、臍瘡候

臍瘡，由初生斷臍，洗浴不即拭燥，濕氣在臍中，因解脫遇風，風濕相搏，故臍瘡久不瘥也。臍瘡不瘥，風氣入傷經脈，則變爲癇也。

按語 本候所論，內容有二：一爲小兒初生，斷臍手術不潔，風濕相搏，致成臍瘡，相當於新生兒臍部感染。二爲新生兒臍瘡不瘥，風氣入傷經脈轉變成癇，相當於新生兒破傷風。這些論述，實爲新生兒斷臍，護理不當較早之史料記載。

二百三十九、蟲胞候

小兒初生，頭即患瘡，乃至遍身，其瘡有蟲，故因名蟲胞也。

二百四十、口瘡候

小兒口瘡，由血氣盛，兼將養過溫，心有客熱[1]，熏上焦，令口生瘡也。

〔1〕熱　此下《醫心方》卷二十五第四十六重一"熱"字，連下句讀。

按語 小兒口瘡，責之血氣盛，兼將養過溫，以致心有客熱，熱熏上焦而致病，確爲臨牀所常見，亦是養護小兒應該吸取之教訓。本書卷三十口舌瘡候幷有熱乘心脾之說，可參。

二百四十一、鵝口候

小兒初生，口裏白屑起，乃至舌上生瘡，如鵝[1]口裏，世謂之鵝口。此由在胎時，受穀氣盛，心脾熱氣熏發於口故也。

〔1〕鵝　此下宋本有"之"字。

按語 鵝口，即鵝口瘡，亦名雪口。由心脾兩經胎熱上攻，致滿口皆生白斑雪片，甚則咽間疊疊腫起，致難乳哺。治宜清解胎毒。

二百四十二、燕口生瘡候

此由脾胃有客熱，熱氣熏發於口，兩吻生瘡。其瘡白色，如燕子之吻，故名爲燕口瘡也。

按語　燕口瘡，系指口角生瘡乾裂。常爲乾瘡，生於口角，其瘡白色，開口則燥痛異常，遇風則裂，並微有清血，多爲脾胃有客熱所致。本書卷三十載有口吻瘡，其瘡"恒濕爛有汁，世謂之肥瘡，亦名燕口瘡。"但與此有別，一乾一濕，病名雖同，而具體症狀不盡同。匯而研究，則更臻全面。

二百四十三、口下黃肥瘡候

小兒有涎唾多者，其汁流溢，浸漬於頤，生瘡，黃汁出，浸淫肥爛。挾熱者，瘡汁則多也。

二百四十四、舌上瘡候

心候於舌。若心臟有熱，則舌上生瘡也。

二百四十五、舌腫候

心候舌，脾之絡脈出舌下。心脾俱熱，氣發於口，故舌腫也。

按語　小兒舌上生瘡與舌腫兩候，其病機雖均爲臟熱熏發於口舌所致。但前者僅責之心臟有熱，後者則責之心脾有熱，在病情證候上均有所區別。又，本書卷三十載有口舌瘡候，舌腫強候，論述較詳，可以參閱。

二百四十六、嚛候

小兒初生，口裏忽結聚，生於舌上，如黍粟大，令兒不能取乳，名之曰嚛。此由在胎時，熱入兒臟，心氣偏受熱故也[1]。

〔1〕心氣偏受熱故也　宋本、汪本、周本同；《聖惠方》作"心脾偏受

於熱，故令口噤者也"。

二百四十七、凍爛瘡候

小兒冬月，爲寒氣傷於肌膚，搏於血氣，血氣壅澀[1]，因即生瘡。其瘡亦焮腫而難瘥，乃至皮肉爛，謂之爲凍爛瘡也。

〔1〕澀　宋本同；汪本、周本作"滯"，義同。"澀"，滯也。張籍《謝裴司空寄馬詩》："乍離華廄移蹄澀"。

二百四十八、金瘡候

小兒爲金刃所傷，謂之金瘡。若傷於經脈，則血出不止，乃至悶頓[1]；若傷於諸臟俞募，亦不可治；自餘[2]腹破腸出，頭碎腦露，並亦難治；其傷於肌肉[3]，淺則成瘡，終不慮死。而金瘡得風，則變痙。

〔1〕悶頓　煩悶困頓。

〔2〕自餘　猶言其餘；以外；此外。《三國志·魏書·高祖紀》："自餘文章，百有餘篇。"

〔3〕肉　宋本、汪本同；周本作"膚"。

按語　本候似爲金瘡概論，敍症頗詳，從診斷及預後，多有論及。較之本書卷三十六金瘡初傷候，又互有詳略，并有得風變痙之論，兩候參合研究，認識則更全面。

又，"金瘡得風，則變痙"，指出創口受外邪侵染，可導致破傷風。此論證之臨牀，確爲經驗之總結。本書卷三十六有金瘡中風痙候，亦可參閱。

二百四十九、卒驚瘡候

此由金瘡未瘥，忽爲外物所觸，及大啼呼，謂爲驚瘡也。凡瘡驚，則更血出也。

按語　金瘡雖爲外傷科疾病，但亦可因情志內傷而加重，體現着祖國醫學之整體觀念。同時，亦可理解，外傷臨牀，必須加強情志方面之護理。

二百五十、月食瘡候

小兒耳鼻口間生瘡，世謂之月食瘡，隨月生死[1]，因以爲名也。世云小兒見月初生，以手指指之，則令耳下生瘡，故呼爲月食瘡也。

〔1〕隨月生死　謂此瘡隨月盛衰，月初則盛，月末則衰。

二百五十一、耳瘡候

瘡生於小兒兩耳，時瘥時發，亦有膿汁。此是風濕搏於血氣所生，世亦呼之爲月食瘡也。

按語　月食瘡，其義有二。一指發病部位比較廣泛，生於兩耳及鼻面間，并下部諸孔竅側，隨月盛衰；一爲專指耳下生瘡，爛痛有膿汁，時瘥時發者。本書卷三十五對月食瘡有較詳論述，可以互參。

二百五十二、浸淫瘡候

小兒五臟有熱，熏發皮膚，外爲風濕所折，濕熱相搏身體。其瘡初出甚小，後有膿汁，浸淫漸大，故謂之浸淫瘡也。

按語　浸淫瘡，是一種瘙癢性濕瘡。出《金匱要略》。此瘡初起，形如粟米，瘙癢不止，搔破流黃水，浸淫成片，甚者身熱，以其漸漸增長，故名浸淫。本書卷三十五有浸淫瘡候，內容較此爲詳，可參閱。

二百五十三、王灼惡瘡候_{王，音旺。}

腑臟有熱，熱熏皮膚，外爲濕氣所乘，則變生瘡。其熱偏盛者，其瘡發勢亦成。初生如麻子，須臾王大，汁流潰爛，如湯火所灼，故名王灼瘡。

按語　本病類似於後世所稱之膿疱瘡，於小兒爲多見。本書卷三十五王爛瘡候，所述症狀較此爲詳，可以參閱。

二百五十四、疳濕瘡候

疳濕之病，多因久利，脾胃虛弱，腸胃之間蟲動，侵蝕五臟，使人心煩懊悶。其上蝕者，則口鼻齒齗[1]生瘡；其下蝕者，則肛門傷爛，皆難治。或因久利，或因臟熱，嗜眠，或好食甘美之食，並令蟲動，致生此病也。

〔1〕齗　原作"齗"，形近之誤，據周本改。"齗"，同"齦"。

按語　本病類似於蟨病，可與本書卷八傷寒濕蟨候、卷九時氣蟨候、熱病蟨候互參。

二百五十五、陰腫成瘡候

小兒[1]下焦熱，熱氣衝陰，陰頭忽腫合[2]，不得小便，乃至生瘡。俗云尿灰火所爲也。

〔1〕小兒　宋本、汪本同；周本作"陰腫"。

〔2〕合　宋本、汪本、周本同；《醫心方》卷二十五第七十七作"令"，連下句讀，義長。

按語　本候暑天較多見，嬰幼兒包皮內積垢未除者，每易致之。內治宜清熱利尿，佐以外治，則見效更捷。

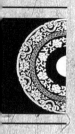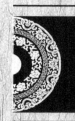

《諸病源候論》校注引用參考書目
（主要部分）

黃帝內經素問　〔素問〕　（簡稱、下同）唐·王冰次注　人民衛生出版社　一九七九年第一版

靈樞經　人民衛生出版社據明·趙府居敬堂刊本影印　一九八四年第一版

鍼灸甲乙經　〔甲乙經〕　晉·皇甫謐撰　商務印書館據明刻本排印　一九五五年第一版

鍼灸甲乙經　〔甲乙經〕　晉·皇甫謐撰　人民衛生出版社據明刻《醫統正脈》本縮印一九八四年第二版

黃帝內經太素　〔太素〕　隋·楊上善撰　人民衛生出版社　一九六五年第一版

內經知要　明·李念莪輯注　人民衛生出版社　一九五八年第一版

黃帝內經素問運氣七篇講解　方药中　許家松編著　人民卫生出版社一九八四年第一版

黃帝內經素問語釋　周鳳梧　張灿玾編著　山東科學技術出版社　一九八五年第一版

黃帝內經靈樞譯釋　南京中醫學院中醫系編著　上海科學技術出版社一九八六年第一版

勿聽子俗解八十一難經　明·熊宗立解　中醫古籍出版社據日本翻刻明·成化八年鰲峰熊氏中和堂本影印　一九八三年第一版

注解傷寒論　宋·成無己注　人民衛生出版社據明·趙開美本影印一九五六年第一版

注解傷寒論　宋·成無己注　商務印書館據涵芬樓影印本排印　一九

五五年第一版

金匱要略方論　〔金匱要略〕　漢·張機著　人民衛生出版社據明·趙開美本影印一九五六年第一版

金匱要略方論　〔金匱要略〕　漢·張機著　晉·王叔和集　人民衛生出版社據商務印書館一九五五年版排印　一九六三年第一版

金匱玉函經　漢·張機著　人民衛生出版社據本衙藏板影印　一九五五年第一版

傷寒論　（宋本新輯）重慶市中醫學會編注　重慶市人民出版社　一九五五年第一版

傷寒論釋義　江蘇省中醫學校傷寒教研室撰　江蘇人民出版社　一九五八年第一版

宋本傷寒論校註　朱估武校著　湖南科學技術出版社　一九八二年第一版

脈經　晉·王叔和撰　商務印書館　一九四零年初版

脈經校釋　福州市人民醫院　人民衛生出版社　一九八四年第一版

華氏中藏經　〔中藏經〕　清·孫星衍校　商務印書館　一九五六年第一版

劉涓子鬼遺方　晉·劉涓子撰　于文忠點校　人民衛生出版社據宋刻五卷本影印一九八六年第一版

肘後備急方　晉·葛洪撰　人民衛生出版社據明·萬歷本影印　一九八二年第一版

群書校補·諸病源候論　清·陸心源輯　光緒刊本

諸病源候論校釋　南京中醫學院　人民衛生出版社　一九八零年第一版

名醫別録　梁·陶弘景集　尚志鈞輯校　人民卫生出版社　一九八六年第一版

備急千金要方　〔千金要方〕　唐·孫思邈著　人民衛生出版社據北宋本影印　一九八二年第一版

千金翼方　唐·孫思邈著　人民衛生出版社據梅溪書院本影印　一九五五年第一版

外臺秘要　〔外臺〕　唐·王燾著　人民衛生出版社據經余居刊本影印　一九八二年第一版

太平聖惠方　〔聖惠方〕　宋·王懷隱等編　人民衛生出版社　一九

八二年第一版

類證活人書　宋·朱肱撰　商務印書館據醫統本與徐校本校勘重印
一九五五年第一版

傷寒六書纂要辨疑　明·童養學纂輯　崇正五年刻本　中醫古籍出版
社　一九八四年第一版

聖濟總錄　宋·趙佶編　人民衛生出版社排印一九八二年第一版

校注婦人良方　宋·陳自明著　明·薛己校注　上海衛生出版社　一
九五六年新一版

小兒藥證直訣　宋·錢乙著　江蘇科學技術出版社　一九八三年第
一版

儒門事親　金·張子和著　上海衛生出版社據睡鶴堂本重校排印　一
九五八年新一版

飲膳正要　元·忽思慧著　人民衛生出版社　一九八六年第一版

醫方類聚　朝鮮·金禮蒙等編輯　浙江省中醫研究所湖州中醫院校
人民衛生出版社　一九八二年第一版

簡明醫彀　明·孫志宏撰　人民衛生出版社　一九八四年第一版

類經　明·張介賓著　人民衛生出版社據金閶童涌泉本點校排印　一
九八五年第一版

類經圖翼　明·張介賓著　人民衛生出版社據金閶童涌泉刊本排印
一九八五年第一版

本草綱目　明·李時珍著　劉衡如校　人民衛生出版社　一九八五年
第一版

劉純醫學全集　明·劉純著　史常永等點校　人民衛生出版社　一九
八六年第一版

證治準繩　明·王肯堂輯　上海科學技術出版社據萬曆初刻本縮印
一九五九年

新一版普濟方　明·朱橚等編　人民衛生出版社排印　一九八二年第
一版

永樂大典·醫藥集　人民衛生出版社　一九八七年新版

醫學綱目　明·樓英撰　人民衛生出版社　一九八七年第一版

外科正宗　明·陳實功著　人民衛生出版社影印　一九五八年第一版

醫宗金鑑　清·吳謙等編　人民衛生出版社據乾隆七年武英殿刊本排
印　一九八五年第二版

《諸病源候論》校注引用參考書目（主要部分）

内功圖説　清·王祖源編　人民衛生出版社影印　一九五六年第一版

中國醫籍考　日·丹波元胤編　人民衛生出版社排印　一九八三年第二版

外科證治全生集　清·王維德著　人民衛生出版社影印　一九五六年第一版

醫心方　日·丹波康賴撰　人民衛生出版社據淺倉屋藏板影印　一九五五年第一版

中國醫學大辭典　謝觀編纂　商務印書館　一九五八年第一版

二十六史醫家傳記新注　楊士孝注　遼寧大學出版社　一九八六年第一版

氣功療法實踐　劉貴珍著　河北人民出版社　一九五七年第一版

十三經註疏　中華書局據世界書局縮印阮刻本影印　一九八零年第一版

十三經索引　葉紹鈞編　中華書局　一九八三年第一版

春秋左傳註　楊伯峻注　中華書局　一九八一年第一版

左傳譯文　沈玉成譯　中華書局　一九八一年第一版

史記　漢·司馬遷撰　中華書局　一九五九年第一版

漢書　漢·班固撰　唐·顏師古註　中華書局點校排印　一九六二年第一版

後漢書　南朝·范曄撰　唐·李賢等註　宋雲彬點校　中華書局　一九六五年第一版

三國志　晉·陳壽撰　宋·裴松之註　陳乃乾點校　中華書局　一九七四年第一版

晉書　唐·房玄齡等撰　吳則虞等點校　中華書局　一九七四年第一版

隋書　唐·魏徵等撰　汪紹楹點校　中華書局　一九七三年第一版

宋史　元·脱脱等撰　中華書局點校排印　一九七七年第一版

戰國策集注彙考　諸祖耿撰　江蘇古籍出版社　一九八五年第一版

道藏源流攷　陳國符著　中華書局　一九六三年第一版

中國歷史大事年表　沈起煒撰　上海辭書出版社　一九八三年第一版

中國歷史年表　河南省博物館編輯組　河南人民出版社　一九八零年第一版

中國音韻學史　張世禄撰　上海書店據商務印書館版重印

勵耘書屋叢刻　陳垣著　北京師範大學出版社據勵耘書屋本影印　一九八四年第一版

百子全書　浙江人民出版社據掃葉山房本影印　一九八四年第一版

諸子集成　中華書局據世界書局原版重印　一九五四年第一版

山海經校注　袁珂校注　上海古籍出版社　一九八零年第一版

無能子校注　王明校注　中華書局　一九八一年第一版

公孫龍子研究　龐樸著　中華書局　一九七九年第一版

藝文類聚　唐·歐陽詢撰　汪紹楹校　上海古籍出版社　一九八二年新一版

文選　梁·蕭統編　唐·李善注　李培南等點校　上海古籍出版社一九八六年第一版

世說新語　南朝·劉義慶撰　上海古籍出版社　一九八二年第一版

爾雅義疏　清·郝懿行撰　上海古籍出版社據同治四年家刻本影印一九八三年第一版

爾雅音訓　黄侃箋識　黄焯編次　上海古籍出版社　一九八三年第一版

廣雅疏證　清·王念孫撰　上海古籍出版社據清·嘉慶本影印　一九八三年第一版

釋名疏證補　清·王先謙撰集　上海古籍出版社據清·光緒二十二年王刻本影印　一九八三年第一版

說文解字註　漢·許慎著　清·段玉裁注　上海古籍出版社據經韻樓藏版縮印　一九八一年第一版

說文通訓定聲　清·朱駿聲編著　武漢市古籍書店據道光臨嘯閣本影印　一九八三年第一版

說文釋例　清·王筠撰　北京中國書店據世界書局本影印　一九八三年第一版

說文句讀　清·王筠撰　北京中國書店據尊經書局刊本影印　一九八三年第一版

經典釋文　唐·陸德明撰　上海古籍出版社據宋刻本影印　一九八四年第一版

正續一切經音義　唐·釋慧琳　遼·釋希麟撰　上海古籍出版社據日本獅谷本影印　一九八六年第一版

類篇　宋·司馬光撰　中華書局據光緒丙子本影印　一九八三年第

一版

廣韻　宋·陳彭年撰　上海古籍出版社據宋·黃三八郎書鋪本影印　一九八三年第一版

集韻　宋·丁度著　北京中國書店據楊州使院重刻本影印　一九八三年第一版

玉篇　宋·陳彭年等編　北京市中國書店據張氏澤存堂本影印　一九八三年第一版

龍龕手鏡　遼·釋行均編　中華書局據高麗本影印

四庫全書簡明目錄　清·永瑢等著，上海古籍出版社　一九八五年重印版

香草校書　清·于鬯著　中華書局點校　一九八四年第一版

續香草校書　清·于鬯著　中華書局點校　一九六三年第一版

經傳釋詞　清·王引之撰　江蘇古籍出版社據道光七年本影印　一九八五年第一版

經傳釋詞　清·王引之撰　湖南師範學院中文系古漢語教研室點校　岳麓出版社　一九八四年第一版

經詞衍釋　清·吳冒瑩著　中華書局　一九五六年第一版

方言箋疏　清·錢繹撰集　上海古籍出版社據清·光緒本影印　一九八四年第一版

古韻標準　清·江永撰　中華書局據清·咸豐本影印　一九八二年第一版

經義述聞　清·王引之撰　江蘇古籍出版社據道光本影印　一九八五年第一版

字詁義府合按　清·黃生撰　包殿淑點校　中華書局　一九八四年第一版

經籍籑詁　清·阮元撰集　中華書局據阮氏原刻本影印　一九八二年第一版

隸辨　清·顧藹吉撰　中華書局據項絪玉淵堂刊本影印　一九八五年第一版

康熙字典　中華書局編輯部據同文書局影印本影印　一九六二年第一版

中文大辭典　林尹高明主編　臺灣中國文化研究所　一九六八年版

中華大字典　中華書局據一九三五年本縮印　一九七八年第一版

經典釋文彙校　黃焯撰　中華書局　一九八零年第一版

廣韻校錄　黃侃箋識　黃焯編次　上海古籍出版社　一九八五年第一版

説文箋識四種　黃侃箋識　黃焯編次　上海古籍出版社　一九八三年第一版

廣釋詞　徐仁甫編著　冉友橋校訂　四川人民出版社　一九八一年第一版

古漢語虛詞手册　韓崢嶸撰　吉林人民出版社　一九八四年第一版

同源字典　王力著　商務印書館　一九八二年第一版

辭源　辭源修訂組　商務印書館　一九七九年第一版

辭海（縮印本）　辭海編輯委員會　上海辭書出版社　一九八零年第一版

碑別字新編　秦公輯　文物出版社　一九八五年第一版

通假字小字典　夏劍欽　夏炳臣撰　湖南人民出版社　一九八六年第一版

詩經詞典　向熹撰　四川人民出版社　一九八六年第一版

俗語典　胡樸安等編　上海書店據一九二二年廣益書局原版影印　一九八三年第一版

文言复式虛詞　楚永安編　中國人民大學出版社　一九八六年第一版

常用漢字詳解字典　孫雲鶴編　福建人民出版社　一九八六年第一版

實用漢字字典　上海辭書出版社　一九八五年第一版

聯綿字典　符定一撰　中華書局　一九五四年第二版

辭通　朱起鳳編　上海古籍出版社　一九八二年第一版

宋元語言詞典　龍潛庵編著　上海辭書出版社　一九八五年第一版

宗教詞典　任繼愈主編　上海辭書出版社　一九八一年第一版

古今典籍聚散考　陳登源著　上海書店據商務印書館一九三六年版复印　一九八三年第一版

古代漢語虛詞通釋　何樂士等著　北京出版社　一九八五年第一版

古書虛詞集釋　裴學海著　中華書局　一九五四年第一版

古書句讀釋例　楊樹達著　中華書局　一九五四年第一版

古書疑義舉例五種　俞樾等著　中華書局　一九五六年第一版

古書校讀法　胡樸安著　楊應芹點　江蘇古籍出版社　一九八五年第一版

《諸病源候論》校注引用參考書目（主要部分）

目錄學概論　武漢大學、北京大學編寫組　中華書局　一九八二年第一版

訓詁學　楊端志著　殷煥先校訂　山東文藝出版社　一九八五年第一版

古代氣功治病法　趙邦柱主編　貴陽中醫學院學報叢刊　一九八七年第五集

嬰童百問　明·魯伯嗣著　上海書店據明·嘉靖刻本影印　一九八五年第一版

養性延命錄　《雲笈七籤》正統道藏本

攝養枕中方　《雲笈七籤》正統道藏本

寧先生導引養生方　《雲笈七籤》正統道藏本

彭祖導引法　《雲笈七籤》正統道藏本

王子喬導引法　《雲笈七籤》正統道藏本

秘要訣法　《雲笈七籤》正統道藏本

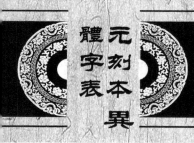

元刻本異體字表

正字	異字	首見篇候	異字類別	備　考
卹	卹	宋序	譌	《正字通》
迺	廼	宋序	俗	《正字通》
勑	勅	書題	或	《集韻》
總	縂	書題	或	《正字通》
博	愽	書題	俗	《正字通》
醫	醫	一、一	碑	褚遂良
鄉	鄊	一、一	簡	孔子廟堂碑
膚	膚	一、一	碑	李邕
泄	泄	一、一	俗	《正字通》
焉	焉	一、一	俗	《宋元以來俗字譜》
焉	焉	四、七十五	碑	趙孟頫
屑	肙	一、一	碑	王羲之
壯	壯	一、一	俗	《正字通》
壞	壞	一、一	碑	蘇軾
亭	亭	一、一	俗	《正字通》
繞	繞	一、一	碑	趙孟頫

正字	異字	首見篇候	異字類別	備　考
兩	兩	一、一	碑	周公禮殿記
兩	两	三、一（二）	俗	《中華大字典》
微	微	一、一	碑	功勳銘
微	微	三、二十六	碑	房山華嚴經
黑	黒	一、一	或	《類篇》
傷	傷	一、一	碑	魏鄭道忠墓誌
數	數	一、一	俗	《宋元以來俗字譜》
數	数	三、一	略	《宋元以來俗字譜》
脾	脾	一、一	碑	蟄道人
滿	滿	一、一	俗	《正字通》
鹹	鹹	一、一	不詳	
鬢	髻	一、一	碑	蘇軾
土	圡	一、一	俗	《正字通》
鼻	皐	一、一	部首字	《龍龕手鏡》
鼻	鼻	一、二	不詳	
邊	邉	一、一	碑	孔令則碑
尋	尋	一、一	碑	王羲之
臟	臓	一、二	不詳	
滑	滑	一、一	碑	趙孟頫
裹	裏	一、二	碑	李邕
直	直	一、二	碑	魏穆亮墓誌
陰	隂	一、二	或	《玉篇》
頷	頷	一、三	不詳	
陽	陽	一、三	碑	功勳銘

正字	異字	首見篇候	異字類別	備　考
皆	皆	一、三	碑	史晨後碑
候	候	一、三	碑	孔子廟堂碑
會	會	一、五	俗	《正字通》
醉	醉	一、五	碑	魏大饗碑
南	南	一、六	碑	唐八關齊會報德記
熱	熱	一、六	碑	史晨奏銘
熱	熱	一、六	碑	王羲之
搏	搏	一、六	碑	景賢大師塔記
偏	偏	一、六	碑	米芾
寬	寬	一、六	俗	《正字通》
久	久	一、六	譌	《正字通》
俱	俱	一、十	碑	郙閣頌
亂	乿	一、十一	碑	歐陽詢
卽	即	一、十二	俗	《正字通》
澀	澁	一、十三	或	《正字通》
澀	澁	三、一	或	《玉篇》
溫	温	一、十三	俗	《字彙》
潤	潤	一、十三	碑	柳公權
初	初	一、十三	碑	蘇軾
損	損	一、十三	碑	趙孟頫
沉	沈	一、十三	碑	王鐸
歲	歲	一、十三	碑	符璘碑
憂	憂	一、十三	碑	皇甫誕碑
憂	憂	一、十三	碑	漢衡方碑

正字	異字	首見篇候	異字類別	備　考
憂	憂	三、一	碑	史晨奏銘
補	補	一、十三	碑	昭陵陀羅凡碑
湯	湯	一、十三	碑	王羲之
倚	倚	一、十三	碑	周公禮殿記
壁	壁	一、十三	俗	《正字通》
痹	痹	一、十三	碑	趙孟頫
達	達	一、十三	碑	玄秘塔碑
欹	欹	一、十三	碑	孔廟碑
迴	廻	一、十三	俗	《篇海》
迴	廻	三、三十七	或	《正字通》
關	関	一、十四	俗	《正字通》
關	闗	二、三十	碑	《正字通》
髀	髀	一、十四	不詳	
卻	却	一、十四	俗	《廣韻》
膝	膝	三、一（二）	碑	蔡襄
膝	膝	一、十四	俗	《正字通》
膝	膝	二、四十二	不詳	
膝	膝	三、三十七	碑	張即之
拜	拜	一、十四	碑	弔比干文
捺	捺	一、十四	不詳	
禀	禀	一、十五	碑	孔子廟堂碑
蹢	蹢	一、十五	不詳	
具	具	一、十五	碑	李思訓碑
振	振	一、十五	碑	王羲之

正字	異字	首見篇候	異字類別	備　考
猶	猶	一、十五	碑	李邕
枕	枕	一、十五	碑	懷素
高	髙	一、十五	俗	《韻會》
舒	舒	一、十五	碑	趙孟頫
拇	拇	一、十五	碑	道興造像
念	念	一、十五	碑	顏真卿
醴	醴	一、十五	碑	魏公卿上尊號奏
略	畧	一、十五	或	《集韻》
吐	吐	一、十五	俗	《正字通》
每	每	一、十五	簡	《中文大辭典》
送	送	一、十五	不詳	
增	增	一、十五	碑	王羲之
輒	輙	一、十五	俗	《正字通》
曉	曉	一、十五	俗	《宋元以來俗字譜》
真	真	一、十六	碑	廣黃葉和尚碑
停	停	一、十七	俗	《正字通》
滯	滯	一、十七	碑	魏受禪表
惡	惡	一、十七	碑	房山佛經
虛	虛	一、十九	碑	周公禮殿記
虛	虗	三、一	或	《正字通》
勢	勢	一、十九	碑	趙孟頫
癢	痒	一、十九	或	《集韻》
腦	腦	一、十九	碑	蘇軾
易	易	一、十九	碑	成陽靈臺碑

正字	異字	首見篇候	異字類別	備　考
騨	騨	一、二十	不詳	
曳	曵	一、二十	俗	《正字通》
搔	搔	一、二十一	碑	趙孟頫
隔	隔	一、二十一	碑	隋姜明墓誌
酸	酸	一、二十二	碑	費鳳碑
值	値	一、二十三	不詳	
過	過	一、二十三	碑	米芾
番	畨	一、二十三	俗	《宋元以來俗字譜》
厚	厚	一、二十四	碑	柳公權
暴	暴	一、二十四	碑	趙孟頫
嘔	嘔	一、二十四	碑	王鐸
骨	骨	一、二十四	碑	趙孟頫
脫	脫	一、二十四	碑	殷阮碑陰
傅	傅	一、二十四	碑	史晨奏銘
置	置	一、二十四	碑	顏真卿
翻	翻	一、二十四	碑	趙孟頫
據	攄	一、二十四	碑	趙孟頫
辰	辰	一、二十四	碑	司馬元興墓誌
挪	挼	一、二十四	俗	《正字通》
舍	舍	一、二十六	碑	王羲之
恐	恐	一、二十七	碑	王羲之
將	將	一、二十八	碑	唐王訓墓誌
衆	袌	一、二十八	碑	多寶塔碑
被	被	一、二十九	碑	魏比丘尼統慈慶墓誌

正字	異字	首見篇候	異字類別	備　考
酒	酒	二、三十	碑	孔子廟堂碑
肉	宍	二、三十一	碑	米芾
切	切	二、三十二	俗	《正字通》
爭	争	二、三十二	碑	王羲之
魂	䰟	二、三十三	碑	孔耽神祠碑
魂	䰟	二、四十五	俗	《正字通》
魄	䰾	二、三十三	碑	李翊夫人碑
淫	潘	二、三十四	碑	王羲之
徧	徧	二、三十四	碑	白石神君碑
回	囬	二、三十六	俗	《正字通》
蹲	蹲	二、三十六	碑	蘇軾
叉	义	二、三十六	碑	張即之
適	適	二、三十六	碑	武榮碑
肚	肚	二、三十六	俗	《正字通》
宿	宿	二、三十六	碑	王羲之
腕	腕	二、三十六	碑	王羲之
對	對	二、三十六	碑	褚遂良
穩	穩	二、三十六	俗	《正字通》
雙	雙	二、三十六	碑	米友仁
齊	齊	二、三十六	碑	顏真卿
髀	髀	二、三十六	或	《字彙》
還	還	二、三十六	碑	王羲之
趾	指	二、三十六	或	《説文》王注
膿	膿	二、三十七	碑	王獻之

正字	異字	首見篇候	異字類別	備　考
悗	悗	二、三十八	碑	王仁求碑
暢	暢	二、四十一	碑	王羲之
醋	醋	二、四十一	碑	蟄道人
頤	顄	二、四十一	俗	《正字通》
轤	轤	二、四十二	碑	蟄道人
繩	繩	二、四十二	碑	黃庭堅
縮	縮	二、四十二	碑	王羲之
墻	墻	二、四十三	碑	趙孟頫
臍	臍	二、四十四	碑	蟄道人
高	高	二、四十五	碑	王羲之
鬼	鬼	二、四十七	碑	周公禮殿記
歌	歌	二、四十七	碑	趙孟頫
社	社	二、四十七	俗	《正字通》
莊	莊	二、四十七	碑	米芾
觀	觀	二、四十七	碑	蘇軾
含	含	二、四十七	不詳	
含	含	三、十四	不詳	
熟	熟	二、四十七	碑	王獻之
際	際	二、四十七	碑	王羲之
曾	曽	二、四十七	碑	唐般若波羅蜜多心經
禍	禍	二、四十七	碑	皇甫誕碑
丹	丹	二、四十七	不詳	
魅	魅	二、四十八	碑	趙孟頫
衛	衛	二、四十九	碑	咸陽靈臺碑

正字	異字	首見篇候	異字類別	備　考
瓦	尾	二、四十九	碑	蘇軾
敖	敖	二、四十九	不詳	
兌	兊	二、四十九	俗	《正字通》
缺	缺	二、四十九	碑	蘇軾
鳴	鳴	二、五十	碑	景君碑
瘙	瘙	二、五十一	不詳	
涼	涼	二、五十二	本	《玉篇》
劇	劇	二、五十二	俗	《宋元以來俗字譜》
毫	毫	二、五十五	碑	王羲之
癲	癲	二、五十七	碑	張即之
垂	乖	二、五十七	不詳	
穀	穀	二、五十七	略	《中文大辭典》
腐	腐	二、五十七	碑	蟄道人
縛	缚	二、五十七	碑	趙孟頫
癬	癬	二、五十七	碑	張即之
瘰	癗	二、五十六	不詳	
遠	逺	二、五十七	碑	孔子廟堂碑
穢	穢	二、五十七	碑	王羲之
燒	燒	二、五十七	碑	趙孟頫
塊	塊	二、五十七	碑	蘇軾
莿	薺	二、五十七	俗	《字鑑》
熏	熏	二、五十七	俗	《正字通》
鰓	鰓	二、五十七	碑	蔡襄
瘦	瘐	三、一	碑	顏真卿

正字	異字	首見篇候	異字類別	備　考
面	靣	三、一	俗	《字彙》
瀝	瀝	三、一	省	《中文大辭典》
襄	襄	三、一	不詳	
藏	藏	三、一	碑	顏真卿
臨	臨	三、一	不詳	
犀	犀	三、一	俗	《篇海》
善	善	三、一	俗	《宋元以來俗字譜》
竭	竭	三、一	碑	王羲之
嘿	嘿	三、一（二）	碑	王鐸
淚	涙	三、一（二）	碑	趙孟頫
唾	唾	三、一（二）	碑	賈思伯碑
聊	聊	三、一（二）	碑	杳冥君銘
摟	摟	三、一（二）	不詳	
盡	尽	三、一（二）	不詳	
取	耴	三、一（二）	碑	《五經文字》
髀	陛	三、一（二）	俗	《一切經音義》
瞋	瞋	三、一（二）	碑	蟄道人
腸	腸	三、一（二）	碑	趙孟頫
贏	贏	三、二	碑	王繪
琢	琢	三、二	碑	述聖頌
練	練	三、二	碑	王獻之
禹	禼	三、五	碑	蔡襄
酢	酢	三、五	碑	米芾
難	難	三、五	不詳	

正字	異字	首見篇候	異字類別	備　考
膈	膈	三、七	碑	蔡襄
膈	膈	三、三十九	不詳	
逆	逆	三、八	碑	蘇軾
乘	乘	三、九	俗	《正字通》
浹	浹	三、十	碑	張休涯浹銘
徵	徵	三、十一	碑	《石經爾雅》
熱	熱	三、十三	不詳	
宜	宜	三、十六	碑	史晨奏銘
渴	渴	三、十七	碑	鹿脯帖
審	審	三、十六	碑	析里橋郙閣頌
慮	慮	三、二十一	碑	王羲之
聾	聾	三、二十三	不詳	
津	津	三、二十四	碑	趙孟頫
隧	隧	三、二十四	不詳	
膽	膽	三、二十五	碑	趙孟頫
膽	膽	四、四十	碑	蟄道人
衛	衛	三、二十六	俗	《正字通》
雛	雛	三、二十七	碑	蘇軾
瘧	瘧	三、三十	碑	趙孟頫
疏	疎	三、三十二	譌	《正字通》
遲	遲	三、三十七	籀	《說文》
臾	叓	三、三十七	不詳	
醴	醴	三、三十七	碑	趙孟頫
肺	肺	三、一	譌	《說文》段注

正字	異字	首見篇候	異字類別	備　　考
髀	脾	三、一	俗	《一切經音義》
躁	躁	四、四十	碑	王羲之
變	变	四、四十三	俗	《宋元以來俗字譜》
衄	衂	四、四十八	俗	《廣韻》
胸	胷	四、四十九	或	《集韻》
祕	秘	四、五十二	俗	《正字通》
溲	浚	四、五十二	或	《正字通》
眶	眶	四、六十	諱	避趙匡胤諱
笑	咲	四、六十二	本	《說文》
鐵	鐵	四、六十二	碑	蘇軾
鐵	鐡	三、十六	古	《集韻》
奇	竒	四、六十二	碑	王羲之
鬬	鬭	四、六十二	俗	《廣韻》
燔	燔	四、六十二	俗	《宋元以來俗字譜》
設	設	四、六十二	碑	孔子廟堂碑
看	看	四、六十五	碑	趙孟頫
收	収	四、六十五	碑	米芾
樞	樞	四、六十七	碑	王鐸
羹	羙	四、六十九	碑	王羲之
諧	諧	四、七十四	碑	史晨後碑
款	欵	五、一	俗	《字彙》
僂	僂	五、九	碑	蘇軾
死	妃	五、十	碑	符璘碑
騎	騎	五、十	碑	王羲之

正字	異字	首見篇候	異字類別	備　　考
癰	癰	五、消一	碑	孔廟碑
饒	饒	五、消一	碑	顏真卿
藥	藥	五、消六	俗	《宋元以來俗字譜》
歸	歸	五、消七	略	《中文大辭典》
減	減	五、消七	俗	《玉篇》
豐	豊	五、消八	俗	《正字通》
學	孝	五、一	俗	《篇海》
勤	勤	六、一	碑	夏承碑
畢	㗊	六、一	不詳	
廩	廪	六、一	不詳	
杜	杜	六、一	俗	《正字通》
黃	黃	六、一	俗	《字學舉隅正偽》
黯	黯	六、一	碑	顏真卿
牡	牡	六、一	碑	孫叔敖碑
歇	歇	六、一	不詳	
灰	灰	六、一	俗	《中華大字典》
雜	雜	六、一	碑	多寶塔碑
發	發	六、一	俗	《字學舉隅正偽》
疾	㾂	六、一	碑	孔廟碑
斷	断	六、一	俗	《玉篇》
睹	覩	六、一	古	《說文》
族	族	六、一	碑	李秀殘碑
寧	寕	六、一	俗	《辭海》
辭	辭	六、一	不詳	

正字	異字	首見篇候	異字類別	備　考
并	并	六、一	俗	《正字通》
醇	醇	六、一	碑	蘇軾
廢	廢	六、一	碑	靈豪碑
醮	醮	六、一	碑	張瑞圖
犯	犯	六、一	碑	王羲之
驗	驗	六、一	碑	趙孟頫
斳	斳	六、一	俗	《篇海》
灌	灌	六、一	碑	董其昌
敷	敷	六、一	碑	王羲之
蠐	蠐	六、一	不詳	
穀	穀	六、一	不詳	
晝	晝	六、一	碑	石門銘
誤	誤	六、一	碑	孔子廟堂碑
髮	髮	六、一	碑	王羲之
慧	慧	六、一	不詳	
澆	澆	六、一	不詳	
蕫	蕫	六、一	碑	魏受禪表
戰	戰	六、一	碑	米芾
饑	飢	六、一	或	《集韻》
炭	炭	六、一	俗	《中文大辭典》
怪	恠	六、一	俗	《正字通》
染	染	六、一	碑	王羲和造像
曉	曉	六、一	碑	梁休碑
衰	襄	六、一	不詳	

正字	異字	首見篇候	異字類別	備　考
鍛	鍛	六、一	不詳	
觀	觀	七、一	不詳	
厭	猒	七、一	不詳	
密	密	七、一	碑	房山華嚴碑
屬	屬	七、一	碑	姚懿碑
屬	属	七、一	俗	《正字通》
頸	頚	七、四	碑	李翊夫人碑
囊	囊	七、十		
併	併	七、一	俗	《字彙》
嗇	嗇	七、二	不詳	
膏	膏	七、六	碑	趙芬殘碑
胸	胷	七、八	或	《五音篇海》
隔	隔	七、十四	碑	遼馬直溫妻張氏墓誌
鬱	欝	七、二十七	碑	功勳銘
滿	滿	八、三十四	不詳	
滿	満	八、三十五	簡	《中文大辭典》
難	難	八、三十四	不詳	
繞	绕	八、三十五	碑	《無量壽觀經》
默	默	八、三十五	俗	《俗書刊誤》
懊	懊	八、三十六	碑	褚遂良
解	解	八、三十七	碑	信法寺碑
憹	憹	八、三十六	不詳	
舊	舊	八、三十七	碑	趙孟頫
斑	斑	八、四十九	碑	李卓吾碑

正字	異字	首見篇候	異字類別	備　考
償	儥	八、五十	不詳	
靈	靈	八、五十一	不詳	
澡	澡	八、七十二	不詳	
黍	忝	八、七十三	碑	王羲之
鱠	鱠	八、七十三	不詳	
所	旿	八、七十三	碑	王羲之
與	與	八、七十三	碑	王羲之
發	發	八、七十四	不詳	
爲	為	八、七十四	碑	孔子廟堂碑
男	男	八、七十四	碑	李翊夫人碑
離	離	八、七十五	不詳	
此	㞢	八、七十六	碑	石經公羊殘碑
郵	邮	八、七十六	或	《字彙》
臨	臨	八、七十六	碑	龍藏寺碑
數	數	八、七十六	不詳	
染	染	八、七十六	碑	王羲和造像
乖	乖	八、七十七	不詳	
蘆	蘆	九、時氣一	碑	米芾
眵	眯	九、時氣四十	俗	《正字通》
蒂	蔕	九、時氣一	或	《正字通》
冤	寃	九、熱病一	俗	《正字通》
棄	棄	九、十二	俗	《字彙》
罵	駡	九、十二	或	《說文》
醫	毉	九、二十三	或	《一切經音義》

正字	異字	首見篇候	異字類別	備　考
牒	牒	十、一	碑	米芾
欲	欿	十、十一	不詳	
膾	膾	十、三十	不詳	
支	攴	十、三十一	不詳	
滅	减	十、三十四	不詳	
疫	疫	十、疫一	不詳	
兼	兼	十、疫一	不詳	
休	伏	十一、一	或	《康熙字典》
升	升	十一、一	碑	蘇軾
快	怢	十一、一	碑	王羲之
宛	宛	十一、一	碑	王羲之
難	難	十一、一	碑	董其昌
眩	眪	十一、一	不詳	
爾	爾	十一、一	不詳	
爾	爾	十一、一	碑	隋橋紹墓誌
亮	亮	十一、一	俗	《中文大辭典》
偕	偕	十一、二	碑	蘇軾
矣	矣	十一、二	碑	趙孟頫
鼓	皷	十一、三	俗	《字彙》
濕	湿	十二、一	俗	《正字通》
體	躰	十二、三	俗	《玉篇》
壞	壊	十二、十二	碑	李嵩
冥	冥	十二、十二	不詳	
抓	爪	十二、二十一	古	《說文通訓定聲》

正字	異字	首見篇候	異字類別	備　　考
熱	熱	十二、二十一	不詳	
畢	畢	十二、二十二	碑	王羲之
纊	麁	十二、熱病一	俗	《正字通》
纊	麁	三十二、一	俗	《六書正譌》
膝	滕	十二、熱病一	不詳	
咽	呬	十二、熱病一	俗	《宋元以來俗字譜》
互	牙	十二、熱病三	或	《漢書·劉向傳》注
槁	槀	十二、熱病四	碑	郭家廟碑
葉	葉	十三、氣一	碑	王羲之
亂	亂	十三、氣一	碑	李光緒碑
膝	滕	十三、氣一	碑	吏部南曹幢
穩	穩	十三、氣一	俗	《宋元以來俗字譜》
須	湏	十三、氣一	碑	麻姑仙壇記
覺	竟	十二、氣一	俗	《宋元以來俗字譜》
雙	双	十三、氣一	俗	《韻會》
寫	寫	十三、氣二	碑	王羲之
雞	鷄	十三、氣四	碑	趙孟頫
蓋	盖	十三、氣五	俗	《正字通》
察	察	十三、脚一	碑	王羲之
編	編	十三、氣九	碑	李邕
歸	埽	十三、氣十二	籀文省	《說文》
說	説	十三、氣十二	碑	王羲之
婢	婢	十三、脚一（二）	碑	王獻之
卑	甲	十三、脚一（二）	俗	《正字通》

正字	異字	首見篇候	異字類別	備　考
勢	势	十三、脚一（二）	俗	《宋元以來俗字譜》
戲	戲	十三、脚一	碑	趙孟頫
尻	尻	十四、十	碑	王羲之
晨	晨	十四、十	碑	趙孟頫
冐	冐	十四、十	不詳	
癥	瘂	十四、淋三	或	《集韻》
羹	羙	十四、淋六	俗	《康熙字典》
竭	竭	十四、大便一	碑	趙孟頫
聰	聦	十五、一	俗	《正字通》
蕃	蕃	十五、二	碑	王羲之
寫	寫	十五、二	碑	靈居寺碑
溲	浽	十五、三	不詳	
鳴	鳴	十五、三	碑	祝允明
奪	奪	十五、三	碑	王羲之
銳	銳	十五、三	碑	華嶽碑
鳥	鳥	十五、三	碑	柳公權
澤	澤	十五、三	不詳	
飧	殄	十五、五	俗	《正字通》
胸	胷	十五、五	不詳	
瀉	瀉	十五、五	碑	蔡襄
冰	氷	十五、五	碑	醴泉銘碑
擾	擾	十五、五	碑	劉脩碑
遞	遞	十六、腹三	碑	米芾
轉	轉	十六、腹三	碑	王羲之

正字	異字	首見篇候	異字類別	備　　考
殺	殺	十六、心一	碑	李邕
叢	叢	十六、心六	不詳	
役	役	十七、九	不詳	
發	發	十七、十二	不詳	
潛	潛	十七、十二	不詳	
膩	膩	十七、二十二	不詳	
蟯	蟯	十七、三十八	不詳	
夢	夣	十八、濕豐三	俗	《正字通》
脛	脛	十八、濕豐三	碑	蟄道人
斷	斷	十八、濕豐三	不詳	
嗜	嗜	十八、濕豐三	碑	王鐸
褊	褊	十八、濕豐四	碑	趙孟頫
瞑	瞑	十九、積一	碑	蟄道人
處	处	十九、積一	本	《說文》
踐	踐	十九、積一	碑	魏文山候吐谷渾璣墓誌
置	置	十九、積一	碑	顏真卿
叚	叚	十九、臧一	不詳	
灑	灑	十九、臧二	俗	《宋元以來俗字譜》
填	填	二十、否五	碑	隋內承奉劉則墓誌
唾	唾	二十一、脾五	碑	賈思伯碑
診	詴	二十一、脾五	俗	《玉篇》
第	弟	二十一、水一	俗	《字彙》
盈	盈	二十一、水二	碑	漢白石神君碑
惡	惡	二十一、水八	碑	魏元壽安墓誌

正字	異字	首見篇候	異字類別	備　　考
股	股	二十一、水一	碑	魏元液墓誌
顯	顯	二十一、水十七	俗	《正字通》
擊	擊	二十二、霍十六	不詳	
遞	迊	二十二、霍二十三	碑	隋蘇孝慈墓誌
仰	仰	二十二、霍二十三	不詳	
胸	臂	二十二、霍二十一	不詳	
聽	聽	二十三、中惡三	碑	嵩山陀羅尼經
暝	暝	二十三、中惡三	不詳	
蘇	蘇	二十三、中惡四	碑	蘇軾
繁	繁	二十三、中惡十四	碑	隋苟夫人宋玉艷墓誌
喪	丧	二十三、尸十一	俗	《宋元以來俗字譜》
寄	寄	二十四、一	碑	劉熊碑陰
罩	罩	二十四、一	或	《康熙字典》
魃	魃	二十四、八	碑	孔廟碑
雞	雞	二十四、十七	碑	鵝鶬頌
兇	凶	二十四、二十一	俗	《正字通》
族	族	二十四、二十二	碑	呂君碑
流	流	二十四、二十四	碑	李邕
顏	顏	二十五、一	碑	蕭思亮墓誌
奄	奄	二十三、中惡六	不詳	
淨	净	二十五、一	俗	《正字通》
鑽	鑽	二十五、八	俗	《正字通》
簪	簪	二十五、八	碑	王羲之
蟄	蟄	二十五、七	碑	蔡襄

正字	異字	首見篇候	異字類別	備　考
爾	尔	二十五、八	碑	王羲之
癉	瘒	二十五、七	不詳	
灑	灑	二十五、九	碑	遼馬直温妻張氏墓誌
蟲	虫	二十五、九	或	《經典釋文》
投	投	二十五、九	碑	蔡湛頌
熱	热	二十五、九	不詳	
崖	崖	二十六、十	不詳	
枝	枝	二十六、十	碑	米芾
鯉	鯉	二十六、十	不詳	
園	園	二十六、十四	碑	景北海碑
穴	宂	二十六、十六	碑	等慈寺碑
氅	氅	二十六、二十三	不詳	
陷	陷	二十五、七	譌	《字鑑》
亂	乱	二十六、二十五	俗	《正字通》
獵	獵	二十六、二十五	碑	《石經周禮》
鷓	鷓	二十六、三十二	不詳	
癥	癥	二十六、三十三	不詳	
悁	悁	二十七、血一	不詳	
皺	皺	二十七、面二	或	《集韻》
皺	皺	三十五、三	或	《集韻》
䑏	䑏	二十七、面三	不詳	
卵	邜	二十七、面三	碑	王羲之
涌	涌	二十七、血五	碑	魏受禪表
華	華	二十七、毛一	碑	米芾

正字	異字	首見篇候	異字類別	備 考
沐	沭	二十八、十三	碑	揚籤碑陰
鹽	鹽	二十八、十五	碑	郭家廟碑陰
唾	唖	二十八、十五	不詳	
腦	腦	二十八、二十一	不詳	
睛	睛	二十八、二十七	俗	《字彙》
暖	暖	二十九、耳一	不詳	
焞	焞	二十九、耳一	碑	米芾
策	策	二十九、耳七	碑	米芾
靈	靈	二十九、牙三	碑	魏元誘妻薛伯徽墓誌
泥	泜	二十九、牙三	碑	隋元夫人姬氏墓誌
鮮	鮮	二十九、牙三	碑	柳公權
漏	漏	二十九、牙七	碑	竇梁經
拔	拨	二十九、牙十九	碑	隋馬少敏墓誌
圓	圓	三十、唇口二	碑	老君石像碑
燕	鷰	三十、唇口五	俗	《玉篇》
瘕	瘕	三十一、六	不詳	
爽	爽	三十一、十一	或	《集韻》
萸	萸	三十一、丹毒四	俗	《字彙》
燥	燦	三十一、丁瘡一	俗	《集韻》
冒	冐	三十二、十五	俗	《正字通》
稽	稽	三十二、一	碑	《老子銘》
兔	兎	三十二、十五	俗	《正字通》
燉	燉	三十二、十五	俗	《龍龕手鏡》
悄	怡	三十二、十五	俗	《字彙》

正字	異字	首見篇候	異字類別	備　考
敨	敨	三十二、十五	碑	聖母寺造像
掩	掩	三十三、十八	碑	金文韶
遏	遏	三十三、二十七	碑	西嶽華山廟碑
丈	丈	三十三、二十七	碑	郙閣頌
纏	纏	三十三、二十七	不詳	
瘻	瘻	三十三、二十八	不詳	
瓮	瓮	三十三、三十一	碑	劉榮嗣
蔞	蔞	三十四、一	碑	魏受禪表
謹	謹	三十四、一	碑	王濛
瘂	瘂	三十四、一	不詳	
臚	臚	三十四、一	碑	隋陳叔明墓誌
殘	殘	三十四、一	碑	魏元演墓誌
臺	基	三十四、三	俗	《正字通》
蠅	蠅	三十四、六	不詳	
癮	癮	三十四、七	俗	《宋元以來俗字譜》
號	號	三十四、八	碑	蔡京
蝦	蝦	三十四、二十五	不詳	
器	噐	三十五、三	俗	《玉篇》
轂	轂	三十四、三十	不詳	
郭	郭	三十五、七	碑	李秀殘碑
揩	揩	三十五、二十五	或	《龍龕手鏡》
雁	鴈	三十五、四十一	或	《集韻》
啄	啄	三十五、四十九	碑	張遷碑
峻	峻	三十五、五十五	俗	《龍龕手鏡》

正字	異字	首見篇候	異字類別	備　考
逸	逆	三十五、五十五	碑	王羲之
甑	甑	三十五、五十六	碑	王羲之
樝	查	三十五、二十七	或	《釋文》
核	覈	三十五、六十四	古	《説文解字註》
蠶	蠶	三十六、獸三	碑	趙孟頫
覓	覔	三十六、蛇一	俗	《玉篇》
歧	歧	三十六、雜三	或	《龍龕手鏡》
冢	塚	三十六、雜十四	俗	《正字通》
杯	盃	三十六、金十一	俗	《正字通》
裹	褁	三十六、金十七	俗	《龍龕手鏡》
遲	遅	三十六、腕三	不詳	
低	伭	三十六、四	俗	《正字通》
繞	遶	三十七、四	或	《正字通》
壞	壊	三十七、六	不詳	
疹	疢	三十七、十五	碑	王獻之
暴	暴	三十八、四十	碑	趙孟頫
蛇	虵	三十八、四十九	俗	《廣韻》
衍	衍	三十八、四十九	碑	唐軒轅鑄鼎原銘
壞	壊	三十九、七十二	不詳	
災	灾	四十三、産病六	或	《説文解字》
趨	趍	四十三、産難五	俗	《廣韻》
顱	顱	四十五、一	碑	蟄道人
顖	顖	四十五、一	不詳	
壽	夀	四十五、一	不詳	

正字	異字	首見篇候	異字類別	備　考
戲	戯	四十五、一	碑	李邕
護	護	四十五、一	不詳	
襠	襠	四十八、一百十四	不詳	
臍	臍	四十八、一百四十七	不詳	
漆	柒	五十、二百二十七	或	《集韻》

〔説明〕

一、爲反映本書底本文字原貌，特編制本表。

二、表中“正字”一欄，字形以《辭源》所收通行繁體字爲准。

三、“異字”欄内，即爲底本原刊字體。

四、“首見篇候”欄中數字，第一項爲卷次，第二項爲候次；如一卷中分爲數篇，則於候次上以小字標出篇名略稱。如“二十二、霍十六”，意爲第二十二卷霍亂病諸候第十六候。

五、“異字類別”，是據有關參考文獻對底本異文所屬別之判定。其中，“俗”，指俗字；“或”，指古代之異體字；“碑”，指碑帖字，見於歷代碑帖；“籀”，爲“籀文”；“古”，指古今字；“譌”，指誤字；“簡”、“略”，均爲當時之簡化字；“不詳”者，多爲本書首見，文獻無考者。

六、“備考”欄所載，爲“異字類別”之根據，録出備考。

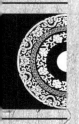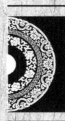

詞目索引

八　畫

十一畫

十三畫

十六畫

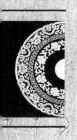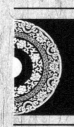

校注後記

一、《諸病源候論》之源流考

《諸病源候論》五十卷，分六十七門，一千七百三十九論。這是我國醫學史上第一部病因、病理、證候學專書。關於本書之命名、作者和卷數，在歷史上有不同記載。如《隋書·經籍志》有《論病源候論》五卷、目一卷，吳景賢撰。《舊唐書·經籍志》，則爲《諸病源候論》五十卷，吳景撰，而無巢元方之書目。至《新唐書·藝文志》始出兩目，一爲《諸病源候論》五十卷，吳景賢撰；一爲《諸病源候論》五十卷，巢元方撰。在《通志·藝文略》亦兩書俱出，一爲《吳景賢諸病源候論》五十卷，一爲《巢氏諸病源候論》五十卷，隋·巢元方撰。但至《宋史·藝文志》就祇有巢元方《巢氏諸病源候論》五十卷，而無吳景賢或吳景之書目。此後，就只有巢元方書一家獨傳，而史籍亦無異議。巢元方爲隋代醫官，《醫說》有記載，吳景賢作爲醫家，亦見於《隋書》麥鐵杖傳，吳景則無從考證。

據記載，巢元方尚有其他著作，如《巢氏傷寒論》一卷，見《通志·藝文略》、焦竑《國史經籍志》；《巢氏水氣論》一卷，見《國史經籍志》。但均已散失無存。

至於《諸病源候論》之鈔本和刊版印行問題，從文字記載，《諸病源候論》之鈔本、別鈔本，宋以後從未有人發現，亦無任何記述。其刊本是始於宋代。如《玉海》說："宋天聖四年（公元一〇二六年）十月十二日乙酉，命集賢校理晁宗慤、王舉正校定《黃帝內經素問》、《難經》、《巢氏諸病源候論》，五年（公元一〇二七年）四月乙未，令國子監摹印頒行。"宋以前是否有人刊行過，無從查考。

宋代天聖五年國子監刊本，稱爲北宋本，早已失傳。現存本中最早之刊本，爲南宋坊刻本，即北宋天聖五年國子監刊本之經過書坊重刊者。如《經籍訪古志》云：《諸病源候論》五十卷、目錄一卷。隋大業六年太醫博士臣巢元方奉敕撰。蓋南宋人從天聖校勘本而重刻者。"查全國藏書目錄，國內已無此本。在國外，日本保存有三種宋本，即"懷仙閣本"、"酌源堂本"、"日本亡名氏手抄本。"以上三種日本所藏版本，是一個係統、即南宋重刻本直傳係統。另外，在台灣博物院尚藏有兩種宋本，其一是日本小島寶素根據懷仙閣及酌源堂二本影寫本；其二是日本影寫懷仙閣殘本（僅有卷十四至十九共六卷）。這二者都是南宋刊本之抄寫本。以上諸本，均未重刊。

國內現存之版本，最早者爲元代刊本，即《重刊巢氏諸病源候總論》。據《經籍訪古志》稱，是"據宋本重刊，而間校改文字"者，"唯標目增重刊巢氏及總字"。但《四庫目略》記載此書，有"附刻《辨難》一卷"，現已不見，以後藏書、校書家亦均未提及。迨後，明、清以下有多種傳本，如明·汪濟川、江瓘校本、嘉慶間胡益謙經義齋刊活字本、光緒間周學海刊本等，均源於此，屬於另一個系統，可以稱作南宋重刊本元刻系統。

明·汪濟川、江瓘刊本《重刊巢氏諸病源候論》，署隋太醫博士巢元方撰。《經籍訪古志》云："其體式一同元刊本，不記刊行年月，似萬曆以上物。"

又，明·汪濟川、方鑛校勘本，《四庫全書》所錄即爲此本。書名無"重刊"及"總"字。《諸病源候解題》認爲"版式全與前本（指汪濟川、江瓘刊本）同，文亦不差一字。案方鑛未詳何人，且汪濟川已與江瓘共刻此書，無復再刻之理，意是書估欲其易售，妄改校者姓名耳。"《經籍訪古志》亦說："汪濟川、方鑛校本，及吳勉學校本，俱重刊前刻者"（指汪濟川、江瓘校本）。

清嘉慶間有胡益謙經義齋刊活字本，訛誤脱漏較多。

光緒間又有湖北官書處及崇文書局刊本，封面和扉頁均題《巢氏病源》，但每卷首尾又題《重刊巢氏諸病源候總論》，不言從何本重刊。柯慎菴云："是據袁壽階舊鈔傳録，差勝胡本。"

光緒間周學海刊本《諸病源候論》，序稱《新刻病源候論》，每卷首又題《巢氏諸病源候總論》。署隋太醫博士巢元方撰。周學海序文説："以家藏舊本付梓，并取《外臺秘要》及日本刻本校之。"據《日本訪書志》考證，"光緒辛卯，池州周氏又刊此書，自稱以舊本付梓，實即胡益謙本也。"

另有日本正保二年刊本，名《巢氏諸病源候總論》。《經籍訪古志》認爲，是重刊元本，謂"雖互有異同，然文字體式，不失元板之舊，頗爲可喜。"

以上諸本，現均流傳於世。總之，本書之經歷，真如日本山本惟允所説："此書成於隋，而晦於唐，經五代而顯於宋。"自宋迄今，一直爲學者所尊崇。對於此書之流傳淵源，和各種版本之相互關係，經過反復考證，業已完全明瞭，可以一言概括，即一源二流。一源是北宋刊本；二流是南宋坊刻本和元刻本兩個流傳系統。

至於具體内容，全書分五十卷，六十七門，各本均同。但對總候數，記載有差異。《三因方》云："《巢氏病源》具列一千八百餘件。"《日本訪書志》亦説："今各本惟有一千七百二十六論。"而元刻本，實數却爲一千七百三十九論。山本氏《諸病源候論解題》亦謂："《外臺秘要》引有傷寒十日至十二日候（按：具體内容與本書傷寒候同），傷寒毒攻眼候（指傷寒攻目生瘡候），重下候。《聖惠方》引有食癇候，《醫心方》引有小兒鬼舐頭候，考之今本，並無所見。而其癭瘤門有多忘候、嗜眠候、鼾眠候、體臭候、狐臭候、漏掖候，並與題目不相涉，知是他篇錯簡而終無別門可收，則其所脱佚，亦不止其五候也。"又，《永樂大典》卷之九百七十五小兒驚候尚引有小兒形證論五藏驚傳候。卷五腰背病諸候又列有脇痛候、卒苦煩滿叉胸脇痛欲死候，與分門標題不符，內容顯有竄亂。卷八傷寒陰陽毒候，與《金匱要略》、《脈經》相校，文末亦似脫陰毒爲病云云一段文字。從此可見，內容是有脫漏和錯簡。上述脫文，除傷寒十日至十二日候外，其餘五候，均檢出附錄於各門。至於張從正《儒門事親》引本書卷三十七帶下候云：“巢氏內篇四十四卷”云云，似乎原書尚有內外分篇之目，而其卷第亦不相同。此說不確，從《外臺秘要》所引《病源》注文卷次，及《醫心方》所引，悉與今本相同可知。

二、校注《諸病源候論》底本和校本之選擇

《諸病源候論》之北宋刊本，已不可見，南宋刊本，現在可見者，爲日本懷仙閣本與酌源堂本之配補本，（收入《東洋醫學善本叢書》中），封面題爲宋版《諸病源候論》，總目題爲《巢氏諸病源候論》。懷仙閣本原缺卷四十至四十三，卷三十七缺第三第四頁。酌源堂本影寫本亦是殘本，缺目錄和卷一、卷二及卷十四至十九。另外，卷二十六第三第四頁，兩本都缺，據通行本補入。字用歐法，時帶行體。但就複印件看，印刷欠工整，字體亦不一，有些字迹難以辨認，在該書凡例中交代，謂系版本磨滅及蟲蝕所致。經與元本相較，錯處較多。日人山本惟允《諸病源候論解題》亦稱：“宋槧本藏書家間有儲藏（曲直瀨氏懷仙樓，伊澤氏酌源堂，並藏一本）余借以校現行本，則宋槧訛謬反更甚焉，今相其版式，決非天聖官刊，或是坊間偽刻。”而元刻本是國內現存的最早版本，來源於南宋重刊北宋天聖本，其源流清楚，且字體工整，印刷精良。《群碧樓善本書錄》亦認爲“此書完美無闕，元刻之上乘也。”此後，明、清以下刻本，如汪本、胡本、周本，均源於此。與南宋本相較，錯誤之處，相對較少，根據版本源流考證和善本書的要求，以及上述理由，這次校注，即選定元刻本爲底本。而以南宋本、汪濟川本、周學海本爲主校

本。胡益謙本、湖北官書局本、日本正保本、《四庫全書》本、《永樂大典・醫學篇》引《巢元方病源》、《醫方類聚》引《巢氏病源》爲旁校本。經過整理研究，這次校注本，選擇元刻本爲底本，并吸收南宋坊刊本、汪本、周本、日本正保本，以及參校本之長，共成其美，這在《諸病源候論》之版本上，可以説是目前之最佳選擇。

至於前人對本書之校注概況：據文獻記載，最早是宋代趙拱、晁宗愨、王舉正等，但沒有留下校勘記，因而無從知其校定情況，元刻本有《辨難》一卷，似屬校勘記之類，但已亡佚，亦無從查考，明代有汪濟川、江瓘本及吳勉學本，均云“校勘本”，如何校刊，亦無説明。清代有周學海本，序文云：“亟以家藏舊本付梓，並取《外臺秘要》及日本刻本校之。”但亦未寫校勘記。只有清代歸安陸心源《巢氏諸病源候論校補》一卷，校記一百條，收載在《群書校補》中，是以元刻本校胡益謙、周學海本。但都沒有作過注釋。解放以來，除對本書進行一些局部研究外，僅有本院所作《諸病源候論校釋》本，對本書作出全面校釋。在國外，對本書之研究，亦相當重視，如日本丹波元簡之《諸病源候論劄記》，山本氏之《諸病源候論疏證》、《諸病源候論解題》等，均作過較細之校勘研究工作，但未出過校注本。

三、《諸病源候論》之學術思想

（一）虛生百病論

虛生百病之説，貫串於全書之中，幾乎到處可見。如風偏枯，是由於血氣偏虛，欬嗽短氣，是由於氣虛爲微寒客皮毛；諸淋病，是由於腎虛而膀胱熱；心腹痛，是由於腑臟虛弱，風寒客於其間；水穀痢，是由於體虛腠理開，血氣虛，傷於風邪，又遇胃腸虛弱而發；積聚病，亦是由於陰陽不和，腑臟虛弱，受於風邪，搏於腑臟之氣所爲。如此等等，虛生百病，是本書論病之一個要點。當然，此説亦有其源流，如《內經》之“正氣存內，邪不可干", "邪之所湊,其氣必虛",已創導於前。孫思邈在《千金要方》中引《藥對》文云:"夫衆病積聚,皆起於虛,虛生百病。"這種虛生百病之說,不僅是一脈相承,而且是有所發展,更爲具體化。直至目前臨床,尚有持此論點者,足見本書影響之深遠。

（二）傷寒風冷說

本書在論述病因和大病時,風、寒、暑、濕、燥、火都可成爲致病因素,如虛勞篇云:"大病者,中風、傷寒、熱勞、溫瘧之類是也。"但在全書諸病候之論述中,却對傷寒風冷之說,言之尤多。如腰痛病,是腎經虛損,風冷乘之;脇痛病,是邪客於足少陽之絡,陰氣擊於肝;黃病,是由於寒濕在表;鼻息肉,是肺臟爲風冷所乘;齒痛,是冷氣入齒根;癭候疸候,亦是寒客於經絡之間。如此等等,傷寒風冷,成爲書中論述病因時之又一個重點。所以宋濂提出異議,謂其"但言風寒二濕。"其實,這是時代風尚之影響。由漢季至晉至隋,傷寒風冷之說,一直主宰着醫學界。張仲景即言建安紀年以來,其宗族死亡,三分有二,而傷寒十居其七。其著書即名《傷寒雜病論》。嗣後服寒食散之風又盛行。從此可以看到,《諸病源候論》傷寒風冷之說,亦是有其淵源,而在書中反映尤爲特出。

（三）辨病與辨證結合

本書既重視辨病,又重視辨證,辨病與辨證相結合的學術思想,在《內經》、《難經》、《傷寒論》、《金匱要略》等基礎上,又有所創新。書中對於疾病和證候,既有對某一疾病全過程之叙述,又有對疾病不同階段之證候辨證,以及兼症、變症,和症與症之間相互鑑別,都具辨證分析精神,在前證候分類中已爲指出。這種病證結合論述方法,對於整個臨床各科,分爲六十七門,一千七百三十九論,有分有合,又前後貫通,綱領條目清楚,內容系統全面,是古醫經中最有條理之著作。這種學術思想和寫作方法,不僅能反映本書之特色,而且對中醫類書之發展,具有示範和促進作用。其分類學和邏輯性,都已超越前人水平。

（四）論病與養生導引并重

在巢氏當時，儒釋道三教合流，能夠拓寬醫學思想境界，豐富防病治病内容。如本書體例，是論諸病之源候，不寫方藥，但却附養生方、養生方導引法。養生導引，當然儒家亦很講究，但大部分是道家、釋家之成就，現在合於一書，這就充分反映作者之學術思想，受到當時儒釋道三教合流之影響。在此不僅可以看到病證之論述，還可以看到在哲學上、科學上之時代氣息。尤其在這一部分，幾乎全是道家、釋家之内容，即在論述臟腑之生理、病理時，對"三綱五常"之儒統説教，亦全部删除。這反映當時儒釋道三教合流，儒統并未佔主要地位，而是道教、釋教盛行。這對中醫學術之發展，頗具影響；而對研究中醫之學術發展史，和中醫人物思想史等重要課題，《諸病源候論》又是一部重要文獻。

（五）善於創新

本書在學術上，繼承前人成就很多，如《甲乙經》、《太素》、《素問》、《靈樞》、《難經》、《脈經》、《中藏經》、《傷寒論》、《金匱要略》等書都有（但大多不是目前通行版本）；而從文字看，本書又與《甲乙經》、《太素》、《脈經》等爲最近。此外，還有"世云"、"俗云"、"方云"等等，諸多民間資料，廣爲搜集，真如周學海氏所云："博采兼蒐，於人間病名略盡"。但又不僅囿於此，敢於求實創新。如前文所述，在病因上，提出乖戾之氣説、濕䘌九蟲論、體質特異性、過敏性疾病；又如詳論地方性疾病瘴氣、瘿瘤、麻風病，以及急黄、腦黄、精血證；又如中惡、注病、尸病、蠱毒等等，都是發前人之所未發。又如對臨床分科，亦是最早提出大體規模，并爲後世醫分十三科作好基礎。這些都能反映本書之創新精神。

綜上所述，本書之學術思想，從源到流，又守經達權，很有規矩，又很活躍，真正是善於繼承發揚者。

四、《諸病源候論》學術價值

（一）歷史評價

　　《諸病源候論》之學術價值，在歷史上早已肯定。首先該書是由國家組織領導，專家主編，集體編寫之醫學專著，所以質量很高，內容豐富，而且綱舉目張，門類齊備，對病因、病理、證候，作出系統全面之整理總結，這在中醫文獻史上，是個首創。這種著書風尚，影響亦很深遠，如藥物之《唐本草》、宋《開寶本草》、《嘉祐補注本草》，方劑之《太平聖惠方》、《聖濟總錄》、《普濟方》等，一大批學術價值很高、內容豐富之醫學巨著，都受到《諸病源候論》之影響。尤如《太平聖惠方》是以此作爲全書安排之藍本，即個人巨著如《外臺秘要》，亦是以此作爲全書之綱領。并且還遠及國際，尤如日本。如此編撰之書，既能集中許多專家之聰明才智，更能廣及豐富之醫學資料，和廣大民間流傳經驗，這在本書中充分地反映出來，亦即是反映她有很高之學術價值。所以歷代記載，贊譽很多。如宋代宋綬序文中說，《諸病源候論》"會粹群說，沉研精理，形脈治證，罔不該集。明居處愛欲風濕之所感，示針鑱蹻引湯熨之所宜，誠術藝之楷模，而診察之津涉。"《李濂醫史》亦云："《諸病源候論》原諸病候，而附以養生導引諸法，裒成一家之書。"《郎瑛七修類稿》又謂："巢氏病源一書，論證論理，可謂意到而辭暢者矣。"清·《四庫全書總目》更云："其書但論病源，不載方藥，蓋猶《素問》、《難經》之例。《內經》以下，自張機、王叔和、葛洪數家外，此爲最古。究其要旨，亦可云證治之津梁矣。"清·周學海亦說："漢晉之間，明醫輩出，類能推見大義，施治有效，故其論頗多可采，歷年久遠，散佚不可復見矣。獨隋·巢氏所輯《病源候論》，見傳於世，今日而欲考隋唐以前明醫之論，獨有此書而已耳。且博采兼蒐，於人間病名略盡，可不謂勤矣哉！"

　　據《宋史·選舉志》記載，當時還以《諸病源候論》與

《素問》、《難經》等並列，稱爲"七經"。并以此書作爲科試醫生主課之一。元代尚仍其制。其影響已經深入基層，正如張子和所說："今之醫者，家置此本，以爲繩墨。"（《儒門事親》卷一第六）。

（二）内容成就

再從本書内容看，成就確實卓著，在五十卷之六十七門中，已賅括一身内外緩急之各種病變，約其大端，可以分爲六大類：如四時諸病，有風病、傷寒、時氣、熱病、温病、疫癧、瘧病、痢病、霍亂等九種。如臟腑諸病，有虚勞、消渴、黄病、欬嗽、心腹病、大小便病、水病、積聚疝瘕癖痞噎病、痰飲嘔噦食不消病，以及中惡、尸注、蠱毒等三十種。如身形諸病，有毛髮、面體、目、鼻、耳、牙齒、脣口、喉、心胸、四肢病等九種。如瘡腫癭疽諸病，有癭瘤、丹毒、疔瘡、癰疽、痔瘻金瘡、以及獸毒、蛇毒等十三種。又如婦人諸病，有雜病、妊娠、將産、難産、産後病等五種。最後是小兒諸病。每一種病，幾乎都是一個專輯，而且許多篇章，在歷史上又是首創。如痰飲病中之痰與飲分論，濕䘌、九蟲之獨立成篇，中惡集中各種急證，注病集中各種慢性證候，身形類中之目、鼻、耳、牙、咽喉五官專科，婦人病中突出區分婦科與産科，小兒病中重視養小兒以及驚癇、顱腦、脾胃、五遲等常見病證等等，這對後世臨床醫學各科之發展，均起着導源和奠基作用；而更重要者，這部著作是對病因病理證候諸方面，作出劃時代之整理總結，成爲承先啟後，具有歷史意義之一個重要文獻。兹再舉要分述幾點，更具體反映其歷史價值。

1. 關於病因方面　發展六淫致病之説，提出許多新論點，如"乖戾之氣。"認爲單純感冒寒毒，雖然可致疾病，但不相染易，而感乖戾之氣，則多相染易，這説明《諸病源候論》對傳染病之病因學説，已提高到一個新水平。而且提倡預防措施，如云："令預服藥及爲方法以防之"，這一論點，在書中反復論及，亦體現着防治結合精神，這是一大進步。

又如提出蟲爲病因，詳細叙述濕蠹和九蟲之形態及其傳染途徑。并成爲一種專門學科，亦是從《諸病源候論》開始。

又如對癩、疥、癬等病，亦明確指出有蟲寄生，實爲認識病源體之先聲，亦從而發展了前人對皮膚病病因局限於"六淫"之認識。

又如對過敏性疾病，如風瘙癢疹，和食鱸魚肝中毒，"即面皮剥落"，即是認識其發病由致敏原所致。如漆瘡，還認爲"人有稟性畏漆，但見漆便中毒者"，明確此病有個體特異性。又如"無問男子女人，乘車船則心悶亂，頭痛吐逆，謂之注車、注船，特由質性使然。"亦是最早指出此病之體質因素。

又如對於破傷風病之認識，在"金瘡中風痓"、"婦人産後中風痓"、"小兒中風痓"等已明確指出，在外科與金瘡感染有關；在婦科與産褥感染有關；在嬰兒與臍瘡感染有關，還特別提到"臍瘡未合"問題，這種觀察，既細致，又正確。

又如風癲候論及"人在胎，其母卒大驚，精氣并居，令子發癲。"其源雖出自《素問》，而《諸病源候論》則進一步肯定有關癲病病因中之遺傳因素。

又如地方病方面，如對嶺南"瘴氣"，指出是由於"雜毒因暖而生"；三吴以東及南之"射工"、"水毒"，是由於水源傳染；山區多見之"癭病"，是由"飲沙水"而成等，已能指出這些疾病之發生與流行，同地區之氣候變化、地理條件等有密切關係，認識到疾病有地方性之特點。此外，還對"惡蚘嚙"，指出由蜱蟎類昆虫嚙人致病。所有資料，都説明當時對這些病之傳染途徑，發病機轉，以及預防工作，已有很大成就，若非廣泛調查，細致觀察，焉能有此可貴資料，其較之《内經》、《金匱要略》等，明顯大有發展。

2. 關於病理方面　全書以臟腑經絡爲核心，旁及各個方面，如陰陽五行、營衛氣血，寒熱虚實，表裏緩急等，加以綜合分析，并貫串着《内經》"正氣存内，邪不可干"，"邪之所湊，其氣必虚"精神，而具體地運用於臨床各科，所以論點明確，實用價值亦很大。在論述諸病之病理時，往往只用短短幾句話，就揭示出該病之要點、難點。如腎腰候，謂"卒然傷損於腰而致痛也。此由於損血搏於背脊所爲。"諸淋候，謂"諸淋者，腎虛而膀胱有熱也。"小兒重舌候，謂"小兒重舌者，心脾有熱也。"遺尿候，謂"遺尿者，此由膀胱虛冷，不能約於水故也。"等等，真是言簡意賅，反映出作者在醫術造詣之深度和廣度。又如痰飲病病理，該書提出"氣脈閉塞，津液不通"之論，這又是一個創新。蓋因水之所化，憑氣脈以宣流，三焦者，水穀之道路，氣之所終始。三焦調適，氣脈順勻，則宣通水液，灌溉周身；三焦氣塞，脈道閉塞，則水飲停滯，不得宣行，聚爲痰飲。故善療此者，以宣通氣脈爲先，則水飲自無凝滯。後世"治痰先治氣，氣順痰自下"之説，即淵源於此。再如水腫病理，《素問》責之"其本在腎，其末在肺。"而《諸病源候論》則着重在腎、脾二經，並與胃有關，如云："腎者主水，脾胃俱主土，土性剋水，脾與胃合，相爲表裏，胃爲水穀之海，今胃虛不能傳化水氣，使水氣滲溢經絡，浸漬腑臟，脾得水濕之氣，加之則病，脾病則不能制水，故水氣獨歸於腎，三焦不寫，經脈閉塞，故水氣溢於皮膚而令腫也。"這在《内經》基礎上又有所發展。

3. 關於證候方面　《諸病源候論》現存一千七百三十九論，雖然其中有些條文，在婦人病、小兒病門下重出，但從中醫文獻來看，還是以本書收羅最廣，叙證最多；不僅把隋以前有關記載，整理滙總，而且對當時之民間醫學，亦收集歸納在一起，成爲一個時代性之證候大全。特別值得提出，在所載病候中，如虛勞精血出候、急黃候、腦黃候、癖黃候、乾霍亂候、呷嗽候、疸水候、水注候、温注候等等，一大批證候，均首見於本書。不僅如此，在叙症方面，頗多細致正確，而且用語簡潔，對於診斷疾病有很大幫助。例如：疸水候云："小便澀而身面盡黃，腹滿如水狀"，使人一看就知，此病相當於現在之肝腹水。又如風癲云："發時眼目相引，牽縱反强，羊鳴，食頃方解"，形象地描述癇病發作之情狀。又如胸痺候云："胸中愊愊如滿，噎塞不利，習習如癢，喉裏澀燥吐沫。甚者，心裏强否急痛，肌肉苦痺，絞急如刺，不得俯仰，胸前皮皆痛，手不能犯，胸滿短氣，欬唾引痛，煩悶，白汗出，或徹背脊，其脈浮而微者是也。不治，數日殺人。"這是對心絞痛、心肌梗死等病之比較精確記載。又如癩病候之叙症，更是全面。"初覺皮膚不仁，或淫淫苦癢如蟲行，或眼前見物如垂絲，或隱疹輙赤黑。久而不治，令人頑痺，或汗不泄，針灸不痛，或在面目，習習奕奕，或在胸頸，狀如蟲行，身體遍癢，搔之生瘡，或身面腫痛徹骨髓，或頑如錢大，錐刺不痛，眉睫墮落，鼻柱崩倒，肢節墮落，頭面即起皰肉，如桃核小棗"云云，對麻風病症狀變化、病情發展，都一一詳明。又如消渴病多發癰疽，或成水腫等，是糖尿病并發症之最早記載。再如水腫病諸候，分述其腫先從眼瞼頭面起，以至腹背，全身浮腫者，類似於腎性水腫；先從腹部腫脹起，而後延及四肢、遍身浮腫，類似於肝性水腫；水從脚起候，又類似於心性水腫。這樣對水腫病之論述，亦堪稱完備。以上所述，尚僅是舉其大端而言。

至於證候分類，亦很有條理可尋，如以病因分類、病理分類、臟腑分類，病程分類，以及疾病之兼、變症分類等。這些分類方法，各有特點，又是互爲補充。如中風、積聚，均以五臟分證，虛勞從五勞六極七傷論起，又歸本於五臟，再分述各種具體病證。又如欬嗽病、心腹痛病、痢疾等，是從病程分類，詳述新病、久病之相互關係和各種變化。即使以六經辨證之傷寒病，本書亦以證候爲主，把六經諸證集中起來，增强比較分析之論證方法，如傷寒譫語候，就鑑別陽明熱實、亡陽、熱入血室三種不同病情之譫語，并指出其預後變化。其他各候，類多如此，實爲證候鑑別診斷學之開創者。總之，《諸病源候論》在證候學上，比隋以前諸書，更加條理化，系統化。

4. 疾病分科方面　前文已述，本書賅有内、外、婦、兒、五官等各科。内科羅列三十九病，包括時病、雜病、地方病、寄生蟲病、急症等，隋以前諸書，尚無這樣全面。五官科除目病前人已有專著外，鼻病、耳病、牙齒病、口脣咽喉病等成爲專篇，都是本書首創，并爲這個專科奠定良好基礎。外科多爲總結前人成就，但敘症更詳備，尤其外科手術之記載，反映着當時水平，已經相當成熟，如金瘡成癰候云："凡始縫其瘡，各有縱橫，雞舌隔角，橫不相當；縫亦有法，當次陰陽；上下逆順，緩急相望；陽者附陰，陰者附陽；膝理皮脈，復令復常。"這是古醫籍中關於外傷縫合術之最早記載。其文詳而明晰，堪稱是一則傷口縫合之操作規範，并且以歌賦形式，便於傳授，實爲重要之史料。至於癰疽瘡腫，亦以臟腑經絡，表裏虛實，分析病情，別其輕重緩急，又是外科與內科之統一論者，頗能反映出中醫外科之特點及其優越性。婦人科以衝脈、任脈，心與小腸爲中心，分別論述月經、帶下、姙娠、產後、雜病諸症，亦是婦科、產科之專科專輯，並且突出以內科爲基礎，亦反映中醫婦產科之特色。最後小兒科部分，從養小兒以至小兒之特殊病和常見病、多發病等，詳悉論述，亦成爲一個專科之雛型。

從上可知，《諸病源候論》賅有臨床各科，雖然重點是論病因病理證候，而各科之理論基礎，各科特點，以及各自之所及範圍，均已規模畢具，并集中了歷史上之成就，成爲唐以後中醫分爲十三科之奠基著作。

此外，本書保存着許多歷史資料，《漢書·藝文志》到《隋書·經籍志》所記載之中醫古籍，有近三百種，五千三百多卷，能流傳至今者，已經很少，其中一些資料，有賴此書而得以保存下來，如本書之五臟中風，其見症、預後，即與《素問·風論》、《金匱要略》之五臟中風論不同；欬嗽，除臟腑欬與《素問》相同外，并有"十種欬嗽"；積聚，與《難經》五臟積相同外，復有五積之論述；疝病除七疝外，復有五疝等等，本書原文并屢有"一說"、"一本云"、"世稱"等詞，即是兼收各家不同之學說，以及民間流傳之資料。所以要研究隋代以前之學術成就，本書實是一部重要文獻。

5. 養生方導引法　原文之後所附之養生方，養生方導引法，前者有一百一十九條（內重出二十二條，實際內容重復十條，因其中有二次三次重出的），後者有二百九十一條，（內重出一百二十九條，實際內容重復五十二條，因其中有三次、四次重出的）。從此可以看到，這門學問確有特殊療效，在當時很爲重視。同時亦反映當時儒釋道三教合流，影響已及於醫學界，而從這一點論，亦正是發展《內經》黃老學說之成就。宋人列於"七經"，《四庫全書總目》比之於《素問》等，確有見解。在此亦保存着古代許多資料，如《養生方真誥》、《養生要集》、《養生禁忌》、上清真人、赤松子、《無生經》等等，彌爲珍貴。

總之，從以上諸點來看，《諸病源候論》一書之歷史價值和科學價值都很高，在中醫古醫經中，具有承先啟後之重要作用。

當然，後人對此書亦有些議論，如張子和認爲，病分派類，自巢氏始，但太繁屑，主張"少則得，多則惑。"這實際是兩回事，各人之要求不同，巢氏是做整理總結工作，資料越豐富，越全面越好；而張氏是專門家，求奇、求特色、求速效。兩者不能强求一致，更不能抑彼就此。宋濂又認爲，巢氏"但言風寒二濕，而不著濕熱之文"，這亦不符時代實際。巢氏生當漢晉及隋，當時風冷之説盛行，已經形成社會風尚，《諸病源候論》是順應時代要求寫作；而濕熱之説興起，要到金元劉河間、張子和學説盛行以後。兩個時代不同，學説發展亦不能超越時限，對一書之要求，亦不能超越客觀實際。

五、校注後回顧

《諸病源候論》校注工作，現已告一段落（當然，對一部書和一個問題之研究，學問無止境，但作爲一個研究課題，是有時限，須按計劃完成），作一評估，以資今後研究之參考，很有必要。茲評估如下：

（一）在版本方面，已經摸清源流，而且均據資料竅實，這是《諸病源候論》版本源流最全面之考證。

（二）在選擇底本和校本方面，以元刻本爲底本，吸收南宋坊本、汪本、周本、日本正保本、以及旁參校本之長，共成一帙，以全其美，這在目前，已是《諸病源候論》之最佳版本。

（三）在本書之學術思想方面，歸納有五個特點，如虛生百病論、傷寒風冷説、辨證與辨病結合、論病與養生導引并重、善於創新等，已能概括其要，反映出本書作者之指導思想。以上各項，前文均已詳述，不多重複。

（四）在本書之學術價值方面，概括出兩大部分，五點重要成就，如病因、病理、證候、分科、養生導引法等，已經能够揭示所長，肯定其在中醫學術史上承先啟後之重要作用。其中，并糾正一些記載之失實，能更突出其實用價值。

（五）在校注方面，是這次工作之重點，這次校注，運用目錄學、版本學、校讎學、訓詁學、音韻學等各方面知識，并對本書與周圍古書之源流關係，進行調查研究，然後開展工作。在校勘過程中，不只是羅列異本，互相對照，而是考鏡源流，辨章學術，對一字一句，作出分析研究，辨別正誤，而後決定去取，在此感到本校、對校、他校都很必要，理校尤爲重要，而四校合參，最爲重要。試舉幾例如下，以示校注工作之概要。

1. 如養生方導引法中"端坐生腰"之"生腰"一詞，幾乎全書都是如此，而且從宋本、元本、汪本、正保本直至周本，都一仍其舊，但文義殊不可通，查遍字書、辭書，亦無"生"、"伸"通假之説。祗有本書卷五消渴候作"伸腰"一處，並解釋其義，謂伸腰是"使腎無逼蹙"。如此則文順義通。因此將"生腰"一詞，全部據改作"伸腰"，以利於閱讀，亦便於導引法之推廣運用。

2. 如卷六寒食散候中"輲結"之"輲"字，明顯爲避隋文帝楊堅之諱字。在全書出現有數十處之多。查其有關條文之内容，《甲乙經》、《太素》、《千金翼方》、《醫心方》等均作"堅"，《傷寒論》作"堅"或作"鞕"，《外臺秘要》、《醫方類聚》則作"鞕"或"硬"。考《龍龕手鏡》有"輲"字，而無"輲"字，並謂："輲"與"鞕"同。如是則與以上書證完全吻合，可以認定"輲"是"輲"之形誤，於義不通，這次用字，均從校本改爲"堅"或"鞕"、"硬"字。

3. 又如卷七傷寒登豆瘡候、卷九時氣皰瘡候中"其瘡形如登豆,亦名登豆瘡"之"登"字,雖然諸板本都一致,似無疑問,但是《千金要方》、《外臺秘要》均載有"豌豆瘡",而無"登豆瘡"之名。尤其在《外臺秘要》天行發瘡豌豆皰瘡方,引《病源》時氣皰瘡候,其文即作"豌豆瘡",這就產生了疑問,不能繆然處置,爲此又從文字上進行考證,《説文解字》:"�",篆文作"𡐦",墊道人:"𡐦",寫作"登",均與"登"字近似。《博雅》作"豌","𡐦"爲"豌"之古寫字。如是從學術源流和文字方面之考證,可以認定《諸病源候論》登豆瘡之"登"字,爲"𡐦"字之形誤,這次徑予改正,并出校記。

4. 又如卷十一瘧病候:"衛氣之行風府,日下一節,二十一下至尾骶,二十二日入脊內。"《素問》"二十一日作二十五日,二十二日作二十六日。"而《素問》新校正云:"全元起本二十五日作二十一日,二十六日作二十二日,《甲乙》、《太素》並同。"《靈樞·歲露論》亦作"二十一日下至尾骶,二十二日入脊內。"再以下文"九日出於缺盆之中"分析之,則《素問》二十五日、二十六日,顯然有誤,此次即不予出校。

5. 又如卷三十九帶下無子候"陽絶者,無子力脈也",宋本、汪本均同;正保本、周本刪"力"字。在此"子力"二字明顯有誤,刪去"力"字,"子"字改成"無"字,義似可通,但與上文"右手關後尺中脈"句之《脈經》用詞,又不相協,經與《脈經》卷一第七腎部脈核對,原爲"子戶"一詞,即據以改正,則既澄清宋本、元刻本、汪本刊字之誤,將"戶"字誤刊爲"力"字;亦糾正正保本、周本隨意刪字之非,將"子戶"之名詞,改作"無子"之動詞,不僅用詞上欠妥,亦違反古醫經文字體例。

以上各點,都是《病源》久留之懸案,這次均能加以解決。至於據版本、據文義校改、正誤,則例子更多,不再一一羅列。

對書中內容發現有疑問時,亦提出看法,例如卷三虛勞候五勞中之"瘦勞"，除《千金要方》作"疲勞"外，一直相因成習。或謂瘦勞乃虛損已甚，或謂疲勞過度，內損五臟，但無論何種解說，均與上文志勞、思勞、憂勞等情志致病，不相協調。經考證"瘦"字似爲"瘦"字之形誤，"瘦"可釋爲"失志懷憂病"，如是則與前諸勞之命名協調一致。亦在按語中加以說明。如此例子亦不少，可供讀者參考。

至於《諸病源候論》之文字，相當繁雜，有些通俗易懂，有些又很深奧，其引用資料，有遠至先秦文字，亦有漢、魏、兩晉文字，真是"經學多門，章句繁雜。"這次盡可能加以解釋，除從經史注疏中釋其文義外，又力求文理與醫理之一致。書中文字，尚有大量古代虛字、通假字、聯綿字，這是又一特色，亦反映時代文風，在這次注釋中，特加注意，凡屬古代虛字，有多種用法，礙於閱讀者，均出注說明。例如通假字，在溫病候中："汗出而脈尚躁盛者死，今脈不與汗相應，此不稱其病也。"其中"稱"字，《素問》作"勝"，較易理解，因此有人將"稱"字，據《素問》改爲"勝"字，如是作法，其實有失原貌。"稱"、"勝"二字，可以互通，《文選·陸機演連珠》："是以物勝權而衡殆"，李善注："勝，或爲稱"，"一曰，稱亦勝也。"《吳錄》子胥曰："越未能與我争稱負也。"一經注釋，則豁然貫通。又如"住"通"柱"、"結"通"髻"、"癰"通"雍"、"從"通"縱"、"邪"通"斜"等等，均有類此情況，一一出注說明。又如聯綿字，亦很費解，但有規律可尋，或形容其聲，或形容其貌，或形容其狀，或加重語氣等等，均從其本身規律進行解釋，便於對聯綿字之理解。在養生導引方面，真如周學海氏所云："文奇義奧，多不可讀。"這次在詳細校勘之基礎上，亦酌情多出注釋，并依書中所言實地演練，以求的解，使這部份寶貴資料，在治病保健方面能作出更大貢獻。

全書經過系統整理，共出校記約四〇〇〇餘條，注釋三〇〇〇餘條，提要七十一條，按語九五〇條。共計約八〇〇〇餘條。

　　當然，我們這次校注，雖然竭盡全力，但是在現有資料基礎上進行工作，與巢氏當時所見之書，所指之事，會有一定差異；即流傳至今之古籍，亦演變很多，其間亦有所不同，真如《諸病源候論解題》所說："此書之論，悉取之古經，固非一家之說；而其所纂述，亦非一人之手，則烏保其皆無差誤耶！"此說比較客觀，我們這次校注工作，亦應作如是觀。加之我們水平有限，亦難免存在缺點和錯誤，尚希各位專家和廣大讀者批評指正。

　　《諸病源候論》是全國中醫古籍整理研究的十一本重點書籍之一。校注該書系衛生部、國家中醫藥管理局在文獻研究方面的科研課題之一，由南京中醫學院丁光迪教授承担了此項課題。一九八四年十二月十九日，在南京召開了本課題論證會。與會人員有郭靄春教授、何任教授、萬友生教授、凌耀星教授、張燦玾教授、錢超塵教授，以及白永波主任、宋志恒副主任、本書責任編輯成德水副編審。

　　這項整理研究工作，在衛生部、國家中醫藥管理局的關懷下，並得到全國中醫藥學界的專家、教授的指導和鼓勵，歷時六載，數易其稿，圓滿完成了校注撰寫任務。經國家中醫藥管理局科技司批准，於一九八八年十二月二日至五日，在南京召開了審定稿會議。會議由受國家中醫藥管理局委托的人民衛生出版社白永波主任主持。受國家中醫藥管理局的委托，參加審定會的人員有郭靄春教授、何任教授、萬友生教授、鄧鐵濤教授（因故缺席，寄有書面審稿意見）。出席會議的還有主編單位的周仲瑛院長、項平副院長、人民衛生出版社的成德水副編審。

　　本書在即將出版之際，謹向以上諸位同道表示衷心的感謝。

校注者　丁光迪　　倪和憲　　吳考槃

王旭東　　徐光玉　　劉　輝

孫世發　　張　季

一九八八年十二月二日